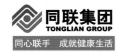

集团概况
GROUP PROFILE

　　沈阳同联集团有限公司成立于 1995 年，现有员工 6000 多人，是以大规模生物产业的研、产、销为主体，横跨能源、化工、环保的创新型大型民营企业。

　　经过多年的发展，目前企业已初步完成以内蒙古呼伦贝尔为制药产业中间体生产基地，以辽宁沈阳为原料合成及制剂基地，以江西景德镇为β-内酰胺类制剂基地，以湖南岳阳为大环内酯类制剂基地，以上海为新药生产研发、销售基地的五大基地整体布局，形成了一个"科学配置资源——循环利用能源——深加工——微生物发酵——医药中间体——医药合成——医药制剂——医药销售"的完整产业链。

　　其主要医药产品为抗生素及维生素原料药。此外，企业生产的制剂产品涵盖心脑血管、肝胆消化、呼吸系统、维生素类、解热镇痛、补益中成药等七大系列，拥有 230 多个品种。

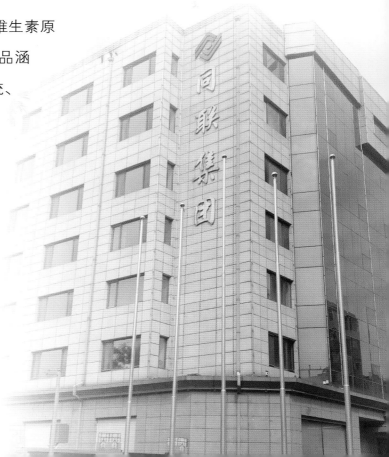

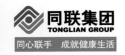

上海同联制药有限公司
SHANGHAI TONGLIAN PHARMACEUTICAL CO.,LTD.

上海同联制药有限公司成立于 2010 年，是由同联集团为新药可利霉素量身建设的新型制药企业。作为同联集团研、产、销一体化的重要组成部分，公司主要着眼于皮肤科疾病、肿瘤及感染等治疗领域的药品生产与开发。

关于可利霉素

国家 1.1 类新药可利霉素，是采用基因重组技术研制的有临床应用价值的新抗生素。具有我国自主知识产权，拥有国内 16 项发明专利，其中 3 项申请了PCT 成员国的国际专利，在 16 个国家中获得 41 个专利权；被列为国家重大科技专项，《中国制造 2025》重点产品。

随着可利霉素有效性和适应性的专业化市场推广，我们致力于为患者带来能够改善其健康的药物和方法。

可利霉素新药研发历程

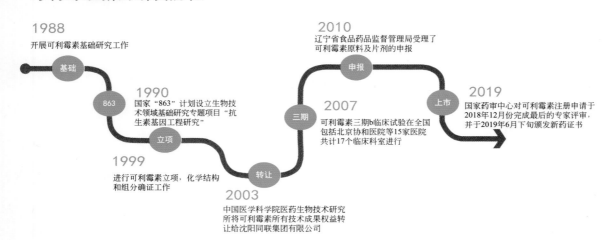

抗生素生物技术

第二版

王以光　王勇　编著

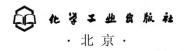

化学工业出版社

·北京·

《抗生素生物技术》第二版由我国资深微生物药物学家北京协和医学院医药生物技术研究所王以光研究员和中科院植物生理生态研究所王勇研究员共同完成，其中，增加的第二章第五节和第七章第四、五两节是由王勇研究员独自完成的。本书系统介绍了抗生素的产生和生物技术在创制新型抗生素中的理论和方法。全书涉及抗生素产生菌菌种、培养、保藏、选育、发酵、生理代谢、生物合成、代谢调控、合成生物学和异源基因表达等内容，尤其以抗生素生物合成为主线，对各类抗生素生物合成机制、调节及组合生物合成的原理进行了系统的剖析。

本书第二版对近年来新型抗生素的生物合成方法进行了及时补充，也引入了代谢网络模型、沉默基因激活及合成生物学等新技术，系统涵盖了抗生素生物技术的最新研究进展。本书撰写力求由浅入深、理论与实际结合，便于新入门年轻科学工作者理解；尽量以图对所述原理进行说明，并附有常用的技术方法。

本书可供从事抗生素、微生物药物研究尤其是新药研究、教学、生产和管理等方面的工作人员借鉴参考，同时也可用作有关专业研究生、本科学生的教学参考书。

图书在版编目（CIP）数据

抗生素生物技术/王以光，王勇编著. —2版 . —北京：化学工业出版社，2019.7
ISBN 978-7-122-34288-1

Ⅰ.①抗… Ⅱ.①王…②王… Ⅲ.①抗菌素-生物工程 Ⅳ.①R978.1

中国版本图书馆 CIP 数据核字（2019）第 067793 号

责任编辑：傅四周　孟　嘉　郎红旗　　　　装帧设计：王晓宇
责任校对：王鹏飞

出版发行：化学工业出版社（北京市东城区青年湖南街 13 号　邮政编码 100011）
印　　装：三河市航远印刷有限公司
787mm×1092mm　1/16　印张 29½　彩插 2　字数 696 千字　2019 年 10 月北京第 2 版第 1 次印刷

购书咨询：010-64518888　　　　　　　售后服务：010-64518899
网　　址：http://www.cip.com.cn
凡购买本书，如有缺损质量问题，本社销售中心负责调换。

定　　价：148.00 元
京化广临字 2019-09

前 言
PREFACE

　　抗生素最初曾被命名为抗菌素，其含义是指由微生物产生的在低浓度时即呈现对其他微生物有拮抗作用的物质。1876 年，特恩德尔（Tyndall）最早发现自然界微生物的拮抗作用。 1929年，弗莱明（Fleming）偶然观察到在青霉菌生长的周围，金黄色葡萄球菌的生长能够被抑制的现象。1942 年，弗洛瑞（Florey）和查恩（Chain）确定，这种抑制作用是源于青霉菌所产生的青霉素。这样，青霉素作为第一个抗生素，于第二次世界大战期间，在治疗人类感染性疾病中发挥了巨大的作用，从此开启了抗生素的黄金时代。20 世纪 50～60 年代，数量众多的抗感染抗生素（如抗革兰氏阳性菌的红霉素、抗革兰氏阴性菌的链霉素、广谱的四环素、抗结核杆菌的利福霉素、抗真菌的灰黄霉素和在动物体内有效的抗病毒抗生素艾氏菌素等）或是以这些化合物为先导物进行结构改造的衍生物（如源自青霉素和头孢菌素的系列衍生物产品）相继问世。在此期间，又发现了一些具有抗肿瘤活性的抗生素如放线菌素、博莱霉素、丝裂霉素、紫红霉素、光神霉素等，表明微生物代谢产物并非仅限于对细菌的拮抗作用。20 世纪 60 年代中期，日本学者梅泽滨夫提出，从微生物代谢产物筛选酶抑制剂，可以获得具有生理活性的物质。从此以后，由微生物产物中发现了许多具有多样生理活性的物质，包括免疫抑制剂、免疫增强剂、免疫调节剂，如环孢菌素 A、雷帕霉素；具有生理功能的酶抑制剂，如有降血脂活性、作用于 3-羟基-3-甲基戊二酰辅酶 A（HMG-CoA）还原酶的抑制剂洛伐他汀，具有抗血栓活性的凝血酶抑制剂杆菌凝血酶抑素，治疗糖尿病、作用于醛糖还原酶的抑制剂萨弗利定；具有调节血压功能的内皮素受体拮抗剂葡穗菌星等物质。这样，随着微生物代谢产物功能多样性的开发和利用，"抗生素"的概念和内涵又得到了更广的延伸与发展。20 世纪 80 年代中期，博曼（Boman）等首次从蚕蛹中分离出抗菌肽以来，科学家们又从青蛙、蜜蜂、猪和人等 800 多种动物中相继发现了由短链氨基酸组成的抗菌肽，从而开辟了产生抗生素的丰富的新资源。从这个意义上讲，将抗生素定义为"由微生物或生物体产生的、在低浓度下对其他微生物或肿瘤、病毒细胞呈现拮抗作用或在生物体内具有生理活性的物质"显得更为贴切一些。

　　值得注意的是，随着抗生素在临床上的长期广泛应用或滥用，出现致病菌抗药、耐药的情况日趋严重，致使许多原本有效的抗生素降低或失去作用。利用传统方法和常规手段进行筛选，不仅越来越多的菌种被重复分离，而且由于生物体生态平衡中产生抗生素的基因通过转化、转导、接合转移等过程，可以在种群内或种群间转移，所以尽管不断拓展抗生素产生菌的多样性，仍然导致同一种抗生素多次重复被发现。利用传统常规模式寻找新抗生素，难度将会越来越大。出路在于，一方面充分发掘利用丰富的天然微生物资源，建立多种生理活性物质筛选模型，另一方面，也是很重要的方面，就是运用现代生物技术，改造、研制新型抗生素，即在抗生素生物合成分子生物学基础上，采用基因重组技术，获得所需基因工程菌，经过发酵提取，直接产生新的抗生素。可以认为，运用现代生物技术开辟菌种新资源寻找新抗生素，潜力是巨大的，前景是美好的。

　　然而，目前既缺少传统方法常规手段筛选新抗生素的系统图书，更不见采用现代生物技术通过基因重组研发新抗生素的著作。这对当前仍占临床用药重要份额抗生素的持续发展，无疑是一种欠缺和遗憾。笔者作为国家培养的第一批抗生素专业人员，毕生从事抗生素研制的生物学工作。抗生素研究作为一门科学，随着生物学、生物化学、分子生物学、生物工程学、化学生物学、分析化学、药理学、毒理学的进展，其自身也日益形成一门独立的综合学科。由于系统介绍抗生素的相关出版物比较匮乏，致使从事这方面工作的人员，在抗生素理论与实践、深度与广度上受到了制约和影响。本书结合笔者自身近半个世纪学习、工作的经验与体会，综合收集借鉴了国内外专家、学者的学术观点及最新成果，利用工作之余编写了《抗生素生物技术》一书，以期对我国抗生素事业做出一点微薄的贡献。

本书的特点在于，坚持理论联系实际，由浅入深系统地从抗生素生物学、生物化学及分子生物学的不同层面，阐述抗生素生物合成的基本原理及特点，结合自身经历，详尽介绍了抗生素产生菌菌种选育、发酵、培养基设计、配方等基本要领，利用基因重组技术创制新抗生素的理论意义与实际成果。同时，为了加深理解，还在适当的地方列举了一些具有可操作性的实施范例。本书的特点还在于，它以抗生素生物合成为主线，对各类抗生素生物合成机制及组合生物合成的原理进行了系统剖析，并在此基础上，举例说明各类抗生素组合生物合成所采用的方法。考虑不同读者的情况，本书在抗生素产生菌分子生物学的基因操作、载体选择、基因转移系统、异源基因表达等方面，也进行了较详细的阐述，本书附录还备有链霉菌研究的常用技术方法，期望能对抗生素领域的青年科学工作者、教学人员以及生产人员有所帮助，并对从事微生物学、生物化学、分子生物学的相关人员有所裨益。

《抗生素生物技术》撰写过程中，笔者在长期工作积累的基础上认真借鉴了他人的论著，吸取了有益的营养，丰富了本书的内容。但是，由于抗生素涉及多学科，有关基础与应用方面的进展日新月异，加之笔者水平、时间、精力所限，本书内容出现不足和疏漏在所难免，恳切希望读者多加批评指正。本书从立项到出版过程，得到化学工业出版社的大力支持以及责任编辑的认真审阅与修改。本书第一版写作过程中，笔者王以光丈夫杨厚教授自始至终协助进行了文字方面的修饰与加工，武临专博士提供参考资料，李永海博士、王广林博士、赫卫清博士、戴文建博士、刘爱明硕士等在绘图方面给予大力的帮助。在此，谨对他们一并表示由衷的感谢。

本书第二版的编写和顺利出版，得到了沈阳同联集团有限公司董事长姜恩鸿先生的鼎力资助和支持，在此表示衷心感谢和敬意！

王以光　王勇

2019 年 5 月 30 日

目 录
Contents

第一章
抗生素产生菌的菌种

第一节　抗生素产生菌的主要分类

抗生素产生菌种类繁多，包括放线菌、细菌、真菌等。由于人们对微生物代谢产物的各类微生物来源的关注程度在不断变化，科技手段不断更新，各类微生物产生抗生素的数量在不断变化，本章所列数据只在一定阶段代表主要类群产生抗生素的大致状况，各类群产生菌的实际数量随着时间不断变化。

至 2010 年底，各类微生物产生的次级代谢产物约有 75000 种，其中生物活性物质约有 38000 多种。其中，由放线菌产生的 16000 种活性化合物中，链霉菌产生的约有 12400 种，而稀有放线菌产生的 3600 种左右；真菌产生的有 18000 多种；细菌产生的有 4200 余种；高等植物和低等植物产生的生物活性物质有 40000 多种；动物（包括海洋生物）产生的活性物质约有 22500 种。

一、放线菌

放线菌（*Actinomycetes*）是原核生物，为革兰氏阳性菌，因其生长成具有放射状分枝菌丝而被命名。它在生物界的地位属于细菌域（Bacteria）、厚壁菌门（Firmicutes）、放线细菌纲（Actinobacteria）、放线细菌亚纲（Actinobacteridae）。表 1-1 中列出 2010 年估计的主要类群放线菌产生抗生素的数目。

表 1-1　主要类群放线菌产生抗生素的数目

产生菌种属	抗生素数目	产生菌种属	抗生素数目
链霉菌 *Streptomyces*	11000	小单孢菌 *Micromonospora*	796

续表

产生菌种属	抗生素数目	产生菌种属	抗生素数目
诺卡菌 *Nocardia*	370	指孢囊菌 *Dactylosporangium*	69
轮生链霉菌 *Streptoverticillium*	258	小多孢菌 *Micropolyspora*	13
游动放线菌 *Actinoplanes*	251	糖多孢菌 *Saccharopolyspora*	171
孢囊链霉菌 *Streptosporangium*	86	异壁链霉菌 *Streptoalloteichus*	84
马杜拉放线菌 *Actinomadura*	361	假诺卡菌 *Pseudonocardia*	44
钦氏菌 *Chainia*	30	嗜热单孢菌 *Thermonospora*	19
嗜热放线菌 *Thermoactinomyces*	14	拟无枝酸菌 *Amycolatopsis/Nocardia*	175/370
孢囊放线菌 *Actinosporagium*	30	小四孢菌 *Microtetraspora*	26
小双孢菌 *Microbispora*	57		

二、真菌

真菌属于真核生物，具有细胞壁和充满液体的胞内液泡，有无性孢子和有性孢子两种繁殖形式。迄今临床上应用最广泛的两类抗生素或其化学衍生物青霉素和头孢菌素均来自真菌，具降血脂作用的洛伐他汀也是由真菌产生的。所以，真菌是一类重要的抗生素产生菌。产生抗生素的真菌主要有：青霉菌属（*Penicillium*），约有 900 个活性物质被报道；曲霉属（*Aspergillus*），约有 950 个活性物质得到分离；链孢霉属（*Fusarium*），约有 350 个活性物质被分离鉴定；枝顶孢霉属（*Acremonium*）、红曲霉属（*Monascus*）、毛壳菌属（*Chaetomium*）、金绣孢菌属（*Chrysosporium*）、纵裂盘菌属（*Lophodermium*）、木霉属（*Trichoderma*）、茎点菌属（*Phoma*）、黏帚霉菌属（*Gliocladium*）、软盘菌属（*Mollisia*）、葡萄状穗霉属（*Stachybotrys*）、葡萄枝霉属（*Cladobotryum*）等。近年发现，高等真菌属如担子菌（*Basidiomycetes*），其中包括许多蘑菇也产生一些有价值的生理活性物质，而且结构新颖，引起人们的格外关注，如金钱菌属（*Collybia confluens*）产生的 collybial 具抗病毒活性；*Resinicium pinicola* 产生的 pinicoloform 具抗肿瘤作用；*Podoscypha petalodes* 产生的 podoscyphic acid、杯珊瑚菌属（*Clavicorona pyxidata*）产生的冠瑚菌酸（clavicoronic acid）、*Hyphodontia* sp. 产生的 hyphodontal、*Kuehneromyces* sp. 产生的 kuehneromycin A 均对 HIV-1 和 HIV-2 病毒的反转录酶有抑制作用；香菇属（*Lentinus adhaerens*）产生的 2-甲氧基-5-甲基-1,4-苯醌（2-methoxy-5-methyl-1,4-benzoquinone）、革耳属（*Panus sp.*）产生的 panudial、*Calyptella* sp. 产生的 5-羟基-3-乙烯基-2（5*H*）-呋喃酮［5-hydroxy-3-vinyl-2（5*H*）-furanone］、*Caloporus dichrous* 产生的卡罗孢菌素（caloporoside）均具抗凝、抗血栓或降脂的作用。目前，约有 2000 种活性物质是从高等真菌中分离的。

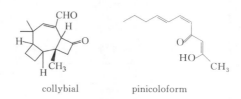

collybial   pinicoloform

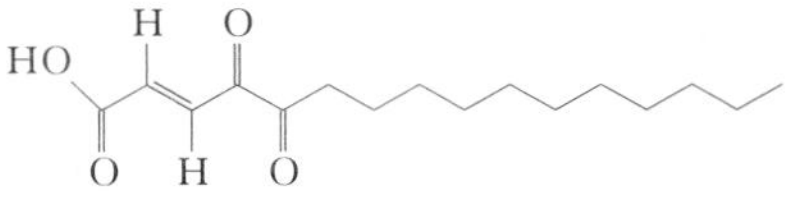

podoscyphic acid

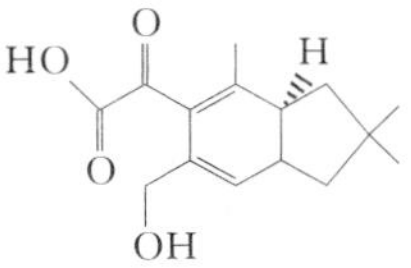

冠瑚菌酸 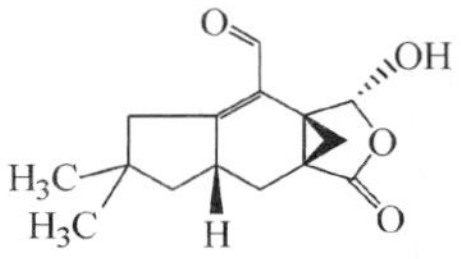   hyphodontal 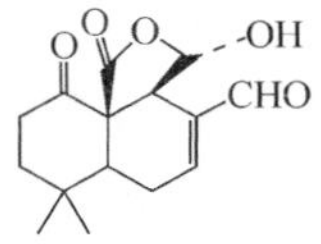   kuehneromycin A

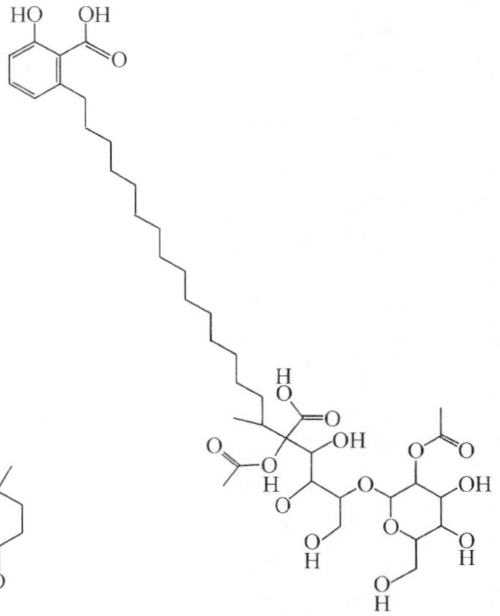

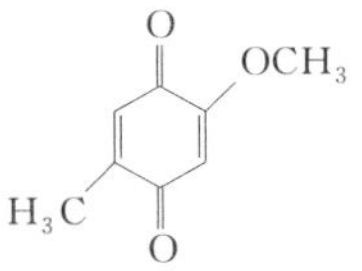

2-甲氧基-5-甲基-1,4-苯醌 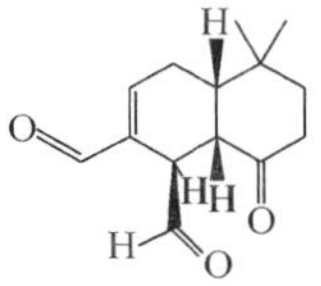   panudial   卡罗孢菌素

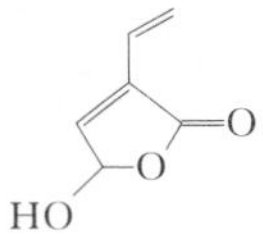

5-羟基-3-乙烯基-2(5H)-呋喃酮

三、细菌

细菌属于原核生物。细菌中以枯草杆菌属及假单胞菌属的抗生素产生菌居多（分别有 800 种左右活性物质被报道），它们大多产生肽类、杂肽类或脂肪酸衍生物，如枯草杆菌属细菌产生杆菌肽（bacitracin）、短杆菌肽（gramicidin）、丁酰菌素（butirosin）、多黏菌素（polymyxin）等；假单胞菌属产生山梨醇菌素（sorbistin）和番红菌素（safracin）等；欧文菌属（*Erwinia*）也能产生碳青霉烯类抗生素如硫霉素（thienamycin）。

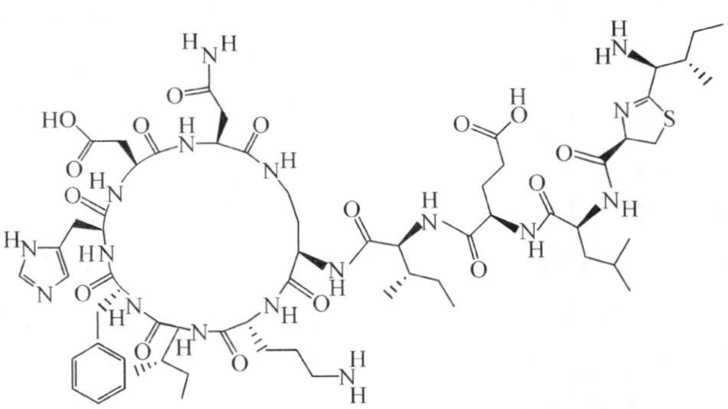

杆菌肽 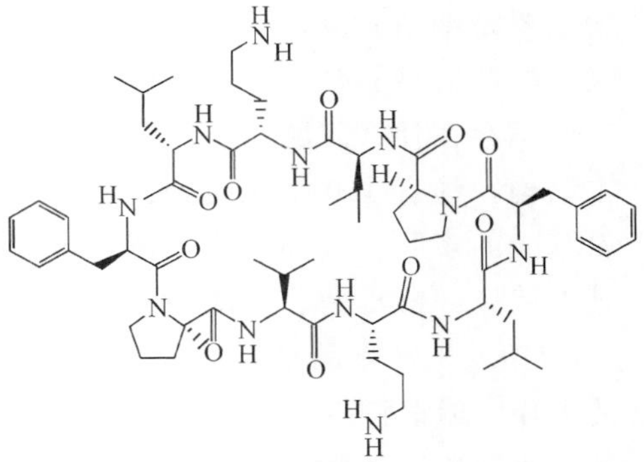   短杆菌肽

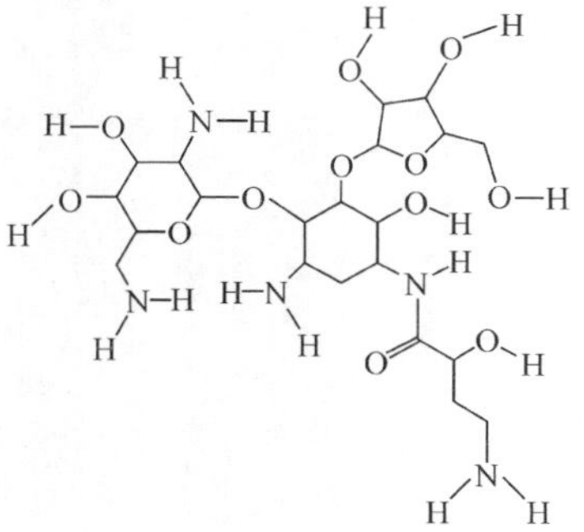

丁酰菌素

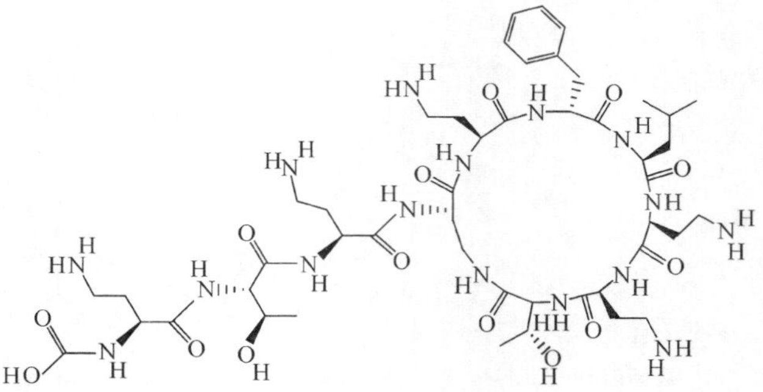

多黏菌素

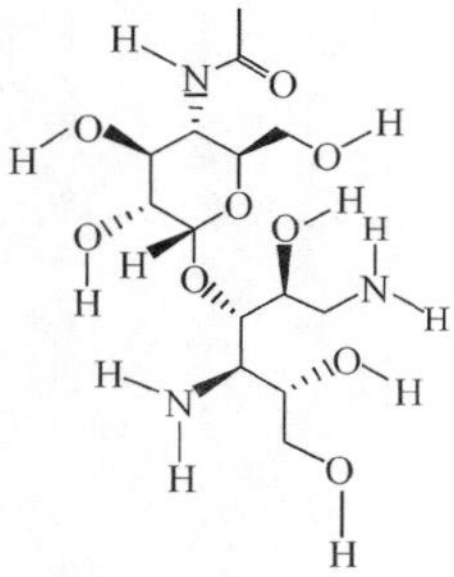

山梨醇菌素

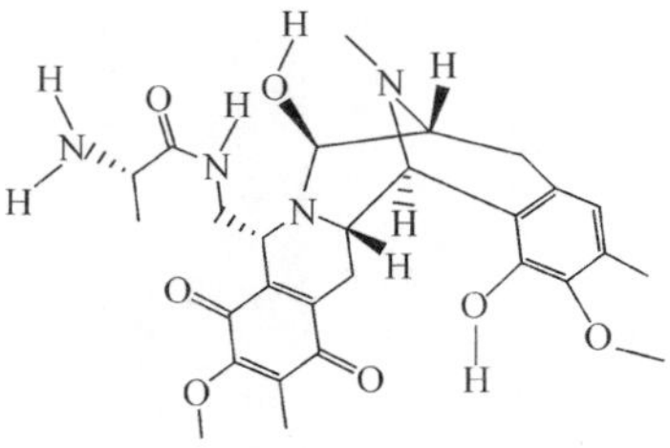

番红菌素

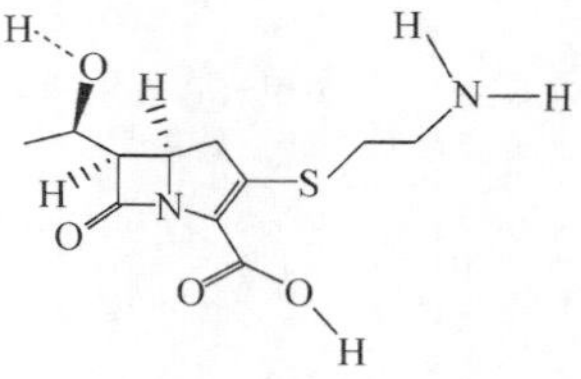

硫霉素

　　黏细菌（myxobacteria）是一类革兰氏阴性滑动细菌，一般为 $0.8\mu m \times (3\sim6)\mu m$，杆状形态。由于发现其次级代谢产物多样化和结构新颖而备受关注。黏细菌有着特异的生活史，它在群体中有许多微细的相互作用，如在饥饿条件下成千上万个细胞聚集在一起组成游动菌落，并形成子实体，这种子实体结构相当复杂，主要由黏液和黏孢子组成。有些种形成小孢子囊，在成熟的子实体内进行形态的二次分化，生长期的菌体变短、变粗，经常被胞膜包裹着。黏细菌属于严格的需氧菌，大部分能分泌水解酶，使其他微生物主要是细菌、酵母菌分解，一部分菌种可分解结晶纤维素。水解细菌型黏细菌可在含大肠杆菌的培养基上分离，分解纤维素的黏细菌可在滤纸上分离。黏细菌的发酵培养工艺已不存在什么问题。至今已发现约 40 个种属的黏细菌，其次级代谢产物已确定 61 种基本结构，约有 410 个化合物已被鉴定。从化学分类上来看，它们主要归属于含有不寻常氨基酸的多肽、大环内酯、长链脂肪酸或杂环，其中有 65% 以上为新结构，仅有 12% 与其他菌属如链霉菌、假单胞菌、蓝细菌的产物有重复性。纤维堆囊黏细菌（*Sorangium cellulosum*）产生的堆囊菌素（sorangicin）具有很强的原核 RNA 聚合酶抑制活性，18 元环的大环内酯索腊芬（soraphen）A 也是该菌的代谢产物，具有很强的广谱抗真菌活性；含唑环的聚酮类化合物祈福沙唑（chivosazole）具有抗真菌和杀虫的作用；从 *Polyangium* sp. 分离的含噻唑环及唑环的硫安哥唑（thiangazole）具有抗真菌、杀虫及抗 HIV-1 活性；*Myxococcus fulvus* 产生的吡咯菌素（pyrrolnitrin）已成为农用抗真菌制剂 fenpiclonil 的先导化合物。近年从 *Sorangium cellulosum* Soce90 中获得了聚酮类化合物埃波霉素（epothilone），它具有与紫杉醇类似的抗肿瘤作用机制，抑制微管蛋白聚合，但对紫杉醇耐药细胞仍有作用，而且比紫杉醇的水溶性好，这些优点显示其有望成为有临床应用前景的药物，因而激发了各国科学家的研究兴趣。目前，已经完成了埃波霉素的化学全合成。埃波霉素生物合成基因簇的克隆，也在易培养的链霉菌（*S. coelicolor*）中异源表达成功，展现了工业化生产埃波霉素类抗生素的良好前景。

最近关于蓝细菌（*Cyanobacteria*）次级代谢产物的研究报道显示，这是一类值得关注的细菌类群。蓝细菌是一类可进行光合作用的原核生物，可产生多种生物活性物质，系新药开发的重要微生物来源。已被发现的生理活性物质约有 640 个，如由 *Microcyctis aeruginosa* 产生的环肽 microcystin LR 蛋白磷酸酶 1 和 2A 抑制剂；*Anabaena flosaquae* 产生的具神经毒性的 anatoxin 和对神经介导肌肉收缩起作用的 homoanatoxin；*Nostoclincki* 产生的含硼细胞毒化合物 borophycin。

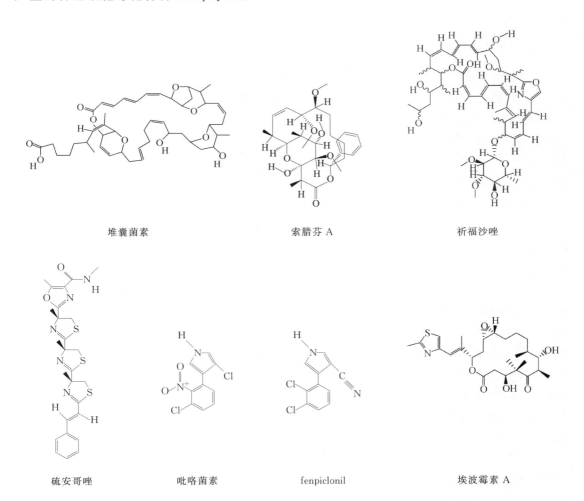

堆囊菌素　　　　　　　索腊芬 A　　　　　　　祈福沙唑

硫安哥唑　　　　吡咯菌素　　　　fenpiclonil　　　　埃波霉素 A

microcystin   anatoxin   homoanatoxin   borophycin

四、动物或昆虫

自从瑞典斯德哥尔摩大学的博曼及其同事在 20 世纪 80 年代首次从蚕蛹中分离出抗菌肽（cecropin）以来，科学家们相继从青蛙、蜜蜂、猪和人体等 800 多种动物中发现了多种由短链氨基酸组成的抗菌肽。抗菌肽被认为是生物界中广泛存在的一类生物活性小肽，一般具有抗细菌或抗真菌的作用，有些还具有抗原虫、抗病毒或抗癌细胞的功能。按照化学结构的不同，抗菌肽可分为具有螺旋结构的线性多肽，如 cecropin（分子式 $C_{181}H_{313}N_{53}O_{46}$）和 melittin（分子式 $C_{131}H_{229}N_{39}O_{31}$）；富含某种氨基酸的线性多肽，如十三肽 indolicidin；含有二硫键的多肽，如 defensin；含环状肽链的 bactenecin 和乳链菌肽（nisin，分子式 $C_{143}H_{230}N_{42}O_{37}S_7$）。根据作用机理的不同，多肽抗生素又可分为裂解细胞膜的裂解肽和非裂解肽。多肽抗生素已经用于医药、食品和植物抗病基因工程等方面。由于它们是由机体自身产生的抵御外来性感染的物质，它们不具有免疫原性和不易产生耐药性，因此有着很大的发展潜力。目前发现的抗菌肽大多数为带正电荷的阳离子肽，它们与生物细胞外膜结合时取代其二价离子，从而破坏其结构，也有可能还进入细胞质与带负电荷的DNA 大分子作用而产生杀菌功效。该类抗菌肽具有螺旋结构，一般含有 37～39 个氨基酸残基，不含半胱氨酸，其 N 端区域具有强碱性，可形成近乎完美的双螺旋结构，而在 C端区域可形成疏水螺旋，两者之间有甘氨酸和脯氨酸形成的铰链区，多数多肽的 C 端被酰胺化，而酰胺化对其抗菌活性具有重要作用。在保持多肽的疏水域和亲水域及铰链区的前提下，改变氨基酸的组成及构象均有可能改变其活性作用，用基因工程和化学合成方法制备杂合抗菌肽也是发展新药的方向。

研究表明，昆虫可以根据感染的不同细菌产生相应的抗菌肽。从非洲青蛙中提取出来的一种抗菌肽 pexiganan（分子式 $C_{122}H_{210}N_{32}O_{22}$，MSI-7）用于糖尿病足治疗的三期临床试验已于 2016 年完成。中科院昆明动物研究所的科研人员从来自不同动物的 500 多条抗菌肽中优选出蛇毒抗菌肽，并成功进行了人工合成。实验结果表明，蛇毒抗菌肽对 500 多株临床耐药菌株显示了较强的抗菌活性，同时具有极低的哺乳动物细胞毒性以及溶血活性，副作用较小，效果优于美国正在研制的同类药物 pexiganan。一种哺乳动物的抗菌肽 MBI594AN 已用于治疗痤疮丙酸菌引起的痤疮。法国 Entomed 制药公司一直在用各地域的昆虫研制抗菌肽。cecropin 对革兰氏阳性菌、阴性菌都具有很强的杀伤力，但对真菌和真核细胞则不显示毒性。目前，cecropin 已经实现人工合成并已商品化。magainin（分子式 $C_{114}H_{180}N_{30}O_{29}S$）也是较早发现的一类具有双螺旋结构的多肽抗生素，最初是从蟾蜍的皮肤中分离得到的，后来在哺乳动物的神经组织和肠组织中发现了其类似物。magainin 对革兰氏阴性菌和革兰氏阳性菌、真菌、原生动物都有杀伤作用。

apidaecin 是从蜜蜂中分离得到的富含脯氨酸的多肽抗生素，一般含有 16～18 个氨基酸残基，其中脯氨酸含量高达 33%，精氨酸含量可达 17%。apidaecin 对某些革兰氏阴性菌具有很强的活性，而对革兰氏阳性菌不起作用。由于 apidaecin 对某些革兰氏阴性的植物病原菌和肠杆菌科的致病菌具有高杀伤力，使其在植物抗细菌病基因工程和食品工业中具有很好的应用前景。drosocin（分子式 $C_{98}H_{160}N_{34}O_{24}$）是来源于果蝇的一种富含脯氨酸的多肽抗生素，在结构上与 apidaecin 具有一定的相似性，但是在其 11 位的苏氨酸羟基上连接着一个 O-二糖链(-N-乙酰半乳糖胺-半乳糖)。

coleoptericin 和 hemiptericin 分别来源于鞘翅目和半翅目昆虫，一级结构中富含甘氨酸，分子量一般较大。Oppenheim 等从人的腮腺和下颌腺分泌物中分离到一组富含组氨酸的多肽抗生素，长度在 7～38 个氨基酸残基不等，被称为 histatins，对于引起口腔感染的多种微生物具有活性。indolicidin 是来源于牛中性粒细胞的多肽抗生素，因其 13 个氨基酸中含有 5 个色氨酸而得名，其 C 端是酰胺化的，对大肠杆菌和金黄色葡萄球菌都具有很强的杀菌活性。

从兔的巨噬细胞中分离到的 defensin，是含有两个或两个以上二硫键的多肽，一般含有 29～34 个氨基酸残基，其中 6 个保守的半胱氨酸形成 3 个分子内二硫键，此外，其第 6 位和第 15 位的精氨酸、第 24 位的甘氨酸也是保守的。defensin 对某些人类致病真菌具有杀伤作用。目前发现，某些多肽抗生素具有抗病毒作用，如 α-defensin、modelin-1 等与疱疹病毒相结合，polyphemusin 与 HIV 病毒相结合。melittin 和 cecropin A 能够抑制 HIV 病毒的繁殖。如 melittin 及其类似物 K7I 的结构和烟草花叶病毒核衣壳与 mRNA 相互作用的区域具有相似性，它们通过模仿病毒的侵染过程而干扰病毒的组装，从而发挥其抗病毒作用。目前已经发现，cecropin A 及其类似物、magainin 2 及其类似物、cecropin A-magainin 2、cecropin A-melittin 杂合肽及其类似物均对肿瘤细胞具有选择性杀伤作用。

大量研究表明，苍蝇对恶劣环境具有极强的适应能力和有效的防御机制。任何病菌在苍蝇体内的存活时间不会超过 7 天，只要有万分之一浓度的苍蝇抗菌物质，就可以杀死多种病菌，其效力是目前人类已发现的任何一种抗生素所无法比拟的。由此可以推测，在目前不少病原菌对已有抗生素逐渐产生耐药性而新抗生素的发现又很困难的条件下，苍蝇抗菌肽有可能成为未来抗生素最有前途的来源之一。

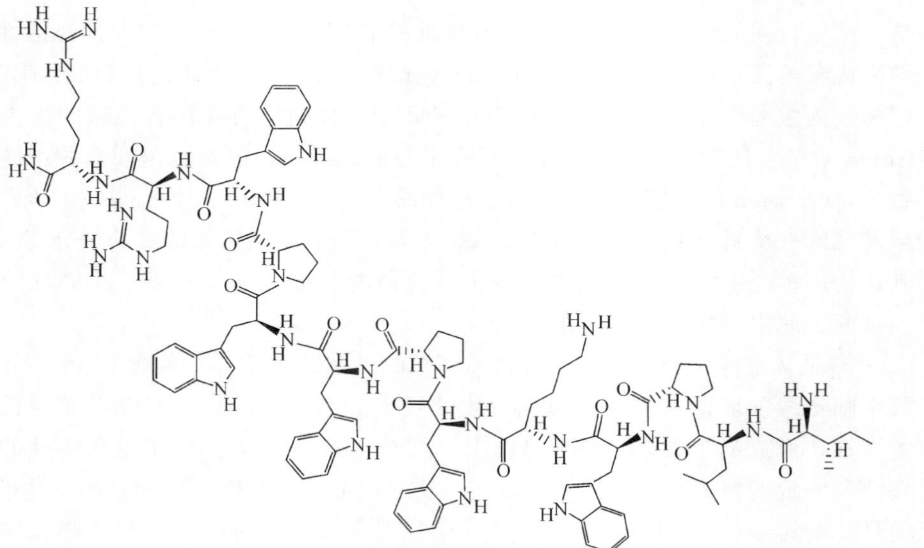

indolicidin

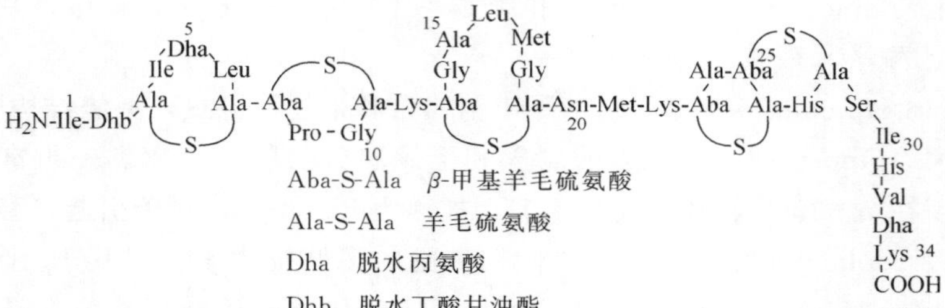

Aba-S-Ala   β-甲基羊毛硫氨酸

Ala-S-Ala   羊毛硫氨酸

Dha   脱水丙氨酸

Dhb   脱水丁酸甘油酯

nisin

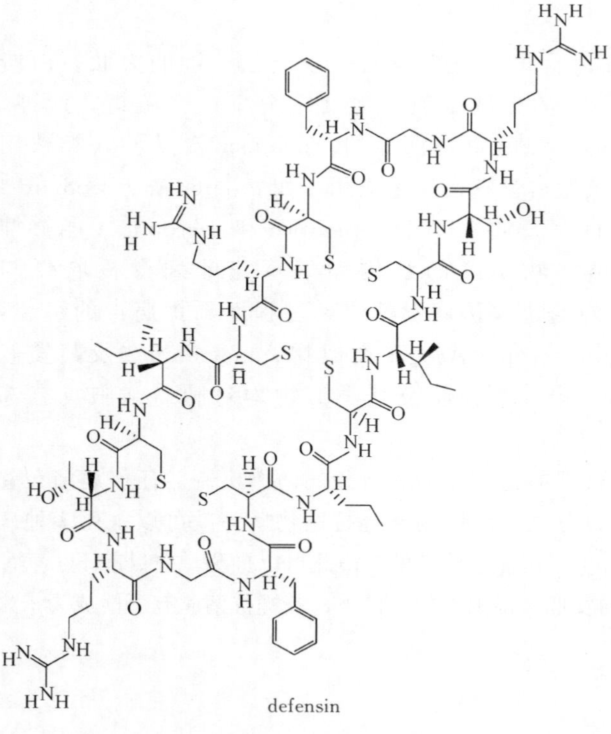

defensin

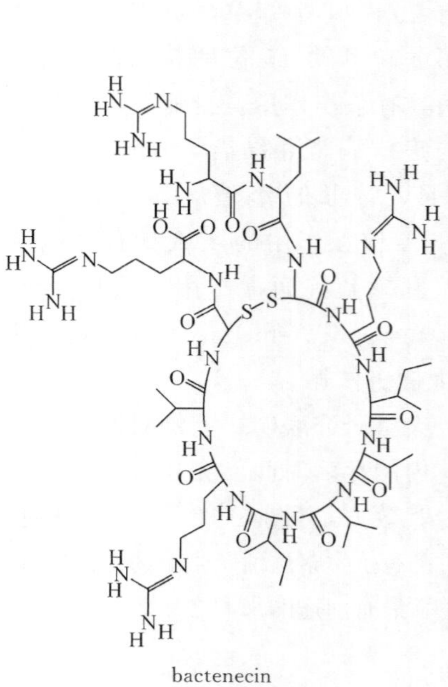

bactenecin

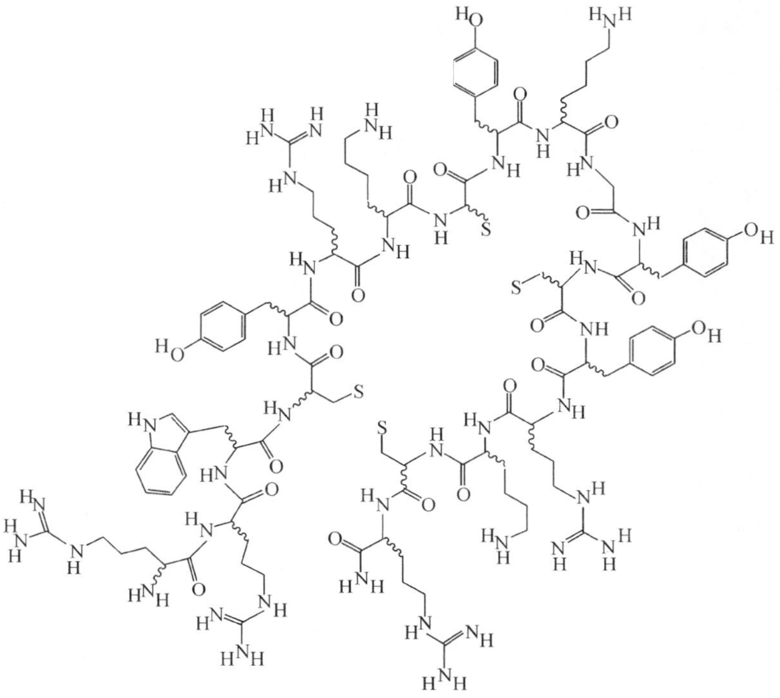

polyphemusin

五、海洋微生物

海洋微生物一般是指在海洋环境与条件下生活繁衍的微生物，包括海洋细菌、海洋真菌、海洋放线菌以及各种藻类，其种类约为陆生微生物的 20 倍以上。海洋微生物由于其特殊的生存环境（高盐、高压、低温、低光照和营养匮乏），因而可以合成一些结构新颖的抗生素，这是陆生微生物所不具备的潜在优势。从海洋微生物中筛选新抗生素，实际上是由陆生资源发掘向整个自然界的延伸，所以开发海洋微生物资源并从中筛选出有效的新抗生素具有重要的意义。1966 年，Burkholder 发现了第一个由海洋微生物产生的抗生素，其产生菌为假单胞菌（*Pseudomonas bromoutilis*），是一个溴化合物 pentabromopseudiline。随后又从 *Chromobacteria* sp. 和 *Alteromonas luteoviiolacens* 中发现了一些含溴化合物。从水母 *Cassiopeia xamachana* 表面分离到的 S. sp. CNB-091，产生抗炎及细菌 DNA 聚合酶抑制剂抗生素双环缩肽 salinamide A。

1. 海洋真菌

近年发现，海洋真菌是结构新颖、生物活性多样的次级代谢产物的丰富资源，已有记载的海洋真菌约 690 种。如枝顶孢霉属（*Acremonium* sp.）产生的二萜类糖苷化合物 virescenoside 对艾氏癌有活性；含 oxepin 化合物具抗炎活性；绿藻 *Ulva* sp. 的内生真菌 *Ascochyta salicorniae* 产生 ascosalipyrroli-dinone 类化合物，具有抗菌作用，并对疟原虫有活性，同时，还抑制酪氨酸激酶；所产生的已知化合物染料木黄酮也抑制酪氨酸激酶。

从绿藻 *Halimeda* 表面分离的真菌 *Trichoderma virens* 培养液中分离到 trichodermamide，该化合物对人结肠癌细胞 HCT-116 有较强的抑制作用，同时它对两性霉素耐药的白色念珠菌和 MRSA（耐甲氧西林金黄色葡萄球菌）及 VRE（耐万古霉素粪肠菌）有较好的活性。

从 *Halarosellinia oceanica* BCC 5149 真菌中分离到 cytachalasin 化合物，其具有抗疟原虫活性，并对 KB 及 BC-1 细胞有作用。

| virescenoside | 含 oxepin 化合物 | ascosalipyrroli-dinone | 染料木黄酮 |

| trichodermamide | cytachalasin | 大环内酯菌素（macrolactin） |

2. 海洋细菌

许多海洋细菌如 *Agrobacterium aurantiacum* 和 *Alcaligenes* sp. PC-1 及新鲜水藻 *Haematococcus pluvialis* 产生类胡萝卜素样化合物，由于其具有抗肿瘤、增强免疫和消除自由基等功能，备受科学家的重视。从海洋杆菌（*Bacillus* sp.）中分离到一系列大环内酯类化合物大环内酯菌素（macrolactin），其对芽孢杆菌和金黄色葡萄球菌有抑制作用。从几内亚-巴布亚岛分离的 *Bacillus laterosporus* 杆菌培养液中，获得对白色念珠菌有抗菌活性的新化合物（basiliskamide）。

从马达加斯加和夏威夷海域分离的蓝细菌 *Lyngbya majuscula* 产生鱼毒素（malyg-amide）类化合物和环缩肽（pitipeptolide），具抗肿瘤细胞和抗真菌作用；该菌还产生一种新的 indanone 化合物，在 Hep3B 人肝肿瘤细胞中使缺氧条件下激活血管内皮生长因子（VEGF）基因启动子的活性受到抑制，而 VEGF 是肿瘤细胞血管生成因子的重要调节因子。从塞班岛海域分离的 *Lyngbya confervoides* 所产生的 obyanamide 具有一定的抗肿瘤细胞活性。*Lyngbya bouillonii* 产生的糖基化大环内酯 lyngbouilloside 对成神经细胞有一定的作用。

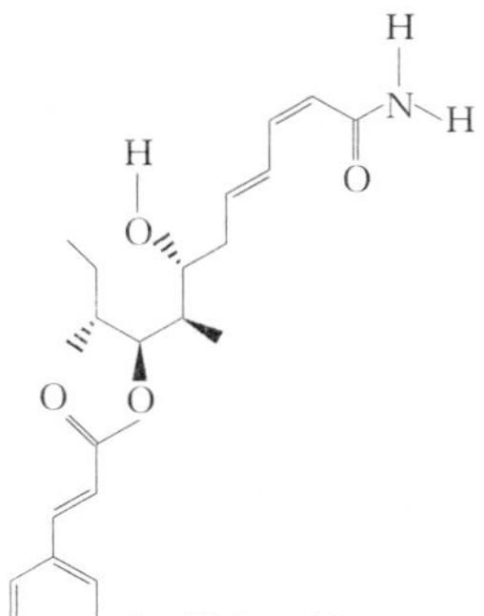

basiliskamide

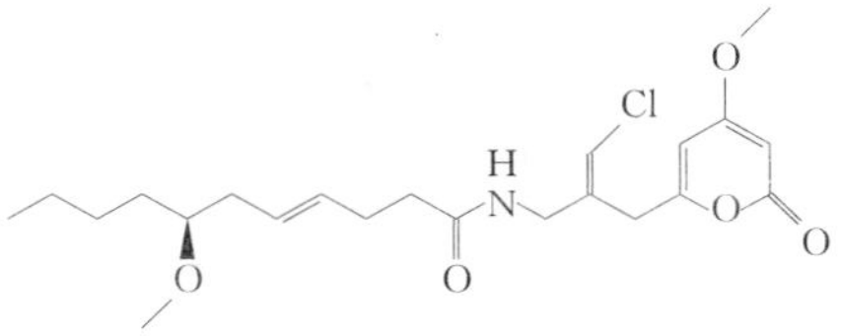

malygamide

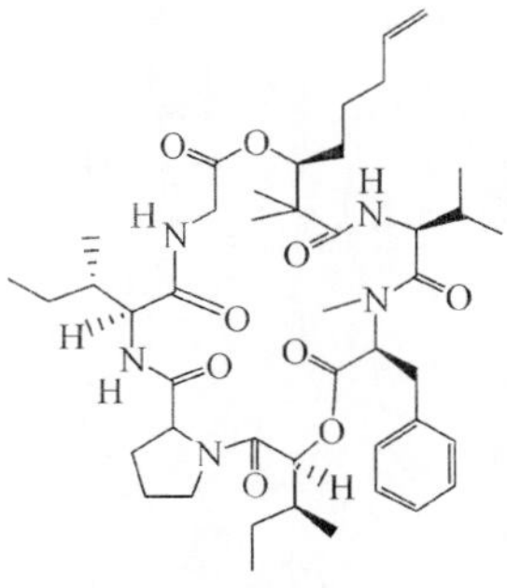

pitipeptolide

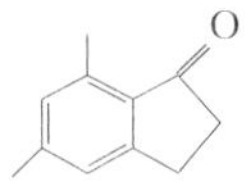

indanone

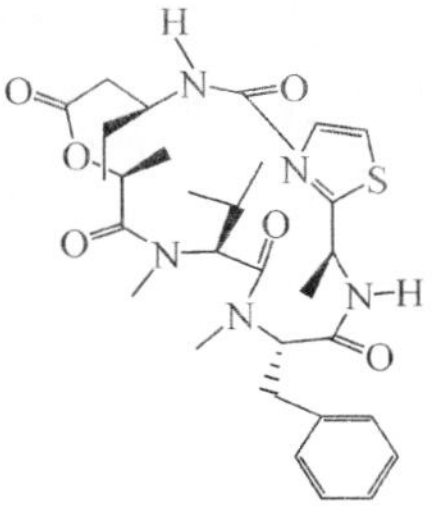

obyanamide

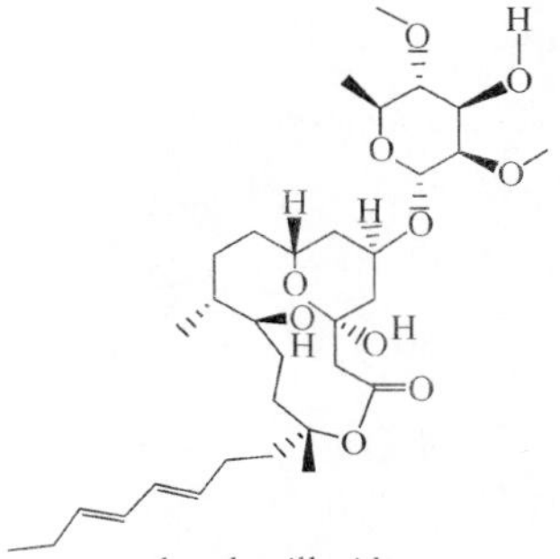

lyngbouilloside

3. 海洋放线菌

从海洋中分离到的一些放线菌能产生结构新颖的次级代谢产物。由于从土壤中发现新的生物活性物质的概率越来越低，寻找新资源的放线菌引起人们更多的关注。如由海洋小单孢菌产生的新型大环内酯化合物 IB-96212、放线菌新种 CNH-099 产生的具倍半萜烯和萘醌结构的新化合物（1～3）、从西太平洋关岛海水沉积物中分离到的小单孢菌科 Micromonosporaceae 和需海水培养的盐孢菌 Salinospora 产生的 salinosporamide 均具抗肿瘤细胞活性；从西班牙海岸分离到的马杜拉放线菌（Actinomadura BL-42-PO13-046）所产生的新颖结构化合物 IB-00208，除了有抗肿瘤细胞作用外，还具有抗革兰氏阳性细菌的活性；小单孢新种（Micromonospora lomaivitiensis）产生的二氮苯芴糖苷二聚体（lomaiviticin A 和 B）具有DNA 损伤作用和广谱抗菌活性；海洋链霉菌（Streptomyces sp. BL-49-58-005）产生的 3,6 位取代的吲哚类化合物（4），对白血病、前列腺、胰腺、内皮及结肠细胞瘤均具较强的活性。

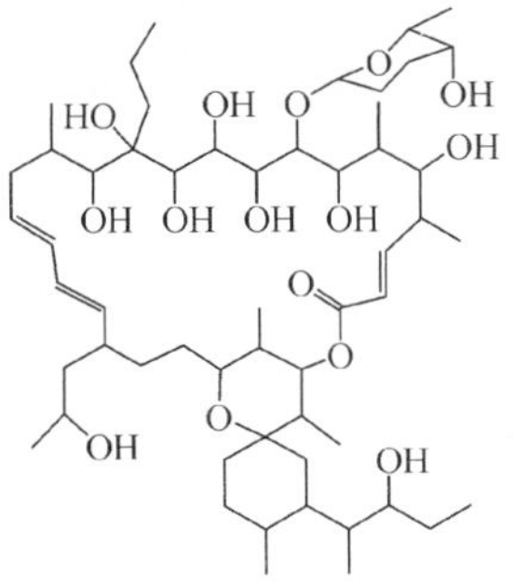

IB-96212

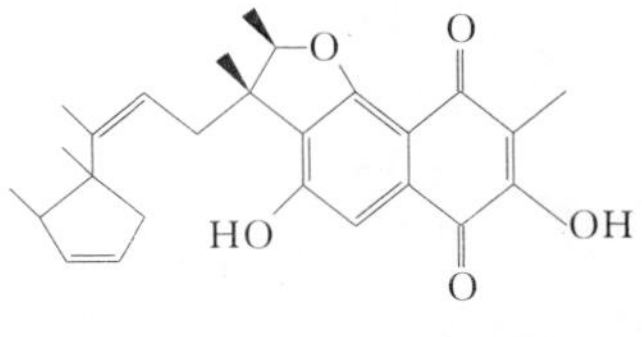

1

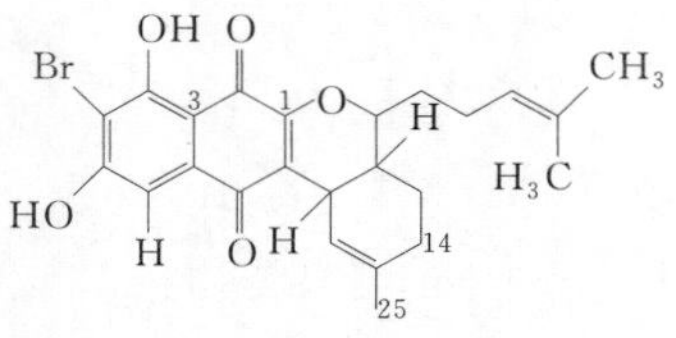

2

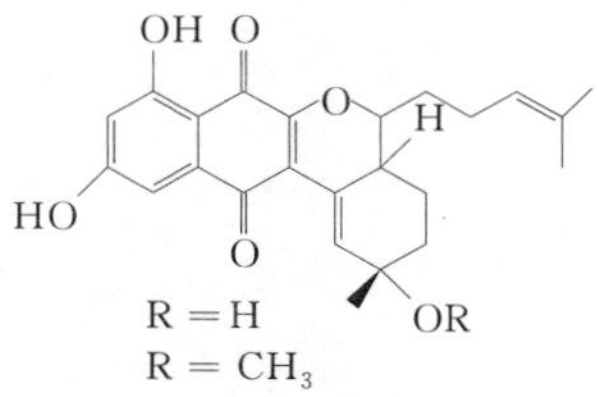

R＝H
R＝CH₃

3

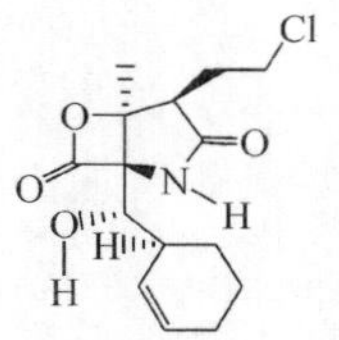

salinosporamide

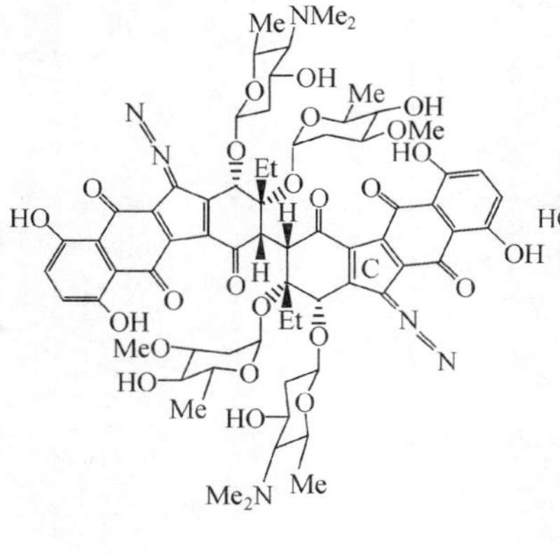

A

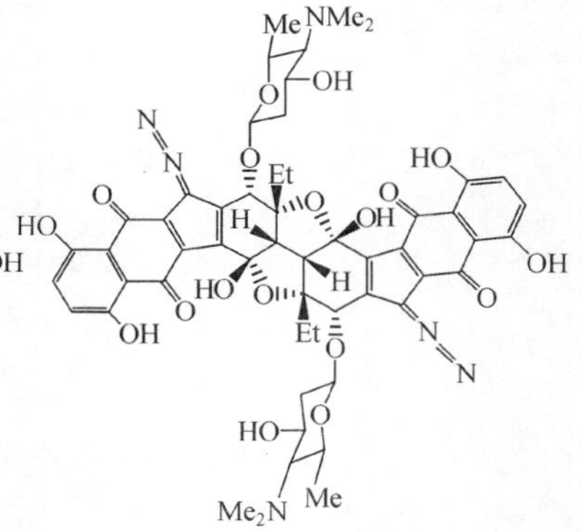

B

lomaiviticin

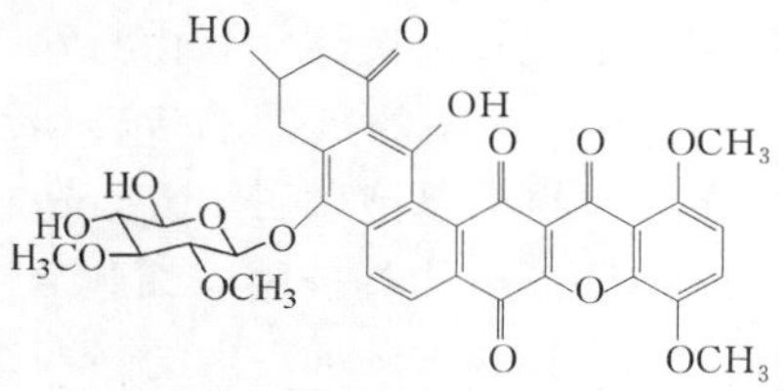

IB-00208

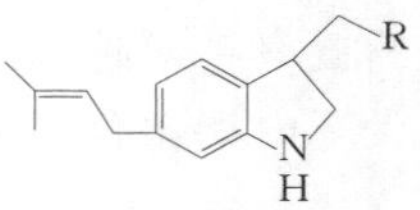

R＝CH₂OH

R＝CH＝NOH

4

4. 海洋藻类微生物

甲藻（*Dinoflagellates*），其增殖而引起的生态现象俗称赤潮，产生对鱼类及人类的有毒性物质，如神经毒 brevetoxin；而由 *Gymnodinium breve* 和 *Alexandrium hiranoi* 产生的聚醚类大环内酯 goniodomin A 则具抗真菌活性。巨藻是新型氧化型脂肪酸衍生化合物的重要来源，这些化合物称为 oxylipin。

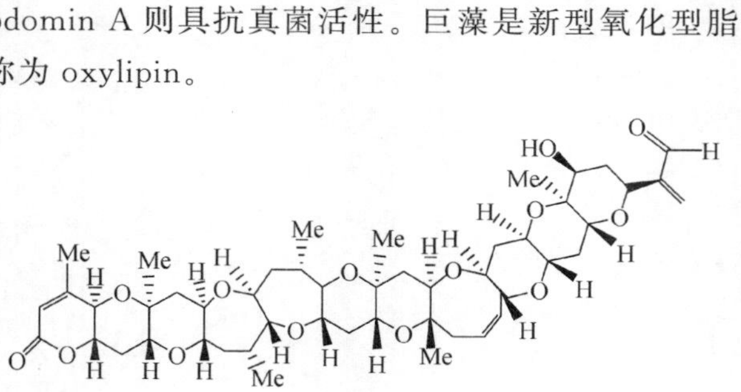

brevetoxin

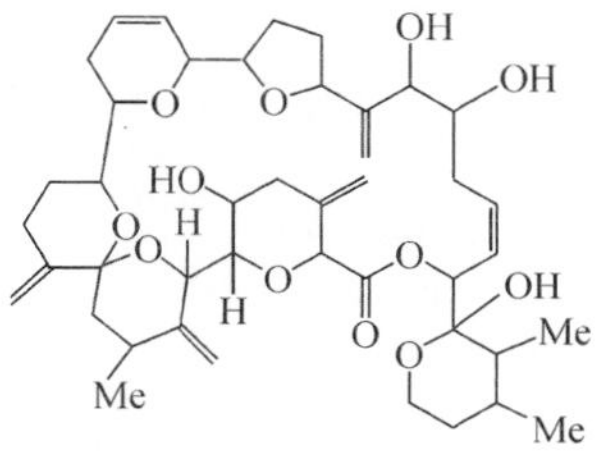

goniodomin A

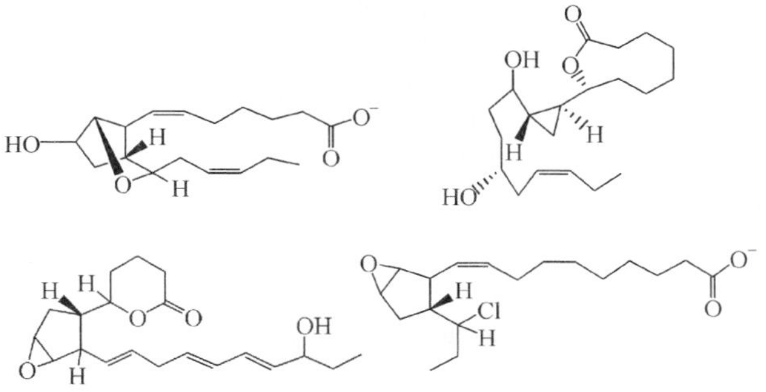

某些 oxylipin 的结构

5. 海绵及其共生菌

海绵中的共生微生物是新药开发的重要资源之一。海绵属于一种能"哺育"的寄主动物，是许多微生物包括古菌、细菌、蓝细菌和微藻共生的宿主。它是附着于海底栖息地固形物上的一种简单的多细胞无脊椎动物，属滤食动物，其表面有许多细孔，使水能够进入和循环，而微生物能被滤出和吞食。因此，只有不被其消化、具有免疫能力的微生物才能与其共生。

海绵是具生物活性化合物天然产物的重要资源，如表 1-2 所示。海绵产物具有的生物学活性包括酶抑制、细胞分裂抑制、抗病毒、抗真菌、抗细菌、抗炎、抗肿瘤、细胞毒或心血管作用等。早在 1950 年就有从海洋海绵中分离天然产物的报道，由于耐药菌的发展使海绵作为一种新的生物资源日益受到关注，有些产物已具有应用前景，如从 *Tethyacrypta* 中分离的阿拉伯糖-核苷 Ara-A（vidarabine）具有抗病毒和抗肿瘤活性并已用于临床；*Luffariella variabilis* 中分离出的 manoalide 很有可能成为抗炎新药。韩国科学家用卵母细胞胞质分裂模型，从海绵中分离到一种毒素（pectenotoxin-2，PTX-2），其具有抗癌作用。他们发现，*p53* 基因缺陷癌细胞对肌动蛋白的损害敏感，而 PTX-2 可使肌动蛋白解聚而成为肌动蛋白抑制剂，证明 PTX-2 能促进 *p53* 基因缺陷癌细胞凋亡。

表 1-2　具生物活性的海绵天然产物

海　绵	生物活性产物	生　物　活　性
Acanthella sp.	kalihinol-A	抗疟药
Agelas dispar	aminozooanemonin	抗细菌
Agelas dispar	pyridinebetaine A	抗细菌
Agelas mauritiana	agelasimine	细胞毒
Agelas mauritiana	sceptrin	抗微生物

海　　绵	生物活性产物	生　物　活　性
Agelas nakamurai	ageliferine	抗细菌
Agelas nakamurai	debromosceptrin	抗细菌
Agelas nakamurai	nakamuric acid	抗细菌
Agelas novaecaledoniae	ageliferine	抑生长素/血管活性肠肽抑制剂
Agelas novaecaledoniae	sceptrin	抑生长素/血管活性肠肽抑制剂
Agelas novaecaledoniae	xestospongine B	抑生长素/血管活性肠肽抑制剂
Agelas sp.	agelasine	抗白血病
Agelas sp.	agelasine F	抗结核
Agelas sp.	agelasine I	抗微生物
Amphimedon sp.	pyrinodemin	细胞毒
Aplysina aerophoba	aeroplysinin I	细胞毒
Batzella sp.	discorhabdin	细胞毒,酶抑制剂
Batzella sp.	secobatzelline	磷酸酶抑制剂
Crella sp.	crellastatins	细胞毒
Corticium sp.	meridine	抗真菌
Cymbastela sp.	agelastatins C,D	抗昆虫
Discodermia calyx	calyculin A	抗肿瘤
Discodermia kiiensis	discodermin A	抗微生物
Discodermia sp.	discobahamins	抗真菌
Disidea avara	avarol	细胞毒
Druinella purpurea	psammaplysin C	细胞毒
Dysidea sp.	furodysinin	抗寄生虫
Echinoclathri sp.	echinoclathrines	免疫抑制
Erylus lendenfeldi	eryloside A	抗肿瘤,抗真菌
Fascaplysinopsis reticulata	β-carbolium salt	抗寄生虫
Halichondria okadai	halichondrin B	抗肿瘤
Haliclona osiris	osirisynes	Na/K-ATP 酶抑制剂
Haliclona sp.	manzamine A	抗肿瘤
Haliclona tulearensis	halitulin	细胞毒
Hamacantha sp.	hamacanthin	抗真菌
Hyrtios erecta	heteronemin	抗寄生虫
Lanthella basta	bastadin	抗微生物
Lanthella sp.	34-sulfatobastadin 13	内皮素 A 受体抑制剂
Ircinia sp.	haterumalides	细胞毒
Jaspis johnstoni	jasplakinolide	细胞毒,抗昆虫
Jaspis johnstoni	toyocamycin	细胞毒
Jaspis johnstoni	tubercidin	细胞毒
Jaspis sp.	bangamides	抗肿瘤
Jaspis sp.	bangazoles	抗寄生虫
Jaspis sp.	cyclodepsipeptide	抗真菌
Jaspis sp.	jaspisamides	细胞毒
Jaspis sp.	psammaplin	抗细菌
Jaspis splendans	jaspamide	抗肿瘤
Jaspis wondoensis	wondosterols	抗微生物
Latrunculia magnifica	latrunculin A	神经毒
Leucetta chagosensis	isonnamidine D	抗真菌
Neosiphonia superstes	sphinxolides	细胞毒
Notodoris citrina-Leucetta chagosensis	naamidines 和 naamines	抗寄生虫
Pachastrissa sp.	bengamides	抗真菌
Pachastrissa sp.	bengazoles	抗真菌

海　　绵	生物活性产物	生　物　活　性
Pandaros acanthifolium	acanthifolicin	抗肿瘤
Petrosia sp.	petrocortynes	细胞毒，酶抑制剂
Petrosia sp.	petrotetrayndiols	细胞毒
Petrosia sp.	petrosiacetylenes	Na/K-ATP 酶抑制剂
Plakinastrella sp.	elenic acid	拓扑异构酶Ⅱ抑制剂
Poecillastra wondoensis	wondosterols	抗微生物
Psammaphysilla crassa	purealin	抗寄生虫
Psammaphysilla purpurea	aeroplysinin I	抗寄生虫
Psammaphysilla purpurea	bastadin	抗微生物
Psammaphysilla purpurea	purealidin A	细胞毒
Reidispongia coerulea	reidispongiolide	细胞毒
Reniera cratera	dorimidazole A	抗寄生虫
Rhaphisia lacazei	topsentins	抗增殖
Spongia sp.	spongianolide	细胞毒
Spongionella grasilis	gracilin	细胞毒
Stronglyophora hartmani	puupehenone	细胞毒
Stylinos sp.	mycalamides	细胞毒
Suberea creba	aerophysinin I	抗微生物
Suberea creba	dibromoverongiaquinol	抗微生物
Tedania digitata	1-methylisoguanosine	心血管效应剂
Tedania ignis	tedanolide	细胞毒
Tethya crypta	spongouridine，spongothymidine	抗病毒，抗肿瘤
Theonella sp.	koshikamide	细胞毒
Theonella swinhoei	swinholide	抗真菌
Theonella swinhoei	theopederins	抗真菌，细胞毒
Verongia aerophoba	aerophysinin I	抗微生物
Verongia aerophoba	dienone	细胞毒
Verongia spengelli	aplysinopsin	细胞毒
Xestospongia sp.	xestospongine B	抑生长素/血管活性肠肽抑制剂
Xestospongia sp.	ageliferine	抑生长素/血管活性肠肽抑制剂
Xestospongia sp.	sceptrin	抑生长素/血管活性肠肽抑制剂
Xestospongia sp.	xestoaminol A	抗寄生虫
Zyzzya fuliginosa	veiutamine	细胞毒

表 1-2 所列部分生物活性产物的结构式如下。

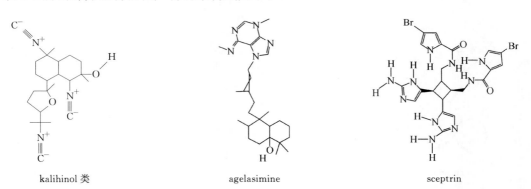

kalihinol 类　　　　　agelasimine　　　　　sceptrin

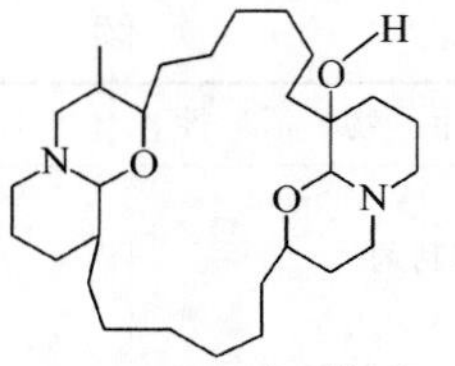

xestospongine B

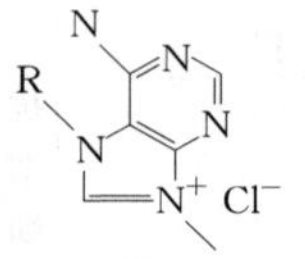

agelasine

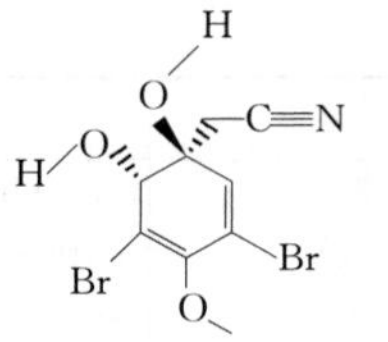

aeroplysinin

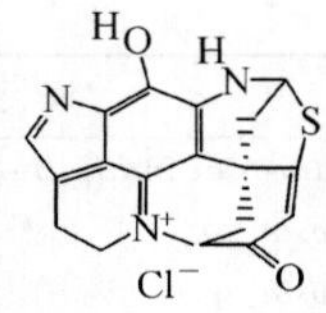

discorhabdin B

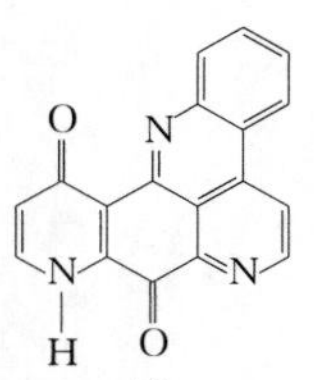

meridine

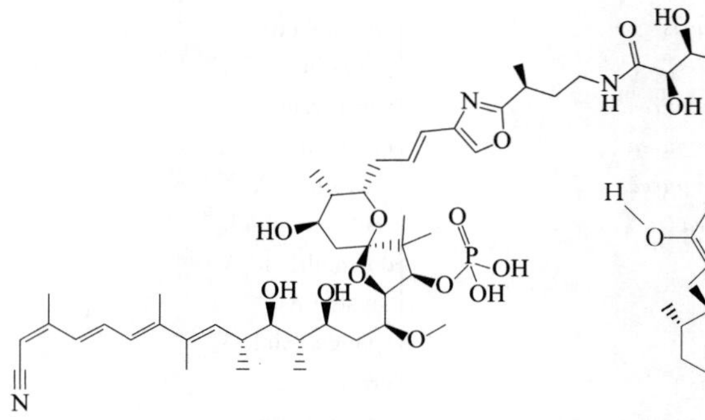

calyculin A

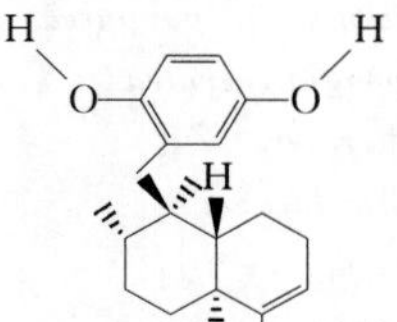

avarol

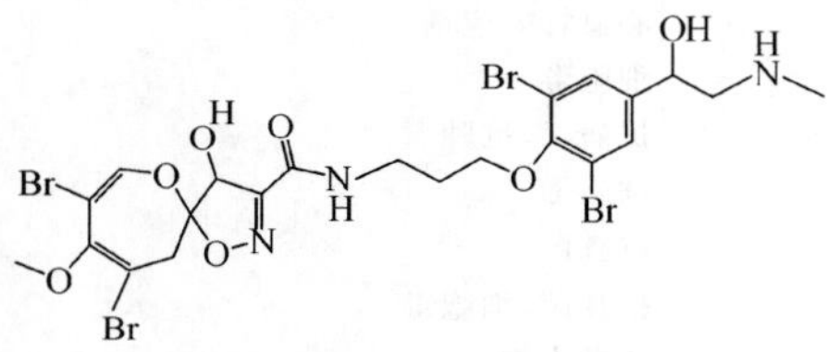

psammaplysin C

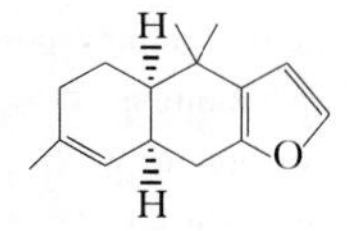

furodysinin

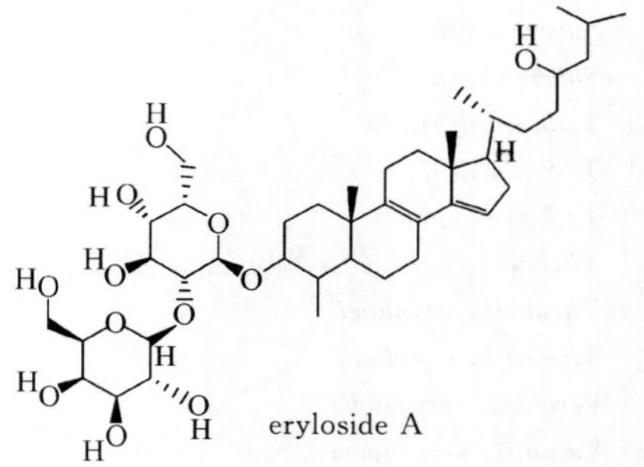

eryloside A

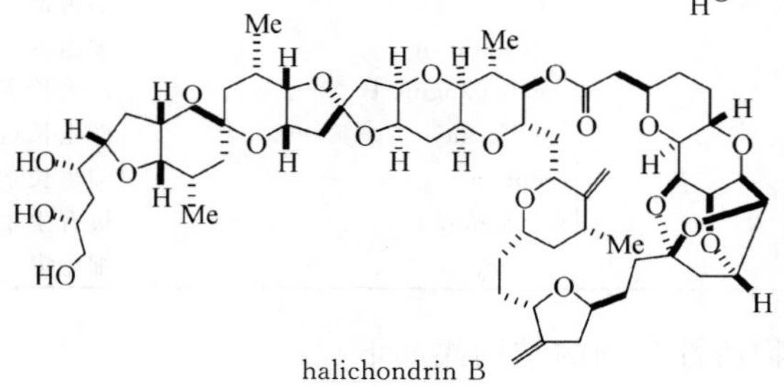

halichondrin B

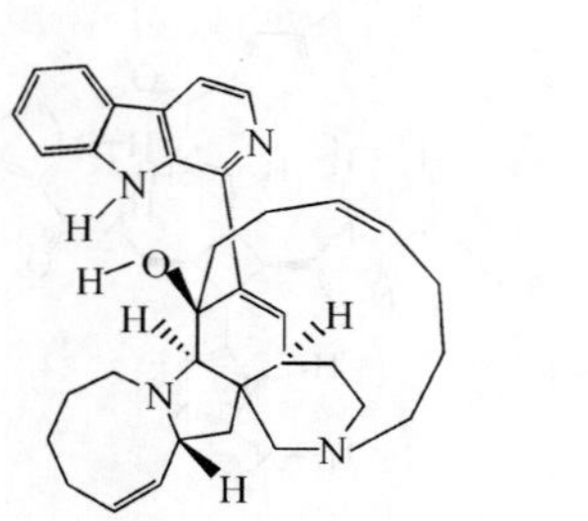

manzamine A

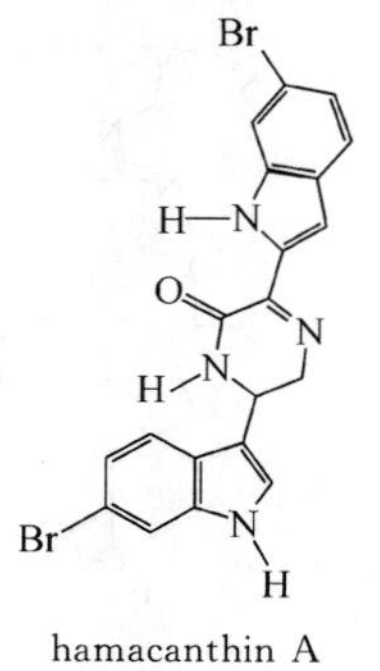

hamacanthin A

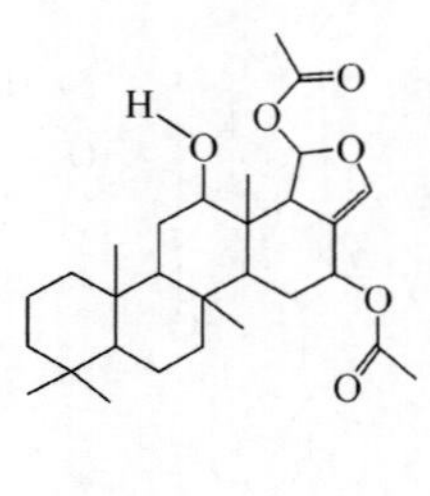

heteronemin

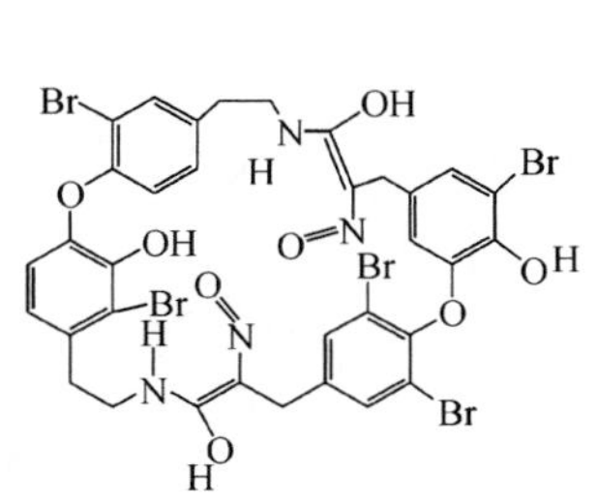

bastadin

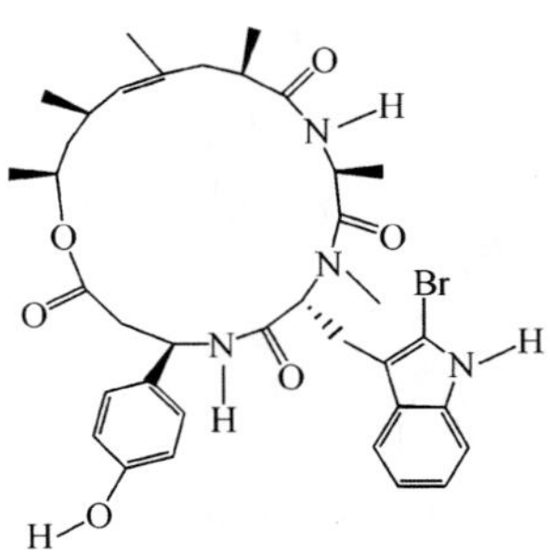

jasplakinolide

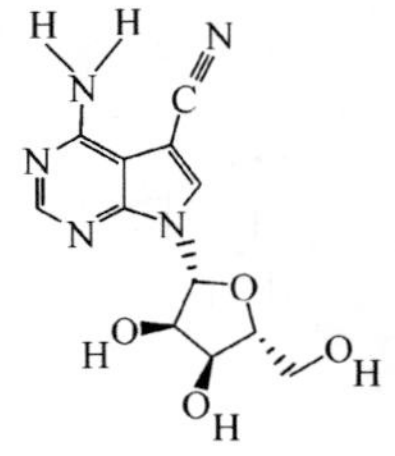

toyocamycin

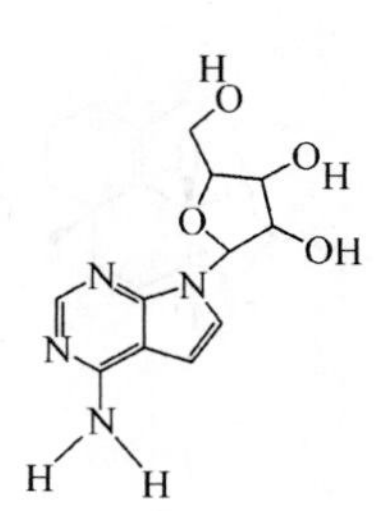

tubercidin

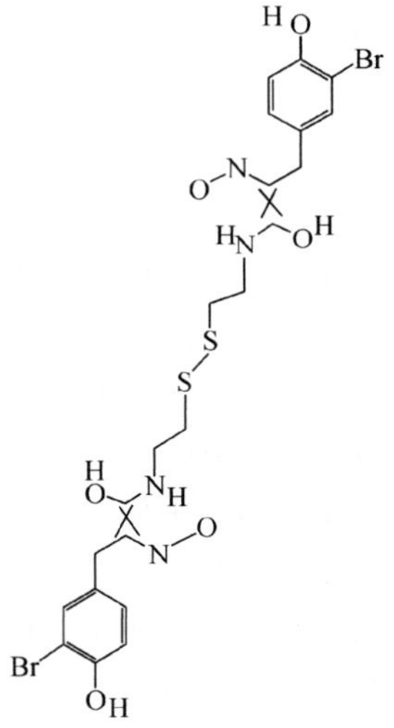

psammaplin

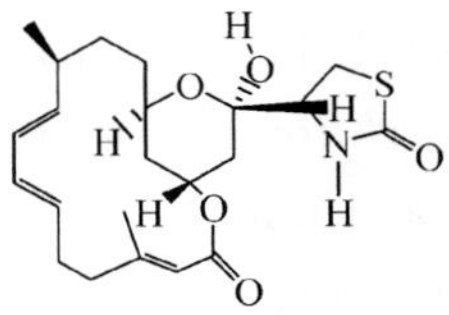

latrunculin A

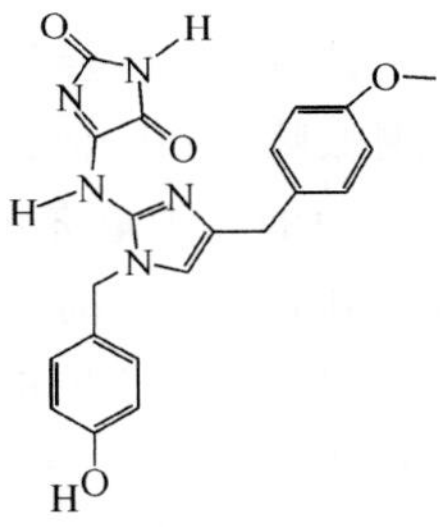

isonnamidine D

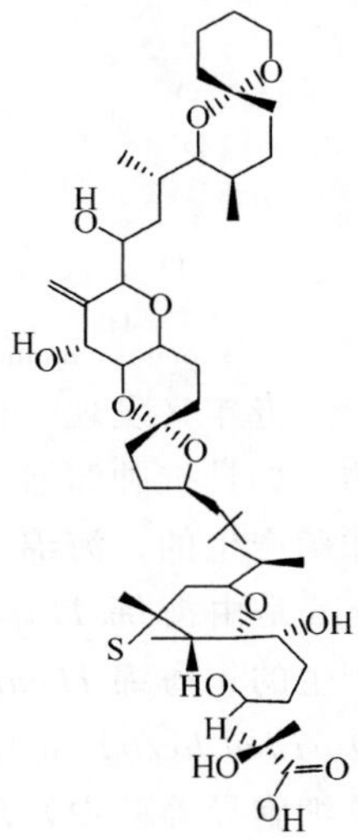

acanthifolicin

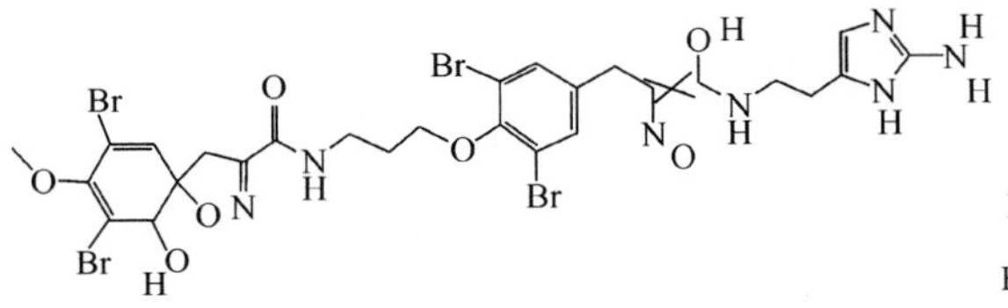

purealin

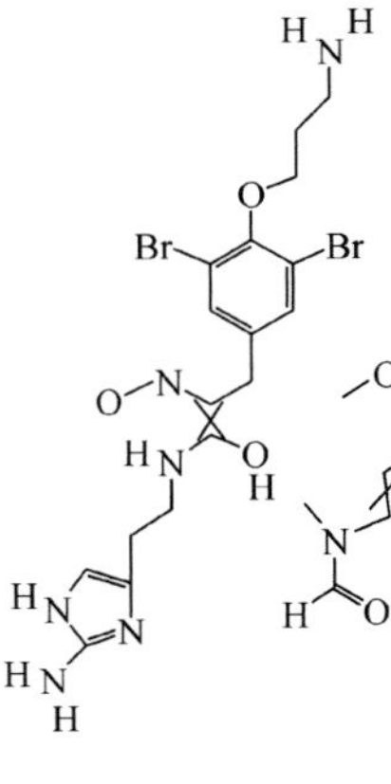

purealidin A

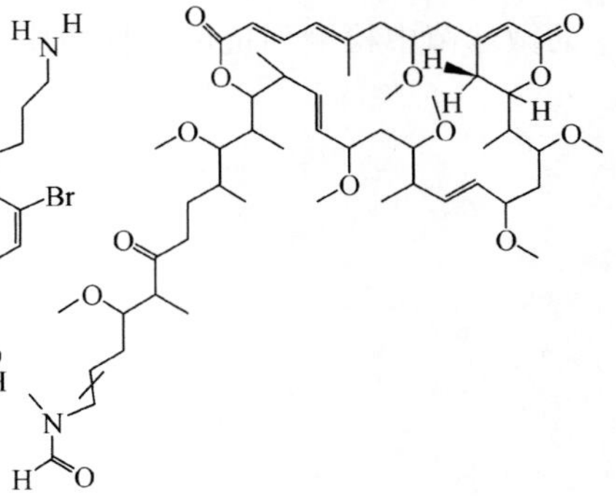

reidispongiolide

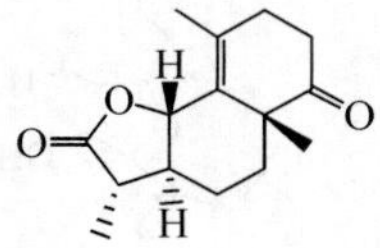

gracilin 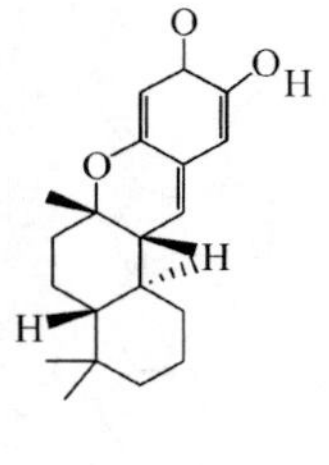   puupehenone 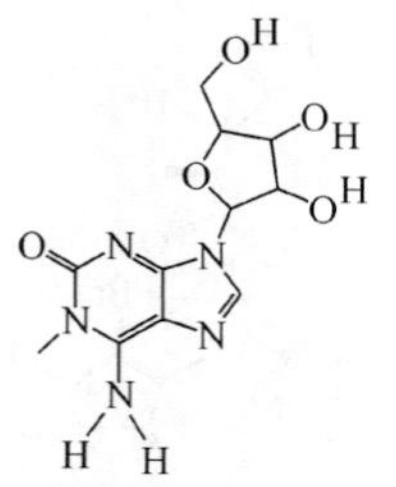   1-methylisoguanosine 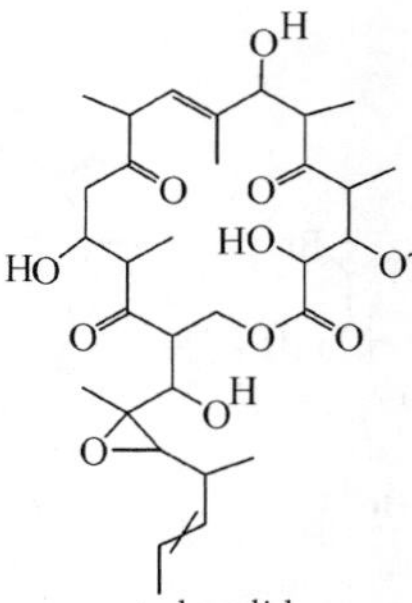   tedanolide 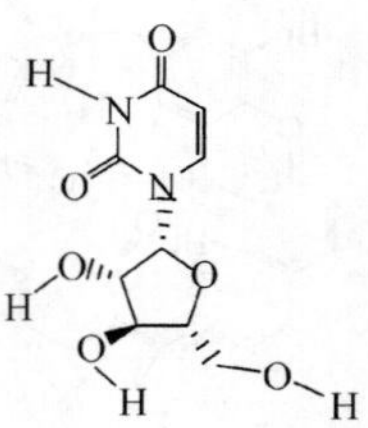   spongouridine

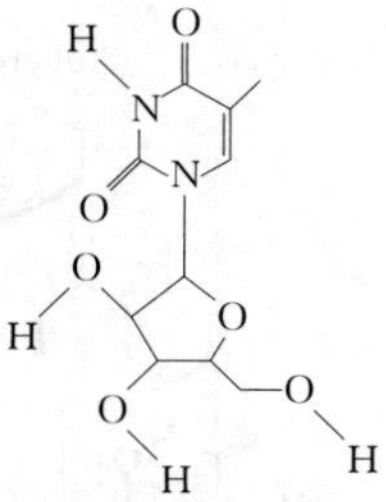

spongothymidine 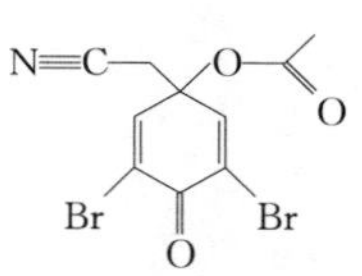   dienone 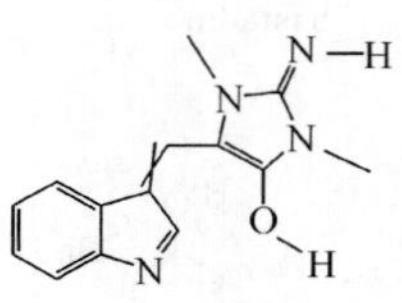   aplysinopsin

近年又发现，许多原来认为是由海绵产生的次级代谢产物，其实是由海绵共生菌产生的。如具抗肿瘤活性的二酮哌嗪（diketopiperazine）是由海绵 *Tedamiaignis* 中的共生菌微球菌产生的；海绵 *Dysidea* 中的多溴联苯醚是由共生弧菌产生的；具抗肿瘤活性的 okadaic acid 是由海绵 *Halichondia okadai* 中的 *dinoflagellate* 利马原甲藻（*Prorocentrum lima*）产生的；海绵 *Hyatella* 的共生弧菌产生的多肽 andrimid 对枯草杆菌具抑制作用等。海绵 *Dysidea herbacea* 中的内生菌蓝细菌 *Oscillatoria spongeliae* 产生非寻常的多氯化合物；在单细胞异养菌中发现了有细胞毒作用的大环内酯 swinholide；在丝状异养菌中曾发现有抗真菌作用的环肽（theonegramide）。在 *Halichondia panicea* 海绵共生菌 *Antarcticum vesiculatum* 和 *Psychroserpens burtonensis* 中检测到具神经活性物质。从海绵 *Suberea creba* 和 *Homophymia* 的假单胞菌中分离到喹诺酮类和磷脂酰甘油酯化合物。从海绵 *Xestospongia* 的微球菌中检测到抗菌活性物质。

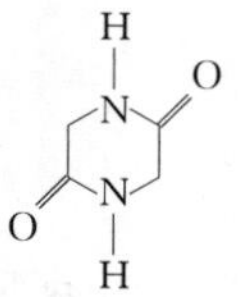

diketopiperazine

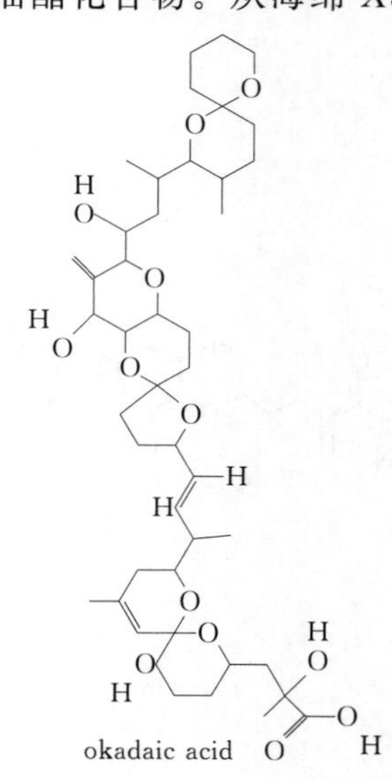

okadaic acid

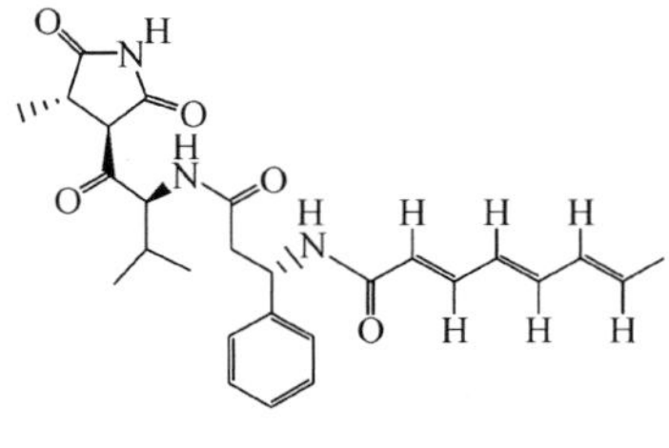

andrimid

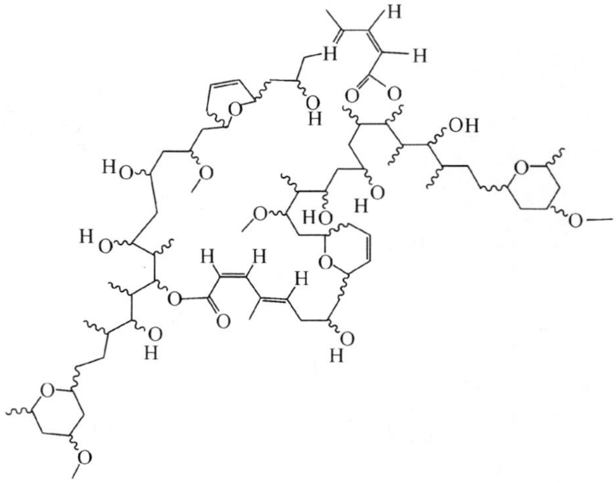

swinholide

　　从 *Halichondria japonica* 海绵共生菌 *Bacillus cereus* QN03323 中分离的硫肽化合物 YM-266183/266184 对金黄色葡萄球菌 *Staphylococcus aureus* 和万古霉素耐药的屎肠球菌 *Enterococcus faecium* 的 MIC 为 0.025μg/mL，YM-266184 对 MRSA 的 MIC 为 0.039μg/mL；从三株海绵共生放线菌 *Kocuria marina* F-276310、*Kocuria palustris* F-276345 和 *Micrococcus yunnanensis* F-256446 中分离的化合物 kocurin 是一种新的噻唑肽化合物，其对 MRSA 的 MIC 为 0.25μg/mL，它同时具有抗肿瘤活性；*Haliclona simulans* 海绵共生菌 *Streptomyces* sp. HB202 产生的聚酮类化合物 mayamycin 抗金黄色葡萄球菌 *S. aureus* 和 MRSA 的 MIC_{50} 值分别为 1.16μg/mL 和 0.58μg/mL，抗表皮葡萄球菌的 MIC_{50} 为 0.14μg/mL；*Dysidea tupha* 海绵共生菌 *Streptomyces* sp. RV15 产生的并四苯糖苷 SF2446A2 对沙眼衣原体 *Chlamydia trachomatis* 的 MIC_{50} 为 2.81μg/mL，它不仅对原发性感染有效，同时对继发性感染也有活性。至今从海绵共生菌中获得抗革兰氏阴性菌化合物的报道较少，从海绵共生的真菌 *Aspergillus* sp. 中分离到的化合物 sydonic acid 对大肠杆菌的 MIC 为 1.33μg/mL，从共生真菌 *Trichoderma* sp. 05FI48 中分离得到的 trichoderin A 对结核分枝杆菌 *Mycobacterium smegmatis*、*M. bovis* BCG 和 *M. tuberculosis* H37Rv 显示活性，MIC 为 0.02～2.0μg/mL。

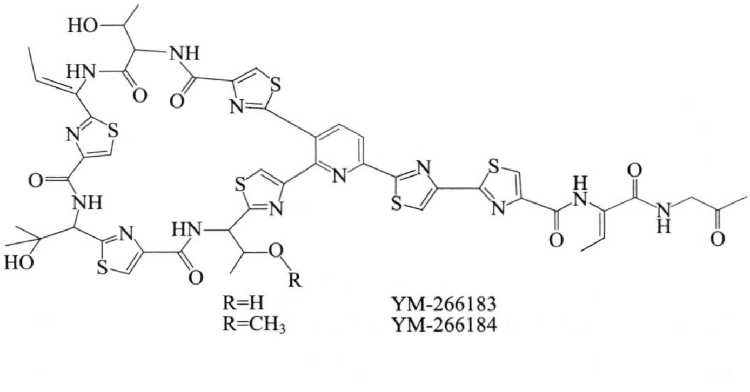

R=H　　　　　YM-266183
R=CH₃　　　　YM-266184

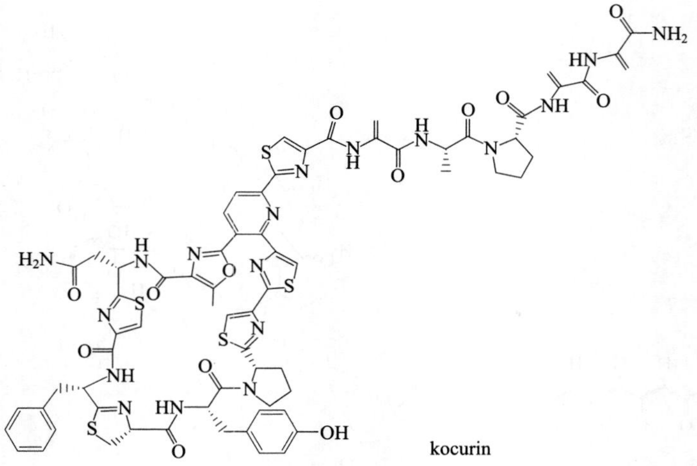

kocurin

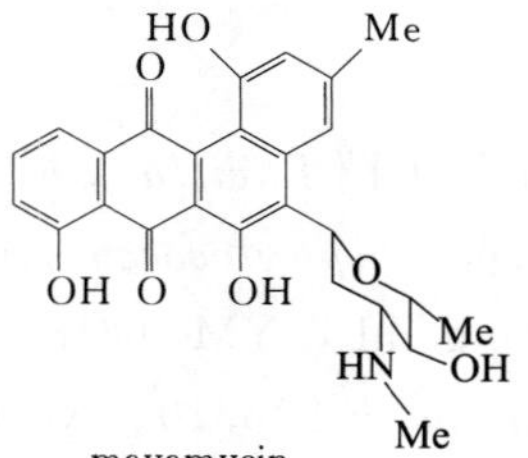

mayamycin

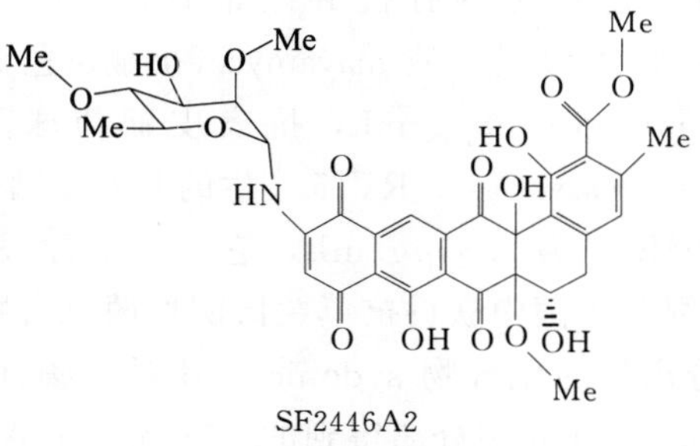

SF2446A2

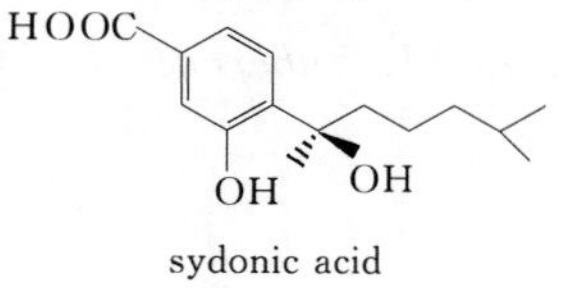

sydonic acid

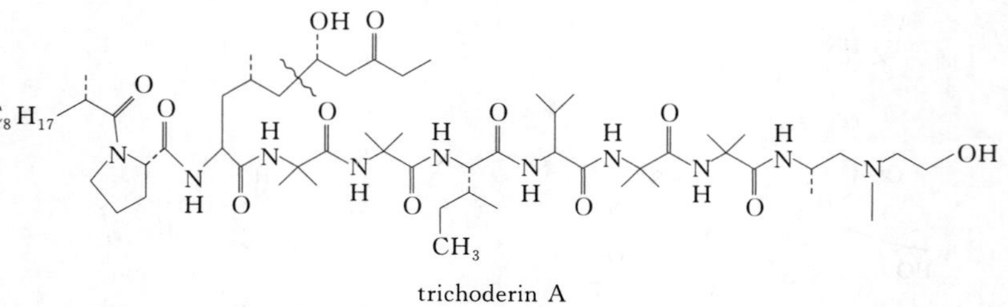

trichoderin A

从 *Homophymia* sp. 海绵共生菌 *Pseudomonas* sp. 1531-E7 中发现了 2-十一烷基-4-喹诺酮，其对 HIV-1 的 MIC_{50} 为 10^{-3} μg/mL；从 *Iricinia fasciculata* 海绵共生菌 *P. chryso-*

genum 中获得的 sorbicillactone A 在浓度为 0.1～1μg/mL 时能够防止 HIV-1 对人细胞 H9 系的感染；共生菌 *Stachybotrys chartarum* MHX-X73 产生的 stachybotrin D 靶向 HIV 的反转录酶，具抗病毒作用，EC_{50} 为 2.75～10.51μg/mL；*Stachybotrys chartarum* 还产生 chartarutine 类化合物，其中 chartarutine B 显示抗病毒活性最好，MIC_{50} 为 1.81μg/mL。共生菌还产生抗流感病毒化合物，共生真菌 *Truncatella angustata* 产生的 truncateol M 对流感病毒 H1N1 的 MIC_{50} 为 2.91μg/mL。从海绵 *Aplysina fistularis* 共生菌 *Streptomyces* sp. 中分离到一个新化合物 saadamycin，其对 *Candida albicans* 的 MIC 为 2.22μg/mL，此外，还对多种真菌如絮状表皮癣菌 *Epidermophyton floccosum*、红色毛癣菌 *Trichophyton rubrum*、须毛癣菌 *Trichophyton mentagrophytes*、小孢霉属 *Microsporum gypseum*、黑曲霉 *Aspergillus niger*、烟曲霉 *Aspergillus fumigatus*、尖孢镰刀菌 *Fusarium oxysporum* 和土生隐球酵母 *Cryptococcus humicolus* 等有活性。一株真菌共生菌 *Phoma* sp. 产生新的内酰胺类化合物 YM-202204，抗 *C. albicans* 的 MIC_{80} 为 6.25μg/mL，抗新型隐球菌 *Cryptococcus neoformans* 的 MIC_{80} 为 1.56μg/mL，抗酿酒酵母 *Saccharomyces cerevisiae* 的 MIC_{80} 为 1.56μg/mL，抗烟曲霉 *Aspergillus fumigatus* 的 MIC_{80} 为 12.5μg/mL。值得注意的是，YM-202204 作用于真核细胞膜蛋白的糖磷脂酰肌醇 glycophosphatidylinositol（GPI），后者被认为是研发抗真菌药物的重要靶点。最初发现 manzamine A 具有抗细菌、抗真菌、抗病毒和抗肿瘤作用，后来最引人注意的是它的抗疟原虫活性，它对恶性疟原虫 *P. falciparum* D6 和 W3 的 MIC_{50} 为 0.0045μg/mL 和 0.008μg/mL，对杜氏利什曼原虫 *Leishmania donovani* 的 MIC_{50} 和 MIC_{90} 为 0.9μg/mL 和 1.8μg/mL，被认为是最有前途的抗疟原虫药物。manzamine A 最初是在海绵 *Haliclona* sp. 中发现的，后来证实其为共生菌小单孢菌 *Micromonospora* sp. M42 的产物。这样就解决了从海绵中提取要求供应量受限的问题，人们就更容易利用可培养微生物来生产所需的生物活性物质。

2-十一烷基-4-喹诺酮

sorbicillactone A

stachybotrin D

chartarutine B

truncateol M

saadamycin

YM-202204

manzamine A

　　表 1-3 列举了在海绵中共生的微生物，它包含了其分布的多样性，如古菌、异养菌、蓝细菌、绿藻、红藻、隐芽植物、硅藻等。共生菌显示了其新颖性和多样性，其种类与时间和地理条件有关系，对它们分类上的归属，目前还了解得不多。

表 1-3　海绵及其共生微生物

海　　绵	共　生　菌	天　然　产　物
Aciculites orientalis	丝状细菌	theonegramide
antarctic sponge	假单胞菌	NT
Aplysina sp.	节杆菌	NT
Aplysina sp.	枯草杆菌	NT
Aplysina sp.	微球菌	NT
Aplysina sp.	假交替单胞菌	NT
Aplysina sp.	弧菌	NT
Cenarchaeum symbiosum	古菌	NT
Dysidea herbacea	蓝细菌	含氯化合物
Dysidea herbacea	颤蓝菌	多溴二苯醚
Dysidea sp.	弧菌	溴二苯醚
Halichondria okadai	交替单菌	alteramide A
Halichondria okadai	利马原甲藻	okadaic acid
Halichondria panicea	细菌 *Antarcticum vesiculatum*	神经活性化合物
Halichondria panicea	假单胞菌	NT
Halichondria panicea	红菌	NT
Halichondria panicea	*Psychroserpens burtonensis*	神经活性化合物
Homophymia sp.	假单胞菌	抗菌物质
Hyatella sp.	弧菌	NT
Rhopaloeides odorabile	β-变形菌	NT
Rhopaloeides odorabile	γ-变形菌	NT
Rhopaloeides odorabile	放线细菌	NT
Rhopaloeides odorabile	噬纤维菌	NT
Rhopaloeides odorabile	绿硫菌	NT
Sigmadocia symbiotica	角网藻	NT
Suberea creba	假单胞菌	NT
Suberea creba	假单胞菌	喹诺酮
Tedania iginis	微球菌	二酮哌嗪
Theonella swinhoei	δ-变形菌	NT
Theonella swinhoei	蓝细菌 *Aphanocapsa feldmanni*	NT
Theonella swinhoei	丝状真菌	theopalauamide
Theonella swinhoei	单细胞菌	swinholide A
Unidentified sponge	链霉菌	urauchimycin A 和 B
Verongia sp.	产气单胞菌	NT
Verongia sp.	假单胞菌	NT
Xestospongia sp.	微球菌	抗菌物质

　　注：NT 表示未鉴定。

一种海绵宿主可以有多个共生菌，如 *Theonella swinhoei* 海绵可以同时有单细胞异养菌、单细胞蓝细菌和丝状异养菌共生。*Aplysina* 海绵可以与不同种属的枯草杆菌、微球菌、节杆菌、弧菌、假交替单孢菌等共生。而 *Rhopaloeides odorabile* 海绵可以与 β-变形菌、噬纤维菌、放线细菌和绿硫菌同时存在。有些共生菌对于海绵是有种属特异性的，如 β-变形菌与 *Theonella swinhoei* 海绵共生，α-变形菌主要是与 *Rhopaloeides odorabile* 海绵共生。*Halichondria panicea* 主要与红菌共生。有些菌可以与多种海绵共生，如蓝细菌 *Aphano-capsa* sp.、*Phormidium* sp. 或颤蓝菌 *Oscillatoria spongeliae* 可以在多种海绵中共生。

共生菌可以在宿主的细胞内或细胞外生存，而且每一个共生菌在海绵中可能有一个特殊的栖息地，胞外共生菌可在海绵外层存在，也可在中质中存在。而胞内或核内共生菌终生是在宿主细胞或核中存在。在海绵 *Theonella swinhoei* 中的所有微生物均存在于胞外。而像假单胞菌和产气单孢菌在海绵 *Verongia* 中，是在中质中以胞内共生菌形式存在。宿主菌种属不同，其所含共生菌的数量也不相同，有的只有少量微生物存在，有的则可高达海绵总生物量的 60%，*Aplysina* 海绵可包含 40% 共生菌，其含量超过海水中细菌浓度的两倍。

由于海绵的表面或内腔中含有较丰富的营养和沉淀物，这有利于共生菌的栖息和繁殖，同时，微生物通过代谢及代谢物的转化如氮的固定、硝化作用及光合作用等，对宿主的营养吸收也是有利的。微生物还可以稳定海绵的骨架并参与其机体的防护和免疫。

微生物究竟是怎样在海绵中生活的？有人认为，宿主特异地吸收某些共生菌，这些菌较其他菌在其中生长繁殖得快，或是进行着纵向传递。幼小海绵是从其母体获得共生菌。海绵应该是从进食途径获得共生菌的。只有不被海绵消化的微生物，才能成为共生菌存在其中。但是，仍不清楚海绵是如何区分共生菌和食物的。有些实验证明，凝集素参与其识别系统，也可能是特异的受体-配体相互作用参与其选择过程。有些实验证明，海绵表面的多糖能识别特定的共生菌并使其存在，一旦微生物与靶组织识别共生菌，就以恒定模式与其共存。在这一过程中，微生物可能诱导某些组织的凋亡使其改型以适于微生物的存在。

随着对共生菌分类及生物化学研究的深入，将有更多的天然生物活性产物被发现，而且，如果了解了天然产物的生物合成途径，将有可能建立生物技术或合成方法来获得所需产物。

共生菌的分离和培养，对于筛选和生产其中的活性物质是十分重要的。共生菌一般可用差速离心或密度梯度离心方法，如用 Ficoll/Percoll 密度梯度离心方法分离。某些异养菌如海绵 *Tedania ignis* 中的微球菌，海绵 *Dysidea* 中的一种未鉴定的细菌，海绵 *Suberea creba* 中的假单胞菌均能分离和培养。自养型的、有光合作用的藻类，也可从海绵组织中分离出来。*Sigmadocia symbiotica* 海绵中的红藻 *Ceratodictyon spongiosum* 和海绵 *Dysidea herba-cea* 中的蓝细菌 *Oscillatoria spongeliae* 都能分离和培养。

现在已有几种培养基适于海绵共生菌的培养，如在培养基中加入海绵浸汁、硫代硫酸盐及硅酸盐等。为了更好地从海绵中分离微生物，有人在培养基中加入过氧化氢酶或丙酮酸钠，但是分离和培养共生菌仍是比较困难的。据估计，采用现有和传统的方法，只有 0.1% 的细菌能被培养，利用无需经培养的分子分类学，可以直接鉴定共生菌。通过 16S rRNA 系统发育学分析，可提供微生物多样性和在系统发育中的地位。因此，培养技术的革新，对于从海绵共生菌中获得有价值的活性物质是十分重要的。利用特异探针，可使用荧光原位杂交（FISH）方法直接检出共生菌群。根据 16S rRNA 可以确定共生菌的位置和丰度。但是 16S rRNA 序列有时差别很小，不大可能用以确定共生菌的种或株。有时需用 ITS（内在转录空间）域分析区别种，用 RFLP（限制性片段长度多态性）分析，或 PCR 指纹图谱分析，以确定共生菌的多态性。

某些特殊产物有特异荧光，因此可用荧光或共聚焦激光扫描、表面荧光和透射电镜技术，结合细胞分离和化学分析，鉴定天然产物和确定产生生物活性物质的细胞类型。

六、极端微生物

极端微生物，是指一些在极端或致死环境中生长的微生物（extremophiles），也是近年人们开发新型生物活性物质及抗生素过程中关注的热点。极端微生物可分为嗜热微生物（thermophiles）、嗜冷微生物（psychrophiles）、嗜盐微生物（halophiles）、嗜碱微生物（alkaliphiles）和嗜酸微生物（acidophiles）。获得极端微生物代谢产物，已被欧洲、日本、美国等地研究机构和公司列入研究开发计划。

嗜热微生物，是指最适生长温度在 45℃ 以上的微生物，有的嗜热微生物在高于 100℃ 条件下仍可生长。嗜冷微生物，是指在 0℃ 以下能够生长，最高生长温度在 20℃ 以下的微生物，有些嗜冷微生物能在 −12℃ 条件下生长。嗜碱微生物，是指最适生长酸碱条件在 pH9.0 以上的微生物，它们能在含盐浓度 0.2～3mol/L 条件下生长。嗜酸微生物，是指最适生长酸碱条件在 pH2.0 左右的微生物。

由于极端微生物在极端环境下能够生存，它们必然具有特殊的代谢类型，并产生特殊的与常见微生物不同的代谢产物。此外，极端环境微生物是一个十分丰富的基因库，可以从中选到有用的基因，用于定向基因改造，以获得新型活性物质。日本科学家经由 217 株极端微生物筛选抗真菌化合物，从一株耐热假单胞菌中获得了 pyochelin 化合物。其结构式为

pyochelin

此外，还有报道从一株耐热地衣芽孢杆菌中获得了在 50℃ 高温下能合成的多肽，它对多种蛋白水解酶稳定。从嗜盐菌 *Pelagiobacter variabilis* 中发现产生了一组吩嗪类化合物 pelagiomicins A～C，其具有抗肿瘤和抗菌活性等。虽然由极端微生物开发的高分子降解酶如淀粉酶、木聚糖酶和蛋白酶等，在食品、洗涤和纸浆工业等领域已经显露锋芒，但在药物开发方面尚处于起始阶段，目前对极端微生物的研究，主要集中在分离/分类、生理/生化、分子/遗传三个层面上。深入系统阐明这些问题，必将有助于更加有效地开发利用这类微生物的资源。

第二节　抗生素产生菌的培养

因为放线菌至今仍不失为抗生素产生菌的主要来源，约占 70%，其中又以链霉菌数量最多，迄今对放线菌/链霉菌的研究比较广泛和深入，所以本书重点是以放线菌中的链霉菌为代表进行阐述。临床上应用广泛的青霉素和头孢菌素是由丝状真菌（青霉菌属 *Penicillium* 和

头孢霉属（*Cephalosporium*）产生的。

一、链霉菌的形态生活史

放线菌能产生单细胞有分枝的菌丝，组成很细密的菌丝体或菌丝聚合体，如图 1-1 所示，因此而得名。

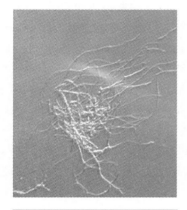

图 1-1　放线菌的菌丝聚合体

链霉菌在固体培养基上的生活史多以孢子起始和告终。孢子萌发始于孢子的肿胀，继而细胞发生极性化和顶端生长，从一个孢子可以延伸数个菌丝，孢子萌发后形成菌丝，在固体培养基上先生长为基内菌丝，基内菌丝的直径一般为 0.7μm，其黏肽细胞壁的厚度为 0.01～0.02μm。菌丝体往往形成网，菌丝体中含有核质体，它是一种由染色体 DNA 形成的致密不规则的核小体。有些菌种在菌丝体中可形成横隔膜，菌丝体发育至一定阶段形成气生菌丝，气生菌丝由纤维鞘包围，使之形成疏水性表面，至少含有三种蛋白：Sap 肽、chaplin、radlins。部分气生菌丝发展为孢子丝，孢子丝被分割为含单核区的孢子链，待成熟时孢子即从链上被释放。图 1-2 为链霉菌模式菌天蓝色链霉菌 ［*S. coelicolor* A3 （2）］的生活史示意图。

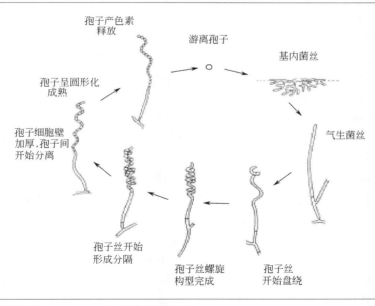

图 1-2　天蓝色链霉菌 ［*S. coelicolor* A3(2)］的生活史

但是，链霉菌在固体培养基的生长过程的每个阶段菌体细胞的状态是不均一的。近年采用三维空间方法研究链霉菌的生活史发现，基内菌丝在早期（约培养 6h）即出现死亡，而且是在同一段菌丝内，死亡与存活细胞成对称型排列（图 1-3），这种菌丝被视为"纵向不

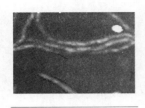

图 1-3　早期基内菌丝死亡的情况（见彩图）

红色为死亡细胞，绿色为活细胞

均一性"或称为多样化体（基内菌丝发展为气生菌丝视为横向不均一性）。多样化体菌丝继续生长，在大多数情况下，后萌发的孢子产生的活菌体细胞生长繁殖在平板上并形成环状结构，其直径通常为 0.5cm，年轻的活菌体细胞继续生长组成环状结构的边界，然后生长速度减慢，而环内的多样化体的存活细胞在环内生长，并向环内放射状生长形成"岛"状结构，此时环外细胞很少繁殖，继而环之间的菌体细胞生长繁殖，但其密度仍低于环内生长的菌体，至环内大部分菌体细胞出现第二次死亡，而存活菌体细胞形成孢子。即使在不形成孢子的固体培养基上，基内菌丝体仍有早期死亡现象并存在多样化体，只是没有第二次死亡和孢子形成过程。

观察放线菌/链霉菌的形态可以用一种比较特殊的方法，在灭菌的载玻片上滴一滴熔化的琼脂培养基，使琼脂展成一薄膜，用针尖接种，在无菌条件下一定湿度环境中培养，生长后将载玻片干燥，然后染色或直接用相差显微镜观察，这样可以完全按照菌的发育原样观察形态，而不受制片过程对菌形态的干扰。也可将灭菌后的玻璃纸覆盖在培养基平皿上，在玻璃纸上接种孢子，在生长的不同阶段将玻璃纸剪下一小部分，进行形态观察。直接将载玻片在生长良好的菌落上压放，然后在显微镜下可以观察放线菌/链霉菌的气生菌丝或孢子丝。孢子的形态需用电子显微镜，将特制的铜网在菌落上压放、干燥后在电子显微镜下观察。细菌染色的方法通常可用于放线菌的染色，常用的有结晶紫、亚甲蓝等。细菌的核染色法已成功地应用于正在形成孢子的放线菌染色，用铬酸在 1mol/L 盐酸中固定细胞，吉姆萨染料染色，再用丙酮和二甲苯脱水。用 DAPI（$4',6'$-二胺-2-异硝基苯胺）染色，在荧光显微镜下可以观察细胞内类核体。现在发展了一种绿色荧光染料 SYTO9（LIVE/DEAD Bac-Light bacterial viability kit，molecular probe，L-13152），可以染活或死亡的细胞，二碘化丙啶由于其不能通透细胞壁只能染死亡的细胞，当两种染料同时使用时，死亡细胞与二碘化丙啶结合后降低了其与 SYTO9 的结合能力，因此被染为红色。

放线菌/链霉菌在固体培养基生长时形成"菌落"。这种菌落不一定是细菌学意义上的单菌菌落，因为它并非由一个或相同细胞形成的堆积，而是由一个孢子—小块营养菌丝体发育形成的一团有分枝的细丝。放线菌的菌落通常由两类菌丝体构成：原生的营养菌丝/基内菌丝和次生的气生菌丝/生孢子菌丝体。这两类菌丝体在外形、组成和生物活性上是完全不同的。营养菌丝生长在培养基内，而气生菌丝则生长在培养基表面。发育良好的孢子丝和孢子均产生在气生菌丝体上。有些放线菌只形成营养菌丝体。

放线菌的孢子细胞壁的厚度为 30nm 左右。孢子细胞质与菌丝中的细胞质没有核膜的间隔。在新鲜培养基中，通常孢子在 2～6h 萌发，生出一个或多个芽管，这些芽管成长为菌丝。不同菌株的菌丝长度和直径不同，并随着培养基组成和培养环境的变化，一些菌丝体长而直，一些菌丝体则呈现许多分枝或弯曲。链霉菌的营养菌丝体细胞壁的厚度为 15nm 左右，在链霉菌的菌丝体中有细胞膜存在，但在年轻的菌丝体中一般不易看到膜的存在，使用特殊的单宁酸-结晶紫染色可以看到隔膜。这种菌丝体虽然有隔膜分隔，但不会分裂为单个的细胞。在培养后期当胞质收缩并断裂时，或者在气生菌丝体形成孢子的过程中，可以显现出细胞膜。小单孢菌形成发育良好、有分枝的菌丝体，诺卡菌在发育早期形成不分裂的营养菌丝体。放线菌菌丝体内有类核体存在，并有许多膜状体与形成隔膜相关。基内菌丝生长时类核体变长和弯曲，细胞壁交叉形成分枝，在菌丝体生长后期其中形成许多空泡。各种放线菌的营养菌丝体在固体培养基上呈现凝胶状或地衣状，生长物有不同颜色，除不溶性色素外，有些菌株也产生可溶性色素分泌到培养基中。

许多放线菌特别是链霉菌能在营养菌丝体上产生气生菌丝体。各种放线菌产生气生菌丝体的情况取决于菌株、培养基成分和培养条件。气生菌丝比基内菌丝的直径稍大，通常无分枝，其表面有一层纤维鞘，其外鞘的厚度为 5nm 左右。气生菌丝中有许多储存营养的小泡。气生菌丝的长度不等，它们通常短而直或者呈波浪状；有些菌的气生菌丝分枝少、长而直或稍弯曲，有些分枝多。气生菌丝体可呈棉絮状团块，或呈颗粒状层面，覆盖着整个菌落。某些菌株在营养菌丝体上形成簇形或同心区环状气生菌丝体。气生菌丝可呈现不同的颜色，如从白色、黄色、橙色、红色、紫色、绿色到灰色等。有一种理论认为，气生菌丝是由营养菌丝聚集或融合形成的融合细胞，其中含有的类核体被胞膜包围，通过萌芽和分裂成长为气生菌丝体。气生菌丝在一定阶段可形成孢子丝。然而并非所有气生菌丝体都能成为产孢子的孢子丝，形成分隔是其形成孢子的前提，分隔的形成往往是成串的，这种成串的分隔最终成为单个孢子。

孢子丝是一种种属特征性很强的"器官"，孢子丝的形态是链霉菌分类学特征之一。孢子丝有直的，呈单轴分枝或多分枝状；孢子丝有螺旋形的，螺旋长而松散或短而紧密，可呈单螺旋或多螺旋状；孢子丝也有呈丛状排列或轮辐状排列或成簇存在的。孢子丝的螺旋是在产生孢子前弯曲而成的。螺旋的圈数少至 1～3 圈，多达 15 圈，通常为 5～6 圈。孢子丝在萌芽期稍细，生长到一定长度之后，它的直径随之增加。在大多数情况下，孢子丝的直径比营养菌丝的直径明显增大。

链霉菌孢子的精细结构研究表明，其孢子表面是由无数大约为 10nm×100nm 的杆状体镶嵌而成的。孢子的形成分为孢子隔膜形成和分节孢子成熟两个过程。孢子形成有两种方式：

① 凝聚分裂。凝聚分裂的孢子与真菌形成孢子相似；细胞内的原生质体断裂为大小相近的微粒或小段，在小段收缩时它们之间形成空隙和明显的分界线，形成的孢子呈链状排列。当孢子成熟时，它可由链上脱落下来，也可以从孢子丝破开的一端脱出来。凝聚分裂形成孢子，是由气生菌丝顶端开始，朝向基部进行。

② 横隔分裂。横隔分裂形成孢子是孢子形成早期气生菌丝分隔成许多隔片，细胞膜收进鞘中，环状折叠形成横隔膜，将菌丝分为许多圆柱形的小段，有些菌种在形成隔膜处有堆积物形成。在某些情况下，有的基内菌丝可分化形成孢子，这种孢子有时被称为厚膜孢子，属于球形孢子，有浓稠的浆质，由横隔膜和菌丝的其他部分分隔开。孢子的形状是种属的重要特征之一，有球形、柱形、卵形、长圆形等，其表面可以是光滑的，也可以是带刺的，或呈疣状的突出。在特定的营养条件下，有的链霉菌［最初发现灰色链霉菌（*S. griseus*）］的液体培养菌丝能产生孢子，它们的性状与气生菌丝衍生的相似。在菌的发育过程中，菌丝体内的储存物也随之发生变化，基内菌丝不断储存糖原（葡萄糖聚合物）、脂肪、多糖和焦磷酸等。在形成气生菌丝的时候，一些大分子如 DNA、RNA 和原储存在基内菌丝的物质将被消耗掉。这样，有一部分基内菌丝会因此而死亡。在孢子形成过程中，通常会有新形式的糖原形成。在孢子链形成初期，由于葡萄糖-1-磷酸转换为糖原，将会降低菌丝体生长周围的渗透压，致使菌丝体生长停止。而当糖原分解时，相应渗透压增加可促使孢子形状的改

变，如从椭圆形变为圆柱形，其他储存物也会发生变化，如海藻糖在基内菌丝中的含量为2%，而在气生菌丝中为5%，在孢子中为12%。在孢子成熟期，孢子细胞壁增厚并产生色素。通常孢子蛋白和基内菌丝蛋白的氨基酸组成是相似的，只是孢子细胞蛋白中精氨酸和亮氨酸的含量高。

二、链霉菌形态发育的分子生物学

关于链霉菌形态发育相关基因的研究，国外报道较多的是天蓝色链霉菌 *S. coelicolor* A3（2），而我国则较集中于圈卷产色链霉菌 *S. ansochromogenes* 7100。现在已知与天蓝色链霉菌 *S. coelicolor* A3（2）发育相关的基因主要分为两类：与气生菌丝形成相关的光秃（*bld*）基因和与孢子形成相关的白（*whi*）基因。

光秃 *bld* 基因的遗传学位点目前已定位 12 个，即 *bld* A、B、C、D、E、F、G、H、I、J、K 和 L。在这些位点还发现了多个等位基因（指在染色体同一位点或同一核酸分子基因的不同形式）。光秃 *bld* 基因的表现形式可分为相应的 4 个组，即 Ⅰ、Ⅱ、Ⅲ、Ⅳ组。*bldA* 等位基因突变株对碳源的反应不同，如在葡萄糖培养基上它们是光秃型，在甘露醇培养基或其他碳源培养基上可产生菌丝，而在所有培养基上，这种 *bldA* 突变型菌株均不产生抗生素。*bldB* 等位基因突变株均为非碳源条件依赖性突变株，它们在所有碳源培养基上均不产生菌丝和抗生素。光秃 *bld* 基因是多效性基因，不仅与气生菌丝的形成有关，而且与次级代谢产物的形成相关。*bld* 突变株Ⅰ组表型与 *bldA* 突变株类似，菌落稍大且多皱褶，气生菌丝产生与培养基碳源有关，葡萄糖对气生菌丝形成有抑制作用。*bld* Ⅱ组表型与 *bldB* 突变株相近。气生菌丝形成与碳源无关。*bld* Ⅲ组其表型与Ⅰ组类似，但菌落较小、少皱褶。*bld* Ⅰ～Ⅲ组均不产生抗生素。*bld* Ⅳ组为条件型突变株，抗生素和气生菌丝均与碳源有关，在葡萄糖及纤维二糖培养基上不产生抗生素及气生菌丝。*bldA* 基因产物现在研究得比较清楚，它编码一个可以识别亮氨酸稀有密码子 UUA 的 tRNA，这个 tRNA 只能翻译亮氨酸稀有密码子 TTA。现在已发现的 TTA 密码子只有在次级代谢调节途径和某些抗性基因中存在，而在与生长有关的次级代谢途径中不存在。*bldC* 和 *bldD* 编码 DNA 结合蛋白，前者属于汞抗性（MerR）家族转录活化因子，后者是一个多效性负调控蛋白。*bldK* 含有 5 个可读框（ORF），是一个基因簇，编码属于 ATP 结合蛋白家族中跨膜运输蛋白亚族的寡肽通透酶，它可能接受由 *bldJ* 基因控制产生的细胞外信号，并将其输入细胞内。*bld* 基因可能是通过调节细胞营养的供应、分化起始信息转导或作为转录调节子如 δ 因子而起作用的。不同的 *bld* 基因突变株在体外具有互补功能，即两个光秃型突变株邻近生长在同一培养基时，一株（供体）可以使另一株（受体）恢复气生菌丝和孢子的产生。现在已知 *bld* 基因突变的级联顺序为 *bldJ*-*bldK*-*bldA*/H-*bldG*-*bldC*-*bldD*，即在这个系统中，每一种突变株均可在体外被其下位突变株互补，如 *bldD* 可以互补该系统中的所有突变株，而 *bldJ* 不能互补任何突变株，而且应当理解，这个系统中的某些位置并非单一的突变株，而是一组突变株。这种互补现象表明，链霉菌中存在着信号传递级联系统，它控制着气生菌丝的发育。已经纯化到一个分子量为 655 的蛋白，被认为是这一级联反应中的第一个信号分子。

白基因（*whi*）是与孢子形成相关的基因，因基因缺陷菌落均呈白色而得名。在天蓝色链霉菌中较早发现了 8 个 *whi* 基因，包括 *whi* A、*whiB*、*whiD*、*whiE*、*whiG*、*whiH*、 *whiI*、*whiJ*。*whiA* 有 6 个等位基因、*whiB* 2 个、*whiG* 12 个、*whiH* 7 个、*whiI* 15 个。*whiA*、*B*、*G*、*H*、*I*、*J* 6 个基因为孢子形成早期基因，与气生菌丝→孢子丝形成螺旋→分隔→形成早期孢子相关。*whiG* 基因产物类似于 RNA 聚合酶的 δ 因子，称为 δ^{whiG}。*whiB* 基因编码 87 个氨基酸残基的蛋白，为酸性高电荷蛋白，可能是一个转录激活因子。*whiH* 基因编码蛋白与调控蛋白家族相似，可能是一个阻遏蛋白，通过感受菌丝内代谢和生理状态的变化来控制孢子形成的过程。*whiI* 基因编码产物与应答调控蛋白家族中的激活因子相似，但其缺乏典型应答蛋白 N 端保守的天冬氨酸和赖氨酸，因而无法形成特定的 N 端磷酸化，所以 *whiI* 基因的转录活性并非通过磷酸化方式来实现。*whiD* 基因编码一个与 *whiB* 基因高度同源的蛋白，它参与链霉菌后期孢子成熟过程。*whiE* 基因和参与聚酮类次级代谢产物合成的聚酮酶基因结构相似，与孢子色素有关。应用遗传学研究方法，又在染色体其他位点发现了 5 个 *whi* 基因新位点 *whi K*、*L*、*M*、*N*、*O*，对其基因及编码产物目前尚不清楚，但从突变株表型上观察，应与气生菌丝的分化、孢子丝的形成、弯曲、分隔等孢子早期形成性状有关。*whi* 基因之间的相互作用，影响菌株的形态发育和分化。*whiA*、*B*、*G* 与孢子横隔形成相关。*whi G* 为 *whi A* 和 *whi B* 的上位基因，是孢子形成的重要开关。*whiG* 基因的表达在整个生长周期没有变化，它不受 *whiA*、*B*、*H*、*I*、*J* 等控制。*whiG* 突变株的气生菌丝是直的，而 *whiA* 和 *whiB* 突变株缺乏孢子分隔或核质分裂与聚合，能形成弯曲的气生菌丝。*whiH* 是影响孢子形成的晚期基因，其突变株的气生菌丝有孢子分隔，并形成具有松散卷曲的片段，这些片段表现出类似于孢子的特征。*whiH* 的转录依赖于 *whiG*，在某种程度上 *whiG* 对孢子晚期基因表达的调控是通过 *whiH* 来实施的。*whiI* 和 *whiH* 存在某些转录特征的共性，两个基因的转录均依赖于 *whiG*，同时与 *whiH* 之间有着相互调控关系，表明发育分化基因在链霉菌中存在着复杂的调控网络。与孢子发育晚期相关的基因还有 *sigF*，其编码蛋白 δ^F 主要影响孢子成熟过程，是孢子壁加厚和正常的孢子色素产生所必需的，转录分析揭示，其启动子只有在孢子形成晚期才能表达。

链霉素产生菌 *S. griseus* 产生一种称为 A 因子（2S-isocapryloyl-3R-hydroxymethyl γ-butyrolactone）的信号因子。A 因子参与 *S. griseus* 气生菌丝和孢子的形成以及链霉素的产生过程，A 因子缺陷菌株为光秃型且不产生链霉素。已知 A 因子由 *afsA* 基因编码蛋白介导其生物合成，而 A 因子受体蛋白为负调控蛋白，A 因子与受体蛋白 ArpA 结合，使 ArpA 蛋白脱离所结合的 *adpA* 基因（一种依赖于 A 因子的蛋白）启动子序列，激活 *adpA* 基因转录，从而启动一系列与 *S. griseus* 气生菌丝、孢子的形成、链霉素的产生及抗性相关基因的表达。许多链霉菌产生类似于 A 因子样化合物，但其作用不同，而且它们均不能互补灰色链霉菌 A 因子的缺陷，表明这些信号因子的作用是种属特异的。此外，天蓝色链霉菌也有 *afsA* 基因缺陷变株，但不产生 A 因子。

从灰色链霉菌中分离到一类与气生菌丝形成相关的光秃基因 *amf*，包括 *amfA*、*B*、*C*、*K*、*R* 等。AmfA、B 为膜运输蛋白，含有 6 个跨膜域和 ATP 结合域，可能在分泌和形成相关肽中起作用。AmfR 是一种与运输系统相关应答调控蛋白的转录激活蛋白。AmfR 与 AmfK 组成双组分调控应答系统，AmfR 分子 54 位上的天冬氨酸是 AmfK 催化的磷酸化位点。*amfR* 基因转录受 A 因子调控，A 因子阻遏 AdpB 蛋白与 *amfR* 基因启动子的结合，所以，*amf* 基因的表达受 A 因子的负调控。AmfC 广泛存在于链霉菌中。灰色链霉菌的

$amfC$ 基因与气生菌丝形成有关。天蓝色链霉菌的 $amfC$ 可以代替灰色链霉菌中的 $amfC$，而前者还与抗生素合成有关。

除此之外，还有一些蛋白参与链霉菌的形态分化。Sap 是气生菌丝和孢子的表面活性蛋白，称为孢子伴随蛋白。已知天蓝色链霉菌中有 5 种表面活性蛋白 SapA、B、C、D、E。SapA 是一种含 37 个氨基酸的前导肽，其转录在气生菌丝形成时被诱导。SapB 是一种由 18 个氨基酸组成的小分子多肽，与其他孢子伴随蛋白特性不同的是，SapB 中含有糖基或邻位羟基的组成成分。所有光秃型突变株中都不含有 SapB 蛋白，而在白基因突变株中 SapB 却能正常合成。SapB 在体外可互补所有已鉴定的光秃型突变株，使之恢复产生气生菌丝。然而，这种互补并不能从真正意义上使光秃型突变株在发育表型上得以完全恢复，因为这样的气生菌丝不能像野生株那样形成螺旋，也不能产生孢子。SapB 可能是一种形态发生蛋白，其作用完全与结构相关，它可以形成一种支架结构使气生菌丝直立，或可降低菌落表面张力使气生菌丝向空气中生长。

三、放线菌/链霉菌的营养要求

放线菌的营养要求变化很大，有的菌株能在一些简单的化合物上茂盛繁殖，如从大气中吸取简单的化合物，从挥发性的碳化合物中取得营养；有的菌株只能在非常复杂的有机物上生长，如在动物排泄物和褥草形成的厩肥堆上生长，这种菌很难培养，因为人工培养条件很难完全模拟自然的营养和环境。有的菌可适应于各种各样的营养物，其细胞的生长情况，取决于基质的可利用性和基质利用后所形成代谢产物对菌株生长的影响。

碳源：它主要用于微生物生长和能源的消耗。在自然条件下，放线菌可以在许多物质上生存。它们能利用各种简单和复杂的有机化合物作为碳源和能源。这些化合物包括有机酸、脂肪、糖类、淀粉、半纤维素和纤维素、蛋白质、多肽和氨基酸，还包括含氮的碱类以及许多其他物质。某些菌株在一定程度上也能利用石蜡的碳氢化物、苯环化合物，甚至难以分解的木质素、单宁和橡胶等。放线菌利用这些物质时有很大的选择性，有些物质比其他物质利用得快些。葡萄糖、麦芽糖、淀粉、甘油、有机酸和蛋白质是最好的碳源，其次是蔗糖和其他二糖类，再次是糖醇类、糖酸类。只有某些菌株利用纤维素，另一些菌株则可利用琼脂作为碳源。值得注意的是，放线菌在蛋白质和糖之间会更偏好蛋白质。在蛋白胨和葡萄糖或其他可利用糖共存时，放线菌不只是将蛋白质作为氮源利用，而首先是将蛋白质作为碳源利用，并释放大量的氨基氮。在含糖的培养基上放线菌生长得更加旺盛，而且糖的利用所产生的酸能中和积蓄的氨，使 pH 保持在中性范围，以利于菌的进一步生长。在有机酸中，乙酸、柠檬酸和苹果酸为适用的碳源，而甲酸、草酸、酒石酸和马尿酸为不适用的碳源。甘油和甘露醇是易利用的碳源，而乙醇、乙二醇、赤藓糖和卫矛醇是不适用的碳源。淀粉对大多数放线菌是良好的碳源。半纤维素如甘露糖胶则属于易利用的碳源。

常用放线菌对碳源的利用情况通常被用作分类鉴定的一个指标，特别是链霉菌属中的种。由于在一种固定培养基上各种菌株对碳源的嗜好存在一定的相似处，几乎所有种都能利用葡萄糖、淀粉、D-甘露糖、糊精和甘油，但对鼠李糖、棉子糖、木糖、乳糖、肌醇、甘露糖、卫矛醇、乙酸和琥珀酸盐的利用就有种间差异。

氮源：放线菌没有固定大气氮的功能。蛋白质、蛋白胨和氨基酸是放线菌最好的氮源，其次是无机氮源硝酸盐和铵盐。硝酸根被利用后形成的金属离子，如在 $NaNO_3$ 情况下形成钠离子，在水中形成碱性的 $NaOH$，使培养基呈现碱性，故称这类盐为生理碱性物质；而铵盐如 $(NH_4)_2SO_4$ 在 NH_4^+ 被利用后形成酸性离子（SO_4^{2-}），故称其为生理酸性物质。这种由于残基造成对培养环境 pH 的影响，有可能误导对无机氮源利用情况的判断。由于硝酸铵（NH_4NO_3）中的 NH_4^+ 和 NO_3^- 均可被利用，故可排除残基对 pH 的影响。有些种的放线菌也能利用低浓度的亚硝酸盐作为氮源。尿酸和尿素易于被利用且转化为复杂的有机化合物。放线菌对蛋白的分解能力，表现为明胶液化、牛奶凝固（分解牛奶中的蛋白，使其陈化）。这些也可作为种属分类鉴定的指标之一。

无机离子：从生长角度而言，磷、镁、钾是必需的。痕量的铁、锌、铜对某些菌株的生长可能也是有影响的。

四、放线菌在固体培养基上的培养特征

放线菌在固体培养基上生长通常先形成一层菌膜，表面可以是光滑或有皱褶的，无色或有各种颜色，然后在其表面出现白色气生菌丝，再形成颜色各异的粉状孢子，培养时间过长，有些菌株可能自溶，表现为孢子和气生菌丝减退，菌的表面变得扁平光滑，且稍湿润，培养物逐渐退化为一种非常薄的黏膜。放线菌的自溶与其溶解因子相关，该溶解因子存在于放线菌细胞之内。虽然生长和溶解可能是两个相互重叠的更替过程，然而当菌株停止生长后，溶解因子才变得活跃起来。放线菌的溶解因子特异性很强，一种菌株的溶解因子对其他菌种甚至很接近的种均无作用。

大部分放线菌通常都能产生一种特殊的气味，霉腐味或土腥味，偶尔呈水果味，这些气味均为一种有机胺。

在有机或合成培养基上，放线菌产生各种各样的色素，人们常常对这些色素按照蓝色、紫色、红色、黄色、绿色、玫瑰色、棕色、灰色、黑色的深浅程度来进行描述。这些颜色还可分为不同等级。色素的性质和强度与培养基成分和环境条件相关。色素可在菌丝内、也可以分泌于培养基中，有的则在气生菌丝或孢子中。某些菌株能产生一种以上色素。有的色素是菌株合成的，有的则是转化培养基中的某一成分形成的。在含蛋白质或酪氨酸培养基中产生的棕色或黑色素就是后一种色素。概括而言，放线菌色素的产生受培养基成分、培养温度以及通气条件诸因素的影响。

五、固体培养基的设计与选择

培养基，是指人们根据培养菌生长繁殖的需要，按一定比例配制的多种营养成分混合物。一般来讲，培养基从其性质上可分为合成培养基和有机培养基两种。合成培养基的组成成分均为已知及可控的。因此，通常需用试剂纯或分析纯的试剂来配制。有机培养基中则含有有机物质的复合体，其成分是不完全可控的，含有许多人们检测不到的成分，如肉浸膏、酵母浸膏、玉米浆（玉米加工过程浸泡液除去淀粉后的浓缩液）、黄豆饼粉等，而且这些原材料随着产地、品种及加工工艺的不同其营养成分也会有很大差异。培养基的成分和生长条件对放线菌影响很大，其生长情况及菌落的外貌、气生菌丝量和形成方式、孢子量、色素形成，菌株的生存能力和产生次级代谢产物的能力以及菌株的稳定性等，均与培养基的成分有

着密切的关系。

固体培养基主要用于菌种的制备、分离纯化和传代。放线菌/链霉菌主要是由多个细胞组成的菌丝体，每个细胞中含有多个细胞核，其遗传物质具有多样化和复杂性，在群体繁殖的过程中不可避免地会产生不同遗传基因型的分化。在营养单薄、贫乏的培养基内，菌种生长比较一致，表现形态变异较少；因此，在以保存或传代为目的时，最好设计选用孢子生长丰富的合成培养基或基质浓度（尤其是有机氮源）较低的培养基。丰富培养基上菌种的不均一性易于表现，特别是以遗传变异分离纯化为目的时，应设计选用营养丰富的有机培养基。已知微生物组成细胞的必要元素除碳、氢、氧、氮以外，还需要硫、磷、铁、镁、钾等，在设计培养基时应当考虑这些因素。某些菌株能在无生长因子（氨基酸、维生素、核苷酸）的培养基中生长良好，说明它们自身能够合成这些因子。对于一些不能自身合成生长所需的生长因子的菌株，在培养基设计中要选用含有生长因子的复合培养基。固体培养基的配方可供选择的很多，本书附录一中列举了一些培养放线菌/链霉菌的常用培养基，读者如需详细了解更多情况，可以参阅国内外放线菌菌种目录（特别是 ATCC 目录）等。由于菌种种类繁多，生理特性差异很大，一般应采用不同营养类型的多种培养基进行实验，通过实验比较，确定培养基最佳组成。

六、真菌的培养

1. 形态生活史

真菌的形态是多种多样的，最简单的是单细胞——酵母，最大的是肉眼可见的蘑菇类大型真菌子实体。大多数真菌是多细胞，由菌丝组成形态各异的营养体，并分化出执行不同功能的结构。单细胞酵母是以圆形、椭圆形为其细胞形态，其繁殖发育以母细胞芽生方式进行，所产生的子细胞在不与母细胞脱离的情况下，继续芽生形成新的子细胞，形成串联式细胞，称为假菌丝体。大多数产生抗生素的真菌是多细胞——丝状真菌。表 1-4 为临床应用的主要抗生素的真菌产生菌。

表 1-4　临床应用的主要抗生素的真菌产生菌

真菌产生菌	抗生素
Acremonium chrysogenum	青霉素
Ac. persicinum	
Aspergillus flavus	
As. nidulans	
As. niger	
As. oryzae	
As. parasiticus	
Penicillium chrysogenum	
P. turbatum	
P. notatum	
Cephalosporium acremomium	头孢菌素
Ac. chrysogenum	
Ac. kiliense	
Ac. Persicinum	
Fusarium solani	

续表

真菌产生菌	抗生素
P. griseofulvum *P. aurantiogriseum* *P. italicum*	灰黄霉素
Fusarium solani *Tolypocladium geodes* *Tolypocladium inflatum* *Trichoderma polysporum*	环孢素

丝状真菌菌丝为长形细胞的管状结构，其外壁具有细胞壁结构，是由几丁质、蛋白质、糖蛋白和葡聚糖组成的。真菌的细胞壁具有很多功能，决定着细胞和菌体的形状。一种真菌的细胞壁组分并不是固定的，随着生长的不同阶段或营养条件的不同而改变。丝状真菌菌丝内的原生质体由细胞膜包围，细胞膜是由蛋白质、磷脂和甾醇等组成的。原生质体内由隔膜形成不同的间隔，每一间隔成为一个细胞，内含细胞核、线粒体、液泡、内质网、高尔基体或类似结构以及脂肪体等。生长旺盛期的营养菌丝体没有隔膜形成。

真菌的繁殖是以顶端生长为其特征，在其顶部有一个锥形的延长区，通过透视电镜研究证明，生长中的菌丝顶端聚集着多种泡囊物，内含用于合成细胞壁的聚合物及酶。丝状真菌在固体培养基上的生活史是以孢子为起始，孢子萌发后形成营养菌丝体，发育至一定阶段形成气生菌丝，部分气生菌丝形成孢子。真菌形成孢子的方式有无性繁殖、有性繁殖和准性繁殖等。真菌的无性繁殖即体细胞繁殖，可以菌丝断裂方式进行，即在菌丝的隔膜处断裂为单细胞；也可以裂殖方式，即一个细胞在中间缢缩分裂为两个细胞；或者是芽殖方式，即体细胞出芽产生芽孢，每个芽细胞产生新的个体。真菌无性繁殖的最典型方式是孢子形成：在孢子囊（sporangia）中产生的孢子为孢囊孢子（sporangiospores）；直接从菌丝细胞产生的孢子为分生孢子（conidia）。分生孢子可以从菌丝直接产生，有的从专化的分生孢子梗（conidiophores）菌丝细胞产生，青霉属（*Penicillium*）是以分生孢子形成为其繁殖方式。分生孢子形成于产孢细胞的顶端或侧面，以芽生或体生方式形成。

2. 真菌在液体培养基中的生长

真菌在液体培养基中生长时，菌丝形态因菌种遗传特性以及培养条件和生理状态表现各异，可以从菌丝分散性生长变成小球状菌体，而菌体的形态往往与其产生抗生素的产量相关，如青霉菌小球状生长对于青霉素发酵是有利的。

真菌在液体培养基中从孢子分化开始形成菌丝体，起初有一个延迟期（lag phase），是细胞或孢子对环境的适应阶段，延迟期的长短与菌的生理状态和接种量多少相关；接着是指数生长期（exponential phase），其特征是菌丝量以指数的方式增加。指数生长速度与菌种特性和环境条件相关。随着菌丝量的大量积累，发酵液黏稠度增加，营养及氧的供应受限，随即进入生长的稳定期（stationary phase）。稳定期可以看作是新菌丝生长和老菌丝衰亡的平衡期，其间菌丝总量不再增加，代谢产物开始积累，然后是生长下降期（decline phase），这时营养匮乏、环境条件如 pH 不利、溶氧供应不足、代谢产物积累，致使菌体开始自溶和菌丝量减少。

真菌菌丝的繁殖，主要经由顶端延伸和分枝发育两个过程。孢子萌发伴随着芽管的形成，菌丝的延伸集中在菌体顶端。其顶端宽度为 1mm 处的细胞壁合成速度较后面宽度为 50mm 处的快 50 倍，随着发芽管长度增加，其延伸速度亦加快。真菌顶端延伸的生长速度及菌丝形态受到细胞外 Ca^{2+} 的调节。胞外 Ca^{2+} 的浓度、亲离子基、影响 Ca^{2+} 运输的抑制剂或者使用的缓冲液，均会影响到顶端的 Ca^{2+} 浓度梯度。

孢子萌发之后为有丝分裂、分隔和分枝的形成，在此期间，同步进行核分裂，约有 8～16 个核在萌发管中形成。有丝分裂与分隔可以是同步进行，也可以是先分隔化再进行有丝分裂。分隔化的时间约为 9min 一次，每个菌丝一般一次形成 9 个隔膜，每次形成分隔的间隔与菌种的倍增时间类似。顶端延伸速度开始是以指数生长的方式，然后进入线性生长阶段，与菌丝直径的增长有一定关系，并受到孢子内存营养及分隔化的限制。

真菌顶端生长与菌体的生成能力相关，当其顶端延伸至一定长度，该区域可使用的营养耗尽，便开始分枝的形成。第一个分枝通常在萌发菌丝指数延伸后期开始形成，从动力学的观点看，分枝的形成与原核生物的细胞分裂是一致的。分枝的多少与菌种特定的生长速度成比例。分枝数与一定长度的菌丝数成比例，整个菌丝长度增加速度、分枝总数与真菌菌株在一定培养基中特异的生长速度一致。细胞学分析表明，主要有肌动蛋白和钙离子参与顶端生长和分枝发育的过程，有超过 100 个遗传基因参与其调控。

真菌在液体培养基中，其菌丝体生长聚集成菌丝群，且常会聚集形成小球状生长，其小球体内部菌丝可能是松散、蓬松或是紧密聚集在一起的。曾有报道认为，小球的结构可以分为四层：外层是由存活的菌丝组成的，其外面由一层显示自溶的菌丝包围，第三层菌丝的细胞壁组成不大规则，而小球的内部没有可见的菌丝。

小球内菌丝的密度对于营养扩散和溶氧的利用影响显著，而这些因素与菌丝的生长密切相关。在抗生素发酵过程中，通常要求控制菌丝生长的形态。例如在使用 *P. chrysogenum* 进行青霉素发酵时，往往要求游离状的菌丝。然而，小球状的菌丝形态不仅有利于降低发酵液的黏稠度，因而可以改善发酵液的流变学，减少搅拌功率的消耗，改善溶氧的供应，同时也有利于发酵液的过滤。真菌中有两种形式的小球，*As. niger* 形成的是凝聚型小球体，其孢子在萌发时凝聚而形成内部缠绕的菌丝网；而 *P. chrysogenum* 形成的是非凝聚型小球体，其每个小球是由一个单孢子形成的。

小球依赖于外围存活菌丝的生长，使其以恒定的速度生长。经过一定时间后，随着细胞自溶，小球开始破裂，菌体内空泡增大。菌丝的断裂或是小球体的破裂，均可引起菌丝的再生，或者再形成新的小球。与丝状菌丝不同的是，球状体营养物质需要由外层至内层的输送，代谢产物需要从内层往外层排出，因此，菌丝的分化状态更加明显。当葡萄糖浓度维持在 0.02g/g 菌丝干重时，菌丝处于自溶前状态，菌丝开始断裂、空泡增加，此时可以维持抗生素的产生，营养过度不足将导致自溶加剧，所以青霉素生产中常用滴加葡萄糖工艺以延长其产生时间。

3. 影响真菌形态及生产能力的因素

实验研究表明，接种量是影响真菌生长形态的一个重要因素，如 *P. chrysogenum* 在孢子数为 $<10^4$ 个/mL 的接种量时可以形成小球状菌丝，接种量从孢子数 10^2 个/mL 增加到 10^4 个/mL 时，青霉素产量可以提高 10 倍。

深层培养时加入麦麸，有利于孢子的黏附而形成小球体的生长，但在某些情况下，麦麸的分解利用会产生过量的无机磷，从而促进菌丝体的生长。

葡萄糖的浓度对真菌细胞顶端部的长度、细胞核数以及菌丝的直径和空泡的大小都有影响。通常在培养过程中需要控制葡萄糖的浓度，以期获得其产生代谢产物的最佳形态。

$P. chrysogenum$ 在氨基氮（硫酸铵）作为氮源时，易形成紧密状小球体，而在玉米浆培养基中，小球体菌丝比较松散。

提高无机磷的浓度，通常能促进菌丝长度增长和分枝频率，使菌丝聚集体松散、培养液黏度增加，次级代谢产物产量降低。

微量元素铁、锌、铜、锰、镁等对真菌生长形态及产量均有重要影响，在产物生成期加入锌离子有可能使菌丝回到生长期；一定量的铜离子诱导松弛型小球的形成，降低菌丝生成量，相应地提高单位菌丝的生产能力；镁离子参与许多细胞的合成，如细胞壁的合成和孢子的形成，缺乏镁离子（如少于 10^{-7} mol）菌丝发育畸形、孢子肿胀、菌丝顶部球根状生长；过量的锰（如有些情况下加入 $30\mu g/L$）可以防止细胞的肿胀、使菌丝变细，但同时也可能使产物生成降低。

溶氧需求在真菌生长期和产物生成期是明显不同的，往往后者需求高。例如 $P. chrysogenum$，当溶氧低于 30% 时，青霉素生成率降低，低于 10% 时，几乎不产生青霉素，溶氧受限时，也可能促进丝状真菌小球体的产生。

进气过程中，20% 二氧化碳浓度可能使产生菌形态改变，菌丝变细长。二氧化碳（可能形成 HCO_3 或 H_2C_2O）影响细胞的运输及其渗透膨胀，改变细胞内 pH 值，进而影响胞内酶反应，干扰细胞壁几丁质的合成。

培养基 pH 值对丝状真菌的生长、形态和酶反应以至产物的合成有重要影响。丝状真菌可以在 pH4.0～9.0 范围生长，最佳生长和形成孢子的 pH 值是在中性。$P. chrysogenum$ 最佳生长 pH 是 6.0，而青霉素产生的最佳 pH 为 7.0～7.4。细胞壁的厚度和菌丝长度对 pH 值的变化敏感，菌丝生长期如果 pH 值过高，细胞壁合成不正常，其结果是细胞过于肿胀，对搅拌器剪切力的抵抗力降低，菌丝变短。所以，青霉素发酵需要在菌丝生长期保持 pH 值不超过 7.0，在青霉素合成期维持在高于 7.0 的水平。

培养温度也影响真菌的生长形态，如在 25℃ 时，菌丝小球体生长最旺盛，30℃ 时，小球体裂解为丝状体，35℃ 时，只有少量呈小球体形态，菌丝以团块式生长为主要形式。在 15～30℃ 范围内，$P. chrysogenum$ 菌丝的生长长度和直径大小随着温度的升高而增加。

发酵过程搅拌的剪切力，影响真菌细胞的结构和形态，同时影响产物的生成。激烈的搅拌会使 $P. chrysogenum$ 菌丝变短、变厚、分枝旺盛，青霉素产量降低。只有在适当搅拌确保充分供氧条件下，才能达到青霉素最高产量。

参 考 文 献

[1] Berdy J. Microorganisms producing antibiotics. In：Sánchez S，Demain A L.（eds）Antibiotics，current innovations and future trends. Caister Academic Press，Norfolk，2015：pp 49-64.

[2] Berdy J. Thoughts and facts about antibiotics：where we are now and where we are heading. J Antibiot，2012.65（8），385.

[3] 张举成，杨雪琼，周皓，杨亚滨，丁中涛. 2006-2018 年稀有放线菌中的新天然产物 [J]. 有机化学，2019，39，1-40.

［4］　Janos Berdy. Bioactive microbial metabolites. J Antibiotics，2005，58（1）：1-26.

［5］　Alejandro M S. Marine Pharmacology in 2000. Mar Biotechol，2004，6：37-52.

［6］　Alejandro M S. Marine pharmacology in 2001-2. European J of Cancer，2004，44：2676-2704.

［7］　刘晓红，等. 海洋微生物活性代谢产物的研究进展. 中国抗生素杂志，2004，8（29）：492-510.

［8］　Johannes F. Imhoff Natural products from Marine Fungi-Still an Underrepresented Resource. Marine Drugs，2016，14（1）：19.

［9］　Oclarit J M，et al. Anti-bacillus substance in the marine sponge，Hyatella species，produced by an associated Vibrio species bacterium. Microbios，1994，78：7-16.

［10］　Olson J B，et al. Improved recoverability of microbial colonies from marine sponge samples. Microb Ecol，2000，40：139-147.

［11］　Perovic S，et al. Dinoflagellates from marine algal blooms produce neurotoxic compounds：effects on free calcium levels in neuronal cells and synaptosomes. Environmental Toxicology and Pharmacology，2000，8（2）：83-94.

［12］　Haygood M G，et al. Microbial symbionts of marine invertebrates：opportunities for microbial biotechnology. J Mol Microbiol Biotechnol，1999，1（1）：33-43.

［13］　Hopwood D A，et al. Advances in *Streptomyces coelicolor* genetics. Bacteriol Rev，1973，37（3）：371-405.

［14］　Chater K F. Regulation of sporulation in *Streptomyces coelicolor* A3（2）：a checkpoint multiplex? Curr Opin Microbiol，2001，4：667-673.

［15］　James A Coker. Extremophiles and biotechnology：current uses and prospects F1000 Res. 2016. 5（F1000 faculty rev）：396 doi：10.12688/f1000reseach.7432.1.

［16］　Maria Papagianni. Fungal morphology and metabolite production in submerged mycelial processes. Biotechnology Advances，2004，22：189-259.

［17］　Anak Agung Gede Indraningrat，et al. Bioprospecting Sponge-Associated Microbes for Antimicrobial Compounds. Marine Drugs，2016，14（5）：87.

［18］　Joseph R Mc Cormick，et al. Signals and regulators that govern Streptomyces development. FEMS Microbiol Rev，2012，36（1）：206-231.

第二章

抗生素产生菌菌种优化的理论与方法

　　菌种优化（strain improvement）是指通过各种手段对产生菌染色体进行改造，使其性能达到最优状态。菌种优化的手段包括选育或遗传育种，主要通过对菌种的遗传物质实施突变（mutation），再进行筛选（selection），获得遗传性能稳定的菌种。育种（breeding）一般是指通过菌种之间的杂交，使亲株的优良性能重组于新菌株。分子育种（molecular breeding）是在抗生素生物合成分子生物学研究基础上，有针对性地对其生物合成基因或抗生素相关调控基因或抗性基因进行操作，以优化菌种。微生物代谢工程或途径工程（metabolic pathway engineering）的发展，使之有可能通过对抗生素合成相关代谢网络途径的调控，获得优良性能的菌种。核糖体工程（ribosomal engineering）是对控制抗生素产生的严谨应答反应（stringent response）的核糖体基因实施突变，以获得优良菌种。

　　菌种优化的目的，在工业生产上主要是提高菌种发酵水平。可以说，任何一个抗生素产生菌从被发现到应用于工业生产，都必不可少地经历了诱变育种使其发酵产量提高的过程。如青霉素刚被发现时，原始菌种只有 $2\mu g/mL$ 含量。1943 年最初用于工业生产的菌种产黄青霉 NRRL 1951 B25 菌株的发酵单位为 $250\mu g/mL$。1944 年美国纽约冷泉港研究所 Demerec 博士首次用 X 射线诱变产黄青霉 NRRL 1951 B25，获得了产量为 $500\mu g/mL$ 的菌株 X-1612。之后，1945 年美国威斯康星大学采用紫外线诱变获得了 Q176 菌株，发酵单位提高到 $1000\sim1500\mu g/mL$。经过 40 余年的诱变育种研究，迄今青霉素工业发酵单位业已超过 $2\times10^5\mu g/mL$。

　　提高有效组分是抗生素产生菌诱变育种的重要目的之一。抗生素是微生物的次级代谢产物。由于次级代谢酶对底物具有较高的宽容性，因此其代谢产物经常是多组分的混合物，它们的分子结构相差甚微，理化性质极其相似，很难用一般的分离提取技术将其分开，而在生物学活性或毒性方面，有些成分之间相差很大。如庆大霉素是由庆大霉素 C1、C2、C2a、C1a 为主要组分和若干小组分组成的一个复合物，经过江苏微生物研究所赵敏研究员诱变育种，获得以 C1a 为主要组分的小诺霉素（硫酸依替米星），并于 1997 年在无锡山禾集团制药公司生产。阿维菌素有 A1a、A1b、A2a、A2b、B1a、B1b、B2a 和 B2b 八个组分，用育种方法可以得到以活性最高的阿维菌素 B1a 为主成分的产品。随着生产和临床日趋规范化的需要，如今各国药典均要求抗生素其主成分的含量不得低于 85%。我国 1978 年首次通过筛选获得的链霉菌菌株 S. mycarofaciens 1748 产生的麦迪霉素，是以麦迪霉素 A1 及柱晶白霉素 A6 为主的多组分十六元大环内酯类抗生素，其中麦迪霉素 A1 只占 35%～45%，与日本的同类物 midecamycin（麦迪霉素 A1 组分占 80% 以上）不同，故按《中华人民共和国药典》（2005 年版，二部）要求，将其正式更名为麦白霉素（meleumycin）。后经临床等研究证明，麦白霉素与进口麦迪霉素的药效学与临床疗效基本一致，但麦白霉素肠溶剂型的生物利用度很低，后改为胃溶性片剂，经沈阳药科大学熊宗贵教授诱变育种获得产生麦迪霉素主成分为 A1 的菌种，作为我国自行研制的麦迪霉素，于 1994 年在重庆第五制药厂正式投入生产。

菌种优化的另一重要目的是改善工艺条件，如青霉素原菌株产黄色色素，使青霉素成品带黄颜色。经过育种获得不产色素的菌种，以便简化发酵后处理及提取工艺，提高产品质量，降低生产成本。此外，获得耐噬菌体菌种，可以避免工业生产噬菌体污染造成直接经济损失。培育耐高温、适应低溶氧水平发酵或适应某种培养基成分的代用品（如以玉米粉代替葡萄糖）或减少发酵过程中泡沫产生的菌种，可以节约能源，提高经济效益。选育发酵周期短的菌种，可以节省能源、人力和管理的投入，加快资金的运转。菌种选育在科学研究方面也发挥重要作用，例如为了研究抗生素生物合成途径，需要获得在合成途径不同阶段阻断的变株；为了进行杂交育种需要有遗传标记的菌种，通过诱变可以获得某一氨基酸营养缺陷型或对某些抗生素的抗性标记；为了进行基因异源表达，需要有遗传背景清楚，缺少对外源基因限制修饰系统的菌株；为了利于外源蛋白的分泌表达，需要分泌系统发达及本身产蛋白酶少的菌株等。这样的菌株，均可通过对菌种的遗传操作来获得。

菌种优化的理论和方法学是以微生物学、微生物遗传学、生理学、生物化学、分子生物学、物理学等基础理论和抗生素生物合成及代谢调控的专业知识为指导，同时涉及分析化学、仪器分析的原理与方法。因为菌种优化工作涉及大量的常规操作，所以建立微量、快速、准确的高通量筛选方法是成功的关键。这就要求从事菌种优化的科研人员具备专业性和综合性很强的学科知识，严谨细致的科学态度，持之以恒并在实际工作中注意不断积累经验和升华，给这项看似普通、烦琐的技术工作赋予更加丰富和创造性的内涵。

第一节　自然选育

根据菌种自发突变而进行的筛选过程称为自然选育或自然分离。微生物在没有人工参与下发生的突变称为自发突变（spontanous mutation）。自发突变的可能起因包括所处环境中长期低浓度诱变剂、辐射、温度等环境因素；自身代谢产物的诱变，如过氧化物 H_2O_2-内源诱变剂的作用；DNA 自身的互变异构效应即 DNA 碱基酮式或烯醇式的变构造成的碱基配对错误；DNA 复制过程中偶尔环出而使基因发生突变等。自然选育的目的是利用微生物在一定条件下产生自发变异的原理，通过分离、筛选，排除衰退型菌株，促使菌种尽量保持良好的遗传性能，并使菌种的遗传性能均一化，以获得纯种，为发酵生产提供稳定的菌种。另一方面，作为人工诱变起始的菌株，必须选用遗传性能稳定而均一化的菌种。所以，在进行每次诱变育种之前，必须对出发菌株进行自然分离，挑选表型稳定的菌株作为出发菌株。人工诱变获得的高产菌株，其基因型是混杂的，在传代过程中低产型容易占上风，有些基因突变后其表型处于隐性状态，所以需要通过自然分离使突变基因表现出来，以获得高产及稳定型的菌株。通过自然选育筛选出高产菌株的概率很低，一般在 10^{-9} 左右，所以自然分离通常主要应用于稳定诱变获得高产菌株的性能和淘汰劣势菌株。

然而，根据微生物的群体模式学说，微生物群体是由不同类型的菌落组成的，因此不能得到绝对的纯种，而通过选择可以得到相对纯的菌种。纯种的标准是，群体中存在的不同菌落类型越少越好，例如不超过 3～5 种，在群体中起主导作用，而对抗生素产生菌来说，高产菌落的比例应当占有绝对优势。

一、菌种自然选育的方法

1. 单孢子分离

自然选育的手段是使用单核化菌体，最好使用单孢子。如果使用菌丝体，则需要用超声波将菌丝体打碎，使其呈单核状。每个菌种所耐受的超声波强度不同，所使用的超声仪的性能不同，因此，必须通过实验确定超声条件。链霉菌菌丝使用的一般超声波条件见附录三（一）。需要指出的是，使用单孢子时应重视孢子的分散化，尽量收集成熟的孢子。过于年轻的孢子遗传性能不稳定，而且孢子链不易断裂，常常是多个孢子相连；过于年老的孢子已经衰退，不能真实反映该菌株的特性。为了确保孢子的分散度，可以将孢子悬液用玻璃珠振荡打散后，再用滤纸过滤，也可以用灭菌干玻璃珠在长好孢子的平皿上轻轻滚动，然后将黏附于玻璃珠的孢子洗下，即可获得分散的孢子液。为了保存孢子悬液，可使用 20% 甘油或在其中加入 0.1% Tween 80 以改善孢子的亲水性和分散性。

2. 微观单孢子分离

有时需用微观方法以确保单孢子的获得。微观单孢子分离方法是借助于显微镜，将孢子悬液在液体培养基中 16～18℃振荡培养 16～18h，控制其发芽使产生适度的芽管。然后用直径为 2mm 的细玻璃棒烧拉成一端具有 120°钝角的玻璃丝挑针，针尖要求光滑而不致伤害孢子芽管。在玻片上加一滴液体培养基，在显微镜下将孢子芽管移至玻片上的液体培养基中，倒置玻片放在凹形玻片上，在适宜温度及湿度下观察菌体生长，再移至琼脂斜面培养基上生长；也可将孢子芽管直接置于琼脂培养基上生长。每次挑取 30～50 个单孢子。

3. 原生质体再生

原生质体是细胞除去胞壁、由细胞膜包裹的细胞质体，它是一种含有单核的细胞。用酶解方法除去菌丝的细胞壁，在高渗条件下成为球状体即原生质体，在一定条件下可以重新形成细胞壁，通过原生质体再生形成单菌落。细胞壁是细胞的重要结构，它的组成与微生物的抗原性、致病性、对营养的吸收和利用、代谢物的通透等密切相关。细胞壁再生过程涉及一系列由遗传物质编码的酶系参与的生化过程,从细胞壁受损到再合成过程中一系列有关遗传物质的合成和复制均可能发生突变,其中任何一个基因的突变均有可能影响菌种产生抗生素的能力。所以,尽管采用原生质体再生菌落的分离并非真正意义上的自然分离,但通过这种方法有可能获得由单核出发的高产菌种。原生质体再生获得单菌落的方法尤其适用于一些不产生孢子的菌种。链霉菌原生质体的形成及再生与菌种特性、菌种培养条件、培养时间、原生质体制备条件、酶解时间、溶菌酶浓度、再生培养基成分及培养条件等有关。通用的原生质体制备及再生方法见附录三(二)。

二、自然选育的操作过程

自然选育的操作过程主要包括单菌落分离、菌落外观形态的判断和挑选、菌株的培养及其性能的考察等步骤。应采用氮源较丰富的培养基,使不同类型的菌落形态能最大限度地呈现出来。长成单菌落后,观察菌落的形态,包括菌落外形、直径、厚度、表面结构、孢子色素、基内菌丝色素、沟纹状况等。低产菌落一般多见于光秃型、表面结构不均匀、孢子生长不均匀、色素不均匀以及生长过于旺盛(菌落直径特别大)、孢子量多或长势特差(菌落过小)的菌落。高产菌落常见于菌落中度大小、孢子长势减弱,或菌落偏小而孢子丰富、菌落沟纹多、密而规整,营养菌丝或孢子色素加深或变浅。为使选育工作不断升华和理性化,本领域科技人员应在实践中注意总结菌落形态与菌种性能以及产生抗生素的关系和规律。

发酵初筛,挑取正常型菌落,一般每株菌挑取 30~50 个菌落,转种斜面培养基(称为 F1 代菌种)进行培养和发酵,然后传代(称为 F2 代菌种)培养进入复筛。每株菌通常进行 3~5 瓶发酵为宜。检测每株菌的发酵单位及所需组分含量,并注意发酵瓶间差异不应太大。自然选育一般要求所获得菌种从菌落形态上类型比较单一,分离菌株发酵单位或所产生的组分含量比较一致,主要类型菌落或高水平效价菌株数量不应低于 90%。应当统计初筛及复筛的相符率,如果复筛与初筛相符率太低,说明该突变株遗传基因型不够稳定,在传代过程中有可能低产型菌落数量增多。同时,还应统计初筛及复筛高产株所占比例。如果 F1 代高产株比例少于 80%,F1 代菌应在不传代情况下,接着进行第二次自然分离,此时高产菌株比例有可能提高,至 3~4 次分离达到高产型菌占绝对优势(90%左右),再进行保存。这样的菌株在传代复筛中比较稳定,可以用于中试或生产。

第二节 诱变育种

采用诱变因子促使微生物遗传物质(DNA)发生改变,从而导致其性能改善的菌种优化方法,称为诱变育种。目前使用的诱变因子主要可分为物理诱变因子和化学诱变因子,此外还有一些生物诱变因子。

物理诱变因子有紫外线[短波紫外(254nm)和长波紫外(360nm)]和激光等,它们属于非电离辐射,而非电离辐射的能量不会促使原子电离,只能起到激发作用;电离辐射有 X 射线、快中子(FN)、β 射线和 γ 射线(如^{60}Co 射线、He 射线)、微波等,它们的能量较高,可引起物质电离。

化学诱变因子有烷化剂，如氮芥（NM）、乙烯亚胺（EI）、硫酸二乙酯（DES）、甲基磺酸乙酯（EMS）、甲基磺酸甲酯（MMS）、亚硝基胍（NTG）、亚硝基甲基脲（NMU）等；脱氨基诱变剂，如亚硝酸（HNO_2）；碱基类似物，如 5-氟尿嘧啶（5FU）、5-溴尿嘧啶；移码诱变剂，如吖啶橙（ACO）、吖啶黄（ACY）等。

一、诱变因子及其育种的分子机制

（一）物理诱变

物理诱变因子主要是利用辐射波、非电离、电离的射线等物理因素，使被照射物质原子中的内、外层电子能量发生变化，使电子发生跳动而获得或失去电子。物理作用所产生的生物学效应，可导致 DNA 链或氢键断裂损伤、DNA 分子内（间）交联、形成二聚体或水合作用，也可能是通过物理化学作用活化水分子，产生自由基，如 H_2O_2、HO_2、H^-、OH^-等，使 DNA 单链或双链断裂，DNA 受损经修复后造成差错或缺失，最终则引起遗传物质的改变和基因突变。

1. 紫外诱变

紫外线来源方便，使用简易，效果明显，应用最为普遍。紫外线是一种非电离辐射，其波长范围 $136 \sim 380nm$，常用与核酸的吸收光谱（260nm）一致的、紫外光谱为 254nm 的紫外线辐射照射菌种，此时约有 90％的能量被核酸吸收，因而极易引起核酸分子的变化。紫外线是以量子形式发射的，其量子被 DNA 吸收后，便能使其原子周围电子层中的电子能量发生变化，从低能轨迹跃到高能轨迹，从而使 DNA 碱基发生变化。其中，产生胸腺嘧啶二聚体是主要的效应，因为 DNA 分子中的嘧啶对紫外线的敏感度要比嘌呤大 100 倍。

DNA 单链上相邻的或双链上的嘧啶（胸腺嘧啶）之间均会形成二聚体。主要形成两种类型的二聚体：环丁烷式和嘧啶酮式二聚体，它们在整个紫外诱导 DNA 损伤产物中分别占 75％和 25％。二聚体的形成会阻碍 DNA 的解链，因而影响 DNA 的复制，最终使细胞死亡。然而，生物体细胞均有对 DNA 损伤的修复功能，在一定条件下，细胞能对这种损伤进行修复，即启动 SOS 拯救系统。但在修复过程中常会造成错误，这种 DNA 修复过程所形成的错误即导致遗传物质的变异。

生物体对紫外线造成的 DNA 损伤的修复有两种机制。一种是光修复，紫外线照射后用可见光照射，光解酶（photolyase）参与其修复机制。光解酶属于被光激活的黄素酶（flavoenzyme），在光修复反应中光解酶与嘧啶二聚体结合，将被光激活的电子从黄素酶辅助因子传递至嘧啶二聚体，而使之解聚成为单体。具有光解酶的菌种对紫外线处理的耐受剂量高。另一种是暗修复，不依赖于光的修复称为暗修复，即在暗处具有比正常光照情况高的诱变率。暗修复的整个修复过程是在四种酶的协同作用下进行的，负责将胸腺嘧啶切除的 DNA 损伤进行修复（故称为切补修复）：核酸内切酶在胸腺嘧啶二聚体的 $5'$一侧切开一个 $3'$-OH 和 $5'$-P 的单链缺口；核酸外切酶从 $5'$-P 至 $3'$-OH 方向切除二聚体；DNA 聚合酶以 DNA 的另一条互补链作模板，从原有链上暴露的 $3'$-OH 端起逐渐延长，重新合成一段缺损的 DNA 链；连接酶把新合成的那段 DNA 的 $3'$-OH 末端与原来的 $5'$-P 末端相连接，形成一个完整的双链结构。

在天蓝色链霉菌中曾发现有 6 个与紫外损伤后修复有关的基因：uvs C、uvs A、uvs D、uvsB、uvsE、uvsF，尽管它们的确切功能尚不清楚，但是它们均与菌种对紫外的敏感性有关，如果这些基因发生突变，则对紫外的敏感程度亦发生变化。因此，如果长期使用紫外进行诱变而不能得到有效突变时，必须更换诱变剂。

长波紫外线本身没有诱变作用，但用一种光敏化剂 8-甲氧基补骨脂素（8-methoxypsor-alen，8-MOP）结合照射，可以产生良好的诱变作用。在长波紫外线照射下，8-MOP 与 DNA 分子的胸腺嘧啶碱基结合形成加成物，导致碱基的互换而引起突变。

2. 微波诱变

微波是指频率在 $300 \sim 300 \times 10^3$ MHz 的电磁波（波长 1m～1mm）。微波与物料直接相互作用，是一个将超高频电磁波转化为热能的过程。通常，一些介质材料由极性分子和非极性分子组成，在微波电磁场作用下，极性分子从原来的热运动状态转向依照电磁场的方向交变而排列取向，产生类似摩擦热。在这一微观过程中，交变电磁场的能量转化为介质内的热能，使介质温度出现宏观上的升高。由此可见，微波加热是介质材料自身损耗电磁场能量而发热的。水是吸收微波最好的介质，所以，凡含水的物质必定吸收微波。有一部分介质虽然是由非极性分子组成的，但也能在不同程度上吸收微波。微波杀菌，是微波热效应和生物效应共同作用的结果。微波对细菌膜断面的电位分布，影响细胞周围电子和离子浓度，从而改变细胞膜的通透性能，造成细菌营养不良，不能正常新陈代谢，导致生长发育受阻碍而死亡。从生化角度分析，细菌正常生长和繁殖时的核糖核酸（RNA）和脱氧核糖核酸（DNA），是以若干氢键紧密连接而成的卷曲大分子，微波导致氢键松弛、断裂和重组，从而诱发遗传基因或染色体畸变，甚至断裂。为了降低微波热效应对 DNA 的损伤，在使用微波处理菌种时应当在冰浴条件下进行。一般来讲，微波诱变应当使用特定的微波发生器，如用市售的微波炉进行诱变育种，其参数难以控制，实验重复性较差。

3. 射线诱变

X 射线和 γ 射线通过溶液时可以形成自由基，这些射线的能量可形成几个自由基簇，造成邻近核酸大分子的损伤。一般来说，由 X 射线引起的损伤，平均 20 个单链损伤中有一个是双链损伤。

（1）γ 射线　又称丙种射线，是一种高能电磁波，波长 $10^{-8} \sim 10^{-15}$ cm，主要由放射性同位素 ^{60}Co 或 ^{137}Cs 产生。^{60}Co γ 射线是广泛使用的辐射诱导源，γ 射线的特点是波长短，穿透力强，射程远。

（2）X 射线　又称阴极射线，由 X 射线发射器产生，波长 $10^{-10} \sim 10^{-5}$ cm，属核外产生的电磁辐射，穿透力不如 γ 射线强。当 X 射线和工作电压较低时，X 射线管放出的 X 射线波长较长，穿透力较弱，在被照射物质中引起的电离较密集，称为软 X 射线。反之，则为硬 X 射线。在育种工作中，通常选用穿透力强的硬 X 射线。追溯育种发展史，X 射线是最早应用于诱变工作的射线。

（3）β 射线　又称乙种射线，常由放射性同素 ^{32}P、^{35}S 等进行核衰变时产生。β 射线是一种带负电荷的电子流，在空气中射程短、穿透力弱，不适宜作外照射的射线源，通常只能用于"内照射"。内照射是利用这种放射性同位素的溶液浸泡菌种，让这些同位素进入组织和细胞中，促使射线产生作用。用内照射法注入菌种时，由于这些同位素渗入到细胞核中，作用部位较集中,可以获得具有某些特点的突变谱。

(4)中子 中子是不带电的电子流,在自然界中并不单独存在,只有在原子核受到外来粒子冲击产生核反应时,才从原子核里释放出来。中子根据其携带的能量大小不同,可分为热中子、慢中子、中能中子、快中子和超快中子。目前辐射育种中,使用较多的是热中子和快中子。使用中子照射组织时,可以产生的作用包括从照射物质中打出一个核,形成反冲核,使物质的原子核处于激发状态而释放出 γ 射线,引起不同的核反应;形成放射性同位素;产生次级放射性等。所以,中子的电离密度大,常引起大的突变,在同等剂量下,通常中子照射菌种产生的突变率较高。

(5)高能电子束 利用高能电子束进行辐射育种是近几年才采用的一种新的诱变手段。这些高能电子束主要是利用电子直接加速器产生的。高能电子束能量不同时,其穿透力亦不同,所以进行诱变育种时,应当了解所用加速器的主要性能指标、束流能量、束流强度,辐射后应记下照射时的靶距、扫描宽度、照射时间等数据信息。

(6)低能电子束 随着低能加速器和离子注入技术的发展,低能离子与物质相互作用的研究,对半导体工业、微电子和材料科学产生了重大影响。离子束诱变的作用不仅是通过能量沉积引起 DNA 单链和双链断裂,主要是通过离子注入过程中质、能、电多因子作用,使遗传物质分子移位和重组,使突变性状表现出多发性和重复性。因此,有可能通过不同参数组合注入达到有益突变的调控。离子注入生物效应的发现,离子束在生物技术中的应用,为基础研究提出了许多新的课题。在研究过程中,我国研究人员先后提出了"质量沉积效应"、离子束细胞加工、低能离子在生物体内长程输运的"溅射推进"模型、三因子(质、能、电)生物存活-剂量模型等假说,并在实验中得到了初步验证。这些基础研究为本学科的发展提供了基本框架,为离子束生物技术提供了理论支持。

等离子输入,是一种较新的诱变方法,国外自 20 世纪 60 年代中后期相继开始把等离子注入技术应用于生物学领域的研究。国内将离子束作为一种新技术应用于生物等品种改良的研究,则是由中国科学院等离子体物理研究所于 1986 年开创的。低能离子束如 N^+、C^+ 等离子体,是由部分电子被剥夺后的原子及原子被电离后产生的正负电子组成的离子化气体状物质,它是除固态、液态和气态以外物质存在的第四态。离子束不同于传统的电磁辐射,它的注入所引发的生物效应,机制相当复杂,既有能量的沉积、动量的传递,又有质量沉积和电荷的交换。这四个过程在很短的时间同时发生,很难区分各自的独立作用。离子注入产生的生物效应与辐射不同,荷能离子注入除了具有能量沉积引起细胞损伤外,还可导致细胞表面被刻蚀,引起细胞膜透性和膜电场的改变。当注入离子与生物大分子发生一系列碰撞,使生物大分子获得能量时,DNA 分子留下断键或缺陷,同时还由于质量沉积,离子可进入微生物内部,与生物大分子电子转移发生作用,对 DNA 造成损伤。当电离作用较强时,还能产生活性高的自由基间接损伤作用,其对生物体的作用可导致较高的突变率。此外,由于注入离子的电荷数、质量数、能量、剂量的组合不同,提供了可以选用的诸多诱变条件。通过这种电、能、质的联合作用,注入离子的荷电离子的电信号和所形成的微电场,影响着生物体生命过程中的基因表达和调控,将强烈影响生物细胞的生理生化特性,以引起基因突变。所以,此类变异幅度大,有较高的突变率和较广的突变谱,同时,突变体的遗传性能比较稳定,回复突变率较低。

（7）激光　激光是 20 世纪 60 年代发展起来的一种新光源，仅在近些年才被应用于植物育种。激光是基于物质受激辐射原理而产生的一种高强度单色相干光，具有高亮度、单色性、方向性和相干性良好的特点。它是一种低能的电磁辐射。目前人们普遍认为低功能激光对生物体的影响主要表现为激光的光效应、压力效应、热效应和电磁效应。光效应是通过一定波长的光子被吸收，引起 DNA 构型的变化。压力效应使组织变形、破裂，引起劣性变异。热效应引起蛋白质变性，导致生物体活性失效。电磁效应产生自由基，导致 DNA 损伤，引起突变。在诱变育种中，使用的激光波长主要为 200～1000nm，这是由于该段波长容易被照射生物体吸收而发生激发作用。目前，诱变中使用的激光器有玻璃激光器、红宝石激光器、氦-氖激光器、CO_2 激光器、氮分子激光器等。目前，一些国家已经使用激光对单个细胞进行微束照射，以研究辐射对细胞显微结构的影响。随着生物工程技术的发展，单细胞定向人工诱变育种将会成为一种行之有效的育种方法。

（二）化学诱变

化学诱变因子中的主要类群是烷化剂。烷化剂是一类含活性烷基的化学物质。它们造成的基因突变主要是 DNA 的点突变或碱基的置换。烷化剂所含烷基包括甲基和乙基，活性烷基在细胞内和极性溶液中与水分子发生水合作用而生成正碳离子—CH_2^+，与 DNA 分子中带负电荷碱基的 C、N、O 等原子反应，置换 H 原子，使 DNA 的碱基发生烷化作用而形成如鸟嘌呤 N-7、N-3，腺嘌呤 N-3 位甲基或乙基化。碱基烷基化后影响其与核糖的结合而造成缺口，在 DNA 修复过程产生碱基差错而导致基因突变。碱基置换差错是由于烷化后的鸟嘌呤由酮式结构变为烯醇式结构，而烯醇式结构的鸟嘌呤不能与胞嘧啶配对，只与胸腺嘧啶配对，导致碱基置换的基因突变。最近研究发现 MNNG（甲基硝基亚硝基胍，N-methyl-N'-nitro-N-nitrosoguanidine）和甲基磺酸乙酯主要引起 GC→AT 置换型突变。

烷化剂分子结构中含有的活性烷基越多，其诱变作用越强。甲基型烷化剂反应速度快，而乙基型烷化剂诱变效应强。

化学诱变剂亚硝酸的作用机理是脱去碱基分子中的氨基，使腺嘌呤（A）变成次黄嘌呤（H），胞嘧啶（C）脱氨基变成脲嘧啶（U），鸟嘌呤（G）变成黄嘌呤（X）。腺嘌呤变成次黄嘌呤后，其 6 位 C 原子部分变为酮基，不能与胸腺嘧啶（T）配对，而次黄嘌呤与带氨基的胞嘧啶（C）配对；同理，胞嘧啶变成尿嘧啶，不再和鸟嘌呤配对，而只能和腺嘌呤配对，这样便造成 AT—HC—GC 和 CG—UA—TA 碱基对的转换，从而引起基因的突变。

吖啶橙（acridine orange）、溴化乙锭（ethidium bromide）等是化学诱变剂插入突变剂。它们的化学结构都是扁平的分子，易于在 DNA 复制时插入。它们通过插入到 DNA 双螺旋双链或单链的两个相邻碱基之间，起到插入诱变的作用。通过插入，使 DNA 新合成链增加或减少一个碱基，引起移码突变。如果在 DNA 链编码区的第 1、2、4、5 位碱基发生增缺，可引起移码突变，如在第 3、6 位碱基增缺，则不影响读码，只引起 DNA 碱基片段的缺失或增加。

化学诱变造成 DNA 分子的改变，导致 DNA 碱基序列异常，可能分为转换和颠换两类、六种形式，转换是同类碱基的置换，即一个嘌呤被另一个嘌呤，或者是一个嘧啶被另一个嘧啶替代（AT→GC 及 GC→AT）；颠换是不同类碱基的置换，嘌呤与嘧啶之间的替代（AT→TA

或 AT→CG，GC→CG 或 GC→TA）。

其后果可以形成 4 种突变。同义突变（silent mutation），位于密码子第三碱基的置换，由于遗传密码的简并，经转录和翻译所对应的氨基酸不变。错义突变（missense mutation），碱基置换使密码子的意义改变，经转录和翻译所对应的氨基酸发生改变。无义突变（nonsense mutation），碱基置换使密码子成为终止密码，导致肽链延长提前结束。终止密码突变（terminator codon mutation），碱基置换使终止密码转变成某种氨基酸密码，指导合成的肽链将延长到出现第二个终止密码才结束。引起碱基置换的致突变物，称为碱基置换型致突变物（base substitution mutation）。

诱变剂所造成的 DNA 分子结构的改变或损伤不一定形成突变，各种诱变因子对细胞 DNA 造成损伤后，细胞内的 DNA 修复机制可使这些损伤得到修复，使 DNA 尽量恢复原状。在生物进化过程中已形成一套复合酶系以实现 DNA 损伤的修复。正是这种 DNA 损伤和修复机制，才使细胞得以生存。只有 DNA 损伤造成的差错修复才能引起突变，在修复过程中造成的 DNA 碱基排列的差错是获得细胞中基因变异的基础。因此，深入了解 DNA 损伤及其修复机制，才能从分子生物学的层面阐明诱变育种的基本原理。

1. DNA 单链修复

DNA 损伤仅在一条链中发生时对其进行的修复称为 DNA 单链修复。某些 DNA 损伤的修复是直接将单链的损伤恢复至原状，如紫外诱变中光解酶可使紫外照射造成的嘧啶二聚体解开，主要是 TT 修复，恢复为原状；烷基转移酶如 Ada 蛋白（鸟嘌呤甲基转移酶）可解除 MES 等化学诱变剂产生 DNA 鸟嘌呤碱基甲基化的反应；切除修复是将受损伤的 DNA 部位的单链片段整个切除，而以 DNA 的另一条链作为模板，重新合成所切除片段的碱基，其中的 UVR（紫外修复酶）、DNA 聚合酶和连接酶均起作用；DNA 聚合酶除了对多核苷酸的聚合作用外，还具有 3′到 5′核酸外切酶作用，依靠这一作用，能在复制过程中随时切除不正常的核苷酸。一般而言，只在单链 DNA 中造成损伤的诱变因子，其修复过程不易产生差错，因而不易造成基因突变。

2. DNA 双链修复

当 DNA 损伤在双链发生时进行的修复，称为 DNA 双链修复。在 DNA 双链（A）受损时，需要另一条同源双链 DNA（B）进行修复。在同源配对中，两对 DNA 各交换一条链，使得 A 双链中的 DNA 损伤形成 A 和 B DNA 中各有一条单链存在损伤，然后进行单链修复，如果 A、B DNA 不完全相同，其修复结果会造成重组基因突变。这种 DNA 修复机制称为 DNA 重组修复。

3. 重组修复

发生在 DNA 复制过程或复制之后，不切除 DNA 损伤部位的修复称为重组修复。DNA 链在复制时，受损的模板作用消失，互补单链（新链）里留下空隙，产生诱导信号，*recA* 基因被诱导，产生大量重组蛋白，与新链缺口结合，引起子链和母链交换。交换后母链缺口通过聚合作用，以对侧子链为模板合成 DNA 片段进行填充，新旧链通过连接酶连接后完成复制。

4. SOS 修复

SOS 修复是指一种能够引起误差修复的紧急呼救修复，又称为差错倾向修复。这是一种在紧急情况下，对 DNA 模板没有要求而进行的由 DNA 合成酶诱导的修复。在无模板情况下，进行 DNA 修复与再合成，并将 DNA 片段插入受损 DNA 空隙处。在正常情况下参与 SOS 修复的有关酶系是处于无活性状态，DNA 受损伤而复制又受到抑制情况下发出信号，激活有关酶系，与之相关的 20 个基因表达增高，其中 recA 基因的表达激活 LexA，并使其脱阻遏和裂解。RecA 蛋白，分子量为 38000，是一个多功能蛋白。LexA 是一种小分子蛋白（22000），它是很多基因操纵子的阻遏物，LexA 阻遏靶基因的 DNA 结合序列，称为 SOS box。RecA 在其结构域中包括控制蛋白酶活性和与 LexA 识别位点、与 ATP 结合位点和使 ATP 水解功能域，在 ATP 和单链 DNA 存在的情况下，RecA 蛋白可形成右螺旋核蛋白纤维，介导 DNA 同源配对和 DNA 链交换，在 DNA 同源重组中，它主要参与 ATP 依赖的 DNA 分子中链交换和同源片段配对，包括参与染色体联会、同源寻找、链交换等复杂机制，在 DNA 损伤修复中起重要作用。RecA 蛋白直接参与紫外照射后 DNA 损伤修复，同时也诱导 DNA 损伤后一系列其他修复基因的表达，在提高 DNA 重组修复能力中起重要作用。在链霉菌中 mcr 基因与 recA 基因是同源的。此外，在 SOS 修复系统由于 DNA 解旋酶基因 uvrD 和 uvrA、uvrB、uvrC 内切酶基因表达提高，而增强 DNA 切除修复能力。DNA 聚合酶 II 表达的提高使得能越过脱碱基位点进行 DNA 合成。SOS 修复系统还可诱导复制体（replisome）参与 DNA 的复制。复制体是一种多蛋白复合体，包括 DNA 聚合酶、引发酶、解旋酶、单链结合蛋白和其他辅助因子。SOS 修复机制还激活抑制细胞分裂基因 sfiA 的表达，使细胞有足够的时间进行重组修复。如果以上这些方式仍不能恢复 DNA 的复制，则 SOS 系统将启动编码毒素和原噬菌体复制基因，使部分细胞自溶，以保证部分细胞的存活。这是一种类似于真核细胞程序性死亡（apoptopsis）机制。

上述 DNA 修复的前三种机制，即 DNA 单链修复、DNA 双链修复和重组修复属无错误修复，这些修复机制使诱变作用降低。而 SOS 修复属易误修复，造成误差修复，引起突变。

二、诱变因子的使用方法

1. 紫外诱变方法

实施紫外诱变操作应当选择合适功率的灯管，一般认为低功率 15W 紫外灯管发出的紫外线光谱比较集中于 253.7nm，比高功率的效果好，或用两支 15W 灯管比一支 30W 的效果好。紫外灯管在照射前，应先预热半小时。菌种处理方式可以用孢子液平铺在平皿上直接照射（5～10mL 孢子液在 9cm 直径的平皿），孢子液应悬浮在不吸收紫外线的溶液中，用水或 20% 甘油比较适宜。由于紫外线穿透力较低，故在照射时应将孢子液辅以摇动，以避免上层孢子对下层孢子的遮挡；也可以将孢子在平皿上分离后分次进行照射（孢子发芽阶段、菌丝繁殖阶段、孢子分生阶段，菌落生长 2 天、3 天、4 天分别进行照射）。紫外线照射剂量采用尔格计（ergometer），通过调节照射距离和时间来进行控制。每个菌种有不同的耐受剂量，需通过实验获得确认。一般控制 15～60cm 距离，照射时间在 5s 至数分钟的范围内。一般情况下，在 2000～4000ergs/mm^2 能量照射时的孢子存活率为 1%。使用紫外线诱变菌种必须结合光修复和暗修复处理，以减少菌种的死亡率。具有光解酶功能的菌种能够降低紫外线的杀伤作用，故需用较高剂量紫外线照射，即在照射后用可见光照射 10min，以增强对紫外线处理的耐受性，或紫外处理后在黄色光中进行操作。光修复处理后还可以进行紫外照射。暗修复作用（切补修复）与光无关，需 4 种酶参与：核酸内切酶、核酸外切酶、DNA 聚合酶和 DNA 连接酶。暗修复是在照射后置于黑暗条件过夜，第二天再分离培养。最初发现灰色链霉菌（*Streptomyces griseus*）有光修复系统，但并不是所有链霉菌均具光修复系统，对于实验证明无光修复系统的菌种可在正常光照下进行操作。如果在相同处理条件下，暗修复的死亡率高于在可见光照射下操作的死亡率，则表明该菌种具光修复系统。具光修复系统的菌种在光照中对紫外诱变的耐受力可提高 0.5 倍。

长波 UV 处理方法是先将孢子液在 0.1mol/L 的 8-MOP 溶液（先溶于乙醇再用水稀释）中，在恒温（28℃）黑暗条件预处理 10min，使 8-MOP 进入细胞，再用长波 UV（360nm）照射（可用 20cm 距离，10～20min）。对一般链霉菌来说长波 UV 处理 10min，存活率为 1%～5%，其中营养缺陷型突变率为 3%～5%，如果用 20min 处理，存活率 0.001%，营养缺陷型突变率为 9%。长波紫外在有 8-MOP 情况下的诱变是引起 DNA 双链损伤，为一种有效的诱变方法，其优点是不易引起多基因突变。

使用氯化锂可以增加 UV 的突变效率，但其确切的作用机制目前还不大清楚。UV 与氯化锂合用可以采用两种方法：氯化锂前处理，将孢子在 0.5%～0.85% LiCl 溶液中振荡萌发 6h，然后再进行紫外线处理，也可以在应用紫外线处理后，在含氯化锂培养基上分离培养孢子，氯化锂在菌体发育过程中起作用。

2. 微波

目前尚无专用于诱变育种的微波发生器，大都使用市售的微波炉进行诱变育种。为了降低微波热效应对 DNA 的损伤，在使用微波处理菌种时应当在冰浴条件下进行。但因其参数难以准确控制，故实验的重复性较差。

3. 低能电子束诱变方法

低能电子束 $^{16}O^{6+}$、$^{40}Ar^{15+}$ 或 N^+ 诱变在链霉菌中使用较广。采用低能电子束诱变时，先将孢子悬液涂布在灭菌的不锈钢片上，风干后用离子束注入孢子进行处理，处理剂量以每平方厘米离子数计算，如每平方厘米 $10^{13～14}$ 离子数。低能电子束在一定剂量范围内正向突变分布百分数与离子剂量呈正相关性，菌株存活率随注入剂量的增加呈指数衰退趋势。低死亡率（如 92%）时呈现高正变率。利用电子自旋共振（ESR）波谱仪，可对所处理样品进行自由基的测定，自由基的产额可以用 ESR 波峰的峰值表示。自由基的产额和菌种的死亡率与低能电子束剂量有关。

4. 化学诱变剂使用方法

（1）氮芥子气 $[(ClCH_2CH_2)_3N]$　氮芥盐酸盐通常装量为 10mg，用 2mL 无菌水溶解。另配制活化液，称取 68mg 碳酸氢钠，溶于 10mL 蒸馏水。取 0.4mL 氮芥盐酸盐溶液注入密闭小瓶中，再加入 0.6mL 碳酸氢钠的活化液和 1mL 单孢子悬液。碳酸氢钠将使氮芥分解为乙烯氨离子，作用于细胞，当孢子液一经接触上述溶液立即计时，取不同间隔时间处理的孢子液加入解毒剂溶液。解毒剂用 60mg 甘氨酸和 68mg 碳酸氢钠溶于 100mL 水中配制。解毒后的孢子液经适度稀释后可在平板上分离。

（2）乙烯亚胺 $[(CH_2)_2NH]$　乙烯亚胺的化学性质不稳定，在水中容易分解生成无诱变作用的乙二醇，故适宜用高浓度短时间处理。用蒸馏水将乙烯亚胺稀释至浓度为 1∶500

至 1：2000 左右处理菌种。由于乙烯亚胺在酸性条件下带正电荷，不易进入细胞并产生诱变作用，所以应注意所使用水的 pH 不在酸性范围。终止反应和解毒作用可用大量的水进行稀释。

（3）甲基磺酸乙酯 [（CH$_3$SO$_2$OC$_2$H$_5$）] 和硫酸酯类 [（CH$_3$）$_2$SO$_4$] 甲基磺酸乙酯和硫酸酯类烷化剂的致死作用小，诱变率高，所使用溶液必须新鲜配制，剂量一般为 0.05～0.1mol/L，用 pH7.0～7.4 的缓冲液溶解。硫酸二乙酯类可先用乙醇溶解，再用磷酸缓冲液配制。处理孢子液的时间为 1～3h，或 20～60min。终止反应可用大量水稀释，药品解毒可用 0.1mol/L 硫代硫酸钠溶液完成。

（4）亚硝酸 [HNO$_2$] 亚硝酸是由亚硝酸钠与 pH4.5 的 1mol/L 醋酸缓冲液作用生成的，因此也必须新鲜配制。醋酸缓冲液是一种活化剂，使亚硝酸钠生成亚硝酸，再分解生成硝酸酐，后者还会分解生成 NO 和 NO$_2$。亚硝酸常用剂量为 0.01～0.025mol/L，作用时间 10min。终止反应和解毒采用 pH8.6、0.07mol/L 的磷酸氢二钠缓冲液，其钠离子与亚硝酸结合即可生成钠盐。

（5）碱基类似物 碱基类似物是一种分子结构与天然碱基相类似的化合物，如 5-氟尿嘧啶和 5-溴嘧啶等。碱基类似物必须掺入到 DNA 分子中才发生作用，所以需要选用碱基贫乏的合成培养基进行操作。碱基类似物在 DNA 分子中的掺入量可以达到 30%。碱基类似物诱发基因突变是导致碱基对的转换，5-氟尿嘧啶和 5-溴嘧啶都是 6-酮基嘧啶，它们可取代 6-酮基胸腺嘧啶的位置。当 DNA 分子掺入碱基类似物后易发生互变，造成碱基配对错误而引起碱基的置换。碱基类似物是通过活细胞的代谢活动掺入到 DNA 分子中，只对正在生长发育的细胞起作用，即在 DNA 复制时起作用。将单孢子悬液置于灭菌的生理盐水中过夜，使细胞饥饿，然后将孢子液涂布于不含天然碱基而含有碱基类似物的合成培养基上。碱基类似物的常用剂量为 10～20μg/mL。碱基类似物的诱变也可在孢子萌发过程使用，常用浓度为 0.5～1mol/L，将孢子液在其中动态处理 6～12h。终止反应时使用大量水进行稀释。

（6）亚硝基胍（NTG）或称为 N-甲基-N-硝基-N-亚硝基胍（MNNG）[CH$_3$（NO）N（NH）$_2$CNO$_2$] 大多数链霉菌孢子对 NTG 的耐受力较强，因此需用较高 pH（9.0）溶液进行新鲜配制，使 NTG 迅速分解为有效诱变剂（重氮甲烷，diazomethane）。一般使用 0.05mol/L Tris-氨甲烷马来酸（Tris-aminomethane maleic acid）进行配制，处理条件为 1～3mg/mL NTG，处理时间 1h。NTG 是一种强诱变剂，对提高抗生素产量比较有效，通常采用两种方法进行处理：高剂量（100～600μg/mL），处理 20～30min，然后在无诱变剂情况下，使其有一个基因遗传分离过程；或者在低剂量（0.5～1.0μg/mL）条件下处理较长时间（如 4h），然后进行遗传分离。前者的缺点是处理时间可能少于链霉菌倍增时间，因为链霉菌的倍增时间一般为 90～150min。NTG 比较优先作用于 DNA 的复制叉，处理时间过短可能只有一小部分基因组被诱变。但低剂量长时间处理，可能诱导生物体适应性反应，其结果是诱导甲基化酶引起 O^6-甲基鸟嘌呤和 O^4-甲基胸腺嘧啶的去甲基化，从而抵消 NTG 使鸟嘌呤、胸腺嘧啶甲基化的诱变作用。生物体适应性反应还包括 DNA 糖基化酶的作用，使 O^2-甲基胞嘧啶、O^2-甲基胸腺嘧啶和 N^3-甲基嘌呤糖基化。所以，低剂量 NTG 长时间处理会降低诱变效率。氯霉素可增加 NTG 致突变力，因为氯霉素可激活参与 DNA 修复机制的 RecA 蛋白，后者参与 DNA 致错突变和 DNA 重新合成的起始。

由于 NTG 是强致癌剂，操作时必须戴上手套和口罩，其溶液及用具应置于 1mol/L NaOH 溶液中处理后再清洗。

三、特定目的的诱变育种——抗噬菌体菌株的诱变

大多数菌种诱变工作是以提高产量为目的。然而通过诱变，选育出一些能在较高温度进行发酵的菌种，可以减少发酵过程对冷却水的需求；选育出适应于低溶氧水平进行发酵的菌种，可以减少发酵过程用于搅拌和通气的能量；选育出适应于以本地原材料作为培养基进行发酵的菌种，可以充分综合利用本地区资源，起到保护环境和降低生产成本的作用。另一方面，发酵过程中噬菌体的污染也是一个不可忽略的问题，它严重地影响工业生产并会造成重大的经济损失。我国抗生素生产过程中，链霉素、金霉素、四环素、红霉素和万古霉素等品种均发生过噬菌体的严重污染。所以，重视和加强对抗生素产生菌抗噬菌体菌株的筛选，是抗生素工业生产中十分重要的工作。

所谓噬菌体，是指感染原核细胞的病毒。选育出抵抗噬菌体感染的菌种称为抗噬菌体菌株的筛选。许多细菌包括放线菌均对噬菌体敏感，但是它们是有种属特异性差别的，即有的噬菌体仅能感染某些菌株，有些噬菌体是广谱，有些则是窄谱。噬菌体的复制依赖于它所感染的宿主菌。烈性噬菌体在其复制时可导致宿主菌细胞的完全裂解；温和型噬菌体对宿主菌的影响比较缓慢，它们的 DNA 与宿主菌的染色体整合，其基因组与宿主菌同时复制，并在细菌繁殖时传至下一代。含温和型噬菌体的宿主细胞称为溶源化细胞，即溶源菌。而整合在宿主染色体的噬菌体称为前噬菌体（prophage）。由于噬菌体在自然界中广泛存在，很多从自然界分离到的菌种均携有一种以上温和型噬菌体。温和型噬菌体感染非溶源化细胞后，其 DNA 可以进行复制，使被感染的细胞裂解和释放噬菌体，也可进行溶源化使感染细胞成为溶源菌。噬菌体污染对发酵过程所造成的影响与产生菌、噬菌体的种类、感染的时间与时段、噬菌体的滴度（噬菌体与宿主细胞的比例）有关，同样也与发酵培养基的组成和发酵当时的理化性质相关，同一噬菌体对同一菌株的发酵过程的影响不尽相同。当感染较轻时或起始阶段，会导致菌株生长缓慢、糖耗低、pH 变化不正常、发酵产量降低；感染严重时或后期阶段会使整个菌体溶解，发酵液明显变稀，导致发酵产物"颗粒无收"。这种感染一旦发生，并且没有有效措施控制局面的话，整个生产就将中止、停顿，面临"全军覆灭"的灾难性后果。

筛选抗噬菌体生产菌株仍不失为克服噬菌体感染的最有效措施之一。

1. 噬菌体的分离

为了有针对性地筛选抗噬菌体菌株，首先需将感染的噬菌体分离出来。具体步骤是，将被感染的发酵液离心，取上清液，再经过细菌滤器过滤，滤液经适当稀释后，使用双层培养基：下层含 1.5% 琼脂，上层含 0.7% 琼脂，将不同稀释度的滤液（含噬菌体）和适量被感染的宿主菌孢子或菌丝体与下层培养基混合后，倒在上层培养基上，28℃培养过夜，观察噬菌斑，挑取噬菌斑，浸入含蛋白胨液体培养基中，得到噬菌体悬液，置 4℃保存。

2. 抗噬菌体突变株的诱变与筛选

自发的抗噬菌体突变概率较低，一般认为是 $10^{-7} \sim 10^{-10}$。抗噬菌体菌株的突变机制是多样的。由于噬菌体感染宿主菌是经过吸附和进入细胞内进行复制的过程，因此噬菌体抗性

的产生，有的是因为宿主菌对噬菌体的吸附能力降低，或是由于宿主菌细胞的变化使噬菌体不再进入细胞，或者不能在其中复制的结果。采用不同的诱变因子处理宿主菌，然后涂布在含噬菌体的培养基上，经培养在其上面生长的菌株，则为噬菌体抗性菌株。初筛获得的抗性菌株需要考察其稳定性，为此，应将孢子、种子、发酵培养液分别滴在涂布有原敏感株的培养皿上，观察是否有噬菌斑出现，同时，还应用双层培养基法将抗性变株与噬菌体混合，观察有无噬菌斑出现。抗噬菌体变株应该在产抗生素能力上不低于原株水平，但因为经诱变的菌株有可能在生理代谢方面发生变化，所以还需经过生理条件的研究，使其发挥应有的生产能力。由于溶源性菌株带有整合的噬菌体基因，故其具有免疫性，即对原来感染的噬菌体本身具有抗性。但是这种抗性是不稳定的，有时在自然条件下它也会释放噬菌体。为了区别是真正的噬菌体抗性菌株还是溶源菌的抗性，可以对"抗性"菌株进行诱导（紫外线、X 射线等），再在敏感株上进行噬菌斑的检测。

四、空间育种技术

空间育种技术是指利用宇宙空间环境如高真空（10^{-8}Pa）、微重力（$10^{-4}g$）、强辐射（尤其是危害性极大的高能重离子 HZE）等，使生物体遗传物质发生变异，以获得高性能种的育种技术。在空间飞行的生物体被置于一个与地球生物圈完全不同的辐射环境中，主要包括来自地磁场俘获带的电子、质子及低能重粒子；来自银河系的宇宙射线如质子、粒子及更重的高能重粒子；来自太阳磁暴的质子及重离子等。高能重离子（HZE）辐射生物学研究表明，它比低能（LET）辐射更有效地引起细胞内遗传物质 DNA 分子的双链断裂，其中非重接性断裂所占比例更高。国外早期的实验表明，在飞行器的发射及着陆过程中，产生的振动和压力变化也能增加染色体的畸变概率。值得提出的是，空间微重力环境伴随微生物表面压力的降低和传送电流的缺乏而造成低剪切力的情况，对生物体的生理状态会产生明显的影响。许多实验表明，微重力引起酶活性改变，从而导致生物体生长发育及器官形成发生改变，还有可能干扰 DNA 损伤修复。因此认为，空间诱变的主要因素，就是宇宙中的高能重粒子（HZE）等引起细胞中的 DNA 双链断裂，加之微重力、高真空环境又进一步抑制损伤DNA 的修复，从而引发广泛的遗传变异。由此不难判断，空间诱变育种有望成为现代育种中值得尝试的一种新途径。

然而，空间技术诱变植物种子还处在机遇性和探索性阶段，其基因突变的机理目前尚未完全弄清楚，有些实验条件与结果往往难以重复。为了着手研究航天育种的机理，美国国家航空航天管理局（NASA）设计研制了一种地面模拟装置，称为 RWV 或 RWB（旋转壁容器或旋转壁生物反应器），在其中制造了低剪切微重力环境。研究表明，低剪切微重力环境能降低克拉维链霉菌头孢菌素、大肠杆菌 microcin B17 和吸水链霉菌雷帕霉素的产量，而对Bac. brevis 产生短杆菌素没有影响，然而没有观察到在正常情况下甘油对短杆菌素产生的抑制作用。葡萄糖对 microcin B17 的抑制作用，在 RWV 中显得更为突出。在 RWV 中，microcin B17 和雷帕霉素主要均由胞内转为胞外分泌，表明低剪切力对细胞的分泌有影响。此外，应用基因微阵列分析，还观察到低剪切力、微重力环境使微生物中一些与机械变化和环境压力相关的信号转导应答系统的基因表达发生变化，可能是由于细胞骨架蛋白及与微管蛋白或肌动蛋白相类似蛋白在重力反应系统中发挥了信号作用。总之，空间技术在微生物育种中的应用尚属起步阶段，其成功的例子迄今为止数量有限，其确切的诱变机理还有待进一步研究。但是，由于用空间技术育种的最大优势在于，它能在较短的时间内创造出其他诱变育种方法目前难以获得的罕见突变基因资源，这就有可能从根本上改变微生物育种研究工作"艰难爬坡"的徘徊局面，期待培育出突破性的优良菌种，直接服务于生产。所以，进一步加强空间技术育种中诸如菌种材料的选择、处理方法、突变体的筛选方法、品质性状的早期鉴定研究以及高通量和分子筛选技术的应用等，就显得十分必要了。

第三节 抗生素产生菌的遗传改造

抗生素产生菌的遗传改造是指建立在抗生素产生菌生理代谢理论和抗生素生物合成机理基础上，有目的地调节其生理代谢、生物合成途径或改造其生物合成基因结构的育种。抗生素是微生物次级代谢产物，次级代谢产物许多是由初级代谢产物衍生而来的。微生物初级代谢与次级代谢的关系及调控机制，各类抗生素生物合成途径及调节机理，特别是抗生素生物合成中起关键作用的酶促反应步骤的研究是遗传改造的理论基础。近年来，随着链霉菌生物化学和分子遗传学研究的进展，人们对于抗生素生物合成的机理有了较深的认识，越来越多的链霉菌次级代谢产物生物合成基因或基因簇得到了克隆，参与多种代谢产物生物合成的基因和调节基因的功能逐步得到了阐明。另一方面，以链霉菌为主的次级代谢产物产生菌的基因克隆表达宿主系统及遗传操作技术日益得到完善，并构建了一系列可用于生物合成基因克隆表达的载体。因此，目前已有可能将分子遗传学的研究成果逐步用于微生物药物的研究与开发。

一、途径工程育种

以调节微生物生理代谢、调节初级代谢途径来增加目的产物代谢流、改善目的产物前体供应、调控生物合成途径，最终提高产物产量的育种手段，称为途径工程育种（pathway engineering）。

1. 代谢流途径工程育种

微生物生命活动过程中能合成多种多样的代谢产物，按照代谢产物与微生物生长繁殖的关系，可将其分为两类，一类是微生物自身生长繁殖所必需的代谢产物，通常称为初级代谢产物，它们包括合成代谢的中间产物和终产物。这些产物往往用于构成细胞所必需的大分子骨架，如氨基酸、核苷酸或转化为辅酶及酶的辅基部分（如维生素）。还有一些初级代谢产物由分解代谢而来。它们的产生与细胞生长时的能量代谢有关，如有机酸及醇类。许多初级代谢产物广泛应用于食品和医药领域，如氨基酸、核苷酸、有机酸、维生素 B_2、维生素 B_{12}、胡萝卜素、乙酸、丙酮、丁醇、乙醇等。

另一类是次级代谢产物，这些产物与微生物的基本生命活动无关。次级代谢产物是由初级代谢产物衍生而来的。次级代谢产物基本上是由微生物初级代谢产物合成的。许多次级代谢产物中的糖结构来自葡萄糖的分解代谢产物，如糖酵解分解代谢途径产物磷酸烯醇式丙酮酸系氯霉素和二丙胺磷等次级代谢产物合成的基础；乙酸本身是微生物初级代谢中三羧酸循环的产物，它可以进入初级代谢脂肪酸合成，又是很多聚酮类次级代谢产物合成的起始单位；由 3 个乙酸分子缩合衍生的甲羟戊酸，是天然异戊二烯类或萜类次级代谢产物的前体物质；糖代谢单磷酸己糖分解途径所形成的 5-磷酸核糖是提供很多核苷类次级代谢产物的基础；4-磷酸赤藓糖-7-磷酸景天庚酮糖是合成莽草酸的基础，而后者又是多种芳香族次级代谢产物的前身。糖代谢过程中形成的丙酮酸经转氨基作用，形成丙氨酸，可以参与氨基酸代谢循环，而许多氨基酸如谷氨酸/谷氨酰胺、缬氨酸、半胱氨酸等均直接参与次级代谢含氮产物的合成；甲硫氨酸通常提供次级代谢中一碳化合物（甲基）的来源。微生物初级代谢和次级代谢的关系如图 2-1 所示。

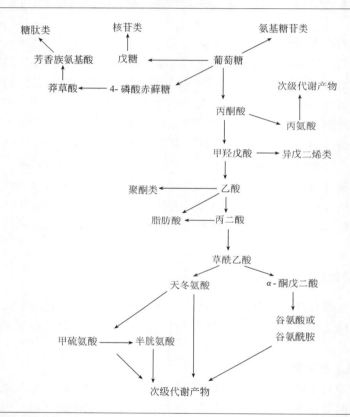

图 2-1 初级代谢与次级代谢的关系

（1）调控途径分叉中间体的遗传改造 那些在微生物代谢过程中既可用来合成初级代谢产物，又可用来合成次级代谢产物的化合物被称之为分叉中间体，如表 2-1 所示。许多分叉中间体是次级代谢产物（抗生素）生物合成的起始单位——前体物，调节控制与分叉中间体相关的初级代谢途径代谢流，增加分叉中间体——前体的积累，尤其是对于那些微生物代谢途径中产量有限的代谢物而言，将有利于抗生素的生物合成。例如，由三羧酸循环产生的 α-酮戊二酸衍生的 α-氨基己二酸，是产生赖氨酸（初级代谢）和青霉素（次级代谢）的分叉中间体（图 2-2）。α-氨基己二酸在其还原酶作用下形成赖氨酸，而在 δ-L-α-氨基己二酰-L-半胱酰-D-缬氨酸（ACV）合成酶催化下合成青霉素。α-氨基己二酸是初级代谢产物赖氨酸和次级代谢产物青霉素生物合成的重要分叉中间体，在青霉素合成中 α-氨基己二酸的供应至关重要。阻断与青霉素生物合成竞争前体 α-氨基己二酸的赖氨酸途径，可以增加青霉素的产量。利用基因重组技术将 α-氨基己二酸还原酶基因（*lys2*）阻断后，产黄青霉菌（*P. chrysogenum* Wis-1255）的青霉素产量可提高 2 倍。由于 *lys2* 基因阻断使产黄青霉菌成为赖氨酸营养缺陷型，而这种氨基酸缺陷菌株产生抗生素的能力有限，因此，在工业菌株中使用这种方法未必能获得高产菌株。

表 2-1　微生物初级代谢和次级代谢的分叉中间体举例

初级代谢产物	次级代谢产物	分叉中间产物
色氨酸,苯丙氨酸 酪氨酸,对氨基苯甲酸	氯霉素	分支酸
脂肪酸	聚酮类化合物	丙二酰辅酶 A
类固醇	异戊二烯类或萜类	甲羟戊酸
赖氨酸	内酰胺类	L-α-氨基己二酸
缬氨酸,亮氨酸,泛酸	四甲基吡嗪	乙酰乳酸

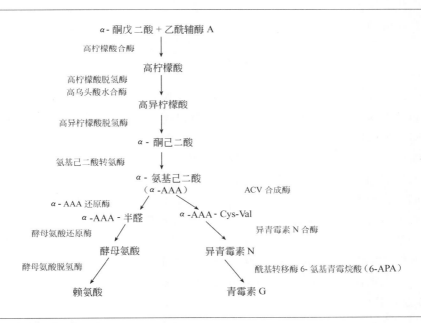

图 2-2　青霉素和赖氨酸生物合成途径

　　（2）控制代谢流的遗传改造　　代谢流是指微生物将底物经一系列酶催化转化形成终产物的过程。增加抗生素生物合成过程中关键步骤代谢物的流量是途径工程育种手段之一。代谢控制分析（metabolic control analysis，MCA）是一种基于酶学动力学和调节机制的代谢流分析方法，在无分支途径的生物合成途径中代谢流假设为是一个从底物 1 至合成终产物 10 的过程。

$$S1 \xrightarrow{E1} S2 \xrightarrow{E2} S3 \xrightarrow{E3} S4 \xrightarrow{E4} S5 \xrightarrow{E5} S6 \xrightarrow{E6} S7 \xrightarrow{E7} S8 \xrightarrow{E8} S9 \xrightarrow{E9} S10$$

F（代谢流）

在稳定期所有酶反应速率应该是一致的，整个途径中代谢流也处于稳定状态，如果要增加整个途径中的代谢流，则所有酶促反应均应加速。然而由于酶性质的不同，每个酶活性对代谢流的调控作用不同，其对代谢流的影响程度亦是不均一的。通过 MCA 可以确定影响代谢流酶促反应的调控作用。

一般在 MCA 中应用弹性系数这一概念。弹性系数是代表酶反应速率对代谢物浓度的敏感性，根据 Michaelis-Menten 酶动力学公式，弹性系数 ε 可以用于计算每个酶促反应的速率。

$$\varepsilon = \frac{F}{S} \times \frac{S_i}{V_F} \frac{\partial V_F}{\partial S_i}$$

式中，F 为代谢流量；S_i 为各步反应中的底物浓度；S 为总底物浓度；V_F 为酶催化反应速率；∂S_i 为底物浓度变化；∂V_F 为酶反应速率变化。

然而，弹性系数只反映单个酶反应速率与底物浓度有关，而与途径中各酶调控代谢流的程度无关。代谢流控制系数 FCC 是一种反映全局性调控状况的系数，反映单个酶活性的变化对整个代谢流的影响。

$$\text{FCC} = C = \frac{E_i}{F} \frac{\partial F}{\partial E_F}$$

式中，E_i 为酶活性；∂E_F、∂F 为反应各酶活性变化对代谢流的影响。通过体外测定途径中酶的动力学参数以及各酶的表达动力学，可以测定代谢流控制系数。如果 FCC 为 0，则表明对代谢流无调控作用；FCC 为 1 时，表明只有一个酶控制途径中的代谢流。通常代谢流是由多个酶控制的。弹性系数和代谢流控制系数是相互联系的。

由于次级代谢的复杂性，在很多情况下其代谢途径只有部分得到阐明，酶动力学参数不足或中间体的分析也有困难时，仍然可以应用 MCA 来进行分析。通过代谢流分析可以了解生物合成途径中关键酶促反应阶段，如产黄青霉菌合成青霉素 V 的途径中在早期只有两个阶段的酶促反应比较清楚，即 LLD-ACV 是由 ACVS 催化形成的，LLD-ACV 再由 IPNS 转化为 IPN❶。当时并不清楚由酰基转移酶 AT 将 IPN 转化为青霉素 V 的过程。ACVS 和 IPNS 的酶动力学符合 Michaelis-Menten 定律，即酶反应速率与底物浓度呈正相关性。IPNS 能被谷胱甘肽竞争性地抑制，IPNS 受溶氧水平的调控。MCA 分析表明，在分批发酵中发酵初期在产黄青霉菌中 ACVS 为代谢流控制的主要因素，但是 ACVS 受 LLD-ACV 非竞争性抑制，当 LLD-ACV 有一定积累时，ACVS 受到抑制。而发酵后期 IPNS 为主要控制因素，因此，代谢流由 LLD-ACV 向 IPN 的转化主要依赖 IPNS 酶活性的提高，通过溶氧水平的提高可以实施产黄青霉 IPNS 代谢流的调控，从而提高青霉素的产量；而在 *Aspergillus nidulans* 中 LLD-ACV 的合成是关键，必须提高 ACVS 酶活性以提高青霉素的产量。

头孢菌素 C 与青霉素合成享有共同的合成途径，高表达去乙酰氧头孢菌素 C 合成酶/

---

❶　LLD-ACV 表示 δ-(L-α-氨基己二酰)-L-半胱氨酰-D-缬氨酸；ACVS 表示 α-氨基己二酰-半胱氨酰-缬氨酸三肽合成酶；IPNS 表示异青霉素 N 合成酶；IPN 表示异青霉素 N。——编者注

水解酶（CefE/F）活性，可以提高其产量 15％，表明代谢流的调控也是在其生物合成的后阶段，提高其最后一个酶——乙酰转移酶基因（*cefG*）的表达，也能提高头孢菌素 C 的产量。

（3）改善前体供应的理性化育种　直接参与抗生素生物合成、一般来源于微生物初级代谢的小分子称为抗生素生物合成的前体。次级代谢产物通常在原始菌株中产量很低，通往次级代谢产物的代谢流比经过初级代谢的代谢流要少，一般而言，用于合成次级代谢产物的来源于初级代谢产物的前体供应是充分的，即使是经育种后的菌株也是这样的。但是如果育种后的产量显著提高，前体和辅助因子的供应可能不足，尤其是当有些化合物分子单元的构件是由厌氧反应产生的或者前体是特异性的，这时需考虑前体的供应。

当前体供应有可能成为抗生素生物合成限制性因素时，可以通过有目的地提高产生菌前体产量来促进抗生素的生物合成。比较常用的理性化育种手段是前体类似物抗性变株的筛选。微生物的许多初级代谢产物如氨基酸、核苷酸、维生素等小分子化合物是抗生素合成的前体，这些初级产物的合成普遍受反馈阻遏或抑制的调节。与抗生素生物合成前体结构类似，并对产生菌的生长有抑制作用的化合物，称为代谢拮抗物。通过诱变筛选对其具抗性的变株，称为前体类似物抗性变株的筛选。这种变株可以解除前体对产生菌自身生物合成的反馈抑制，改善前体的供应，提高抗生素的产量。微生物代谢物类似物拮抗剂许多是由微生物产生的，也可以化学合成，表 2-2 为微生物代谢物拮抗剂举例。

表 2-2　微生物代谢物拮抗剂

拮　抗　剂	代　谢　物	拮　抗　剂	代　谢　物
L-2-氨基-4,4-二氯丁烯酸	L-亮氨酸	O-氨基甲酰-D-丝氨酸	L-丙氨酸
L-(苏式)-2-氨基-3,4-二羟基丁烯酸	L-丝氨酸，L-苏氨酸	重氮丝氨酸	L-谷氨酰胺
L-氮杂亮氨酸	L-亮氨酸	重氮-5-氧-L-正亮氨酸	L-谷氨酰胺
L-2-氨基-4-甲氧-反式-3-丁烯酸	D 和 L-丙氨酸，D-谷氨酸，D-天冬氨酸，D-2-氨基丁烯酸，甲硫氨酸，同型半胱氨酸	偶氮霉素	L-谷氨酰胺
L-2-氨基-4-甲基-5-己烯酸	亮氨酸	2-氨基-4-(3-羟基-2-氧-3-杂氮环丁)丁烯酰-L-苏氨酸	L-谷氨酰胺
L-2-氨基-4-戊炔酸	L-甲硫氨酸，L-亮氨酸，L-缬氨酸	抗生蛋白菌素	生物素
L-乙硫氨基酪酸	L-甲硫氨酸	5-氮杂胞苷	胞嘧啶，尿苷
L-硒代甲硫氨酸	L-甲硫氨酸	1,2-二羟-2-氧吡嗪-氧化物	尿嘧啶
恶溶菌素[L-2-氨基-3-(2-氨基乙氧)丙酸]	L-赖氨酸	吡唑霉素	尿苷
L-2-氨基-4-(2-氨基乙氧)-反式-3-丁烯酸	L-半胱氨酸，L-精氨酸，L-赖氨酸	芒霉素	腺苷
2-氨基-4-(2-氨基-3-羟基丙氧)-反式-3-丁烯酸	同型丝氨酸，L-甲硫氨酸	狭霉素	鸟苷
L-N-5-(1-亚氨基乙基)鸟氨酸	L-精氨酸，L-瓜氨酸，L-鸟氨酸	虫草品	鸟苷，腺苷

续表

拮　抗　剂	代　谢　物	拮　抗　剂	代　谢　物
亚硝基羟基丙氨酸	L-天冬氨酸	间型霉素	腺苷,胸苷
2,3-二氨基琥珀酸	L-天冬氨酸	硫鸟嘌呤	腺嘌呤,鸟嘌呤
杀线癌菌素	L-天冬氨酸	丰加霉素	腺苷,肌苷
呋喃霉素	L-异亮氨酸,L-缬氨酸	杀结核菌素	腺苷,尿苷
1-氨基-2-硝环戊烷羧酸	亮氨酸	白环菌素	烟酸
2-[1-环己烷-3(R)酰-S-甘氨酸]-1-环己烷-3(R)-酰基己醛酸	L-同型丝氨酸,L-苏氨酸,L-缬氨酸	链尿佐菌素	烟碱
L-3-(2,5-二羟基)-苯丙氨酸	L-苯丙氨酸,L-酪氨酸	巨大杆菌素	硫胺素
抗荚膜菌素	谷氨酰胺,葡萄糖胺	疏螺体素	L-苏氨酸,L-同型丝氨酸
杆菌素	N-乙酰葡萄糖胺	灰黄霉素	腺苷酸
环丝氨酸	丙氨酸	霉酚酸	鸟苷,鸟苷酸

甲硫氨酸是许多抗生素一碳单元甲基化的供体,如庆大霉素、阿维菌素、竹桃霉素等。筛选抗甲硫氨酸拮抗剂,如 3-氟甲硫氨酸、硒代甲硫氨酸等抗性变株,可以为产生菌提供较多的甲基化供体,也可能提高抗生素的产量。

浅蓝菌素（cerulenin）是脂肪酸合成抑制剂,同时也抑制聚酮体的合成,筛选浅蓝菌素抗性变株可以提高聚酮类抗生素如道诺菌素、四环素、利福霉素、红霉素和安莎类抗生素的产量。

浅蓝菌素

2. 抗生素生物合成限速阶段酶基因的遗传改造

在抗生素生物合成途径中有多酶体系的参与,单个酶催化合成途径中的单个步骤,其动力学及活性均有所不同,酶对底物的亲和力以及底物量的供应也可能成为生物合成过程中的限制性因素。当生物合成途径中某个酶促反应成为限速阶段时,导致某些中间体的积累,而形成对整个生物合成途径的反馈抑制。因此,增加生物合成限速酶系编码基因拷贝数,解除生物合成途径中的限速阶段,有可能提高生物合成的能力。如泰洛菌素的前体物是大菌素（macrocin）,大菌素经 O-甲基转移酶,使泰洛菌素 3″位糖分子（mycinose）甲基化而成为泰洛菌素。在高产菌株中发现有较多大菌素的积累,说明大菌素 O-甲基转移酶在泰洛菌素中可能是限速因素,如果将编码 O-甲基转移酶基因通过高拷贝载体克隆至泰洛菌素产生菌,则有可能提高产量。在 C. acremonium 高产菌株中曾发现培养基中有较高浓度的青霉素 N 中间体积累,这一现象提示,DAOC 脱乙酰氧头孢菌素 C 合成酶和 DACS 脱乙酰头孢菌素 C 合成酶促反应可能是生物合成的限速阶段,克隆编码该酶有关基因并引入宿主菌,增加基因的拷贝数,克隆菌株在发酵罐上产生头孢菌素 C 的产量可增加 15%,并且克隆菌株发酵液中的青霉素 N 中间体不再有积累,说明已解除了限速阶段。

在 *S. clavuligerus* 中增加编码赖氨酸 ε-氨基转移酶基因（*lat*）拷贝数，ε-氨基转移酶活性增强 4 倍，导致青霉素和头孢菌素等抗生素的前体——α-氨基己二酸的供应增加，这类抗生素的产量可以提高 2～5 倍。

如何判断生物合成过程中的限速阶段，目前还无规律可遵循，主要依赖于所用的菌种及实验结果。非寻常底物的来源和供应有可能较易形成限速因素，但有时也会随培养条件的环境因素而改变。例如 β-内酰胺类青霉素与头孢菌素 C 的生物合成（其生物合成途径见图 2-3）具有共同的三肽前体，经 ACV 三肽合成酶和异青霉素合成酶形成共同的前体 IPNS，然后分叉由酰基辅酶 A：6-APA 酰基转移酶基因（*penDE*）介导在侧链底物参与下合成不同的青霉素，或在异青霉素异构酶 CefD 参与下经青霉素 N 合成头孢菌素 C。通过随机诱变获得的青霉素高产菌种 *P. chrysogenum* 中发现异青霉素 N 合成酶基因（*pcbC*）和酰基辅酶 A：6-APA 酰基转移酶基因（*penDE*）片段比原株中扩增 9～14 倍，这两个酶的活性也比原株明显高，在 *Cephalosporium acremonium* 菌中 PcbC 和去乙酰氧头孢菌素 C 合成酶/水解酶（CefE/F）活性也比原株明显提高。然而，将从 *A. chrysogenum* 克隆的 *pcbC* 基因转入产黄青霉 *P. chrysogenum* 或 *A. chrysogenum* 工业菌株中，并不能增加青霉素的产量，说明异青霉素合成酶在 β-内酰胺类青霉素与头孢菌素 C 生物合成中不是限速阶段；将去乙酰氧头孢菌素 C 合成酶 *cefEF* 基因转入 *A. chrysogenum* 394-4 中可以提高去乙酰氧头孢菌素 C 合成酶/水解酶（CefE/F）活性及头孢菌素 C 的产量，说明在该菌株中（CefE/F）酶促反应可能是限速阶段；而将 *pcbC* 和 *penDE* 同时转入 *P. chrysogenum* Wis54-1255，可提高青霉素 V 产量 18%～40%，因此，可以认为在这株菌中由 PenDE 参与的青霉素生物合成途径的最终一步是限速阶段，或者在青霉素生物合成过程 *pcbC* 和 *penDE* 基因编码蛋白参与的合成反应之间需要有一定的平衡关系。

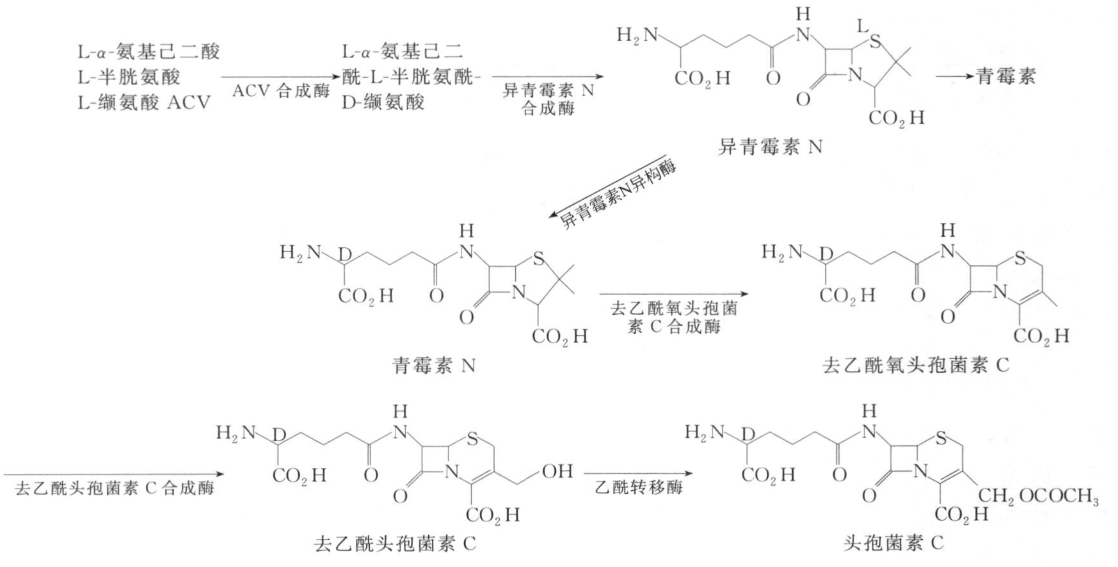

图 2-3　头孢菌素 C 的生物合成途径

3. 调节基因的操作

由于抗生素生物合成是微生物经多种高效能酶参与并极其耗能和消耗底物的生化过程，因此，其生物合成过程受到非常严密的调控，除环境因素对次级代谢产物合成的生理性调节以外，还存在着对不同抗生素生物合成途径所形成代谢产物的途径特异调控因子。调节次级代谢产物的操纵子有两大类：正调控和负调控。正调节基因是指该基因的存在有利于生物合成级联基因的转录与表达；负调节基因是指该基因的存在不利于生物合成级联基因的转录与表达。克隆正调节基因并插入宿主染色体"中性"位点以增加其拷贝数，以及干扰负调节基因使其失活是基因操作提高抗生素生物合成的重要手段。

目前从抗生素产生菌中发现了许多正调节基因和负调节基因，经过对它们的基因操作，可以影响抗生素生物合成的产量（表 2-3）。此外，链霉菌细胞中含有多种双组分信号蛋白激酶，它们在抗生素生物合成过程中起着重要的调节作用，参与产生菌代谢和生物合成的信息传导或网络调节，可能与生物合成中酶的磷酸化与去磷酸化有关。对这些基因进行操作，也可影响抗生素的生物合成。

表 2-3　抗生素产生菌中的调控基因举例

产生菌	基因名称	功能	基因操作	对产量的影响
天蓝色链霉菌	$act\,II$-ORF4	正调控	增加拷贝数	提高放线紫红素产量 30～40 倍
天蓝色链霉菌	redD	正调控	增加拷贝数	提高十一烷基灵红菌素产量 30 倍
灰色链霉菌	strD	正调控	增加拷贝数	提高链霉素产量 5～7 倍
波赛链霉菌	$dnrI/J$ ($dnrR1$)	双组分调控系统	增加拷贝数	提高柔红菌素生物合成中间体 ε-柔红霉酮产量 10 倍
波赛链霉菌	dnrR2	正调控基因	增加拷贝数	提高柔红菌素生物合成中间体 ε-柔红霉酮产量 10 倍，并提高柔红菌素产量 2 倍和增加宿主菌对柔红菌素的抗性
克拉维链霉菌	ccaR	正调控基因	增加拷贝数	提高头霉素和棒酸的产量 2～3 倍
诺尔斯链霉菌	nysF	负调控	失活	制霉菌素产量提高 60%
天蓝色链霉菌	mmyR	负调控	失活	提高次甲基霉素产量
维基尼链霉菌	barB	负调控 VB-A 因子	失活	维基尼霉素 M 和 S 的产生提前 2～3h

正调控基因 $act\,II$-ORF4 是转录激活因子，它激活放线紫红素生物合成基因的表达。strD 正调控灰色链霉菌（$S.\,gresius$）合成链霉素途径中的脒基转移酶活性；在柔红菌素中发现了 dnrR1 和 dnrR2 等正调控基因，分别引入产生菌，可提高柔红霉素合成中间体 ε-柔红霉酮产量 78 倍或提高柔红霉素产量 10 倍以上；从螺旋霉素产生菌 $S.\,ambofaciens$ 中曾发现了正调节基因 srmR，它是一个新的转录调控激活因子，该基因的阻断使螺旋霉素生物合成的许多步骤受到影响，以致不能产生螺旋霉素。重新导入 srmR 可以使无活性变株产量恢复至 100～500μg/mL，但在原株中导入该基因并不能增加或减少其产量。

然而，采用多拷贝载体，利用强启动子 $ermEp^*$ 引入正调控途径特异调控蛋白 Srm40 基因，螺旋霉素产量提高接近 4 倍。PAS-LuxR 家族转录调节因子为链霉菌中专属的调控因子。其 N 端为 PER-ARNT-SIM 结构域，是一种传感模式家族蛋白，识别如光照、氧、氧化还原剂等刺激因素，C 端是 LuxR 型含有螺旋-转角-螺旋（HTH）结构域，特异性的与启动子序列结合，促进其转录。匹马菌素产生菌 $Streptomyces\,natalensis$ 的 PimM 为 PAS-LuxR 家族转录调节因子，与生物合成基因中 8 个启动子序列结合，促进其转录，倍增

PimM 基因拷贝数，提高匹马菌素产量 1.5 倍。在 natamycin 产生菌 *Streptomyces chatta-noogensis* L10 中倍增 PAS-LuxR 同源基因 *scnR* Ⅱ，其产量提高 3.3 倍。泰古霉素产生菌 *Actinoplanes teichomyceticus* 中有两个类似于编码 StrR 和 LuxR 家族蛋白的调控基因 *tei15* 和 *tei16*，在原株中分别引入这两个基因，泰古霉素的产量从 100μg/mL 提高至 850μg/mL 或 1050μg/mL，现在已知 *tei15* 正调控生物合成基因簇中 17 个基因。

近年研究发现被 ATP 活化的甲硫氨酸（S-腺苷甲硫氨酸，SAM）不作为甲基供体时，在胞内有一定的积累量即能促进许多抗生素的生物合成，如在天蓝色链霉菌中高拷贝引入 SAM 合成酶基因，可以提高放线紫红素的产量，在通常不产生放线紫红素的变铅青链霉菌中引入 SAM 合成酶基因，可以明显地提高放线紫红素的产量，同时抑制孢子的形成，SAM 的这种作用是通过激活这两株菌中的调节因子 ActⅡ-ORF4 而实施的。因此，克隆表达 SAM 合成酶基因对于具有甲基化过程的抗生素和不具有甲基化过程的抗生素均有可能提高其产量。

在 *S.coelicolor* 中曾发现了全局性调节基因 *absA*，它编码双组分信息传导激酶，对该菌产生的数种抗生素生物合成起负调控作用，将 *absA* 整个基因阻断，可以提高抗生素的产量；负调控基因 *mmyR* 在天蓝色链霉菌中负调控次甲基霉素的合成，将其从宿主菌中删除可提高次甲基霉素的产量；*mia* 基因高拷贝时使天蓝色链霉菌丧失放线紫红素、十一烷基灵红菌素、钙依赖抗生素（CDA）和次甲基霉素四种抗生素的合成，因此是一个具有负调控作用的多效性基因。

雷帕霉素产生菌 *Streptomyces rapamycinicus* 含有三个生物合成负调控基因，*rapY*、*rapR*、*rapS*，它们分别属于 tetR 家族转录调控因子、双组分反应调节因子和组氨酸激酶。过表达三者任何一个，都可导致雷帕霉素产量的降低。而删除 *rapY* 或 *rapS* 基因，则可以提高雷帕霉素产量，RapRS 抑制 RapY 表达，而后者抑制一个 ABC 运输蛋白 RapX 表达，*rapY* 和 *rapRS* 缺失的情况下，高表达 *rapX* 或单独高表达均可提高其产量。红霉素产生菌 *Saccharopolyspora erythraea* A226 中发现了一个不与其生物合成基因簇连锁的负调控基因，属于 tetR 家族负调控因子，阻断其基因提高红霉素工业用菌种的产量 54%。最近发现了一个在许多放线菌中均存在的全局性负调控因子 *wblA* 基因，阻断其表达可以提高很多抗生素的产量，如 *S.coelicolor* 中的放线紫红素、*S. peucetius* 中道诺霉素和柔红菌素、*Streptomyces* sp. CK4412 中变构菌素，也包括假诺卡氏菌 *Pseudonocardia autotrophica* 中一个制霉菌素类多烯类抗生素 NPP 等的产量。然而在 *S. chatanoogensis* 中 *wblA* 基因功能表现是相反的，即其高表达可以提高其产物纳他霉素的产量。由此可见，放线菌生物合成抗生素的调控机制极其复杂，需要深入细致的研究工作才能确切了解其机理并应用。

4. 提高有效组分的遗传改造

抗生素的生物合成属于产生菌的次级代谢。抗生素产生菌代谢复杂，产物极易因环境条件的改变而出现多样性，与初级代谢相比，次级代谢酶系对底物要求的专一性不强。因此，一种产生菌能同时合成多种结构相似的次级代谢产物，这是许多抗生素并非单一组分的原因。抗生素的结构不同，生物活性和毒理学的表现会有很大不同，有些微小的结构差别或是立体构象的差别，也会造成生物活性和毒副反应的极大差异。作为抗生素药物，各国药典对其质量标准有严格的要求，使其质量得到保证和控制。所以，目前《中华人民共和国药典》

规定，抗生素中以其命名的主组分其含量不能低于 85%，且主组分含量的比例要求有增高的趋势。在常规发酵条件下不易被发现的抗生素小组分，往往呈现优良的生物学活性和低毒性，在新结构抗生素难以发现和耐药菌日益增多的情况下，有目的地提高有效小组分，或降低生物活性差、毒性大组分的产量是理性化筛选的重要目标。S. avermitilis 产生的阿维菌素具广谱抗虫作用，在农业上有重要用途。阿维菌素是一类 16 元环大环内酯类抗生素，共有 8 个组分，分别命名为 A1a/b、A2a/b、B1a/b、B2a/b。阿维菌素衍生物 doramectin〔25-环己基 5-O-脱甲基 25-脱（1-甲基丙酸）阿维菌素〕B1 的杀虫活性最强，doramectin B1 分子结构中 C-22 和 C-23 位为双键，而 doramectin B2 分子为 C—C 饱和键，C-23 位为羟基。阿维菌素原株产生 doramectin B2 与 B1 之比为 1.6:1。目前，已完成 S. avermitilis 全基因组的测序，阿维菌素生物合成基因的结构也已大部分得到阐明，虽然目前对其中 aveC 基因的功能尚未完全研究清楚，但发现 aveC 基因与 doramectin B1 螺缩酮的形成有关，同时有可能参与阿维菌素 C-22 和 C-23 位的脱水作用，采用体外定点突变或差错 PCR 方法使 aveC 基因突变或对 aveC 单基因进行改组，多个 aveC 突变基因，转入 S. avermitilis 原株后，可使 B2:B1 的比例达到 0.07:1，B2 的产量比原株降低了 23 倍。

以抗代谢物拮抗剂筛选调节变株，通过调节产生菌的代谢可以使之有目的地增加该抗生素所需组分合成的前体。例如 S. kitasatoensis 产生的北里霉素（kitasamycin），该抗生素含有多个组分，其中 A1 和 A3 组分的 R_2 为异戊酰基，而 A4 和 A5 为丁酰基。已知异戊酰基来源于 L-亮氨酸，而丁酰基来源于 L-缬氨酸。以 L-亮氨酸拮抗物 4-氮杂亮氨酸筛选抗性变株，该变株在外源不加 L-亮氨酸的情况下，能产生以异戊酰基为主成分的北里霉素，表明该变株在代谢中 L-亮氨酸合成途径中第一个酶（α-异丙酰苹果酸合酶）对其终产物的反馈抑制脱阻遏或不敏感，能够积累较多的 L-亮氨酸，有利于合成北里霉素 A1 和 A3 组分。

5. 生理代谢调节育种

抗生素作为微生物产生的次级代谢产物，严格受到生理环境因素的调控。抗生素产生菌通常经历两个过程。菌丝生长期，消耗容易利用的营养物质，在这期间参与合成次级代谢产物的一些关键酶是处于阻遏状态的。当微生物消耗尽主要营养物质，包括碳源、氮源和磷酸盐，细胞繁殖受到限制时，进入合成期，参与次级代谢的酶必须脱阻遏后，次级代谢产物才能形成。容易利用的高浓度碳源、氮源的分解代谢对抗生素的合成显示阻遏作用，如葡萄糖的分解代谢，对氨基糖苷类、青霉素类、放线菌素、新生霉素等多种抗生素均呈现阻遏作用。高浓度铵盐对大环内酯类、头孢菌素、链霉素等有明显的阻遏作用。许多抗生素如链霉素、四环素、杀念珠菌素等的生物合成，对培养基中的磷酸盐浓度更为敏感。在产生菌生长期必须控制磷酸盐的浓度使其在后期处于耗尽状态，抗生素的合成才能启动，如果磷酸盐浓度较高则菌丝继续生长，抗生素合成期就会后延。利用碳源、氮源和磷酸盐调节机制筛选生理代谢调节变株，有可能提高抗生素的产量。如在高磷酸盐培养基上筛选耐磷酸盐浓度生理调节变株，获得了高产的杀念珠菌素菌种。S. lividans 多磷酸激酶（Ppk）和高亲和力磷酸结合蛋白（PstS）双缺陷变株，降低其菌体内多磷酸盐的吸收和存储，在磷酸盐限量培养基中放线紫红素产量提高 10 倍。利用 NH_4^+ 与金属 Cs 离子原子结构的相似性，在含 CsCl 培养基上筛选抗性变株，有可能解除 NH_4^+ 对大环内酯类抗生素合成的阻遏，获得高产菌株。

二、核糖体工程育种

通过改变核糖体结构调控抗生素生物合成的育种称为核糖体工程育种。原核生物的蛋白质合成是在核糖体上进行的。核糖体是一个复杂的细胞器，拥有 40 多种核糖体蛋白和 3 种核糖体 RNA（rRNA）。核糖体中 rRNA 占 60%～65%，蛋白占 35%～40%。核糖体蛋白在维持 rRNA 结构的稳定性中起着重要作用。原核生物的 rRNA 由 16S、23S 和 5S RNA 组成。由 mRNA 转录翻译为蛋白质的过程是在核糖体上进行的。首先，mRNA 提供的密码子氨基酸在细胞内被氨酰-tRNA 合成酶活化，这一过程有 ATP 参与，形成与该 tRNA 同源的氨酰酯，tRNA 在 mRNA 和 rRNA 之间起到连接子的作用。氨酰-tRNA 合成酶对氨基酸和其相应的 tRNA 具特异性，但对同一种氨基酸可以有不同的 tRNA 来识别。第一个氨基酸密码子以 N-甲酰基化的甲硫氨酸（fMeT）起始，形成 N-甲酰甲硫氨酸 tRNA，与 mRNA 和 30S 核糖体亚基结合，在 GTP 参与下有 3 种起始因子（IF1、2、3）形成复合体，然后再与 50S 核糖体亚基结合形成 70S 核糖体亚基。在 50S 核糖体亚基上有肽酰基位点 P 和氨酰基位点 A。fMeT-tRNA 与 P 位点结合，使 mRNA 的翻译是从 $5'$ 端到 $3'$ 端进行。氨基酸肽链的延伸有延长因子（EF-T）参与，新的氨基酸的氨酰-tRNA 是在 50S 核糖体亚基的 A 位点结合，A 点上氨基酸的氨基与 P 位点的羧基形成肽键，再经过转肽酶在 EF-G 参与和催化下，将肽链转移至 P 位，使 A 位能再接受新的氨基酸，如此反复形成蛋白质的氨基酸肽链。最后，在遇到 mRNA 的终止子时，即不再有相应的 tRNA。核糖体上的释放因子 R1、R2 和 R3 使肽链从 A 位转移至 P 位，再经水解酶使肽链由核糖体释放。

核糖体蛋白质的合成受诸多因素的调控，当环境中营养缺乏、氨基酸不足时，细菌体内会产生一系列"应急控制"（stringent responses）以应对不利环境。未荷载的 tRNA 进入核糖体 A 位，从而导致产生两种效应：一是空载的 tRNA 与 mRNA 密码子结合，从而中止蛋白质合成；二是 *relA* 基因表达，生成"应急控制"因子（stringent factor，SF）。SF 属一种核糖体相关蛋白质，分子量约 77000。SF 可促使 GTP 或 GDP 与 ATP 反应，在核糖体工作的"空闲"状态时，合成 $ppp5'$-G-$3'pp$（鸟苷五磷酸）或 $pp5'$-G-$3'pp$（鸟苷四磷酸），其反应由 ATP 提供 p-p 基。当 pppGpp（或 ppGpp）生成后，即可抑制 RNA 聚合酶的活性，进一步使 rRNA、tRNA 的合成下降，从而改变核糖体的数量及聚集状态。pppGpp（或 ppGpp）的发现与研究，不仅使人们了解了细菌中的一个重要调控机制，而且也为研究 tRNA 与核糖体 A 位相互作用提供了一个很好的模型。目前已发现，上述应急控制系统在原核细胞中具有普遍性。真核细胞中有无该控制系统，目前尚无确切定论。由 pppGpp（或 ppGpp）引起的一系列应急反应，主要包括抑制大部分蛋白质、rRNA、tRNA、脂肪、磷脂、核苷酸的合成；抑制糖原水解及糖氧化；抑制多胺吸收；促进 *lac*、*ara*、*his*、*trp* 及 *arg* 等氨基酸操纵子的表达；通过活化原有蛋白质水解系统，加速蛋白质水解，提供氨基酸，缓解氨基酸饥饿状态。因此，pppGpp（或 ppGpp）亦称为"应急控制"的多效应分子。由此可见，"应急控制"的意义在于，使细胞避免生成多余的核糖体，并通过抑制某些合成反应和促进某些代谢以维持生存。产生该反应的关键是非荷载的 tRNA 进入 A 位，而导致核糖体的"空闲"反应所致。在细菌正常生长期间，仅有少量 pppGpp（或 ppGpp）产生。生成的这些效应分子可被 pppGpp（或 ppGpp）焦磷酸酶水解。某些"松弛"突变株没有这种"应急控制"系统，因为这些突变细胞缺乏 SF。改变核糖体结构解除 ppGpp 应急反应可以提高抗生素产量。在抗生素产生菌中，ppGpp 的应急反应常常可以抑制产生菌的初级代谢，激活和促进次级代谢。如有报道链霉素的合成与胞内 ppGpp 水平升高有关，而"松弛"突变株 *relC* 变株（核糖体 L11 蛋白基因突变）缺乏应急反应，ppGpp 水平低，同时也不产生链霉素；放线菌素生物合成也有类似现象，*relC* 变株的 ppGpp 水平比原株低 25%，参与放线菌素合成的酶基因 mRNA 转录水平也降低，但是这种应急反应与次级代谢起始的关系并非普遍性的，如 *S.clavuligerus* 无论是在合成培养基还是复合培养基上，均在菌体对数生长期即产生头霉素，产抗生素水平随着菌体量增加而升高，整个发酵过程中 ppGpp 停留在较低水平。因此，ppGpp 并不是启动抗生素产生的单一信号。在某些情况下，抗生素合成启动期伴随着 ppGpp 水平的一过性升高。ppGpp 与次级代谢合成的确切关系还不清楚。有人报道，ppGpp 在大肠杆菌中正调控生长稳定期特异 δ^{38} 因子，该因子控制许多产物基因的转录，使这些产物只有在稳定期才开始合成。

受 ppGpp 控制的抗生素生物合成，如果在其产生菌核糖体上引入一个突变，则可能影响抗生素的产量。如 30S 核糖体是一个聚亚基结构，其中 S12 亚基与 16S RNA 组成 tRNA 的受体结合位点，S12 亚基系由 *rspL* 基因编码。S12 亚基上第 42 和 87 位 Lys 是链霉素的结合位点，Lys-42 或 87（链霉菌中是 88 位）如突变为苏氨酸或天冬酰胺，或 Lys-88 变为天冬酰胺或精氨酸，则链霉素不能与 S12 结合，菌株表现为对链霉素抗性。链霉素与核糖体结合示意图见图 2-4（见彩图）。曾经发现，在盐霉素（*S.albus*）、放线菌素（*S.antibioticus*）、formycin

ppGpp

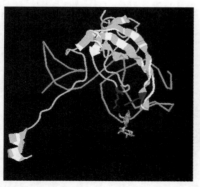

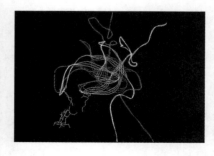

绿色代表核糖体 S12，褐红色代表 rRNA，蓝色代表与链霉素特异性结合的位点，42 位和 87 位赖氨酸；链霉素以浅蓝色代表，分子中的氧原子以红色代表

当核糖体 S12 发生突变时，赖氨酸发生变化（橙色代表），整个 S12 蛋白构型发生变化，链霉素不再能与之结合（绿色代表链霉素）

图 2-4　链霉素与核糖体结合示意图（见彩图）

（*S. lavendulae*）、fredericamycin（*S. chattanoogensis*）、放线紫红素（*S. coelicolor*）产生菌的链霉素抗性变株，抗生素产量提高 5～50 倍，这些抗生素产生菌的链霉素抗性菌株自发突变率在 10^{-6}～10^{-8} 左右，链霉素抗性变株中抗生素产量提高的菌株约占 3%～46%。而且，如果采用诱变剂筛选链霉素抗性变株，则可提高链霉素抗性变株和获得高产株的机遇。链霉素抗性变株中 *rspL* 基因的突变使链霉素不能再与核糖体结合，增强了核糖体结构的稳定性，从而提高了蛋白合成的效率，因为许多抗生素的生物合成都是在菌体生长后期启动的，因此 *rspL* 突变提高了此时蛋白合成效率，有利于参与抗生素生物合成酶或正调控蛋白的合成，同时在原株中如引入 *rspL* 基因突变，可以提高抗生素产量，而 ppGpp 水平并未升高。在变铅青链霉菌 *S. lividans* 中引入 *rspL* 突变基因（S12 蛋白的 Lys-88 变为天冬酰胺），发现能激活该菌基因组"沉默"基因即不表达基因的表达，使该菌产生大量的蓝色抗生素——放线紫红素。

庆大霉素也作用于核糖体，庆大霉素抗性菌株表现的是 *rplF* 基因（编码核糖体蛋白 L6）的突变，L6 核糖体蛋白直接与 23S RNA 结合，它位于肽基转移酶中心的氨酰-tRNA 结合位点。L6 蛋白的突变使庆大霉素不能再与其结合，促使蛋白质的合成加快。庆大霉素抗性变株表现为抗生素产生菌在合成期基因翻译水平活性的增高。

核糖体上蛋白质合成的功能与 RNA 聚合酶的活性相关。因此，RNA 聚合酶在调控次级代谢基因的转录与抗生素的生物合成有关。ppGpp 直接作用于 RNA 聚合酶 β 亚基，当 ppGpp 升高时抑制 RNA 的转录。利福霉素（RF）作用于 RNA 聚合酶 β 亚基，利福霉素抗性（RifR）导致编码 RNA 聚合酶 β 亚基的 *rpoB* 基因突变。由于 ppGpp 与 RF 在 RNA 聚合酶 β 亚基的结合位点非常接近，因此 RF 抗性变株也表现为不受 ppGpp 的控制，甚至在营养丰富培养基中 RNA 的合成速率明显降低，可能是 RNA 聚合酶 β 亚基构型变化，使与之结合的基因启动子的选择性发生改变，或是变构的 RNA 聚合酶 β 亚基，即所谓"应急 RNA 聚合酶"，与被 ppGpp 结合后的 RNA 聚合酶 β 亚基形式相似，致使 ppGpp 不再起作用。一般来讲，脱离 ppGpp 调控的菌株产生抗生素的能力均有所提高，因此，筛选抗 RF 变株也是核糖体工程育种的手段之一。核糖体工程反映的是蛋白质水平的育种，其中链霉素抗性变株所表现的是菌体生长后期蛋白质在翻译水平活性的升高；庆大霉素抗性变株是反映在合成期蛋白质翻译水平的提高；利福霉素抗性变株表现的是在基因转录水平的提高。

在变铅青链霉菌 *S. lividans* 中发现，引入 *rpoB* 基因突变可以提高正调控基因 *act Ⅱ-orf4* 的水平，RifR 变株中 Ⅱ 型谷氨酰胺合成酶和氧化还原酶水平均有很大的提高。已知谷氨酰胺合成酶参与许多抗生素生物合成，而氧化还原酶基因在已测序的天蓝色链霉菌 *S. coelicolor* 中与 PKS Ⅰ 型基因簇位置很近。在许多抗生素生物合成基因簇中均有氧化还原酶基因的存在。*rpoB* 基因突变在多种放线菌，包括链霉菌、糖多孢菌和地中海氏拟无枝菌酸菌等中均具有提高抗生素产量的效果，同时，有可能在许多放线菌中表现为能够激活未表现的"沉默基因簇"。检测 *rpoB* 变株的代谢产物，发现了许多在原株中没有发现的产物，因此，*rpoB* 基因突变成为发现新抗生素的另一途径。由于 RifR 突变可以发生在 *rpoB* 的许多位点，可以有六种形式的 DNA 碱基变化，包括阅读框内基因缺失和插入的变化，但以 His437 的置换为主要表现。RifR/rpoB 可以作为放线菌中研究突变效率的重要系统。

三、抗性调节育种

1. 通过调控产生菌对所产抗生素的自身抗性提高抗生素产量

抗生素是微生物次级代谢产物，它们不是微生物生长繁殖所必需的产物，而是在一定的生理条件下产生的，并且往往呈现为某些种属或者单个菌种的特征产物。抗生素是具有生物活性的微生物次级代谢产物，所以它亦能抑制甚至杀死其产生菌。为了生存需要，菌种通常能够形成对自身所产抗生素的不同的抗性机制。因此，抗生素的生物合成首先受抗性机制的调节，产生菌必须对其自身产生的抗生素具有抗性。如果次级代谢产物对产生菌有活性，产生菌必须将其钝化或失活或将其有效地排出胞外。抗生素产生菌基因组结构表明，绝大多数抗生素生物合成基因通常是位于染色体，只有极少数是位于质粒上。抗性基因和调节基因常常是与生物合成基因连锁的事实，表明次级代谢在微生物进化中已经形成比较完善的体系，并且对微生物的存在有重要意义。

由于抗生素生物合成与其作用的靶点通常是无关的，有些抗生素是初级代谢产物的储存，如聚酮体化合物是乙酰辅酶 A 的多聚化形式；有些抗生素可以是细胞壁物质的组成部分，如链霉素是产生菌 *S. griseus* 细胞壁的成分；有些抗生素是金属离子的螯合剂；许多抗生素调节细胞分化，促进产生菌气生菌丝的形成。尽管大多数抗生素是在产生菌生长（trophophase）后期即合成期（idiophase）才开始形成，但有时抗生素产生菌的生长期与合成期是重叠的。因此，产生菌必须具有对自身产生的抗生素的抗性，而抗性机制是与其作用靶点相关的。如作用于蛋白质合成的抗生素，其抗性机制往往与核糖体的修饰相关，或者改变其作用靶位；有些抗生素的抗性与其生物合成过程相关，属于生物合成的一个部分，如使所产生的抗生素活性基团钝化以对产生菌不产生抑制作用，只有在将终产物排出胞外时才脱修饰成为抗生素原型；有些抗生素的抗性是来源于激活其产生菌细胞膜通透性，以促进其胞外的排出。表 2-4 列举一些抗生素产生菌由钝化酶产生的抗性。

表 2-4　通过钝化酶修饰抗生素获得抗性示例

产 生 菌	抗 生 素	钝 化 酶	基 因
弗氏链霉菌	新霉素	APH(3′),AAC(3)	*aph1*,*aacC8*
龟裂链霉菌巴龙霉素变株	巴龙霉素	APH(3′),AAC(3)	
变铅青链霉菌	青紫霉素	APH(3′),AAC(3)	
核糖链霉菌	核糖霉素	APH(3′),AAC(3)	
环状芽孢杆菌	丁酰苷菌素	APH(3′),AAC(3)	
卡那霉素链霉菌	卡那霉素	AAC(6′)	*aac*
黑暗链霉菌	暗霉素	AAC(6′),AAC(2′)	*aac*,*aac*(2′)
灰色链霉菌	链霉素	SPH(6),SPH(3′)	*aphD*
吸水链霉菌 NRRL 2387	潮霉素 B	HPH	*hyg*
白黑链霉菌	嘌呤霉素	PAC	*pac*
酒红链霉菌	紫霉素	VPH	*vph*
缠绕链霉菌	缠霉素	CPH,CAC	*cac*
链霉菌 V-13-1	链丝菌素	STAT	*sta*
诺尔丝链霉菌	诺尔丝菌素	NAT	*nat1*

产 生 菌	抗 生 素	钝 化 酶	基 因
吸水链霉菌 ATCC 21705	膦丙二胺	PPT	*bar*
轮生链霉菌	博莱霉素	BAT	*blmB*
春日链霉菌	春雷霉素	乙酰基转移酶	*aac*(2′)

注：APH，氨基糖苷磷酸转移酶；AAC，氨基糖苷乙酰基转移酶；SPH，链霉素磷酸转移酶；HPH，潮霉素磷酸转移酶；PAC，嘌呤霉素乙酰基转移酶；VPH，紫霉素磷酸转移酶；CPH，缠霉素磷酸转移酶；CAC，缠霉素乙酰基转移酶；STAT，链丝菌素乙酰基转移酶；NAT，诺尔丝菌素乙酰基转移酶；PPT，去甲基磷丝菌素乙酰基转移酶；BAT，博莱霉素 N-乙酰基转移酶。

以上列举的抗生素钝化酶存在于产生菌中，它们在抗生素生物合成过程中能使自身产生的抗生素结构中的某些基团磷酸化或乙酰基化，形成没有活性的磷酸化或乙酰基化衍生物，以此获得对抗生素的抗性。氨基糖苷类抗生素具有不同的抗性机制，新霉素、巴龙霉素、青紫霉素、核糖霉素和丁酰苷菌素产生菌的抗性与 APH（3′）和 AAC（3）修饰酶活性相关，而与核糖体不相关。APH（3′）和 AAC（3）修饰酶分别负责这类抗生素 3′位磷酸化和 3 位乙酰化，使这类抗生素钝化。卡那霉素中 AAC（6′）酶参与其生物合成中间体的乙酰基化，在产生菌的生长期即表现有活性，而在合成期活性下降，尽管它在赋予产生菌抗性中不起主要作用，然而在卡那霉素产生菌中引入 AAC（6′）酶基因，增加其拷贝数可以明显提高卡那霉素的产量。同样，将该基因引入 *S. fradiae* 也可提高新霉素的产量。被乙酰基化的中间体可能对产生菌有活性，因此使其钝化可以增加这些抗生素合成的中间体，有利于终产物的合成。链霉素磷酸化酶参与链霉素的生物合成，在链霉素形成过程有一系列磷酸化的中间体形成，使它们处于钝化过程。在生物合成的最后一步使磷酸化链霉素去磷酸化，从而形成有活性的链霉素。

许多抗生素是通过与细胞特异受体结合而发挥其抗菌作用的。改变抗生素作用靶位将影响抗生素的结合，而使产生菌获得抗性。表 2-5 列举了抗生素的作用靶位，其中包括参与核酸、蛋白质或脂肪酸合成的酶。如新生霉素作用于 DNA 解旋酶 B，使超螺旋 DNA 的比例降低，而激活对 DNA 拓扑结构敏感的启动子；利福霉素作用于 RNA 聚合酶 β 亚基；黄丝链菌素作用于蛋白质合成中延长因子 Tu 等。这些靶酶的突变将影响相关抗生素的结合而呈现为抗性。

表 2-5　通过修饰抗生素作用靶位以获得抗性示例

产 生 菌	抗 生 素	作 用 靶 位	基 因
类球形链霉菌	新生霉素	DNA 解旋酶 B	*gyrB*
地中海拟无枝酸菌	利福霉素	RNA 聚合酶	*rpoB*
利迪链霉菌	利迪链菌素	RNA 聚合酶	*rpoC*
壮观链霉菌	大观霉素	蛋白合成延长因子 EF-G	*rpsE*
荧光链霉菌	假单胞菌酸	Ile-tRNA 合酶	
肉桂链霉菌	黄丝链菌素	蛋白合成延长因子 EF-Tu	*tuf*
头孢霉（*Cephalosporium caerulens*）	浅蓝菌素	脂肪酸合酶	*fas2*

抑制核糖体功能的抗生素抗性决定因子，有些是组成型的，有些则是诱导型的。大部分与抗性相关的部分位于核糖体的 RNA，而不是核糖体蛋白。通常核糖体 RNA 的甲基化为

抗性表现的重要机制。单基因编码的核糖体 RNA 甲基化酶，在核糖体单一碱基位点使其甲基化，即导致对抗生素的抗性。表 2-6 列举了抑制核糖体功能抗生素的抗性。

表 2-6　抑制核糖体 RNA 功能抗生素抗性示例

产　生　菌	抗　生　素	与抗性相关的核糖体及甲基化位点	基　　　因
远青链霉菌	硫链丝菌素	23S RNA：1067	tsr
红色糖多孢菌	红霉素	23S RNA：2058	$ermE$
天青链霉菌	林可霉素	23S RNA：2058	clr
天神海链霉菌	天神霉素	16S RNA：1408	$kamA$
绛红色小单孢菌	庆大霉素	16S RNA	$kgmA$
黑暗链霉菌	暗霉素	16S RNA：1405，1408	$kgmB$，$kamB$

硫链丝菌素抗性基因存在于其产生菌中，抗性基因 tsr 编码的甲基化酶使核糖体残基 1067 位的核糖分子甲基化；大环内酯类抗生素（M）与林可霉素（L）以及链阳菌素（S）均具有相同的抗性机制，表现为相互有交叉抗性，统称为 MLS 抗性。它们的抗性与这些抗生素产生菌的 23S RNA 残基 2058 位腺嘌呤的甲基化，形成 N^6、N^6-二甲基化的核糖体 RNA 有关；在许多抗生素产生菌中均具有 MLS 诱导型耐药性。如果用 MLS 类抗生素筛选抗性变株，获得 MLS 组成型耐药变株，则可以提高抗生素产量。如用 maridomycin 筛选林可霉素产生菌 S. lincolnensis 抗性变株，可提高林可霉素的产量；同样，泰洛菌素产生菌（S. fradiae）的抗红霉素抗性变株，也提高了泰洛菌素的产量。泰洛菌素产生菌有 $tylA$、$tylB$ 和 $tylC$ 三个抗性基因，$tylB$ 和 $tylC$ 是连锁的。泰洛菌素的产量也与其抗性基因表达水平相关，高产菌株抗性水平也较高。

许多抗生素有多种抗性机制，如氨基糖苷类抗生素就有多重抗性机制。除了上面所述的钝化酶对其结构修饰引起的抗性机制以外，还有作用于核糖体的抗性机制。如表现为卡那霉素和庆大霉素抗性的 $kgmA$ 基因编码蛋白修饰 16S RNA，使其 1405 位鸟嘌呤甲基化；$kgmA$ 基因产物也是修饰核糖体 RNA 的甲基化酶。而采用不同机制的多重抗性突变，可以较大幅度地提高抗生素产量。如在盐霉素产生菌（S. albus）工业菌株中诱变筛选抗链霉素、庆大霉素和利福霉素三重抗性变株，其产量提高了 2.3 倍。

细胞膜通透性的改变对抗生素也可能形成抗性机制。抗生素产生菌必须对自身产生的抗生素有分泌和排出功能。增加细胞膜通透性以利于抗生素的排出，可以增强对所产抗生素的抗性。参与抗生素排出的机制有被动扩散、通过细胞内小泡运出体外和有运输蛋白参与的泵出等方式。被动扩散与细胞膜的理化性质，如流体力学、膜上脂肪酸饱和度、酰基链长度、膜上所带电荷和疏水性的程度等有关。细胞膜参与的排出机制与有质子相关的电化学梯度穿膜机制和有运输蛋白参与的机制相关。运输蛋白含有高度保守的与 ATP 结合的级联系统（ATP-binding cassette，ABC），它参与多种抗生素的泵出，有广泛的底物宽容性，能运输各种大分子和小分子化合物。在大环内酯类、道诺霉素及光神霉素生物合成基因簇中均有编码 ABC 蛋白基因的存在。如竹桃霉素产生菌（S. antibioticus）中的 $OleB$、泰洛菌素产生菌（S. fradiae）中的 $tlrC$、道诺霉素产生菌（S. peucetius）中的 $drrAB$、光神霉素产生菌（S. argillaceus）中的 $mtrAB$，均为一种 ABC 蛋白并与抗生素的泵出有关。ABC 蛋白一般含有四个与膜结合的域，两个与核苷酸结合的亲水结构域及两个包含多个亚基的疏水蛋白域。此外，在 *S. coelicolor* 中还发现了次甲基霉素抗性基因 *mmr*，它受次甲基霉素诱导并编码一种穿膜蛋白，有利于次甲基霉素的排出；土霉素产生菌 *S. rimosus* 中的抗性基因 *tetB* 编码膜相关蛋白，可促进所产生的四环素的排出。

2. 金属离子或卤素抗性菌株的筛选

抗生素的形成有可能是产生菌排除毒性物质的方式之一，并且有些抗生素中含有卤素（大多数放线菌产生含氯元素），如 *Streptomyces venezulae* 产生的氯霉素、*S. roseochromogenes* 产生的氯生菌素、*Dactylosporangium aurantiacum* subsp. *handenensis* 产生的 tiacumicin、*S. armentosus* 产生的 armentomycin 等，如第一章所述的许多海洋微生物产生含溴元素的抗生物质。基于这些机制，通过筛选对产生菌可能有毒性的重金属离子或卤素化合物抗性变株，有可能提高其抗生素的产量，如假单胞菌产生的吩嗪类抗生素与其对 Co^{2+} 和 Ni^+ 的抗性有关。将一定浓度的 $CoCl_2$、$NiCl$、$HgCl_2$、$CuCl_2$、$MnCl_2$、$CrCl_2$ 或含卤素化合物（NaCl、NaBr、NaI 或 KI）加入培养基，作为底物进行抗性变株的筛选，有可能提高相应抗生素的产量。

四、转座子的操作

转座子（transposon，Tn）是存在于染色体 DNA 上可自主复制和移位的基本单位，是一类可以移动的 DNA 片段。它能在染色体一定位点或任意位点插入。在移动时，转座子常在原来位置保留有拷贝，在新位点上出现的是一个拷贝，它依赖于 DNA 复制，称为复制型转座。非复制型转座（non-replicative transposition），其转座因子作为一个整体可直接从一个位点移到另一个位点，使转座因子插入到靶位点，而供体原来的位点已不存在转座因子。

最简单的转座子不带有任何宿主基因，通常被称为插入序列（insertion sequence，IS），它们是独立存在的单元，属于细菌染色体的正常组成部分，其带有介导自身移动的蛋白，转座酶（transposase），它可以整合到宿主非同源位点上，即所谓转座（transposition）。当插入序列 IS 插入到某基因内时，往往就会使该基因失活。通常情况下，在 IS 两端具有重复序列。转座子对靶位的选择有随机选择、热点选择和特异位点选择三种形式。IS 的转座是经转座酶催化的，它由 IS 编码。首先由转座酶交错切开宿主靶位点，然后 IS 插入，与宿主的单链末端相连接，余下的缺口由 DNA 聚合酶和连接酶加以填补，结果使插入的 IS 两端形成 DR（direct repeat）或靶基因核苷酸序列重复。带有宿主菌基因的转座子，称为复合转座子，复合转座子要比 IS 长得多，中心区域经常带有宿主菌编码抗性基因。不同的复合转座子的抗性标记不同。复合转座子两端的组件由 IS 和类 IS 组成。IS 序列插入到某个功能基因两端时就可能产生复合转座子，一旦形成复合转座子，IS 序列就不能单独移动，只能作为复合体移动。转座子可能因从染色体被切割而使突变回复，但其概率较低，在 $10^{-6} \sim 10^{-8}$ 左右。

在链霉菌中曾构建了一些复合转座子如 Tn5096、Tn5099、Tn4560-4556、Tn1792 等，它们是由插入序列 IS493 衍生的，其中 Tn5096 含有阿普霉素抗性基因，构建在温敏型质粒 pMT660 上，Tn5099 含有潮霉素抗性基因，构建在 *xylE* 启动子探针质粒上，在转座时如激活 *xylE* 基因的转录，可以用于研究转座子插入基因上的启动子功能。Tn4560-4556 由 Tn3 类插入序列衍生，含有紫霉素抗性基因，Tn1792 是由 IS6100 衍生的，曾用于阿维菌素产生菌的转座突变研究。IS493 最初是从 *S. lividans* 中分离到的，它具有特异的转座靶序列 NgNCaNTgNNyN。许多链霉菌转座子是有种属特异性的，在某些种属中能起作用的转座子在其他种属中不一定能起作用。大肠杆菌中的 Tn5 和分枝杆菌中的 IS6100、Tn610 也可用于链霉菌基因组的转座。转座子在染色体的插入可以导致基因的许多变化，如引起靶基因核苷酸序列的重复或翻转，可以造成基因结构的变化，也可以通过插入引起基因突变或通过引入新的顺式调控因子导致基因表达的改变。转座子的插入可以稳定地与染色体 DNA 整合，因此，可以利用转座子移位插入到抗生素产生菌生物合成基因组，通过生物合成或调节基因的突变，提高抗生素产量。曾经发现，达托霉素产生菌 S. roseosporus 中 Tn5099 的转座可以激活黑色素的形成，同时，还可以提高达托霉素产量 60%，不过其确切机制是由于启动子的作用，还是阻断了负调控基因尚不清楚。利用 Tn5099，研究了弗氏链霉菌中插入的位点，在不影响整个基因组结构的情况下，在"中性"位置引入 tylF 基因增加其拷贝数，可以提高泰洛菌素的产量。tylF 编码 3-OH 甲基化酶，介导泰洛菌素生物合成的最后阶段，使大菌素甲基化成为泰洛菌素，该阶段被认为是泰洛菌素生物合成途径中的限速阶段。采用转座子方法获得负调控基因阻断株，如天蓝色链霉菌 S. coelicolor 中 tet R 家族调控因子 rrdA 基因，负调控十一烷基灵菌红素的产生，其产量得到提高。

尽管由于转座子的不定位靶向性所造成的基因突变很难人为控制，但由于转座子的高频率移位一般可达 $10^{-2} \sim 10^{-3}$，因此，可以利用转座技术较方便地构建基因突变菌株库，然后进行筛选，而且与常规诱变方法相比，利用转座子的已知序列，以转座突变菌株基因作为模板进行 PCR，可以较易地在基因水平对基因突变予以确认。所以，转座子技术是用于提高抗生素产量的一种值得一试的方法。Tn5 衍生的转座子 Tn5493 曾被用在天蓝色链霉菌的黏粒基因组，构建了近 90% 基因有插入突变的文库，然后通过属间接合转移，在链霉菌中研究基因表型的变化，用这种方法可以系统和深入地研究基因组的功能，同时也表明利用转座子进行基因突变提高抗生素产量的可行性。

五、原生质体融合与全基因组改组技术

细胞生物学、分子生物学技术的发展和应用以及近年人造卫星成功回收等空间技术的成就，为微生物的诱变育种提供了一种颇有诱惑力的新技术。

1. 原生质体融合

两个以上菌株的原生质体混合在一起，在融合剂聚二乙醇（PEG）和钙离子作用下，使不同菌株的原生质体发生聚集作用，称为原生质体融合。PEG 的脱水作用干扰原生质膜表面的蛋白质和脂质的排列，促进原生质体的融合。而钙离子对原生质膜有稳定作用并使之发生交联而促进其凝集。原生质体融合是杂交育种的一种手段。通过细胞融合，不同菌株中具优良性能的遗传物质进行交换或互补，可形成新的具高产特性的菌株，也可克服原有菌种生活力衰退的趋势，或消除某一菌种经长期诱变处理后所出现的产量上升缓慢的现象。

PEG 的浓度在原生质体融合中起着重要作用，PEG 分子量越大溶液黏度越强，但是其渗透压随着分子量的降低而升高。常用的 PEG 分子量为 1000～6000，而浓度为 50%，不同批号的 PEG 会影响融合效率。

融合子是指两个以上不同亲株的细胞融合后核物质发生交换的细胞株。融合子的选择主要依靠亲本的选择性遗传标记，通常使用营养缺陷进行标记。在选择培养基上，通过亲本遗传标记互补挑选出融合子。通常融合之后会出现两种情况，一种是异核体，另一种是杂合二

倍体或重组体。异核体是指由于细胞融合而在细胞内含有遗传组成不同的两个或多个细胞核。杂合二倍体则是异核体进一步发生核融合，而在一个细胞核内含有两条染色体。异核体的两个核融合后就可以继续进行细胞分裂，并形成单核细胞系。只有含单核且其染色体基因发生重组的融合子才能稳定地进行遗传。因此，获得融合子后应进行多次分离纯化，以获得遗传性能稳定的融合子。原生质体融合造成的基因重组概率一般可达 10％～20％ 左右。用紫外照射处理原生质体，可增强其重组概率，使之达到 40％，而在低概率如 1％ 进行重组时，通过紫外照射可提高重组概率至 10％。

采用紫外线照射或热灭活的方法，使原生质体丧失再生能力，但在保持细胞 DNA 的遗传功能和重组能力的情况下，只有基因重组互补的遗传物质可以形成能再生的融合体。用这种方法进行多亲株原生质体的融合，可以避免对亲株进行营养缺陷型的标记，尤其是应用于工业菌株的处理十分有利，因为营养缺陷型的筛选不仅需要花费时间和精力，而且有时还会降低亲株的发酵单位。采用紫外线照射或热灭活的方法处理原生质体需要较温和的条件，如紫外线处理采用造成 99％ 死亡率的条件，或热灭活采用 55℃ 处理 30min，在这样的条件下即使亲株的存活率为零，不同菌株的遗传物质仍可互补形成能再生的融合子，如果处理条件过于苛刻，就有可能得不到融合子。

2. 全基因组改组技术

基因改组是 20 世纪 90 年代开创的一种 DNA 定向进化技术。基因改组是指 DNA 分子的体外重组，又称为 DNA 体外随机拼接技术，与传统 PCR 技术的不同点是，利用无引物的 PCR 过程，通过基因片段的同源性进行随机互补，得到基因突变体。这一过程也称为有性 PCR，是一种人为的使 DNA 发生突变的方法，可极大地提高基因的突变率，加快生物的进化。将一组不同来源的基因 DNA 或来自同一基因具有不同突变部位的突变体 DNA 用 DNA 酶 I 进行随机切割，形成较小的 DNA 片段以获得 DNA 分子的随机切割片段混合体，以此混合体在不加引物的情况下直接进行 PCR。DNA 酶 I 切割的 DNA 片段通过相互间的同源性进行随机互补，基因互补区域为引物，经 PCR 扩增，获得 DNA 分子的复制，由此获得大量 DNA 不同区域间的随机重新组合的新 DNA 突变体，

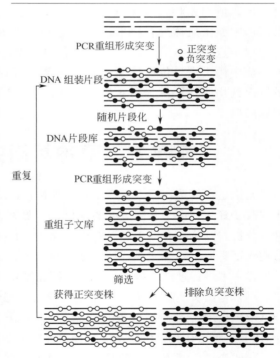

图 2-5　基因改组技术操作流程图

完成这一 PCR 随机扩增后，再加入特定引物进行最后的 PCR 扩增，便可获得所需全长基因的 PCR 产物。将 PCR 产物在一定寄主细胞中表达并筛选出期望的突变体。如此进行多次循环，即可获得理想的突变体。

基因改组技术的操作流程可以通过下图进行描述（图 2-5）。选择相关基因家族的 DNA

作为模板，以综合不同菌株基因性状的优点，也可以单个基因作为模板，用超声波或 DNA 酶使模板基因随机片段化；经无引物 PCR，DNA 片段根据其同源性与不同模板配对，进行延伸、变性/复性/延伸反应，在 PCR 循环中由于模板的改变，所合成的 DNA 片段包含了不同模板 DNA 的信息，形成基因的重组或突变；将这样的 PCR 产物再片段化，可以再进行无引物 PCR，如此循环多次，即可以获得重组或突变基因库，经有引物 PCR 获得大小适宜的目的基因片段，使之在合适的宿主菌中表达，经过有效筛选基因表达产物，最终可以获得性能优良的突变基因。但是，DNA 改组的效果是由基因表达产物的功能来显示的，因此必须有灵敏可靠并能适应于高通量筛选的方法进行验证。

抗生素是由多基因介导的生物合成产物，其产量的提高与多种基因相关。以 PCR 技术为基础的基因改组比较适用于单个基因操作。选择与抗生素生物合成产量相关的基因，设计基因改组操作中最后一步的有引物 PCR，通过基因表达和筛选有可能获得有意义的基因突变。而比较实用的方法是，采用原生质体融合形成基因的高重组率，使其成为全基因组改组的一个重要手段。张迎新等用天蓝色链霉菌和泰洛菌素产生菌，比较了原生质体融合的全基因组改组方法与传统诱变方法的育种效果。用常规诱变方法育种，20 年共筛选 10^6 个菌株，获得单位提高 6 倍的泰洛菌素菌株。在进行原生质体融合时，为了得到基因组有多样性变化的菌株，他们先将出发菌株用 NTG 进行诱变，筛选 22000 个菌株，从中挑取 11 株菌，采用递归原生质体融合技术，即制备 11 株菌的原生质体进行融合、再生后，收集再生菌落的孢子重新制备原生质体，再融合和再生，这一过程连续重复两次。筛选 1000 个融合子，从中挑出高单位菌株 5～10 株，再进行递归原生质体融合，再筛选 1000 个融合子，最后得到比原株产量提高 6 倍的菌株，这相当于用常规诱变方法育种 20 年共筛选 10^6 个菌株的效果。

第四节　菌种基因突变的分析与定位

无论是自然选育、人工诱变还是理性化诱变所获性能得到优化的菌株，为了证实菌种性能的改变确实是由于基因突变的结果，需要对突变株在基因水平进行分析。对菌种基因突变进行分析与定位，有助于加深对次级代谢产物生物合成机理及调控的认识，在基因和蛋白质结构水平掌握生物合成或调控次级代谢产物产量的影响元件，以便能有目的地在基因或蛋白质工程水平进行理性化操作，使育种研究更具科学基础，更能取得成效。

尽管基因突变检测技术，如单核苷酸多态性分析（SNP）技术、单链构象多态性分析（SSCP）技术、变性高效液相色谱（denaturing high performance liquid chromatography, DHPLC）等已在真核生物基因突变研究或人类临床疾病诊断方面得到了广泛应用，但由于次级代谢产物多基因编码的复杂性，以上这些方法在链霉菌中尚未得到实际应用。笔者认为，鉴于目前已有上千个放线菌的全基因组测序已完成，人们有可能采用基因多态性分析和 DNA 芯片两种方法，从宏观上了解菌种基因突变所产生的多态性，然后有选择性地进行基因测序，以了解突变基因结构、碱基组成、氨基酸水平的具体变化。对于高产株首先应关注调节基因的变化，对采用链霉素抗性筛选策略获得的高产株，则应关注核糖体基因的改变。

一、基因多态性分析

DNA 随机扩增多态性（random amplified polymorphic DNA，RAPD）或扩增片段长度多态性（amplified fragment length polymorphism，AFLP）分析，这两种方法均利用 PCR（聚合酶链式反应）使基因组的变异特异性扩增，能展现被扩增区域内遗传特性的变化。其中，RAPD 方法是利用 PCR 随机合成多态性 DNA 片段，所使用的引物为一系列具有 10 个碱基单链的随机引物，对基因组的 DNA 全部进行 PCR 扩增，以检测多态性。目前已有上千个放线菌的全基因组完成了测序，可以参考它们的序列设计一系列引物。由于菌种的整个基因组内存在诸多反向重复序列，每一个单一引物结合在反向重复序列上，在其间的区域内若基因发生变化，经 PCR 扩增后，则导致一系列 PCR 产物可表现其差异性。由于使用一系列引物，几乎整个基因组差异就会显露出来。然而，由于这种方法采用的是随机引物，其实验结果的重复性较差。

AFLP 则是根据 RAPD 的结果，先将基因组用两种或两种以上酶切割，在酶切片段加上人工接头，作为 PCR 模板。在 PCR 引物设计中采用靶基因核心序列、酶切识别序列和 3′端选择碱基序列。由于 PCR 引物中核心序列与人工接头序列的互补，从而实现选择性扩增。如果 AFLP 经过两种或两种以上酶同时切割，导致 DNA 片段遗传特性发生改变，则酶切片段的数目、长度发生变化，表现为多态性。由于引物特异，可以保证 PCR 的专一性，所发生变化的基因片段可以得到选择性的扩增。

二、DNA 芯片

在基因组测序所提供的基因序列信息基础上，利用 DNA 芯片技术，可能有助于对突变株基因表达差异进行研究。DNA 芯片实际上是一种大规模集成的固相杂交，是指在固相支持物上原位合成（in situ synthesis）寡核苷酸或者直接将大量预先制备的 DNA 探针，以显微打印的方式有序地固化于支持物表面，然后与标记的样品杂交。通过对杂交信号的检测分析，获得样品的遗传信息（基因序列及表达的信息）。

根据链霉菌基因组信息，设计引物扩增获得 PCR 产物，将其制作微芯片，从原株及突变株提取总 RNA，在反转录时用带荧光的核苷酸标记 cDNA，将获得的标记 cDNA 与 DNA 芯片杂交。比较原株和突变株基因表达谱，经过计算机软件的换算，可以检测与抗生素生物合成、调控或核糖体蛋白基因表达的不同点。利用天蓝色链霉菌基因组测序信息设计 DNA 芯片，测定了红霉素高产菌株生物合成基因转录水平，发现红霉素高产株 56kb 基因簇的基因表达时间比原株明显延长。

三、蛋白质组学分析

蛋白质组学分析包括蛋白提取、双向电泳及使用 MALDI-TOF MS 和 MS/MS 分析技术对蛋白质的鉴定，可以从酶学方面阐明育种所获得的高产菌株的代谢、生理、生物合成的机制。

如产青霉菌（P. chrysogenium）原株（NRRL1951）的青霉素产量为 $100\mu g/mL$ 左右，经系列诱变筛选获得中等产量（$550\sim800\mu g/mL$）的菌株 Wisconsin54-1255，进一步优化继

而获得 AS-P-78 高产（4.8μg/mL）菌株。西班牙学者 Jami 等用蛋白质组学方法研究了三株菌在酶学水平的变化，发现高产株主要在前体供应、能量代谢、氧化应激反应以及旁路次级代谢产物合成的生物化学方面有明显的变化，具体表现在以下几个方面。

Wisconsin54-1255 和 AS-P-78 两株菌中半胱氨酸合成酶水平明显提高，此外，还发现在高产菌株中有胱硫醚 β-合成酶蛋白的表达。胱硫醚 β-合成酶参与由甲硫氨酸转硫形成半胱氨酸的途径，说明在高产菌株中有两个半胱氨酸合成途径，使青霉素前体半胱氨酸的供应明显改善。

AS-P-78 高产菌株中戊糖-磷酸途径酶系表达升高，该途径中的非氧化阶段的酶系，如核糖-5-磷酸异构酶和转酮酶明显高表达，戊糖-磷酸途径产生大量的 NADPH，已知内酰胺类抗生素的产生需要 NADPH 的参与，产生 1mol 青霉素需要 8～10mol NADPH 的参与。此外，高产菌株中与氧化应激反应相关的蛋白表达升高，说明氧化还原代谢在青霉素生物合成中至关重要。

旁路次级代谢途径的减少有利于目的代谢产物的合成。Wisconsin54-1255 菌株中缺少与色素形成途径相关的酶蛋白，这一结果与在进行该株选育过程中只挑选不产色素菌落的策略是一致的。而 AS-P-78 菌株中缺少与异黄酮类化合物合成途径相关的酶系。因此，旁路次级代谢途径的减少有利于青霉素的产生。

第五节　代谢网络模型及其在育种中的应用

近年来，随着大量基因组尺度代谢网络模型的构建，人们提出了多种基于代谢网络分析预测基因改造靶点以使某一目标化合物合成最优的方法。这些方法利用基因组尺度代谢网络模型中的反应计量关系约束和反应不可逆性约束等，通过约束优化的方法预测可使产物合成最大化的改造靶点，避免了传统的通过相关途径的直观分析确定靶点的方法的局限性和主观性，为细胞工厂的理性设计提供了新的思路。

生物代谢网络分析方法分为实验和理论建模两种。实验分析方法包括采用质量平衡、同位素标记、光谱学方法、核磁共振、质谱等方法来测定关键代谢物的同位素含量和分子量分布等，并以此来推测特定外界条件下代谢流的状态与分布。理论建模方法经过数十年的发展，目前用于代谢网络分析的方法主要有三大类：第一类是基于化学反应动力学信息的代谢网络分析方法，主要有生化系统理论（biochemical system theory，BST）和代谢控制分析（metabolism control analysis，MCA）；第二类是基于化学计量学的代谢网络分析方法，主要有代谢通量分析（metabolic flux analysis，MFA）或者通量平衡分析（flux balance analysis，FBA）、动态通量平衡分析（dynamic flux balance analysis，DFBA）、最小代谢调整分析（minimization of metabolic adjustment，MOMA）、最小调节开关分析（regulatory on/off minimization，ROOM），以及由这些基本分析方法衍生发展出来的其他方法；第三类是网络拓扑学分析方法，主要有极端途径分析（extreme-pathway analysis，EPA）、基元通量模式（elementary flux mode，EFM）、奇异值分解分析（singular value decomposition，SVD）等，主要用于代谢网络的拓扑学相关分析，因为它们也是基于化学计量学的分析方法，故也可归入第二类。目前这三类方法主要应用于对代谢网络模型的分析。

1. 基于动力学的分析方法

基于动力学的分析方法是建立在每一个单一反应动力学参数基础上的定量模型，是对反应机理的综合描述，它既能描述系统的相互关系（定性结构），又能描述系统的作用过程（定量变化）。目前这类分析方法的代表有生化系统理论（BST）和代谢控制分析（MCA）。BST 由 Savageau 等在 1969 年创立，属非线性系统理论，既适用于稳态也适用于非稳态，因此被理论生物学家认为是通用型的理论，可作为其他理论发展的基石。但由于它需要完备的化学反应动力学信息，以目前人们所掌握的实验手段和技术条件难以完全获取，因此难以胜任大规模网络的分析工作。MCA 则是 Savageau 等在 BST 基础上提出的线性化系统的特例。MCA 本质上是对代谢网络酶动力学非线性特点的线性化近似描述理论，在许多方面得到了应用，比如提供单个反应代谢通量控制的度量标准，描述酶活性对于胞内代谢物浓度的影响等。与 BST 一样，MCA 也难以胜任大规模网络的分析工作。通常来说，动力学分析方法需要完备的化学反应动力学参数集，如果对代谢网络中全部反应的动力学信息或具体的反应速率常数掌握不够时，将很难通过数学方法来描述反应过程。而且，即使反应速率已知，相应的微分方程计算随着网络规模的增大将会耗费较高的计算代价（时间复杂度和空间复杂度急剧增大），甚至可能超出目前超级计算机的运算能力。因此，目前往往采用离散模型分析方法代替动力学方法来进行代谢网络的分析。而且目前由于实验技术的局限，大量的动态参数很难确定和得到，所以基于化学计量学的分析方法还是得到广泛应用。

2. 基于化学计量学的分析方法

化学计量学分析方法是基于化学计量系数矩阵的分析方法，属于对生物反应离散建模的分析方法之一。由于这类分析方法大都需要引入约束参数，而且约束参数越多其模拟结果越准确，因此，这类分析方法也称为基于约束的方法（constraint-based methods）。目前已发展了多种基于化学计量学的分析方法，如代谢通量分析（MFA）、通量平衡分析（FBA）、动态通量平衡分析（DFBA）、最小代谢调整分析（MOMA）、最小调节开关分析（ROOM），等等。MFA 通过利用胞内化学计量模型及代谢物质量平衡关系，来计算出胞内代谢通量的分布，是确定代谢分布的一个强有力的算法。FBA 则是在 MFA 基础上的发展，也可以认为它们是一致的，因为它们在形式上相一致；但 FBA 更适合在系统角度下对代谢网络的特性进行整体的分析考察，而 MFA 则更多地与 ^{13}C 标记通量分析相结合而用于局部代谢网络的通量分析。FBA 的提出源于这样的假设：生物体在漫长的进化历程中其内部的生化网络不断地得到调整而趋于最优化，以适应外界环境的变化而生存下来；在表型上主要表现为更快的生长速率。因此，FBA 的提出就是通过以生物体生长为目标函数来确定细胞代谢通量分布状况的。除了确定代谢通量以外，MFA/FBA 算法还能够提供一些细胞生理特征方面的重要信息，例如代谢途径中分支点控制的系统辨识、冗余代谢途径的辨识、最大理论产率的计算等。通过用 MFA/FBA 对代谢网络进行分析，可对细胞内不同状态下各代谢途径的通量分布进行描述，从而采取一些改进措施调节其分布以得到更多的目的产物。以 FBA 方法为代表的这些新型建模方法的出现，为生命系统的 *in silico* 仿真开拓了新的发展空间。DFBA 是由 Mahadevan 和 Edwards 等在经典 FBA 理论的基础上增加动态过程等非线性约束因素，以动态规划为基础，结合最优控制理论而提出的动态 FBA。如果把 FBA 看作是静态的结构基础上的最优化的话，那么 DFBA 可看作是在结构最优化基础上的动态的过程最优化，因此，它适用于描述或模拟连续动态的生化过程，如大肠杆菌在两种混合碳源下的二次生长问题。MOMA 则是 2002 年 Daniel 等所提出的用于基因敲除后表型预测的方法。Luo 等就成功地用 MOMA 思想改进 DFBA 方法在心肌能量代谢扰动系统中的模拟，得到了良好的模拟结果。2005 年，Shlomi 等提出了另一种代谢扰动预测的方法——ROOM，它与 MOMA 都是用于基因敲除后代谢扰动预测的好方法。

3. 基于网络拓扑学的分析方法

基于网络拓扑学的分析方法也是一类建立在代谢网络化学计量系数矩阵基础上的分析方法，主要用于对代谢网络进行拓扑学分析。目前属于这一类别的主要分析方法有极端途径分析（EPA）、基元通量模式（EFM）和奇异值分解分析（SVD）等。EPA 和 EFM 旨在通过拓扑学分析从代谢网络中发现和分析有意义的代谢途径，通常用于代谢途径的简化；而 SVD 则可以在对代谢网络进行拓扑学分析的同时考虑代谢物和反应之间的关系，站在更加系统的角度来考察代谢网络的特性，与 EPA 相比，它降低了计算的维度。这些基于网络拓扑学的分析方法可站在系统级的高度从代谢网络的结构上给出一些有生物意义的分析结果。

4. 重要的生物代谢网络模型——基因组尺度代谢模型

随着测序技术的成熟，越来越多的生物体基因组被测序和公布。同时，原先使用局部代谢网络来研究生物系统的行为和菌种代谢工程改造的方法已不能满足准确性和精度的进一步要求。因此，基于基因组数据重建（reconstruction）基因组尺度的生物代谢网络模型以取代局部代谢模型来进行研究已变得十分必要。基因组尺度代谢模型（genome-scale metabolic models，GSMM）结合基于约束的分析方法在生物系统尤其是代谢网络的分析应用中起着日益重要的作用。

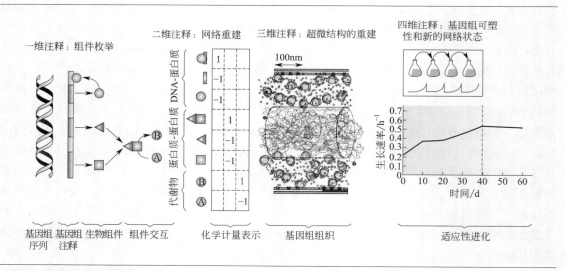

图 2-6 基因组四个层次的注释

一维注释列出了网络的各种元件；二维注释给出了元件之间的相互作用（以化学计量矩阵的形式反映出来）即重构了生物网络；三维注释反映了基因组的空间结构组织；四维注释则反映了基因组序列的发展变化

（1）GSMM 的重建　GSMM 的重建始于基因组的测序和注释（annotation）工作。基因组测序的结果只是得到了物种基因组的碱基序列信息，如何对这些信息进行解读和挖掘则是基因组注释的任务。狭义的基因组的注释是对基因组数据的解读，也是重建各种生物网络的工作基础。广义的基因组的注释可分为四个层次（如图 2-6 所示）：①一维注释——网络元件的注释；②二维注释——网络重构；③三维注释——基因组空间定位；④四维注释——发展变化。其中前两个层次的注释是构建 GSMM 的基础。

GSMM 的重建一般有以下几个步骤。

① 由基因组注释信息逐步重建每个基因、蛋白、代谢反应。图 2-7 为乳酸脱氢酶（lactate dehydrogenase）所催化代谢反应的重建示意图。

② 将一条代谢途径涉及的全部反应及其相关基因和蛋白串联起来，重建该条代谢途径。该步工作的主要成果为重建好的代谢途径化学计量矩阵。图 2-8 为糖酵解途径（glycolytic pathway）的重建示意图。

③ 将每条重建好的代谢途径串联起来，得到重建好的代谢网络。若将基因组尺度内已知的代谢途径都串联起来，则得到基因组尺度的代谢模型，即 GSMM。

（2）GSMM 的命名规则　GSMM 的命名一般采用这样的形式：iXXxxxa YYY。字母"i"表示这是一个 *in silico* 模型（计算模型），XX 为该模型主要创立者名字的两字母缩写，xxx 是该模型所包含的基因数量，a 表示这是一个有少量修正的模型（例如 iJE660a 是对 iJE660 的略微修正），YYY 则用来对模型进行的内容及范围进一步说明。

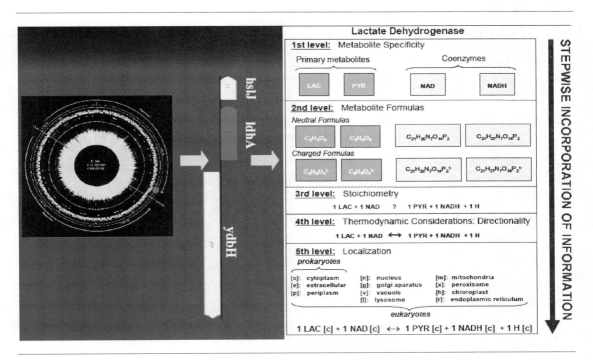

图 2-7　乳酸脱氢酶所催化代谢反应的重建示意图

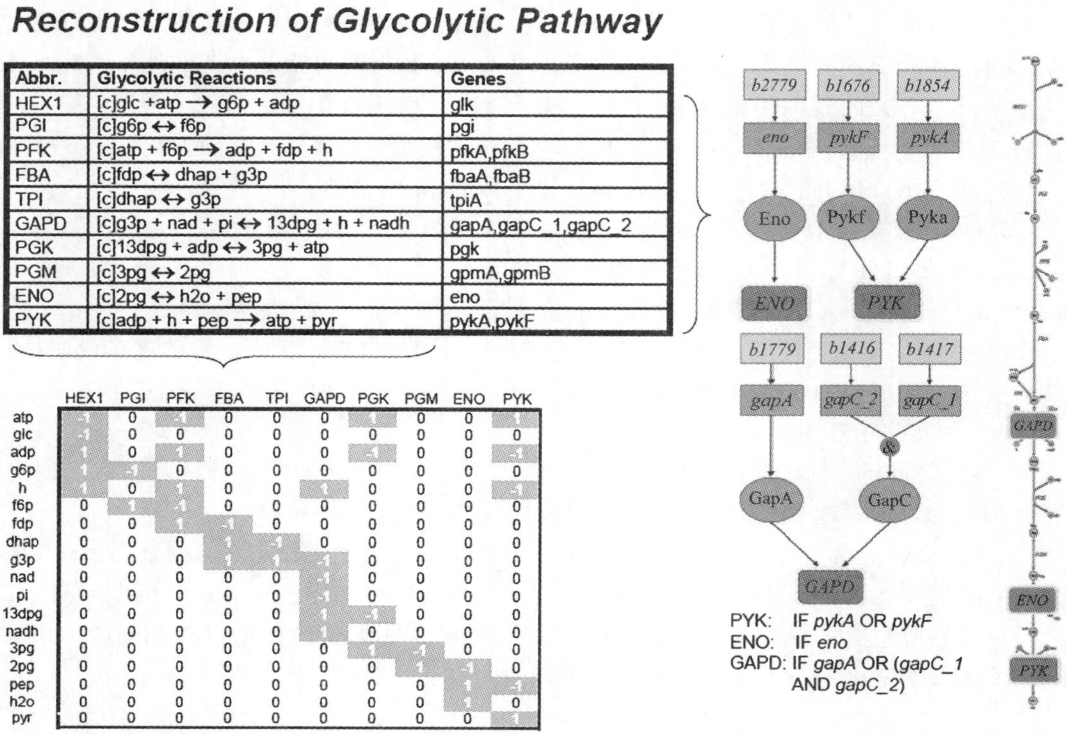
Reconstruction of Glycolytic Pathway
Abbr. | Glycolytic Reactions | Genes
HEX1 | [c]glc + atp → g6p + adp | glk
PGI | [c]g6p ↔ f6p | pgi
PFK | [c]atp + f6p → adp + fdp + h | pfkA,pfkB
FBA | [c]fdp ↔ dhap + g3p | fbaA,fbaB
TPI | [c]dhap ↔ g3p | tpiA
GAPD | [c]g3p + nad + pi ↔ 13dpg + h + nadh | gapA,gapC_1,gapC_2
PGK | [c]13dpg + adp ↔ 3pg + atp | pgk
PGM | [c]3pg ↔ 2pg | gpmA,gpmB
ENO | [c]2pg ↔ h2o + pep | eno
PYK | [c]adp + h + pep → atp + pyr | pykA,pykF
HEX1 PGI PFK FBA TPI GAPD PGK PGM ENO PYK
atp glc adp g6p h f6p fdp dhap g3p nad pi 13dpg nadh 3pg 2pg pep h2o pyr
b2779 b1676 b1854
eno pykF pykA
Eno Pykf Pyka
ENO PYK
b1779 b1416 b1417
gapA gapC_2 gapC_1
&
GapA GapC
GAPD
PYK: IF pykA OR pykF
ENO: IF eno
GAPD: IF gapA OR (gapC_1 AND gapC_2)

图 2-8　糖酵解途径的重建示意图

（3）目前已经公开发表的 GSMM　Edwards 等于 2000 年发表了第一个 GSMM。经过十年的发展，至今已建立了多个物种的基因组尺度代谢模型。表 2-7 为目前已公开发表的 GSMM。

表 2-7　目前已发表的 GSMM 一览

物种	模型	发表时间	基因	代谢物	反应	文献
E. coli K12 MG1655	iAF1260	2007	1,261	1,668	2,382	Feist et al.（2007）
	iJR904	2003	904	625	931	Reed et al.（2003）
	iJE660	2000	660	438	627	Edwards et al.（2000）
S. cerevisiae S288C	iMM904	2008	904	713	1,402	Herrgård et al.（2008）
	iIN795	2008	795	1,013	1,431	Nookaew et al.（2008）
	iLL672	2005	672	636	1,038	Blank et al.（2005）
	iND750	2004	750	646	1,489	Duarte et al.（2004）
	iFF708	2003	708	584	1,175	Förster et al.（2003a）
B. subtilis 168	iAG534	2008	534	NA	563	Goelzer et al.（2008）
	iYO844	2007	844	988	1,020	Oh et al.（2007）
Haemophilus influenzae	iCS400	2000	400	451	461	Schilling et al.（2000）
Helicobacter pylori 26695	iIT341	2005	341	485	476	Thiele et al.（2005）
	iCS291	2000	291	403	388	Schilling et al.（2000）
Plasmodium falciparum 3D7	iIY816	2004	816	525	697	Yeh et al.（2004）

续表

物种	模型	发表时间	基因	代谢物	反应	文献
Mannheimia succiniciproducens MBEL55E	iSH329	2004	329	352	373	Hong et al. (2004)
	iTK425	2007	425	519	686	Kim et al.，(2007)
Methanococcus jannaschii DSM 2661	iST436	2004	436	510	609	Tsoka et al. (2004)
Streptomyces coelicolor A3 (2) M145	iIB711	2005	711	500	971	Borodina et al. (2005)
Aspergillus niger CBS 513.88	iHD20	2003	20	284	355	David et al. (2003)
Aspergillus niger CBS 513.88 和 ATCC 9029h	iJS988	2007	988	2,349	2,443	Sun et al. (2007)
Aspergillus niger CBS 513.88 和 ATCC 1015i	iMA871	2008	871	1,045	2,240	Andersen et al. (2008)
Aspergillus nidulans FGSC A4	iHD666	2006	666	732	1,213	David et al. (2006)
Aspergillus oryzae RIB40	iWV1184	2008	1,184	1,040	1,679	Vongsangnak et al. (2008)
Lactococcus lactics IL1403	iAO358	2005	358	509	621	Oliveira et al. (2005)
Lactobacillus plantarum WFCS1	iBT710	2005	710	670	704	Teusink et al. (2005)
Staphylococcus aureus N315 (MRSA)	iSB619	2005	619	571	640	Becker et al. (2005)
Corynebacterium glutamicum Nakagawa	iKK446	2009	446	411	446	Kjeldsen et al. (2009)
Mycobacterium tuberculosis H37Rv (lab strain)	iNJ661	2007	661	828	939	Jamshidi et al. (2007)
	iDB726	2007	726	739	849	Beste et al. (2007)
Methanosarcina barkeri Fusaro	iAF692	2006	692	558	619	Feist et al. (2006)
Rhizobium etli CFN42	iRO363	2007	363	371	387	Resendis-Antonio et al. (2007)
Homo sapiens	Homo sapiens recon 1	2007	1,496	2,712	3,311	Duarte et al. (2007)
Homo sapiens mitochondria	iTV298	2004	298	230	189	Vo et al. (2004)
Mus musculus C57BL/6J	iKS473	2005	473	872	1,220	Sheikh et al. (2005)

（4）系统生物学方法在生物合成宿主改造中的应用　微生物细胞是一个极其复杂的系统，其内部各个部件有效地相互协作以实现细胞的生命活动，是一个有机的整体。因而要全面深入地了解细胞的生命活动就必须从系统的整体的角度去研究。过去人们在提高微生物产某种产物的能力时，由于缺乏整体的观念，选择基因改造靶位的方法往往过多地依赖于实验方面的经验，是尝试-失败（try-and-error）的方法，效率偏低而且效果不甚理想。随着系统生物学的诞生及发展，人们把它应用于指导微生物的代谢工程改造，并取得了很好的研究成果。Wang 等基于大肠杆菌化学计量模型 iJR904，采用 FBA 算法，设定琥珀酸产量为目标函数，计算得琥珀酸的最大产率为 1.714mol/mol 葡萄糖。加上两个约束后为 1.6mol/mol 葡萄糖。把计算所得到的通量分布与野生型的通量分布相比较，发现有 3 个主要改造的位点（PTS、丙酮酸羧化酶、乙醛酸循环）。经过改造后琥珀酸的实际产率达到了 1.29mol/mol 葡萄糖，极大地提高了大肠杆菌生产琥珀酸的能力。Park 等通过 *in silico* 模拟基因敲除（模型为 *E coli* MBEL979），得到基因敲除靶位，结合启动子替换、反馈抑制去除等方法，

构建了一株缬氨酸产量达到 $7.55g/L$，转化率为 $0.378g$ Val/g 葡萄糖，均比改造前获得了大幅提高。Gonzalez-Lergier 等发现在大肠杆菌中生物合成红霉素前体 6dEB 的产率仅为 1.4%，只有 10% 的丙酸转化为产物。为了找出实际产率与理论产率差别大的原因，找出碳流的损失，他们采用 MFA 的方法对大肠杆菌的整个代谢进行考察，发现维持大肠杆菌生长所消耗的能量以及氧的比吸收速率受限导致了实际产率比理论产率要低。采用影子价格分析方法考察了能提高 6dEB 产率的策略。计算结果表明，增大碳源和氧的比吸收速率能增加 6dEB 的产率。

参 考 文 献

[1] Zhang Y X，et al. Genome shuffling leads to rapid phenotypic improvement in bacteria. Nature，2002，415（6872）：644-646.

[2] Chopra Ｉ，et al. Tetracycline antibiotics：mode of action，applications，molecular biology，and epidemiology of bacterial resistance. Microbiol Mol Biol Rev，2001，65（2）：232-260.

[3] Balz R H，et al. Mutagenesis in *Streptomyces* spp. //Demain A L，Solomon N A（eds）. Manual of Industrial Microbiology and Biotechnology. Washington D C：American Society for Microbiology，1986：184-190.

[4] Huang J，et al. Global analysis of growth phase responsive gene expression and regulation of antibiotic biosynthetic pathways in *Streptomyces coelicolor* using DNA microarrays. Genes Dev，2001，15（23）：3183-3192.

[5] Jami M S，et al. Proteome analysis of the penicillin producer Penicillium chrysogenum：characterization of protein changes during the industrial strain improvement. Mol Cell Proteomics，2010，9（6）：1182-1198.

[6] Balz R H. Genetic manipulation of secondary metabolite biosynthesis for improved production in *Streptomyces* and other actinomycetes. J Ind Microbiol Biotechnol，2016，43：343-370.

[7] Edwards JS，Palsson BO：The Escherichia coli MG1655 in silico metabolic genotype：its definition，characteristics，and capabilities. *Proc Natl Acad Sci U S A* 2000，97（10）：5528-5533.

[8] Feist AM，Henry CS，Reed JL，Krummenacker M，Joyce AR，Karp PD，Broadbelt LJ，Hatzimanikatis V，Palsson BO：A genome-scale metabolic reconstruction for Escherichia coli K-12 MG1655 that accounts for 1260 ORFs and thermodynamic information. *Mol Syst Biol* 2007，3：121.

[9] Reed JL，Vo TD，Schilling CH，Palsson BO：An expanded genome-scale model of Escherichia coli K-12（iJR904 GSM/GPR）. *Genome Biol* 2003，4（9）：R54.

[10] Herrgard MJ，Swainston N，Dobson P，Dunn WB，Arga KY，Arvas M，Bluthgen N，Borger S，Costenoble R，Heinemann M *et al*：A consensus yeast metabolic network reconstruction obtained from a community approach to systems biology. *Nat Biotechnol* 2008，26（10）：1155-1160.

[11] Nookaew I，Jewett MC，Meechai A，Thammarongtham C，Laoteng K，Cheevadhanarak S，Nielsen J，Bhumiratana S：The genome-scale metabolic model iIN800 of Saccharomyces cerevisiae and its validation：a scaffold to query lipid metabolism. *BMC Syst Biol* 2008，2：71.

[12] Blank LM，Kuepfer L，Sauer U：Large-scale 13C-flux analysis reveals mechanistic principles of metabolic network robustness to null mutations in yeast. *Genome Biol* 2005，6（6）：R49.

[13] Duarte NC，Herrgard MJ，Palsson BO：Reconstruction and validation of Saccharomyces cerevisiae iND750，a fully compartmentalized genome-scale metabolic model. *Genome Res* 2004，14（7）：1298-1309.

[14] Forster J，Famili I，Fu P，Palsson BO，Nielsen J：Genome-scale reconstruction of the Saccharomyces cerevisiae metabolic network. *Genome Res* 2003，13（2）：244-253.

[15] Goelzer A，Bekkal Brikci F，Martin-Verstraete I，Noirot P，Bessieres P，Aymerich S，Fromion V：Reconstruction and analysis of the genetic and metabolic regulatory networks of the central metabolism of Bacillus subtilis. *BMC Syst Biol* 2008，2：20.

［16］ Oh YK，Palsson BO，Park SM，Schilling CH，Mahadevan R：Genome-scale reconstruction of metabolic network in Bacillus subtilis based on high-throughput phenotyping and gene essentiality data. *J Biol Chem* 2007，282（39）：28791-28799.

［17］ Schilling CH，Palsson BO：Assessment of the metabolic capabilities of Haemophilus influenzae Rd through a genome-scale pathway analysis. *J Theor Biol* 2000，203（3）：249-283.

［18］ Thiele I，Vo TD，Price ND，Palsson BO：Expanded metabolic reconstruction of Helicobacter pylori (iIT341 GSM/GPR)：an in silico genome-scale characterization of single- and double-deletion mutants. *J Bacteriol* 2005，187（16）：5818-5830.

［19］ Yeh I，Hanekamp T，Tsoka S，Karp PD，Altman RB：Computational analysis of Plasmodium falciparum metabolism：organizing genomic information to facilitate drug discovery. *Genome Res* 2004，14（5）：917-924.

［20］ Hong SH，Kim JS，Lee SY，In YH，Choi SS，Rih JK，Kim CH，Jeong H，Hur CG，Kim JJ：The genome sequence of the capnophilic rumen bacterium Mannheimia succiniciproducens. *Nat Biotechnol* 2004，22（10）：1275-1281.

［21］ Kim TY，Kim HU，Park JM，Song H，Kim JS，Lee SY：Genome-scale analysis of Mannheimia succiniciproducens metabolism. *Biotechnol Bioeng* 2007，97（4）：657-671.

［22］ Tsoka S，Simon D，Ouzounis CA：Automated metabolic reconstruction for Methanococcus jannaschii. *Archaea* 2004，1（4）：223-229.

［23］ Borodina I，Krabben P，Nielsen J：Genome-scale analysis of Streptomyces coelicolor A3（2）metabolism. *Genome Res* 2005，15（6）：820-829.

［24］ David H，Akesson M，Nielsen J：Reconstruction of the central carbon metabolism of Aspergillus niger. *Eur J Biochem* 2003，270（21）：4243-4253.

［25］ Sun J，Lu X，Rinas U，Zeng AP：Metabolic peculiarities of Aspergillus niger disclosed by comparative metabolic genomics. *Genome Biol* 2007，8（9）：R182.

［26］ Andersen MR，Nielsen ML，Nielsen J：Metabolic model integration of the bibliome，genome，metabolome and reactome of Aspergillus niger. *Mol Syst Biol* 2008，4：178.

［27］ David H，Hofmann G，Oliveira AP，Jarmer H，Nielsen J：Metabolic network driven analysis of genome-wide transcription data from Aspergillus nidulans. *Genome Biol* 2006，7（11）：R108.

［28］ Vongsangnak W，Olsen P，Hansen K，Krogsgaard S，Nielsen J：Improved annotation through genome-scale metabolic modeling of Aspergillus oryzae. *BMC Genomics* 2008，9：245.

［29］ Oliveira AP，Nielsen J，Forster J：Modeling Lactococcus lactis using a genome-scale flux model. *BMC Microbiol* 2005，5：39.

［30］ Teusink B，van Enckevort FH，Francke C，Wiersma A，Wegkamp A，Smid EJ，Siezen RJ：In silico reconstruction of the metabolic pathways of Lactobacillus plantarum：comparing predictions of nutrient requirements with those from growth experiments. *Appl Environ Microbiol* 2005，71（11）：7253-7262.

［31］ Becker SA，Palsson BO：Genome-scale reconstruction of the metabolic network in Staphylococcus aureus N315：an initial draft to the two-dimensional annotation. *BMC Microbiol* 2005，5：8.

［32］ Kjeldsen KR，Nielsen J：In silico genome-scale reconstruction and validation of the Corynebacterium glutamicum metabolic network. *Biotechnol Bioeng* 2009，102（2）：583-597.

［33］ Jamshidi N，Palsson BO：Investigating the metabolic capabilities of Mycobacterium tuberculosis H37Rv using the in silico strain iNJ661 and proposing alternative drug targets. *BMC Syst Biol* 2007，1：26.

［34］ Beste DJ，Hooper T，Stewart G，Bonde B，Avignone-Rossa C，Bushell ME，Wheeler P，Klamt S，Kierzek AM，McFadden J：GSMN-TB：a web-based genome-scale network model of Mycobacterium tuberculosis metabolism. *Genome Biol* 2007，8（5）：R89.

［35］ Feist AM，Scholten JC，Palsson BO，Brockman FJ，Ideker T：Modeling methanogenesis with a genome-scale metabolic reconstruction of Methanosarcina barkeri. *Mol Syst Biol* 2006，2：2006 0004.

[36] Resendis-Antonio O，Reed JL，Encarnacion S，Collado-Vides J，Palsson BO：Metabolic reconstruction and modeling of nitrogen fixation in Rhizobium etli. *PLoS Comput Biol* 2007，3（10）：1887-1895.

[37] Duarte NC，Becker SA，Jamshidi N，Thiele I，Mo ML，Vo TD，Srivas R，Palsson BO：Global reconstruction of the human metabolic network based on genomic and bibliomic data. *Proc Natl Acad Sci U S A* 2007，104（6）：1777-1782.

[38] Vo TD，Greenberg HJ，Palsson BO：Reconstruction and functional characterization of the human mitochondrial metabolic network based on proteomic and biochemical data. *J Biol Chem* 2004，279（38）：39532-39540.

[39] Sheikh K，Forster J，Nielsen LK：Modeling hybridoma cell metabolism using a generic genome-scale metabolic model of Mus musculus. *Biotechnol Prog* 2005，21（1）：112-121.

第三章
抗生素发酵工程

　　人类使用微生物制造酱油、醋、腐乳、米酒、豆豉等历史悠久，然而作为工业意义上的发酵工程是在 20 世纪 40 年代中期伴随着抗生素的生产而兴起的。发酵是指由微生物经一系列生化反应合成产物的过程，包括释放能量分解营养物质的分解代谢和吸收能量合成细胞物质及代谢产物的过程，这些反应均遵循热力学和酶促反应的基本规律。发酵工程有几个特点：以微生物细胞进行的一系列过程是在一个生产阶段即发酵过程完成的，与化工合成药物的多步反应不同；生产过程采用的是温和条件，适宜生物体的生长及催化过程，不需要高温、高压、强酸、强碱等剧烈反应条件；所需原料一般价格便宜，来源丰富，主要是农副产品再利用产品，如黄豆或花生油压榨后的饼粉，啤酒发酵后的酒酿等；同一种设备可以用于多种抗生素的发酵，而化工合成药由于反应途径不一，要求设备多样，因此，发酵工程本身耗能低，对环境污染少，但因其产物与化学合成药相比杂质多、含量低，需要后处理纯化的步骤相对繁多。

　　微生物代谢就其功能来讲可分为一级代谢和二级代谢，又称为初级代谢和次级代谢。微生物生长期（trophophase）所形成的产物，与细胞生长相关，是维持其生命活动的基本代谢，称为初级代谢，其产物为蛋白质、维生素、氨基酸、核苷、脂类、糖类等。许多初级代谢产物已形成发酵工业规模化生产，如有机酸、维生素、多糖、氨基酸和核酸类等物质，有些是用于医药用途。与微生物生长非直接相关的代谢，并由其初级代谢产物衍生的代谢称为次级代谢，其产物如毒素、色素、抗生素等。形成次级代谢产物时的菌体状态称作生产期（idiophase）。抗生素发酵是指产生菌在一定条件下，通过由酶系介导的生化反应，以产生抗生素为目的产物的过程，是微生物形成次级代谢产物的过程。菌种是发酵过程的源头，纯种及稳定的菌种性能是发酵过程顺利进行的基本保证。由于发酵是一种规模化生产过程,目前发酵罐一般多为吨级至百吨级,所以菌种需有一个扩大繁殖的过程,这就是菌种种子的制备过程;种子的制备要求尽量保证菌种的良好性能、旺盛的生命力和代谢活性;发酵培养是获得最终产物的关键步骤,发酵培养基的选择和设计与产物的产量和质量密切相关。另一方面,由于发酵工艺有别于化学反应过程,它涉及生物细胞的生长、生理等生命过程,许多生物细胞所分泌的酶系参与了生化反应,在形成次级代谢产物过程中经历着复杂的代谢调控过程,它们之间有可能相互促进,也可能相互制约,因此,对所需目的产物发酵过程影响因素及其调控机制了解得越深入,越有可能通过调控发酵过程最大限度地获得优质目的产物。

第一节　抗生素发酵原理

抗生素发酵是产生菌在多种酶系参与下进行的指向合成代谢导致产生抗生素终产物的生物化学过程。这一过程包括释放能量、分解营养物质的分解代谢,以及吸收能量、合成细胞物质代谢产物的过程。这些反应均遵循热力学和酶促反应的基本规律。抗生素发酵是由以下诸多因素决定的:产生菌菌体生长、初级代谢和菌体的生理情况等,其中包括细胞外前体的供应、参与抗生素生物合成酶的辅助因子、生物合成途径中各酶系的活性水平、终产物的排出,环境因素等,这些因素是相互影响的。抗生素产生菌培养基的设计主要考虑产生菌的生长及其产生抗生素的最佳条件。菌体生长有单细胞生长和群体生长两方面的含义。单细胞生长是指单个细胞的生长及胞内组成成分的合成;菌体群体生长,是指菌体的总量及在培养物中所占的浓度。抗生素产生菌的菌体生长过程也和大多数细菌一样,经历延迟期进入菌丝快速生长期,即对数生长期,继而进入生长稳定期和抗生素合成期三个阶段。延迟期是菌体细胞对新环境的适应期,对数生长期菌体对营养物质进行分解代谢产生能量并以对数级生长速度迅速增长,单个细胞的组成(DNA、RNA、蛋白质)也在不断变化,同时大量营养物质被消耗,积累初级代谢产物。稳定期中菌体数量不再增加,保持恒定,细胞内含物组成不断变化,由分解代谢产生的一些小分子化合物或初级代谢产物,如低级脂肪酸、氨基酸、糖等被相应的酶活化,大量的营养物质已被耗尽,这时启动次级代谢的酶系,低浓度的营养物质主要提供于进行次级代谢产物的合成,菌体生长已经停止,次级代谢产物不断积累。之后进入衰老期,次级代谢不再进行,细胞内含物外流,菌体开始自溶,菌体量减少,如图 3-1 所示。然而,实际上许多产生菌的生长期及合成期的划分并不是十分严格,抗生素合成期也需要菌丝有一定速率的生长。如青霉素在其产生菌的生长速率为 0.014mg/h 时,其产率最高可达每微克菌丝每小时产生 12 单位青霉素 [12U/(μg·h)]。为了能充分利用菌体的合成能力,在抗生素发酵过程常常采用培养液流加或补料的方式,控制菌体的生长速率以延长其产物合成期,也可以应用连续发酵培养技术。连续发酵培养应在稳定期,将新鲜培养液以相当于培养液排出量的流加方式加入发酵液中,以控制菌体的微量增长,使次级代谢产物不断合成。培养液等速排出反应系统,可以控制代谢产物的含量,并不断清除有毒物质,使菌体的生理及代谢不受影响。这种反应系统可使微生物群体在相当时间内保持一定的生长速率并合成产物,该反应系统亦被称为恒化器(chemostat)。

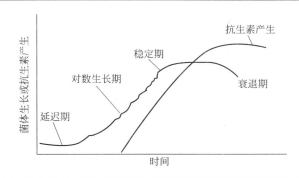

图 3-1 抗生素发酵过程示意图

连续培养时控制培养基稀释速率（D）：

$$D = \frac{F}{V}$$

式中，F 为培养基流速；V 为培养液体积。

可以获得菌丝生长速率：

$$\frac{\mathrm{d}M}{\mathrm{d}t} = (\mu - D)M$$

式中，M 为菌丝量；t 为时间；μ 为菌丝生长系数。

菌丝生长系数，即菌体的比生长速率，是由菌种特性所决定的，与培养基质有关，可以通过实验获得此数据。将经过一定时间培养的菌丝浓度的自然对数与时间作图可得一直线，其斜率即为 μ。在连续培养中，D 须小于菌丝最大生长速率（μ_{max}），等于菌丝平均生长速率，使菌丝生长处于恒定状态。如果 D 大于 μ_{max}，则菌丝将被从系统中冲洗出去。在恒化器中产生菌通常处于"自我"控制状态，如果菌丝浓度较低，培养液的营养成分比较充分，菌丝生长速率可以提高，而当营养成分被消耗使浓度降低时，则保持较低的生长速率，此时产物的合成可以稳定地维持。

抗生素发酵是在菌体生长、成熟的全过程进行的，该过程所进行的一系列微生物分解代谢、合成代谢及形成次级代谢产物的生化反应，均有一系列的酶系参与其中，且相互之间有着严格的调控关系。因此，抗生素发酵只有在适于进行这些生化反应的外界条件下才能进行。

第二节 种子培养过程

一、菌种制备

稳定高产的菌种是发酵生产的重要条件。发酵生产与菌种的孢子质量、菌种繁殖代数、培养基、培养条件及培养时间有关。菌种繁殖一代是指菌种的一个生活周期。链霉菌的生活周期是指从孢子发芽→长成菌丝体→形成孢子丝→形成孢子的过程，一般需经过 7～10 天。

这一过程称为传一代，再从孢子繁殖至另一代孢子，称为传二代。传代用的孢子最好经过单孢子分离，挑选良好的单菌落繁殖后作为种子培养。经验证明，未经单菌落分离的群体孢子传代次数，一般不宜超过 3～5 代。

放线菌孢子培养通常使用琼脂斜面固体培养基，培养基的组成要适合于孢子的形成。为了呈现不同类型菌落的分离，培养基应采用较复杂的氮源培养基。所含氨基酸的不同会影响菌落表现形式的差异。作为发酵生产用的孢子培养基，一般采用营养限制的培养基，如碳源和氮源不要太丰富的培养基。如果在合成培养基上能产生丰富的孢子，则应首选合成培养基，因为这样的培养基比较恒定，原材料质量比较容易控制，菌落类型也比较单一，使发酵生产比较稳定。有些不易产孢子的菌种，则需添加一些特殊的成分，如麦麸、豌豆浸汁等，在本书附录一中推荐了几种孢子斜面培养基，可供参考。

构成孢子培养基的材料，其产地、品种、加工方法均会影响孢子的质量。如由不同原材料和工艺生产的蛋白胨，其含磷量、微量元素及氨基酸组成会有很大差异；琼脂产地和加工方法不同，其中的无机离子也会影响孢子的质量；水质对孢子质量也有很大影响，地区、季节或水源的不同均会造成水质的波动。为避免水质的波动，使用蒸馏水或无离子水配制孢子斜面培养基较好；斜面培养基的干湿度也影响孢子的形成，一般制成的斜面应放置 1～3 天使用较好，偏干燥但含适中的水分有利于孢子的形成。

孢子形成的最适温度与菌种的生长温度不一定是一致的。菌种可以在较宽的温度范围内生长，但其生理代谢与培养温度有关，培养温度高，生理代谢快，生长较快，孢子成熟早、易衰老。孢子形成的最适温度应表现在其产生抗生素的能力上，具体菌株只有通过实验才能掌握相关规律。斜面的湿度及培养箱中的湿度均影响孢子的形成和质量，斜面培养基的厚度在试管的上下部位不同，试管下部往往有积水，孢子常从上部开始形成；冬季空气干燥，斜面培养基内水分蒸发快，上部往往已干瘪，但下部还保留一定的水分，孢子容易从试管下部开始形成；而夏季空气中水分含量较高，试管下部水分不易蒸发，孢子往往从试管上部形成。斜面培养基制作的厚度应当适宜，或者采用厚度一致的平板或用茄子瓶制作孢子培养基。此外，使用恒温、恒湿的培养箱可保持孢子形成的一致性。孢子形成的最适温度和湿度也与培养基组成有关，改变培养基组分会改变其培养最适温度，培养温度与湿度也有关系。

孢子培养时间以孢子量多和成熟时为佳，过于年轻的孢子经不起冷藏，产生抗生素的能力也容易波动；过于成熟的孢子已接近衰老，会导致生产抗生素能力的降低，但不同菌种随着培养基的不同其生长规律也会发生变化。如龟裂链霉菌（S. rimosus）在固体培养基上生长可能有三个周期，在 37℃培养条件下 3～4 天即可形成从营养菌丝到孢子的阶段，称为第一代孢子。第一代孢子上再形成气生菌丝又长孢子，至第 7 天形成第二代孢子。大约第 10天由第二代孢子再经过形成气生菌丝形成第三代孢子。对三代孢子和三代气生菌丝的生理特性考察表明，三代孢子均比气生菌丝遗传性能稳定，第一代孢子保留原种的性能比第二、三代好，第二代孢子中有 50%保持了原种的性能，而第三代孢子只有 10%保留原种的性能，所以用第一代孢子菌种进行发酵较好。金色链霉菌（S. aureofaciens）在固体培养基上形成孢子周期完成后，如再继续培养，孢子会变空且着色浅，这样的孢子生理功能会减退。万古霉素产生菌（S. orientalis）在天冬素培养基 28℃培养 4 天、8 天、12 天的孢子存活率最高，达 70%～80%，而培养 6 天和 11 天的孢子存活率仅达 10%～15%。灰色链霉菌

（*S. griseus*）在固体培养基上也有三个周期，第一代孢子的遗传稳定性较好。

成熟孢子的冷藏时间和温度对其质量也有影响，其影响程度与菌种有关，总的原则是冷藏时间不宜过长，一般在 4～10℃ 不宜超过 1 个月，具体数据需经实验进行确定。

二、种子培养

种子培养是将固体培养基上的少量孢子或菌体扩大培养，使其繁殖成大量菌丝体用于进行发酵的过程。从图 3-1 可见，任何菌种在生长过程中均经历延迟期再到对数生长期的阶段，有些菌种生长较慢，尤其是处于休眠期的孢子需经发芽长成菌丝体才能迅速繁殖。因此，种子培养的目的是获取一定量的菌体细胞，微生物发酵产物只有在菌体大量形成并达到一定生长阶段时才能形成。由于菌体繁殖和发酵形成产物的营养要求相差甚大，所以需要经过单独的种子培养阶段，以达到获得大量菌体之目的。

1. 种子培养基设计原理

种子培养基应当提供由少量原始菌体或休眠状孢子迅速繁殖扩大成大量菌丝体的条件，其营养成分较容易被微生物利用。碳源常用葡萄糖、甘油、淀粉、糊精或糖蜜等；氮源常用一些无机氮和容易利用的蛋白胨、酵母膏、玉米浆。在培养基中也常用一些豆饼粉之类的氮源，它们除被菌体用于生长以外，在种子培养基中加入这些微小颗粒状物，还有利于孢子发芽后形成的短小菌丝体附着在这些小颗粒上，使菌丝体呈分散状生长，以避免由于孢子量接种较少而使菌丝体结球。在全液体种子培养基中，可以加入一些灭菌后的干琼脂粉，使液体培养基中形成小型附着体以利于菌丝体呈分散状生长。此外，在培养基中加入一些镁离子和磷酸盐能促进菌体的基础代谢。种子培养基的基本组成和配方与菌种的关系较大。由于种子培养时间较短，各成分含量比例无需过大，浓度不宜过高。尽管不同种属菌体细胞的组成及生理特征不同，但对于大多数产生菌来说，其基本营养成分要求大致相同。一般而言，碳源占菌体细胞干重的 45%～55%，氮源 6%～14%，钾 0.5%～2.0%，磷 1.0%～3.0%，镁 0.1%～1.0%，硫 0.02%～1.0%，钙从痕量到 1.0%；微量元素每 100mg 菌丝干重中，铜 0.1～1mg，铁 1～10mg，锌 1mg，锰 0～5mg。为了使菌体能较快适应发酵环境，种子培养基配方的设计也应与发酵培养基有一定的联系。附录一中列举了某些种子培养基配方，可供参考。

2. 种子培养过程及质量控制

将固体培养基上生长的孢子或菌丝体转入液体种子培养基，使其繁殖成大量菌丝体的过程称为种子培养。种子培养过程包括孢子发芽和菌丝繁殖。为满足发酵的需要，作为种子的菌丝体应处于生命力旺盛的对数生长期过程。菌种的生长速度和繁殖能力与其固有的生理特性和培养条件相关。

种子培养液移种入发酵培养基所占的比例，称为接种量。接种量与菌种特性、种子质量以及发酵条件等有关。不同菌种发酵产生抗生素所需种子接种量不同。大多数抗生素产生菌的接种量在 5%～10% 左右。较大的接种量能使菌体很快适应发酵条件，缩短发酵过程菌丝体的生长时间，加速进入抗生素合成期，缩短发酵周期，而且利于抵抗杂菌的污染；但接种量过大往往使菌体生长加快，菌丝量过多，造成抗生素合成期营养或溶氧的不足。而且，过多的种子培养液所带入的菌体代谢产物有可能对发酵不利。但是过少的种子接种量，又会促使发酵前期菌体生长过慢，菌丝量太少，引起菌丝体结团，导致发酵不正常，或者较易受到杂菌的污染。

种子培养所需程序和阶段因菌种和发酵规模而异。从固体培养基上的孢子到摇瓶培养繁殖为菌丝体的第一步培养，称为一级种子或称为母瓶。为了节省孢子用量，可以由斜面接种 1～2 个母瓶，由菌丝体再转入种子培养的第二阶段，称为二级种子或称为子瓶。母瓶或子瓶根据发酵规模及接种量的需要可以转种入一级、二级或三级种子罐进行培养。

每一级的种子生长均应控制在细胞的旺盛生长期。一级种子或母瓶的生长时间，由于菌种从孢子发芽或休眠状菌丝体的复苏，其生长的延迟期较长，大多数菌种需要生长 36～50h 左右。由一级种子转种培养二级种子或三级种子的时间将大为缩短，在转接量为 5%～10% 左右时，一般只需要培养 12～24h。

种子质量影响发酵水平，种子的优劣取决于菌种和培养条件，优良的菌种及适宜的培养条件是种子质量的基本保证。从另一层面来看，种子的质量又取决于孢子的质量、培养基、培养条件、培养时间（即种龄）等因素。通常，在孢子质量得到控制的情况下，以一定量的孢子或菌丝体培养物接种入种子培养基，孢子量不宜过少，否则菌丝体易于结球、生长过慢或根本长不起来；孢子量过多又会造成菌丝体生长过旺而易于衰老。采用菌丝体接种时，应将培养物尽量捣碎，以便于菌丝体呈分散状生长。通常情况下，一级种子或母瓶种子的培养宜在 250mL 体积的锥形瓶中进行。种子的培养应选择适宜的温度，不同微生物的最适生长温度不尽相同。温度影响细胞的代谢、细胞生物大分子组分的合成，也影响细胞脂质成分的组成，因而，影响细胞的生长速率及酶活性。大多数抗生素产生菌（放线菌）种子生长温度在 28℃ 左右，但这并非最适生长温度，种子的最适生长温度不一定与抗生素发酵最适温度一致。种子培养液的 pH 应当比较稳定，放线菌种子生长的 pH 趋向于 6.0～7.0 之间。种子培养的通气量主要用于菌丝体的生长，一般要求提供中等水平的通气量。种子的质量可以根据菌体生长情况进行监控。用于接种发酵培养基的优良种子应当处于快速生长期、菌丝量不少于 20%、菌丝形态着色深、粗壮、分枝长而均匀舒展、pH 在中性附近，涉及某些对淀粉的利用有特殊要求的菌种，可以测定淀粉酶活力，以鉴定种子的质量，某些种子菌体的呼吸速率（应处于最大值）也可作为种子质量的控制标准。如新生霉素产生菌（*S. spheroids*）和 mycoheptin（一种多烯类抗生素）产生菌（*Streptoverticillium mycoheptinicum*）转种发酵时，种子的呼吸速率将影响发酵过程菌种所遵循的糖代谢途径，如种子呼吸速率达到最高值时，将增强糖代谢的戊糖磷酸途径，而减少糖酵解途径，从而降低发酵过程脂肪酸、碳水化合物、苯酚类化合物或霉五烯（mycopentene）的积累，提高新生霉素或 mycoheptin 的发酵产量。

第三节　发酵培养基的设计

一、发酵培养基的组成要素

发酵培养基的设计应从抗生素产生菌的生长和产物形成两方面考虑。抗生素产生菌的营养需求属于化能异养型，即其能源和主要碳源是以有机化合物为主。这一类型的微生物在呼吸过程中，有机化合物的氧化伴随着电子受体（通常是氧）的还原；也有属于发酵型微生物，其有机物产能的代谢与氧还原的联系不十分紧密。除了能源和碳源以外，抗生素产生菌还需要其他营养因素和必需的微量元素以形成细胞物质和代谢产物。

早先发酵培养基的选择主要依靠模仿、随机设计或凭经验和实验结果来判断。随着分析技术的不断发展，通过对发酵过程中菌丝的生长、菌丝体产生抗生素的产率、对营养物尤其是碳源和氮源在发酵过程中的消耗、发酵中的营养代谢产物以及抗生素生物合成关键酶活性等参数的测定，使人们能够比较理性化地对发酵培养基进行设计和选择。也就是说，如果知道每克菌丝需要消耗多少葡萄糖并了解细胞的基本组成，就能计算出需要多少葡萄糖、氮、镁或其他元素加入培养基，以获得所需菌丝的数量。如果菌体需要生物素，而且已经知道细胞中生物素的含量，人们就可以知道在培养基中应加入多少生物素。同样，如果能够监测发酵过程溶氧的消耗和废气中二氧化碳的含量，人们就能计算发酵中需要多少溶氧以及菌丝体在某个阶段的呼吸熵。抗生素发酵培养基的设计除要考虑细胞生长所需要的因素，还应满足合成产物的要求。参与细胞生长的元素在各种生物细胞的化学组成中基本相似，但在其品质和数量上存在一定的差异。从总体上看，主要有 20 种参与一级代谢生命活动的元素，包括 C、H、O、N、P、S、Na、K、Mg、Mn、Ca、Cl、Fe、Zn、Cu、Co、Ni、Mo、Se 和 Br。发酵培养基首先要满足细胞在早期的快速生长，至一定阶段应限制其生长，使代谢朝着有利于合成所需的抗生素的方向进行。各类抗生素发酵培养基配方与菌种的关系比较大，每一个产生抗生素的菌株，其发酵培养基的配方均需一个研究探索的过程，即使是同一化学类型抗生素的发酵培养基配方，也无完全可遵循的统一规律。

1. 碳源和氮源的选择

碳源在发酵培养基中的作用十分重要，约占首位。碳源的主要来源是碳水化合物，后者还可同时提供氢和氧。常用的碳源单糖或二糖有葡萄糖、甘油、蔗糖和乳糖；多糖有淀粉、糊精、半纤维素和纤维素。工业上常用不纯净的碳源如甜菜糖蜜、蔗糖糖蜜，其中主要成分为葡萄糖、果糖和蔗糖；甜菜糖蜜中还有棉子糖，这些糖蜜中还含有许多有机和无机化合物。乳清中以乳糖为主。土豆、玉米和大麦等含有丰富的淀粉。抗生素发酵中经常使用提纯的淀粉以避免某些毒性物质的存在和影响。由于葡萄糖分解代谢经常显示对抗生素生物合成的阻遏，故常选择作用缓慢的淀粉或部分水解淀粉来代替葡萄糖。尽管纤维素在地球上是一种最丰富的廉价碳源，但其糖化过程需要经过特殊的处理，才能真正用于工业生产。

微生物对碳源的需求主要用于菌体生长、能量消耗及产物合成。用于菌体生长所需的三磷酸腺苷（ATP）与碳源、氮源种类、整个培养基组成及底物消耗途径的有效性有关。微生物对不同糖的利用效率排序为单糖＞二糖＞戊糖＞多糖。在基本培养基（minimal medium）中，碳源的可利用性依次按葡萄糖、乳酸盐、苹果酸盐、乙酸盐和二氧化碳顺序递减，其 ATP 的需求按 34.8mmol、73.8mmol、64.4mmol、99.5mmol 和 153.8mmol 增加，表明碳源分子结构越简单，形成菌丝生物量过程需要更高 ATP 的供应。但是，理论上 ATP 的计算量远大于实际的需求。除了生长需求以外，菌体生长维持阶段还需要能量以保持细胞正常代谢，维持生存环境 pH 及维持细胞内离子组成和细胞内中间代谢物库的平衡。因此，在细胞生长阶段能量的需求，部分与细胞生长相关，部分与细胞生长并无直接关系。在非最适生长条件下，如单薄培养基、培养基中有某种生长抑制因子、培养温度不是最适温度时，细胞的生长量低于 ATP 产生量，较多的能量则用于维持细胞的生命。当培养温度高于最适温度时，用于维持细胞的 ATP 产生速率大于细胞生长所需的 ATP。在抗生素合成期，少量碳源用于最终产物的合成。如在分批发酵中，在有前体供应条件下青霉素产生所消耗葡萄糖的理论值为：

$$2.14 \text{ 葡萄糖} + 2NH_4^+ + SO_4^{2-} + 3.34O_2 \longrightarrow \text{青霉素 G} + 4.84CO_2 + 11.84H_2O$$

由此可以得出，在合成期 1mol 的葡萄糖可以得到 0.47mol 的青霉素。青霉素发酵过程用于合成细胞、维持生命及合成青霉素时，葡萄糖的总消耗比为 28％、61％和 11％。表 3-1 中汇总了各种碳源的细胞产生系数（1g 碳源所产生的细胞质量，以克计算）。

表 3-1 各种碳源合成青霉菌的细胞产生系数

碳 源	系 数	碳 源	系 数
甲烷	0.62	乙酸	0.34
正烃	1.03	顺丁烯二酸	0.36
甲醇	0.4	葡萄糖	0.51
乙醇	0.68		

以上这些数据为设计发酵培养基选择碳源及控制细胞生长期与合成期的碳源浓度提供理论上的参考。

氮源在培养基中所占比例仅次于碳源。氮源在厌氧条件下用于细胞中氨基酸、嘌呤、嘧啶、蛋白质、DNA 和 RNA 的合成。常用的无机氮源有铵盐（硫酸铵和氯化铵等）、硝酸盐（硝酸钾、硝酸钠等）。在利用铵盐作为氮源时，产生的阴离子 SO_4^{2-} 和 Cl^- 有可能使培养液呈现酸性；而硝酸盐被利用后所产生的阳离子 K^+ 和 Na^+ 则能使培养液趋向于碱性。硝酸铵为生理性调节无机氮源，其中的 NH_4^+ 和 NO_3^- 均可被利用，以平衡培养液的 pH。微生物对氮源的利用效率，还原型的 NH_4^+ 通常要高于 NO_3^-。发酵培养基中常用的氮源有玉米浆、鱼粉、酵母粉、蛋白胨、黄豆饼粉、花生饼粉、棉籽饼粉等。对复合有机氮源成分进行分析和实验，有助于了解对发酵产量真正起作用的成分，以利于降低成本和更合理地使用原材料。如玉米浆中有时真正起作用的是乳酸，酵母浸膏（yeast extract）中真正起作用的是甘氨酸和铁离子，曾经发现甘氨酸对红霉素的形成作用胜过酵母浸膏。附录二中列出了一些常用复合氮源的成分，可供参考。

2. 无机离子及微量元素的选择

发酵培养基中可供选择的无机离子及微量元素有磷、镁、硫、锰、钾、钠、钙、铁、钼、钴、锌等，这些离子对于调节细胞酶活性，保持培养液中电解质浓度和渗透压均很重要。这些离子在工业用碳、氮源原材料及水中均存在。对产生菌合成抗生素次级代谢酶活性有特殊作用的无机离子应当另外补充加入。无机离子及微量元素的用量与其所起作用的关系十分密切，低浓度时往往起促进作用，高浓度时则起抑制作用。

磷是菌体细胞核酸、核蛋白的组成成分，也是许多辅酶和高能磷酸键的必需组分，同时又是氧化磷酸化反应的必需元素。磷酸盐促进微生物的初级代谢并对多种抗生素的生物合成有重要影响。但磷酸盐的浓度在发酵培养基中是一个限制性成分。高浓度磷酸盐对许多抗生素生物合成有显著的抑制作用。

为了消除磷酸盐或 NH_4^+ 对次级代谢的阻遏，Omura 等提出了在发酵培养基中使用"捕捉剂"的论点。NH_4^+ "捕捉剂"有磷酸镁 $Mg_3(PO_4)_2 \cdot 8H_2O$、磷酸钙 $Ca_3(PO_4)_2$、磷酸钨钠 $2Na_2OP_2O_5 \cdot 12WO_3 \cdot 18H_2O$、天然沸石（zeolite）$Na_2K_2CaAl_2O_3 \cdot 10SiO_2 \cdot 6H_2O$；磷酸离子"捕捉剂"有碱式碳酸镁 $4MgCO_3 \cdot Mg(OH)_2 \cdot 5H_2O$、氧化铝 Al_2O_3、硅酸铝 $Al_2O_3 \cdot SiO_2 \cdot nH_2O$（$n=2\sim6$）等。在发酵培养基中加入 $0.5\%\sim1.0\%$ 的上述"捕捉剂"，即可吸附初级代谢过程产生的 NH_4^+ 或磷酸离子，使其在抗生素合成期保持在较低水平。实验表明，培养基中加入 NH_4^+ "捕捉剂"，能明显提高大环内酯类抗生素如柱晶白霉素、螺旋霉素、泰洛菌素等，头孢菌素，以及二氢链霉素和浅蓝菌素的产量；加入磷酸离子"捕捉剂"，可以提高泰洛菌素、聚酮类抗生素 nanaomycin、聚醚类抗生素杀念珠菌素的产量。

铁为菌体细胞色素、细胞色素氧化酶和过氧化物酶的组成元素，是参与菌体生命活动的必需成分。铁离子与锌、镁、锰和钴等又是某些辅酶和激活剂的辅助因子，例如钴系维生素 B_{12} 的组成成分，由于维生素 B_{12} 能促进微生物的一碳单位的代谢，故在培养基中加入适量钴离子，可以提高多种含甲基化过程抗生素如庆大霉素的发酵产量。

钠、钾、钙虽然不是微生物细胞构成的主要成分，但在微生物代谢中是不可或缺的无机元素。钠在维持细胞渗透压中有重要作用，有的抗生素发酵培养基中需加入 1.0% 的 NaCl 才能维持较适的渗透压。有的抗生素分子结构中的氯离子由 NaCl 提供。钾离子能够影响细胞膜的通透性。培养基中使用碳酸钙可以中和发酵前期糖利用后产生的酸性物质，以维持培养液中所需的 pH。

发酵培养基中不同碳、氮源的组合及无机盐会影响抗生素不同组分的形成。如角蒽酮类（augucyclinone）抗生素烯毛环酮含有 A～D 4 个组分，其中 A 组分为聚酮体衍生的配糖体，B 组分为葡萄糖来源的糖基化聚酮体，C 组分为糖基上加有乙酸来源的四烯基侧链，D 组分为 L-酪氨酸来源的香豆醛环，在 R^3 上为 Cl^- 基团。研究表明，在合成培养基上，以甘油为碳源和 L-谷氨酰胺为氮源的培养基主要产生 D 组分。培养基中加入 NaCl，主要产生 D 组分中 R_3 基团为 Cl 的 D8 组分；以甘露醇为碳源、L-精氨酸为氮源的培养基中，主要产生 A 和 B 组分；淀粉与谷氨酰胺组合，可以产生以 C 为主成分的烯毛环酮。

3. 前体及其他因子的选择

直接参与抗生素生物合成并组成其结构的一部分小分子化合物，称为前体。有的前体系微生物代谢产物，有的来源于非天然产物，可以用化学合成方法进行制备。来自微生物代谢的前体与生源是有区别的。生源是指抗生素分子构建单位的生物来源。作为微生物次级代谢产物，抗生素是由微生物初级代谢产生的一些中间产物如碳水化合物（葡萄糖或戊糖）、氨基酸、核苷酸等构成其生源。许多聚酮类抗生素是由乙酸、丙酸、丁酸单位和某些短链脂肪酸通过聚酮体途径衍生来的。因此认为，上述这些低级脂肪酸是大环内酯类抗生素内酯环、四环素类抗生素苯并体、蒽环类抗生素蒽醌环等的生源，而直接参与聚酮体链延伸单位的丙二酰辅酶 A、甲基丙二酰辅酶 A、乙基丙二酰辅酶 A 和甲氧基丙二酰辅酶 A 则是此类抗生素的前体。α-氨基己二酸、缬氨酸和半胱氨酸是青霉素、头孢菌素或头霉素 C 的前体，而赖氨酸则是 α-氨基己二酸的生源。十一烷基灵菌红素含有吡咯结构，脯氨酸、组氨酸和天冬氨酸是十一烷基灵菌红素前体吡咯亚甲基的生源。雷帕霉素分子中含有六元环，其前体是六氢吡啶羧酸，后者的生源来自赖氨酸。通常在培养基原材料中含有这些作为生源的物质，或者是碳源、氮源分解代谢的产物。前体物是由生源物质经微生物酶的进一步修饰形成的。在有充分外源供应的情况下，发酵培养基中不必特意地添加这些前体物或生源物质。如果前体或其生源物质的供应有限或其产量受到微生物代谢的调控，成为抗生素合成中的限制因素，则在发酵培养基中应当考虑添加前体或生源物质。在 S. clavuligerus 发酵过程加入赖氨酸可以提高头霉素 C 的产量。在螺旋霉素产生菌 S. ambofaciens 或红霉素产生菌 Saccharopolyspora erythraea 发酵过程中添加丙醇或丙酸盐，可以提高螺旋霉素或红霉素的产量，可能这是由于此类大环内酯抗生素产生菌在一般发酵条件下形成丙酰辅酶 A 较少，制约了聚酮体部分的生物合成。在 S. hygroscopicus 发酵培养基中加入赖氨酸增加六氢吡啶羧酸的含量，可以提高雷帕霉素的产量。在培养基中加入脯氨酸、组氨酸和天冬氨酸等氨基酸，可以增加十一烷基灵菌红素前体吡咯亚甲基的含量，从而提高十一烷基灵菌红素的产量。有些抗生素具有特殊的结构，如青霉素 G 的侧链含有苯甲基，它来源于苯乙酸；青霉素 V 的侧链含有苯氧基，它来源于苯氧乙酸。这些物质不可能在微生物代谢过程中形成。这类特殊的前体必须在发酵培养基中添加。苯乙酸抑制苯氧乙酸掺入青霉素分子。当苯乙酸和苯氧乙酸同时存在时，只形成青霉素 G，而青霉素 V 的合成被抑制；只有当苯乙酸被耗尽时，苯氧乙酸才被利用于青霉素 V 的合成。

为了提高抗生素某一组分或抑制某些不需要组分的形成，可以在发酵培养基中添加一些特殊的促进剂或抑制剂，如四环素发酵培养基中加入 NaI，可以抑制金霉素（氯四环素）的形成。金霉素结构中含有氯离子，加入 NaI 可以与氯离子竞争而抑制其掺入金霉素的分子中。又如利福霉素含有 SV 和 B、C、D、O、R、X 等组分，在 *Amycolatopsis mediterranei* 发酵培养基中加入少量巴比妥后可使利福霉素 B 组分产量提高；而尿嘧啶可以提高 SV 组分的产量。不过，尿嘧啶提高利福霉素 SV 组分的机制目前尚不清楚。同位素掺入实验证明，巴比妥没有直接进入利福霉素分子，说明它并不是利福霉素生物合成的前体。利福霉素 B 和 SV 结构上的差别在于萘醌环 4 位上取代基的不同，利福霉素 B 组分 4 位取代基为甲代羧酸，利福霉素 SV 组分 4 位取代基为羟基。SV 组分通过乙酰化及甲基化反应转化为 B 组分。

巴比妥一般有镇静和催眠作用，在 *Amycolatopsis mediterranei* 中也发现，巴比妥对提高利福霉素产量的作用，只有在低氧条件（通气量为 0.08L/h）下才能显现出来。在此条件下，菌体的呼吸受到抑制，而菌体用于抗生素合成的氧利用率有所提高，表明巴比妥有可能通过诱导 p450 单加氧酶使其利用大气中的氧，促进 SV 向 B 组分的转化，以提高 B 组分的产量。

二、发酵培养基配方的设计及优化

发酵培养基配方的选择与确定是抗生素发酵的关键与基础，其最佳配方的确定，是关系到抗生素发酵产量最重要的因素。尤其是对于野生菌种，发酵培养基配方的改变，往往可以大幅度提高发酵产量，甚至可以获得不同类型的抗生素。到目前为止，对发酵培养基配方的研究基本还是依靠实验进行探索，总结规律。而且，培养基配方与菌种或菌株的关系要比其与抗生素化学类群的关系更为密切。对于某一化学类群抗生素使用何种发酵培养基配方，可以说尚无一定的规律可遵循。发酵培养基配方的设计和优化通常可以分为以下几个阶段：基础培养基配方的确定，发酵培养基的优化，包括碳、氮源、无机盐和微量元素的选择以及培养基最佳配方的设计。目前采用的最佳培养基配方设计方法有正交设计法、均匀设计法和响应面设计法等。

1. 发酵基础培养基的设计和确定

发酵基础培养基是指通过筛选确定产生菌能够发酵产生一定量抗生素的营养成分优选组合的一种培养基。鉴于各菌株生理、代谢特性的不同及合成产物调控机制网络系统的复杂性，为了能在起始阶段创造一个空间使菌株尽可能地发挥其潜能，在原料取材方便、经济的条件下，基础培养基设计应当考虑其多样性，包括碳、氮源、无机盐的选择和各种碳、氮源的组合、它们之间的配比、培养基的简单型与复杂型以及特殊因子的多样性。在充分考虑多样性的情况下，设计选择多种培养基进行实验比较，在此基础上获得一种发酵培养基的基础配方，作为进一步研究的基础。所以，发酵培养基基础配方的确定十分重要，如果基础配方不能反映菌种的生理代谢合成能力，以后即使在此基础上进行局部配方的改造，也会使菌种的发酵能力受到限制。

本书附录一中列举了笔者实验室设计使用的 20 种基础发酵培养基，可供读者参考。该实验室在 20 世纪 70 年代末期曾经采用类似的设计方法，选择了麦迪霉素（后改名为麦白霉素）出发菌种（野生型）的发酵基础培养基，并经进一步优化获得了最佳配方。该实验室和国内数十家制药企业近 20 年的再优化实践证明，所用基础配方的基本组成没有改变，只在部分成分的比例上有所调整。这就说明，经过比较详尽系统的设计，获得优选发酵基础培养基配方不仅十分重要，而且是可行的。

2. 发酵培养基的初步优化

发酵基础培养基代表特定菌种发酵合成抗生素所需基本类型的配方，但其所含碳、氮源及其他无机元素并不一定是最佳的，为此需在基础培养基上进行优化。由于微生物利用碳、氮及离子参与其生理代谢及合成抗生素的机制十分复杂，很多成分在利用过程中有相互作用，为了能先掌握影响发酵产量的主要因素，有必要在基础发酵培养基中首先固定某些成分如碳源等，进而筛选不同氮源，包括有机氮源、无机氮源及其组合对发酵产量的影响，以获得促使发酵达到最高水平的最佳氮源。然后，再固定氮源等成分，筛选不同碳源，包括单糖、二糖、多糖及其不同组合对发酵产量的影响，获得最佳碳源。在固定碳源、氮源基础上，广泛筛选无机离子、微量元素或特殊因子在提高发酵产量中的作用。尽管这种设计方案没有将上述各种营养要素之间的相互作用考虑进去，有一定的局限性，但在多种因素相互交叉难以确定的情况下，通过以上设计方案，依然能够探索一些制约发酵水平的规律，了解影响该特定菌株发酵产量的主要营养因素，从而使基础发酵培养基得到初步优化。

3. 发酵培养基最佳配方的设计

发酵培养基最佳配方的设计，是在培养基类型基本确定并掌握了影响该菌种发酵的主要营养因素之后进行的。然而，影响发酵产量的因素很多，培养基中各种成分水平的变化也会对发酵产量产生重要影响。而且，由于培养基组成中多因素对微生物代谢产物往往存在交互作用，采用上述发酵培养基初步优化实验方法，由于忽略了因素之间的交互作用，在多因素实验中遇到的最大困难是实验次数繁多，操作人员负担很重。如果有 10 个因素对发酵产量产生影响，每个因素取两个水平进行比较，那么就有 $2^{10}=1024$ 个不同的实验条件需要比较。假定每个因素取三个水平进行比较的话，则有 $3^{10}=59049$ 个不同的实验条件需要比较。这种做法在目前的条件下是不可行的，实际上只能从中选择一部分进行实验。

随着计算机技术和统计学分析方法的发展，这些先进手段在发酵培养基配方实验设计中得到越来越多的应用。对发酵培养基配方进行数学模拟设计，可以减少实验次数，并能估算配方各成分比例变化间的相互关系。实验设计的方法有多种可供选择，这里介绍的正交实验设计只是其中常用的一种方法。它是利用一套规格化的"正交表"，排列出最有代表性的实验，合理地节省实验次数，并从中获取所需信息。

（1）正交试验设计法　利用"正交表"选择进行实验的条件，并根据正交表的特点进行数据分析，找出最好的或满意的实验条件，称为正交试验法。

正交表具有两种特征：一是每一列中代表同一水平的各数字出现的次数相同；二是任何两列所构成的同一水平数字组合数相同。所以，称之为正交表。其他任何两列所构成的同一水平数字组合均只出现一次。这反映了实验点分布的均匀性和整齐可比性。经过对正交试验所得数据进行方差分析，可以选出对发酵产量影响显著的因素。由于正交表突出了整齐可比的特点，往往难以充分做到因素和水平的均匀分散，以此指导多因素、多水平对发酵影响的研究。正交设计通常适用于水平数不高的实验，因为它的实验数至少为水平数的平方。如若考察 5 因素 3 水平的影响，则需要多于 50 次实验；如为 3 因素 10 水平的实验，则需进行 100 次实验。在多数正交试验中无法同时了解主效应和两因素之间的相互作用。2 水平的实验只能反映影响与因素之间的线性关系。3 水平实验只能反映影响和因素之间的二次多项式关系。当影响与因素之间的关系为高次多项式或非线性关系，如培养基配方多种成分之间存在交互作用，某种成分增高到一定程度对目标产物的产量有负面作用，或某种成分浓度高而另一种成分浓度必需低时，就需要进行更高水平的实验设计。因此，正交试验主要适用于一定范围内定性判断因素对实验指标的影响，不宜作为定量判断影响大小的手段。

（2）均匀实验设计法　均匀实验设计是在实验点范围使因素和水平均匀分散，以均匀性为出发点的实验设计方法。王元教授等创造的均匀设计法，在国防、科技大型系统工程中首先应用取得成功，在国民经济众多领域取得了明显的经济和社会效益。如今，在药物研究及抗生素发酵领域也得到广泛的应用。均匀设计的最大特点是，实验点在高维空间内充分均匀分散，使数据具有更好的代表性，为揭示其规律创造了必要的条件。比如，欲研究 2 因素 11 水平对发酵产量的影响，假若使用经典的完全实验法，则应做 $11^2 = 121$ 次实验。但是，如果条件只允许做 11 次实验，又要大体上可取代 121 次实验的

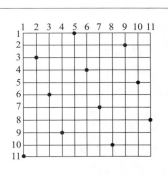

图 3-2　2 因素 11 水平的 11 次实验点

效果时，则应尽可能使 11 个点在该范围内分布非常均匀，如图 3-2 所示。也就是说，用这 11 个点去代替 121 个点的信息为最佳选择。如果拟做的 11 次实验在上图中的分布是不均匀的，就有可能在某个较大范围内没有实验点即出现"盲区"。倘若未知的目标值恰好落在这个"盲区"范围内，则要将其准确地估计出来是很困难的。进行均匀实验时，实验次数等于最多水平数，而不是实验因素平方的关系，但是一般来说，为了实验数据的可靠性，实验次数应为实验因素数的三倍。

均匀实验设计首先需要确定所研究的因素、因素变化范围和水平。对于重要的因素，可以先在大变量范围进行研究，此时所设水平数不宜过少，然后再在小范围进行细化。均匀设计法的符号含义见图 3-3。正确选择使用均匀设计表，使其实验次数最好为所研究因素的三倍。采用随机化方法确定实验次序进行实验，并对实验结果进行统计和推断，再对推断的配方进行验证或补充实验以获得最佳配方。均匀实验设计的最大优点是，适合于多因素多水平实验，而且实验次数最节省，这是其他已有的实验设计方法所不具备的。但是，对实验结果

进行统计分析是比较复杂的。均匀设计的统计分析，通常使用二次响应曲面回归法。近年发展的均匀设计软件包（DPS统计软件）特别适用于多因素、多水平的实验研究。

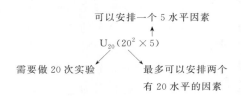

图 3-3 均匀设计法符号说明

（3）析因设计法　上述均匀设计也可视为部分析因子设计。但若一个实验中有 S 个因素时，每个因素要取 n 个水平，共有 S^n 个组合。当 S^n 实验次数太多时，可以从中选取部分有代表性的水平组合来进行实验。Plackett Burman 设计法是一种趋于饱和的 2 水平实验设计方法，它基于非完全平衡块原理，能用最少实验次数从众多因素中估计出主效应。通常采用的 2^K 部分析因子设计法，即为一种多因素两水平的实验设计方案。通过实验，从中找出重要影响因素再进一步实施优化。部分析因子设计是在一定前期实验研究的基础上，根据分析合理地假定，某些高价交互作用可以被忽略，而主效应和低价交互作用的信息可以通过部分实验获得。如欲研究发酵培养基中 9 个成分的配方，即葡萄糖、玉米浆、黄豆饼粉、酵母膏、$(NH_4)_2SO_4$、$CaCl_2$、Na_2SO_4、KH_2PO_4、Na_2HPO_4 等，在部分析因子设计中，一般可设 1 个高水平（＋）、1 个低水平（－），（0）为基础水平，按照表 3-2 安排实验，实验结果利用统计学软件进行拟合分析，其回归方程式为：

$$Y = B_0 + \sum B_i X_i + \sum B_{ij} X_{ij}$$

式中，Y 为推测的发酵效价；X_i 为各实验因素不同水平实验值；X_{ij} 为不同因素之间交互作用实验值；B_0 为 0 水平的实验值；B_i 为回归系数，正值数值越大表明正效应，正值数值越小或负值表明负效应；B_{ij} 为不同因素之间交互作用实验的回归系数。计算线性相关系数 R^2，经 F 检验判断，挑选出正效应最显著的影响因子，以此作为进行重点优化的对象。

表 3-2 析因子实验安排举例

序　数	因　　素								
	葡萄糖	玉米浆	黄豆饼粉	酵母膏	$(NH_4)_2SO_4$	$CaCl_2$	Na_2SO_4	KH_2PO_4	Na_2HPO_4
1	＋	＋	－	＋	－	－	＋	－	＋
2	－	＋	－	－	＋	＋	＋	－	－
3	＋	＋	＋	－	－	－	＋	＋	＋
4	－	－	＋	－	＋	＋	＋	＋	－
5	－	－	－	＋	＋	＋	＋	－	＋
6	＋	－	＋	＋	－	＋	＋	＋	－
7	0	0	0	0	0	0	0	0	0

在析因设计实验结果基础上，假设（$NH_4)_2SO_4$ 和 KH_2PO_4 为主要正效应影响因素，而酵母膏为主要负效应影响因素，进一步采用"最陡爬坡法"，则可以将影响因素的实验值变化的梯度方向作为"爬坡方向"。由于所谓正效应影响因素和负效应影响因素均系在一定量水平范围内的作用表现，如果该因素水平离所需水平相差太远就不能准确反映其正、负效应。有些正效应影响因素在过高水平会呈现负效应，而且因素水平上的微调往往通过交互作用的变化影响产物的产量。下述的响应面统计方法中的拟合方程只有在考察的紧邻域里才充分近似真实情况。因此，需要根据各因素效应值的大小确定变化的范围，使影响因素的水平最快速而经济地逼近最佳值区域。$(NH_4)_2SO_4$ 可以以 0.03% 差异递增，KH_2PO_4 以 0.01% 水平递增，而酵母膏以 0.1% 水平递减，设计安排爬坡实验，根据实验结果得出实验中 3 种因素的最佳水平。

（4）中心组合设计　中心组合设计（central composite designs）是由 Box-Wilson 提出的一种析因部分因子设计法。该方法中的实验点设计包括两类：一类称为析因点，是一种自变量，即水平的高低剂量点；另一类是 0 点，为区域的中心点，通常实施的 2 水平中心组合设计实验如图 3-4 所示。以爬坡实验结果的最佳值的水平设为 0 点，在其周围设置 4 个水平进行实验，用多项式回归分析对实验数据进行拟合，得到二次多项式，该方程为描述响应量和自变量关系的经验模型。对于 2 个因子系统该模型可描述为：

$$Y = b_0 + b_1 X_1 + b_2 X_2 + b_{12} X_1 X_2 + b_{11} X_1^2 + b_{22} X_2^2$$

式中，Y 为预测响应值，b_0 为截距，b_1、b_2 为线性系数，b_{12} 为交互作用系数，X_1、X_2 为独立变量的编码值，b_{11}、b_{22} 为平方系数。对方程所代表的响应面，用统计学分析软件 SAS 进行实验数据分析。

三水平因子设计（three-level factorial design），利用原本的部分因子或全因子实验，加上轴点（axial point）及中心点（central points）合成为一个中央合成设计实验，见图 3-4。一般 3 因素 3 水平的中心设计实验为 15 个实验点。3 个析因点构成三维顶点，共有 12 个析因点，零点为区域的中心点，零点实验需重复三次，用以估计实验误差。对方程结果进行方差分析，计算 F 值和模型的复相关系数 R^2。方程中各回归系数经 t 检验证实，以确证各因素不同水平对发酵影响的显著性。然后，对

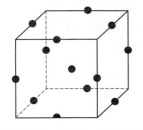

图 3-4　三水平组合设计示意

回归方程模型的预测值进行重复实验，以获得实验值，实验值应与预测值接近，并由此进一步对发酵培养基进行优化。

（5）基于遗传算法的优化　遗传算法（genetic algorithm，GA）是近几年发展起来的一种崭新的全局优化算法，它是在 1962 年由 Holland 教授首次提出了 GA 算法的思想，其遗传算法是基于二进制编码程序，类似于生物染色体结构，借用了生物遗传学的观点，通过自然选择、遗传、变异等作用机制，实现各个个体的适应性的提高。这一点体现了自然界中"物竞天择、适者生存"的进化过程。GA 是一种随机化研究策略，适用于对某种结果未知影响因素较多、因素之间相互作用比较复杂、实验结果误差较大的实验研究，在需要进行大量实验时采用 GA 可以缩小实验次数并提高实验效率。

　　GA 中最常用的算子有如下几种。选择算子：从群体中按某一概率选择个体，如将利福霉素发酵培养基中 9 个组成成分（葡萄糖、黄豆饼粉、硫酸铵、硫酸镁、碳酸钙、磷酸盐、硫酸亚铁、硫酸锌、氯化钴）设为染色体基因链上的 9 个基因，即每个基因代表培养基中的 1 个成分，假设每个成分设置 5 个水平，每个成分在一定浓度范围内以 30%、60%、100%、120%、150%代表 5 个不同水平。5^9 的实验次数则为培养基优化空间，随机选择 38 个培养基组合进行实验。从 38 组培养基中选出高单位配方，进行下一轮实验。在下一轮实验中采用交叉算子。交叉算子（crossover）：将被选中的两个个体的基因按概率进行交叉，生成两个新的个体，交叉位置是随机的。如在上述利福霉素发酵培养基的选择算子实验基础上，将 9 个组成成分，随机两个、两个之间取不同水平进行交叉实验。变异算子（mutation）：以一定概率对基因链上的每一个基因进行随机干扰。如 9 个组成中一个一个地进行水平的改变，从选择经交叉到变异这一过程所得结果称为遗传算法的一代（generation），包括了评价、统计、选择、交叉、变异等全部过程，每运行一次，产生新的一代。经过四代的实验使各组成的水平逐步接近最佳点。如葡萄糖在 2 个水平 90g/L 和 140g/L 发酵单位较好、黄豆饼粉在三个水平 23g/L、36g/L 和 45g/L 较好，表明这两个组成成分有几个适宜水平。有的组成如硫酸锌只在一个水平（如 0.075g/L）较好，说明它与其他组成之间没有更多的交互作用。最后可以得到一组效价水平较高的发酵培养基配方。

　　（6）邻近分析法优化　邻近分析法（neighborhood analysis，NA）是一种将培养基组成以其对发酵单位的影响进行分类的分析方法。如在上述的利福霉素发酵培养基实验中，将第一轮 38 个培养基发酵实验结果分成高单位及低单位组，高单位组中培养基组成的水平取其平均值，再以±10%变化设置 10 个水平，对于 9 个因素的培养基组成，即有 10^9 个培养基配方，从中任意挑选出 10 个培养基配方进行实验，计算和评估培养基组成与高、低单位组的关系。对 GA 实验的四代培养基经过 78 个实验后进行 NA 分析可以得出下列规律，如图 3-5 所示。

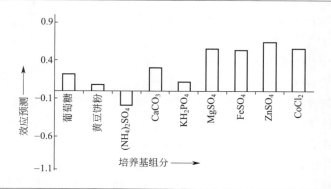

图 3-5　培养基组成水平与发酵产量的关系

　　硫酸锌、硫酸镁，其次是硫酸亚铁、氯化钴和碳酸钙的水平对发酵单位的正效应比较显著，而葡萄糖、磷酸盐和黄豆饼粉水平对发酵单位的正效应相关性较小。硫酸铵对发酵的影响是负效应。

　　近年发展的相关计算机软件技术有助于对上述实验所得结果进行统计学分析，从而进一步指导发酵培养基配方的设计与优化。下面主要介绍常用的响应曲面法和新的决定树技术。

　　响应曲面法（response surface methods，RSM）是对各因素水平变化响应值的模型以多维空间表面积形式表达的方法，称为响应曲面法。RSM 是运用数学模式（回归分析）、统计分析与实验设计的技术，探讨独立因素与响应变数之间的数学模式关系。该方法是一种寻找多因素系统中最佳条件的数学统计方法。在处理未知函数曲面的情况下，可以有效降低实验次数，得到多个独立因素变量与某个响应变量的近似函数关系，求得最佳响应值与最佳的实验情况。响应曲面法可以用于部分因子设计或中心组合设计实验结果的分析。在进行因子或部分因子实验结果基础上，此为一次模型，进而利用最陡下降（上升）法（steepest descent/ascent method）决定反应曲面最佳搜寻方向，沿此方向一步一步向前探索，期望实际响应值能按照此搜寻方向逐渐减小（或增大），直到响应值无法再改善为止，其中，前进步伐的决定并非固定不变的，可以根据实验情况或经验值决定。接着以此组操作水平为新的实验中心点，并重复实验，往最佳响应曲面的方向逼近，并且实施线性模式之适应性检定，一旦发现一次回归模型不适合时，表示此时应采用更复杂的数学模式来进行分析。

　　如果选择二次模式时，一般进行中心组合实验设计（central composite design，CCD）或是三水平因子设计（three-level factorial design），利用原本的部分因子或全因子设计，加上轴点（axial point）及中心点（central points）合成为一个中心组合设计实验，增加轴点的设计是为了使模式中的纯二次项（pure quadratic terms）能有足够的自由度（相互独立资料数）来估计参数，而增加中心点是为了检测曲率并提供估计纯误差项（pure error），用于实施回归分析。若二次模式配适时分析仍存在问题，则可以求得局部最佳操作状态或再进行配适更高的回归模式，如三次（cubic）或四次（quartic）模型。

　　响应曲面分析，指在目前的实验区域中，以实际不同情况针对响应曲面系统作深入探讨。此时可利用正规分析或脊线分析等技术进一步了解稳定点（stationary point）的数学特性，发现鞍点时（saddle point）则需进行脊线分析，并辅以合 2D 或 3D 响应曲面图（或轮廓图）的协助。响应曲面分析计算机常用软件有 SAS（Statistic Version 6.12）、SPSS、Statraphics software 6.0、XSTAT（Wiley Interscience，纽约）和 RS Discover（BBN，Cambridge，MA）等。

　　在 RSM 的实验与分析中，假设影响反应值的独立变数为 X，未知函数为：

$$Y = f(X_1, X_2, \cdots, X_k) + \varepsilon$$

　　式中，ε 为反应变数的误差（或实验误差）。若我们以 $E(Y) = f(X_1, X_2, \cdots, X_k) = \eta$ 表示响应的期望值，则 $\eta = f(X_1, X_2, \cdots, X_k)$ 所代表的曲面就称为响应曲面（response surface）。通常处理实验结果先以最小平方法（least squares estimation，LSE）配适一次回归模型（first-order model），以寻找出一个适当近似的函数，接着采用回归分析的显著性检定（general linear test approach）了解独立变数与反应变数间的关系，并检定配适的模式是否恰当（statistical adequacy）。当实验域接近最佳反应值附近时，真实反映曲面的曲率（cur-

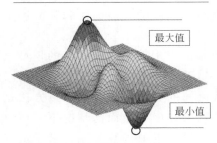

图 3-6　响应曲面分析的最大或最小最佳反应值示意图

vature) 会增加，这时需要利用曲率模式来配适响应曲面。使用缺适性检定（lack of fit test）可监视一次模式的适当性与曲率是否显著。若在此操作水平附近区域内发现曲率显著，则考虑二次模式（second-order or so-called quadratic model），其数学模式表示为：$Y = \beta_0 + \sum\limits_{i=1}^{k} \beta_i X_i + \sum\limits_{i=1}^{k} \beta_{ii} X_i^2 + \sum\limits_{i<j}\sum \beta_{jj} X_i X_j + \varepsilon$。同样，需要检定二次模式的适当性。当二次回归模式配适良好时，便可以利用它来求得最适操作水平（optimal operating conditions）并获得最佳反应值（optimal response level），依照实际需要求得最大值或最小值，如图 3-6 所示。

　　响应曲面分析中可能得到以下几种图形。图 3-7 响应曲面表示 X_1 和 X_3 两个因素之间有相互作用，X_1 的中间浓度，X_3 浓度偏高时其响应值为极大。图 3-8 响应曲面表示 X_2 和 X_4 两因素之间无明显的相互作用。

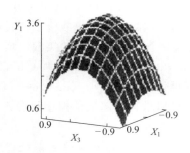

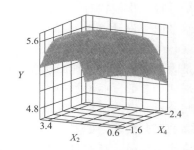

图 3-7　两因素之间有相互作用的响应曲面分析图　　　**图 3-8　两因素之间无相互作用的响应曲面分析图**

　　决定树技术（decision tree technique）：使用 MATLAB 软件，根据 GA 和 NA 实验数据以高、低单位组排列出树形分布方式的实验结果分析方法，称为决定树技术。如上述的利福霉素发酵培养基优化实验研究，根据 GA 和 NA 实验共得出 178 批实验结果。将反应值（即发酵单位）按高、低单位组并与培养基组成成分进行排列，在培养基配方中当多种组成成分之间存在交互作用时，如某种 A 成分浓度高，B 成分必须低，或 A 成分低、C 成分必须低时，采用决定树技术经计算机软件 MATLAB 处理可得出图 3-9 所示规律：利福霉素发酵获得高单位的条件是硫酸镁浓度<0.92g/L 时，硫酸铵和黄豆饼粉浓度必须<10.8g/L 和<32.8g/L，而硫酸锌则必须>0.042g/L。图 3-9 中 MgS 代表硫酸镁，往左的方向表示其浓度<0.92g/L，ZnS（硫酸锌）>0.042g/L、AmS（硫酸铵）<10.8g/L、黄豆饼粉<32.8g/L 时可以得到高单位。往右的方向如果硫酸镁>0.92g/L、硫酸铵浓度<11g/L、KP（磷酸盐）<1.17g/L、DeX（葡萄糖）浓度在 69.3～194.8g/L 之间、FeS（硫酸亚铁）浓度>0.008g/L 时也能得到高单位。

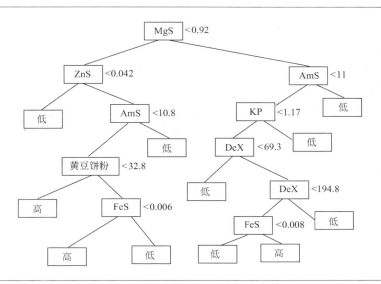

图 3-9 决定树分析中各组分水平与发酵产量关系走向示意

高代表利福霉素发酵单位大于 2.8g/L；低代表利福霉素发酵单位小于 2.8g/L。图中浓度单位均为 g/L

第四节 发酵过程参数控制

发酵过程涉及生物细胞的生长、生理繁殖以及形成产物——抗生素的过程，其中包括数十种、数百种酶促反应参与细胞生长繁殖的一级代谢和产物形成的次级代谢。这些酶促反应受着环境因素、培养条件、遗传基因等综合因素的制约和调控。产生菌只有在适宜的条件下，才能正常进行目的产物的生物合成。人为所提供的环境因素、培养条件以及能反映产生菌生理代谢及合成产物过程的数据，称为发酵参数。为了能够最有效地控制发酵进程以达到最佳结果，应当尽可能通过各种发酵参数的设定和检测了解发酵全过程。

一、发酵参数

根据微生物发酵中反映代谢过程变化指数的性质，发酵参数可分为物理参数、化学参数以及生物参数。此外，还有通过基本参数测定并经计算机软件换算的间接参数。

1. 物理参数

发酵过程中对物理学指标变化的检测数据，称为物理参数。

（1）温度 发酵全过程或不同阶段所维持的温度，主要与菌的生长和参与发酵过程形成产物酶促反应的速率有关，并且影响氧在发酵液中的溶解度和传递速率，直接关系菌丝的生长速率及产物的合成。一般而言，抗生素发酵前期（菌丝生长期）和后期（产物合成期）的温度可以是不一样的。

（2）压力 这里是指发酵过程中发酵罐中所维持的压力。发酵罐压力通常维持在 0.2～0.5MPa 左右。摇瓶发酵是在常压下进行的，而在发酵罐中保持一定的压力，可以防止外界空气中杂菌的侵入，同时还能影响发酵液中氧和二氧化碳的溶解度，间接影响菌丝生长和产物的形成。

（3）搅拌速度　在发酵过程中，发酵罐搅拌器的转动速度、摇瓶所在摇床的偏心距（cm）及其转速（r/min），直接影响发酵中氧的溶解度和传递速率。在装有计算机软件控制的发酵罐中，一般是通过设定发酵过程的溶氧水平实施自动控制搅拌速度。搅拌转速直接影响氧在发酵液中的传递速率。

（4）搅拌功率　发酵过程中发酵罐搅拌器所消耗的功率，称为搅拌功率，常用每立方米发酵液所消耗的功率（kW/m^3）表示。搅拌功率的大小与氧的液相传递系数有关，在发酵放大实验中是一个重要的参数。

（5）空气流量　通入发酵罐单位体积发酵液中每分钟的空气量，称为空气流量，一般以vvm 来表示，其中 v 表示体积（单位为 m^3 或 L），m 代表分钟。空气流量直接影响发酵液的溶氧水平和氧的传递系数，通常控制在 0.5～1.0vvm［即 0.5～1.0$m^3/(m^3 \cdot min)$］范围。

（6）黏度　发酵液中菌丝的生长可以反映在发酵液的黏稠度上，使用黏度计，可以通过测定发酵液黏度来了解菌丝的生长情况。黏度可用帕·秒（$Pa \cdot s$）来表示。

（7）补料流量　指发酵过程补加培养基料液的量，通常用称重法以每分钟补进的质量（g/min）来表示。

2. 化学参数

与发酵过程所进行的生化反应相关的参数，称为化学参数。

（1）pH　发酵液 pH 直接显示菌体生化反应的综合效应。在发酵前期，由于菌体合成是使用容易利用的碳源，往往引起发酵液 pH 在一定范围的下降，至合成期菌体生长基本停止，产物开始合成，此时需维持次级代谢酶促反应的最适 pH（一般在 7.0 左右）。发酵后期菌体自溶，较大量的蛋白水解，致使 pH 升高。发酵过程出现杂菌污染时，会造成 pH 的不正常。所以，pH 是发酵过程的重要参数。

（2）基质浓度（％）　基质浓度是指发酵过程中糖、氮、磷等的消耗情况，它是菌体生长和产物合成的重要监测指标。糖的消耗反映在还原糖和总糖水平的变化，同时也是以能量消耗、二氧化碳释放形式表现出来的。测定代谢过程的有机酸或三羧酸循环中的有机酸可以了解糖代谢途径，以达到有效控制发酵产物合成的目的。

氮源的消耗常以总氮或可溶性氨基氮的形式进行测定，因为有机氮只有在酶解成氨基酸后才被菌体利用。

由于有时油类与有机磷结合，磷酸盐常与钙离子或镁离子结合，磷浓度的准确测定通常比较困难。

（3）溶解氧浓度（饱和度）　溶解氧是需氧发酵最重要的化学参数之一。许多产物的合成与溶氧水平密切相关。发酵放大实验中最重要的指标是溶氧浓度。在发酵过程中，不同菌株所产生的产物均有自己对溶氧需求的规律。一般而言，发酵前期产生菌大量繁殖，需氧量不断增加，致使溶氧水平迅速下降，如果溶氧水平降至临界氧浓度以下，则需加大通气量和增加搅拌功率。在产物合成期，溶氧应保持一定水平。发酵后期，菌体呼吸减弱，合成产物速度降低，溶氧水平会逐步上升。对溶解氧浓度参数进行检测，可以了解产生菌对氧的利用规律，以控制供氧设备最大限度满足产物合成的需要。为了避免限氧对发酵的不利影响，应当考察每个菌种发酵的临界氧浓度以及产物合成的最适氧浓度。发酵过程中，一般采用溶氧电极测定溶解氧的浓度。

（4）氧化还原电位 氧化还原电位是通过检测相应电位的标准电极电势（或称标准氧化电位）来确定水溶液氧化还原的能力，其单位以毫伏表示。它与溶液中的溶氧浓度和微生物呼吸率相关，它能反映微生物生产与生化活性，也是作为控制发酵过程的参数之一。有研究表明，氧化还原电位与棒酸的发酵产量关系密切。氧化还原电位可通过一种能在敏感层表面进行电子吸收或释放的电极来测定，该敏感层通常是用惰性金属铂和金来制作的，参比电极为银/氯化银电极。

（5）产物生成量 发酵最终目的产物的含量称为产物生成量，是很重要的发酵参数，系监控发酵过程及终点的重要指标。对于具抗菌活性的产物一般可通过抑菌活性来测定，而对于某些产物则需用显色反应或 HPLC 进行定量分析。

（6）尾气分析 发酵罐尾气中氧和二氧化碳含量反映产生菌的摄氧率、液相氧的传递系数和产生菌的呼吸熵。通过发酵尾气中二氧化碳含量及通气量的测定，可以计算二氧化碳释放率 $[CER，mol/(m^3 \cdot h)]$：

$$CER = \frac{F_{出} CO_{2出} - F_{进} CO_{2进}}{V}$$

式中，$F_{进}$、$F_{出}$ 分别代表发酵罐进气和尾气的流量；$CO_{2进}$、$CO_{2出}$ 分别代表发酵罐进气和尾气中 CO_2 的物质的量；V 表示发酵液体积。

同样，通过测定通气量及尾气中氧含量，也可计算摄氧率 $[OUR，mol/(m^3 \cdot h)]$：

$$OUR = \frac{F_{进} O_{2进} - F_{出} O_{2出}}{V}$$

式中，$F_{进}$、$F_{出}$ 分别代表发酵罐进气和尾气的流量；$O_{2进}$、$O_{2出}$ 分别代表发酵罐进气和尾气中 O_2 的物质的量。

根据 CO_2 释放率及摄氧率，又可计算出菌的呼吸熵（RQ）：

$$RQ = \frac{CER}{OUR}$$

对于尾气中二氧化碳的分析，通常使用红外 CO_2 分析仪；对气体中氧的分析，使用顺磁 O_2 分析仪，也可使用质谱仪进行测定。

（7）液相氧体积传递系数（$K_L a$） 该系数代表氧由气相转至液相传递的难易程度，它与发酵罐的设计和发酵过程的控制有关。当发酵液中溶氧浓度保持稳定，即发酵过程氧的传递量与氧的消耗量达到平衡时，液相氧体积传递系数为：

$$K_L a = \frac{OUR}{C^* - C_L}$$

式中，C^* 为气相氧分压平衡液体中的溶氧浓度，mol/m^3，即氧在溶液中呈饱和状态时的浓度。一般认为发酵液在 25℃、一个大气压下的氧饱和浓度为 0.2mmol/L。C_L 为液相溶氧浓度，mol/m^3，可以经溶氧电极进行测定。当产生菌的摄氧率不变和 C^* 也不变时，$K_L a$ 越大，发酵液中 C_L 浓度越高，所以可以用 $K_L a$ 来衡量发酵罐的通气效率。$K_L a$ 值也可以采用极谱仪进行分析。现在已可使用计算机软件根据 OUR、C^*、C_L 值直接测出 K_La 值在发酵过程的变化。

3. 生物参数

生物参数是指发酵过程中反映产生菌代谢能力和生理状态的生物学指标，其主要检测对象是菌丝形态和菌丝浓度。

(1) 菌丝形态　链霉菌/放线菌的菌丝形态是菌体生化代谢状态的反映，可以作为种子质量及确定转种时间的依据。在发酵过程中，菌丝形态可以反映菌丝的生长阶段，决定发酵终点并可作为判断发酵是否正常的重要指标。真菌菌丝体球状体的大小与发酵产量有关。放线菌、链霉菌菌丝形态观察通常采用染色的方法。亚甲蓝染色法适宜于菌丝形态的观察。年轻的菌丝体起初呈现为粗壮、分枝较短、着色深而均匀，之后菌丝逐渐变细、菌丝分枝多而密，形成网状结构，而年老的菌丝中间出现间隔，着色浅、不均匀。结晶紫染色迅速，着色深，菌体呈紫色，可用于区别革兰氏阳性细菌和革兰氏阴性细菌，故适于用进行发酵过程中污染杂菌的检验。

菌丝形态学观察可采用图像分析系统，其中包括使用相差显微镜、照相机、PC 机和图像分析软件，应用该系统可以观察球状体、菌丝聚合体和游离的菌丝体。形态学观察的参数包括主要菌丝的长度、菌丝的总长度、菌丝尖端数、分枝菌丝数、菌丝聚合体或球状体的面积、周界、紧密度、粗糙程度等。由于发酵液中经常存在球状体和游离菌丝体这两种不规则形状，导致对其参数的计算和控制存在一定的难度。采用 NIH 设计的 IMAGE J1.33 软件，对整个菌体颗粒质量或菌体表面积进行不规则碎片几何学（fractal geometry）计算，即可获得这两种不规则形状菌丝体定量分析的结果。

(2) 菌体浓度　菌体浓度是产生菌生长阶段及代谢能力的一个重要标志。菌体浓度与培养基配方和生长阶段有关。与此同时，菌体浓度直接决定发酵液的黏稠度，间接影响发酵液的溶氧水平。所以，菌体浓度是发酵过程的一项重要参数。菌体浓度可以根据离心后菌丝沉淀所占发酵液中的比例、单位体积发酵液中的菌丝干重或菌体中 DNA 含量等数据进行测定。根据发酵过程中单位时间菌体量、单位菌体糖/氮消耗量、溶氧浓度及产物量的变化，可以计算出单位时间内菌体比生长速率、菌体糖/氮比消耗率、溶氧消耗率和产物比生成率。在连续发酵过程中，菌体生长比速率是一项重要指标。通过控制生长限制营养的流加，维持恒定的菌体浓度，可以使菌体尽可能保持在抗生素合成期，以延长发酵周期、有效地提高发酵产率。

二、发酵参数的控制

抗生素等具有生理活性物质是微生物的发酵产物。发酵过程包括微生物的生长、生理和繁殖，涉及微生物细胞合成多种次级代谢产物前体，用于次级代谢的合成，并激活参与次级代谢的酶系，促进合成次级代谢产物的生化反应。所有这些反应既受到菌体细胞遗传信息的调控，又受到微生物生长及合成的诸多机制影响。因此可以说，发酵是一个复杂的系统工程。许多生化代谢反应之间相互联系、彼此制约，许多反应在瞬间进行，有效地控制其过程往往比较困难。但是，通过对发酵参数的研究，可以加深对微生物环境的要求及对代谢变化规律的认识，最大限度地满足微生物合成目的产物的需要。

1. 溶氧控制

抗生素发酵过程对溶解氧浓度十分敏感，在不同阶段，对溶氧浓度的需求不尽相同。因此可以认为，发酵过程中对溶氧浓度的控制是监控该过程最重要的一项参数。

（1）菌种对氧的需求　抗生素发酵是一个需氧过程，其产生菌对氧的需求可分为两个阶段：菌体生长期和产物合成期。种子培养阶段为菌体生长期，氧主要用于菌体的生长和繁殖。微生物的不同种类、不同生理特征以及生长的不同阶段，需氧量不尽相同。一般来说，菌体处于对数生长期时，呼吸强度高，对溶氧浓度的需求也大。菌体呼吸率可用 Warburg 呼吸计测定。培养基组成对产生菌的需氧量有重要影响，尤其是碳源的种类和浓度影响显著。表 3-3 中列举了一些碳源的呼吸熵参考值。发酵液中溶氧浓度也会影响菌体的呼吸率。溶氧浓度在较低水平时，呼吸率随着溶解氧浓度的增加而加强。当溶解氧达到一定水平，呼吸率不再增加时，溶氧浓度称为呼吸临界氧浓度。微生物种类不同，所要求的临界氧浓度也各异；而且，临界氧浓度与培养液的性质（如 pH、营养成分、黏稠度等）、培养温度和发酵罐结构均有关系。表 3-4 列出一些微生物在有基质存在下的临界氧浓度。

种子生长期利用不同碳源导致其呼吸率的不同，并通过调控碳源代谢途径影响抗生素的发酵产量。例如在葡萄糖培养基上生长的高呼吸率种子，以 10%～20% 的接种量转入发酵培养基，将有利于形成参与新生霉素产生菌戊糖磷酸己糖途径的酶系，有利于新生霉素的产生。具有高呼吸率及高比生长速率的种子，通常以不少于 15% 的接种量能够确保头孢菌素 C 的高产量。因此有人建议，将头孢菌素 C 发酵中种子的呼吸率作为转种发酵的指标。这些均可说明，在抗生素产生菌生长阶段，供氧水平及呼吸率对代谢途径及产物的形成具有重要作用。种子转种发酵培养基后，首先经过生长和繁殖阶段适应期，在这一阶段，发酵液中的溶解氧需保持在菌种所需的临界氧浓度以上。发酵前期供氧不足，会影响整个代谢网络，从而对后期发酵造成不可逆转的不利影响。

表 3-3　一些碳源的呼吸熵参考值

碳源	呼吸熵	碳源	呼吸熵
葡萄糖	1.0	乳酸	1.0
蔗糖	1.0	甘油	0.86
甲烷	0.5	植物油	0.7
甲醇	0.67		

表 3-4　一些微生物在有基质存在下的临界氧浓度（C_{crit}）

微生物	生长温度/℃	C_{crit}/(mmol/L)
发光细菌	24	约 0.01
棕色固氮菌	30	0.018～0.049
大肠杆菌	37.8	0.0082
	15.5	0.0031
酵母菌	34.8	0.0046
	20.0	0.037
产黄青霉	37	约 0.85

虽然菌丝生长期需氧率高，但因生长初期菌体总量较少，故总需氧量并不高。

$$菌体总需氧率＝C_c Q_{O_2}$$

式中，C_c 为菌体浓度；Q_{O_2} 为单位体积菌体每小时耗氧量，$mmol/(L \cdot h)$。表 3-5 列举了一些微生物最高需氧率，所列数据仅仅作为参考，因为氧的需求与培养环境和具体菌株等诸多因素有关；例如表中酵母菌的需氧量，在低浓度葡萄糖（1%）和供氧不充分的情况下为 $10 \sim 15 mol/(L \cdot h)$，而在高浓度葡萄糖（10%）和高供氧条件下可达 $340 mol/(L \cdot h)$。

表 3-5　一些微生物的最高需氧率

微生物	$Q_{O_2}/[mol/(L \cdot h)]$	微生物	$Q_{O_2}/[mol/(L \cdot h)]$
污水中的微生物	$1 \sim 2$	黑粉菌	16
大肠杆菌，产气杆菌	$5 \sim 8$	产黄青霉	$20 \sim 30$
酵母菌	$10 \sim 15,340$	黑曲霉菌	$28 \sim 56$
灰色链霉菌	15	棕色固氮菌	260

产物合成期通常需要保持一定的溶氧浓度，因为此时菌体繁殖已基本停止，进入静止期的菌体呼吸强度保持恒定值，用于合成产物的溶氧浓度在一定时段会保持较稳定的状态。所以并不是溶氧浓度在抗生素发酵过程中越高越好。高溶氧浓度需要加大通气搅拌功率，会导致生产成本的大幅度上升。培养液的过度浓缩反过来会影响氧的溶解度，并使营养或代谢产物过度积累而影响正常代谢的进行。过高的氧浓度引起一些中间体或酶系的过度氧化，也会抑制产物的合成。因此，必须研究每个菌种合成产物的最适氧浓度，而氧的浓度又与氧的传递效率相关。所以，在发酵过程中提高氧的传递效率将有利于抗生素的合成，然而超过50%溶氧水平对某些抗生素产生菌并不能更多地提高其产量。

（2）氧在发酵过程中的传递　微生物对氧的利用首先要通过气相氧在培养液中的溶解，然后才可到达菌体细胞表面，再进入细胞内部与所需酶系发生作用，参与细胞的生化反应。氧从气相到细胞酶表面主要是通过扩散作用，要穿透中间一系列膜所造成的阻力。这里所说的膜主要是指气-液界面和液-细胞界面形成的膜。这些膜的厚度可以从纳米到微米之间，它与流体的性质有关。氧从气相传递至细胞与相应酶进行反应，需经过：①气相主流到气-液界面的阻力；②气-液界面间的阻力；③气-液界面至液体中的阻力；④液体中的阻力；⑤细胞表面液膜的阻力；⑥液体-细胞或菌丝团界面的阻力；⑦菌丝间及菌丝团内的阻力；⑧进入细胞膜与酶反应的阻力。

发酵过程通过控制供氧可以减少 ①～⑤的阻力。氧在菌丝间及细胞膜中的穿透（⑥～⑧）作用与菌种的生理和遗传特性有关。由于氧很难溶于水，所以发酵过程中溶氧的控制主要是解决氧从气相溶解至液体的问题。氧传递至液体中的速率与液体中氧的利用速率成正比：

$$氧的传递速率（mmol/h）＝K_L a(C^* - C_L)$$

式中，K_L 为氧的传递系数；a 为气-液界面的面积，由于 a 很难进行实际的测定，故常将 $K_L a$ 当成一项，称为液相体积氧传递系数，单位常用 h^{-1} 表示；C^* 为液体中溶氧在饱和状态时的浓度，$mmol/L$；C_L 为液体中现时的溶氧浓度，$mmol/L$。通常在一个大气压下 25℃时，培养液中氧的饱和溶解度为 $0.2 mmol/L$。液体中溶氧浓度越低，氧的浓度差越大，则氧通过阻力传递至液体的速率越高。可以从下列几个方面改善氧在发酵液中的传递。

a. 增加发酵过程供氧能力。增加发酵过程中供氧的主要因素有推动力（$C^* - C_L$）和 $K_L a$。由于发酵液中实际溶氧浓度 C_L 不能低于菌体所要求的临界浓度，实际上主要是增加 C^* 来提高发酵液中氧的传递，增加培养液中氧饱和度可以通过提高气相中氧的分压、降低培养温度和尽量使用稀薄的培养基等方法实现。需采用较丰富的培养基时，可以在发酵过程中间补水或补料，以改善供氧情况。提高发酵罐压或使用通入富氧（一般采用减少空气中氮含量，而提高空气中氧的相对比例）的方法，可以提高 C^*。

b. 液相体积氧传递系数的控制。$K_L a$ 是人们用于评价发酵设备供氧能力的主要指标。它与气-液界面积、气-液接触时间有关，这些均可通过发酵设备的设计、搅拌效率、空气流量予以控制，发酵液的黏稠度和表面张力均能影响 $K_L a$ 值。

搅拌对 $K_L a$ 值有显著的影响，首先搅拌能使通入发酵罐的气流变成小的气泡，从而增加气-液界面的面积；搅拌使液体形成旋涡，延长气泡在液体中的滞留时间，从而延长气-液的接触时间；搅拌所造成的涡流剪切力可以减小液膜的厚度，这些均有利于氧的扩散，使 $K_L a$ 值提高。

由于发酵设备及所用搅拌器的形状、大小及其转速各异，搅拌器的搅拌效率往往用单位体积的搅拌功率来表示，研究证明，$K_L a$ 值基本与单位体积搅拌功率成正比关系：

$$K_L a = 单位体积搅拌功率^{0.95}$$

因此，当发酵液流体完全处于紊流状态，即液体没有形成涡流或旋涡时，单位体积搅拌功率可以完全代表搅拌效率。流体力学中用雷诺数（Re）来表示流体的流动特性，流体流动时惯性力与摩擦力之比，称为雷诺数。Re 与流体速率、流体所在容器的尺寸和流体的黏度有关。雷诺数与搅拌器直径（L）、流体流动速率（N）、流体密度（ρ）和黏度（μ）的关系以下式表示：

$$Re = \frac{L^2 N \rho}{\mu}$$

Re 值越大表明惯性力占主要地位，当 Re 大于 10^5 时，发酵液处于紊流状态，在这种状态下，单位体积搅拌功率虽然难以计算，但搅拌转速和搅拌器直径对 $K_L a$ 值的影响可以通过它进行估算：

$$单位体积搅拌功率 = c N^3 L^5 \rho$$

式中，c 为与搅拌器设计相关的常数。

$K_L a$ 与空气的流速（cm/s 或 m/h）有关，其相关性一般为：

$$K_L a = 空气流速^{0.33 \sim 0.88}$$

其指数值随搅拌器对空气的分散度及发酵液流体状态而异。当空气流速过大时，搅拌器不能使空气分散而直接从发酵液中逃逸，这种现象称为"气泛（flooding）"，$K_L a$ 值不再增加。

桨式搅拌器在空气流速为 21m/h 时将形成"气泛"，所以发酵过程应控制空气流速。

$K_L a$ 值与空气气泡大小有关，而后者与通气孔的直径、液体的表面张力有关。小气泡可以增加气-液接触面积，因而增加 $K_L a$，表面活性剂也可以减小气泡体积，有利于 $K_L a$ 的提高，但液体中含有过多、过小的气泡不宜形成紊流，而使气泡周围的液膜增厚也不利于

K_La 的提高。通气孔的直径一般为 $0.07\text{mm}\sim0.3\text{cm}$。发酵过程适当加入一些消沫剂可以减少气泡之间的合并，有利于气-液接触和 K_La 的提高。

c. 改善氧至细胞的传递。对于单个细胞来说，细胞膜外的液膜对氧的扩散不会造成很大的阻力，细胞外液膜厚度随着液体与细胞之间相对流速的增加而减小，因此，控制搅拌可以调节液膜的厚度，减少氧在液膜中传递的阻力。菌丝团之间的阻力对氧的扩散会产生不利影响，发酵过程应尽量避免菌丝团的形成。

近年发展的基因工程技术使人们有可能通过提高细胞对氧的亲和力，改善菌种对氧的利用率，从而减少氧在细胞内及进入细胞膜与相应酶反应的阻力。血红蛋白作为与氧结合的一种蛋白，具有重要的生理功能。在原核生物中首先从透明颤菌中发现了一种血红蛋白，命名为 VHB（vitreoscilla haemoglobin）。透明颤菌一般生长在贫氧的沼泽地或腐烂的蔬菜中，而 VHB 对于透明颤菌在贫氧中的生长起着重要作用。研究表明，VHB 由两个相同的亚基组成，每个亚基分子量为 15755，每个分子中有 2 个 b 型血红素。氨基酸序列分析发现，VHB 与其他真核和原核生物的血红蛋白有很高的相似性。在透明颤菌中，VHB 的基因其自身启动子受到氧的调控。VHB 与氧的结合增加了氧在细胞周质空间的传递，促进了氧在细胞中的扩散，可能直接作用于氧的相关代谢途径如呼吸链，促进细胞生长，并可能介入细胞与氧的相关代谢途径中某些关键反应或途径，改变其代谢进程。VHB 的这一特性已在抗生素产生菌发酵中进行了实验研究。VHB 基因在红霉素产生菌（*Saccharapolyspora erythrea*）、放线紫红素产生菌（*S. coelicolor*）、头孢菌素 C 产生菌（*Acremonium chrysogenum*）、莫能菌素产生菌（*S. cinnamonensis*）中得到克隆表达，证明其在低溶氧条件下对这些抗生素的发酵产量均有一定的提高作用。

发酵液流变学性质对氧的传递影响很大。根据发酵不同阶段流变学性质，经常调整搅拌和通氧状况可以有效改善供氧条件。通气搅拌能够促进发酵罐内换热、混合及供氧，同时还对微生物产生剪切力，后者影响菌体形态、生长和代谢特性，而菌体形态通过发酵液流变性质又能影响换热、混合及供氧等能量的循环。搅拌可以改变 *Aspergillus terreus* 球状体形态及发酵液流变性。当搅拌转速为 600r/min、剪切速度为 2.03m/s 时，球状体的体积从 $1200\mu m^3$ 降至 $900\mu m^3$，即使在富氧通气条件（80%氧和20%氮）下，这种球状体发酵产生拉伐他汀的产量亦并不高。倘若调整搅拌速度使球状体体积达到 $2500\mu m^3$，则在富氧条件下可以明显提高其产量。球状体的大小与分散及其循环有关，在低剪切力条件下，有利于这种球状体产生拉伐他汀。

2. 温度的控制

温度参数对于发酵的影响主要有两个方面：一方面是产生菌的生长温度，如放线菌、霉菌和细菌的最适生长温度一般在 $20\sim40℃$。因此，在发酵前期首先应当满足菌体生长的温度要求。在发酵中期，温度主要影响参与抗生素生物合成酶反应的速度。另一方面，温度也影响发酵液的流变性。

发酵过程影响温度变化的因素主要有产生热和散失热两类。

产生热包括生物热和搅拌热两种类型。生物热是指产生菌在生长繁殖阶段所产生的热能。菌体在分解代谢过程中产生的热能部分用于合成 ATP，供给合成代谢所需要的能量，另有部分多余的热能释放出来，导致发酵过程温度的升高。生物热的多少与菌种的性能及培养基营养成分的多寡有关。菌种越年轻、呼吸强度越高、培养基成分越丰富、培养基被利用的速度越快，产生的生物热就越多，此时，需使用冷却水对发酵罐进行降温，以保持发酵过程温度的恒定，直至菌体生长的对数期基本结束，营养消耗明显降低，所产生的生物热也明显下降。一般来讲，发酵过程生物热产生的高低反映了菌体的生理代谢状况，所以它是发酵参数的重要控制指标之一。

搅拌热是由搅拌器的转动引起液体之间、液体与设备之间的摩擦所产生的热量（kJ/m³）。搅拌热与搅拌器的转速、搅拌器的大小等有关，可以根据单位体积所消耗的功率进行计算。

$$Q = \frac{P}{V} \cdot N$$

式中，P 为功率，$kW \cdot h$；V 为体积，m^3；N 为热功当量，即每小时消耗的功率所产生的热量，一般为 $3600kJ/(kW \cdot h)$。

散失热包括蒸发热和辐射热两种类型。发酵液蒸发及废气排出所带出热量，即为蒸发热。蒸发热与进入发酵罐中空气的温度和湿度有关。辐射热是指由于发酵罐体外壁和大气间的温度差而使发酵罐内通过辐射排出的部分热量。辐射热与罐内温度及外界气温的差值有关。

3. pH 的控制

pH 在发酵参数中的控制包括两个方面：一方面是指发酵培养基的原始 pH，另一方面是指发酵过程中 pH 的动态控制。无论哪种情况下，pH 都是通过直接影响细胞外的弱酸或弱碱，形成易于通过细胞膜的弱酸或弱碱，进入细胞内影响酶的结构或活性，从而影响细胞对基质的利用速度和细胞的结构，以致影响菌体的生长和产物的合成。大多数细菌具有与细胞膜结合的质子泵，将质子从胞质中泵出，形成一种跨膜的质子电化学梯度，造成一种质子运动力，再加上细胞膜上的脂肪层和对离子流特异性的控制，产生菌一般对外界环境 pH 的变化有一定的自我平衡调节能力。放线菌来源的抗生素产生菌发酵培养基的原始 pH 通常控制在 6.0～7.0 左右。发酵培养基原始的最适 pH 需要通过实验进行确定。

研究产生菌生长与产物合成期的最适 pH，有助于对发酵过程中的 pH 进行控制。有的产生菌生长期与产物合成期对 pH 要求的宽容性较大。这种类型的发酵过程比较容易控制。有的产生菌生长期对 pH 要求较宽，而合成期的最适 pH 范围较窄，也有产生菌生长期及产物合成期两种 pH 的要求范围均较窄的情况。这两种情况的发酵过程均应对 pH 严格进行控制。对于产生菌生长期 pH 和产物合成期所要求的最适 pH 不一致的发酵过程，应分别控制不同阶段的 pH，才能实现优化发酵过程之目的。发酵过程中对 pH 的控制，主要关系到参与产物合成酶的活性，它将影响产物合成的速率。在菌体生长阶段，由于快速利用培养基中的基质（如葡萄糖、硫酸铵等），发酵液中会有大量的有机酸积累。在培养基中加入适量的缓冲剂（如碳酸钙）可以中和所产生的酸，以避免 pH 过低。在培养基中采用生理中性的盐（如硝酸铵），可以使发酵过程维持比较稳定的 pH。

有的代谢产物对 pH 非常敏感，可用缓冲液配制发酵液培养基以维持发酵过程中 pH 的稳定性。发酵过程中应用补料工艺可以有效地控制发酵过程的 pH，如直接补稀酸或碱、补氨水或生理酸性（硫酸铵）或生理碱性（硝酸钠）盐；减少培养基原始葡萄糖量而采用发酵过程滴加葡萄糖的方法，可以减少发酵中产酸的过程，将 pH 维持在最适阶段。以 pH 为指标控制葡萄糖滴加速度的补料工艺，在青霉素生产实践中已经成功地得到了推广与应用。

4. 基质和菌体浓度的控制

基质是指用于微生物培养的营养物质，它们是微生物生长的物质基础，关系到微生物生理代谢的调控，影响着发酵产物的合成。基质的浓度决定微生物生长的速度和浓度，必须有效地控制抗生素发酵中基质和菌体的浓度，以便获得优质的发酵产物。

菌体是进行抗生素生物合成最基本的元素，其浓度不仅反映菌体细胞的多少，也反映菌体细胞生理特性和能力。菌体浓度的大小与菌体生长速率密切相关，因此，常用单位时间菌体的增长率（即菌体的比生长速率 μ，$\mu g/h$）来反映发酵过程中菌体的生长情况。在适当的比生长速率下，发酵产物的产率与菌体浓度成正比，菌体浓度越大产量越高。但是，菌体浓度过高会使营养物质耗尽，有毒物质积累过剩，可能会使次级代谢向初级代谢逆转。同时，过高的菌体浓度，势必影响发酵液的流变学性质和溶氧水平，这些均对发酵产物的形成产生不利影响。因此，发酵过程控制合适的菌体浓度是很必要的。发酵产物合成期通常以单位菌体量在单位时间内合成产物的比产率 $[P，U/(\mu g \cdot h)]$ 来表示菌体的合成能力。

菌体浓度在一定培养条件下主要受基质浓度的影响。培养基中碳源、氮源和磷酸盐的种类及浓度是影响菌体浓度的三大要素。快速利用的碳、氮源和适度的磷酸盐浓度能促进菌体的生长，但其分解代谢产物有可能造成对产物合成的阻遏。缓慢利用的碳、氮源有利于产物的合成。因此，在发酵培养基中适当安排快速利用和缓慢利用碳、氮源的种类及比例，对控制菌体浓度、延长产物合成期具有重要意义。为了调节控制菌体浓度和防止菌体老化，通常在发酵过程中尽量采用补料工艺。

在发酵过程中根据需要添加营养物质的操作，称为补料工艺。采用补料工艺可以降低原始培养基中基质的浓度，有效地控制适当的菌体浓度，解除或部分缓解分解代谢产物对生物合成的阻遏，防止过多有毒物质的积累，改善发酵液流变性和氧传递效率，延长产物合成时间。补料的方式可分为一次性补料、分批式补料和连续式流加补料。根据培养基成分，补料可分为单成分补料或多成分补料。补料的时间可选择在菌体生长基本完成，其合成产物的比产率达最高值时进行。一般可以溶氧、pH、糖或氮消耗量、菌体呼吸熵、CO_2 排出率作为指标，控制菌体的比生长率，使产物的比产率保持最高值。

参 考 文 献

[1] 熊宗贵. 发酵工艺原理. 北京：中国医药科技出版社，1995.

[2] 方开泰. 均匀设计与均匀设计表. 北京：科学出版社，1994.

[3] 唐启义，等. 实用统计分析及其 DPS 数据处理系统. 北京：科学出版社，2002.

[4] Montgomery D C. 实验设计与分析. 陈荣昭，译. 北京：中国统计出版社，1998.

[5] Weuster-Botz D. Experimental design for fermentation media development: statistical design or global random search? J Biosci Bioeng, 2000, 90 (5): 473-483.

[6] Bapat P M, et al. Optimization of rifamycin B fermentation in shake flasks via a machine-learning-based approach. Biotechnol Bioeng, 2004, 86 (2): 201-208.

第四章
抗生素产生菌的生理代谢

　　大多数抗生素是由链霉菌产生的。链霉菌属于革兰氏阳性细菌，且具有复杂的生命周期，并能产生多样和结构复杂的次级代谢产物。土壤是链霉菌的主要栖息地，因此链霉菌属于一种特定的贫营养微生物，其营养物质主要来源于植物的分解产物，其中碳源比较丰富，而氮和磷的含量较低。链霉菌能分泌多种胞外酶，如 α-淀粉酶、琼脂酶、纤维素酶、葡聚糖酶、木聚糖降解酶、甘露聚糖酶、麦芽糖酶、几丁质酶、β-葡糖苷酶和 β-半乳糖苷酶等。有些胞外酶在工业生产中得到了应用。链霉菌就是利用这些胞外酶分解植物细胞获得营养的，所以链霉菌的碳源分解代谢途径比较多样化。催化分解代谢的酶往往需要诱导酶的参与，如链霉菌对半乳糖、甘油、麦芽糖等分解代谢调控机制与其他细菌类同，当缺乏底物（诱导物）时，在分解代谢操纵子启动子区有一个阻遏蛋白，当加入底物时与阻遏蛋白结合，使其脱阻遏，分解代谢基因开始转录和表达，使分解代谢得以进行，因而是一种负调控机制。然而，链霉菌葡萄糖分解代谢阻遏的调控机制则与其他细菌不同。

　　土壤中氮源分解代谢物较少，没有可直接利用的氨基酸，因此，链霉菌在生长中可以对不同碳源有所挑选，而对氮源则只能用其所有。在环境中缺乏可利用的氨基酸时，链霉菌需自行合成，而且，链霉菌氨基酸生物合成的反馈抑制较少。精氨酸和支链氨基酸途径以及部分芳香族氨基酸途径的代谢调控是个例外。

第一节　碳源代谢

一、葡萄糖分解代谢途径

　　链霉菌碳源代谢中葡萄糖分解代谢的酵解途径有 EMP（Embden-Meyerhof-Parnas）和己糖单

磷酸途径（HMP），天蓝色链霉菌指数生长期以 EMP 途径为主，次级代谢时以 HMP 途径为主，同位素标记实验证明，HMP 途径主要在菌丝体中进行，而 EMP 途径在孢子萌芽状态比较活跃。

EMP 途径是以葡萄糖为起始，经 ATP 活化形成葡萄糖-6-磷酸、果糖-1,6-二磷酸、甘油-3-磷酸、磷酸烯醇式丙酮酸、丙酮酸。其中有己糖激酶、葡萄糖-6-磷酸异构酶、磷酸果糖激酶、果糖-1,6-二磷酸醛缩酶、丙糖磷酸异构酶、甘油醛-3-磷酸脱氢酶、磷酸甘油醛激酶、磷酸甘油酸变位酶、烯醇化酶和丙酮酸激酶参与催化过程。己糖激酶和丙酮酸激酶是两个重要的调节点。己糖激酶催化 ATP、GTP 或多聚磷酸和糖分子的磷酸化反应，在放线菌 *Actinomyces naeshundii* 中曾检测到多聚磷酸/ATP/GTP 葡萄糖激酶的活性，在链霉菌 *Streptornyces. coelicolor* 中克隆了葡萄糖激酶基因（*glk*）。在某些链霉菌中可以检测到 I 型磷酸果糖激酶，它催化果糖-6-磷酸生成果糖-1,6-二磷酸的反应。I 型果糖激酶为同型二聚体、同型四聚体或单体，它不受果糖-2,6-二磷酸的调控。在 *S. aureofaciens* 中克隆了甘油醛-3-磷酸脱氢酶基因（*gap*）。在 *S. coelicolor* 和 *A. methanolica* 中发现有磷酸甘油酸变位酶，它介导 3-磷酸甘油酸和 2-磷酸甘油酸之间的互换。丙酮酸激酶在大部分细菌中以四聚体形式存在，它通常受葡萄糖-6-磷酸、核酮糖-5-磷酸、AMP 和果糖-1,6-二磷酸的调控。在 *S. coelicolor* 中丙酮酸激酶是以二聚体形式存在的。

HMP 又称为葡萄糖磷酸支路或戊糖磷酸支路，链霉菌中葡萄糖-6-磷酸的形成是由葡萄糖经磷酸烯醇式丙酮酸：碳水化合物磷酸转移酶（PEP：PTS）系统完成的，或是由依赖 ATP 葡萄糖激酶催化进行的。参与戊糖磷酸支路代谢的酶系主要有葡萄糖-6-磷酸脱氢酶、6-磷酸葡糖酸内酯酶、6-磷酸葡糖酸脱氢酶、核糖磷酸异构酶、转酮酶和转醛酶。在链霉菌 *S. coelicolor* 中已克隆了葡萄糖-6-磷酸脱氢酶、6-磷酸葡糖酸脱氢酶、转酮酶和转醛酶基因。在阿维菌素产生菌 *S. avermitilis* 中葡萄糖-6-磷酸脱氢酶的活性与阿维菌素的产量具正相关性。

链霉菌中也存在三羧酸循环（TCA），它是需氧菌进行呼吸获取能量的重要途径。三羧酸循环是将乙酰辅酶 A 降解为 CO_2 和 H 原子的过程，H 原子与 NAD 一起进入细胞呼吸链，促使 ADP 磷酸化。三羧酸循环中的柠檬酸、异柠檬酸、α-酮戊二酸、琥珀酸、富马酸、L-马来酸、草酰乙酸等不仅是合成氨基酸的前体，不少还是次级代谢的前体物。在氯霉素合成中可以见到，参与三羧酸循环酶系活性越高，氯霉素的产量也越高。从氯霉素产生菌 *S. aureofaciens* 中发现有与 NAD 相关的马来酸脱氢酶（将马来酸氧化为草酰乙酸），其对 NADH 有较高的亲和力，它对草酰乙酸的还原性高于氧化性，过量的草酰乙酸对马来酸的氧化没有抑制作用。

链霉菌中同样也有 TCA 的添补途径，以弥补三羧酸循环中某些中间体的不足。例如 PEP 经羧化形成草酰乙酸途径，这一途径可以添补草酰乙酸的不足，参与该反应的 PEP 羧化酶在道诺霉素产生菌（*Streptomyces peucetius* C5）中，从初级代谢至次级代谢转换期活性升高 3 倍。乙醛酸循环也可视为 TCA 循环的添补途径。乙醛酸循环中的乙酰辅酶 A 与草酰乙酸形成柠檬酸，经顺式乌头酸、异柠檬酸，后者经异柠檬酸裂解酶生成琥珀酸和乙醛酸，在马来酸合成酶催化下与另一个乙酰辅酶 A 合成马来酸，再经马来酸脱氢酶催化生成草酰乙酸。在氯霉素产生菌 *S. aureofaciens* 中发现有马来酸合成酶存在，而在 *S. lividans* 和 *S. coelicolor* 中则有柠檬酸裂解酶存在。

当 TCA 循环与酵解途径不平衡时，有机酸会形成积累；当由初级代谢转换为次级代谢时，TCA 循环减弱；当酵解途径增强时，有机酸的积累则会增加。

二、碳源分解代谢的阻遏

分解代谢阻遏是指一些易被分解利用的碳源（如葡萄糖）在进行分解代谢时产生的不利于其他分解代谢的效应。当菌体在葡萄糖含量受限制，或者因葡萄糖阻遏而产生的代谢物过剩情况下培养时，菌体通常先利用葡萄糖，如果能诱导产生分解其他代谢物的酶，菌体再利用其他代谢物。在利用两种代谢物过程中形成二次生长的时间间隔，称为二次生长间隔。由于链霉菌生长速率比真细菌慢，两种代谢物利用速率的变化不明显，链霉菌的二次生长间隔不易表现出来。参与分解代谢酶的形成经常被易分解利用的碳源所阻遏（即葡萄糖效应）。链霉菌中碳源分解代谢的阻遏，主要表现为对参与其他分解代谢胞内外酶活性和碳源运输系统的阻遏，如表 4-1 显示受葡萄糖分解代谢阻遏的系统。除葡萄糖以外，某些容易被利用的碳源，如纤维二糖、果糖、甘油和甘露醇等也对碳源分解代谢产生阻遏作用（表 4-2）。葡萄糖的阻遏作用有时是间接的，如当酵解途径和 TCA 循环不平衡时，有机酸的积累将抑制气生菌丝的形成。葡萄糖和甘油等的代谢对蛋白酶和氮源的分解代谢系统也有阻遏效应（表4-3）。但脯氨酸和组氨酸分解代谢在链霉菌中不受葡萄糖效应的阻遏。缬氨酸在天蓝色链霉菌中受葡萄糖效应的阻遏系与葡萄糖激酶的参与有关。总的来说，碳源分解代谢对氨基酸代谢的阻遏，在链霉菌中不像在其他细菌中那样重要。

链霉菌中葡萄糖分解代谢阻遏的机制不同于一般真细菌。在真细菌中葡萄糖分解代谢的阻遏与腺苷环化酶及 cAMP 相关，并受磷酸烯醇式丙酮酸：碳水化合物磷酸系统（PEP：PTS）的调节。PEP：PTS 含有级联磷酸蛋白酶，与碳源特异性膜外渗透酶相关。PTS 的主要

表 4-1　链霉菌中葡萄糖对其他碳源的阻遏

菌种	受葡萄糖阻遏系统	菌种	受葡萄糖阻遏系统
白黑链霉菌	蔗糖和甘露糖分解代谢和运输	卡那霉素链霉菌	α-淀粉酶
白色链霉菌	木糖异构酶	变铅青链霉菌	木聚糖酶，几丁质酶，半乳糖分解代谢
抗生链霉菌	果糖和半乳糖运输	网状链霉菌	纤维素酶
天蓝色链霉菌	琼脂酶，阿拉伯糖和甘油分解代谢和运输，果糖和半乳糖分解代谢	绣赤链霉菌	木糖分解代谢
		委内瑞拉链霉菌	α-淀粉酶，β-1,4-葡萄糖苷酶，β-半乳糖苷酶
榴色链霉菌	β-1,4-葡萄糖苷酶，纤维二糖运输		
郝氏链霉菌	纤维素	紫色链霉菌	β-半乳糖苷酶

表 4-2　链霉菌中除葡萄糖以外的碳源的阻遏效应

碳　源	菌　种	受阻遏系统
纤维二糖	天蓝色链霉菌	琼脂酶，阿拉伯糖、甘油、果糖和半乳糖分解代谢
	变铅青链霉菌	纤维素酶
	网状链霉菌	纤维素酶
	紫色链霉菌	β-半乳糖苷酶
果糖	暗产色链霉菌	木糖
	网状链霉菌	纤维素酶
甘油	金羊毛链霉菌	木糖
	卡那霉素链霉菌	α-淀粉酶
	变铅青链霉菌	几丁质酶
	橄榄产色链霉菌	木糖
	网状链霉菌	纤维素酶
甘露醇	淤泥链霉菌	α-淀粉酶
	热紫链霉菌	α-淀粉酶

表 4-3　链霉菌中碳源分解代谢对氮代谢酶系的影响

受影响的氮代谢系统	菌　　种	阻　遏　物
蛋白酶	*S. aureofaciens*	葡萄糖
	S. lividans	葡萄糖
	S. spheroides	葡萄糖
硝酸还原	*S. fulvoviridis*	山梨糖
		蔗糖
尸胺转氨酶	*S. clavuligerus*	甘油
组氨酸分解代谢	*S. coelicolor* A3(2)	未知
	S. griseus	未知
脯氨酸分解代谢	*S. coelicolor* A3(2)	未知
缬氨酸脱氢酶	*S. coelicolor*	葡萄糖
	S. ambofaciens	甘油

功能是负责碳源运输并进行葡萄糖磷酸化，当葡萄糖不存在时，PTS 使腺苷环化酶活化，胞内 cAMP 浓度升高，它与受体蛋白（CRP）结合后，形成的 CRP-cAMP 复合物与特异性 DNA 序列结合，可以启动受阻遏的其他参与分解代谢基因的表达。当培养基中有葡萄糖存在时，其与 PTS 结合并使腺苷环化酶钝化，cAMP 浓度降低，正调控因子 cAMP 受体蛋白（CRP）不能启动受阻遏基因的表达。因此，在一般真细菌中葡萄糖是通过降低 cAMP 水平实施其分解代谢的阻遏。链霉菌中只有约 10% 的 cAMP 在胞内存在，大部分是存在于培养液中。在链霉菌中葡萄糖促进 cAMP 的产生，从而促进菌丝生长。因此，cAMP 水平与菌丝生长速度是并行的，菌丝生长速率高，cAMP 水平在胞内亦高。许多研究表明，cAMP 不参与链霉菌葡萄糖的分解代谢阻遏。

有研究表明，天蓝色链霉菌［*S. coelicolor* A3(2)］的葡萄糖脱阻遏变株丧失了葡萄糖对琼脂酶的阻遏活性，同时也缺少葡萄糖激酶活性。目前，与葡萄糖激酶相似基因 *glkA* 已从天蓝色链霉菌［*S. coelicolor* A3(2)］中得到克隆，葡萄糖激酶高表达菌株丧失了葡萄糖阻遏效应。这些结果表明，葡萄糖激酶除了参与葡萄糖磷酸化，可能对于葡萄糖的阻遏效应也起调控作用。但是，几丁质酶、α-淀粉酶和甘露糖激酶等酶的活性，似乎可以代替葡萄糖激酶对葡萄糖的阻遏效应，即在 *glkA* 基因缺失菌株中，如果有上述酶活性存在，仍然可以呈现葡萄糖的阻遏效应。

参与链霉菌碳源分解代谢的酶系有诱导型和组成型两种。诱导酶是在环境中有诱导物（通常是酶的底物）存在的情况下，由诱导物诱导而生成的酶。组成酶是微生物细胞中固有和经常存在的一类酶。组成酶的合成只受细胞内遗传物质的控制，与环境中的营养物质无关。葡萄糖的阻遏效应有可能与其对诱导物的排斥作用相关，即葡萄糖有可能抑制诱导物向细胞的传递，因而阻遏相关酶的合成。然而，发现有些葡萄糖脱阻遏变株仍保留葡萄糖对诱导物传递的抑制作用。这些变株在含葡萄糖培养基上生长时，诱导物依旧能够进入细胞诱导其他碳源分解代谢酶系的合成或活性，说明葡萄糖对诱导物的排除机制，在链霉菌中不一定与其阻遏效应有关。

在很多原核操纵子系统，特异的阻遏蛋白是控制原核启动序列活性的重要因素。当阻遏蛋白与操纵基因序列启动子结合或解聚时，就会发生特异基因的阻遏或脱阻遏作用。原核基因调控普遍涉及特异阻遏蛋白参与的开、关调节机制。研究证明，天蓝色链霉菌中甘油和麦芽糖代谢操纵子 GylR 和 MalR 阻遏蛋白，以及变铅青链霉菌中参与 α-淀粉酶和几丁质酶诱导的 RegI 阻遏蛋白与葡萄糖阻遏效应机制相关。它们与大肠杆菌中的 Lac 阻遏蛋白相似，是一种负调控蛋白，在没有诱导物的情况下与操纵基因序列结合，阻遏分解代谢基因的表达。当有葡萄糖存在时，这些阻遏蛋白与分解其他糖（如甘油、麦芽糖等）的酶基因启动子结合，阻遏利用这些糖的酶的合成。只有在葡萄糖消耗完毕时，诱导物与阻遏蛋白结合使其构象发生变化，导致其与操纵基因启动子序列解聚，最终参与分解其他糖的酶基因得到转录和表达，链霉菌才会开始利用这些种类的糖。因此，链霉菌葡萄糖的阻遏效应是与碳源代谢的阻遏蛋白相关的。

第二节　氮源代谢

如前所述，碳源的代谢主要是指葡萄糖的代谢，而且二糖、多糖等均先分解为葡萄糖再进行代谢。与葡萄糖碳源代谢途径相比，氮源的代谢比较多样和复杂。链霉菌对氮源的利用也与碳源一样，均以节省能源消耗为原则，尤其是在自然界链霉菌赖以生存的土壤环境中氮源含量比较贫瘠，链霉菌在进化中获得了比较复杂的调节机制，以保证自身的繁殖。链霉菌对铵盐、谷氨酸和谷氨酰胺等的利用优先于对硝酸盐或组氨酸等氮源的利用，同时，铵盐或某些氨基酸等容易利用氮源分解代谢的结果，也导致氮源阻遏效应的形成。氮源对初级代谢和次级代谢的阻遏效应有许多相似之处，均包含由硝酸还原酶基因 ntr 调节子控制的对基因表达和酶活性的调控。氮源分解代谢对次级代谢的阻遏作用主要表现为对其抑制、减弱或起始的延迟。但是值得指出的是，氮源对次级代谢显示阻遏的浓度较高，通常在 $10 \sim 120mmol/L$ 左右。

一、链霉菌中氮源的矿物质来源

铵是链霉菌中最易利用的一种氮源。大部分铵来源于对氨基酸的分解代谢。铵也可以直接来源于无机矿物质。有报道指出，链霉菌如同固氮菌一样，也可利用大气中的氮直接合成铵盐。然而，尚未见有从链霉菌中分离到固氮酶作为固氮的直接证据。

硝酸还原酶广泛存在于链霉菌中，因此，硝酸盐是链霉菌铵盐的重要矿物质来源。如果培养基中含有铵盐和硝酸盐，链霉菌将首先利用铵盐，然后再利用硝酸盐，链霉菌的生长呈现出双相生长阶段。在有氧条件下，硝酸异化形成 NO_2^- 再还原成 NH_4^+，硝酸还原酶在其中发挥主要作用。硝酸还原酶属于组成酶，不受铵盐、谷氨酰胺、丙氨酸和脯氨酸等的抑制，但是某些菌株的硝酸还原酶受组氨酸和天冬氨酸的抑制。硝酸盐不仅诱导硝酸还原酶，在有的菌种如地中海诺卡菌（Nocardia mediterranei）中还能促进戊糖代谢循环、莽草酸途径和三羧酸循环的主要酶活性，而这些途径中酶活性的变化将影响次级代谢产物如利福霉素的合成。

除了硝酸还原酶外，链霉菌中还含有亚硝酸还原酶，且其编码基因位于同一位点。亚硝酸盐在链霉菌处于厌氧条件下可以作为呼吸链中电子传递终端的受体，替代有氧呼吸电子传递中的氧受体。在这一反应中，硝酸根异化还原成 N_2O^- 和 N_2，这一反应称为反硝化过程。对土壤中放线菌的研究发现，许多放线菌具有反硝化能力，在缺氧条件下能将 NO_3^- 或

NO_2^- 还原成 N_2，亚硝酸还原酶参与其反应。所以，在缺氧条件下，链霉菌不能利用硝酸盐。

二、链霉菌中肽及蛋白质的利用

蛋白质是链霉菌的重要氮源，链霉菌可以产生大约 12 种以上蛋白酶。相关蛋白酶如弹性蛋白酶、枯草杆菌蛋白酶、胰蛋白酶、糜蛋白酶、Ⅰ型和Ⅱ型金属内肽酶、亮氨酸肽酶、氨肽酶和羧肽酶等，在链霉菌对蛋白来源的氮源利用中起到重要的作用。铵盐或某些氨基酸如半胱氨酸、甲硫氨酸和赖氨酸等抑制某些蛋白酶的合成。而黄豆饼粉或脱脂牛奶能诱导某些蛋白酶的合成，从而影响链霉菌对氮源的生理代谢。链霉菌蛋白酶形成的分子基础尚不清楚。曾在天蓝色链霉菌和变铅青链霉菌中发现蛋白酶合成基因与类似转录调控因子 LysR 家族基因相邻，该转录调控因子并与蛋白酶基因的启动子区结合，可能提示在链霉菌中也与大肠杆菌类似产生某些小分子诱导物，如容易利用的氨基酸或小肽参与蛋白酶合成的调控。某些菌株蛋白酶的合成是组成型的，它们的合成不受氮源分解代谢的阻遏，但却受生长速率的调控，其合成同样受应急反应的调控，如 S. clavuligerus 中的金属蛋白酶和 S. sheroides 中的蛋白酶，只有在菌株从氨基酸丰富培养基转入贫乏培养基培养时才会产生。变铅青链霉菌中的内肽酶和两个氨肽酶只有在指数生长末期、葡萄糖耗竭时才产生，显示葡萄糖对蛋白酶的合成有阻遏作用。S. aureofaciens 中的酪蛋白水解复合酶的合成与培养基中的碳、氮源比例有关，偏好于高的碳氮比，而且也与孢子形成有关。这说明，有些链霉菌蛋白酶的形成，与孢子起始和培养基中的碳、氮比例有关。

三、链霉菌中的氨基酸通透酶

氨基酸通透酶对于氨基酸在细胞内运输及利用中起着重要作用。生物体利用蛋白质的过程是先经蛋白酶水解成肽，再进一步降解为小分子氨基酸。细胞运输肽和氨基酸的能力与菌体对外界的适应力和生理功能密切相关。链霉菌具有直接运输肽的能力。在天蓝色链霉菌中曾发现，两个肽运输系统（脯氨酸和二肽运输系统）的缺陷影响肽的运输能力，并将损害菌体对该肽的利用。曾分离到双丙胺膦耐药株，发现其丧失了运输二肽的能力，同时丧失了产孢子能力。天蓝色链霉菌的 BldK 光秃型变株，也缺乏传递其发育必需的信号肽的能力。丧失运输肽能力的菌株，仍能运输小分子氨基酸，然而有些菌株不能运输疏水型氨基酸脯氨酸。

迄今为止，从链霉菌中发现至少有 4 种氨基酸通透酶系统，负责在胞内氨基酸的运输。根据它们对不同氨基酸的亲和力，可以分为中性氨基酸通透酶、精氨酸特异性通透酶、碱性氨基酸通透酶和酸性氨基酸通透酶系统。然而，它们的专一性并不是十分特异的，如高浓度的精氨酸或碱性的赖氨酸可以通过中性氨基酸通透酶系统进行运输，中性氨基酸也可通过酸性氨基酸运输，有些通透酶系统接受离子型氨基酸分子，有的则以非电荷形式在胞内运输。氨基酸在胞内的通透与细胞生长速率相关，细胞生长旺盛期氨基酸通透性好，而且这种相关性取决于胞内氨基酸库的大小，与培养基中氨基酸的含量无关。氨基酸的通透性受氨基酸的诱导也受氨基酸库的反馈调控。外源加入环核苷酸如 cAMP 或 cGMP，可以促进氨基酸的通透性。许多链霉菌如 S. coelicolor、S. antibioticus、S. clavuligerus 等，均有脯氨酸通透酶系统。S. antibioticus 中的脯氨酸通透酶受谷氨酸诱导调控，S. clavuligerus 中的脯氨酸通透酶系统受铵盐的抑制调控，而 S. coelicolor 中的脯氨酸通透酶失活，可使菌株十一烷基灵红菌素的产量提高，也许因为脯氨酸是该抗生素生物合成前体，脯氨酸通透酶的缺失阻碍了在胞内脯氨酸进一步降解，而增加了脯氨酸作为十一烷基灵红菌素生物合成前体的供应。由此可以说明，链霉菌的生理代谢与次级代谢产物的合成是密切相关的。

四、链霉菌氨基酸的合成与分解代谢

1. 芳香族氨基酸

链霉菌生理代谢中比较重要的芳香族氨基酸有色氨酸、苯丙氨酸和酪氨酸。色氨酸在链霉菌 S. antibioticus 中是 NAD^+ 合成的前体，同时也是许多抗生素如放线菌素 D 和链黑菌素等生物合成的前体。在大多数链霉菌中，色氨酸是经过甲酰犬尿氨酸、犬尿氨酸、羟基犬尿氨酸、羟基氨基苯甲酸途径代谢为氨基苯甲酸盐和甲酰氨基苯甲酸盐的。

色氨酸、苯丙氨酸、酪氨酸和对氨基苯甲酸等芳香族氨基酸与莽草酸合成途径在链霉菌中普遍存在。在莽草酸途径中，分支酸（chorismate）是一个中间体，用作芳香族氨基酸合成的前体，而对氨基苯甲酸是四氢叶酸的前体，色氨酸是 NAD^+ 的前体。许多芳香族氨基酸是链霉菌的一些次级代谢产物如氯霉素、放线菌素 D 和杀念珠菌素等合成的前体。链霉菌中芳香族氨基酸的合成途径如图 4-1 所示 。芳香族氨基酸的合成起始于葡萄糖单磷酸己糖代谢途径的烯醇式丙酮酸（PEP）和赤藓糖-4-磷酸（erythrose-4-phophate）。

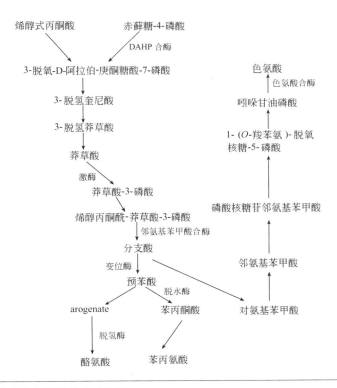

图 4-1　链霉菌中芳香族氨基酸的合成途径

参与芳香族氨基酸合成的主要酶受同类氨基酸的调控，如这一途径中的第一个酶 DAHP（3-脱氧-D-阿拉伯庚酮糖酸-7-磷酸）合酶，在多种链霉菌（*S. acidomyceticus*、*S. albidoflavus*、*S. endus*、*S. griseus*、*S. virginiae*、*S. aureofaciens*、*S. rimosus*、*S. coelicolor*）中受色氨酸的抑制，而在 *S. venezuelae* 中编码 DAHP 酶基因受对羟基苯甲酸、邻氨基苯甲酸、对氨基苯甲酸和芳香族氨基酸的诱导，在 *S. antibioticus* 中，DAHP 酶除了受色氨酸抑制，还被分支酸抑制，而在酶基因水平上被色氨酸诱导，在 *S. antibioticus*、*S. arenae*、*S. glaucescens*、*S. gradiae*、*S. griseus*、*S. lavendulae*、*S. niveoruber*、*S. olivaceus*、*S. parvulus*、*S. viridochromogenes* 中参与酪氨酸合成的 arogenate 脱氢酶受酪氨酸的抑制，与苯丙氨酸合成相关的预苯酸脱水酶（prephrenate dehydratase），在 *S. antibioticus*、*S. arenae*、*S. glaucescens*、*S. gradiae*、*S. griseus*、*S. lavendulae*、*S. refuineus*、*S. niveoruber*、*S. olivaceus*、*S. pavulus*、*S. viridochromogenes* 中受苯丙氨酸的抑制，而与邻氨基苯甲酸（anthranilate）合成相关的邻氨基苯甲酸合酶（anthranilate synthase），在 *S. parvulus* 中受色氨酸的抑制；在 *S. venezuelae* 中，除了色氨酸以外，还受邻氨基苯甲酸的抑制；在基因水平，*S. parvulus* 中的氨基苯甲酸合酶基因受色氨酸诱导；而在 *S. venezuelae* 中，除色氨酸以外，还受组氨酸、邻氨基苯甲酸和对氨基苯甲酸的诱导。

2. 谷氨酸家族氨基酸

谷氨酸家族氨基酸包括谷氨酸、谷氨酰胺、精氨酸和脯氨酸。谷氨酸和谷氨酰胺与其他细菌一样，也是链霉菌中主要的铵盐利用途径，如图 4-2 所示。铵盐的利用主要通过谷氨酰胺合成酶（GS）和谷氨酸合成酶（GOGAT）来实现。氨通过 ATP 提供的高能量，在 GS 催化下形成谷氨酰胺，在 GOGAT 参与下由谷氨酰胺转氨至 2-氧戊二酸（α-酮戊二酸），形成谷氨酸。

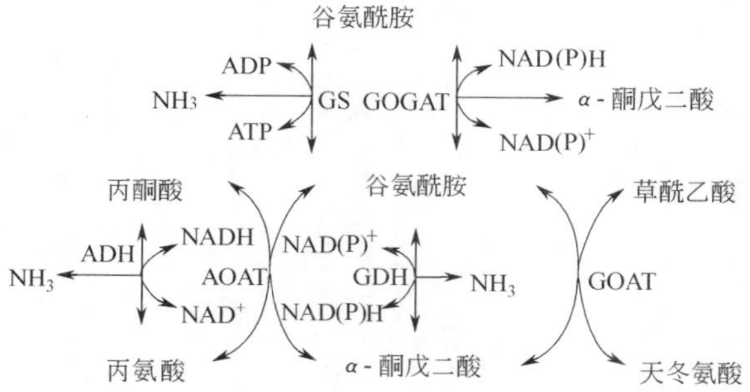

图 4-2　链霉菌中铵盐的利用途径

有些细菌含有谷氨酸脱氢酶（GDH），可以直接促使铵盐和 α-酮戊二酸形成谷氨酸，无需 ATP 的参与。所以，一般细菌在高浓度铵盐（>1mmol/L）条件下，利用 GDH-GOGAT 组合或者在低浓度铵盐条件下，利用 GS-GOGAT 组合，均能形成谷氨酸和谷氨酰胺。在 GDH-GOGAT 途径中不需要 ATP 的参与。并不是所有链霉菌均含有 GDH，它们可经过低能耗的丙氨酸脱氢酶（ADH）途径，由铵盐经丙酮酸形成丙氨酸，然后经丙氨酸转氨酶（AOAT）由 α-酮戊二酸形成谷氨酸，再经 GOGAT 形成谷氨酰胺。如在

S. avermitilis 中，除具有 GS、GOGAT 和 GDH 外，还含有 ADH 和 AOAT；当铵盐为 7.5mmol/L 时，GS、GOGAT 和 GDH 的活性高，而 ADH 的活性低；而当铵盐高于此浓度时，ADH 的活性可以提高约 1000 倍，说明高铵盐条件下，该菌利用 ADH-AOAT 途径。铵盐的利用也可以经天冬氨酸转氨途径，该途径中主要由谷氨酸：草酰乙酸转氨酶（GOAT）参与，将铵盐转氨至天冬氨酸形成谷氨酸。

与一般原核生物不同的是，许多链霉菌中主要含有两种形式的谷氨酰胺合成酶（GSⅠ和 GSⅡ），前者由 *glnA* 基因编码，后者由 *glnⅡ* 基因编码。通过对天蓝色链霉菌测序还发现有与 GSⅠ类似的 *gdn2*、*gdn3* 和 *gdn4* 基因存在，但它们并不直接参与氮源的代谢，其确切功能尚未阐明。*glnA* 基因在整个生长周期的表达基本是稳定的，而 *glnⅡ* 在天蓝色链霉菌菌丝分化期表达增强，而且主要在固体培养基表现其活性，说明它主要与天蓝色链霉菌的发育和分化相关。而在双丙胺膦产生菌 *S. viridochromogenes* 中 *glnⅡ* 的表达与其抗性相关。双丙胺膦本身是一个 GS 酶抑制剂。高拷贝 *glnⅡ* 在变铅青链霉菌中表现为对双丙胺膦的抗性。

两种 GS 的调控方式也不同，在高浓度铵盐条件下，GSⅠ通过腺苷化（GSⅠ与 AMP 结合）抑制 GSⅠ基因的表达，而 GSⅡ的活性不受腺苷化的影响。GSⅠ的腺苷化是由腺苷转移酶 GlnE 介导，是一种翻译后（post-translation）调控方式（图 4-3）。

GlnR 和 GlnⅡ调控基因对两种 GS 合成酶实施转录水平的调控。GlnR 在天蓝色链霉菌中对氮源的代谢实施全局性调控，它不仅影响铵盐的利用，同时也影响谷氨酰胺的合成。它属于外膜调控蛋白 OmpR 类型，在其 C 端有螺旋-转角-螺旋（HTH）与 DNA 结合基序。GlnR 类似于信号转导双组分系统的反应蛋白，但至今未发现与之配对的传感蛋白激酶。GlnRⅡ基因位于所调控基因 *glnⅡ* 基因的下游，其蛋白与 GSⅡ基因启动子结合是一种正调控蛋白。GlnRⅡ基因突变株导致抗生素产生和分化的延迟。可能它对 *glnⅡ* 有特殊的调控。

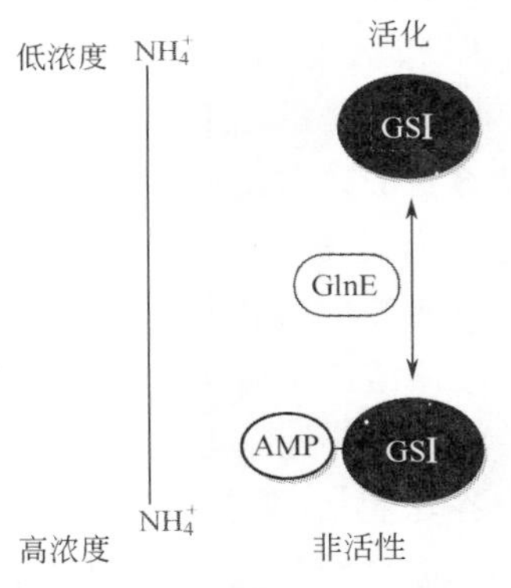

铵盐抑制 GS 的活性，当铵盐耗尽时，GS 活性升高。如果有氨基酸存在，GS 的活性可以保持，而且其活性与

图 4-3　天蓝色链霉菌中 GSⅠ的调控

氨基酸种类有关，在天冬氨酸培养基中最高，往下依次为丙氨酸、甘氨酸、丝氨酸、谷氨酸、异亮氨酸、赖氨酸、脯氨酸和谷氨酰胺。

GOGAT 的活性依赖于 NADH，其活性受培养基中氮源的调控，但不同菌株的表现有所差异，如 *S. coelicolor* 在含丙氨酸培养基中的活性明显低于复合氮源培养基，铵盐抑制 *S. hygroscopicus* 中 GOGAT 和 GS 的活性，但促进 *S. venezuelae* 中 GOGAT 和 GS 的活性。一些链霉菌如 *S. fradiae*、*S. venezuelae*、*S. hygroscopicus* 和 *S. coelicolor* 具有 GDH 活性，但在 *S. clavuligerus* 和 *S. aureofaciens* 中未发现该酶的存在，说明并非所有链霉菌都有 GDH 酶的活性。链霉菌中的 GDH 有赖于 $NADP^+$ 和 NAD^+ 两种形式，铵盐浓度对该酶的活性具有调节作用。AOAT 和 ADH 只在部分链霉菌如 *S. hygroscopicus*、*S. avermitilis*、*S. noursei* 中被发现。GOAT 在 *S. coelicolor* 和 *S. fradiae* 中是用于铵盐天

冬氨酸途径的代谢，不受氮源的调控，链霉菌中未发现有天冬氨酸酶，所以天冬氨酸只能作为氮源而不是作为碳源被利用。在 *S. verticillatus* 中有对苯丙氨酸特异性氨解的酶，其只催化苯丙氨酸而不能利用酪氨酸，同时也发现，只有在苯丙氨酸含量较多时才进行分解代谢。苯丙氨酸或酪氨酸分解代谢形成的产物为尿黑酸。酪氨酸的另一主要分解途径是经酪氨酸酶催化形成黑色素。许多菌株的酪氨酸酶受甲硫氨酸、亮氨酸或苯丙氨酸的调控，某些菌株的酪氨酸酶受铜离子或铵盐的阻遏。有报道认为，菌株细胞壁黑色素的积累，有利于抑制细胞壁溶菌酶的作用。

3. 脯氨酸

在天蓝色链霉菌 *S. coelicolor* 中，脯氨酸是由谷氨酸通过 γ-谷氨酰磷酸、谷氨酰-γ-半醛和吡咯啉-5-羧酸中间体经自发的席夫反应合成的，γ-谷氨酸激酶、谷氨酰-γ-半醛脱氢酶、吡咯啉-5-羧酸还原酶参与其合成过程。

链霉菌中有两个分解代谢脯氨酸酶。脯氨酸氧化酶将脯氨酸氧化为吡咯啉-5-羧酸；吡咯啉羧酸脱氢酶将吡咯啉-5-羧酸最终转化为谷氨酸。在链霉菌中，这两个酶是单独存在的，在一般真细菌中，它们是融合在一个肽链上。链霉菌中的脯氨酸氧化酶为膜蛋白，而吡咯啉羧酸脱氢酶位于胞质中。氮源对脯氨酸分解代谢的调控，对不同菌株是特异的，如在 *S. niveus* 中铵盐抑制脯氨酸的分解代谢，而在 *S. clavuligerus* 中不受铵盐的阻遏，仅受脯氨酸的诱导。如前所述，脯氨酸直接参与十一烷基灵红菌素的生物合成。

4. 精氨酸

精氨酸是链霉素和棒酸等重要抗生素的前体。精氨酸是由谷氨酸的乙酰基化起始，*N*-乙酰谷氨酸磷酸还原酶、*N*-乙酰谷氨酸激酶、鸟氨酸氨酰基转移酶、*N*-乙酰鸟氨酸合酶、*N*-乙酰谷氨酰磷酸还原酶、鸟氨酸乙酰谷氨酸乙酰转移酶、精氨酰琥珀酰酶和精氨酰琥珀酸合成酶等参与其合成反应形成的。精氨酸对参与其合成的多种酶显示抑制作用。

在棒酸产生菌中，精氨酸酶、鸟氨酸氨基转移酶（OAT）和吡咯啉羧酸脱氢酶参与精氨酸的分解代谢，并为棒酸的合成提供鸟氨酸前体。精氨酸通过鸟氨酸→吡咯啉-5-羧酸代谢为谷氨酸半醛和尿素。精氨酸酶受精氨酸诱导和铵盐的阻遏。而在链霉素产生菌 *S. griseus* 中存在另一代谢途径，即精氨酸→γ-胍基丁酰胺→γ-胍基丁酸→氨基丁酸→琥珀酸，其中有胍基丁酸脲水解酶的参与。所有链霉菌中均含有精氨酸酶和胍基丁酸脲水解酶，该酶为精氨酸诱导酶。在 *S. griseus* 和 *S. bikiniensis* 中，脒基转移酶将精氨酸转化为鸟氨酸过程中，通过脒基的转移形成肌醇胺，后者为链霉素生物合成的前体。因此，脒基转移酶应被视为参与次级代谢的酶系。

5. 组氨酸

链霉菌中组氨酸的代谢是通过组氨酸酶形成甲酰谷氨酸途径。组氨酸受尿刊酸诱导，在菌体进入生长稳定期时开始激活。有的菌株如 *S. tendae* 没有组氨酸酶，却含有组氨酸转氨基酶，它对组氨酸的特异性表现为可将氨基转至丙酮酸形成丙氨酸，也可利用 2-氧丁酸、2-氧戊酸或 2-氧己酸作为酮基的供体。组氨酸转氨基酶不一定参与组氨酸的分解代谢，因为发现组氨酸酶缺陷株在仅含组氨酸的培养基上不能生长。但从该酶在 *S. tendae* 生长周期的动力学表现，推测其可能参与尼可霉素的生物合成。

6. 支链氨基酸

支链氨基酸为结构上带有侧链的氨基酸，如缬氨酸、亮氨酸和异亮氨酸等，这些氨基酸及其合成或分解代谢的中间产物有许多是聚酮类或多烯类抗生素生物合成的前体，因而引起人们的重视。缬氨酸与异亮氨酸的合成途径、催化酶系相同，但所使用的前体不同。前者是以乙酰羟基合酶（AHS）催化两个分子丙酮酸形成 α-乙酰乳酸为前体，而同样的酶催化 α-酮丁酸形成的 α-乙酰-α-羟丁酸是异亮氨酸的前体。其他还有苏氨酸脱水酶、乙酰羟酸异构还原酶、二羟酸脱水酶和转氨酶参与它们的合成。高浓度铵盐对参与的酶活性有阻遏作用，而支链氨基酸本身对许多酶有诱导调节作用。亮氨酸的合成是通过异丙酰苹果酸途径进行的，异丙酰苹果酸合酶、异丙酰苹果酸异构酶、β-异丙酰苹果酸脱氢酶和氨基转移酶参与其合成途径。

缬氨酸分解代谢见图 4-4。参与支链氨基酸分解代谢的酶系有缬氨酸脱氢酶（VDH）、转氨酶、α-酮酸脱氢酶、乙酰化酶和甲基丙二酸半醛脱氢酶等。其中，研究较多的是 VDH，它负责所有支链氨基酸的氧化脱氨反应，其中间产物为 α-酮异戊酸（2-ketoisovaleric acid），经进一步脱羧形成异丁酸（isobutyric acid）和丁酸（butyric acid），后者是许多聚酮体内酯环或多烯类抗生素的前体［如 2-甲基丙二酸（2-methylmalonic acid）、丙酸（propionic acid）等］。对 VDH 活性的调控可以影响次级代谢产物的产量。如泰洛菌素产生菌 S. fradiae 中，VDH 基因的阻断将明显降低泰洛菌素的产量。VDH 在螺旋霉素产生菌中对螺旋霉素的产生也具重要作用，加入缬氨酸可以提高其产量，而铵盐和甘油抑制 VDH 活性并降低其产量。许多链霉菌中含有不止一个 VDH，而且其亚基的大小亦不相同。不同菌株中的 VDH 物理结构有所差异，但对缬氨酸的亲和力均高于其他支链氨基酸。VDH 均受缬氨酸诱导，但其诱导作用可被葡萄糖效应阻遏，高浓度铵盐对 VDH 也有阻遏作用。一些菌株中的转氨基酶也参与支链氨基酸的脱氨基反应。

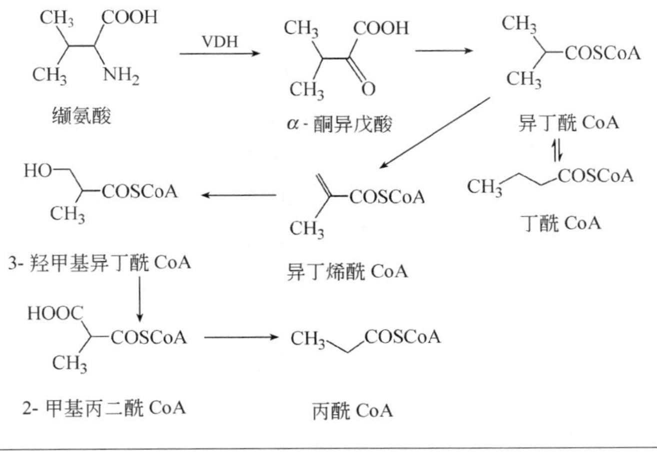

图 4-4　缬氨酸分解代谢示意图

α-酮酸脱氢酶在辅酶 A 的参与下使支链氨基酸氧化脱羧，在阿维菌素产生菌 S. avermitilis 中有两个 α-酮酸脱氢酶基因如 bkdABC 和 bkdFGH，将后者破坏后，该菌就不能利用支链氨基酸，也不能产生抗生素。在螺旋霉素产生菌 S. ambofaciens 中，α-酮酸脱氢酶亦受缬氨酸诱导和铵盐阻遏。

7. 天冬氨酸家族氨基酸

天冬氨酸家族包括天冬氨酸、天冬酰胺、苏氨酸、赖氨酸和甲硫氨酸等。如前所述，链霉菌只能利用天冬氨酸作为氮源而不能作为碳源，因其只具有谷氨酸：草酰乙酸转氨酶（GOAT），或因天冬氨酸转氨酶活性将天冬氨酸转化为谷氨酸，而不具有天冬氨酸酶或天冬氨酸脱氢酶活性。一些链霉菌具有天冬酰胺酶，可将天冬酰胺转化为天冬氨酸，该酶受碳源分解代谢阻遏，除淀粉外，许多碳源对其活性有阻遏作用。天冬氨酸转氨酶可使苏氨酸脱氨形成 α-酮丁酸，后者可作为聚酮体合成中丙酸的供体。苏氨酸醛缩酶将苏氨酸降解为甘氨酸和乙醛，后者可转化为乙酰辅酶 A。天冬氨酸转氨酶和缬氨酸脱氢酶活性均与许多大环内酯类抗生素所需前体供应相关，它们在很多菌株中的活性均受氨基酸和铵盐的调节。因此，它们的调控都将影响这类抗生素的产量。

赖氨酸的合成可能通过 α-氨基己二酸或二氨基庚二酸途径进行。天冬氨酸激酶和天冬酸半醛脱氢酶参与赖氨酸二氨基庚二酸合成途径。天冬氨酸激酶催化天冬氨酸的产物天冬酰磷酸是甲硫氨酸、苏氨酸和赖氨酸生物合成的前体。该酶受赖氨酸、苏氨酸和甲硫氨酸的调控。赖氨酸代谢为 α-氨基己二酸，后者是 β-内酰胺类抗生素的前体。对于赖氨酸同系物（S-氨乙基-L-半胱氨酸，AEC）抗性变株，由于解除赖氨酸对天冬氨酸激酶的阻遏效应，β-内酰胺类抗生素的产量得到提高。高丝氨酸激酶、高丝氨酸脱氢酶和苏氨酸合酶均参与苏氨酸的合成。

赖氨酸在链霉菌中的代谢是通过尸胺途径进行的，缺失尸胺途径中的酶系，该菌株就不能利用赖氨酸。赖氨酸利用的尸胺途径如下所示：

$$\text{赖氨酸} \xrightarrow{\text{氧化}} \text{尸胺} + \text{二氧化碳} \xrightarrow{\text{转氨}} \text{哌啶} \xrightarrow{\text{脱水}} \delta\text{-氨基戊酸} \xrightarrow{\text{转氨}} \text{戊二酸半缩醛} \xrightarrow{\text{脱氢}} \text{戊二酸} \longrightarrow \text{戊二酰 CoA} \longrightarrow \text{乙酰 CoA}$$

只有 β-内酰胺类抗生素产生菌中含有赖氨酸 ε-氨基转移酶（LAT），它是 α-氨基己二酸分解代谢途径的第一个酶，它只参与 β-内酰胺类抗生素的生物合成，而不参与初级代谢。因为这类抗生素的产生菌不能利用 α-氨基己二酸作为氮源，LAT 基因缺失株可以利用赖氨酸但不能产生 β-内酰胺类抗生素，而且 LAT 基因与 β-内酰胺类抗生素生物合成基因是紧密连锁的。尼可霉素是由哌啶-6-羧酸衍生的几丁质抑制剂抗真菌抗生素，哌啶-6-羧酸也是赖氨酸 α-氨基己二酸代谢途径的中间产物。尼可霉素产生菌 S. tendae 可以利用赖氨酸作为唯一氮源，它具有赖氨酸 α-转氨酶活性。S. pilosus 产生铁载体抗生素 desferrioxamine B 也与赖氨酸尸胺途径有关，其赖氨酸脱羧酶活性受铁离子的调节，在低铁条件下可以提高产量。

甲硫氨酸属于含硫氨基酸。除甲硫氨酸外，还有半胱氨酸也属于含硫氨基酸。与其他细菌不同，链霉菌具有转硫代谢途径，其代表性酶系为胱硫醚-γ-合酶、胱硫醚-γ-裂解酶，如图 4-5 所示。胱硫醚-γ-裂解酶能将 L-胱硫醚转化为半胱氨酸、α-酮丁酸和氨，这个反应称为 α，γ 消除反应。该酶也可将 L-胱硫醚转化为高半胱氨酸、丙酮酸和氨。转硫代谢途径中的另一个重要酶为胱硫醚-β-合酶，它参与高半胱氨酸向胱硫醚的转化。借助这些酶系，可以实现半胱氨酸和甲硫氨酸的转换。

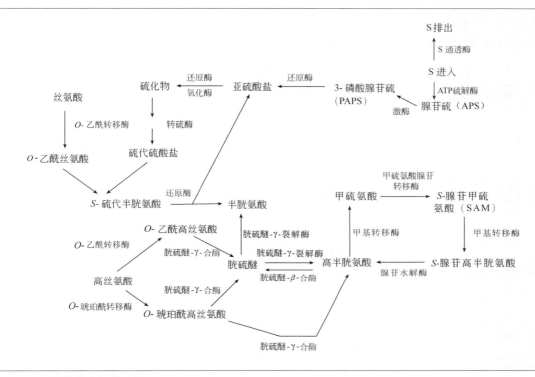

图 4-5　链霉菌转硫代谢途径

　　甲硫氨酸的合成源于高丝氨酸，经高丝氨酸 *O*-乙酰转移酶形成 *O*-乙酰高丝氨酸，或由高丝氨酸 *O*-琥珀酰转移酶，形成 *O*-琥珀酰高丝氨酸，再经胱硫醚-γ-合酶形成胱硫醚，后者由胱硫醚-γ-裂解酶形成高半胱氨酸，再由高半胱氨酸甲基转移酶转化为甲硫氨酸。

　　在链霉菌中，甲硫氨酸除系蛋白合成的组成部分外，同时还通过形成 *S*-腺苷甲硫氨酸（SAM）被活化成为许多代谢产物甲基的供体。*S*-腺苷甲硫氨酸被活化提供甲基之后，形成 *S*-腺苷高半胱氨酸（SAHC），被水解酶降解为腺苷和高半胱氨酸，后者又可进入甲硫氨酸合成的循环。SAHC 还可被脱氨形成 *S*-肌酰高半胱氨酸，由于 SAHC 可能对甲基化酶有抑制作用，因此，SAHC 的进一步代谢有利于需甲基化次级代谢产物如链黑菌素的生物合成。

8. 丙酮酸家族氨基酸

　　丙酮酸家族氨基酸是指丙氨酸，因为丙氨酸是由丙酮酸转氨基而形成的。丙氨酸分解代谢产生丙酮酸，其由上述的丙氨酸:2-氧戊二酸转氨基酶（AOAT）介导，但不是所有链霉菌均含有 AOAT，如 *S.coelicolor* 和 *S.claverligerus* 中均未发现 AOAT，在 *S.hygroscopicus*、*S.noursei* 和 *S.avermitilis* 中均含有这种酶。丙氨酸代谢的另一途径是由丙氨酸脱氢酶（ADH）介导，几乎所有链霉菌中均含有 ADH。不同菌株 ADH 的亚基大小和数目不尽相同。铵盐和丙氨酸诱导 AOAT 和 ADH 活性，尤其是在有氨基酸存在下，铵盐对丙氨酸的诱导更加明显。但是，葡萄糖却阻遏 ADH 的活性。

五、氮源分解代谢的调控

含氮物质如铵盐和氨基酸等的代谢阻遏，对于初级代谢的调控起着重要影响，它调控一系列蛋白酶的合成和氮的利用以及氨基酸的分解代谢（表 4-4）。

表 4-4　链霉菌中氮源对氮代谢系统的阻遏

受阻遏的系统	菌　种	阻　遏　物
蛋白酶	*S. aureofaciens*	铵盐
	S. clavuligerus	铵盐
	S. spheroides	铵盐、硝酸盐
	S. sp. SMF	铵盐、半胱氨酸
硝酸盐的运输	*S. venezuelae*	铵盐
硝酸还原	*S. fulvoviridis*	铵盐
尿素酶	*S. clavuligerus*	铵盐
谷氨酰胺合成酶	*S. cattleya*	铵盐
	S. clavuligerus	铵盐
	S. coelicolor A3(2)	氨基酸和铵盐
	S. hygroscopicus	铵盐
谷氨酸合成酶	*S. clavuligerus*	未知
	S. coelicolor A3(2)	氨基酸
	S. venezuelae	脯氨酸、异亮氨酸
谷氨酸脱氢酶	*S. coelicolor* A3(2)	氨基酸
	S. fradiae	丙氨酸
	S. noursei	铵盐
	S. venezuelae	异亮氨酸
精氨酸酶	*S. clavuligerus*	铵盐和谷氨酰胺
鸟氨酸氨基转移酶	*S. clavuligerus*	铵盐和谷氨酰胺
尸胺转氨酶	*S. clavuligerus*	铵盐和谷氨酸
组氨酸代谢	*S. clavuligerus*	未知
	S. coelicolor A3(2)	未知
	S. griseus	未知
脯氨酸运输	*S. clavuligerus*	未知
	S. coelicolor A3(2)	未知
	S. venezuelae	铵盐
脯氨酸代谢	*S. clavuligerus*	未知
	S. coelicolor A3(2)	未知
	S. niveus	铵盐
酪氨酸酶	*S. michiganensis*	铵盐
缬氨酸脱氢酶	*S. aureofaciens*	未知
	S. fradiae	铵盐

从表 4-4 可以看出，铵盐是最主要的氮源分解代谢阻遏物。在一般细菌中，氮源分解代谢阻遏是通过硝酸还原酶基因 ntr 调节子进行调控的。这些调节子需要磷酸化蛋白 NtrC 和 δ^{54} RNA 聚合酶的参与。δ^{54} RNA 聚合酶由 rpoN 基因编码，它识别特定启动子的保守序列参与许多其他正调节基因。NtrB 为蛋白激酶，它可使 NtrC 磷酸化，而磷酸化 NtrC 则可激活 ntr 调节子基因的转录。

链霉菌 S. coelicolor A3（2）中也发现有属于 NtrC 家族基因 glnR，与大肠杆菌中双组分系统 OmpR 和 PhoB 同源，负责渗透压和磷酸代谢的调控。

在一般细菌培养液中，氮源的耗尽导致细胞应急效应的产生，其结果是胞内鸟苷四磷酸 ppGpp 和鸟苷五磷酸 pppGpp 水平升高，在一些链霉菌中也观察到同样的现象，如链霉素产生菌 S. griseus、S. hygroscopicus、S. coelicolor、S. clavuligerus 中均发现有 ppGpp 的积累过程，而且 S. hygroscopicus 在转到营养贫乏环境时，ppGpp 和 pppGpp 的浓度可以高于一般细菌的 100 倍。ppGpp 和 pppGpp 的升高伴随着 ATP、GTP、UTP 库的降低。并不是所有链霉菌中 ppGpp 的积累与次级代谢产物的合成相关，如 S. clavuligerus 中的 ppGpp 可能和头霉素的合成有关，但与该菌产生的棒酸合成并不相关，与 S. coelicolor 产生 ppGpp 相关的基因 relA 也仅与该菌产生的放线紫红素和十一烷基灵红菌素的合成相关，与其他两个抗生素钙依赖抗生素（CDA）和次甲基霉素的合成无关。

链霉菌中某些氨基酸分解代谢酶往往受同类物的诱导（表 4-5）。也有一些酶是组成型的。

表 4-5　链霉菌氨基酸分解代谢酶的诱导

氨基酸分解代谢酶	菌　　　种	诱　导　物
丙氨酸脱氢酶	S. clavuligerus	丙氨酸
	S. coelicolor A3(2)	丙氨酸
	S. phaeochromogenes	丙氨酸
	S. avermitilis	丙氨酸、铵盐
丙氨酸:2-氧戊二酸转氨酶	S. avermitilis	丙氨酸、铵盐
精氨酸酶	S. clavuligerus	精氨酸
	S. coelicolor A3(2)	精氨酸
	S. griseus	精氨酸
	S. lividans	精氨酸
精氨酸氧化酶	S. griseus	精氨酸
鸟氨酸氨基转移酶	S. clavuligerus	精氨酸
γ-胍丁酰胺酰胺酶	S. griseus	精氨酸
脲水解酶	S. coelicolor A3(2)	精氨酸
	S. griseus	精氨酸
	S. lividans	精氨酸
天冬酰胺酶	S. karnatakensis	天冬酰胺

续表

氨基酸分解代谢酶	菌　种	诱　导　物
天冬酰胺酶	*S. venezuelae*	天冬酰胺
组氨酸转氨酶	*S. clavuligerus*	组氨酸
	S. coelicolor A3(2)	组氨酸
	S. griseus	组氨酸
尿刊酸酶	*S. clavuligerus*	尿刊酸
	S. coelicolor A3(2)	尿刊酸
	S. griseus	尿刊酸
咪唑酮丙酸水解酶	*S. coelicolor* A3(2)	尿刊酸
亚胺甲基谷氨酸亚氨水解酶	*S. coelicolor* A3(2)	尿刊酸
	S. griseus	尿刊酸
尸胺转氨酶	*S. clavuligerus*	赖氨酸、尸胺
甲硫氨酸脱羧酶	*S.* sp. *K*37	甲硫氨酸
尿黑酸-1,2-二氧化酶	*S. badius*	苯丙氨酸、酪氨酸
	S. setonii	苯丙氨酸、酪氨酸
	S. sioyaensis	苯丙氨酸、酪氨酸
	S. viridosporus	苯丙氨酸、酪氨酸
脯氨酸氧化酶	*S. clavuligerus*	脯氨酸
Δ-吡咯啉-5-羧酸-脱氢酶	*S. coelicolor* A3(2)	脯氨酸
苏氨酸脱水酶	*S. fradiae*	苏氨酸
苏氨酸醛缩酶	*S. fradiae*	苏氨酸
色氨酸二氧化酶	*S. parvulus*	色氨酸
犬尿氨酸酶	*S. parvulus*	色氨酸
犬尿酰胺甲酰胺酶	*S. parvulus*	色氨酸
羟犬尿氨酸酶	*S. parvulus*	色氨酸
缬氨酸脱氢酶Ⅰ、Ⅱ	*S. ambofaciens*	缬氨酸
	S. aureofaciens	缬氨酸
	S. avermitilis	缬氨酸
	S. cinnamonensis	缬氨酸
	S. coelicolor A3(2)	缬氨酸
	S. fradiae	缬氨酸
α-酮戊二酸脱氢酶	*S. ambofaciens*	缬氨酸

　　链霉菌氨基酸代谢的调控与其他细菌相比有很大的不同。有些在一般细菌中参与初级代谢的氨基酸代谢酶直接参与链霉菌次级代谢产物的合成，如色氨酸二氧化酶、犬尿酰胺甲酰胺酶Ⅱ和羟犬尿氨酸酶参与 *S. parvulus* 放线菌素的合成；组氨酸转氨酶参与 *S. tendae* 中尼可霉素的合成；精氨酸脒基转移酶参与 *S. griseus* 链霉素的合成；精氨酸酶和鸟氨酸氨基转移酶参与 *S. clavuligerus* 棒酸的合成；赖氨酸 ε-氨基转移酶参与 *S. clavuligerus* β-内酰胺的合成，而且，编码赖氨酸 ε-氨基转移酶基因与 β-内酰胺的生物合成基因连锁，并受共同机制的调控。因此，需要严格区别链霉菌中参与初级代谢和次级代谢的氨基酸分解代谢酶，

其调控机制比一般细菌要复杂得多。

六、链霉菌氨基酸合成的调控

参与链霉菌氨基酸合成的许多酶是组成型的，且其表达水平较低，所以链霉菌氨基酸的合成与其他细菌相比受其自身的反馈抑制较少，只有在合成的氨基酸浓度较高时才能显示其反馈抑制。可能因为大多数链霉菌存在于营养贫乏土壤中，其营养物质主要来源于植物的碳源较多，氮源相对比较匮乏，所以，链霉菌可以随意挑选和利用碳源，而只能不加选择地利用环境中所存在的氮源，在环境中缺乏可利用的氮源时，将靠自身进行合成，因此其自身的反馈抑制不像其他细菌那样敏感。表 4-6 中列举了链霉菌氨基酸合成中受自身产物反馈阻遏的情况。

研究表明，有些链霉菌能耐受 1.5mol/L 氯化钠浓度的高渗溶液，而且氨基酸的合成能力随耐受盐浓度的提高而加强，其机制目前尚不清楚。此外，链霉菌中氨基酸合成酶基因结构排列与细菌也有所不同。如细菌中参与莽草酸、色氨酸、酪氨酸、苯丙氨酸和组氨酸合成途径酶的许多基因通常是连锁的，而链霉菌所有相关酶基因均系单独存在的。总的来讲，除了酪氨酸合成途径以及甲硫氨酸和半胱氨酸互换的转硫代谢途径的调控机制与细菌有较大的不同外，链霉菌的氨基酸合成途径与细菌有许多相似途径。研究链霉菌氨基酸合成及代谢的机制有利于揭示链霉菌初级代谢的调控机理，改善次级代谢产物前体的供应和提高其产量。

表 4-6　链霉菌氨基酸合成受自身产物的反馈阻遏

氨基酸	氨基酸合成酶	菌　　种	反馈阻遏物
精氨酸	N-乙酰谷氨酰磷酸还原酶	*S. clavuligerus*	精氨酸
	鸟氨酸氨甲酰转移酶	*S. clavuligerus*，*S. coelicolor*，*S. griseus*，*S. lividans*	精氨酸
	精氨酰琥珀酸合酶	*S. coelicolor*	精氨酸
	精氨酰琥珀酸酶	*S. coelicolor*	精氨酸
芳香族氨基酸	DAHP 合酶	*S. antibioticus*	色氨酸
		S. aureofaciens	未知
		S. venezuelae	氨基苯甲酸
	分支酸变位酶	*S. aureofaciens*，*S. venezuelae*	未知
	氨基苯甲酸合酶	*S. venezuelae*，*S. parvulus*	色氨酸
	氨基苯甲酸磷酸核糖转移酶	*S. coelicolor*	未知
	吲哚甘油磷酸合成酶	*S. coelicolor*	未知
	色氨酸合酶	*S. coelicolor*	未知
天冬氨酸家族氨基酸	天冬酰激酶	*S. clavuligerus*	异亮氨酸,甲硫氨酸,高丝氨酸,二氨基庚二酸,苏氨酸,赖氨酸
		S. fradiae	甲硫氨酸
	二氢甲代吡啶酸合成酶	*S. clavuligerus*	二氨基庚二酸,异亮氨酸,赖氨酸
	高丝氨酸脱氢酶	*S. clavuligerus*	异亮氨酸,赖氨酸,苏氨酸

氨基酸	氨基酸合成酶	菌　　种	反馈阻遏物
支链氨基酸	苏氨酸脱水酶	*S. fradiae*	异亮氨酸，缬氨酸，亮氨酸，苏氨酸
	乙酰羟酸合成酶	*S. fradiae*	异亮氨酸，缬氨酸，亮氨酸，苏氨酸
		S. coelicolor	异亮氨酸，缬氨酸，亮氨酸
	二羟酸脱水酶	*S. coelicolor*	异亮氨酸，缬氨酸，亮氨酸
	异丙酰苹果酸合酶	*S. coelicolor*	异亮氨酸，缬氨酸，亮氨酸
	异丙酰苹果酸异构酶	*S. coelicolor*	异亮氨酸，缬氨酸，亮氨酸
	β-异丙酰苹果酸脱氢酶	*S. coelicolor*	异亮氨酸，缬氨酸，亮氨酸
谷氨酸和谷氨酰胺	谷氨酸合成酶	*S. coelicolor* *S. clavuligerus*	谷氨酰胺
	GOGAT	*S. coelicolor* *S. clavuligerus*	天冬氨酸加谷氨酰胺 谷氨酰胺
	谷氨酸脱氢酶	*S. coelicolor*	天冬氨酸加谷氨酰胺
组氨酸	磷酸核糖-ATP 焦磷酸酶	*S. coelicolor*	组氨酸
	组氨酰脱氢酶		组氨酸
	咪唑-甘油脱水酶		组氨酸
	组氨酰磷酸磷酸酶		组氨酸
脯氨酸	γ-谷氨酰激酶	*S. coelicolor*	脯氨酸
	谷氨-γ-半醛脱氢酶		脯氨酸 脯氨酸
	Δ-吡咯啉-5-羧酸还原酶		脯氨酸
含硫氨基酸	胱硫醚-γ-裂解酶	*S. lactamdurans*	硫酸盐

第三节　磷酸盐代谢

　　磷是所有生物体所需的一种营养元素。在生物体中，磷是以磷酸盐形式结合在有机物上，是核酸、磷脂等的重要组成成分。许多细胞成分如核苷、脂肪和糖均以磷酸化状态存在。此外，磷在细胞能量代谢中发挥着核心作用（ATP、ADP 等）。在能量过剩时，细胞以多聚磷形式储存能量，而当能量缺少时又可以分解多聚磷酸盐提供能量。一般可利用的磷在自然界中含量较少，所以细菌对环境中的磷含量比较敏感，并在进化过程中获得了一整套调控系统。

一、链霉菌中磷酸盐调控的双组分 PhoR-PhoP 系统

　　双组分 PhoR-PhoP 系统是指由 PhoR 传感蛋白和 PhoP 反应蛋白组成的信号转导调控系统。双组分信号转导调控系统在磷酸盐代谢中起着重要作用。大肠杆菌在处于磷酸盐饥饿状态下将有近 90 种蛋白质的合成速度加快，以对细胞代谢进行全局性调控，并且与其他调控机制相互呼应，其中约有 15 种蛋白质参与磷酸盐的运输和胞内的调节。这些蛋白质的合成

受到双组分系统 PhoR-PhoP 的控制。而在枯草杆菌中，受到 PhoR-PhoP 系统的控制。当环境中磷酸盐被耗尽时，磷酸化信号系统将启动传感蛋白 PhoR 激酶使其组氨酸残基磷酸化，继而将磷酸化信号传递至反应蛋白 PhoP N 端受体域的天冬氨酸残基，磷酸化的 PhoP 与 Pho 调节子启动子区（称为 Pho 盒）结合，调控一系列基因的转录和表达。大约有 30 个以上基因组成调节基因 Pho 参与磷的利用、清除和同化。磷酸化的 PhoP 与 Pho 调节子启动子区（称为 Pho 盒，Pho box）结合，是 PhoP 反应调节蛋白 DNA 的结合位点。大肠杆菌中的 Pho 盒由 18 个核苷酸组

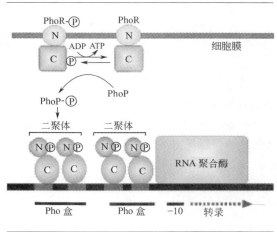

图 4-6　PhoR-PhoP 双组分系统调控方式示意图

成，其中 7 个核苷酸为重复序列，中间被 4 个腺苷或胸腺嘧啶核苷相隔，而在其他细菌中，Pho 盒的核苷酸组成存在一些差异。PhoR-PhoP 双组分系统调控方式如图 4-6 所示。

在链霉菌中也发现有类似的双组分系统，称为 PhoR-PhoP。链霉菌中的 PhoR-PhoP 与 *phoU* 基因和 *pst* 基因连锁。*phoU* 基因编码一种金属蛋白酶，编码 ATP 酶，参与反应蛋白 PhoP 的调节，而 *pst* 基因簇中包括 *pstS*、*C*、*A*、*B* 等基因，其编码产物均与磷酸盐特异性运输有关，它们与磷酸盐有高度亲和力。在 *pstS* 和 *phoU* 启动子序列上游，有重复序列与大肠杆菌的 Pho 盒序列存在一定的保守性。PhoR-PhoP 双组分系统也参与初级代谢中碱性磷酸酶基因 *phoA* 和其他与 *phoA* 相关基因的调控。

二、链霉菌中其他参与磷酸盐调控的基因

1. 多磷酸激酶 PPK 基因

无机磷通常是以多磷酸盐形式在细胞内存在的。多磷酸盐是细胞磷酸盐和能量的一种储存形式。多磷酸盐是由多磷酸激酶（PPK）介导 ATP 末端 γ-磷酸聚合而成的，在有 ADP 存在时，PPK 也能进行反向反应，将多磷酸合成为 ATP。PPK 基因的转录只在合成培养基中菌的生长末期开始。PPK 的表达受磷酸盐浓度的调控，在低磷酸盐的条件下，PPK 表达高，并且同时受 PhoR-PhoP 双组分系统的调控。PPK 由 774 个氨基酸组成。PPK1 型在细菌中广泛存在，它是以 ATP 作为底物。除此之外，许多细菌中间还有 PPK2 激酶存在，它们与 PPK1 的不同点在于，除了利用 ATP 外还能利用 GTP 合成多磷酸盐。

2. 氧化反应蛋白 MtpA 基因

MtpA 属于金属硫蛋白，通常用于生物体内应付环境中过分的氧化反应，以减少其对细胞生存的压力。在磷酸盐受限时往往同时强化细胞内的氧化作用，即低磷条件下 *mtpA* 表达升高。在链霉菌中，*mtpA* 的表达不受 PhoR-PhoP 系统的调控，但是受到 *phoU* 编码的 ATP 酶间接调控。环境中低磷条件下造成低腺苷的能量负荷，由此将启动细胞合成 ATP 的代谢途径，同时强化细胞内的氧化压力。所以，*phoU* 和 *mtpA* 基因的表达，将调控细胞内

这两种反应的过程，使之处于平衡状态。

第四节　核苷酸代谢

核苷酸是核酸的基本结构单位，它是由碱基、戊糖和磷酸所组成的。核苷酸是核酸生物合成的前体，其代谢与核酸代谢密切相关。多种核苷酸在微生物细胞内起着重要作用，它们参与细胞的代谢。核苷酸衍生物构成许多有生化活性的中间体，如 UDP-葡萄糖和 GDP-二酯酰甘油是糖原和磷酸甘油酯合成的中间体；ATP 是生物能量代谢中通用的高能化合物；腺苷酸是重要辅酶的组成部分；某些核苷酸（如 cAMP 和 cGMP）是许多激素引起生理效应的中间介质等。核酸降解形成核苷酸，核苷酸进一步分解为碱基和核糖。在生物体内，核苷酸可由其他化合物进行合成。

一、核苷酸的分解

核酸是由许多核苷酸以 $3',5'$-磷酸二酯键连接而成的大分子化合物。核酸分解代谢的第一步是水解其磷酸二酯键，生成低级多核苷酸或单核苷酸。在生物体内，有许多磷酸二酯酶催化这一过程。作用于核酸磷酸二酯键的酶称为核酸酶，其中水解核糖核酸的称为核糖核酸酶，水解脱氧核糖核酸的称为脱氧核糖核酸酶。作用于核酸分子内磷酸二酯键的酶又称为内切核酸酶。从核酸的一端逐个水解核苷酸的酶称为外切核酸酶。细菌中存在一类能识别并水解 DNA 的内切核酸酶，称为限制性内切酶。许多链霉菌中存在限制性内切酶，如表 4-7 所示。

表 4-7　一些链霉菌产生的限制性内切酶

链霉菌	内切酶	链霉菌	内切酶
S. achromogenes	*Sac* Ⅰ，*Sac* Ⅱ	*S. achromogens*	*Sac* N Ⅰ
S. ambofaciens	未知	*S. aureofaciens*	*Sau* LP Ⅰ，*Sau* LP Ⅱ，*Sau* 3239 Ⅰ
S. albus G	*Sal* Ⅰ（*Sal* G Ⅰ）		
S. albus P	*Sal* P Ⅰ（*Pst* Ⅰ）	*S.* sp.	*Sst* 12 Ⅰ
S. bobilae	*Sbo* Ⅰ	*S.* sp. YH8647	*Sse* 8647 Ⅰ
S. fradiae T59235	多种	*S.* sp.	*Sse* 1825 Ⅰ
S. lavendulae	*Sal* Ⅰ（*Xho* Ⅰ）	*S.* sp.	*San* D Ⅰ
S. lipmanii LE32	*Sli* Ⅰ，*Sli* Ⅱ	*S.* sp.	*Srf* Ⅰ
S. phaeochromogenes	*Sph* Ⅰ	*S.* sp. 8387	*Sse* 8387 Ⅰ
S. fimbriatus	*Sfi* Ⅰ	*S. tubercidicus*	*Stu* Ⅰ
S. chusanensis ZS-2	*Sch* Ⅰ	*S.* sp. 48	*Asu* Ⅱ

核苷酸经磷酸单酯酶或核苷酸酶水解磷酸后生成核苷。核苷经核苷磷酸化酶或核苷水解酶作用分解为嘌呤碱或嘧啶碱和戊糖。嘌呤（腺嘌呤或鸟嘌呤）进一步降解为次黄嘌呤或黄嘌呤，最后产生乙醛酸和尿素，尿素再分解为氨和二氧化碳。嘧啶（胞嘧啶或尿嘧啶）经氧化酶或脱氢酶分解为尿素和丙二酸或 β-氨基丙酸。

二、核苷酸的合成

核苷酸根据碱基的不同，可分为嘌呤核苷酸和嘧啶核苷酸。

1. 嘌呤核苷酸的合成

细菌嘌呤核苷酸的合成有两种方式：一种是由各种小分子化合物全新合成次黄嘌呤核苷酸（IMP），然后再转化成其他嘌呤核苷酸。次黄嘌呤来自二氧化碳、甲酸、甘氨酸、天冬氨酸和谷氨酰胺。5-磷酸核糖焦磷酸（PRPP）是嘌呤合成的起始单位，在磷酸核糖焦磷酸酰胺转移酶的催化下，PRPP接受谷氨酰胺合成5-磷酸核糖胺；再由甘氨酰胺核糖核苷酸合成酶（glycinamide ribotide synthetase）催化甘氨酸与5-磷酸核糖胺缩合生成甘氨酰胺核糖胺核苷酸（GAR）；经GAR甲酰转移酶和ATP参与下环化生成5-氨基咪唑核苷酸（5-aminoimidazole ribotide，AIR），由AIR羧化酶（AIR carboxylase）催化生成羧基氨基咪唑核苷酸（carboxyamino imidazole ribotide，CAIR），由天冬氨酸与AIR缩合反应，生成5-氨基咪唑-4-（N-琥珀酰胺）核苷酸［4-aminoimidazole-4-（N-succinylocarboxamide）ribotide，SACAIR］。SACAIR在SACAIR裂解酶催化下，脱去延胡索酸生成5-氨基咪唑-4-甲酰胺核苷酸（5-aminoimidazole-4-carboxamide ribotide，AICAR），由AICAR甲酰转移酶催化AICAR甲酰化生成5-甲酰胺基咪唑-4-甲酰胺核苷酸（5-formaminoimidazole-4-carboxyami-deribotide，FAICAR），最后经FAICAR脱水环化生成IMP。

由IMP合成腺嘌呤核苷酸（AMP）的途径，是由IMP与天冬氨酸在GTP存在下，形成6-琥珀酰腺嘌呤核苷酸（SAMP），随后在腺苷琥珀酸裂解酶作用下，脱去延胡索酸生成AMP。IMP形成鸟嘌呤核苷酸的途径，是经过氧化，生成黄嘌呤核苷酸，再经氨基化生成鸟嘌呤核苷酸（GMP）。在链霉菌中发现有AIR、SACAIR和腺苷琥珀酸裂解酶，因此可以认为，链霉菌中嘌呤核苷酸的合成与一般细菌中的合成途径相似。

另一种嘌呤核苷酸的合成途径，是由外源供给游离碱基或核苷再合成嘌呤核苷酸。细胞利用游离碱基或核苷重新合成相应核苷酸的过程可称为补救合成（salvage pathway）。补救合成过程比较简单，能量消耗亦较少。通常是由两种特异性不同的酶参与嘌呤核苷酸的补救合成。腺嘌呤磷酸核糖转移酶（adenine phosphoribosyl transferase，APRT）催化PRPP与腺嘌呤合成AMP。在链霉菌中当氮源耗竭时，次黄嘌呤的氧化途径受阻遏，也存在嘌呤核苷酸合成的补救途径。

2. 嘧啶核苷酸的合成

嘧啶核苷酸合成也有全新合成和补救合成两条途径。全新合成嘧啶核苷酸由天冬氨酸、CO_2、谷氨酰胺提供前体。嘧啶合成的第一步是生成氨甲酰磷酸，由氨甲酰磷酸合成酶Ⅱ（carbamoyl phosphate synthetase Ⅱ，CPS-Ⅱ）催化CO_2与谷氨酰胺缩合，生成氨甲酰磷酸。由天冬氨酸氨甲酰转移酶（aspartate transcarbamoylase，ATCase）催化天冬氨酸与氨甲酰磷酸缩合，生成氨甲酰天冬氨酸（carbamoyl aspartate），继而由二氢乳清酸酶（dihydroorotase）和二氢乳清酸还原酶生成乳清酸（orotate），由乳清酸磷酸核糖转移酶催化乳清酸与PRPP反应，生成乳清酸核苷酸（orotidine-5′-monophosphate，OMP），再由OMP脱羧酶（OMP decarboxylase）催化OMP脱羧生成尿苷酸UMP。在链霉菌中也分离到氨甲酰磷酸合成酶，因此认为链霉菌的嘧啶核苷酸合成也与一般细菌类似。

3. 3′,5′-环腺苷酸（cAMP）

3′,5′-环腺苷酸（cAMP）是由腺苷环化酶催化ATP产生的。在动物组织中，它是作为激素的第二信使参与细胞的信号调控。在真细菌中，它参与葡萄糖分解代谢操纵子阻遏基因的调控。链霉菌中只有约 10％ 的 cAMP 在胞内存在，大部分存在于培养液中。在链霉菌中，葡萄糖促进 cAMP 的产生，从而促进菌丝的生长。因此，cAMP 水平是与菌丝生长速度平行的，菌丝生长速率高，cAMP 水平在胞内亦高。而在有些链霉菌中，cAMP 的合成与孢子萌发相关，外源加入 cAMP 会抑制孢子的萌发但促进菌丝体的生长。在链霉菌生长过程中，cAMP 的合成、运输、胞外水平和降解呈现波动型周期变化。cAMP 水平至少有 3 次达到高峰值，即孢子萌发期、气生菌丝起始期和抗生素合成起始期，其中至少与 cAMP 调节并中和链霉菌生长过程产生的酸性物质的功能有关。此外，cAMP 在某些链霉菌中还能促进氨基酸通透酶的形成，推动氨基酸向胞外的输出。

第五节　脂代谢

微生物细胞中所含的脂类包括脂肪和磷脂等。脂肪是微生物细胞的储藏物质。磷脂是细胞膜的主要构成部分。脂肪是由脂肪酸和甘油组成的脂类。脂类的合成包括脂肪酸的合成、脂肪（三酰甘油）及磷脂的合成。微生物脂类物质的合成和分解代谢，与其生长及次级代谢产物的产生均有重要的关联。

一、脂类的合成

脂肪酸是指一端含有一个羧基的长脂肪族碳氢链的一类化合物，由碳、氢、氧三种元素组成，通常以酯的形式存在于各种脂质中，是中性脂肪、磷脂和糖脂的主要成分。以游离形式存在的脂肪酸在自然界比较罕见。根据分子结构中碳链的长度，脂肪酸可分为短链脂肪酸（碳链中碳原子少于 6 个）、中链脂肪酸（碳链中碳原子 6～12 个）和长链脂肪酸（碳链中碳原子超过 12 个）三类。脂肪酸是最简单的一种脂，它是许多更复杂的脂的组成部分。根据脂肪酸中是否含有碳碳双键，脂肪酸主要分为两种：饱和脂肪酸（saturated fatty acid），为不含有碳碳双键的脂肪酸，如软脂酸（C_{16}）、硬脂酸（C_{18}）、豆蔻酸（C_{14}）、月桂酸（C_{18}）等；不饱和脂肪酸（unsaturated fatty acid），为含有碳碳双键的脂肪酸，如单烯脂肪酸（如油酸）、双烯脂肪酸（如亚油酸）、三烯脂肪酸（如顺-9,12,15-十八碳三烯酸）等。根据结构组成，脂肪酸又可分为直链脂肪酸和支链脂肪酸。棕榈酸、硬脂酸、软脂酸、环丙酸等为直链脂肪酸，而 α-酮异己酸、α-酮-β-甲基戊酸和 α-酮异戊酸等为支链脂肪酸。支链脂肪酸中常见的类型有异构体（iso）、反异构体（anteiso）和 ω-脂环族脂肪酸。

$$H_3CH_2C$$
$$\diagdown$$
$$CH(CH_2)_n COOH$$
$$\diagup$$
$$H_3C$$
异构体

$$H_3C$$
$$\diagdown$$
$$CHCH_2(CH_2)_n COOH$$
$$\diagup$$
$$H_3C$$
反异构体

链霉菌细胞膜中脂质占 37％～40％，它是由磷脂酰乙醇胺、磷脂酰肌醇甘露糖苷、双磷脂酰甘油等组成的。脂肪酸主要以饱和脂肪酸的形式存在。支链脂肪酸的比例因菌株而异，占 39％～88％，因此，它在链霉菌分类中具有一定意义。但是培养条件，如温度、pH、溶氧条件、碳源种类或者可作为脂肪酸合成来源的前体供应（如异亮氨酸、亮氨酸、缬氨酸等），均会影响脂肪酸的组成和含量。因此，在进行脂肪酸组成分析时必须严格控制培养条件。

（一）脂肪酸的合成

大多数脂肪酸含有偶数碳原子，因为它们通常是由二碳单位生物合成的。

1. 饱和脂肪酸的合成

（1）直链脂肪酸的合成　直链脂肪酸的合成是以短链脂酰 CoA 如乙酰 CoA、丙酰 CoA 或异丁酰 CoA 为起始。但以乙酰 CoA 为起始的脂肪酸合成，并非以乙酰 CoA 的形式进行缩合反应，而是经乙酰 CoA 羧化酶催化，转变为丙二酰 CoA，然后再以丙二酰 CoA 的形式进行缩合。以乙酰 CoA 为起始时，构成偶数碳脂肪酸；以丙酰 CoA 为起始时，则构成奇数碳脂肪酸。

多酶复合物介导脂肪酸合成时，在该复合体中主要是以脂酰基携带蛋白（ACP）为中心，周围由 ACP 酰基转移酶（AT）、β-酮脂酰-ACP 缩合酶（KS）、β-酮脂酰-ACP 还原酶（KR）、羟脂酰-ACP 脱水酶（DH）和烯脂酰-ACP 还原酶（ER）环绕构成。酰基携带蛋白是以 4′-磷酸泛酰巯基乙胺（4′-phosphapantethine）为辅基，后者通过磷脂键与 ACP 结构域中的丝氨酸残基相连。脂肪酸合成中的多酶复合体中，存在两个功能巯基——中心巯基和边缘巯基。反应开始时，一分子乙酰基连接在边缘巯基上，一分子丙二酰基连接在中心巯基上，当缩合时释放一分子的 CO_2，产生乙酰乙酰基-酶复合物，并结合在中心巯基上，然后沿着酶蛋白移动，并依次进行还原、脱水和再还原，形成丁酰-酶复合物。一个循环进行后转移到边缘巯基上，在第二次循环中再与中心巯基上的丙二酰基缩合，形成己酰基，如此反复进行至合成 C_{16} 或 C_{18} 的脂肪酸，最后通过硫酯酶（TE）或棕榈酰转移酶，使其转硫酯或经水解，从相连的蛋白释放出来。

介导脂肪酸合成的多酶复合体组成有三种类型：Ⅰ型 FAS，含有整合在一起的多个活性结构域的多肽，也称为一个模块（图 4-7），这些活性域排列在一起，由一个基因编码组成一个多肽。有的脂肪酸合酶可以有两个多肽组成多模块结构。每一个活性域在反应中只使用一次，按顺序进行使用。

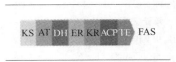

图 4-7　Ⅰ型 FAS 结构示意图

Ⅱ型脂肪酸合酶是由各个单基因编码的单功能蛋白组成的，每个蛋白功能域在合成脂肪酸链的过程中被反复使用，在各个蛋白功能域之间存在相互作用，如图 4-8 所示。

Ⅲ型 FAS 合酶是一种同型二聚体，它使用游离的 CoA 硫酯催化脂肪链的合成，不需要酰基携带蛋白（ACP）参与。它反复催化酰基化、脱羧、缩合、环化和芳香化等反应，是在两个活性位点进行的。图 4-9 所示查耳酮合酶（CHS）和吖啶酮酶（ACS）是两个Ⅲ型 FAS，CHS 利用对肉桂酰 CoA（p-coumaroyl CoA）为起始单位和 3 个丙酰 CoA，通过合成一个四酮聚酮体，然后直接环化为查耳酮。ACS 利用 N-甲基氨茴酰 CoA（N-methylan-thraniloyl CoA）和 3 个丙酰 CoA，直接合成吖啶酮。

（2）支链脂肪酸的合成　支链脂肪酸的合成机制与直链脂肪酸类同，但其脂肪酸合酶对支链脂肪酸底物如异丁酸、异戊酸、2-甲基丁酸的亲和力要大于直链脂肪酸，以异丁酰 CoA、异戊酰 CoA 等为起始单位时则合成支链脂肪酸。当 ω-环己羧酸作为底物时，可以合成 ω-脂环族脂肪酸。12-甲基四癸酸（反异构-C15）和 14-甲基六癸酸（反异构-C17）是主要的反异构支链脂肪酸，它们的合成与特异性 α-酮酸脱羧酶或 α-酮酸脱氢酶有关，它们对 α-酮-3-甲基戊酸的 *S* 异构体有较高的亲和力。

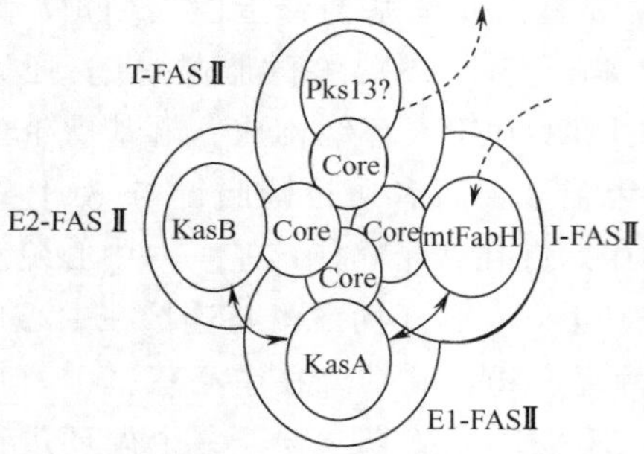

图 4-8　Ⅱ型脂肪酸合酶各个蛋白之间的相互作用

I-FASⅡ、E1-FASⅡ、E2-FASⅡ 和 T-FASⅡ 为Ⅱ型 FAS 复合体；I-FASⅡ、E1-FASⅡ、E2-FASⅡ、T-FASⅡ 分别代表起始、延长和终止单元反复使用的 FASⅡ复合体；◀──▶代表酮酰基合酶之间的相互作用；┅┅▶代表乙酰基的引入和长链脂肪酸的释放；mtFabH (FabH)、KasA、KasB (FabB) 代表缩合酶；Core 分别代表烯醇化 ACP 还原酶 (FabⅠ)、酮酰基 ACP 还原酶 (FabG) 和脱水酶 (FabA) 等

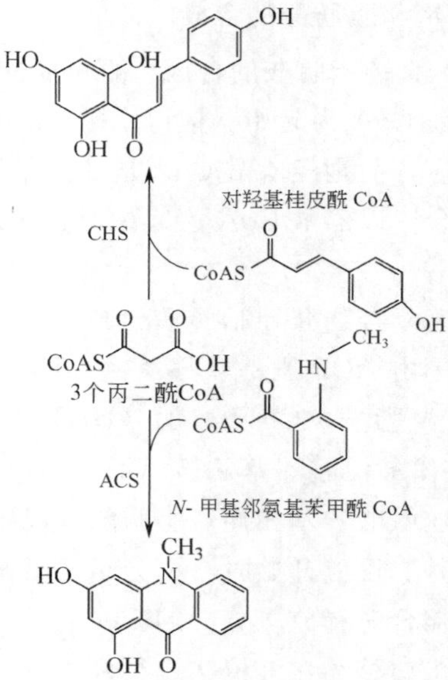

图 4-9　FASⅢ型酶介导合成查耳酮和吖啶酮

2. 不饱和脂肪酸的合成

在微生物脂类物质中，通常含有一定比例的不饱和脂肪酸。微生物合成不饱和脂肪酸的基本机制与上述直链脂肪酸相同，但在形成不饱和键方面有两种方式：一种是在好氧条件下，在已完成长链饱和脂酰 CoA 基础上脱饱和，形成不饱和脂肪酸。该反应中需要氧分子和 NADPH$_2$ 及铁氧还蛋白参加，由一种特异的 NADPH$_2$ 还原酶和特异的脱饱和酶催化，如由棕榈酰 CoA 脱饱和生成棕榈烯酰 CoA。

$$CH_3(CH_2)_{14}Co\text{-}SCoA \xrightarrow{O_2,NADPH_2} CH_3(CH_2)_5CH=CH(CH_2)_7CoSCoA$$

另一种是在厌氧条件下的脱饱和作用，发生在脂肪酸合成的早期。通常是在合成 8～12 个碳原子的 β-羟脂酰-ACP 时进行脱饱和。这个反应由特异性脱水酶催化，而不是由 β-羟脂酰-ACP 脱水酶介导的。前者形成 β、γ 脱水作用，而后者是引起 α、β 的脱水作用。形成不饱和脂酰-ACP 后继续进行二碳单元的添加，形成长链不饱和脂肪酸。

（二）脂肪酸合成的调节

脂肪酸的合成与磷脂的合成密切相关并受后者的调节，抑制磷脂合成的同时也使脂肪酸合成速度明显下降，并形成 ACP 酰基化产物的积累。长链酰 ACP 的积累抑制乙酰 CoA 羧基化和烯醇化 ACP 还原酶活性，因而影响丙二酰 CoA 前体的供应和脂肪酸碳链延长的最后一步烯醇化 ACP 的还原，最终将影响脂肪酸的合成。与此同时，ppGpp 抑制甘油-3-磷酸酰基转移酶（PlsB）活性，后者将引起长链酰基 ACP 积累，所以脂肪酸的合成也受 ppGpp 的调控，高浓度 ppGpp 将抑制 PlsB 的活性，从而抑制脂肪酸的合成。

（三）脂肪（三酰甘油）的合成

脂肪（三酰甘油）的合成均经过磷脂酸途径，而磷脂酸来源有三种途径：第一种是由 3-磷酸甘油酸与脂酰 CoA 反应生成磷脂酸；第二种由二酰甘油，经激酶催化而磷酸化形成；第三种途径是由一酰甘油经 ATP 磷酸化，再与脂酰 CoA 合成。磷脂酸再与一个分子的脂酰 CoA 结合，脱去磷酸就成为三酰甘油。

（四）磷脂的合成

磷脂包括磷脂酰胆碱、磷脂酰丝氨酸、磷脂酰乙醇胺、磷脂酰甘油和磷脂酰肌醇等。磷脂的合成也来源于磷脂酸，磷脂酸与 CTP 反应，生成 CDP-二酰甘油，后者与丝氨酸结合生成磷脂酰丝氨酸。磷脂酰丝氨酸经特异性羧化酶催化，脱羧生成磷脂酰乙醇胺。磷脂酰乙醇胺可以与 S-腺苷甲硫氨酸共同作用生成磷脂酰胆碱。不同磷脂可以相互转变，如磷脂酰丝氨酸在加氢和释放 CO_2 后可以形成磷脂酰乙醇胺，后者脱甲基后可以转变为磷脂酰胆碱等。

二、脂类的分解

脂肪通常先被微生物的胞外酶分解为甘油和脂肪酸，然后再进行分解代谢。

1. 甘油的分解

脂肪分解产生的甘油在 ATP 参与下可被甘油激酶催化产生 α-磷酸甘油，再经 α-磷酸甘油脱氢酶催化生成磷酸二羟丙酮，后者经磷酸甘油醛进入糖的分解代谢（糖酵解或单磷酸己糖）途径。

2. 脂肪酸的分解

脂肪酸一般均通过 β-氧化途径进行分解。

（1）饱和脂肪酸的分解　饱和脂肪酸主要是经过氧化、脱氢和碳链的降解进行分解的。脂肪酸进入氧化分解前首先必须有 ATP 提供能量，经脂酰合成酶催化，形成脂酰 CoA。形成脂酰 CoA 后，逐步被氧化降解，而每次氧化降解均发生在脂酰基的 β-碳原子上，故称为 β-氧化作用。脂酰 CoA 每进行一次 β-氧化，将释放出一个乙酰 CoA，即失去两个碳原子。每一个 β-氧化过程均包含脱氢、水化、再脱氢和硫解四个连续反应。这样的周期重复数次，直至脂肪酸碳链全部降解为乙酰 CoA，后者再进入三羧酸循环被彻底氧化成 CO_2 和水。

（2）不饱和脂肪酸的分解　不饱和脂肪酸的氧化降解途径与饱和脂肪酸基本一致。其不同点在于不饱和脂肪酸分解中还有一种特异性反异构酶参与其反应。由于天然存在的不饱和脂肪酸的双键立体构型是顺式的，而在不饱和脂肪酸 β-氧化过程形成的 $\Delta^{2,3}$-不饱和酰基

CoA 的双键为反式构型。因此有一种特异性 $\Delta^{3,4}$-顺烯脂酰（CoA）、$\Delta^{2,3}$-反烯脂酰 CoA 异构酶参与反应，使 $\Delta^{3,4}$-顺式转变为 $\Delta^{2,3}$-反式结构。生成的 $\Delta^{2,3}$-反烯脂酰 CoA 是 β-氧化中烯脂酰水化酶的正常底物，可以进入后续的水化和脱氢反应。

$$RCH_2C\!=\!CCH_2CO\text{-}SCoA \xleftarrow{\Delta^{3,4}\text{-顺烯脂酰、}\Delta^{2,3}\text{-反烯脂酰CoA异构酶}} RCH_2C_2C\!=\!CHCo\text{-}SCoA$$

$\Delta^{3,4}$-顺烯脂酰 CoA $\Delta^{2,3}$-反烯脂酰 CoA

第六节　核开关——一个新的基因调控元件

核开关是一段特定的可以直接与小分子结合的 mRNA 序列，该序列与小分子结合后，其结果使 mRNA 发生构象变化影响其转录，而进行基因表达的调控。这种结合的特异性很高，甚至手性化合物的不同构型均有专一性的结合。

核开关主要位于编码生物合成小分子酶基因或运输蛋白基因 mRNA 5′端非翻译区（5′UTR），也可以位于前 mRNA 的 3′端 UTR 的内含子区，平均长度为 165 个核苷酸。核开关含有大量的碱基互补区域，可以形成多个茎环结构，并含有多个 AUG 密码子，能与核糖体相结合进行蛋白质的合成。与核开关结合的小分子包括很多酶类的辅酶和辅基，它们参与重要的生化反应，如硫胺素焦磷酸（TPP）参与糖代谢中醛和酮的合成和分解，赖氨酸参与天冬氨酸激酶基因的表达，此外还有黄素单核苷酸（FMN）、S-腺苷甲硫氨酸（SAM）、腺嘌呤、鸟嘌呤、氨基酸（如甘氨酸、赖氨酸）、葡萄糖胺磷酸和 B12 等。

核开关调控基因表达的机制主要发生在转录和翻译水平，即 RNA 核开关与小分子配体特异性结合，mRNA 构象重排使小分子结合部位的 mRNA 转录终止，形成一个没有活性的短转录本，或者构象重排形成 RNA 二级结构，阻挡核糖体结合位点，抑制翻译的起始，同时，反馈调节小分子合成、代谢及转运相关基因的表达。控制单基因转录的核开关 mRNA 多半由抑制翻译来调节，而含有多个转录单元的操纵子则有可能通过终止转录来调控基因的表达。一些小分子可以同时在转录和翻译水平调控基因的表达。核开关与小分子配体的特异性紧密结合，精确地调节细胞对微环境变化的应答。利用核开关的这一特点，可以人工合成不同的小分子，对链霉菌内源或外源基因表达进行条件性的控制。

现以天蓝色链霉菌中 B12 核开关调控基因转录为例具体说明核开关调控机制。辅酶 B12 在天蓝色链霉菌中通过核开关机制调控核苷酸还原酶（RNR）基因的转录。核苷酸还原酶是细胞生存的必需酶系，它参与细胞 DNA 的合成和复制，催化核苷酸还原为脱氧核苷酸。链霉菌中有两种 RNR。Ⅰ型 RNR 为氧依赖型，由 *nrdABS* 基因操纵子控制，Ⅱ型为非氧依赖型，依赖 B12 的存在，并由 *nrdJ* 基因调控。B12 对Ⅰ型 RNRs 的抑制是通过核开关机制对 *nrdABS* 转录的抑制来实施的。图 4-10 显示 B12 与 *nrdABS* 基因 mRNA 核开关结合的结构。在 *nrdABS* 基因操纵子 mRNA 的 5′UTR 处含有约 123 个核苷酸组成核开关的二级结构。B12 盒为保守区，其序列在其他链霉菌（*S. avermitilis*、*S. scabies*、*S. lipmanii* 等）中均存在。P1、P3、P4、P5 为互补序列，在没有 B12 的情况下 P4 中的 CCCG 与 141 核苷酸附近序列的 GGGC 互补，解除其二级结构，使转录能够进行。而在 B12 存在时（只

需要 μg/L 的 B12），与 5′UTR 结合形成二级结构使 *nrdABS* 转录终止，RNR I 型酶基因不表达。因此，II 型 RNR 缺陷株在含有 B12 的培养基中将不能生长。

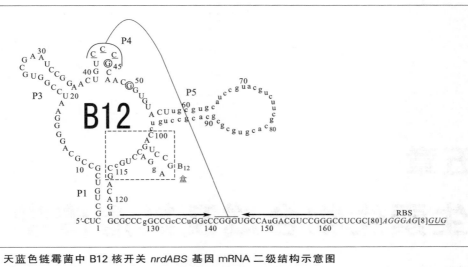

图 4-10　天蓝色链霉菌中 B12 核开关 *nrdABS* 基因 mRNA 二级结构示意图
箭头表示转录终止子；RBS 表示核糖体结合位点；GUG 为起始密码子；括号［80］和［8］为与核开关无关序列

参 考 文 献

［1］David A H. Primary metabolism and its control in streptomyces，a most unusual group of bacteria. Advances in Microbial Physiology，2000，42：47-238.

［2］Reuther J，et al. Nitrogen metabolism in Streptomyces coelicolor：transcriptional and post-translational regulation. J Mol Microbiol Biotechnol，2007，12（1-2）：139-146.

［3］Blount K F，et al. Riboswitches as antibacterial drug targets. Nat Biotechnol，2006，24（12）：1558-1564.

第五章
抗生素生物合成及其遗传学

抗生素是微生物次级代谢的产物。次级代谢产物是由初级代谢产物衍生而来的。链霉菌的初级代谢包括合成和分解代谢反应，在这一过程中，菌体获得能量，合成细胞蛋白、核酸、脂肪、多糖等组分，并增加菌体生长量。初级代谢中的一些中间体或产物又作为次级代谢的前体，参与次级代谢产物的合成。对于微生物为什么会产生次级代谢产物的问题，至今尚无有说服力的定论。与初级代谢相比，微生物次级代谢的机理与过程要复杂得多。

首先，次级代谢产物在微生物生长后期才开始形成。当微生物消耗尽一种主要营养物质，细胞繁殖受到限制时，便进入抗生素生物合成期。其次，抗生素的生物合成是经微生物次级代谢多酶体系催化，以初级代谢产物作为前体，经过一系列反应后最终形成产物。许多参与合成次级代谢产物的酶系通常均处于严格的调控之中。为了节约能耗，一些合成次级代谢产物的关键酶在微生物菌丝生长期处于阻遏状态，直到需要合成次级代谢产物时才脱阻遏，以形成次级代谢产物。有些次级代谢酶合成期很短，如四环素合成酶只有在培养基中无机磷用完后才开始形成，但在产物（如四环素）达到一定浓度后，该酶的合成即受到抑制。

因此，抗生素的生物合成始于菌体细胞从环境中吸收营养形成初级代谢产物。初级代谢途径分化为次级代谢产物的合成提供生源，如图 5-1 所示，葡萄糖初级代谢形成的葡萄糖-6-磷酸（G-6-P）是许多氨基糖苷类抗生素的生源，丙酮酸和三羧酸循环中形成的草酰乙酸进入氨基酸代谢，是许多肽类抗生素的生源，乙酰 CoA 是聚酮类抗生素的生源。此外，次级代谢的起始往往需要一些信号分子的诱导和调节基因的控制。

参与次级代谢的酶系通常是一种复合体。次级代谢这种多酶复合体可以被分离成几个亚单位，每个亚单位能够保持其酶活性，但作为复合体的酶活性将消失。次级代谢酶组成复合体本身对于细胞具有重要意义，这样可以避免次级代谢产物的中间体在酶系中扩散而影响生物合成的速度。一般来讲，次级代谢酶系对底物要求的专一性不强，这就是为什么许多抗生素不是单一组分的原因。产生菌能够同时合成多种结构相似的次级代谢产物，而且由于微生物代谢产物极易因环境条件的改变而出现多样性的特征。

在链霉菌中越来越多的同工酶被发现，它们在链霉菌的不同生理阶段显示出活性，对其产生抗生素的自我保护或次级代谢过程发挥着不同的作用。如在 *S. parvulus* 中有两个犬尿氨酸甲酰酶，一个为诱导型，参与放线菌素 D 的合成，另一个为组成型，参与初级代谢色氨酸分解或 NAD$^+$ 合成；*S. griseus* 中的邻氨基苯甲酸合成酶，也是同工酶，一个与叶酸合成相关，另一个与杀念珠菌素合成有关，并受磷酸盐和芳香族氨基酸的调节。链霉菌同工酶的存在，可能与这类微生物在进化过程中生存竞争的结果有关。研究链霉菌的同工酶及其与次级代谢的关系，将有助于人们加深对这类微生物生物合成次级代谢产物机理的认识与了解。

微生物次级代谢酶在细胞中具有特定的位置。次级代谢产物与次级代谢酶在细胞中存在的位置有关。如多肽类抗生素——短杆菌肽 S 和杆菌肽 A，其合成酶是在胞质中形成的，但是只有当其附着在细胞膜上才能合成抗生素。次级代谢酶在胞内的位置，可能与细胞对这些自身产物的抗性有关。次级代谢酶系必须与初级代谢的酶系分开，否则，次级代谢产物将会干扰细胞的初级代谢。次级代谢酶在细胞中区室化空间的位置是值得关注的问题。由于次级代谢酶系的复杂性和不稳定性，使得许多涉及次级代谢酶系的分离和研究工作遇到不少困难。目前针对真核细胞中酶的区室化定位研究得较多，但是直到采用免疫金电镜技术才弄清楚参与青霉素生物合成的 ACVS、IPNS 存在于胞质；酰基CoA：6APA 酰基转移酶（IAT）和苯乙酰辅酶 A 连接酶（PCL）均位于过氧化物酶体中。青霉素的前体氨基酸 α-氨基己二酸、半胱氨酸、缬氨酸经相应的通透酶活化，α-氨基己二酸的合成在线粒体上完成，线粒体内膜含有氨基酸运输蛋白，将它们输入胞质中，完成异青霉素（IPN）的合成，然后在过氧物酶体中进行青霉素的合成（图 5-2）。过氧物酶体的屏障在代谢流的调控中起着重要作用，它能很好地控制进入次级代谢中的初级代谢物的水平。在过氧物酶体进行次级代谢产物的合成，可以降低次级代谢产物对产生菌可能造成的毒性，也是机体对自身产物的一种保护机制。一般认为，链霉菌中次级代谢的酶系大部分是在细胞膜

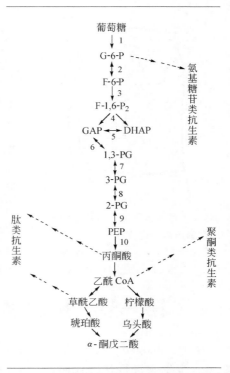

图 5-1 葡萄糖初级代谢途径的中间产物与一些抗生素生物合成的关系

实线箭头代表初级代谢；虚线箭头代表次级代谢；G-6-P—葡萄糖-6-磷酸；F-6-P—果糖-6-磷酸；F-1,6-P$_2$—果糖-1,6-二磷酸；GAP—甘油醛-3-磷酸；DHAP—二羟基丙酮磷酸；1,3-PG—1,3-磷酸甘油酸；3-PG—3-磷酸甘油酸；2-PG—2-磷酸甘油酸；PEP—磷酸烯醇式丙酮酸

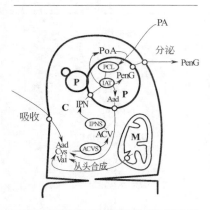

图 5-2　产黄青霉菌中青霉素合成酶系在细胞内的定位

PA—苯乙酸；PoA—苯氧乙酸；PenG—青霉素 G；C—胞质；P—过氧物酶体；M—线粒体

上，不过直接的实验证据尚不多见。

研究抗生素生物合成的目的在于了解其产生全过程，包括其分子结构各部分的来源、合成途径以及参与各步反应的酶系。大部分参与抗生素生物合成的酶为膜结合蛋白。由于很多酶在离体后即不稳定，给抗生素生物合成酶学的研究造成一定的困难，又由于微生物次级代谢的复杂性，使得抗生素的生物化学研究相对滞后。近年来，由于基因工程技术在抗生素产生菌中的应用，使得抗生素生物合成的研究有了长足的进展，使得主要类群抗生素生物合成途径基本得到阐明。但是，由于抗生素生物合成途径的复杂性，对途径的了解及细节的阐明随着研究的进行而不断深入或修正，本书仅对各主要类群抗生素生物合成的途径作一粗略和概括性的介绍。

第一节　抗生素构造单位的来源——生源

生源（biogen）是指抗生素分子构建单位的生物来源。微生物进行初级代谢产生的一些中间产物如碳水化合物降解生成的五碳（C_5）、四碳（C_4）、三碳（C_3）、二碳（C_2）化合物和其他初级代谢产物如氨基酸等，均可视为抗生素分子生物合成的来源。上述物质有的直接作为次级代谢产物的前体，有的经过微生物修饰后作为一种特殊的前体。

一、聚酮体

聚酮体包含一大类有生理活性的次级代谢产物，它们均含有多元碳链组成的大环，如大环内酯类抗生素、带有芳香环的长链脂肪链安莎类抗生素、由许多芳香环组成的四环素类抗生素以及蒽环类抗生素等。聚酮体是由乙酸、丙酸、丁酸单位和某些短链脂肪酸通过聚酮体合成途径衍生来的，因此认为，上述这些低级脂肪酸是聚酮类抗生素的生源。聚酮体合成的起始单位有乙酰 CoA、丙酰 CoA 和丁酰 CoA 等。而作为链的延长单位有丙二酰 CoA、甲基丙二酰 CoA、乙基丙二酰 CoA 等，它们是二碳、三碳和四碳的供体（图 5-3）。聚酮体与脂肪酸合成均起源于短链和低级脂肪酸。合成聚酮体或脂肪酸的不同点在于，起始单位乙酰 CoA 与丙二酰 CoA 缩合后形成的 3-氧酰基酯，不是完全直接进入被还原、脱水、再还原的循环（合成脂肪酸），而是可以保留酮基或被还原（形成羟基）、脱水（形成双键）等形成各种中间体，然后再缩合形成聚酮体。如图 5-3 所示。

一些支链氨基酸如缬氨酸、异亮氨酸、亮氨酸的分解代谢产物，可以提供聚酮体合成乙酰 CoA、丙酰 CoA 或甲基丙二酰 CoA 等生源（图 5-4）。

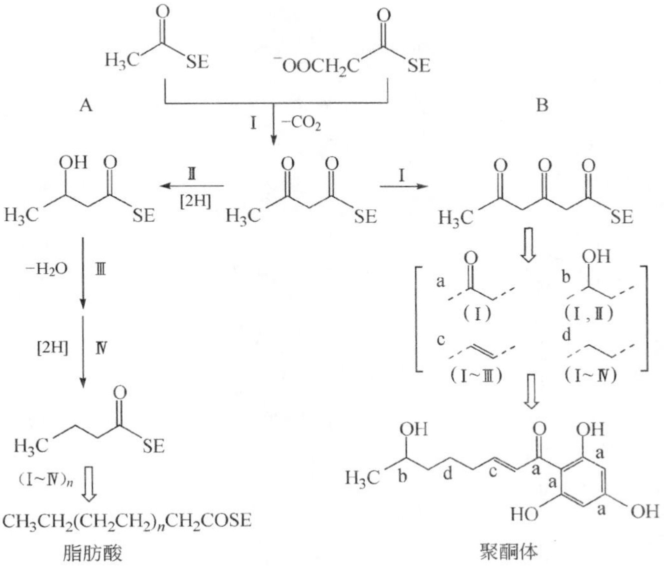

图 5-3 聚酮体与脂肪酸合成的差异

A—脂肪酸合成；B—聚酮体合成；Ⅰ—缩合反应；Ⅱ—还原形成羟基；Ⅲ—脱水形成双键；Ⅳ—还原反应使双键形成丁酰硫酯；a，b，c，d—聚酮体合成过程所经某些反应而形成的中间体片段结构，再缩合形成长的聚酮体链

二、异戊二烯类

甲羟戊酸（mevalonic acid，MV，3-甲基-3,5-二羟基戊酸），是异戊二烯类或萜类次级代谢产物如赤霉素、生物碱、梭链孢酸等的构造单位，同时也是合成若干生物体必需产物如甾醇、胡萝卜素等的前体。异戊二烯的合成通常来源于异戊烯二磷酸（isopentenyl diphosphate，IPP），而后者的形成有两个途径，即甲羟戊酸途径（在真菌中，由乙酸缩合形成，图 5-5A）和非甲羟戊酸途径（图 5-5B）。大肠杆菌的 IPP 是由非甲羟戊酸途径合成的，即由丙酮酸和甘油醛-3-磷酸缩合形成 5 个碳的 DXP（脱氧-D-木酮糖-磷酸，1-deoxy-D-xylulose-phosphate），再形成 IPP。现在发现，链霉菌中存在甲羟戊酸途径。呋醌菌素（furaquinocin）、萘萜品（naphterpin）、萘吡喃二醇霉素（napyradiomycin）和萜烯特星（terpenticin）等均来源于甲羟戊酸。

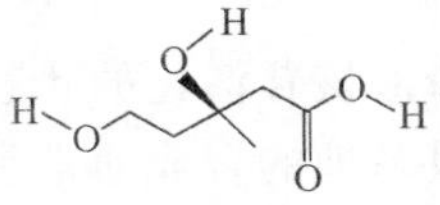

甲羟戊酸（MVA）

三、糖类和氨基糖

次级代谢产物分子中含有的糖类是以 O-糖基、N-糖基、S-糖基、C-糖基等与配糖体连接的形式存在的。这些糖基通常是被甲基化或氨基化修饰，含糖基的分子参与活性产物与细胞靶位之间的相互作用，因此，其在生物活性药物的吸收、分布和代谢中起着重要作用。葡萄糖和戊糖是这些糖类和氨基糖的前体。一般来说，葡萄糖的化学修饰作用都发生在被二

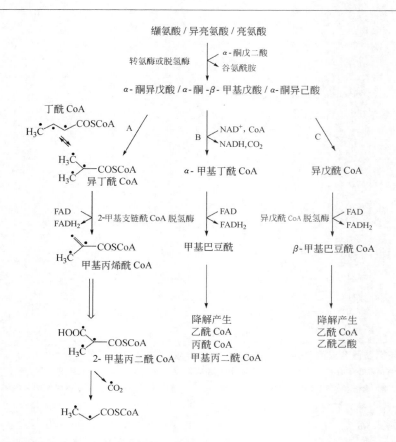

图 5-4　支链氨基酸代谢提供短链脂酰基作为聚酮体合成的生源

A、B、C 均由酮异戊酸脱氢酶（ketoisovalericacid dehydrogenase）催化，为可能的三种途径

磷酸核苷活化的状态，即以活化型脱氧腺苷-5-二磷酸葡萄糖（dTDP-D-葡萄糖）形式出现。氨基糖的合成通常是由活化的己酮糖经转氨作用，将谷氨酰胺（或谷氨酸）的氨基转到己酮糖分子上形成的，因此，氨基糖中的氨基源于谷氨酸。

　　某些核苷类抗生素分子中的戊糖源于葡萄糖，也有一些稀有戊糖是在核苷合成之后，直接对核糖部分进行修饰而形成的。

四、氨基酸

　　许多抗生素或其某些组成部分，来源于氨基酸合成和代谢的中间产物。例如，氯霉素和杀念珠菌素中的芳香环，均来源于初级代谢的莽草酸（shikimic acid）。莽草酸经代谢（图5-6）产生分支酸，后者可经不同的分叉途径合成芳香氨基酸，如经变构酶形成预苯酸，也可经转氨形成邻氨基苯甲酸，最终生成苯丙氨酸、色氨酸、酪氨酸等。分支酸也可经形成4-氨基-4-脱氧分支酸及4-氨基-4-脱氧预苯酸，最终形成对氨基苯丙氨酸或经对氨基苯甲酸最终形成叶酸。在这一过程中形成的中间体如对氨基苯丙氨酸是合成氯霉素的前体，对氨基苯甲酸（PABA）是合成杀念珠菌素的前体，邻氨基苯甲酸是吩嗪分子的前体。

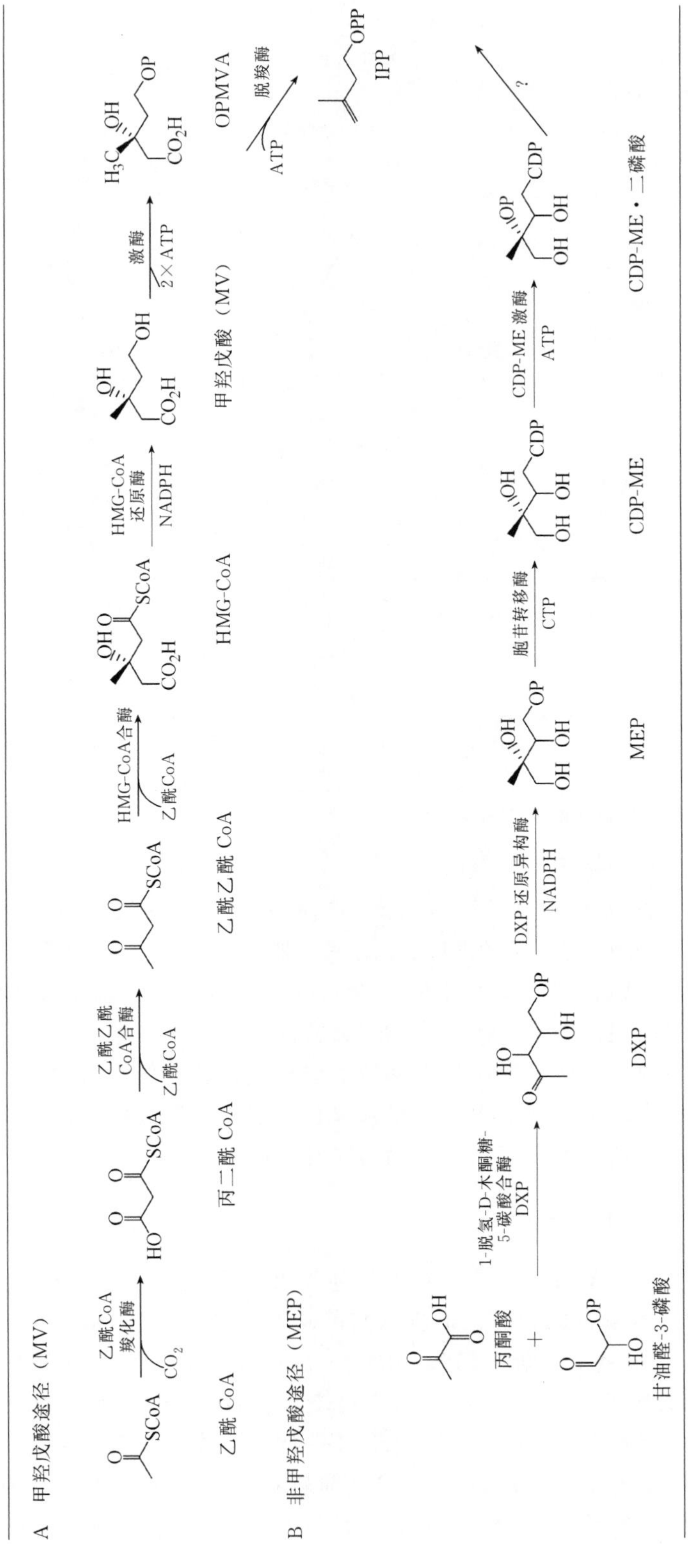

图 5-5　甲羟戊酸、非甲羟戊酸途径和异戊烯焦磷酸（IPP）的合成

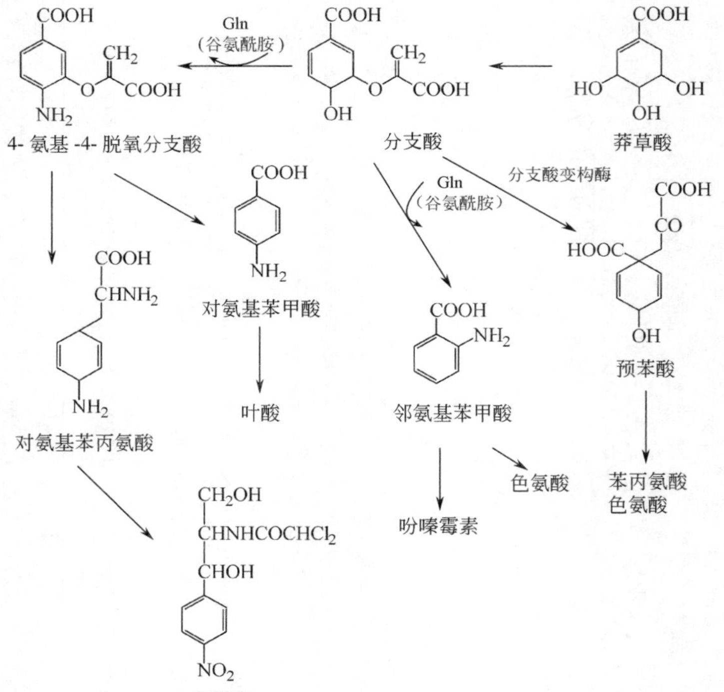

COOH
CH_2
O
COOH
NH_2
4- 氨基 -4- 脱氧分支酸
Gln
（谷氨酰胺）
COOH
CH_2
O
COOH
OH
分支酸
COOH
HO
OH
OH
莽草酸
COOH
NH_2
对氨基苯甲酸
Gln
（谷氨酰胺）
分支酸变构酶
COOH
CO
HOOC
OH
预苯酸
COOH
$CHNH_2$
NH_2
对氨基苯丙氨酸
叶酸
COOH
NH_2
邻氨基苯甲酸
色氨酸
吩嗪霉素
苯丙氨酸
色氨酸
CH_2OH
$CHNHCOCHCl_2$
CHOH
NO_2
氯霉素

图 5-6 莽草酸代谢产生芳香族氨基酸的过程

林可霉素的烷化脯氨酰来源于酪氨酸。

一般蛋白质结构中的 20 种氨基酸通常均为 α-L-氨基酸。在次级代谢产物多肽类微生物药物中有许多不常见氨基酸，称为非蛋白质氨基酸，如 D-氨基酸、N-甲基氨基酸、脱氢氨基酸和 β-氨基酸、二氨基酸（为二氨基丁酸）等。D-氨基酸可能经由 L-氨基酸通过氨基酸消旋酶作用形成，这种消旋作用是在次级代谢生物合成过程中发生的。

此外，次级代谢中的一个典型反应是氨基酸 β 位羟基化，如氯霉素生物合成过程中对氨基苯丙氨酸的 β 位羟基化，诺卡菌素中的对羟基苯甘氨酸是由酪氨酸经过 β 位羟基化反应形成的，克拉维酸在形成 β-内酰胺环后进行 β 位羟基化。

五、 3-氨基-5-羟基苯甲酸

3-氨基-5-羟基苯甲酸（AHBA）是安莎类抗生素和某些类抗生素如丝裂霉素 C 生物合成的起始单位。AHBA 本身合成的前三个步骤与莽草酸（shikmic acid）的合成相类似，即由磷酸烯醇式丙酮酸 PEP 和赤藓糖-4-磷酸（E4P）在磷酸 2-酮-3-脱氧庚酮酸醛缩酶的作用下，生成 3-脱氧-D-阿拉伯庚酮糖酸-7-磷酸（DAHP），再由 5-脱氢奎尼酸合成酶催化生成 5-脱氢奎尼酸（DHQ），继而由 5-脱氢奎尼酸脱水酶介导形成 3-脱氢莽草酸（DHS）。AHBA 合成与莽草酸不同的分叉点在 DAHP 形成之前就存在，其区别为在形成 DAHP 之前，在赤藓糖-4-磷酸的醛基上引入了 N 原子。因此，经过第一步酶反应产生氨基 DAHP （aDAHP），之后的各步反应与莽草酸合成相同，但产物均为带氨基的化合物。在形成氨基 DHS（aDHS）之后，经 AHBA 合酶，最后生成 AHBA（图 5-7）。AHBA 合酶是一种依赖于吡哆醛磷酸（PLP）的酶。它是一个二聚体，每个亚基有一个吡哆醛磷酸根组成席夫碱形式，参与 aDHS 的 α、β 脱水和立体专一性的 1,4-烯醇化反应（图 5-8）。

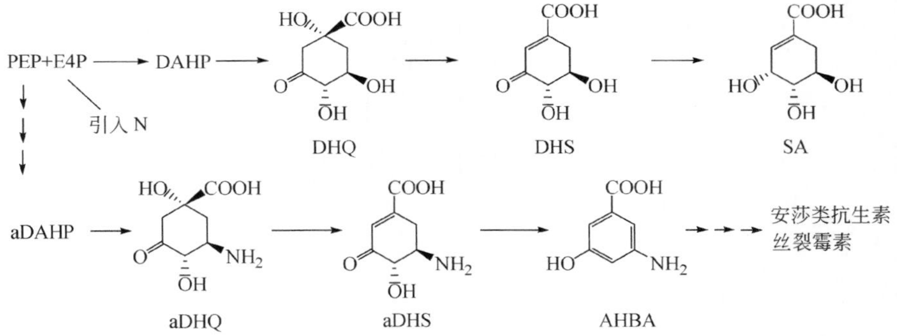

图 5-7　AHBA 的生物合成过程

PEP—磷酸烯醇丙酮酸；E4P—4-磷酸赤藓糖；DAHP—脱氧-D-阿拉伯-庚酮糖酸-7-磷酸；aDAHP—氨基-脱氧-D-阿拉伯-庚酮糖酸-7-磷酸；aDHQ—氨基-脱氢奎尼酸；DHQ—脱氢奎尼酸；DHS—脱氢莽草酸；aDHS—氨基-脱氢莽草酸；SA—莽草酸

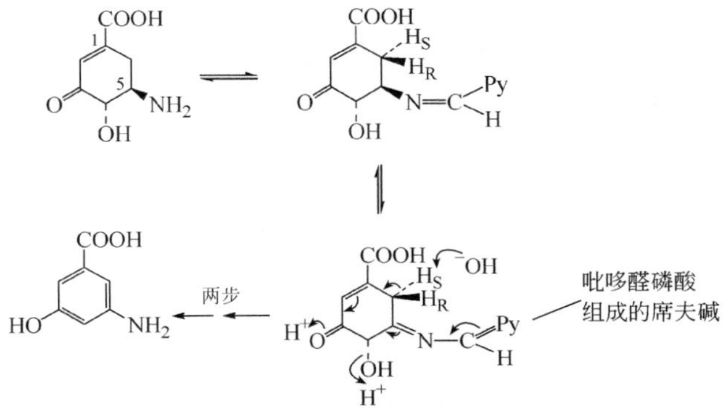

图 5-8　AHBA 合酶的催化反应

六、环多醇

环多醇是指带有一些羟基的环碳化合物。环多醇分子中的一个或多个羟基被氨基取代后称为氨基环多醇。氨基环多醇是氨基糖苷类抗生素的主要分子结构部分。

氨基环多醇最常见于氨基环醇类抗生素的分子中，它们是由葡萄糖衍生的。氨基环多醇的形成基本经由两条途径：（A）D-肌-肌醇-3-磷酸合成酶（mIPS）和类脱氢奎尼酸合成酶途径；（B）2-脱氧-鲨肌-肌糖合成酶（2DosIS）途径，如图 5-9 所示。这两条途径均源自葡萄糖-6-磷酸，途径 A 中先形成环醇磷酸盐，然后经脱磷（mIPP）和脱氢

（mIDH），再进行转氨形成氨基环多醇（肌-肌醇胺）；在 B 途径中葡萄糖-6-磷酸经 2-脱氧-鲨肌-肌糖合成酶生成 2-脱氧-肌-肌糖，直接进行转氨形成 2-脱氧-肌-肌糖胺。

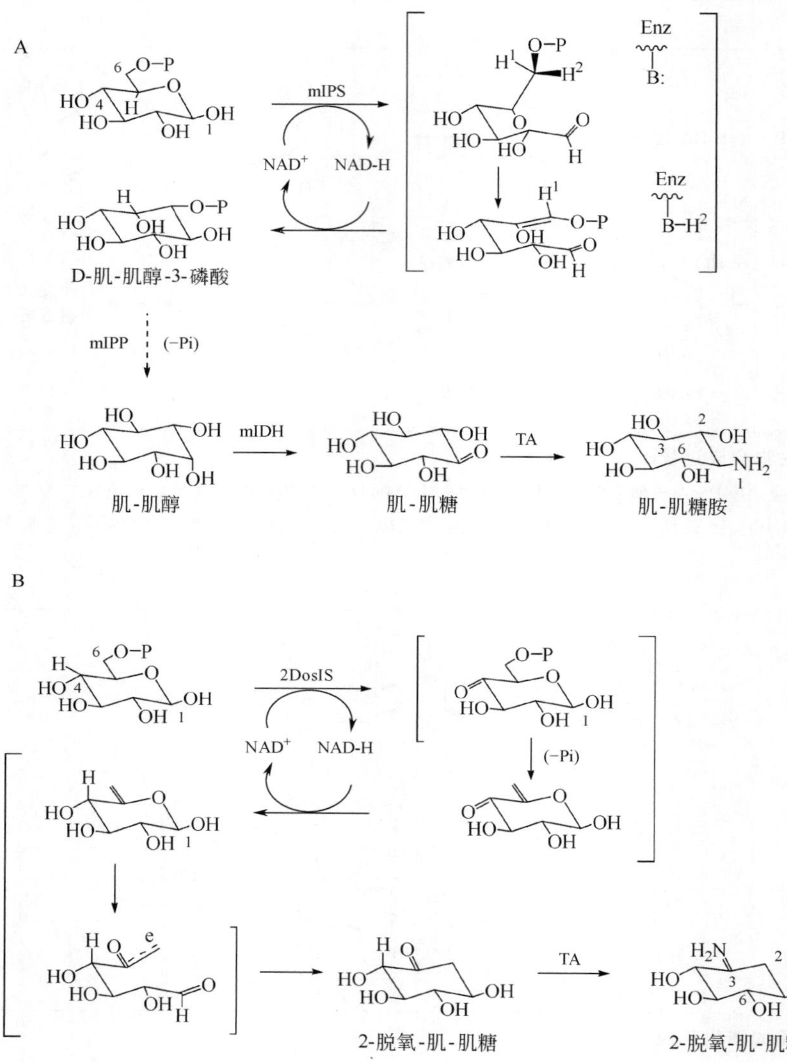

图 5-9　氨基环多醇的主要形成途径

七、核苷类

核苷类抗生素中，非核酸嘌呤碱基和嘧啶碱基部分是由核苷酸直接作为前体进入而合成的，并非由产生菌先将核苷酸水解成嘌呤或嘧啶或核糖后再用于抗生素的合成。有几种抗生素是从修饰常见的核苷或核苷酸而形成的，如阿糖腺苷（vidarabine）是通过 2'-羟基腺苷的差向异构化合成的。该反应包括腺苷羟基氧化为酮基，再异构化为烯醇式以及双键的还原等，如图 5-10 所示。

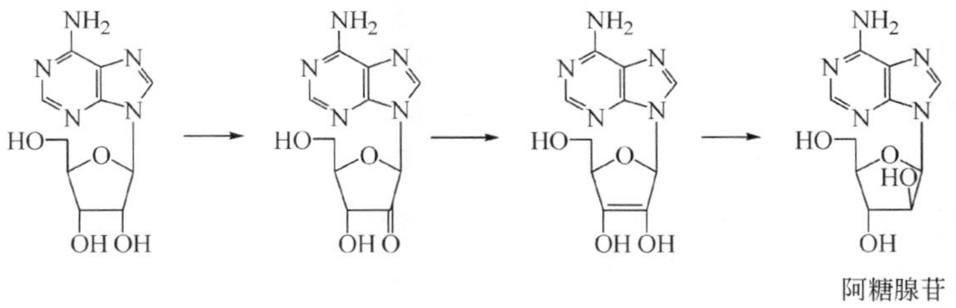

图 5-10　腺苷向阿糖腺苷的转化

第二节　主要类群抗生素的生物合成及分子生物学

一、多肽类抗生素

在生物体中存在两种催化蛋白肽键合成的机制，即核糖体机制和非核糖体多酶机制。多数生物体细胞肽和蛋白质的合成均遵循核糖体机制。在次级代谢产物中，具多环的大分子多肽如羊毛硫（lantibiotics）类抗生素的合成也是在核糖体上进行的。然而，许多具生物活性、分子量较小的多肽合成则是由非核糖体多酶体系介导的。

（一）非核糖体多肽合成酶介导的抗生素生物合成

由非核糖体多肽合成酶（NRPS）介导生物合成的化合物包括有重要活性的一类抗生素如放线菌素、青霉素、头孢菌素、万古霉素、环孢菌素等。这类抗生素是由氨基酸组成的多肽类化合物，它们不是在核糖体上以通常进行蛋白质合成的模式进行合成，而是采用硫代模板机制进行合成的。其所参与的酶系称为非核糖体多肽合成酶（non-ribosomal peptide synthase，NRPS）。NRPS 是一类大的多功能复合蛋白酶，由许多活性位点组成单元，每个单元负责肽键延伸的一个循环，包括活化（A 腺苷化结构域）、起始、延伸和终止。每个单元中均包含由硫酯介导的肽酰基携带蛋白（PCP）。NRPS 首先将氨基酸活化为腺嘌呤核苷酸，而氨基酸的腺苷化是在二价离子 Mg^{2+}、Mn^{2+}、Ca^{2+} 存在下进行的，再在氨基酸羧基端形成 α-磷酸-Mg-ATP 复合物（图

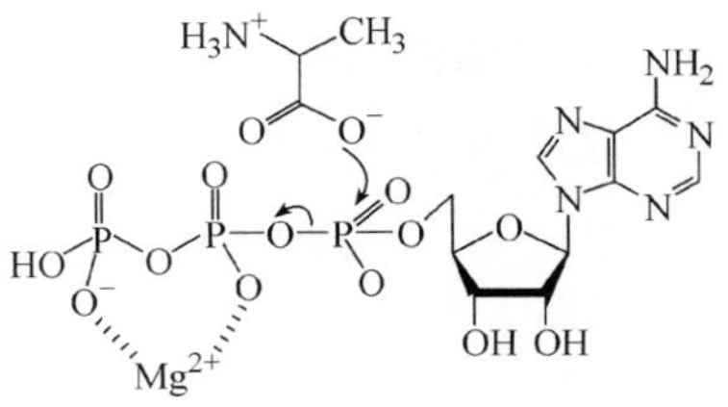

图 5-11　非核糖体合成多肽氨基酸腺苷化

5-11）。被活化的氨基酸的氨酰基残基通过硫酯键与氨酰基携带蛋白（PCP）辅基——4′磷酸泛酰疏基乙胺结合，形成氨酰基-S-PCP，并被带入肽链延长的 A 位点（氨酰基进入位点），再转入 P 位点，与另一个经活化的氨酰基-S-PCP 的氨基，经肽缩合酶域（C）聚合形成肽键。聚合作用是由第一个氨基酸的羧基和第二个氨基酸的氨基形成肽键开始，然后二肽的羧基末端和第三个氨基酸形成第二个肽键。新生成的链状分子再与一个氨基酸

缩合，如此循环直至形成长的多肽链，最后由硫酯酶环化并从酶复合体将肽链释放，如图 5-12 所示。这一过程与聚酮体合成有明显的相似之处。肽键延伸单元中可以含有异构酶域，甲基化（—NH₂ 或 —COOH 甲基化）或杂环化（丝氨酸-噁唑、半胱氨酸-噻唑）酶结构域对肽链进行修饰，再进行肽链的延伸，最终由在—COOH 端的硫酯酶（TE）域形成过渡的酰基-O-TE 中间体，再经水解或环化，使肽链从酶系中释放出来。肽链的后修饰包括水解、糖基化、甲基化等过程，最终使产物具有生物活性。氨基酸的异构化大多数情况下发生在肽键形成期，也有在氨酰基形成时进行。最近研究发现许多非核糖体多肽合成酶中的有些 A 腺苷化结构域，需要 MbtH 类蛋白的参与，需要 MbtH 类蛋白参与的腺苷化酶属于 ANL 超家族（包括酰基 CoA 合成酶家族），该类酶的特点是先催化羧基腺苷化形成 acyl-AMP 中间体，然后再与结合 4′磷泛酰巯基乙胺形成硫酯。大多数情况下，MbtH 类蛋白是单独存在的，有些情况下，与 A 结构域融合在一起形成一个多肽。

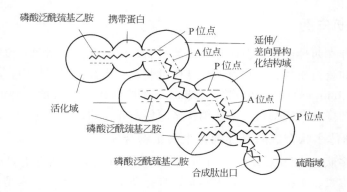

图 5-12　非核糖体合成多肽示意图

1. 放线菌素类

放线菌素（actinomycin）属于酯肽类抗生素，其结构式如下：

放线菌素

许多种属链霉菌能够产生放线菌素类抗生素，如表 5-1 所示。

表 5-1　由不同种属链霉菌产生的放线菌素类抗生素

产 生 菌	放线菌素	产 生 菌	放线菌素
抗生链霉菌	A	微小链霉菌	D
黄色链霉菌	C、X、I	密执安链霉菌	X
浅黄链霉菌	A	弗氏链霉菌	Z
小链霉菌	A	产黑色链霉菌	K
黄色小链霉菌	X	金色链霉菌	P2

与这类结构相似的具抗肿瘤活性的抗生素还有棘霉素（echinomycin），其结构如下所示：

棘霉素

酯肽类抗生素中一般均含有发色团。由于氨基酸的组成不同而形成抗生素的多组分如丝氨酸或苏氨酸的氨基被芳香化形成酰胺键，而羟基被肽链羧基酰化则形成内酯环。放线菌素为多组分抗生素，其主要差别在于肽链中 ABCD 氨基酸的不同，各组分的结构如表 5-2 所示。

表 5-2　放线菌素的不同组分结构

放线菌素	A	B	C	D
Ⅰ（＝X_0）	L-Pro	L-allo-HOPro	D-Val	D-Val
Ⅱ（＝F_8）	Sar	Sar	D-Val	D-Val
Ⅲ（＝F_9）	D-Pro	Sar	D-Val	D-Val
Ⅳ（C1，D）	L-Pro	L-Pro	D-Val	D-Val
Ⅴ	L-Pro	L-Oxo-Pro	D-Val	D-Val
Ⅵ（＝C2）	L-Pro	L-Pro	D-Val	D-Val
X_1	Sar	L-Oxo-Pro	D-Val	D-Val
X_2	L-Pro	L-Oxo-Pro	D-Val	D-Val
F_1	Sar	Sar	D-Val	D-allo-Ile
F_2	L-Pro	Sar	D-Val	D-allo-Ile
F_3	Sar	Sar	D-allo-Ile	D-allo-Ile
F_4	L-Pro	Sar	D-allo-Ile	D-allo-Ile

注：Pro 为脯氨酸；Sar 为肌氨酸；D-allo-Ile 为 D-别异亮氨酸；L-allo-HOPro 为 L-别羟脯氨酸；D-Val 为 D-缬氨酸；L-Oxo-Pro 为 L-氧代脯氨酸。

放线菌素类抗生素中，肽链的生物合成是遵循 NRPS 介导的原则，其组成氨基酸通过腺苷活化与肽酰基携带蛋白（PCP）$4'$-磷酸泛酰巯基乙胺形成类似的硫酯键，然后由多功能肽酶催化聚合。由于组成放线菌素氨基酸中含有甲基化和 D 型结构的氨基酸，因此模块中还含有相应的甲基化酶或异构化酶结构域，肽链的环化最终由硫酯酶（TE）催化完成。

放线菌素发色团源于 4-甲基-3-羟基邻氨基苯甲酸（4-MHA），后者是由色氨酸衍生的。4-MHA 的活化需要放线菌素合成酶（actinomycin synthetase）Ⅰ（ACMⅠ）的参与，这是一个 51000 的蛋白，已从 *Streptomyces chrysomallus* 中分离得到。肽链的合成是经放线菌素合成酶Ⅱ及Ⅲ的介导，如图 5-13 所示，ACMⅡ有三个结构域分别与 4-MHA、L-苏氨酸和 L-缬氨酸形成硫酯键而结合。ACMⅢ可使第三个氨基酸腺苷化，并具有氨基酸甲基化活性结构域（AdoMet）。

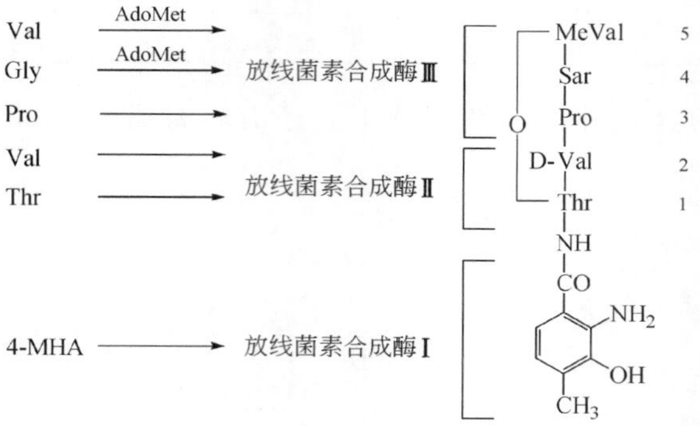

图 5-13　放线菌素的合成过程

4-MHA 的合成是以色氨酸为前体，2 个分子的 4-MHA 形成吩噁嗪酮（图 5-14），可能由色氨酸氧化酶、犬尿素甲酰胺酶或羟基犬尿氨酸酶等参与。

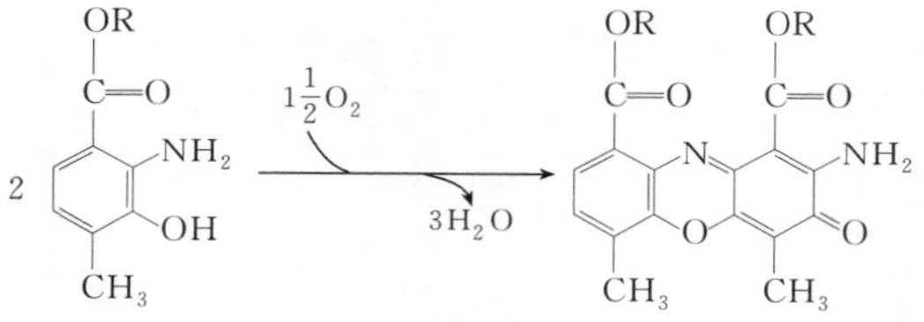

图 5-14　氧化酶催化 2 分子 4-MHA 形成吩噁嗪酮的过程

S. chrysomallus 放线菌素生物合成基因簇已被克隆，约有 50kb 大小，包含 28 个基因，两端含有 IS 序列插入元件，其主导合成的非核糖体合成酶基因包括 *acmD*、*acmA*、*acmB*、*acmC* 等，位于基因簇的中部。放线菌素合成酶Ⅰ、Ⅱ、Ⅲ（ACMSⅠ、ACMSⅡ、ACMSⅢ）分别由 *acmA*、*acmB* 和 *acmC* 基因编码。ACMSⅠ、Ⅱ、Ⅲ分别由 472、2611 和 4248 个氨基酸组成。*acmB* 基因含有两个活性结构域（苏氨酸和缬氨酸）；*acmC* 基因含有 3 个活性结构域（脯氨酸、N-甲基甘氨酸即肌氨酸和 N-甲基缬氨酸）。ACMSⅠ能使 4-MHA 腺苷化，但由于其缺少 4′-磷酸泛酰巯基乙胺附着位点，因此它不能以硫酯化形式与底物（4-MHA）结合，只有通过由 *acmD* 基因编码的 ACP 携带蛋白（含有 4′-磷酸泛酰巯基乙胺基辅基）使 4-MHA 硫酯化。*acmA* 基因与 *acmD* 基因是偶联共转录的，因此其编码蛋白形成紧密的 AcmACP 复合体（图 5-15）。经硫酯化的 4-MHA 与被 ACMSⅡ硫酯化的苏氨酸缩合开始五肽链的合成，继而再与活化的缬氨酸形成苏氨酰-L-缬氨酸，后者经异构酶域（E）活性催化形成苏氨酰-D-缬氨酸。形成的二肽再由 ACMSⅢ催化相继进行脯氨酸、N-甲基甘氨酸和 N-甲基缬氨酸的缩合。*acmD* 基因 3′ 端有一个 *acmR* 基因，编码 66 个氨基酸，是一个 MbtH 类蛋白。

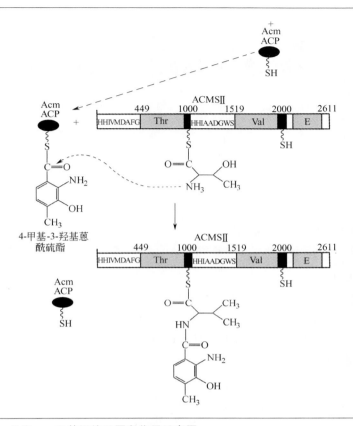

图 5-15　*acmA*、*acmD* 和 *acmB* 基因编码蛋白作用示意图

Thr 和 Val 代表 ACMSⅡ中使氨基酸腺苷化结构域；E 代表异构化结构域；黑色部分代表 ACP 作用域；HHXXXDG 代表每个腺苷化氨基酸的缩合域

2. 缬氨霉素

缬氨霉素（valinomycin）是一个环状十二缩酯肽类抗生素，由 L-乳酸、D-α-羟基异戊酸和 L、D 型缬氨酸组成，因其具有与质子结合的功能而成为一种离子载体。缬氨霉素作为 K^+ 载体在杀虫剂方面得到了应用，最近发现它在 Vero 细胞中对 SARS 病毒也有作用。

缬氨霉素

缬氨霉素是由 *S. tsusimaensis* 和 *S. levoris* 产生的，其生物合成基因簇已得到克隆，表明其符合 NRPS 结构类型，是由 *vlm1*、*vlm2* 两个阅读框和 4 个模块组成的（图 5-16），在两个不寻常的模块中，腺苷域能够识别比较特殊的底物 L-乳酸（模块 3）和 D-α-羟基异戊酸（模块 1）。

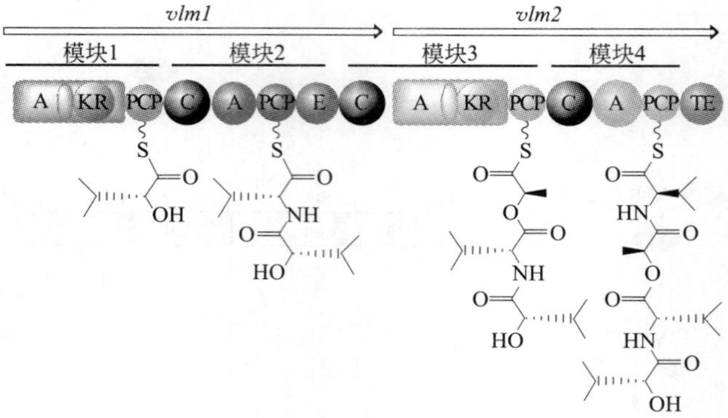

图 5-16　缬氨霉素生物合成非核糖体酶结构

A—腺苷化结构域；KR—酮基还原酶；PCP—肽酰基携带蛋白；E—异构酶；C—缩合酶；TE—硫酯酶

3. 脂肽类抗生素

（1）达托霉素（daptomycin）　达托霉素是一类十元环脂肽类化合物，与钙依赖抗生素（CDA）、双霉素（amphomycin）、复流里霉素（friulimicin）、天冬霉素（laspartomycin）等属于同一类群。达托霉素等抗生素由于具有两性分子的特点，因而具有非常好的水溶性，并能与细菌细胞膜的磷脂相互作用。

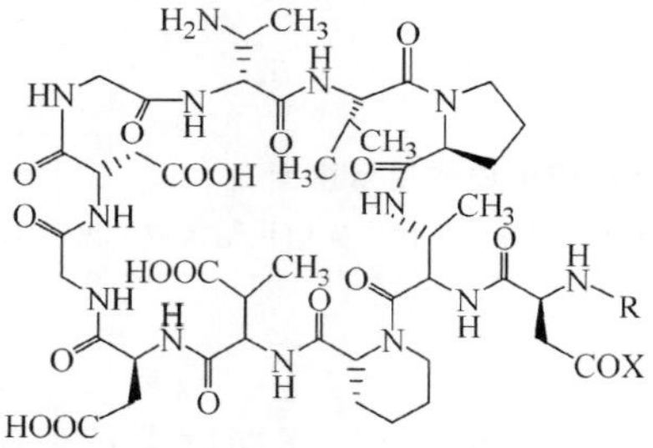

双霉素

其中，X＝OH；R＝Δ-反异酸-十三碳酰

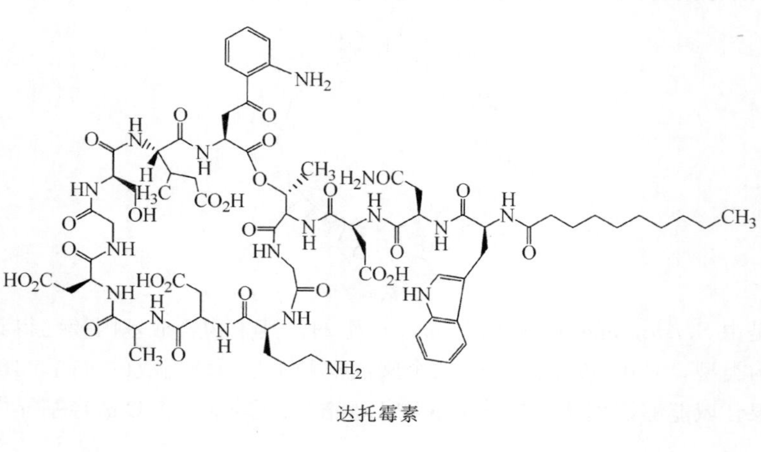

达托霉素

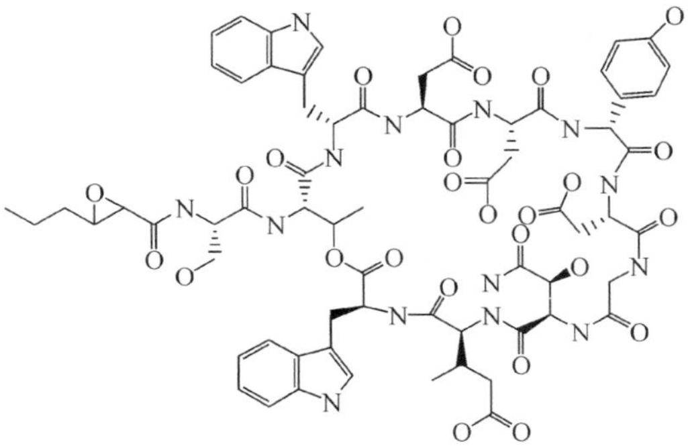

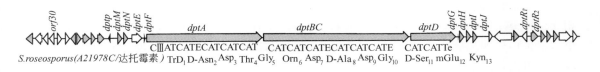

钙依赖抗生素（CDA）

　　这类抗生素的抗菌活性与钙离子浓度有关，通常 Ca^{2+} 在 16mmol/L 浓度时活性最高。达托霉素对革兰氏阳性菌有效并对 MRSA（甲氧西林耐药菌）和 VRSA（万古霉素耐药菌）有效，现已被批准用于治疗由革兰氏阳性菌引起的皮肤感染。

　　达托霉素系由 *S. roseosporus* 产生的，其整个生物合成基因簇已被克隆，大小为 128kb，编码 64 个基因，达托霉素生物合成基因簇结构如图 5-17 所示。达托霉素生物合成基因簇属于非核糖体 NRPS 类型。三个大的可读框 *dptA*、*dptBC* 和 *dptD* 为生物合成核心基因簇，DptA 催化 Trp$_1$、Asn$_2$、Asp$_3$、Thr$_4$、Gly$_5$ 5 个氨基酸缩合，DptBC 催化 Orn$_6$、Asp$_7$、Ala$_8$、Asp$_9$、Gly$_{10}$ 和 Ser$_{11}$ 6 个氨基酸缩合，DptD 催化 L-3-甲基谷氨酸及犬尿氨酸 2 个氨基酸缩合。图 5-18 表示 DptA、DptBC 和 DptD 基因编码催化合成达托霉素分子结构的相应部位。在 DptA、DptBC 和 DptD 中共包含 13 个活性域（图 5-18 中用下括号表示），C、CⅡ、CⅢ代表三种类型的缩合酶。C 为普通型缩合酶活性域，负责 L 型氨基酸的缩合，CⅡ型负责 D 型氨基酸的缩合，CⅢ型位于 DptA 的活性起始域，它可能是识别酰基（ACP 携带蛋白），使酰基与 Trp 缩合，而不是通常肽类生物合成中的肽酰基（PCP）。T 代表硫醇酶结构域，负责蛋白 4′-磷酸泛酰基化，E 为差向异构酶，负责达托霉素 2 位 Asn、8 位 Ala 和 11 位 Ser 的异构化。其他为修饰基因、调控基因和 ABC 运输相关基因。如 *dptE*、*dptF* 为与酰基携带蛋白（ACP）相关的基因，*dptG* 推测为与抗生素输出相关的基因，*dptH* 为水介酶基因，*dptI* 为甲基化酶基因，*dptJ* 为色氨酸 2,3-二氧化酶基因等。

　　（2）苦兹尼内酯肽（kutznerides）　苦兹尼内酯肽是由放线菌 *Kutzneria* sp. 产生的六环酯肽抗生素，是由 5 个不寻常氨基酸和 1 个羟酸形成的。它具有抗细菌和抗真菌的作用。苦兹尼内酯肽结构（见下图）复杂，说明参与其生物合成的酶系比较特殊。应用卤化酶基因

图 5-17　达托霉素生物合成基因簇结构

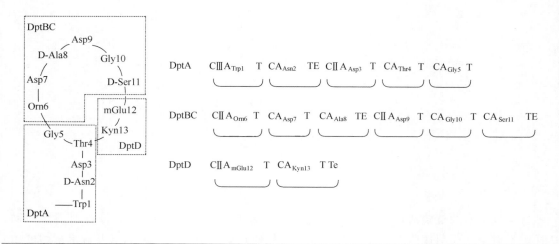

图 5-18　达托霉素 NRPS 活性域与其催化合成分子结构相应关系

的保守序列设计引物，从该产生菌基因文库中获得了苦兹尼内酯肽生物合成基因簇。该基因簇全长约有 56kb，包含有 29 个可读框，其基因簇结构排列见图 5-19，基因功能见表 5-3。

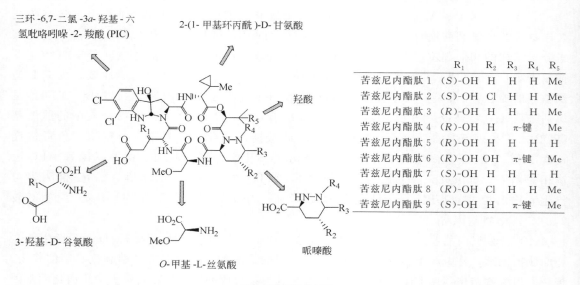

苦兹尼内酯肽的结构

苦兹尼内酯肽生物合成遵循非核糖体多肽模式，生物合成中间体与 PCP 携带蛋白紧密相连。KtzE、G、H 为三个 NRPS 合酶，此外，还有两个依赖于二价铁二氧化酶基因、一个黄素蛋白依赖型氧化酶基因和一个 p450。根据基因同源性分析，对苦兹尼内酯肽生物合成途径可以作以下分析。

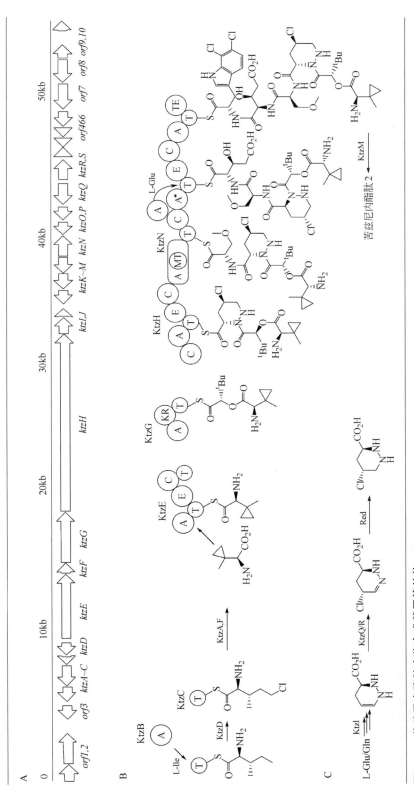

图 5-19　苦兹尼内酯肽生物合成基因簇结构

A—可读框的排列；B—苦兹尼内酯肽生物合成过程；C—含氯哌嗪酸合成途径

表 5-3　苦兹尼内酯肽生物合成基因的功能

基因	氨基酸数[①]	功　　能	基因	氨基酸数[①]	功　　能
ORF1	408	渗透酶	KtzL	340	SAM 甲基转移酶
ORF2	781	与青霉素酰化酶同源	KtzM	396	p450
ORF3	344	运输蛋白	KtzN	554	腺苷化酶
KtzA	381	脱氢酶	KtzO	323	二氧化酶
KtzB	531	腺苷域	KtzP	334	二氧化酶
KtzC	90	疏基化域	KtzQ	533	黄素依赖型卤化酶
KtzD	321	非血红素 Fe 卤化酶	KtzR	505	黄素依赖型卤化酶
KtzE	1643	NRPS	KtzS	174	黄素还原酶
KtzF	250	硫酯酶	ORF5	213	硫酯酶
KtzG	1273	NRPS	ORF6	385	脱氢酶
KtzH	5260	NRPS	ORF7	635	SAM
KtzI	424	赖氨酸/鸟氨酸-N-单氧化酶	ORF8	597	腺苷域
KtzJ	71	MbtH 样蛋白	ORF9	328	鸟氨酸环脱氨酶
KtzK	222	调节蛋白	ORF10	240	调节蛋白

① 此处指该基因编码的蛋白的氨基酸数量，下同。

如图 5-19B 所示，苦兹尼内酯肽的 2-(1-甲基环丙酰)-D-甘氨酸部分的合成由 KtzA-D 介导，异亮氨酸或其同分异构体是前体，由 KtzB 腺苷域活化，再被 KtzD 氯基化。KtzD 是一个非血红素 Fe 依赖型卤化酶，使被活化的异亮氨酸形成 δ-氯-异亮氨酸，后者再与 KtzC 的疏基化域结合，形成 δ-氯-异亮氨酸-S-KtzC，然后被酰基 CoA 脱氢酶（KtzA）脱氢，产生 Cβ 烯胺中间体，后者经还原形成环丙酰-D-甘氨酸，由硫酯酶作用从 KtzC 酶体释放。然后，进入 NRPS 合酶 KtzE 的疏基化域，经 E 域异构化，再与另一个起始单位，可能是 α-酮异戊酸或者 3,3-二甲基-2-酮丁酸缩合，后者由 NRPS 合酶（KtzG）活化，并经 KR 域还原。其他 4 个氨基酸残基哌嗪酸-O-甲基丝氨酸-谷氨酸-二氯 PIC 的掺入和缩合可能由 KtzH 介导。哌嗪酸一般来源于 L-谷氨酸或谷氨酰胺，哌嗪酸中的 N—N 键是由 N-单氧化酶（KtzI）催化末端胺的 N-羟基化及在分子内进行胺对氢氧化物的取代而形成的（图 5-19C）。哌嗪酸部分是被 KtzH 的第一个腺苷域（A）活化，第二个 A 结构域含有甲基化酶结构域（MT），它作用于丝氨酸形成 O-甲基丝氨酸，第三个 A 结构域活化谷氨酸，二氧化酶 KtzO 和 P 可能参与谷氨酸的羟基化。KtzH 中的 A* 只有其他 A 结构域的 1/5 大小，可能是没有功能的。6,7-二氯基化是由两个黄素蛋白依赖型卤化酶 KtzQ 和 KtzR 完成的，然后再由 KtzH 的最后的结构域硫酯酶将苦兹尼内酯肽从 NRPS 合酶体释放。六氢吡咯吲哚分子的合成是由 p450（KtzM）介导形成的。

4. 糖肽类抗生素

一般认为，糖肽类抗生素分子结构是由肽和糖基组成的。然而，有的糖肽类抗生素并不一定含有糖基，但仍具有生物活性，如 *S. toyocaensis* 产生的化合物 A47934 和 *S. virginiae* 产生的化合物 A41030。这种结构的糖肽类抗生素可以视为糖肽配糖体。

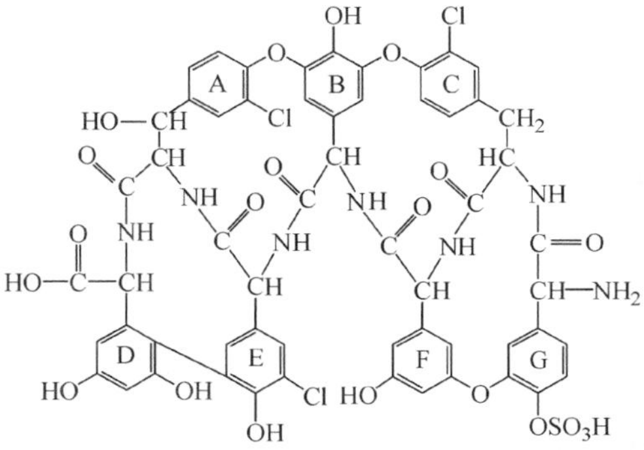

A47934（*S. toyocaensis* 产生）

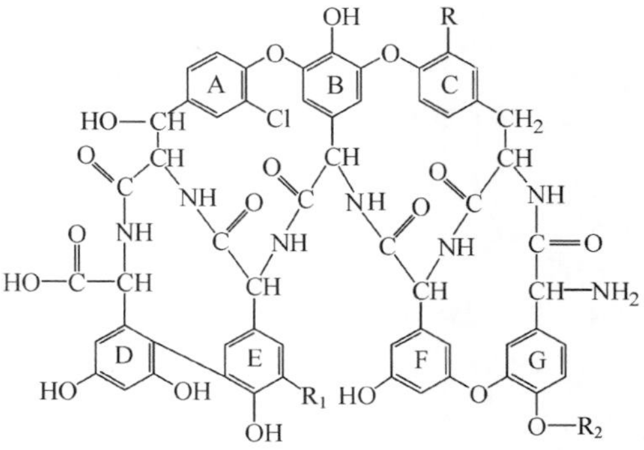

A41030（*S. virginiae* 产生）

R＝Cl，H；R_1＝H，Cl；R_2＝H，半乳糖苷

糖肽类抗生素结构中最典型的特征是含有七肽的骨架，侧链至少有 5 个氨基酸与之交叉相连以使肽链形成一个刚性结构。糖肽类中 2、4、6 位的氨基酸通常组成一个三苯醚结构，5、7 位氨基酸组成一个 C—C 键形成二苯结构，而 1、3 位的氨基酸可以是直链脂肪酸链，也可以是芳香环结构。

糖肽类抗生素的合成一般认为大致经过以下过程：非寻常氨基酸的合成，以非核糖体多酶硫模板形式进行多肽链的组装，以醚键和 C—C 键形式使氨基酸侧链相连，糖基的合成和配糖体的糖基化。

（1）万古霉素类（巴尔喜霉素） 万古霉素是由链霉菌 *S. orientalis* M43-05865 等菌株产生的两性糖肽类抗生素，与万古霉素类结构相似的糖肽类抗生素还有巴尔喜霉素（balhimycin）和抗生素 A82846B（又名氯依瑞霉素，chloroeremomycin）等，它们均由拟无枝酸菌产生。万古霉素由东方拟无枝酸菌（*Amycolatopsis orientalis*）产生，巴尔喜霉素由地中海拟无枝

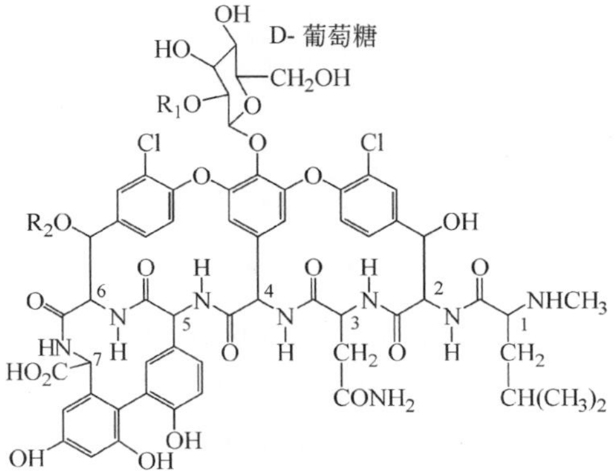

抗生素	R_1	R_2
巴尔喜霉素	H	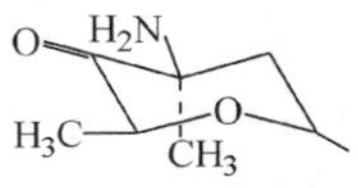 脱氢万古糖胺酰

抗生素	R₁	R₂

（此处为表格内容，列出万古霉素与 A82846B 的结构）

万古霉素 —— 万古糖胺酰 —— H

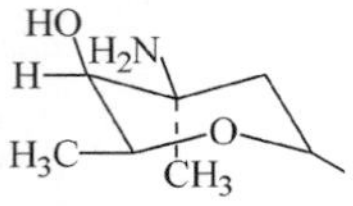

A82846B —— 4-表-万古糖胺酰

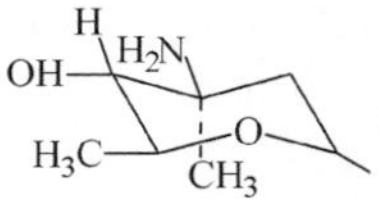

万古霉素类抗生素结构

酸菌（*Amycolatopsis mediterranei*）产生，而抗生素 A82846B 由另一东方拟无枝酸菌株产生。巴尔喜霉素抗厌氧菌的活性及对革兰氏阳性菌的抗生素后效应均优于万古霉素，而 A82846B 的抗菌活性比万古霉素高 10 倍。

巴尔喜霉素与万古霉素类似，均含有七肽。其七肽相连的结构中含有几个不常见氨基酸：七肽中 1 位是 N-甲基（R）亮氨酸，3 位是（S）-天冬酰胺，此外，在侧链的 2 位是（R）-氯-β-羟基酪氨酸，4、5 位是（R）-4-羟苯甘氨酸，6 位是（S）-氯-β-羟基酪氨酸，7 位是（S）-3,5-二羟苯甘氨酸。

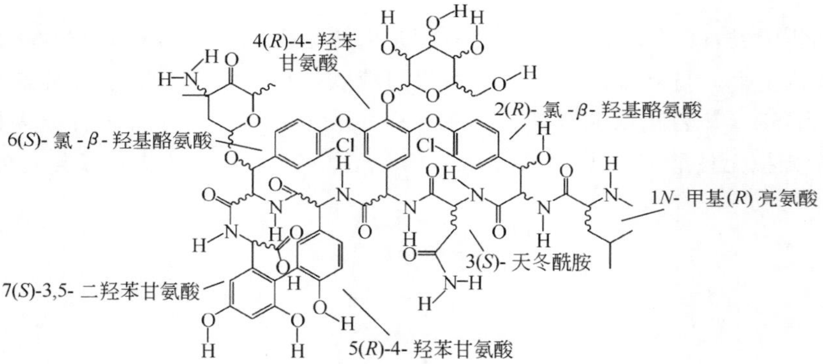

巴尔喜霉素

万古霉素生物合成基因簇的研究证明，其基因簇包括有三个 NRPS（VcmA、B、C），七个模块（M1～7）含 24 个结构域。七肽的合成中以 7 个氨基酸作为前体，包括亮氨酸、天冬酰胺、2 个 β-羟基酪氨酸、2 个 4-羟基苯甘氨酸和 3,5-二羟基苯甘氨酸。2 个 β-羟基酪氨酸来源于 L-酪氨酸，其腺苷化需要 MbtH 蛋白的参与，L-酪氨酸先在 A 腺苷化域活化，再转入 PCP 蛋白，继而被 P450 酶 β-羟基化后，在硫酯酶（TE）结构域释放。

巴尔喜霉素生物合成基因簇基本已经得到克隆，如图 5-20 所示，其基因簇基本包含在 67kb 内。Bps A、B、C 参与七肽的合成，BpsD 参与 β-羟基酪氨酸的合成，OxyA～C 与细胞色素 p450 单氧化酶相似，它们参与巴尔喜霉素结构中七肽骨架和芳香侧链相连的反应。*bhaA* 编码卤化酶，参与氯代反应，卤代 β-羟基酪氨酸是发生在酪氨酸 β-羟基化之后，$bgtfA\sim C$ 编码糖基化酶。尽管巴尔喜霉素结构中只有两个糖基，但是现已证明，巴尔喜霉素的同系物（巴尔喜霉素 V）结构中含有 3 个糖基。此外，DvaC 为 C-3 甲基化酶，Bmt 为 N-甲基化酶，Pgat 为转氨酶，Bhp 参与 β-羟酪氨酸的合成。在巴尔喜霉素生物合成基因簇中还有与二羟苯甘氨酸合成相关的 $dpgA$、B、C、D 基因，与羟苯甘氨酸合成相关的 $hmaS$ 和 hmo 基因，与 β-羟酪氨酸合成相关的 $oxyD$ 基因，与糖的合成相关的 $dvaA$、E、B、D 基因，以及预苯酸脱氢酶（Pdh）和负责 ABC 运输的蛋白等基因。

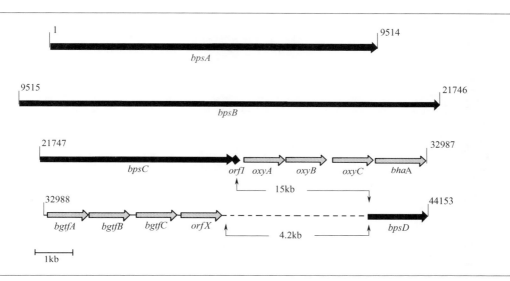

图 5-20　巴尔喜霉素生物合成基因簇结构

　　与巴尔喜霉素七肽骨架合成相关的 BpsA、B、C 三个蛋白符合 NRPS 结构类型。该结构由 4 个基因编码 4 个单元含 7 个模块结构域组成。其中 $bpsA$（9.5kb）编码模块结构域 1、2、3；$bpsB$（约 12.2kb）编码模块结构域 4、5、6；$bpsC$（约 6.0kb）编码结构域 7；$bpsD$（约 2.0kb）与 $bpsC$ 相隔约 5kb 编码结构域 8。BpsD 只含有 A 和 T 结构域，在其 N 端没有 C 结构域，表明它可能是在起始单元中起作用。模块 1 中不含有 N-甲基转移酶基因。模块 4 和 5 与 4-羟苯甘氨酸的活化有关，模块 6 参与 β-羟基酪氨酸的活化，模块 7 与二羟苯甘氨酸的活化有关。

　　巴尔喜霉素中，（S）-3,5-二羟苯甘氨酸来源于乙酸，由 DpgA～D 介导（图 5-21）。$dpgA$ 基因序列分析表明，它属于 PKS Ⅲ 型酶基因，DpgB～D 为烯酰 CoA 脱水酶和脱氢酶，并且与 $dpgA$ 位于一个操纵子中。$dpgA$ 基因编码酶识别来源于乙基丙二酰辅酶 A 为底物，将其缩合为 3,5-二羟苯乙酸，然后经 DpgB～D 将其转化为 2-氧酸。最后经脱水、脱氢和转氨（Pgat-苯甘氨酸转氨酶）作用，形成 3,5-二羟苯甘氨酸。

　　（2）泰古霉素　泰古霉素也是由放线菌产生的一种糖肽类抗生素。泰古霉素与巴尔喜霉素的差别在于 1 位和 3 位的氨基酸。泰古霉素结构中的 1 位氨基酸为对羟苯甘氨酸，3 位为二羟苯甘氨酸，2 位为酪氨酸而非 β-羟基酪氨酸。在泰古霉素结构中，含有 3 个氨基酸（1 位和 3 位，2 位和 4 位，4 位和 6 位）相互交叉相连的键。

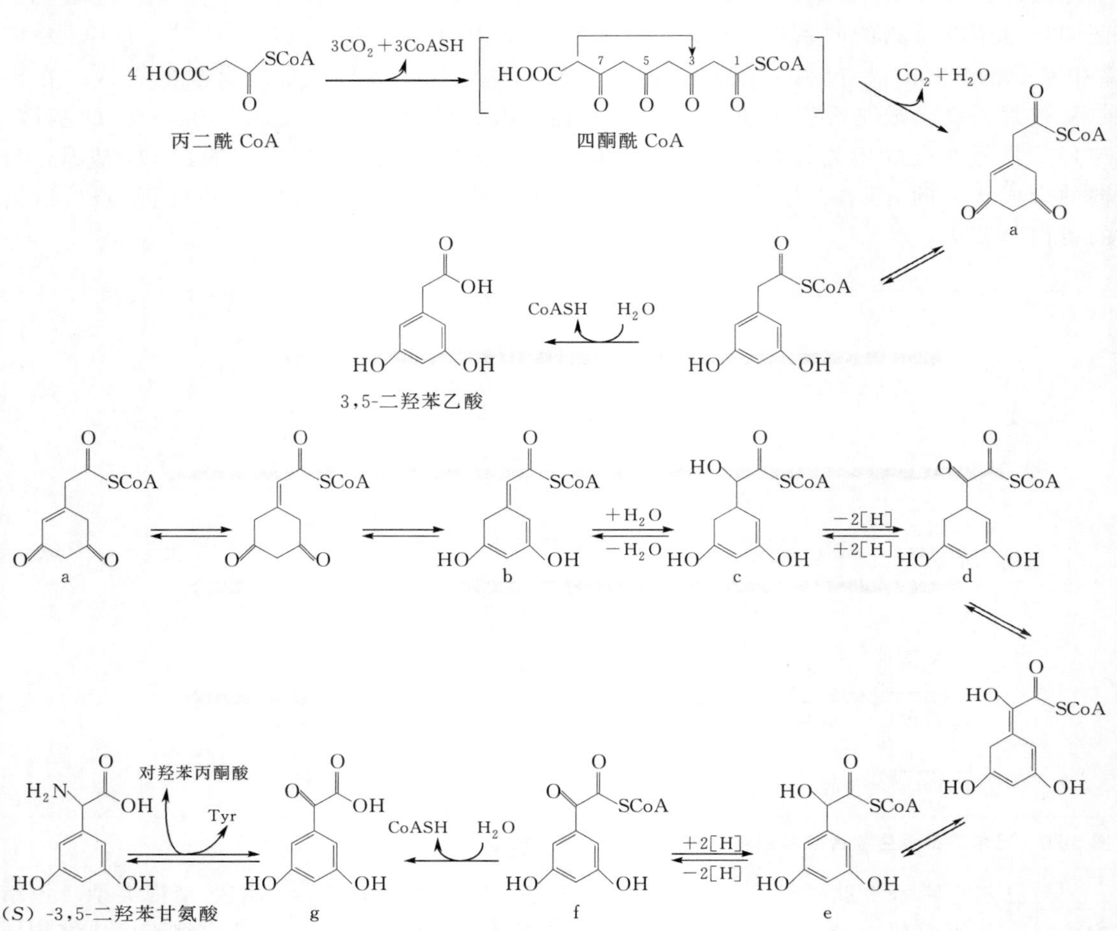

图 5-21 巴尔喜霉素中（S）-3,5-二羟苯甘氨酸来源

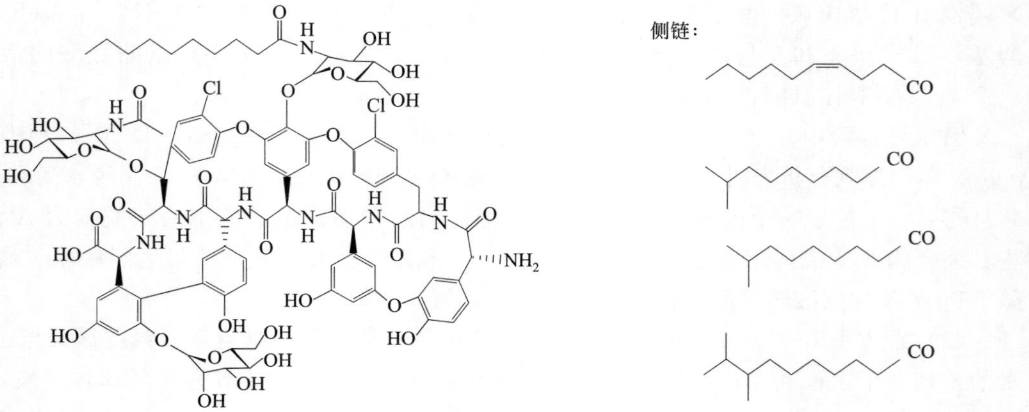

侧链：

泰古霉素

　　泰古游动放线菌（*Actinoplanes teichomyceticus*）中的泰古霉素生物合成基因簇已经得到克隆，如图 5-22 所示。该基因簇基本包含在 73kb 大小 DNA 片段中，内含有 39 个基因。泰古霉素七肽骨架的合成也是由 NRPS 多酶体介导的。*orf9*～*orf12* 四个基因组成 7 个模块，*orf9* 包括模块 1 和模块 2，含有 A-T-C-A-T-E 6 个活性域；*orf10* 编码模块 3，含有 C-A-T 3 个结构域；*orf11* 编码模块 4～6，含有 C-A-T-E-C-A-T-E-C-A-T 等结构域；*orf12* 编码模块 7，含有 C-A-T-X-Te 结构域。模块 7 中的 X 为非典型的 C 或 E 结构域，其功能尚不清楚，Te 为硫酯酶结构域。泰古霉素生物合成基因簇各基因功能归纳于表 5-4 中。

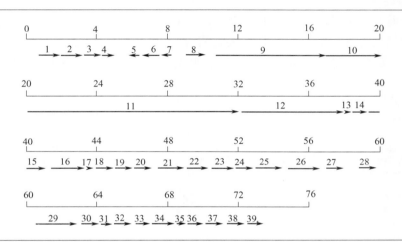

图 5-22　泰古霉素生物合成基因簇结构

表 5-4　泰古霉素生物合成基因簇基因的功能

基　　因	功　　能
orf1～*4*	与参与细胞壁合成的 D-丙氨酸-D-丙氨酸合成相关基因
orf5 / 13 / 14 / 17 / 24	未知
orf6 / 7	传感蛋白/反应蛋白
orf8	GtfA 6 位氨基酸糖基化
orf9	NRPS，模块 1 和 2
orf10	NRPS，模块 3
orf11	NRPS，模块 4～6
orf12	NRPS，模块 7
orf15	甘露糖苷转移酶
orf16	ABC 运输蛋白
orf18	OxyA 2 位和 4 位氨基酸交叉键形成
orf19	Oxy 1 位和 3 位氨基酸交叉键形成
orf20	OxyB 4 位和 6 位氨基酸交叉键形成
orf21	卤化酶
orf22	OxyC 5 位和 7 位 C—C 的形成
orf23	4 位氨基酸糖基化
orf25	β-羟化酶，与 β-酪氨酸合成
orf26	酰基 CoA 连接酶
orf27	分支酸变位酶
orf28 / 29	调节基因（*strR / LuxR* 类型）
orf30～*33*	参与二羟苯甘氨酸合成
orf34	整合膜运输蛋白

基　　因	功　　能
$orf35$	GTP 环水解酶
$orf36$	氨基转移酶
$orf37$	HmaS 参与羟苯甘氨酸的合成
$orf38$	Hmo 参与羟苯甘氨酸的合成
$orf39$	Ⅱ 型硫酯酶(水解 T 结构域介导形成的错误硫醇化的产物)

5. β-内酰胺类

分子内含有 β-内酰胺结构的抗生素称为 β-内酰胺抗生素。天然产生的 β-内酰胺类有青霉素类、头孢菌素类（如头孢菌素 C 和头霉素等）、碳青霉烯类（如硫霉素和 1-碳青霉-2-烯-3-羧酸等）、氧青霉烷类（如 β-内酰胺酶抑制剂、棒酸）和单环 β-内酰胺类（如诺卡菌素）等。

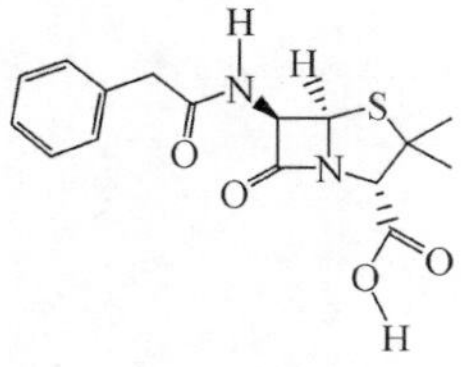

青霉素 G 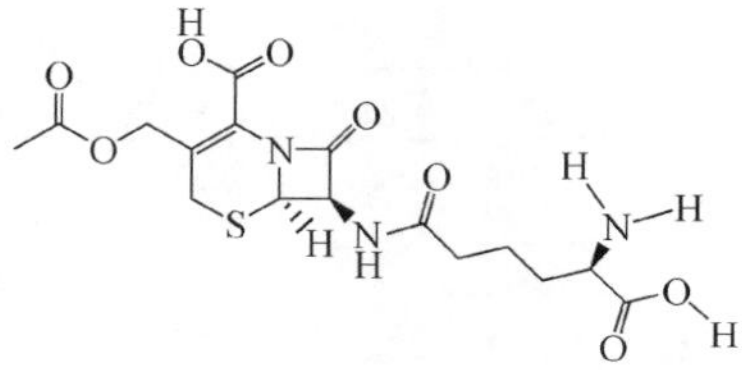　　　　　　头孢菌素 C 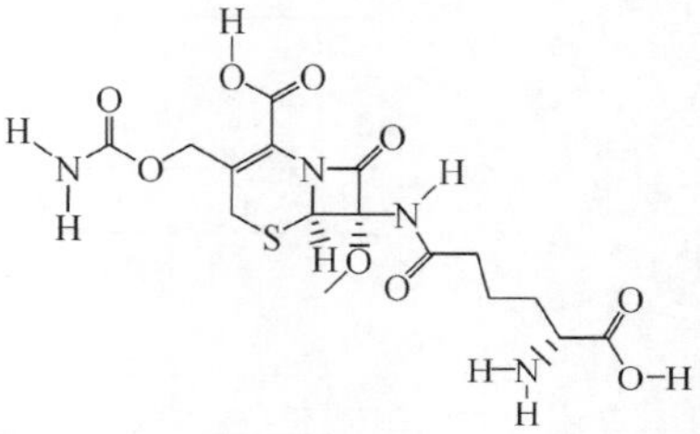　　　　　　头霉素 C

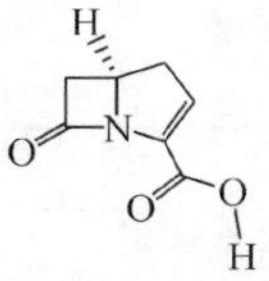

1-碳青霉-2-烯-3-羧酸 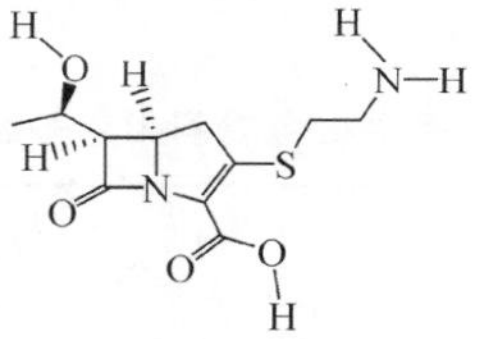　　　　硫霉素 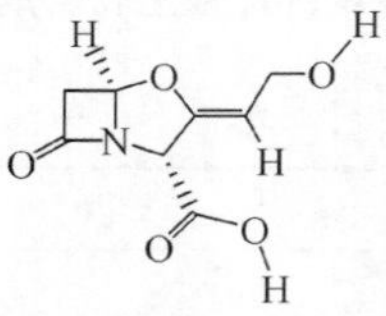　　　　　克拉维酸

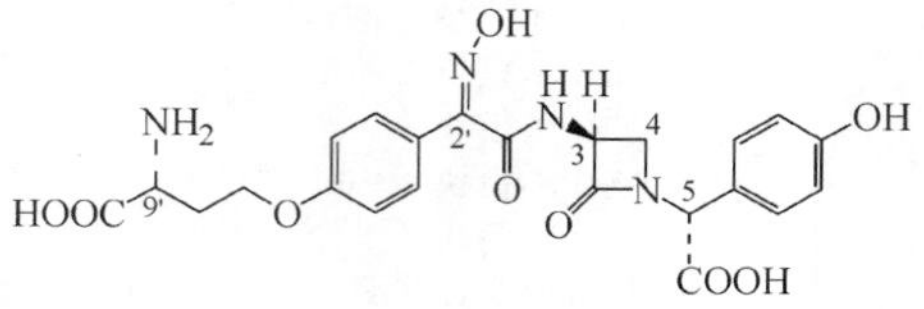

诺卡菌素

β-内酰胺结构的抗生素

青霉素和头孢菌素是 β-内酰胺类抗生素的代表。青霉素是由 NRPS 类型的 ACV ［δ-（L-α-氨基己二酰)-L-半胱氨酰-D-缬氨酸］酶介导合成的三肽化合物，包括以下几个步骤：氨基酸的活化（A 结构域-氨基酸的腺苷化），L-α-氨基己二酸、L-半胱氨酸和 L-缬氨酸分别被腺苷化，并以 L-α-氨基己二酸的腺苷化为起始（AAad），活化的氨基酸通过 4′-磷酸泛酰巯基乙胺辅基硫酯键与 PCP 携带蛋白结合，使第一个氨基酸的氨酰基与 ACV 酶结合，再与第二个活化的 L-半胱氨酸（Acys）、第三个活化的氨基酸 L-缬氨酸（Aval）缩合延长肽链形成三肽。进入 ACV 合成的缬氨酸为 L 型，异构化（epimerase）

为 D 型发生在肽链形成阶段，最后在硫酯酶（TE）作用下终止肽链的延长，并进行环化（图 5-23）。

ACV 三肽由 IPNS 异青霉素 N 合成酶介导，转化为异青霉素 N。L-α-氨基己二酸由赖氨酸代谢而来。异青霉素 N 可看作合成途径中的分支点，由酰基转移酶介导，通过 6-APA（6-青霉烷酸）形成青霉素 G。异青霉素 N 在头孢菌素和头霉素产生菌 *Acremonium chrysogenum*、*S. lactamdurans* 和 *S. clavuligerus*（而不在产黄青霉 *Penicillin chrysogenum*）中，经青霉素异构酶形成青霉素 N，再经 DAOC（去乙酰氧头孢菌素 C 合成酶，又称扩环酶），形成 6 元环——去乙酰氧头孢菌素 C，再经 DAC（去乙酰头孢菌素 C 合成酶）形成去乙酰头孢菌素 C，后者经

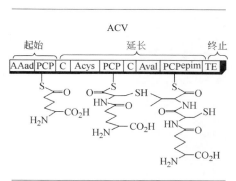

图 5-23　青霉素合成中 NRPS（ACV）酶的结构与作用

去乙酰头孢菌素 C 乙酰转移酶介导形成头孢菌素 C。在放线菌（*S. lipmanii*、*S. lactamgens*、*S. clavergenus*）中，经 O-氨甲酰基转移酶形成 O-氨甲酰基-脱乙酰头孢菌素 C，再经羟基化和甲基化形成头霉素 C（图 5-24）。

β-内酰胺类生物合成基因的克隆最初是从纯化 IPNS 开始的，IPNS 蛋白的分子量为 38000 左右。以其 N 端氨基酸序列设计寡核苷酸引物，分别从 *Acremonium chrysogenum* 和 *Penicillin chrysogenum* 中克隆了 *ipns* 基因；去乙酰氧头孢菌素 C 合成酶与羟基化酶在 *Acremonium chrysogenum* 中是双功能酶，但在 *S. clavuligerus* 中则是两个酶。

（1）硫霉素　硫霉素是由 *S. cattleya* 和 *S. penemifaciens* 产生的。硫霉素的生物合成途径尚未研究清楚，有可能是限于各阶段中间体的分离鉴定还不够足以证明其确切的途径。硫霉素生物合成前体由半胱氨酸经 ThnH. N. R 酶介导形成半胱胺，在丙二酰辅酶 A 参与下，ThnE 酶催化谷氨酸半醛，形成羧甲基吡咯，再由 β-内酰胺合成酶（ThnM）参与形成 β-内酰胺环，获得的碳青霉烯-3-羧酸中间体证明，甲基化是在双环形成后进行的。ThnQ/ThnG 作为加氧酶/羟基化酶，使 C2～C3 位去饱和化。C2 位半胱胺侧链系由半胱氨酸或是泛酰硫氢乙胺提供，经 ThnN-ThnO 催化形成。ThnN 含有 NRPS 氨基酸腺苷化结构域，ThnO 含有醛脱氢酶结构域。

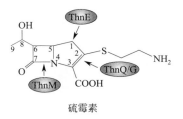

硫霉素

S. cattleya 中硫霉素生物合成基因簇的结构如图 5-25 所示。该基因簇大小为 32kb 左右，其中 *orf* 1～8 基因的功能尚不清楚，*thnA*～*V* 基因的功能见表 5-5 。

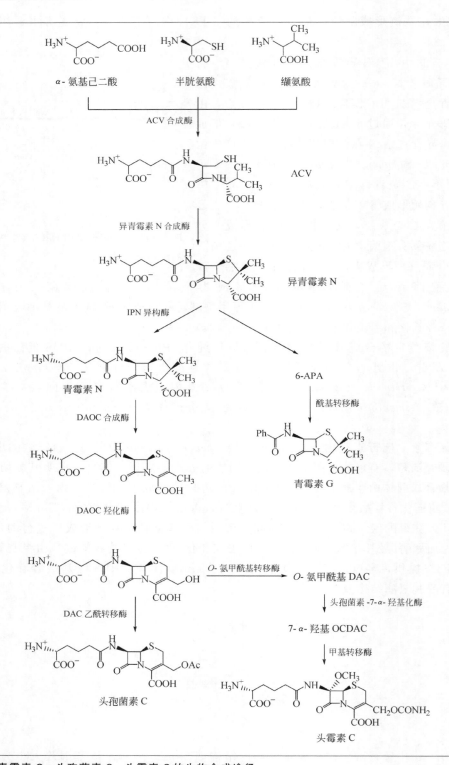

图 5-24　青霉素 G、头孢菌素 C、头霉素 C 的生物合成途径

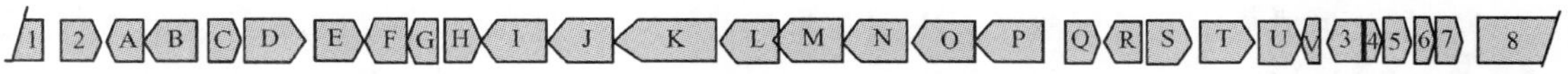

图 5-25 *S. cattleya* 中硫霉素生物合成基因簇的结构

表 5-5 硫霉素生物合成基因的功能

基因	氨基酸数	功　　　能
thnA	259	还原酶
thnB	360	转录调控蛋白
thnC	212	运输蛋白
thnD	363	氧化还原酶
thnE	294	(烯酰 CoA 脱水酶/异构酶)在硫霉素吡咯环化形成中起缩合作用
thnF	327	N-乙酰转移酶
thnG	263	羟基化酶
thnH	224	水解酶
thnI	476	正调控蛋白
thnJ	483	运输蛋白
thnK	681	甲基化酶
thnL	474	甲基化酶
thnM	458	β-内酰胺合成酶
thnN	367	水解酶
thnO	472	氧化还原酶
thnP	484	甲基化酶
thnQ	259	加氧酶
thnR	240	水解酶
thnS	329	β-内酰胺酶
thnT	399	酰胺基水解酶
thnU	268	正调控因子
thnV	137	半胱氨酸转移酶

（2）碳青霉烯羧酸 碳青霉烯羧酸由欧文菌（*Erwinia carotovora*）和沙雷菌（*Sarratia* sp.）产生，是碳青霉烯类抗生素天然产生的主核。碳青霉烯羧酸类抗生素具有抗菌谱广，并对产生 β-内酰胺酶的菌株同样具有活性的特点，因而受到重视。碳青霉烯羧酸是由脯

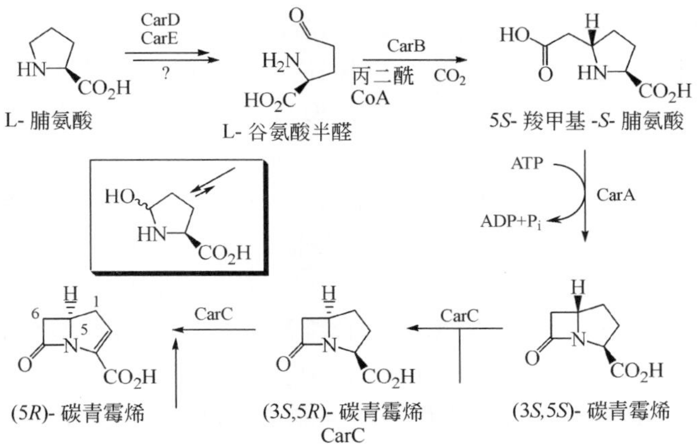

图 5-26 碳青霉烯羧酸生物合成途径

氨酸（proline）和乙酸衍生的丙二酰（malonyl）CoA 在 CO_2 参与下，经羧甲基脯氨酸酶（CarB）催化形成羧甲基辅氨酸（CarB 具有形成 C—N 键的功能），然后再由依赖于 ATP 的碳青霉烯合成酶 CarA 介导，形成碳青霉烯（carbapenam）羧酸环，由 CarC 酶引入双键并进行立体构象的改变，使其产物成为具有活性的碳青霉烯羧酸构型。碳青霉烯羧酸生物合成途径如图 5-26 所示。CarD 和 CarE 的功能目前尚未研究清楚。

欧文菌和沙雷菌中碳青霉烯羧酸生物合成基因簇约 9kb 的克隆已进行测序，其排列顺序如图 5-27 所示，其功能见表 5-6。碳青霉烯羧酸生物合成基因由 carA～H 组成，它们的转录方向一致并由一个转录子操纵，在 carA 基因上游有一个正调控基因 carR。

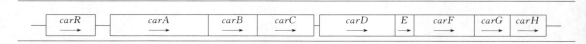

图 5-27 碳青霉烯羧酸生物合成基因簇

表 5-6 碳青霉烯羧酸生物合成基因的功能

基因	氨基酸数	功能
carR	244	正调控蛋白
carA	521	碳青霉烯羧酸合成酶
carB	250	羧甲基脯氨酸合成酶
carC	273	碳青霉烯羧酸合成酶
carD	376	未知
carE	92	未知
carF	288	抗性相关
carG	177	抗性相关
carH	184	未知

（3）克拉维酸 克拉维酸又称为棒酸，是由 S. clavulirerus 产生的。它属于氧青霉烷类化合物，具有极弱的抗菌作用，但有极强的抑制 β-内酰胺酶活性。因此，在临床上经常与 β-内酰胺抗生素合并使用，以治疗产 β-内酰胺酶菌株引起的感染。

克拉维酸的生物合成是以 L-精氨酸和甘油醛-3-磷酸（D-G3P）为起始单位，在羧乙酰精氨酸合酶（orf2，Ceas1/2）催化下，形成 N^2-2-羧乙酰精氨酸（1），后者经 β-内酰胺合成酶（orf3，β-LS）在分子内环化，形成脱氧鸟氨酰前克拉维胺酸（clavaminic acid）（2），再经克拉维胺酸合酶（orf5，CS2 或 CAS2）形成鸟氨酰前克拉维胺酸（3），然后经脒基水解酶（orf4，PAH）形成前克拉维胺酸（4），再经克拉维胺酸合酶、氧化和脱饱和形成克拉维胺酸（5），后者经氧化脱氨和对映异构化形成克拉维醛（6），最后经脱氢酶（orf9，CAD）形成克拉维酸（7）。克拉维胺酸合酶是一种 2-氧戊二酸依赖型氧化酶（O_2 α-KG），需要 Fe^{2+} 作为辅助因子。克拉维酸生物合成途径和参与酶系编码基因簇如图 5-28 所示。从克拉维胺酸到形成克拉维酸的具体过程尚不清楚，有可能经由形成 N-甘氨酰-克拉维胺酸（orf17，N-甘氨酰-克拉维胺酸合成酶）和 N-乙酰-甘氨酰-克拉维胺酸（orf16，N-乙酰-甘氨酰-克拉维胺酸合成酶）的过程。

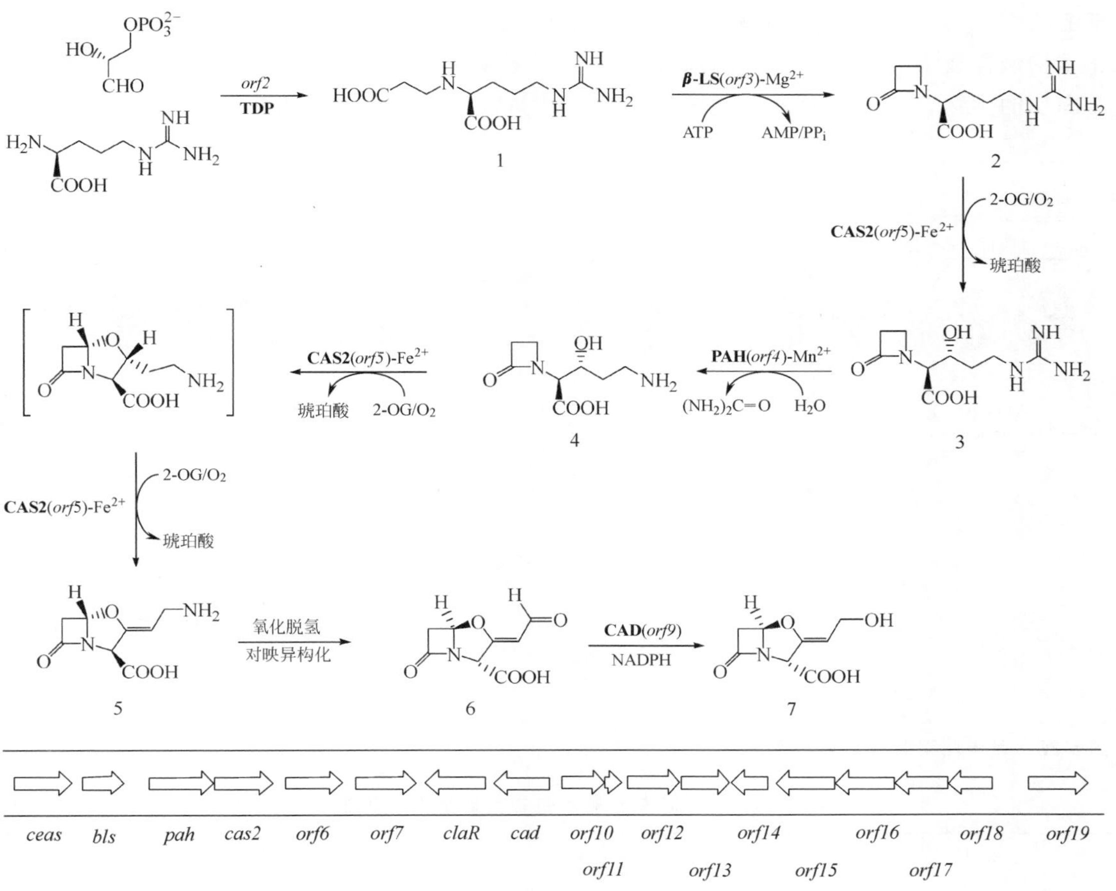

图 5-28　克拉维酸生物合成途径和编码参与酶系的基因簇

（4）诺卡菌素 A　诺卡菌素 A 是由 *Nocardia uniforms* 产生的。放线菌（*Actinosynne-ma mirum*）和小单孢菌（*Microtetraspora caesia*）也可产生。诺卡菌素 A 结构中除了含 β-内酰胺单环以外，含有对羟苯甘氨酸和分子肼。后者与酰胺基的顺式结构，以及诺卡菌素 A 结构中 3-氨基-3-羧丙酰基的分子侧链对其抗菌活性具有重要作用。

诺卡菌素 A 生物合成起始于 L-丝氨酸和酪氨酸，其合成过程可分为三部分，源于 L-酪氨酸的对羟苯甘氨酸（L-PHPG）合成，以非核糖体多肽合酶介导的 β-内酰胺单环（可能起始于 L-N^5-鸟氨酸）合成及与对羟苯甘氨酸的缩合，以及氨基氧化成肟式结构和由 S-腺苷-甲硫氨酸依赖型 3-氨基-3-羧丙酰基转移酶介导的侧链形成的后修饰反应。L-PHPG 的合成源于 L-酪氨酸，经形成对羟苯丙酮酸、对羟苯乙醇酸而形成对羟苯甘氨酸。*Nocardia uni-forms* 中诺卡菌素 A 生物合成基因簇（图 5-29）已得到克隆，含有 2 个 NRPS（NocA 和 NocB），模块 1～5 五个模块，每个模块有 A 腺苷结构域，分别识别 L-对羟苯甘氨酸（pHPG）、L-精氨酸（Arg）、D-pHPG、L-丝氨酸（Ser）、L-pHPG 等氨基酸，被 A 结构域活化后，以氨酰基形式转位，与 4′磷酸泛酰巯基乙胺 PCP 结合，由缩合酶结构域 C 介导模块间氨基酸的缩合形成五肽（图 5-29），模块 3 中的异构酶结构域 E 催化 L 型 pHPG 至 D 型的改变，最后五肽由 TE 硫酯酶介导其从 NRPS 的释放。模块 1、2、4 中 A 腺苷化结构域需要 MbtH 蛋白（NocI），MbtH 参与氨基酸活化时 ATP 的能量交换。诺卡菌素 A 确切的生物合成过程尚未研究清楚。诺卡菌素 A 生物合成基因的功能见表 5-7。

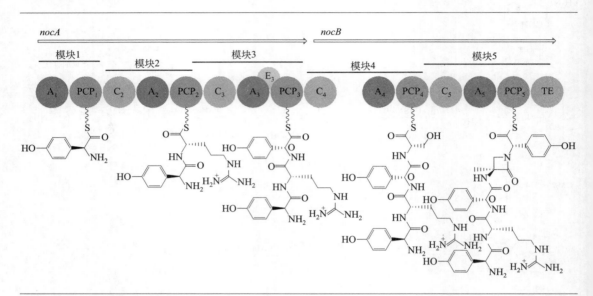

图 5-29 诺卡菌素 A 生物合成基因簇

表 5-7 诺卡菌素 A 生物合成基因的功能

基因	氨基酸数	功　　　能
nocE	1414	未知
nocD	185	抗性（乙酰基转移酶）
nocC(nat)	301	3-氨基-3-羧丙酰基转移酶（甲基转移酶类型）
nocB	1925	NRPS
nocA	3692	NRPS
nocF	345	对羟苯乙醇酸合酶
nocG	431	对羟苯甘氨酸转移酶
nocH	408	输出蛋白
nocI	74	MbtH
nocJ	327	异构酶
nocK	344	未知
nocL	396	p450，肟形成相关
nocR	582	调节蛋白
nocN	376	对羟苯乙醇酸氧化

6. 磷肽类抗生素

双丙氨磷霉素（bialaphos，BA 或 PTT）以及草铵膦（phosphinothricin，PT）是由 *S. hygroscopicus* 或 *S. viridochromogenes* 产生的，它是由两个 L-甘氨酸和一个分子的含

磷的甲磷-丁氨酸（PT）组成的，含有 C—P—C 分子键。双丙氨磷霉素是一种农用除草剂。BA 中 PT 的生物合成由两个分子的烯醇式丙酮酸（PEP）、一个分子的乙酰 CoA 和一分子的甲基组成，该甲基来源于维生素 B_{12}。两个 L-甘氨酸来源于初级代谢，PT 部分是次级代谢的产物。双丙氨磷霉素的生物合成途径见图 5-30。

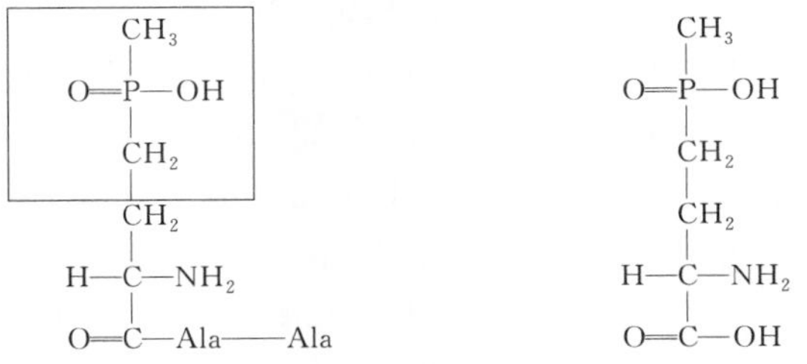

双丙氨磷霉素　　　　草铵膦（甲膦丁氨酸）

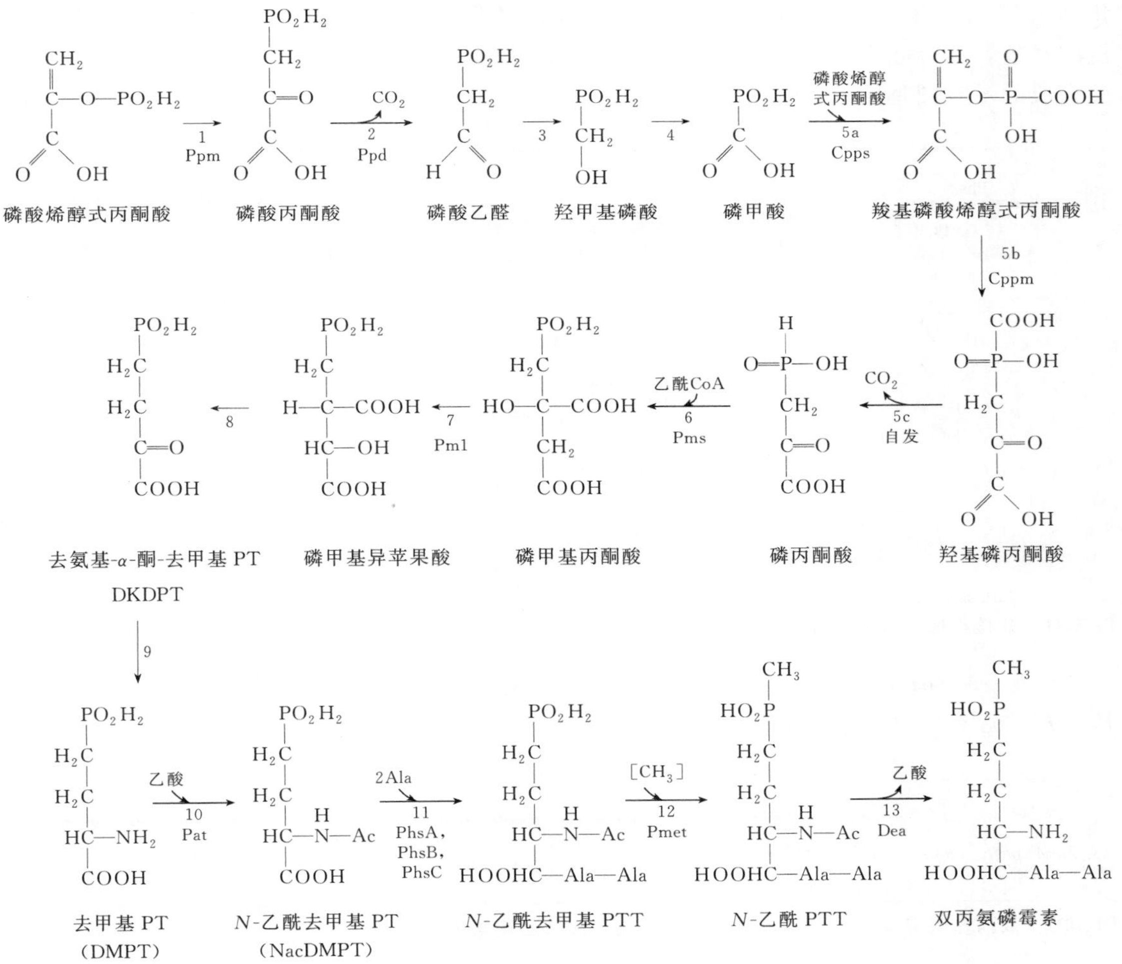

图 5-30　双丙氨磷霉素的生物合成途径

  磷酸烯醇式丙酮酸（PEP）是其起始单位，在磷酸变位酶参与下形成磷酸丙酮酸，再由脱羧酶介导形成磷酸乙醛，参与 PTT 第 3、4 步反应的酶为 PhpC 脱氢酶和 PhpD 加氧酶，磷酸乙醛可能是经过脱氢和氧化两步反应形成磷甲酸，再在第二个 PEP 参与下由羧基磷酸 PEP 合成酶和其变位酶催化，形成羧基磷丙酮酸，后者脱羧形成磷丙酮酸，由磷甲基苹果酸合成酶参与介导乙酰 CoA 与之合成磷甲基苹果酸；异构化后，再经类似于异柠檬酸脱氢酶反应形成去氨基-α-酮-去甲基 PT。形成去甲基 PT 的酶在双丙氨磷霉素的生物合成基因簇中也没有发现，以上两个反应与初级代谢的三羧酸循环类似，而且许多其他不产生 PTT 的微生物也能进行这两个反应，可能它们不是 PTT 生物合成所特有的酶介导的。继而在乙酸分子参与下由 N-乙酰转移酶介导形成 N-乙酰去甲基 PT。所合成的 PT 经非核糖体肽合成酶活化，相继与两个活化的 L-丙氨酸缩合，再由依赖于 B$_{12}$ 甲基转移酶催化形成 N-乙酰 PTT，脱乙酰化最终形成 PTT。PTT 中三肽的合成是由三个非核糖体肽合成酶 PhsA、B、C 介导的，PhsA 活化 N-乙酰去甲基 PT，PhsB 和 C 分别活化 L-丙氨酸，硫酯酶 PhpL 催化 N 乙酰去甲基 PT 从 PhsA 的 PCP 转入 PhsB PCP 结构域的反应，硫酯酶 PhpM 催化肽链的释放，不排除有另一个 TE 在识别肽链中发挥作用。PTT 中非核糖体肽合成介导三肽合成的示意图见图 5-31。

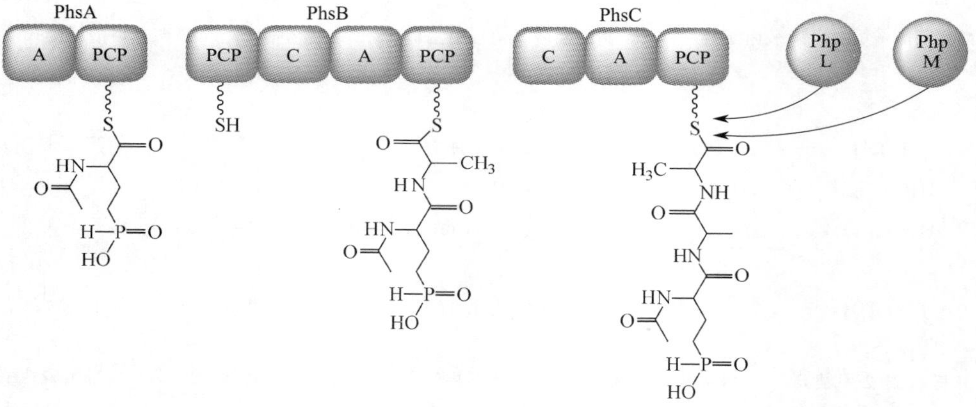

图 5-31 非核糖体肽合成酶介导 PTT 的形成

  S. hygroscopicus 中 PTT 生物合成基因簇已克隆，总长为 33kb，约包含 24 个基因，其排列方式见图 5-32，各基因的功能见表 5-8。

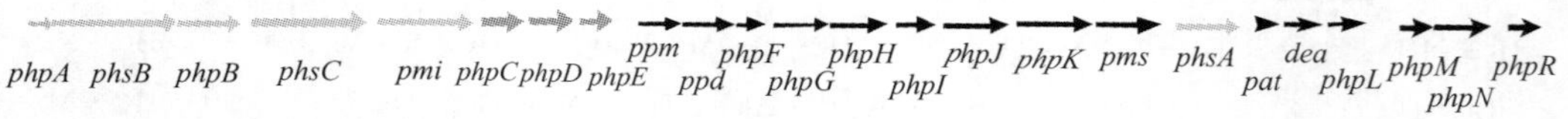

图 5-32 双丙氨磷霉素（*S. hygroscopicus*）生物合成基因簇结构

7. 硫肽类抗生素

  硫肽类抗生素是一组含有嘧啶苷聚噻唑结构的多肽，如由 *Staphylococcus equorum* 产生的微球菌素、由 *S. actuosus* 产生的诺丝七肽、由 *S. azureus* 产生的硫链丝菌素、由 *Bacillus cereus* 产生的硫代菌素、由 *Planobispora rosea* 产生的 GE2270A、由 *S. viridochromogenes* var. *sulfomycini* 产生的硫肽霉素 B 等。它们均作用于革兰氏阳性菌的核糖体蛋白的合成。

表 5-8 双丙氨磷霉素生物合成基因的功能

基因	氨基酸数	功 能	基因	氨基酸数	功 能
phpA	69	未知	*phpH*	398	羧基磷酸丙酮酸合酶
phsB	1189	肽合成酶Ⅲ	*phpI*	296	羧基磷酸丙酮酸磷酸变位酶
phpB	553	膜蛋白	*phpJ*	466	未知
phsC	1086	肽合成酶Ⅱ	*phpK*	549	N-乙酰去甲基 PTT P-甲基化酶
pmi	894	磷甲基苹果酸异构酶	*pms*	440	磷甲基苹果酸合酶
phpC	395	醇脱氢酶	*phsA*	622	肽合成酶Ⅰ
phpD	431	未知	*pat*	183	抗性, N-乙酰转移酶
phpE	336	磷酸甘油脱氢酶	*dea*	219	PTT 乙酰水解酶
ppm	313	磷酸烯醇丙酮酸变位酶	*phpL*	253	硫酯酶Ⅱ
ppd	397	磷酸丙酮酸脱羧酶	*phpM*	260	硫酯酶
phpF	184	未知	*phpN*	477	膜蛋白
phpG	419	磷酸甘油变位酶	*phpR*	281	调节蛋白

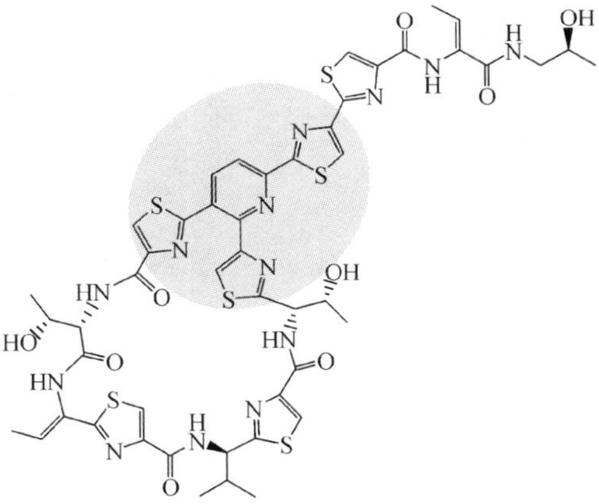

微球菌素 P1

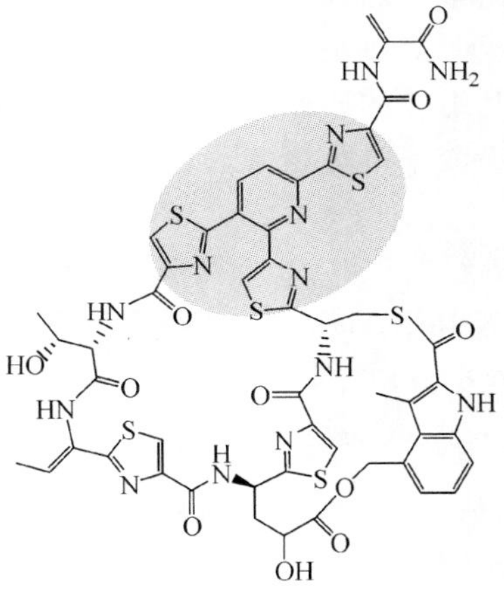

诺丝七肽

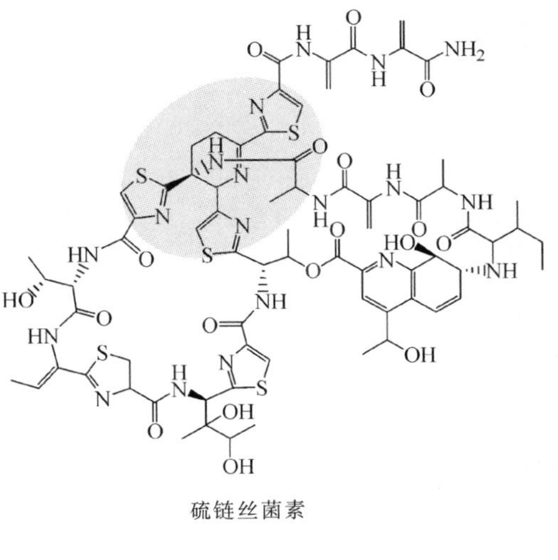

硫链丝菌素

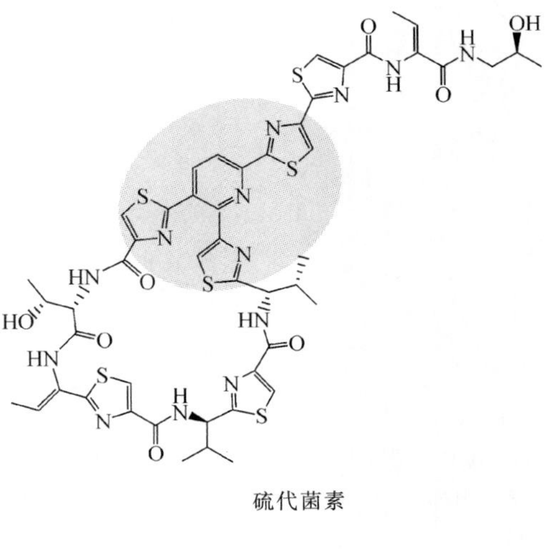

硫代菌素

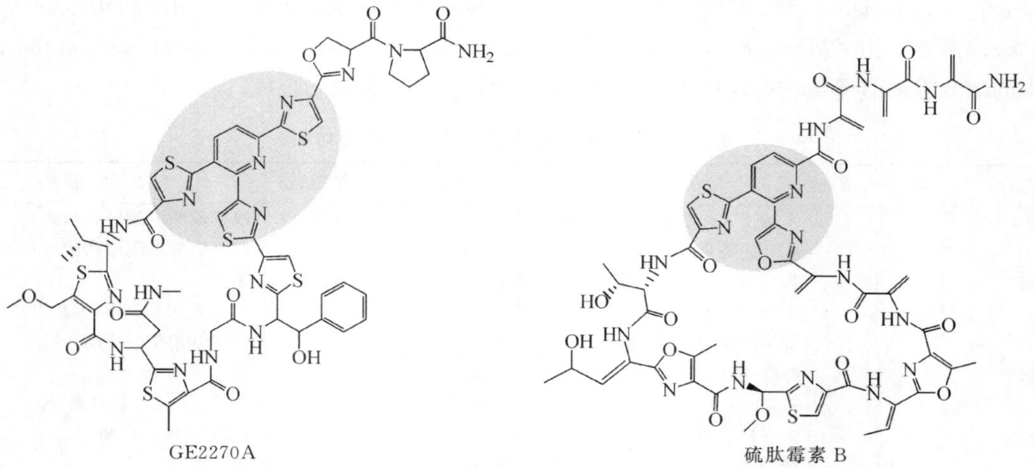

GE2270A

硫肽霉素 B

硫肽类抗生素

这类抗生素生物合成起源于丝氨酸、半胱氨酸、苏氨酸、甲硫氨酸和谷氨酸等。在硫链丝菌素中四氢嘧啶、在诺丝七肽中的嘧啶环是由两个分子丝氨酸掺入合成的。苏氨酸是合成脱氢氨基丁酸的前体。硫链丝菌素中噻唑环是由半胱氨酸和二羟基异亮氨酸 N 端的羧基组成的。而在诺丝七肽中噻唑环是由半胱氨酸和谷氨酸组成的。这两个抗生素中的吲哚酸来自色氨酸，色氨酸在甲基化中伴随着从五元吡咯扩环为六元的喹啉-2-羧酸的过程。

硫链丝菌素由 18 个氨基酸组成直链肽前体，它们是：

H_2N-Ile-(Ala-Ser)$_2$-Cys-Thr-Thr-D 型 Cys-Ile-Cys-Thr-(Cys-Ser)$_2$-Ser-Ser-OH

诺丝七肽由 15 个氨基酸组成直链肽前体，它们是：

H_2N-Ser-Cys-Thr-Thr-Cys-Glu-Cys-Cys-Cys-Ser-Cys-Ser-Cys-Ser-Ser-OH

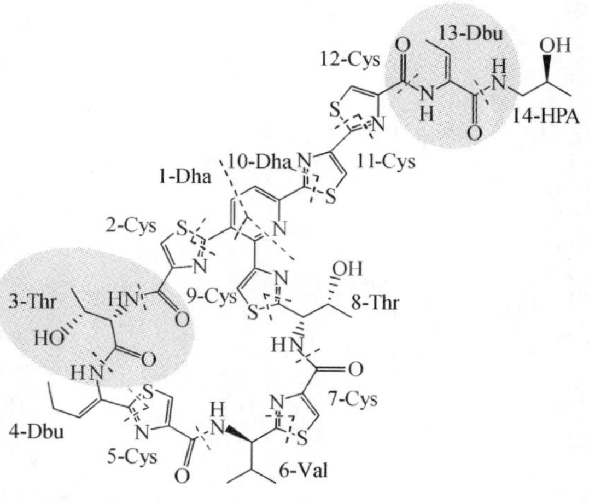

图 5-33　微球菌素 P1 中 NRPS 合酶介导各氨基酸合成硫肽的示意图

HPA—2-羟丙酰胺；Dbu—α-氨基丁酸；Cys—半胱氨酸；Thr—苏氨酸；Val—缬氨酸；Dha—脱氢丙氨酸

这些长链的氨基酸经分子内丝氨酸连接，形成嘧啶（诺丝七肽）或四氢嘧啶（硫链丝菌素）环，然后再与吲哚酸（诺丝七肽）或喹啉-2-羧酸（硫链丝菌素）相连。

硫肽类抗生素生物合成是由非核糖体肽合酶介导的，包含缩合-腺苷化-硫醇化-缩合结构域。以微球菌素 P1 为例（图 5-33），它由 14 个氨基酸组成，因此，将有 14 个模块结构域参与其生物合成。其中，1 和 7 结构域可能参与嘧啶环的形成，包括将丝氨酸、半胱氨酸或苏氨酸活化和脱水，形成两个二脱氢丙氨酸，它们相互作用加上脱氨基形成嘧啶环。2、5、7、9、11、12 模块与噻唑环形成相关，其中包含丝氨酸特异性活化结构域。3、4、8、13、14 模块与苏氨酸的掺入相关，其中 3、8 结构域活化未修饰的苏氨酸，其他模块活化苏氨酸衍生物。模块 6 活化缬氨酸结构域。

（二）核糖体介导的肽类化合物的合成

核糖体介导生物合成的肽类化合物具有多种生物活性，如在抗菌活性方面有链球菌产生的乳链球菌肽（nisin）、枯草杆菌产生的枯草菌素和美沙西丁（mersacidin）等；有链霉菌产生的抗血管紧张素酶——安可稳宁（ancovenin）；有轮生链霉菌（*Streptoverticillium griseoverticillutum*）（原定名为 *S. cinnamonius*）产生的具抗病毒活性的肉桂霉素（cinnamycin）和耐久霉素（duramycin）等。这类化合物的生物合成与非核糖体介导的肽类合成酶的区别在于，后者是由多酶体系的多功能基因所控制的，而核糖体介导的肽类化合物，其组成氨基酸是以 RNA 为模板，由 tRNA 携带特定的氨基酸，与一般蛋白质的合成机制相同，在核糖体上进行组装。通常，先以不具生物活性的前肽形式存在，它们组成中所含的非寻常氨基酸是经翻译后修饰而成的。由于这类肽中均含有以半胱氨酸与脱水丙氨酸或脱水丁酸组成的羊毛硫键，故又称为羊毛硫抗生素（lanantibiotics）。羊毛硫抗生素结构分为两种类型：A 型为线型，具三维的棒状结构，由较多（多达 34 个）带正电荷的氨基酸组成。它们形成的肽键具有较好的柔韧性，如乳链菌肽中有 8 个丝氨酸和苏氨酸，经脱水形成脱水丙氨酸和脱水丁酸甘油酯，脱水后有 5 个残基形成分子间硫酯键的交叉连接。

乳链菌肽

Aba-S-Ala：β-甲基羊毛硫氨酸

B 型羊毛硫抗生素含有较少个氨基酸，具有球形结构，柔韧性较差，如肉桂霉素，它是由 19 个氨基酸组成的，内含 3 个硫酯键，另外含有以赖氨酸和丙氨酸相连的键。

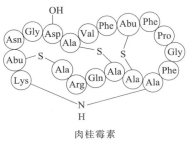

肉桂霉素

Abu—氨基丁酸

核糖体合成肽生物合成分子生物学研究揭示，这类抗生素的结构基因 N 端为先导序列，该序列只在形成前肽过程的瞬间存在，许多先导肽不具有类似于分泌肽的信号肽功能，而是如同一个顺式作用元件伴侣，使前肽在后修饰加工中保持正确的构型，以便于被修饰酶识别。先导肽一般为螺旋构型，在前肽加工修饰后将被切割和断开。前肽的修饰和加工主要包括氨基酸的后修饰，如氨基酸的脱水、羊毛硫酯键的形成、肽的胞外输出等。赋予产生菌自身产生肽免疫功能的基因，往往也存在于肽后修饰的基因簇内。

由轮生链霉菌（*Streptoverticillium griseoverticillutum*，原定名为 *S. cinnamonius*）产生的对单纯疱疹有抗病毒活性的肉桂霉素（cinnamycin）生物合成基因簇基本已经被克隆。它包含在约 17 个 kb 中，目前获得了 22 个基因，两端为不完整的基因。图 5-34 为肉桂霉素生物合成基因簇结构与排列。各基因的推断功能归纳于表 5-9 中。

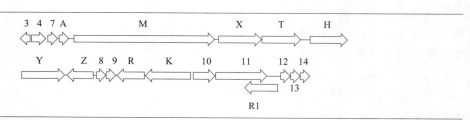

图 5-34　肉桂霉素生物合成基因簇结构与排列

表 5-9　肉桂霉素生物合成基因的推断功能

基　　因	推　断　功　能
orf3	可能为膜整合蛋白
orf4	调节蛋白
orf7	参与赖氨酸和脱氢丙氨酸的交联反应
orfX	α-酮谷氨酸/二价铁依赖羟基化酶，负责先导肽 A 15 位天冬氨酸羟基化
orfA	先导序列（236bp）
orfM	参与丝氨酸和苏氨酸的脱水及羊毛硫酯键的形成
orfT/H	ABC 运输蛋白
orfY	信号肽
orf8	与 CoA 结合家族蛋白
orf9	与输出相关蛋白
orfR/K	双组分系统蛋白
orfR1	调节蛋白（属于链霉菌抗生素调节蛋白家族，SARP）
orfZ/10/11/12～14	未知

二、聚酮类抗生素

聚酮类化合物（又称聚酮体）是由细菌、真菌、放线菌或植物产生的一大类天然产物，从结构上可分为芳香族（如柔红菌素、四环素、苯基苯乙烯酮、6-甲基水杨酸等）、大环内酯类（如红霉素、阿维菌素、雷帕霉素等）、多烯类（如两性霉素、杀念珠菌素）、聚醚类（莫那星、盐霉素等）和安莎类（如利福霉素、格尔德霉素等）。这类化合物具有重要的生物学活性，包括抗细菌、抗结核、抗真菌、抗肿瘤、抗病毒、抗虫及免疫抑制作用。最早认为，聚酮类化合物是含聚酮亚甲基（CH_2—CO）$_n$ 的化合物，也包括由聚酮亚甲基化合物脱水或脱羧后的衍生产物，而脱水之后的产物经常是环化的。

尽管聚酮类化合物在结构上是多样的，但其生物合成有共同的机制。它们均由多酶体系——聚酮合酶（PKS）催化，其碳链主体均以低级脂肪酸如乙酸、丙酸、丁酸等作为起始单位，经过类似于脂肪酸合成的碳链 β-氧化过程，使碳链延伸，再经过环化及环化后的修饰而最终形成。

PKS 的分子量为 $100000 \sim 10000000$。研究认为，PKS 至少有两种类型：PKS I 型是一个大的包含所有活性位点、具有多个蛋白域的多酶体系，与脂肪酸合成酶 FAS 相似，但两者在起始和延长单位的选择、链装配过程中酮基还原程度和芳香聚酮的形成方面有所区别。如脂肪酸合成酶一般以乙酸作为起始或延长单位（乙酸的延长单位为丙二酸），而 PKS 往往使用不同的起始单位，除乙酰、丙酰、丁酰以外，还可使用多样化的起始单位，也可利用丙酸（甲基丙二酸）或丁酸（乙基丙二酸）作为延长单位，如阿维菌素产生菌可利用异丁酸或 2-甲基丁酸等多种支链脂肪酸作为起始单位。PKS 可以通过选择性地进行酮基还原、脱水或烯醇化，形成羟基、双键或亚甲基等结构。脂肪酸和聚酮体生物合成过程如图 5-35 所示。

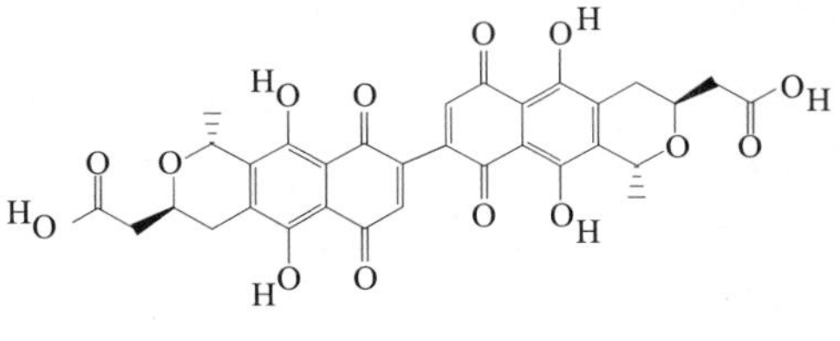

放线紫红素(抗细菌)

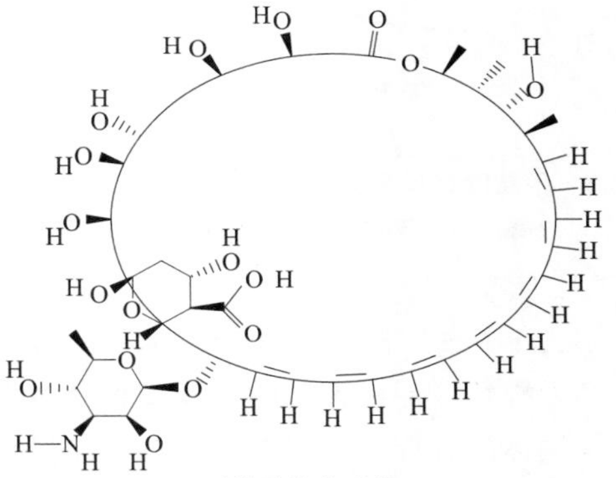

两性霉素(抗真菌)

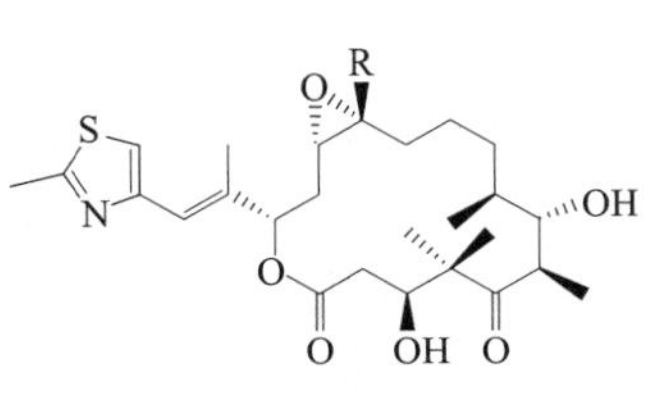

埃波霉素(抗肿瘤)

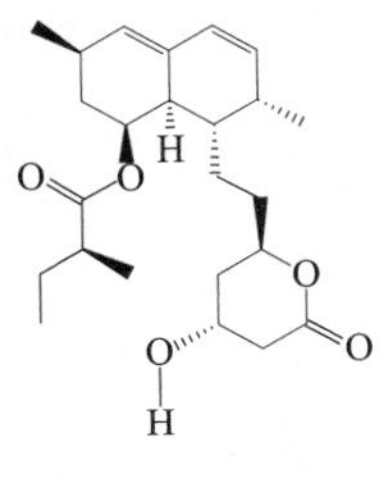

拉伐他汀(降血脂)

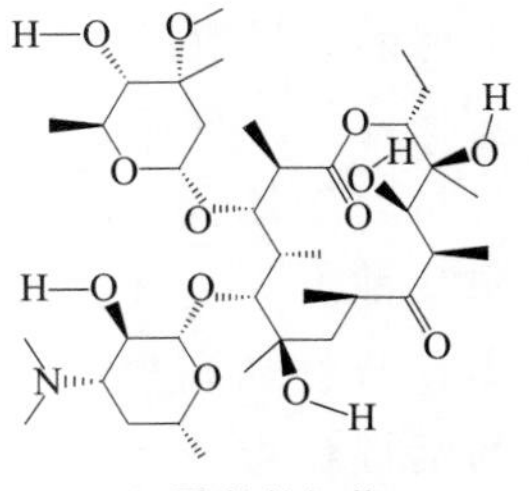

红霉素(抗细菌)

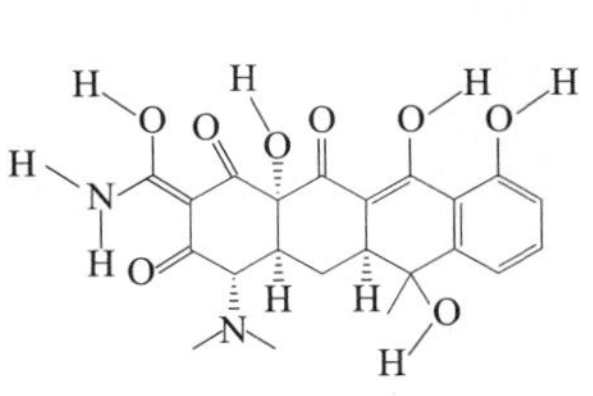

四环素(抗细菌)

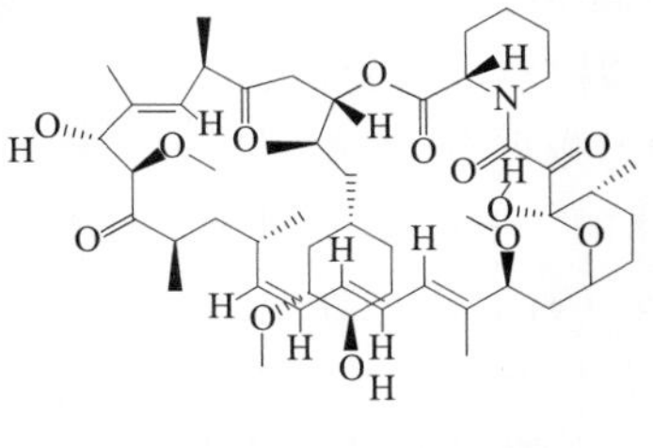

雷帕霉素(免疫抑制)

聚酮类化合物结构范例

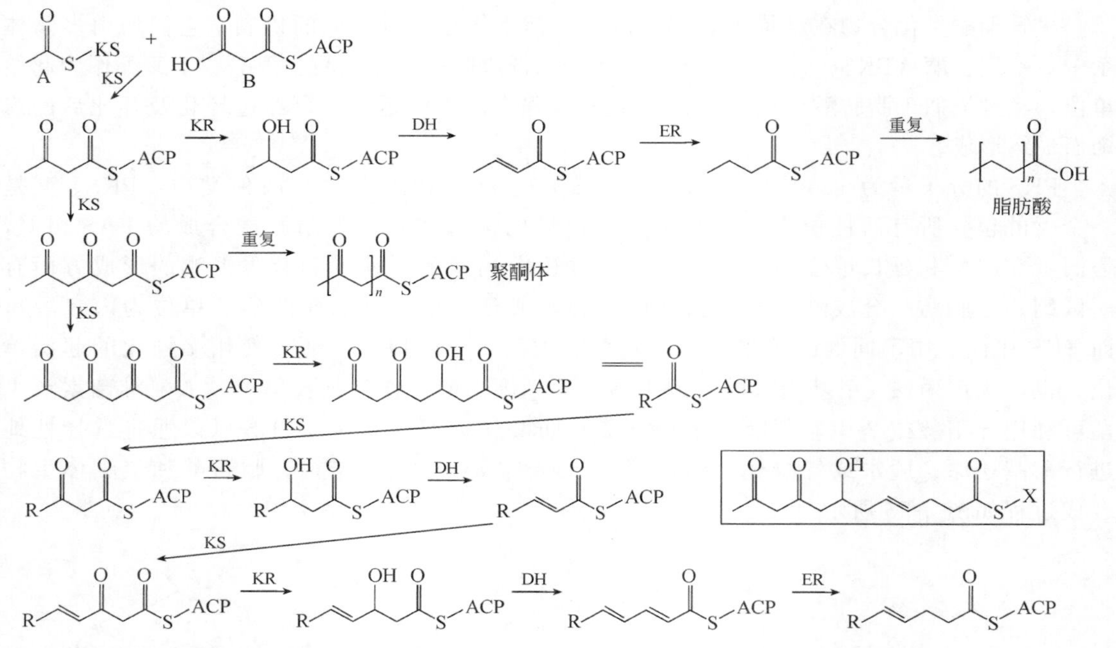

图 5-35　脂肪酸和聚酮体生物合成过程

KS—酮基合酶；KR—酮基还原酶；DH—脱水酶；ER—烯醇化酶；ACP—酰基携带蛋白；A—KS 酶的乙酰化；B—丙二酰与 ACP 结合

　　第二个 KS 酶催化缩合为二酮体，经酮基还原产生一个羟基，再经脱水形成不饱和双键，经烯醇还原形成饱和键，此过程经多次重复，碳链延长合成长链脂肪酸。

　　聚酮体的合成可以有多种方案，如只在 KS 作用下重复进行缩合，则形成多酮基的聚酮体，在 KS 和 KR 作用下可以形成部分酮基被还原的聚酮体，在 KS、KR 和 DH 进一步相继参与下可形成带双键的聚酮体，形成的聚酮体再经 KS、KR、DH 和 ER 的作用，可以形成含酮基、羟基、双键的结构多样的聚酮体。

　　参与聚酮体合成酶的结构类型，主要可分为两类即 PKS I 及 II 型，近年又发现 PKS III 型酶类。前者是大环内酯类化合物如红霉素、苦霉素，大环聚酮类、FK506、阿维菌素及安莎类化合物如利福霉素等生物合成基因的主体。PKS I 型合酶多为模块式结构，含有多拷贝的活性位点，组建 I 型聚酮合酶（PKSs）多酶复合物，是由包含催化聚酮抗生素生物合成各步骤不同活性位点的多功能蛋白所组成的。这些活性位点按照重复组件（单元）形式进行排列，编码每个组件的 DNA 称为模块（module）。每个组件至少含有 β-酮酰基硫酯合成酶（KS）、酰基转移酶（AT）、酰基携带蛋白（ACP）域，某些单元中还有特异性组合的酮基还原酶（KR）、脱水酶（DH）、烯醇还原酶（ER）和硫酯酶（TE）等结构域。每个组件在生物合成过程中通常仅使用一次。

　　PKS II 型具有与 PKS I 型类似的活性位点，但是分散在几个较少的单功能多肽上，它们主导抗肿瘤抗生素阿霉素、柔红菌素和四环素等的生物合成。PKS II 型聚酮合酶基因至少有三个可读框，*orf1* 和 *orf2* 基因是偶联翻译的，只有 *orf1* 中有必需的半胱氨酸活性位点。

因此认为，*orf1* 和 *orf2* 可能是异源多聚体，以化学计量方式翻译。*orf3* 编码的 ACP 含有丝氨酸位点，在这一位点上，4′-磷酸泛酰巯基乙胺与聚酮链相连接。PKS Ⅱ 型与 PKS Ⅰ 型的区别在于，PKS Ⅱ 型的每个 *orf* 串连成簇，在碳链形成过程中多次重复使用，在聚酮酶介导形成聚酮体后，对聚酮体本身还可以进行羟基化、糖基化或甲基化等类修饰，最终形成产物。PKS Ⅱ 型在起始单位和延长单位的选择方面变化不大，所以它的结构多样性主要是来自聚酮合成后的修饰步骤。

近期研究发现在链霉菌中也存在与植物中发现的查耳酮合酶样聚酮合酶（PKS Ⅲ 型酶），其与 PKS Ⅰ 和 Ⅱ 型的不同之处在于，它不依赖于酰基携带蛋白 ACP 和与之结合的 4′-磷酸泛酰巯基乙胺，而是一种同二聚体酶，可直接利用酰基 CoA 重复进行缩合反应。实际上 CoA 部分含有的磷酸泛酰巯基乙胺部分与 ACP 中的辅基部分是相同的，因此可以认为 CoA 可以代替其他类型 PKS 合酶中 ACP 的功能。PKS Ⅲ 型酶具有 PKS Ⅰ 型合酶的多功能性，也具有 PKS Ⅱ 型合酶的重复利用性。PKS Ⅲ 合酶是通过醛醇式缩合催化 C—C 键的形成和延长，最终形成聚酮体。已从多种链霉菌（变铅青链霉菌、灰色链霉菌、抗生链霉菌、糖多孢链霉菌等）中分离到查耳酮合酶型 PKS Ⅲ 合酶，称为 RppA。PKS Ⅲ 型酶的分子量为 40000 左右，它是以丙二酰 CoA、肉桂酰 CoA 等为起始单位，缩合形成线型聚酮体，再环化或脱羧为聚酮内酯四羟基萘，最典型的反应如图 5-36 所示。同时，RppA 还可以识别乙酰-乙酰 CoA 作为起始单位，以甲基丙二酰 CoA 作为延长单位。目前已知链霉菌产生的一些活性物质，如萘醌品、呋醌菌素 A、海洋醌（新海洋醌）、萘吡喃二醇霉素及 ABO9150 等都是以四羟基萘作为中间体。

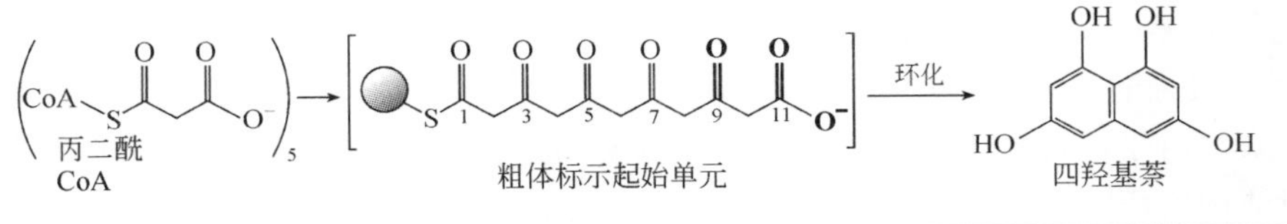

图 5-36　PKS Ⅲ 型合酶介导聚酮体的合成反应

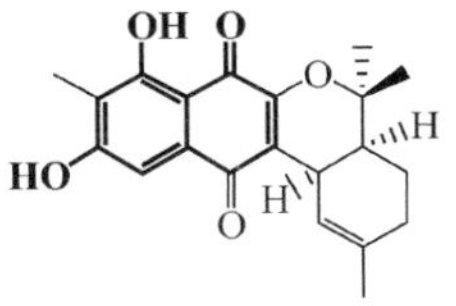

萘醌品

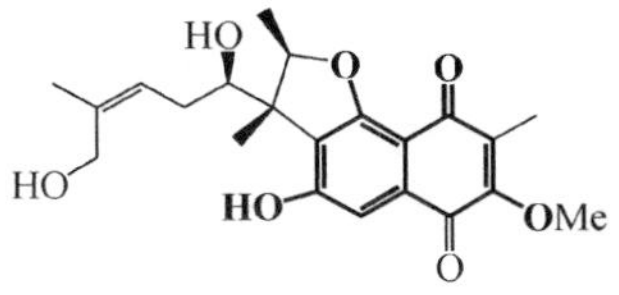

呋醌菌素 A

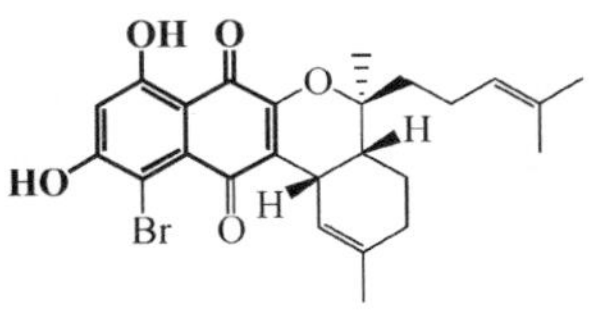

海洋醌

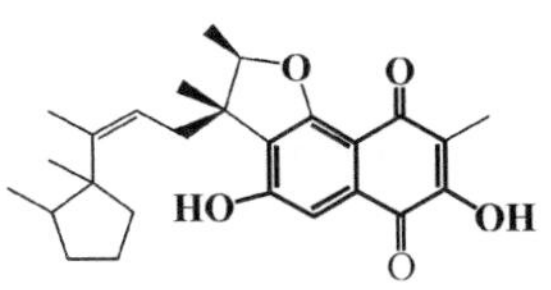

新海洋醌

萘吡喃二醇霉素　　　　　　　　　　　ABO9150

注：粗体部分为四羟基萘

（一）PKS I 型合酶主导的聚酮类抗生素的生物合成

1. 大环内酯类

大环内酯类是指由聚酮体碳链组成含有 12、14 或 16 个碳原子以上的大环，并含有内酯结构的聚酮类抗生素。这类抗生素通常具有糖基相连的结构。

（1）红霉素　红霉素系由 *Saccharopolyspora erythrea* 产生的，是一个 14 元环大环内酯，含有 2 个糖，脱氧糖胺和碳霉糖。红霉素的生物合成是以 1 个丙酰 CoA 为起始，与 6 个来源于丙酸的甲基丙二酰 CoA 先后聚合并环化，形成 6-脱氧红霉内酯 B（6-deoxyerythronolide B，6-dEB）。甲基丙二酰 CoA 也可由琥珀酰 CoA 经变位酶产生。6-dEB 经羟化（由 EryF 羟基化酶介导）形成红霉内酯 B（erythronolide B），先在 3 位进行糖基化（EryB5 糖基化酶），形成 3-α-碳霉糖苷红霉内酯 B（3-α-mycarosylerythronolide B），再进行 5 位上的糖基化（EryC3 糖基化酶），形成红霉素 D，然后进行 12 位的羟基化（EryK 羟基化酶），形成红霉素 C。也可能先进行碳霉糖 3′羟基的甲基化［EryG，甲基化酶，在 S-腺苷甲硫氨酸（SAM）参与下］，形成红霉素 B，再进行 12 位的羟基化，形成红霉素 A，或由红霉素 C 进行碳霉糖 3′羟基的甲基化，形成红霉素 A。红霉素的生物合成途径见图 5-37。

近年来，由于红霉素生物合成基因结构阐明的重大突破，推动了整个聚酮类抗生素生物合成基因结构的研究。图 5-38 展示了红霉素聚酮内酯环的 PKS I 型生物合成的模块式结构，它由 6 个单元（module）组成三个多肽 DEBS1、DEBS2、DEBS3 域，每个域的分子量约大于 300000。每个单元至少含有 β-酮酰基硫酯合成酶（KS）、酰基转移酶（AT）、酰基携带蛋白（ACP）域，某些单元中还有特异性组合的酮基还原酶（KR）、脱水酶（DH）、烯醇还原酶（ER）和硫酯酶（TE）。6-脱氧红霉内酯（6-dEB）由丙酰辅酶 A 和 6 个甲基丙二酰辅酶 A 延伸单位组成，在单元 1 的 N 端有一个称为荷载域（loading domain）的 AT 和 ACP 域，以丙酰辅酶 A 作为起始单位通过 ACP 泛酰基转移至单元 1 的 KS1 半胱氨酰活化位点，单元 1 AT1 酰基转移酶载有甲基丙二酰辅酶 A 通过硫氢键与 ACP1 相连，KS1 通过脱羧缩合将丙酰辅酶 A 与甲基丙二酰辅酶 A 合成为 2-甲基-3-酮-戊酰-ACP 硫酯，后者经 KR1 还原形成酮酯，转移至第二单元 KS2。这样的过程重复将碳链延长至组成 14 碳聚酮体，单元 1、2、5 和 6 中含有 KR 域，单元 4 中有 KR、DH 和 ER 域。DEBS3 C 端有 TE 域参与 14 碳链聚酮体的完成及环化，形成 6-脱氧红霉内酯（6-dEB）。

在大环内酯类抗生素中，结构和功能与红霉素类似的化合物还有泰洛菌素、碳霉素、螺旋霉素、苦霉素等，其生物合成基因簇均完成了克隆和测序。

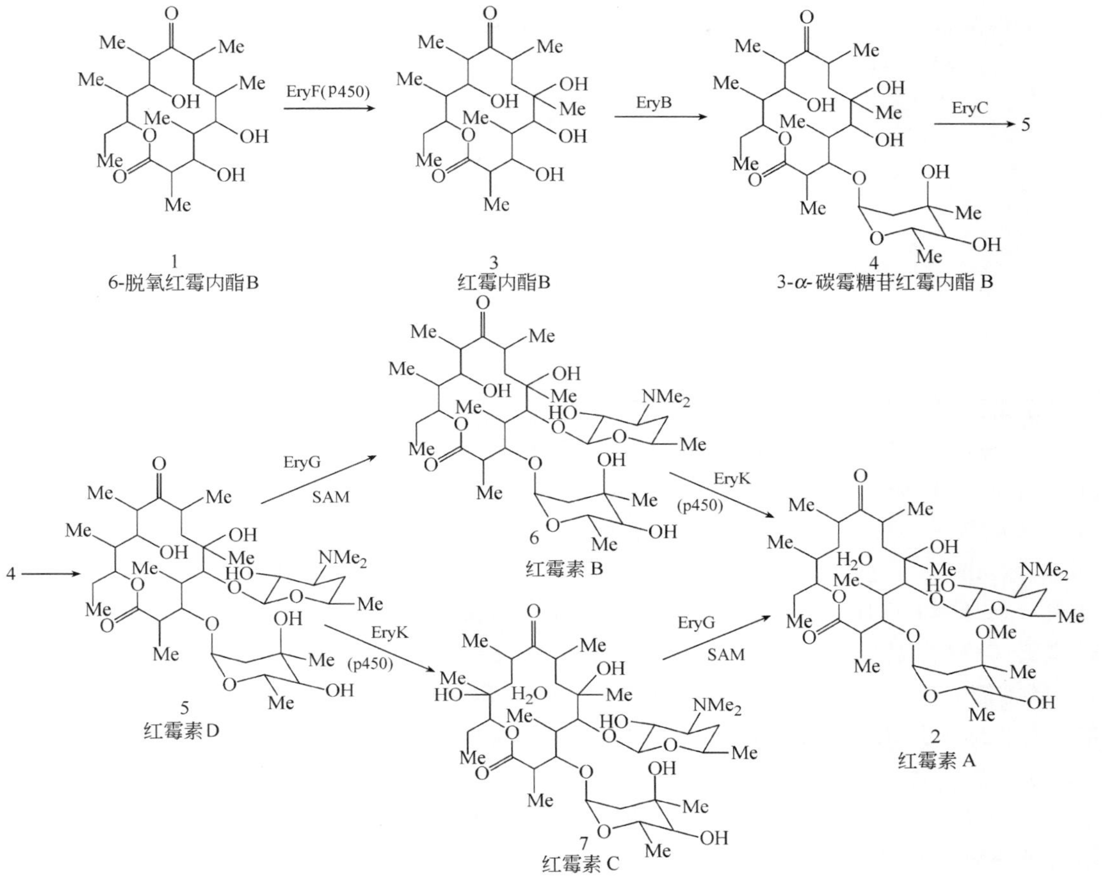

图 5-37　红霉素的生物合成途径

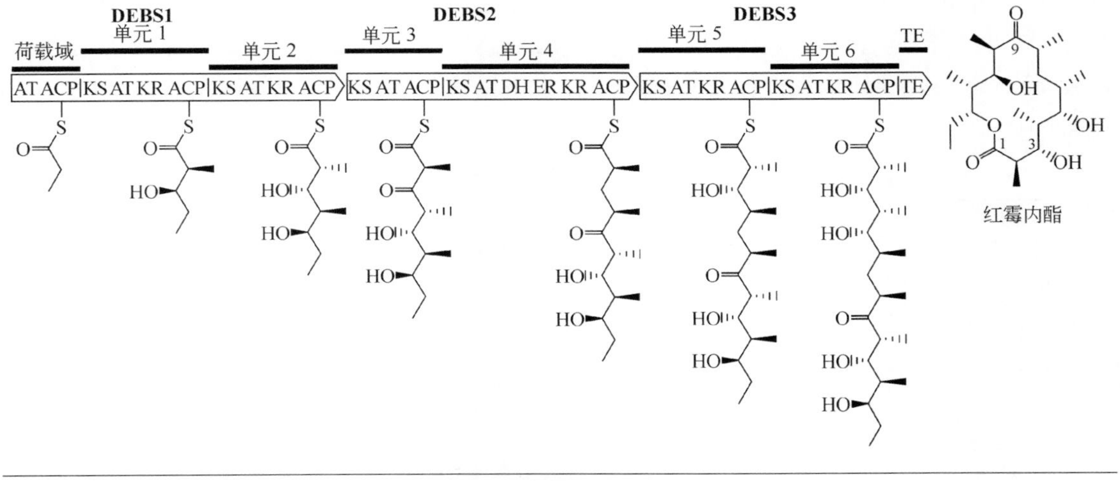

图 5-38　红霉素聚酮内酯环生物合成基因 PKS Ⅰ 型模块式结构

（2）泰洛菌素　泰洛菌素由 *S. fradiae* 产生，是一种畜用抗生素，也是动物饲料添加剂。泰洛菌素为 16 元环大环内酯，含有三个糖基［碳霉糖（mycarose）、碳霉氨糖（my-caminose）和阿洛糖（mycinose）］。

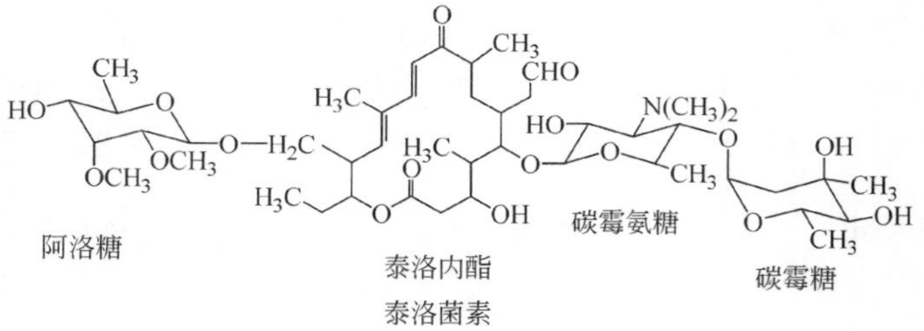

阿洛糖　　　　　泰洛内酯　　碳霉氨糖　　碳霉糖
泰洛菌素

泰洛菌素的聚酮体内酯环是由 2 个乙酸、5 个丙酸和 1 个丁酸单位在 PKSI 型酶（TylG1～5）介导下首先合成泰洛内酯，然后在糖基化酶 TylM2（452 个氨基酸）催化下，在内酯环 C5 位加上 dTDP-D-碳霉氨糖，形成 5-O-β-D-碳霉氨糖泰洛内酯，继而在 C20 位甲基氧化为醛基、C23 位甲基羟基化为甲醇基，形成 5-O-β-D-碳霉氨糖泰洛酮醛（mycamin-osyltylonolide），这步反应中有 p450 氧化酶（420 个氨基酸）TylH 和羟基化酶（417 个氨基酸）TylH 和 TylI 参与，然后在 C23 位形成的醇基上再加上 dTDP-6-脱氧阿洛糖，由糖基转移酶（422 个氨基酸）TylN 催化，形成去甲基泰洛内酯菌素（demethylactinocin），在第 1 个碳霉糖 C4 位羟基糖基化（糖基转移酶 TylC5 作用），形成 2‴-O-去甲基大菌素，阿洛糖的羟基相继甲基化［甲基化酶（395、255 个氨基酸）TylE、F］，形成大菌素和泰洛菌素。泰洛菌素生物合成途径如图 5-39 所示。

S. fadiae 中泰洛菌素生物合成基因簇序列已测序 85kb，共含有 43 个基因，其基因簇结构排列顺序如图 5-40 所示。

其中 TylGI～V组成 PKSI 型聚酮酶，包括 5 个模块 7 个单元。在第 7 单元中，所整合的硫酯酶 TE1 参与正常聚酮体链的环化，除此之外，在泰洛菌素生物合成基因簇中远离 PKS 结构约 5kb 的上游，还有一个硫酯酶基因 TE2，主要负责聚酮链正确的"编辑"工作，即将聚酮链合成过程中可能产生并与 PKS 酶结合的"非正常"聚酮体或底物水解，以使 PKS 合酶能准确地发挥作用。此外，在泰洛菌素生物合成基因簇中还含有其他基因（表 5-10）。

表 5-10　泰洛菌素 PKS 以外的其他生物合成基因

基因	氨基酸数	功　　能
tylD	336	阿洛糖氧化还原酶
tylJ	205	4,6-二脱氧-4-氧-dTDP-D-葡萄糖-3-异构酶
tylC2	—	2,3-烯醇还原酶
tylC3	—	3-C-甲基转移酶
tylC4	—	4-脱氧-4-氧-dTDP-L-碳霉糖-4-氧化还原酶
tylC6	—	4,6-二脱氧-4-氧-dTDP-D-葡萄糖-2,3-脱水酶
tylC7	—	5-异构酶
tylB	388	葡萄糖-3-氨基转移酶
tylA1	295	dTDP-D-葡萄糖合酶
tylA2	333	dTDP-D-葡萄糖-4,6-脱水酶

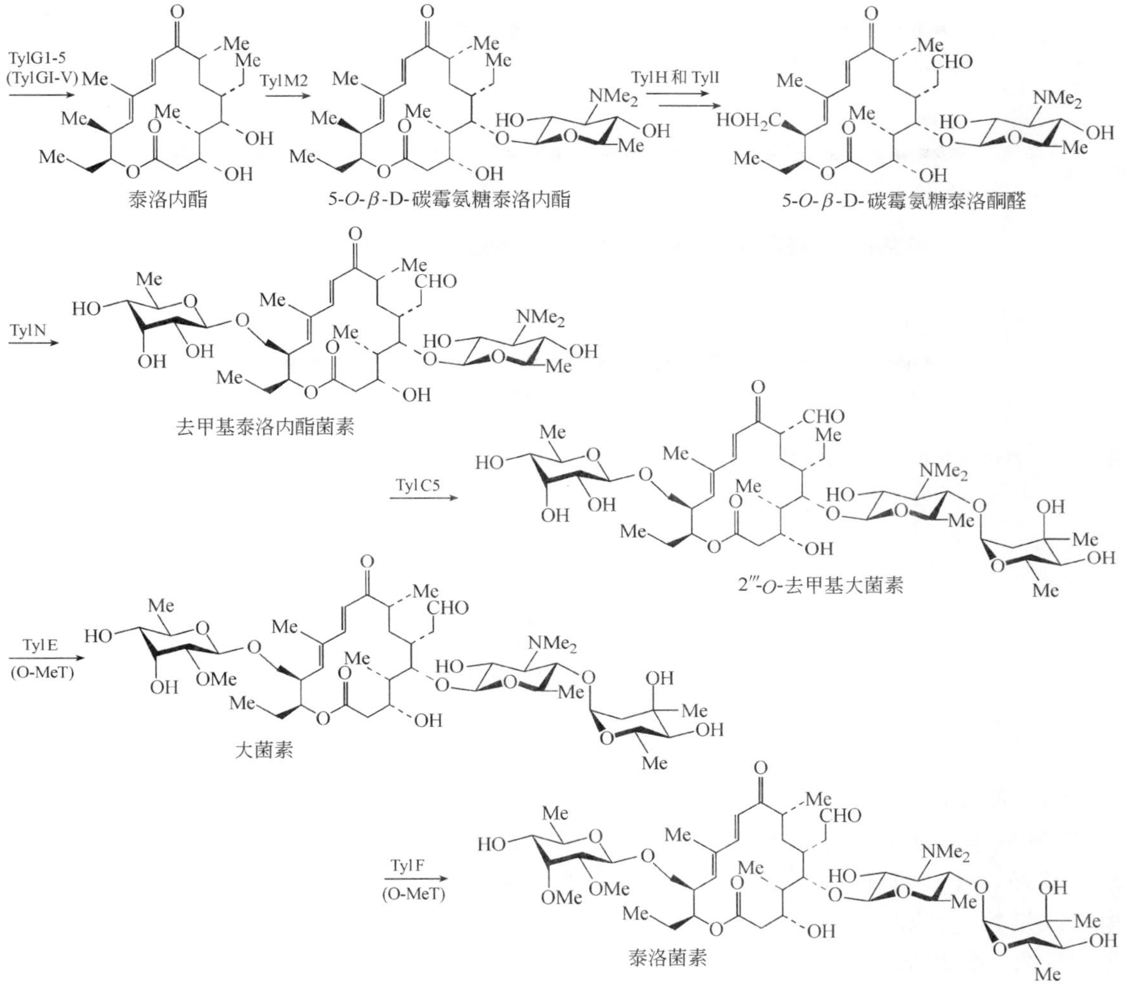

图 5-39　泰洛菌素的生物合成途径

　　泰洛菌素 PKS 基因上游有 11 个基因（1～11），其下游为 26 个基因（1～26*），*tylB* 和 *tylM* 为碳霉氨糖合成酶基因，*tylC* 为碳霉糖合成酶基因，*tylN*～*J* 为阿洛糖合成酶基因。

　　（3）螺旋霉素　螺旋霉素是由 *S. ambofaciens* 或 *S. spiramyceticus* 产生的，其结构与泰洛菌素相似，同为 16 元环大环内酯类抗生素。其生物合成途径和基因簇结构也与泰洛菌素相似。PKS I 型部分 Srm1-G5 组成 PKS I 型聚酮酶，也包括 5 个模块 7 个单元。只是荷载域以及单元 1、2 和 3 均识别乙酸单位，第 4、5 单元分别识别丙酸和丁酸单位，第 6 单元可能识别乙醇酸（螺旋霉酮的 C4 位为甲氧基），第 7 单元识别乙酸。

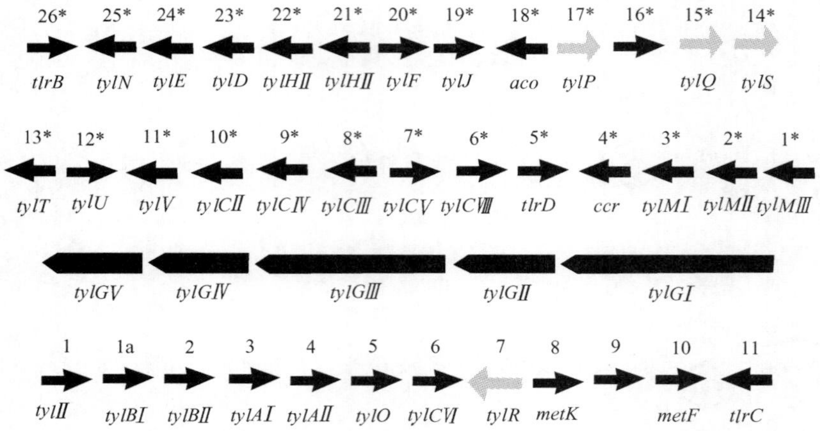

图 5-40　泰洛菌素的基因簇结构

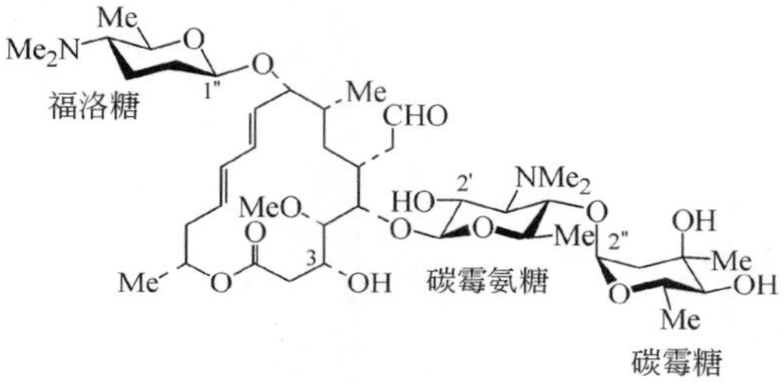

螺旋霉素

（4）苦霉素　苦霉素由 *S. venezulae* 产生，属于 14 元环大环内酯。大环内酯部分 C3 位为酮基。近年研究发现，这种具有酮内酯结构的大环内酯类化合物，对耐药菌的活性较好，并且与红霉素等不易产生交叉耐药性。苦霉素的合成聚酮体的 PKS 有 4 个模块式结构 ［PikAⅠ（461 个氨基酸）、Ⅱ（3736 个氨基酸）、Ⅲ（1562 个氨基酸）和 Ⅳ（1346 个氨基酸）］，分别包含荷载域、单元 1 和 2、单元 3 和 4、单元 5 和 6。PikAⅠ模块中，3 个 AT 活性域均识别丙酸单位作为底物，PikAⅡ模块中，2 个 AT 活性域分别识别乙酸和丙酸作为底物，PikAⅢ和 AⅣ 则均以丙酸作为底物。从中可以看出，与红霉素 PKS 基因组成不同的是含有两个 TE 硫酯酶域。TE1 结构域整合在 PikAⅣ 的读框内，硫酯酶 TE2 则由另一个单独可读框 PikⅤ（281 个氨基酸）编码。研究表明，TE1 参与两种含不同碳原子，即 12 元环和 14 元环大环内酯聚酮体的环化，形成 12 元环的 10 脱氧甲基内酯和 14 元环的那波内酯。

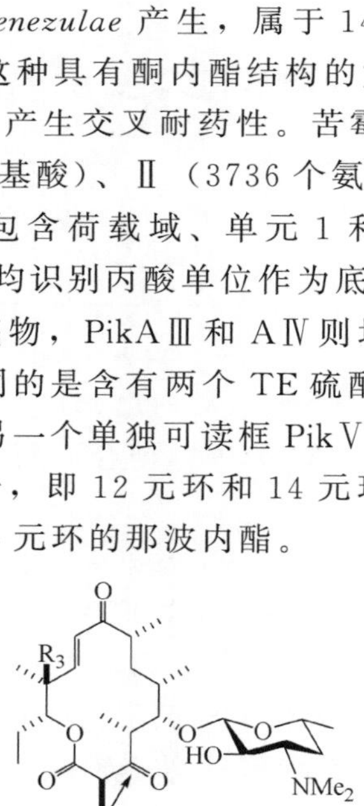

苦霉素

PKS 多酶体蛋白中，AT 结构域对其模块式结构二聚体的形成是至关重要的。而 KS N 端结构域负责单元间底物的识别。当 PikAⅠ～PikAⅣ具有完整结构时，其中 PikAⅣ蛋白的分子量为 110000。苦霉素的 PKS 中，7 个酰基转移酶结构域可以组装 14 个碳原子的环内酯，即形成那波内酯。但是，当 PKS 部分结构域如第 6 单元的 KS6 发生缺失时，蛋白分子量为 85000，即产生 10-脱氧甲基内酯。TE2 结构域对产生这两种内酯含量的比例不受影响，但是影响它们的生成总量，表明苦霉素 PKS 基因簇中的 TE2 也和泰洛菌素相似，是在 PKS 正确组装底物中发挥"编辑"作用。苦霉素的 PikAⅣ模块结构形成 12 元环和 14 元环的聚酮体如图 5-41 所示。苦霉素生物合成基因簇中的其他基因如表 5-11 所示。

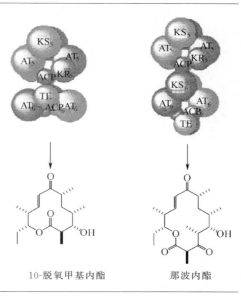

图 5-41　苦霉素 PKS 多酶体中 PikAⅣ模块式结构两种形式形成 12 元环和 14 元环聚酮体

苦霉素聚酮体（10-脱氧甲基内酯和那波内酯）形成后，在 Des7（去氧糖胺酰基转移酶）介导下进行 5 位羟基糖基化。去氧糖胺（desosamine）的形成如图 5-42 所示。首先，由葡萄糖-6-磷酸经 Des3 dTDP-葡萄糖合酶介导被活化，经 Des4 dTDP-葡萄糖 4,5-脱水酶，DesⅠ和Ⅱ双功能酶进行脱水和还原，再经 Des5 进行转氨基，Des6 进行 N,N-二甲基化，形成活化的去氧糖胺，再经 Des7 dTDP-去氧糖胺酰基转移酶，使聚酮体 5 位糖基化。糖基化的聚酮体经 PikC 羟基化酶在 C12 位羟基化，由 10-脱氧甲基内酯形成甲基霉素或新甲基霉素，而由那波内酯形成苦霉素。

表 5-11　除 PKS 以外与苦霉素生物合成相关的其他基因

基因	氨基酸数	功　能
pikR2	322	rRNA 甲基转移酶（抗性）
pikR1	336	rRNA 甲基转移酶（抗性）
des8	402	4,6-二脱氧-4-O-dTDP-葡萄糖-3,4-异构酶
des7	426	糖基转移酶
des6	237	3,4,6-三脱氧-3-氨基-dTDP-D-葡萄糖-N,N-二甲转移酶
desR	809	β-葡萄糖苷酶（抗性相关）
des5	379	3,4,6-三脱氧-3-氨基-dTDP-D-葡萄糖-3-氨基转移酶
des4	337	dTDP-葡萄糖-4,5-脱水酶
des3	292	dTDP-葡萄糖合酶
des2	485	3,6-二脱氧-3-O-dTDP-D-葡萄糖-3,4-脱水、还原酶
des1	415	3,6-二脱氧-3-O-dTDP-D-葡萄糖-3,4-脱水、还原酶
pikC	416	p450 羟基化酶
pikD	928	调节基因

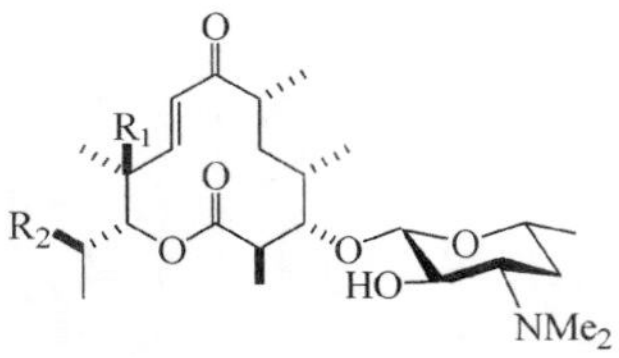

甲基霉素 R_1＝OH；R_2＝H

新甲基霉素 R_1＝H；R_2＝OH

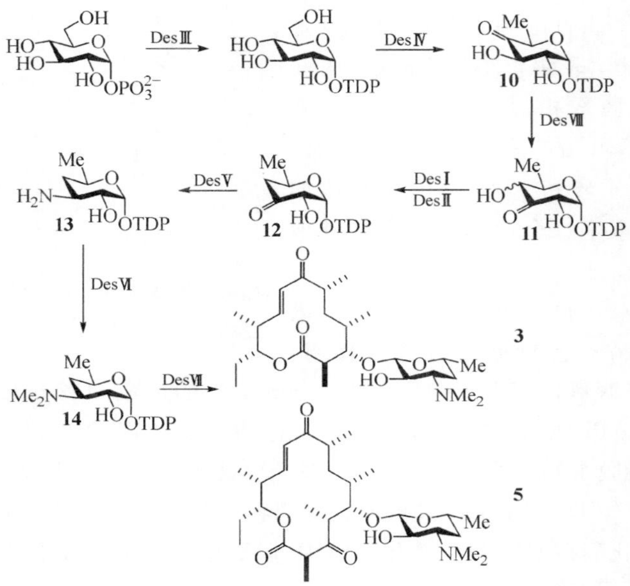

图 5-42　苦霉素中去氧糖胺的合成及聚酮体的糖基化

（5）兰卡杀菌素和兰卡霉素　由链霉菌 *S. rochei* 产生的兰卡杀菌素和兰卡霉素是两个结构上无关的大环内酯类抗生素，前者为 17 元环、有着非寻常结构的大环内酯类抗生素，它主要以饲料添加剂防治猪的密螺旋体（*Treponema hyodysenteriae*）感染。

兰卡杀菌素和兰卡霉素的生物合成基因簇位于 *S. rochei* 所含的大质粒 pSLA2-L 上。pSLA2-L 为一个线性质粒。大小为 210614bp。在其两端有 1992bp 重复的序列。兰卡杀菌素和兰卡霉素的生物合成基因簇由 143 个 *orf* 组成，占整个质粒长度的 3/4（图 5-43，见彩图）。

兰卡杀菌素 C 的合成起始于甘氨酸，然后有 8 个分子的乙酸参与其聚酮体的合成。C2、4、10、16 位上的甲基是由甲硫氨酸提供，经 C-甲基化形成，并非来源于甲基丙二酰 CoA。兰卡杀菌素 C 合成酶基因位于前 40kb 处，编码 PKS I 型酶，虽然兰卡杀菌素 C 的合成有 8 次聚酮链合成反应，但只有 5 个 KS 结构域。*orf16* 含有 2 个 ACP，表明参与兰卡杀菌素 C 合成 PKS 酶基因，可能有模块式和重复式结构域，用 5 个 KS 域完成 8 次聚酮体链的延长。*orf18* 为编码 NRPS 和 PKS 的融合蛋白基因，可能参与甘氨酸与乙酸的缩合反应。

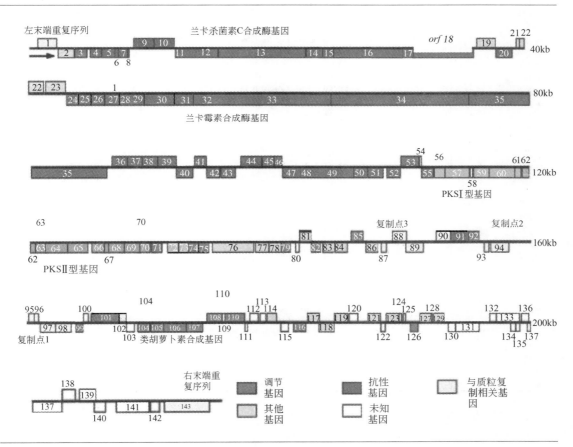

兰卡杀菌素 C　　　　兰卡霉素

R₁＝4-乙酰-L-碳霉糖

R₂＝D-查耳糖

$R_1 =$ 4-乙酰-L-碳霉糖

$R_2 =$ D-查耳糖

　　兰卡霉素合成酶基因紧接兰卡杀菌素 C 的合成酶基因，涵盖 68kb，其中包括 3 个 *orf* 组成编码大环内酯聚酮体合成酶基因，与红霉素的 *ery AⅠ*、*ery AⅡ*、*ery AⅢ* 类似。2-甲基-3-羟基丁酸或 2-甲基丁酸甲基可能是其生物合成的起始单位。

图 5-43　兰卡杀菌素 C 和兰卡霉素生物合成基因簇结构（见彩图）

　　兰卡杀菌素 C 合成酶基因后面的 *orf56～61* 结构与 PKS Ⅰ型类似，*orf62～71* 与 PKS Ⅱ结构域相似，*orf104～110* 与类胡萝卜素合成酶基因结构相似，但均不参与这两个抗生素的合成。

　　在这两个抗生素生物合成基因簇中还含有许多调节基因，它们调控两者的生物合成，如编码 AfsA、ArpA 和 A 因子等类似调节基因的 *orf3*、74、85、116 等。在其生物合成基因簇中还有抗性基因。比较有意思的是，在生物合成基因簇的左侧含有三个质粒复制点域，暗示宿主菌在进化中质粒的复制伴随着不断地插入次级代谢基因的过程。表 5-12 中列举了参与兰卡杀菌素 C 和兰卡霉素生物合成主要基因的功能。

表 5-12 兰卡杀菌素 C 和兰卡霉素生物合成主要基因的功能

基　　因	氨基酸数	功　　能
兰卡杀菌素 C		
orf4～8	304,364,99,242,34	吡咯喹啉合成酶
orf9、10	545,569	ABC 输出蛋白
orf11	184	异分支酸酶
orf12、13	926,2346	PKS I 型酶(KS、ACP、TE、KR、ACP、KS、ACP、KS)
orf14	438	氨基氧化酶
orf15	293	酰基转移酶
orf16	1862	PKS I 型(KR、MT、ACP、ACP、KS)
orf17	276	脱水酶
orf18	1622	NRPS-PKS(缩合,腺苷,PCP,KS)
兰卡霉素		
orf24	328	NDP-己糖-4,6-脱水酶
orf25	263	硫酯酶
orf26	406	p450 羟基化酶
orf27	417	NDP-4-酮-2,6-二脱氧己糖-3-*C*-甲基转移酶
orf28	270	NDP-己糖-3-*O*-甲基转移酶
orf29	335	NDP-4-酮-2,6-二脱氧己糖-2,3-烯醇还原酶
orf30	813	β-糖苷酶
orf31、40、43	425,425389	糖苷转移酶
orf32	361	NDP-4-酮-6-脱氧-3,4-异构酶
orf33	3295	PKS I 型 LkmA III (KS、AT、KR、ACP;KS、AT、KR、ACP、TE)
orf34	3656	PKS I 型 LkmA II (KS、AT、KR^0、ACP;KS、AT、DH、ER、KR、ACP)
orf35	3651	PKS I 型 LkmA I ,荷载域(AT、ACP)(KS、AT、KR、ACP;KS、AT、KR、ACP)
orf36	410	*O*-酰基转移酶
orf37	404	p450 羟基化酶
orf38	399	NDP-6-脱氧己糖-3,4-脱水酶
orf39	490	NDP-4,6-二脱氧己糖-3,4-烯醇还原酶
orf41	325	NDP-3-甲基-4-酮-2,6-二脱氧己糖-4-酮还原酶
orf42	346	NDP-3-酮-6-脱氧己糖-3-酮还原酶
orf44	566	ABC 输出蛋白
orf45	298	NDP-己糖-3-*O*-甲基转移酶
orf46	209	NDP-4-酮-6-脱氧己糖-3,5-差向异构酶
orf47	476	腺苷同型半胱氨酸酶
orf48	286	5,10-次甲基四氢叶酸还原酶
orf49	1135	5-甲基四氢叶酸同型半胱氨酸-*S*-甲基转移酶
orf50	336	葡萄糖激酶
orf51	406	*S*-腺苷甲硫氨酸合成酶
orf52	354	NDP-葡萄糖合成酶
orf53	483	NDP-4-酮-6-脱氧己糖-2,3-脱水酶

2. 安莎类抗生素

安莎类抗生素属于一种大环内酰胺，它们的结构特点是均含有一个芳香环的发色团，芳香环上的脂肪族安莎链通过酰胺键连接形成大环结构。不同安莎类抗生素结构上的区别在于大环链碳原子数、发色团的类型以及大环形成后的修饰程度。安莎类抗生素结构中的发色团均起源于 7 碳单位 mC_7N，后者是由"氨基莽草酸途径"产生的 3-氨基-5-羟基-苯甲酸（AHBA）衍生的。下面列举了苯醌型安莎类抗生素柄型菌素 P-1（ansamitocin P-1）、格尔德霉素（geldanamycin）、安莎三烯（ansatrieninA）、大贝菌素（macbecin）和萘醌型安莎类抗生素利福霉素 B（rifamycin B）、萘霉素 C（naphthomycin C）、康乐霉素 D（kanglemycin D）和红迪霉素（rubradirin）的结构式。丝裂霉素（mitomycin）的化学结构不属于安莎类抗生素，但从生源角度来看，它也是由 AHBA 衍生而来的。贵田霉素（kendomycin）结构上属于安莎类抗生素，但不是由 AHBA 衍生的。它最初是从链霉菌代谢产物中发现的，后来主要用化学合成方法来制造。

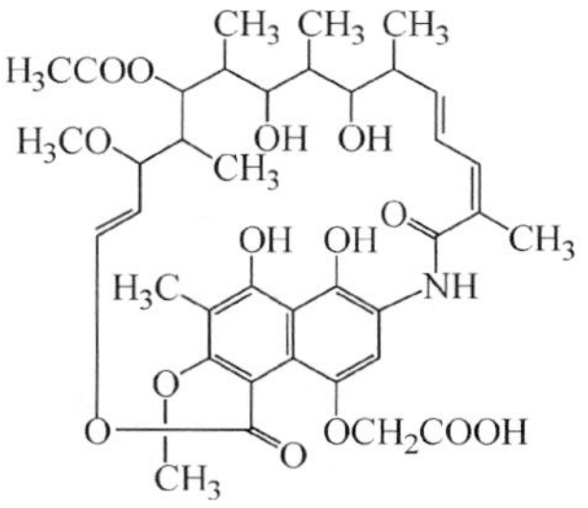

利福霉素 B

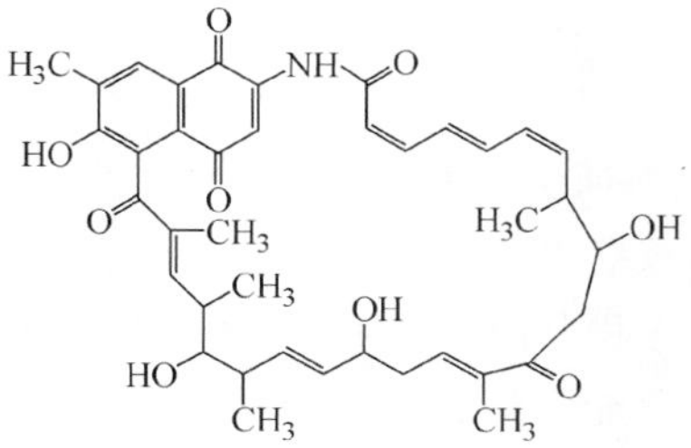

萘霉素 C

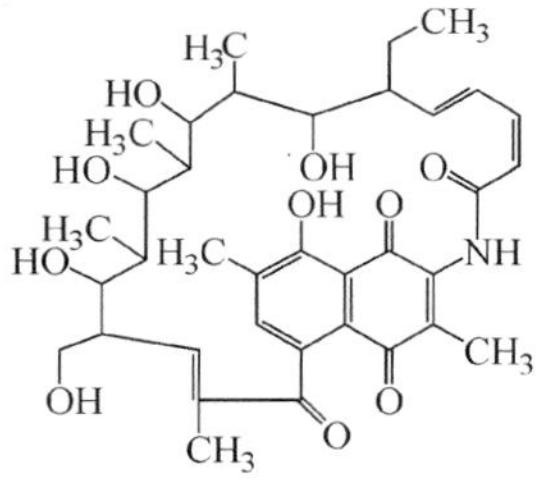

康乐霉素 D

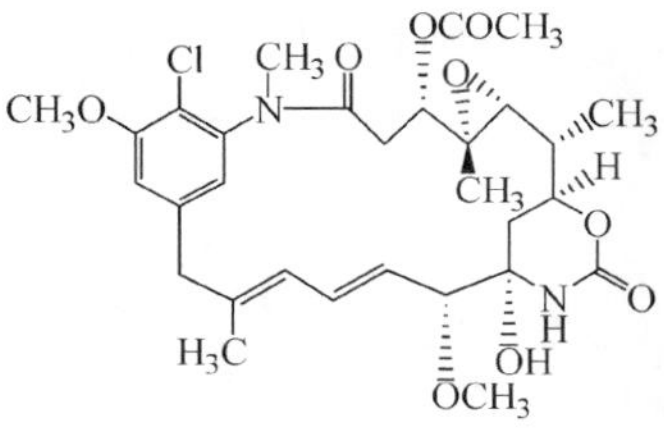

柄型菌素 P-1

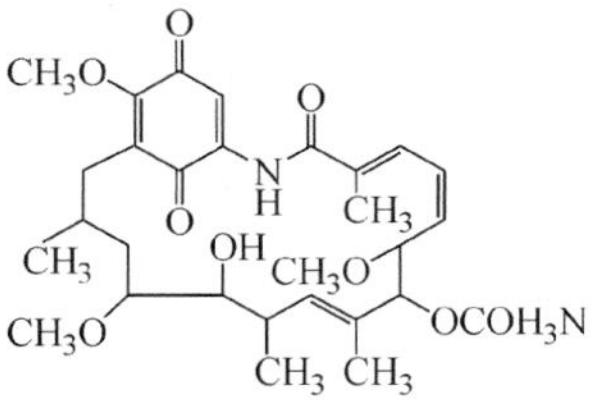

格尔德霉素

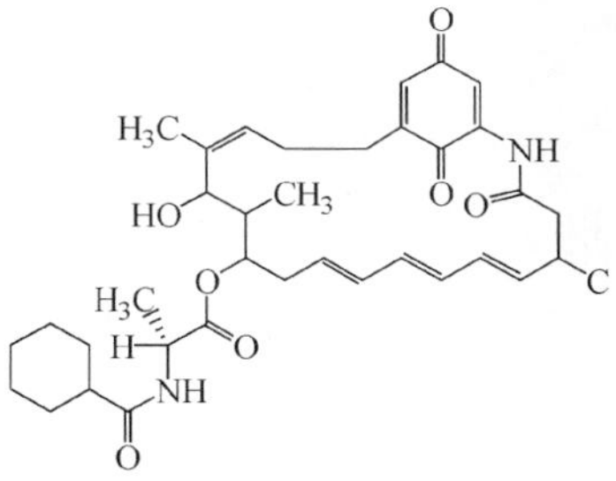

安莎三烯 A

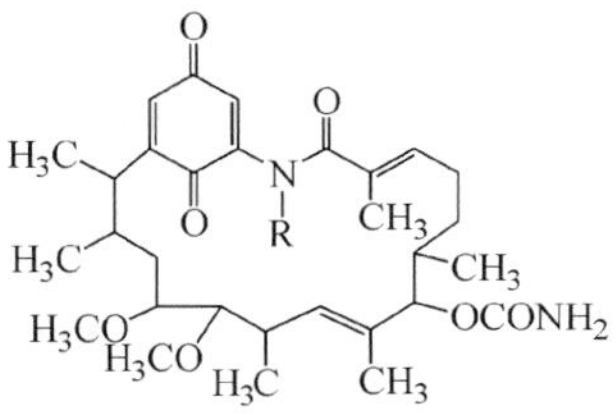

R＝CH₂CH₃

大贝菌素 B

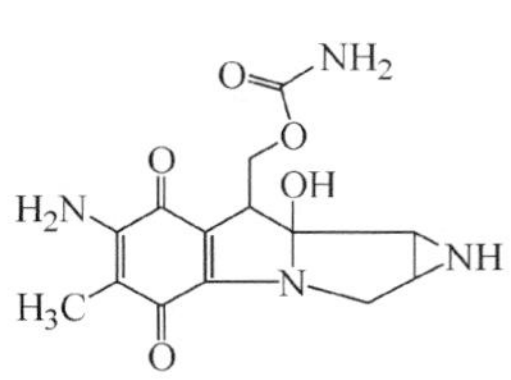

丝裂霉素

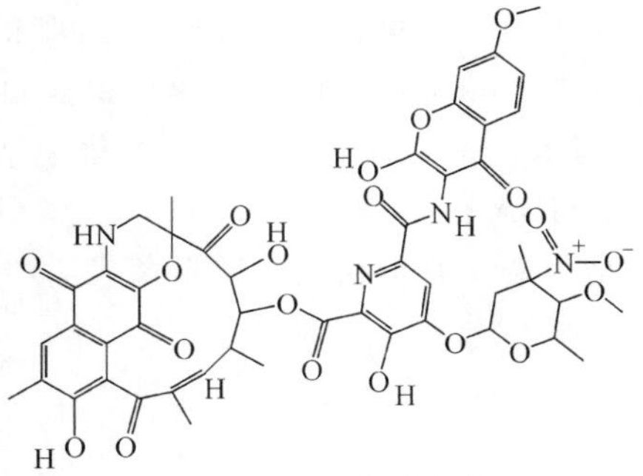

红迪霉素 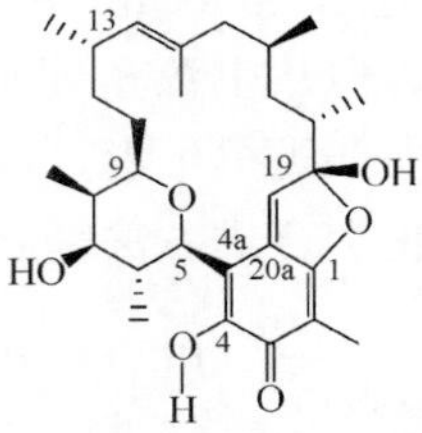   贵田霉素

（1）利福霉素 地中海拟无枝酸菌（*Amycolatopsis mediterranei*）产生的利福霉素在治疗结核菌感染性疾病中起着重要作用。利福霉素的生物合成是以 AHBA 为起始单位，在 PKS Ⅰ型酶催化下接上 2 个甲基丙二酰和 1 个丙二酰延伸单位后形成萘醌环，萘醌环具体的形成机制目前还不十分清楚，可能为羟基化、氧化或自发的环化反应，然后继续合成聚酮体链，由酰胺合成酶 RifF 使聚酮体环化形成原安莎霉素（proansamycin X），再经过后修饰形成利福霉素 B（图 5-44）。原安莎霉素形成利福霉素 B 的过程尚不完全清楚，最后一步应该是双键的氧化/断裂，经脱羧去掉一个碳原子以及 C12 位酚羟基和羟甲基的缩醛反应。

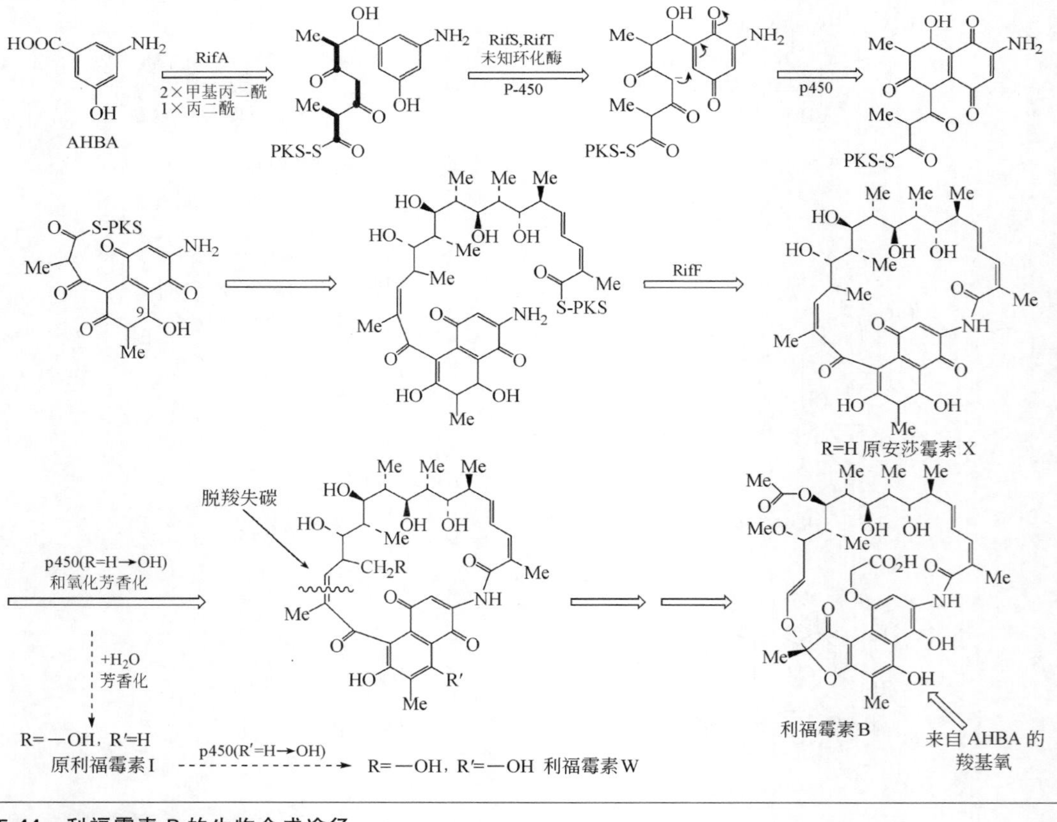

图 5-44 利福霉素 B 的生物合成途径

利福霉素生物合成基因簇约 90kb，包含有 4 个区域 40 个基因，区域Ⅰ在 PKS 上游由 2 个基因（*rifT* 和 *rifS*）组成，编码与萘醌环化相关酶；区域Ⅱ约 52kb，由 6 个基因组成，这一区域与 PKSⅠ型结构类似，包括荷载域。利福霉素生物合成簇中的荷载域是一种与 NRPS 相似的结构域，是由腺苷域 A 和肽酰基携带蛋白 PCP 组成的，其 A 结构域活化起始单位 AHBA，此外，区域Ⅰ还含有与 10 个碳链延伸相关的 5 个可读框（A、B、C、D、E），*rifA*（编码 4735 个氨基酸）中包括模块 1、2、3，*rifB*（编码 5060 个氨基酸）包括模块 4、5、6，*rifC*（编码 1763 个氨基酸）包括模块 7，*rifD*（编码 1728 个氨基酸）包括模块 8，*rifE*（编码 3413 个氨基酸）包括模块 9 和 10。模块 2 和 9 利用乙酸，其他模块利用丙酸为延伸单位，相应的 AT 域有所不同。利福霉素聚酮体的荷载域是以 3-氨基-5-羟基-苯甲酸（AHBA）为起始单位。利福霉素聚酮体链的环化是利用酰胺合成酶，该酶由 *rifF*（编码 260 个氨基酸）基因编码。区域Ⅲ含有 7 个基因，为 AHBA 生物合成基因簇，另一个与 AHBA 合成相关的氨基脱氢奎尼酸脱水酶基因（*rifJ*）位于区域Ⅳ的末端。区域Ⅳ含有 23 个基因，主要为后修饰、抗性和调节基因。利福霉素生物合成基因簇区域Ⅱ中 PKS 基因包含的模块式结构单元活性域排列如图 5-45 所示。利福霉素生物合成基因簇其他区域基因功能如表 5-13 所示。

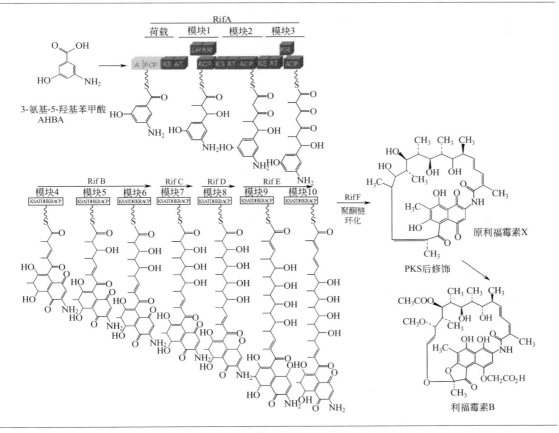

图 5-45　参与利福霉素聚酮体生物合成 PKS 基因结构域

（2）安莎三烯　安莎三烯具有较强的抗肿瘤活性，其分子是由 AHBA、聚酮体、环己烷羧酸和 D-丙氨酸等构成的。安莎三烯的生物合成是以 AHBA 为起始单位，经聚酮合酶催化合成聚酮体链。环己烷羧酸（CHC）来源于莽草酸，经 AnsJ（3-烯醇丙酮酰莽草酸-5-磷酸合酶），将莽草酸转变为（3R,4Q)-3,4-双羟氧基环己-1,5-双烯羧酸，再经 AnsK（香豆酸 CoA 连接酶）将双烯羧酸转变为相应的 CoA 硫酯，然后再经 AnsL（乙酰 CoA 脱氢酶）、AnsM（NADH-依赖型黄素氧化还原酶）、ChcA（1-环己烷酰羰酰 CoA 还原酶）、ER（烯醇还原酶）和 ChcB（异构酶）等参与进行催化反应。CHC 与 D-丙氨酸的肽键连接由 AnsC（肽酶）介导，但是 D-丙氨酰基与聚酮链骨架的连接，以及聚酮体的环化机制尚不清楚。由莽草酸合成环己烷羧酸及由 AHBA 合成安莎三烯的生物合成途径如图 5-46 所示。

表 5-13 利福霉素生物合成基因簇其他区域基因功能

区域	基因	氨基酸数	功能
I	rifT	255	p450
	rifS	397	p450
III	rifG	336	氨基脱氢奎尼酸合酶
	rifH	441	氨基 DAHP 合酶
	rifI	263	氨基奎尼酸脱氢酶
	rifK	388	AHBA 合酶
	rifL	360	氧化还原酶
	rifM	232	磷酸酶
	rifN	303	激酶（参与 AHBA 合成中 3-脱氧-3-氨基-D-葡萄糖磷酸化）
IV	rifO	261	调节
	orf2	310	脂酶
	rifP	525	运输蛋白
	rifQ	242	转录阻遏蛋白
	orf3	166	—
	orf4	403	p450
	orf5	421	dNTP-己糖脱水酶
	orf6	435	dNTP-己糖脱水酶
	orf7	381	dNTP-己糖糖基转移酶
IV	orf8	206	dNTP-己糖-3,5-异构酶
	orf9	432	氨基转移酶
	orf10	330	氧化还原酶
	orf11	—	还原酶
	orf12	252	硫酯酶
	orf13	500	p450
	orf14	272	甲基转移酶

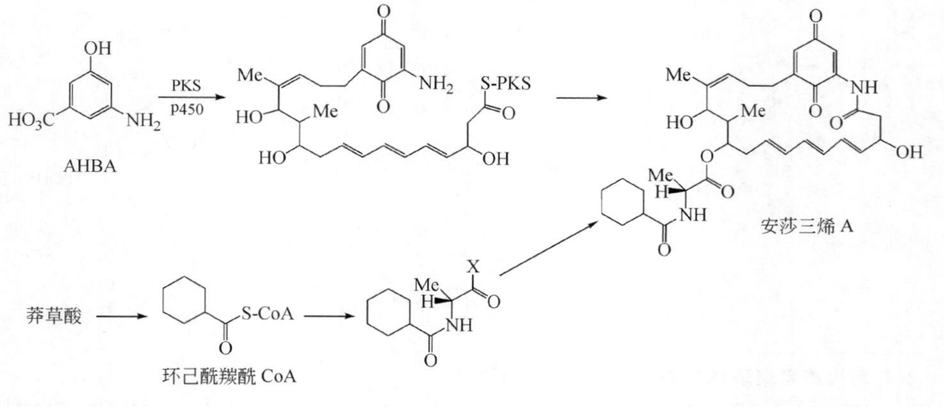

图 5-46 安莎三烯的生物合成途径

（3）格尔德霉素　格尔德霉素属于苯安莎类抗生素。最初发现它具有抗原虫和抗肿瘤作用，中国医学科学院医药生物技术研究所发现它还具有良好的抗病毒活性。近年的研究表明，格尔德霉素的这些生物学活性是由于它能特异性地抑制热休克蛋白90（Hsp90）的ATP/ADP 结构域，下调多种 Hsp90 的靶蛋白功能所致。因此，作为 Hsp90 的特异性抑制剂，它在抗肿瘤和抗病毒治疗中极具潜在的应用前景。格尔德霉素的生物合成也是以 AHBA 为起始单位，然后以 1 个乙酸、4 个丙酸和 2 个甲氧基乙酸作为碳链延长单位，分别缩合形成聚酮体，在碳链延长过程中伴随有羟基化和链烯化或甲烯基化，再由酰胺合酶以酰胺键使聚酮体环化形成原格尔德霉素，再经过后修饰，包括 C7 位氨甲酰基化、C17 位羟基化、C17 位 O-甲基化、C21 位氧化和 C4、5 位氧化为双键等，最后形成格尔德霉素。

格尔德霉素生物合成基因簇结构如图 5-47 所示。gdmA1、gdmA2、gdmA3 三个可读框编码合成聚酮体的 PKS 合酶，共含有 7 个模块。gdmA1（编码 6842 个氨基酸），包括荷载域和模块 1～3；gdmA2（编码 3435 个氨基酸），包括模块 4 和 5；gdmA3（编码 3896 个氨基酸），包括模块 6 和 7。格尔德霉素生物合成起始单位 AHBA 在荷载域被 CoA 连接酶活化后，与模块 1 中编码甲基丙二酰转移酶（AT）活性域经酮酰基合酶（KS）缩合，开始聚酮碳链的合成。除模块 1 编码甲基丙二酰 CoA 延长单位以外，还有模块 3、4、7 以甲基丙二酰 CoA 为延长单位，模块 6 以乙酸（丙二酰 CoA）为延长单位，模块 2 和 5 以甲氧基丙二酰 CoA 为延长单位。格尔德霉素聚酮体碳链延伸后，由 gdmF（编码酰胺合酶，257 个氨基酸）介导环化成原格尔德霉素。再由后修饰基因编码酶介导聚酮体 C7 位氨酰基化、C17 位羟基化和甲基化、C21 位氧化和 C4、5 位氧化形成格尔德霉素（图 5-48）。

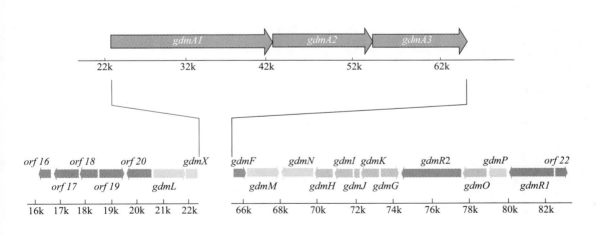

图 5-47　格尔德霉素生物合成的基因簇结构

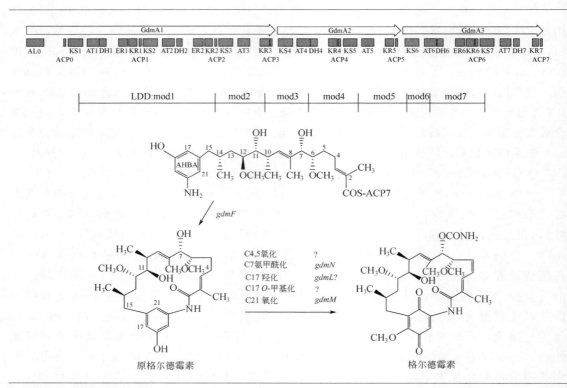

图 5-48　格尔德霉素的生物合成途径

格尔德霉素聚酮合酶以外生物合成基因的功能如表 5-14 所示。

负责格尔德霉素生物合成起始单元（AHBA）的主要生物合成基因簇，除了氨基脱氢奎尼酸（aDHQ）合酶基因外，不与格尔德霉素生物合成基因簇连锁，且远离其基因簇至少 30kb。该基因簇中包括 *gdnK*（编码 294 个氨基酸）激酶、*E*（编码 148 个氨基酸）脱氢奎尼酸脱水酶、*A*（编码 384 个氨基酸）AHBA 合酶、*O*（编码 377 个氨基酸）氧化还原酶、*P*（编码 231 个氨基酸）磷酸酶等基因。

表 5-14　PKS 以外格尔德霉素生物合成基因的功能

基因	氨基酸数	功　　能
orf16	227	运输蛋白
orf17	300	分泌蛋白
orf18	263	水解酶
orf19	294	转录调节蛋白(可能和 A 因子调控蛋白相似)
orf20	253	转录调节蛋白(可能与抗性有关)
gdmL	479	G17 氧化酶
gdmX	156	未知
gdmF	257	酰胺合酶
gdmM	545	C21 氧化酶
gdmN	682	氨甲酰基转移酶
gdmH、I、J、K、G	370、370、91、288、218	甲氧基丙二酰-ACP 合成相关
gdmR2	926	转录调节蛋白(正调控基因,途径专一性调控基因)
gdmO	354	aDHQ 合酶
gdmP	397	p450
gdmR1	962	转录调节蛋白(正调控基因,途径专一性调控基因)
orf22	237	水解酶

（4）贵田霉素　贵田霉素（kendomycin）由 *S. violaceoruber* 菌产生，其分子化学结构也属于安莎类化合物类型。它具有钙调素和表皮因子受体拮抗作用，是一种抗骨质疏松剂。贵田霉素分子仅由碳原子组成，其中没有氮原子，所以又称为碳大环内酯（carbomacrolide）。其分子中的大环部分均来源于乙酸，甲基来源于甲硫氨酸。贵田霉素的生物合成起始单位可能是2,3,5,6-四羟基-甲基苯甲酸 CoA。它的合成是 PKSⅢ合酶（查耳酮合酶 CHS）介导的，4 个分子的丙二酰 CoA 在 Ken2 PKSⅢ合酶参与下合成 3,5-二羟苯乙酸 CoA，再由烯醇 CoA 脱水酶Ken3 和 Ken7 催化其脱水，环化形成 3,5-二羟基苯乙酸，继而由硫酯酶 Ken4 催化将产物从PKS 合酶中释放成 3,5-二羟基乙醛酸游离酸状态，进一步脱羧酶被 Ken5 作用形成 3,5-二羟基苯甲醛，Ken6 氧化形成 3,5-二羟基苯甲酸。Ken9 是一个 SAM-依赖甲基化酶，由其介导形成3,5-二羟基-4-甲基苯甲酸，再由 Ken10 羟基化酶形成 2,3,5,6-四羟基-4-甲基苯甲酸，后者经Ken16 连接酶与 PKSⅠ型酶起始结构域连接。聚酮合酶Ⅰ型的 8 个模块参与大环碳链的延伸，最后大环的环化发生在 C5 羰基和 C9 羟基之间，可能是一种醛缩反应伴随着脱羧和脱水作用。贵田霉素起始单位由 PKSⅢ合酶介导的 2,3,5,6-四羟基-甲基苯甲酸生物合成途径如图 5-49 所示。

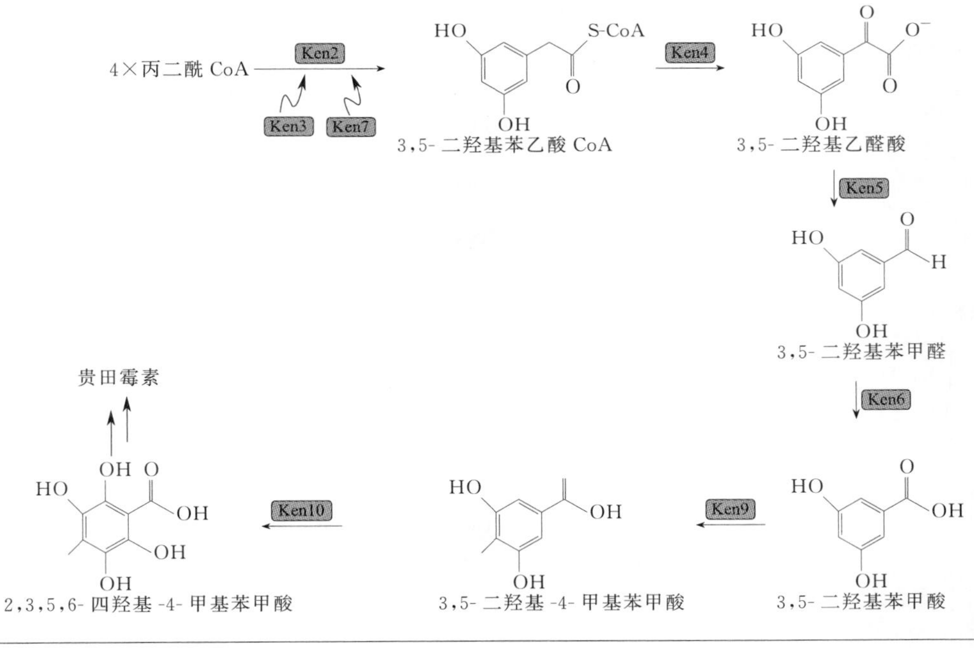

图 5-49　贵田霉素起始单位的生物合成途径

（5）丝裂霉素　丝裂霉素由 *S. lavendulae* 菌产生，其化学结构不属于安莎类抗生素，但是由于其生物合成起始单元同属于 AHBA，故将它的生物合成机制也放在本节中阐述。丝裂霉素分子是由 AHBA、D-葡萄糖胺、L-甲硫氨酸和精氨酸或瓜氨酸衍生的氨甲酰磷酸组成的（图 5-50）。结构中 9 位分子构象和 R_1、R_2、R_3基团的不同，而形成多组分的丝裂霉素，如果 9 位为亚甲基，则形成丝裂霉素 G、H 和 K。

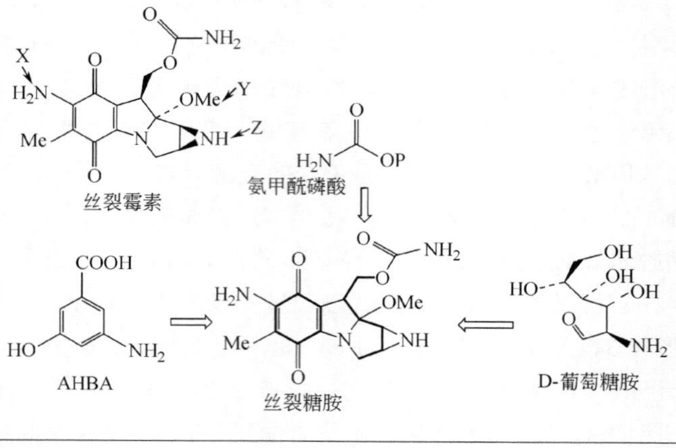

图 5-50　丝裂霉素的生物合成途径

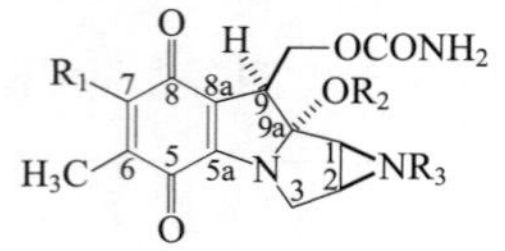

丝裂霉素	R_1	R_2	R_3
A	OCH_3	CH_3	H
F	OCH_3	CH_3	CH_3
C	NH_2	CH_3	H

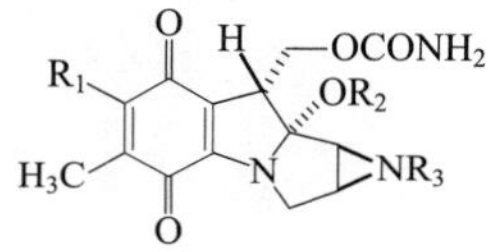

丝裂霉素	R_1	R_2	R_3
B	OCH_3	H	CH_3
D	NH_2	H	CH_3
E	NH_2	CH_3	CH_3
J	OCH_3	CH_3	CH_3
L	$NHCH_3$	H	CH_3

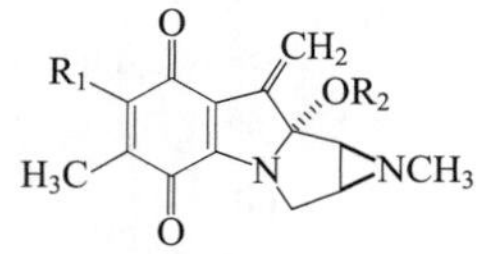

丝裂霉素	R_1	R_2
G	NH_2	CH_3
H	OCH_3	H
K	OCH_3	CH_3

　　丝裂霉素生物合成全基因簇约 55kb 长，含有 47 个基因（图 5-51，见彩图），包括 7 个 AHBA 生物合成相关基因（红色），它们是 *mitT*——aDHQ 脱氢酶（270 个氨基酸）、*mitS*——激酶（315 个氨基酸）、*mitP*——aDHQ 合酶（343 个氨基酸）、*mitJ*——磷酸酶（235 个氨基酸）、*mitG*——氧化还原酶（404 个氨基酸）、*mitA*——AHBA 合酶（388 个氨基酸）、*mmcF*——aDHQ 脱水酶（145 个氨基酸）的基因。与安莎类抗生素产生菌不同的是，这些基因基本上均不连锁在

一起，而在生物合成基因簇中呈分散状分布。丝裂霉素的主结构丝裂糖胺（mitosane）的生物合成基因主要为 *mitB*——糖基转移酶（93 个氨基酸）和 *mitE*——CoA 连接酶（黄色），它们主要负责 AHBA 与 D-葡萄糖胺的结合。丝裂糖胺的修饰过程包括羧基还原、羟基化、氨基化、羟基还原、氮丙啶环化和氨甲酰基化等。与其相关的基因（蓝色表示）有 *mitN* 和 *mitM*——甲基转移酶（274 和 283 个氨基酸），可能负责氮杂环丙烷 R_2 基团的甲基化；*mmcR*——O-甲基转移酶（351 个氨基酸），可能负责 R_1 基团的 O-甲基化；*mitK*（编码 345 个氨基酸）、*mitH*（编码 382 个氨基酸）、*mmcI*（编码 284 个氨基酸）、*mmcJ*（编码 274 个氨基酸），为 F420 依赖型四氢甲烷蝶啶还原酶，是一种羧基还原酶，与丝裂霉素生物合成过程 AHBA 的羧酸还原为甲基有关；*mmcN*（编码 395 个氨基酸）和 *mmcT*（编码 568 个氨基酸）为 p450 羟基化酶，与丝裂霉素生物合成过程羟基化有关。丝裂霉素分子中氨甲酰基部分是由精氨酸或瓜氨酸与氨甲酰磷酸衍生的，*mmcS*——氨甲酰基转移酶（546 个氨基酸）参与其合成过程。在丝裂霉素生物合成基因簇中还有两个调节基因（紫色）*mitQ*（编码 164 个氨基酸）和 *mmcW*（编码 163 个氨基酸），前者与磷酸盐调控相关，后者为阻遏调控蛋白。MitR（514 个氨基酸）、MmcM（472 个氨基酸）和 Mrd（130 个氨基酸）为产生菌对自身产生的抗生素抗性基因编码蛋白。丝裂霉素生物合成基因簇中，还有许多基因的功能不够清楚，如 *mitD*、*C*、*O*、*L*、*I*、*G*、*F* 和 *mmcA*、*B*、*C*、*D*、*G*、*H*、*K*、*L*、*O*、*P*、*Q*、*U*、*V*、*X*、*Y* 等。尚需进行更深入的研究和探索。

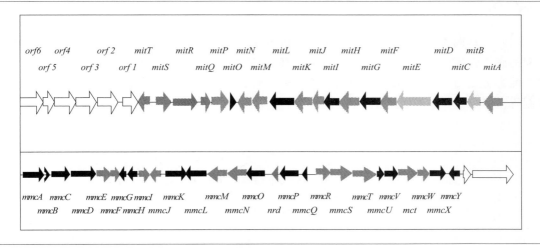

图 5-51　丝裂霉素生物合成基因簇结构（见彩图）

白色标记的 *orf* 与丝裂霉素的生物合成不相关

3. 多烯类抗生素

多烯类抗生素是一种具有 22~44 元环状聚酮体，其中含有 3~8 个共轭双键结构的化合物，并含有环外非芳香多烯和芳香多烯类两种，前者如制霉菌素（nystatin）和匹马菌素（pimaricin）、两性霉素（amphotericin），后者如杀念珠菌素（candicidin）等。这类抗生素结构中常含有环外的羧基基团以及不寻常的海藻糖胺。不少多烯类抗生素具有抗真菌活性，是由于它们与真菌细胞膜的麦角固醇具有亲和力，与其结合后形成通道，使细胞内的离子和小分子流出胞外而导致细胞死亡。有些多烯类抗生素具有抗菌或免疫抑制的活性。但是其缺点是毒性较高、组织分布差、水溶性也较差。近年对多烯类抗生素生物合成基因簇和酶学的研究获得了明显进展。

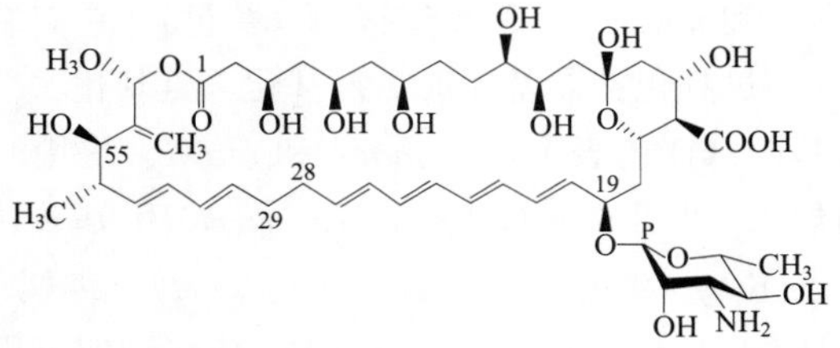

制霉菌素A

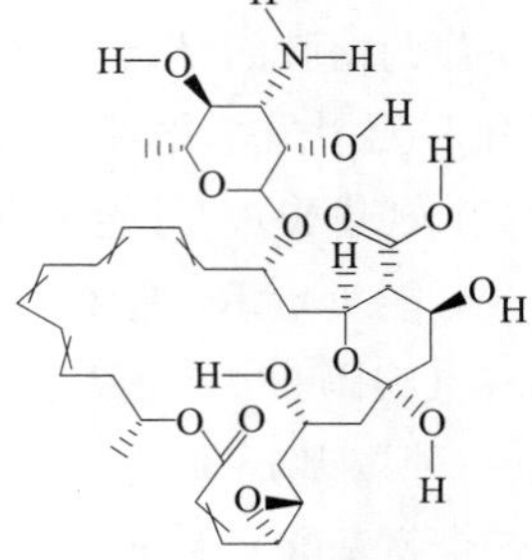

匹马菌素

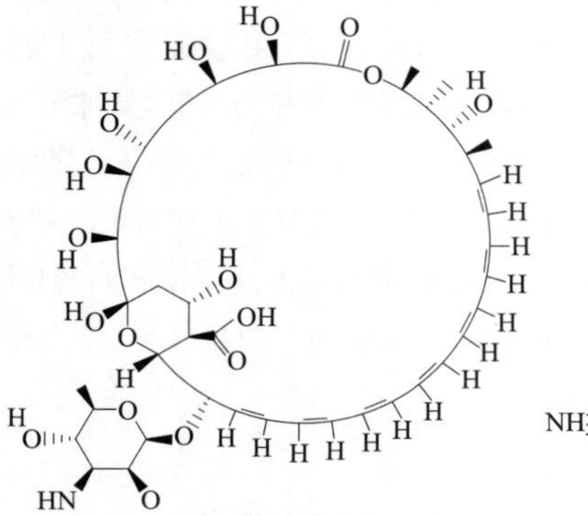

两性霉素

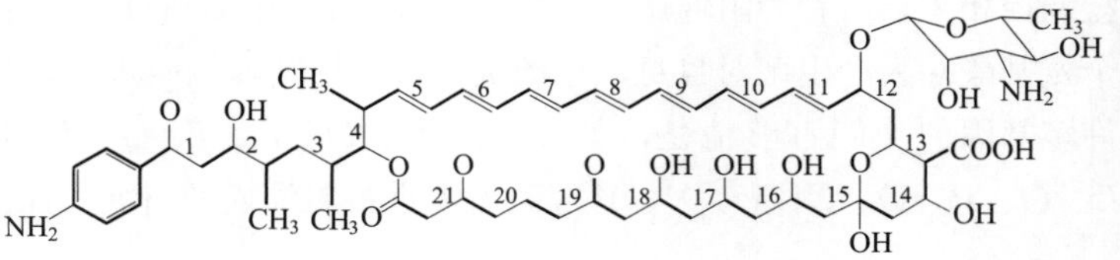

杀念珠菌素

（1）制霉菌素　制霉菌素（nystatin）由 *S. noursi* 菌产生，已在临床上应用于治疗真菌引起的感染性疾病。制霉菌素是由 38 元大环多烯内酯和 1 个海藻糖分子组成的。其大环多烯内酯部分是由 16 个乙酸和 3 个丙酸单位聚合而成的。*S. noursi* 中 PKS 介导乙酸和丙酸合成制霉菌素 A1 多烯环如图 5-52 所示。

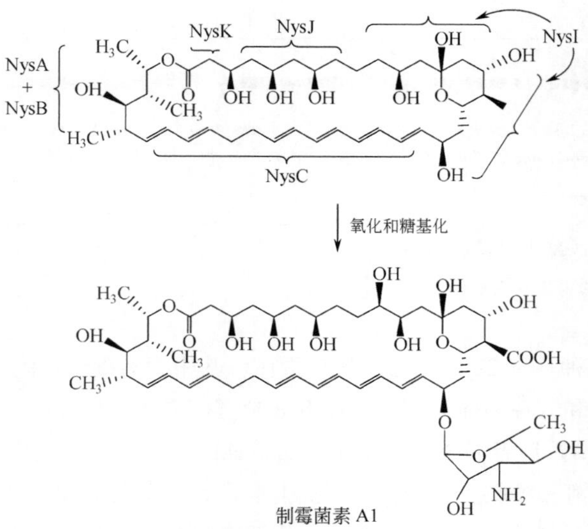

制霉菌素 A1

图 5-52　PKS 介导乙酸和丙酸合成制霉菌素多烯环

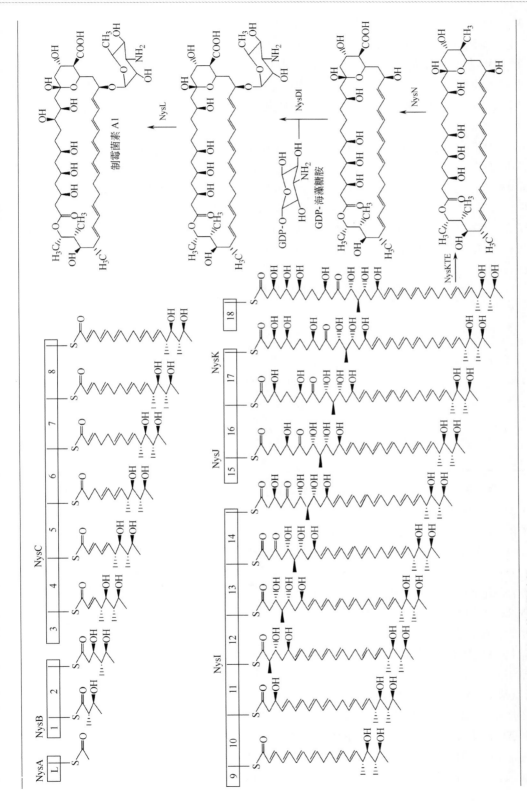

图 5-53　制霉菌素 A1 生物合成基因及过程

制霉菌素 38 元环的聚酮体是由 PKSI 型催化形成的，其 PKS 蛋白由 NysA、B、C、I、J、K 活性结构域组成，经硫酯酶（NysK，TE）环化形成聚酮环，然后经 NysN 和 NysL 等单氧化酶、DI 糖苷转移酶修饰形成。NysL 负责 C10 位羟基化。在其基因簇中，还含有 5 个与糖合成相关的基因，2 个与抗性相关的基因，其中一个可能编码 ABC 运输蛋白，另一个与磷酸激酶相似，可能与制霉菌素合成过程中使其钝化有关。制霉菌素 A1 生物合成基因及过程见图 5-53。

S. noursi 菌中，制霉菌素生物合成基因簇已被克隆约为 123kb。nysA 为合成多烯环的 PKS 荷载域，由 1366 个氨基酸组成，含有特异性识别乙酸的 AT 模块；nysB（3192 个氨基酸），含有 2 个识别丙酸单位的 AT 模块；nysC（11096 个氨基酸），含有 6 个模块识别乙酸延伸单位，在 6 个模块中，含有多个脱水酶结构域（DH）形成许多双键的多烯结构。nysI（9477 个氨基酸），含有 6 个模块，其中有 5 个识别乙酸单位的 AT 模块和 1 个识别丙酸单位的 AT 模块；nysJ（5435 个氨基酸），含有 3 个识别乙酸单位的模块；nysK（2066 个氨基酸），含有 1 个乙酸识别的 AT 模块和 TE1 活性域。制霉菌素其他生物合成基因的功能见表 5-15。

表 5-15 参与制霉菌素生物合成的基因的功能（除 PKS 合酶以外）

基因	氨基酸数	功能
nysD1	506	配糖体 O-19-dTDP-D-海藻糖胺转移酶
nysD2	352	3,6-二脱氧-3-氧-dT(G)DP-D-甘露糖-3-氨基转移酶
nysD3	344	dT(G)DP-D-甘露糖-4,6-脱水酶
nysE	251	硫酯酶（TE2），参与多烯环的环化
nysF	254	脱 ACP 4'-磷酸泛酰基转移酶
nysG/H	605/584	ABC 输出蛋白
nysL	394	p450 单氧化酶，参与制霉菌素 C10 位羟基化
nysM	64	铁氧还蛋白
nysN	398	p450 单氧化酶，可能参与制霉菌素 C16 位羟基化
nysR1/R2/R3	966/953/927	转录调控蛋白，正调控蛋白
orf4	210	转录激活蛋白
orf3	253	转录抑制蛋白
orf2	354	转录激活蛋白

（2）两性霉素 由 S. nodosus 产生的两性霉素的生物合成过程与制霉菌素非常相似（图 5-54）。

（3）杀念珠菌素 杀念珠菌素（杀假丝菌素）是由 S. griseus 菌产生的。它的生物合成是以对氨基苯甲酸（PABA）为起始，经 PKS 合酶介导，将乙酸和丙酸作为碳链的延长单位，最后环化而成。杀念珠菌素的生物合成基因簇 205kb 已克隆并完成了部分测序，表明其聚酮体的合成是由 PKSI 型酶介导的。杀念珠菌素碳链的生物合成是在 PKSI 型蛋白的 CanP1 结构域起始，CanP1 中包括荷载域和模块 1。对氨基苯甲酸经荷载域 N 端存在的依赖于 ATP 的羧酸：辅酶 A 连接酶活化后，与模块 1 中由 AT 转移的乙酸缩合，再与 CanP3 结构域模块 5~9 中 AT 转移的 16 个（5、6、7、

氧化和糖基化

两性霉素 B

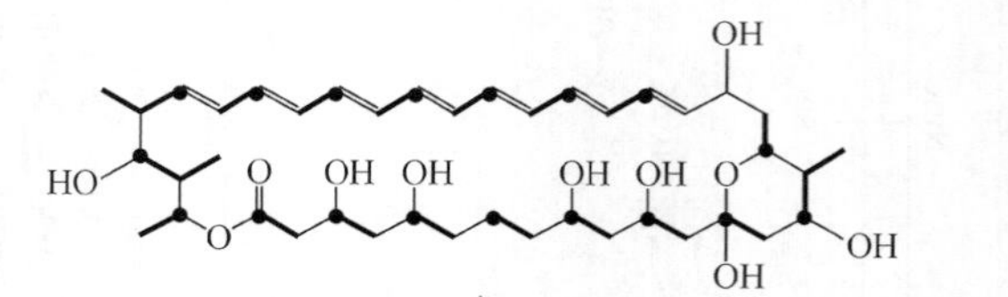

图 5-54 两性霉素的生物合成途径

8、9、10、11、12、14、15、16、17、18、19、20、21）由乙酸衍生的丙二酰辅酶 A 延伸单位缩合，

进而与 CanP2 结构域模块 2～4 中 AT 转移的 4 个（2、3、4、13）由丙酸衍生的甲基丙二酰辅酶 A 缩合形成聚酮体。在 PKS 聚合过程第 2、4、12、13、14、16、17 和 18 步中，有酮基还原酶参与形成羟基；第 5～11 步反应中，有酮基和脱水酶参与形成烯基；第 3 和 20 步中，有酮基、脱水和烯醇化过程参与；在第 13 和 15 步反应中，通过半缩酮反应形成 6 元环，聚酮体的环化由硫酯酶（CanT，TE）催化。目前报道，已获得了 3 个与糖基合成及转移相关的酶基因，分别为 *canG*（糖苷转移酶）、*canA*（氨基转移酶）和 *canM*（GDP-甘露糖-4,6-脱水酶）参与海藻糖胺的合成。*S. griseus* 中杀念珠菌素生物合成基因的排列如图 5-55 所示，其部分基因的功能见表 5-16。

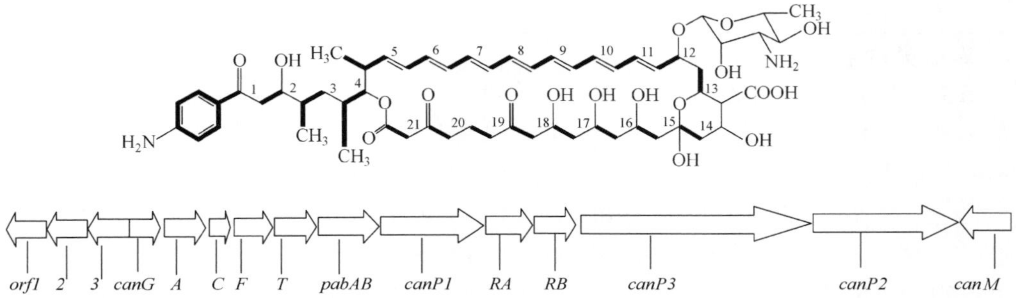

图 5-55　杀念珠菌素生物合成基因的排列
canP2、*M* 和 *orf1* 均为不完整基因

表 5-16　杀念珠菌素部分生物合成基因的功能

基因	氨基酸数	功　能	基因	氨基酸数	功　能
orf1,2,3	未确定	调节蛋白	*canT*	256	硫酯酶,参与多烯大环的环化
canG	458	糖基转移酶	*pabAB*	723	PABA 的合成
canA	352	氨基转移酶	*canRA/RB*	335/268	ABC 输出蛋白
canC	393	p450,参与 C18 甲基氧化	*canM*	未确定	GDP-甘露糖-4,6-脱水酶
canF	64	铁氧还蛋白			

（4）匹马菌素　匹马菌素为 26 元环四烯大环内酯，由 *S. natalensis* 产生，具有抗真菌和免疫激活作用。匹马菌素由 12 个乙酸和 1 个丙酸单位组成。

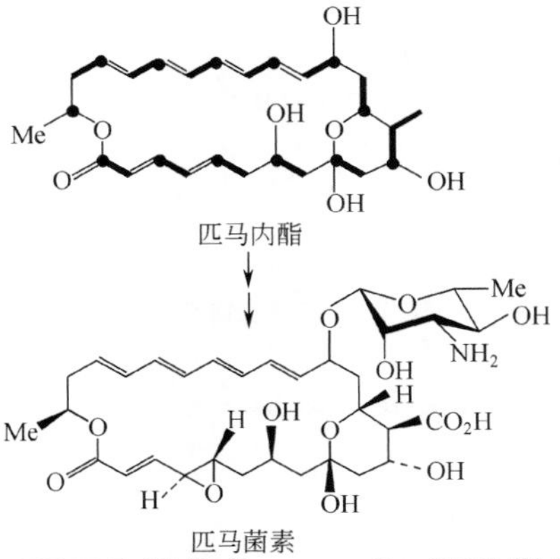

匹马菌素多烯大环内酯由 PKS I 型催化。*pimS0* 编码荷载域（1847 个氨基酸），其转录方向与其他结构域相反，*pimS0* 与 *pimS* 连锁。*pimS1*（编码 6787 个氨基酸）含催化乙

酸的 4 个模块；*pimS2*（编码 9507 个氨基酸）含 5 个催化乙酸和 1 个丙酸单位的模块；*pimS3*（编码 1808 个氨基酸）含 1 个催化乙酸的模块；*pimS4*（编码 2024 个氨基酸）含 1 个催化乙酸和硫酯酶的模块。*pimS2* 和 *S3*、*S4* 连锁，与 *pimS0* 和 *S1* 相隔 8 个基因。*S. natalensis* 中匹马菌素生物合成基因簇已克隆了 110kb，其他基因的功能见表 5-17。

表 5-17　匹马菌素部分生物合成基因的功能

基因	氨基酸数	功　　能	基因	氨基酸数	功　　能
pimK	458	糖基转移酶	*pimG*	398	p450
pimI	255	硫酯酶，参与多烯内酯环化	*pimF*	63	铁氧还蛋白
pimJ	343	dTDP-甘露糖-4,6-脱水酶	*pimD*	397	p450
pimA/B	602/626	ABC 输出蛋白	*pimH*	432	泵出蛋白
pimC	352	氨基转移酶			

4. 聚醚类抗生素

聚醚类抗生素是一类离子载体，含有羧酸和 2～5 个醚氧原子，通常是四氢呋喃或四氢吡喃的一部分，作为金属离子的配基，它们在农业上经常用于家禽感染的防治。

（1）莫能素　莫能素是由 *S. cinnamonensis* 产生的，它有 A 和 B 两个组分。莫能素聚酮体部分是由 5 个乙酸、7 个丙酸和 1 个丁酸分子组成的，醚氧原子成为钠离子的配基。莫能素醚环的形成起始于脂肪三烯链，然后经环氧化再形成 5 个醚环的结构。*S. cinnamonensis* 中莫能素生物合成基因簇的克隆已完成 97kb，PKS 结构域由 8 个 ORF、12 个模块编码，其中 MonAⅠ（3025 个氨基酸）含有荷载域和模块 1；MonAⅡ（2238 个氨基酸）含有模块 2；MonAⅢ（4132 个氨基酸）含有模块 3 和 4；MonAⅣ（4038 个氨基酸）含有模块 5 和 6；MonAⅤ（4106 个氨基酸）含有模块 7 和 8；MonAⅥ（1700 个氨基酸）含有模块 9；MonAⅦ（1641 个氨基酸）含有模块 10；MonAⅧ（3753 个氨基酸）含有模块 11 和 12。莫能素生物合成基因簇的排列如图 5-56 所示。比较特殊的是，在 PKS 基因 C 端缺乏通常整合在内的硫酯酶，负责莫能素聚酮体释放的硫酯酶 MonAⅨ 和 MonAⅩ 分别位于 PKS 基因的两侧，MonAⅨ（268 个氨基酸）位于 PKS 基因簇的左侧，而 MonAⅩ（267 个氨基酸）位于另一端、在 PKS 基因簇的右端。直链的聚酮体形成莫能素的聚醚环是经过 MonCⅠ（496 个氨基酸）环氧酶和 MonCⅡ（299 个氨基酸）环氧水解酶的介导，其过程如图 5-57 所示。

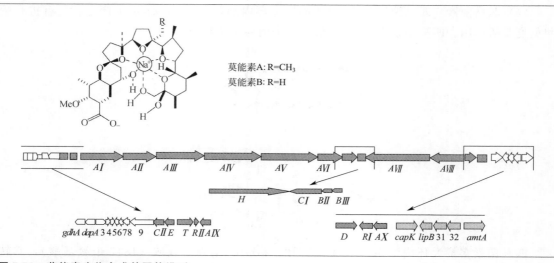

图 5-56　莫能素生物合成基因簇排列

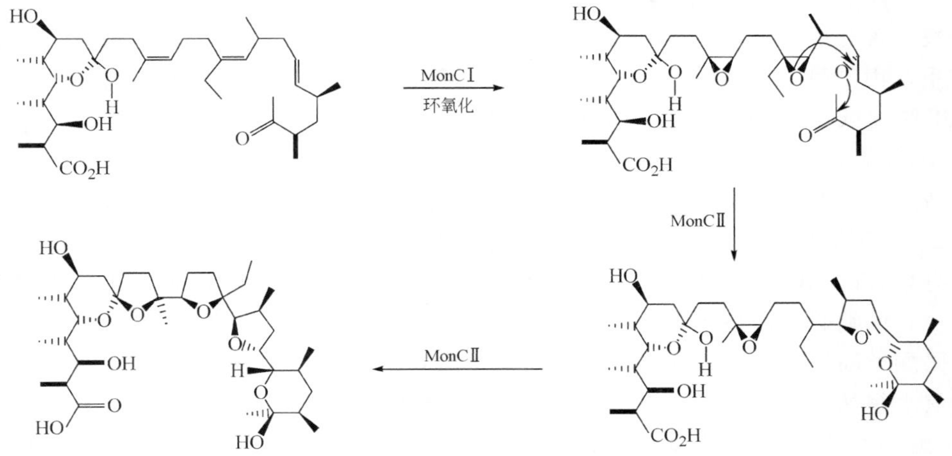

图 5-57　莫能素直链聚酮体的环氧化过程

莫能素生物合成部分基因的功能见表 5-18。未列入表内的基因其功能尚不清楚。

表 5-18　莫能素生物合成部分基因的功能

基因	氨基酸数	功　　能
monB I	144	异构酶,参与聚酮体碳链立体构型的变化
monB II	140	异构酶,参与聚酮体碳链立体构型的变化
monC I	496	环氧酶
monC II	299	环氧水解酶
monD	458	羟基化酶,参与 C26 位羟基化
monE	276	甲基化酶,参与 C3 位氧甲基化
monH/R I/R II	980/207/191	转录调节蛋白
monT	511	输出蛋白,与抗性相关
dapA	306	二氢吡啶甲酸合酶
gdhA	346	谷氨酸脱氢酶

（2）南昌霉素　南昌霉素由 *S. nanchangnesis* 产生，具有抗虫和促进动物生长的作用。南昌霉素的生物合成是以乙酸为起始单位，由 PKS I 型合酶介导，由乙酸衍生的 4 个丙二酰 CoA 和丙酸衍生的 10 个甲基丙二酰 CoA 的延长单位，进行聚酮体的缩合，至一定链长后，先由环氧酶等催化形成聚醚环，再进行一轮甲基丙二酰的延长，形成的聚醚链从聚酮合酶体释放后，再进行羟基化和糖基化的修饰。

S. nanchangnesis 南昌霉素的生物合成基因簇已被克隆，总长约 132kb。南昌霉素聚醚链生物合成是由 PKS I 型合酶介导的。整个 PKS 合酶由 11 个 orf（*nanA1~A11*）编码并组成 14 个模块。编码 PKS 合酶的基因按其位置可分为两组，*A1~A6* 连锁并处于同一转录方向；*A7~A11* 基因另一方向转录且不按序排列，同时还被 PKS 合酶基因相间隔，表明南昌霉素生物合成作为当前研究比较深入的聚醚类抗生素，其生物合成有其独特性。

nanA1（2902 个氨基酸）含有 2 个模块，包括荷载域和模块 1。此外，还有 *nanA3*、*A4*、*A5*、*A8* 含有 2 个模块。*nanA2*、*A6*、*A7*、*A9* 和 *A11* 各含有 1 个模块。*nanA2*（2223 个氨基酸）含有甲基丙二酰 CoA 酰基 AT 结构域；*nanA3*（4032 个氨基酸）含有丙二酰 CoA 和甲基丙二酰 AT 结构域；*nanA4*（3956 个氨基酸）含有甲基丙二酰和丙二酰 CoA 酰基 AT 结构域；*nanA5* 含有甲基丙二酰和丙二酰 CoA 酰基 AT 结构域；*nanA6* 含有丙二酰 CoA 酰基 AT 结构域；*nanA7* 含有甲基丙二酰 CoA 酰基 AT 结构域；*nanA8*（3455 个氨基酸）含有两个甲基丙二酰 CoA 酰基 AT 结构域；*nanA9*（802 个氨基酸）含有一个甲基丙二酰 CoA 酰基 AT 域，但缺少酰基携带蛋白 ACP 结构域；而 *nanA10*（104 个氨基酸）含有单独的 ACP 结构域，这个 ACP 结构域与 PKS Ⅱ 型合酶中独立的 ACP 结构域比较相似。它的编码基因位于非 PKS 型基因 *nanI*、*nanO* 和 *nanE* 之间。*nanI*（313 个氨基酸）编码酮类固醇异构酶，*nanO*（478 个氨基酸）编码环氧化酶和 *nanE*（290 个氨基酸）编码环氧水解酶。提示南昌霉素聚醚环的合成是发生在 *nanA10* 作用阶段，即聚酮体与 *nanA10* 编码的 ACP 结合阶段，然后再进行一轮甲基丙二酰 CoA 的延长，聚酮体链才从聚酮合酶释放出来。由于 PKS 基因簇中没有一般 PKS Ⅰ 型合酶中的硫酯酶结构域，聚醚链不再进行环化，聚醚链的释放是由 *nanE* 介导的。南昌霉素生物合成基因簇结构及 PKS 合酶介导其生物合成过程如图 5-58（见彩图）所示。参与南昌霉素生物合成的部分基因的功能见表 5-19。

5. 其他 PKS Ⅰ 型聚酮类抗生素

（1）雷帕霉素　雷帕霉素是一个 31 元环的大环内酯类抗生素。与雷帕霉素结构类似的还有 FK506 和子囊霉素（FK520），它们均具有免疫抑制功能，应用于抑制器官移植后的免疫排斥反应。这类抗生素的生物合成均起源于（*1R*，*3R*，*4R*)-3,4-二羟环己烷羧酰 CoA（DHCHCCoA），继而由 14 个（雷帕霉素）或 10 个（FK506 或 FK520）C 链延长单位经 PKS Ⅰ 型合酶构建成聚酮体，最后由六氢吡啶羧酸进行环化。然后，进行 C9 位羟基的氧化、C21 位氧化、脱水（FK506）和甲基化（FK520）以及 C31 位 *O*-甲基化。

表 5-19　南昌霉素生物合成的部分基因的功能

基因	氨基酸数	功　能
nanP	423	p450 参与南昌霉素 C30 位甲基的氧化
nanG1	302	葡萄糖-1-磷酸:TTP 胸苷转移酶
nanG2	331	dTDP-D-葡萄糖-4,6-脱水酶
nanG3	434	NDP-D-葡萄糖-3,4-脱水酶
nanG4	346	NDP-D-葡萄糖-4,6-脱水酶,NDP-D-葡萄糖-4-表异构酶,NDP-D-葡萄糖-4-还原酶
nanG5/G6/G7	460/524/611	糖基转移酶
nanG8	353	糖基水解酶
nanR1/R2	241/253	调节蛋白
nanR3/R4	335/313	转录调节蛋白
nanT1	456	膜运转蛋白
nanT2	271	ABC 运输蛋白
nanT3	233	双组分反应蛋白
nanT4	399	化学受体蛋白
nanT5	396	双组分传感蛋白激酶

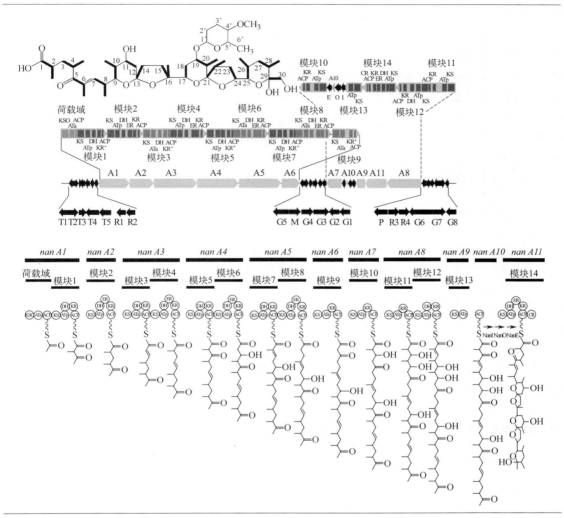

图 5-58　南昌霉素生物合成基因簇结构及 PKS 合酶介导其生物合成过程（见彩图）
黑色部分为非 PKS 基因

　　六氢吡啶羧酸来源于赖氨酸，可能经两种途径，一种是当赖氨酸环化时，保留 α-氨基氮并进行 ε-脱氨基反应，形成 1-哌啶-6-羧酸；另一种途径是保留 ε-氨基并进行 α-脱氨基反应，形成 1-哌啶-2-羧酸，再形成六氢吡啶羧酸（图 5-59）。起始单位的 DHCHC 来源于莽草酸，其可能的途径如图 5-60 所示。雷帕霉素整个基因簇结构，大小约 107kb，其中包含编码生物合成大环结构的 PKS 基因。雷帕霉素 PKSI 型基因簇结构如图 5-61 所示，大小为 80kb 左右，由三个基因（*rapA*，*rapB*，*rapC*）编码三个多功能蛋白（RAPS1，RAPS2，RAPS3）、含有 14 个单元（M）。RAPS1（分子量 900000）含 4 个单元，催化以起始单位为起点的碳链的延长，包括添加丙酸、乙酸、丙酸、丙酸的过程；RAPS2（分子量 1070000）含 6 个单元，催化后续的 6 个缩合步骤，RAPS2 中第 1、4 和 5 单元利用丙二酰 CoA 为延长单位，2、3、6 单元利用甲基丙二酰 CoA 为延长单位；RAPS3（分子量 660000）含 4 个单元催化最后 4 个缩合反应。Rap

PKS 的荷载域比较特殊，它含有 CoA-连接酶（CoL）和烯醇-CoA-还原酶（ER）功能，并有报道在第 1 单元 KS1 和 LD 中有 ACP 域。因此，雷帕霉素生物合成的起始单位——莽草酸衍生物先被 CoA-连接酶活化，然后再被 ACP 和烯醇-CoA-还原酶还原为环己烷羧酸的结构。单元 3 和 6 中的 DH、KR 以及单元 3 中的 ER 域可能是没有功能的。与其他聚酮类抗生素 PKS 基因结构排列不同的是，在雷帕霉素 PKS 基因中，$rapC$ 与 $rapA$ 和 $rapB$ 的基因转录方向不同，并位于 $rapA$ 的上游，而且在它们两者之间插入了 $rapP$ 基因。

$rapP$ 基因编码六氢吡啶羧酸插入酶（PIE），它与非核糖体肽合酶氨基酸序列相似，包含有氨基酸活化域、ATP 结合位点，并且有类似于 ACP 携带蛋白的磷酸泛酰巯基乙胺分子附着位点和用于异构及肽转移的基序。六氢吡啶羧酸经 ATP 活化后，与 ACP 携带蛋白结合和聚酮链上的羟基缩合，使聚酮体环化（图 5-62）。

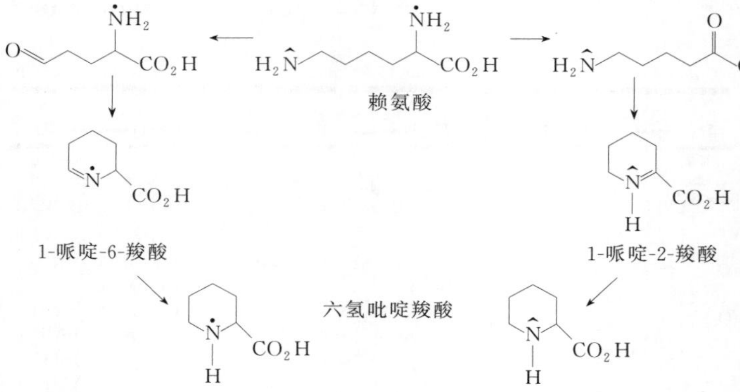

图 5-59　由赖氨酸合成六氢吡啶羧酸的可能途径

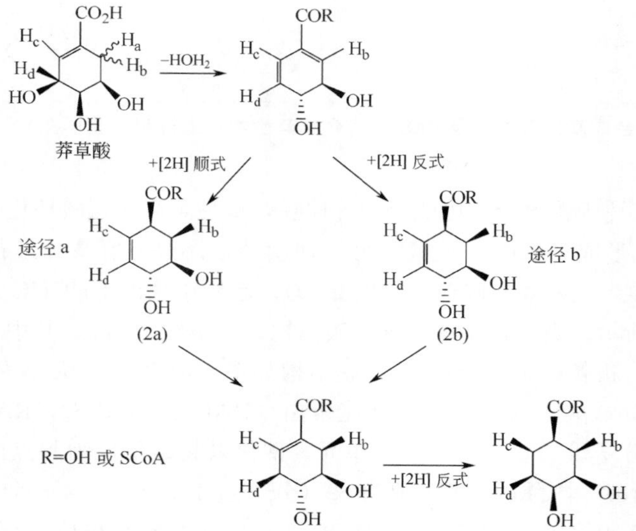

图 5-60　由莽草酸合成雷帕霉素起始单位环己烷羧酸的可能途径

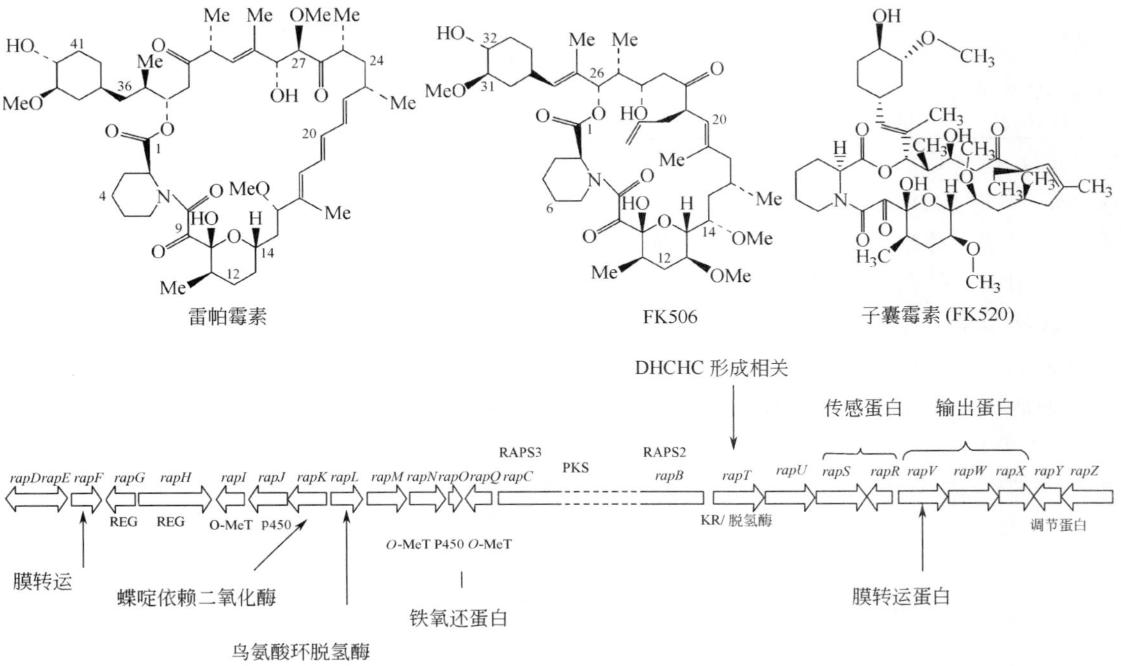

图 5-61　雷帕霉素生物合成基因簇结构

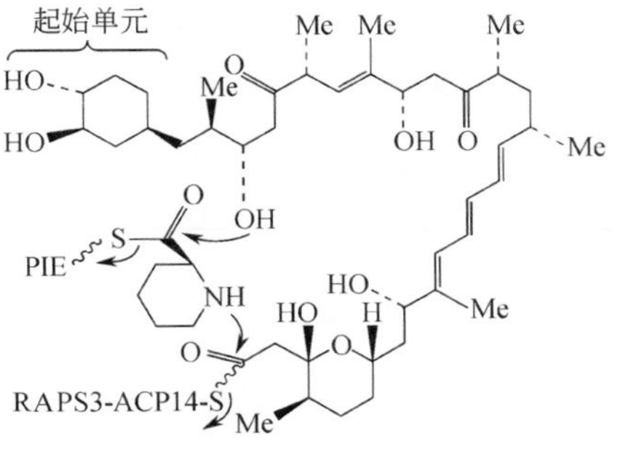

图 5-62　雷帕霉素生物合成中 PIE 催化聚酮体环化作用

环己烷羧酸为雷帕霉素生物合成的起始单位，它先被辅酶 A 连接酶活化及烯醇式还原酶还原，经酰基携带蛋白与丙酰辅酶 A 缩合后，开始碳链的延长，延长的碳链最后和与酶结合的六氢吡啶羧酰的氨基相连，再与 C22 位羟基环化形成大环内酯。甲基化酶促反应和 p450 催化 C14 位、C29 位羟基化反应是在环化后进行的。

与雷帕霉素生物合成相关的其他基因见表 5-20。

表 5-20　与雷帕霉素生物合成相关的其他基因

基　因	功　能	基　因	功　能
rapJ，*N*	p450	*rapK*	蝶啶结合蛋白
rapO	铁氧还蛋白	*rapT*	短链醇脱氢酶（与 DHCHC 合成相关）
rapF，*V*，*W*，*X*	膜运输蛋白	*rapS*，*R*	传感调节蛋白
rapI，*M*，*Q*	甲基化酶	*rapG*，*H*，*Y*	调节蛋白

（2）埃波霉素类（epothilone）　埃波霉素最初是一类由纤维堆囊黏细菌 *Sorangium cellulosum* 产生的聚酮类化合物，它具有与紫杉醇类似的抗肿瘤作用机制，抑制微管蛋白聚合，但对紫杉醇耐药细胞仍有作用，而且比紫杉醇的水溶性好。这些优点显示其可望成为有临床应用前景的药物，因而引起了世界科学家的研究兴趣。*Sorangium cellulosum* 生长周期长，埃波霉素产量低（仅为 20mg/L），现已完成了埃波霉素的化学全合成，然而步骤复杂，收率偏低。埃波霉素生物合成基因簇的克隆及其在易培养的链霉菌（*S.coelicolor*）中异源表达的成功，为工业化生产埃波霉素类抗生素奠定了可靠基础。

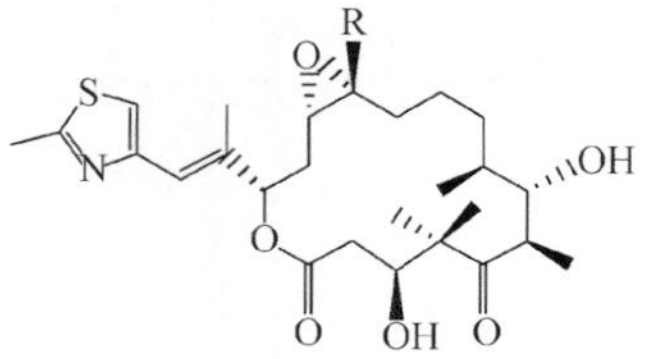

埃波霉素 A　　其中，R＝H 或 CH₃

埃波霉素的生物合成起始于乙酸和半胱氨酸，经过聚合形成 2-甲基噻唑-4-羧酸硫酯，然后经环化（HC 酶）、脱水（ER 酶）和脱氢（OX 酶）合成噻唑环（图 5-63），再经由 PKS 8 个模块介导合成的脂肪链连接，最后经 p450 羟基化酶合成埃波霉素。

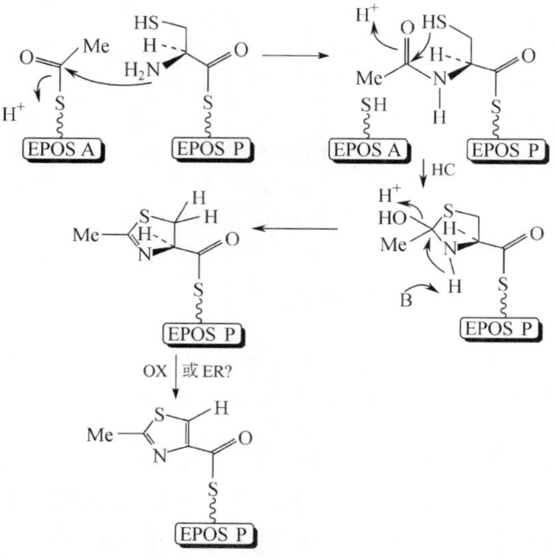

图 5-63　埃波霉素分子中噻唑环的合成

EPOS A 与 PKS 合酶结合，EPOS P 与 NRPS 合酶结合

从埃波霉素产生菌 *Sorangium cellulosum* So ce90 中克隆了生物合成基因簇，共 56kb（图 5-64），包括 8 个可读框。

埃波霉素的聚酮体部分是由聚酮合酶Ⅰ型介导合成的。噻唑环部分来源于乙酸和半胱氨酸，由非核糖体肽合酶（NRPS）参与形成。EpoA 荷载域（149000）中，KSy 表示 β-酮酰 ACP 合酶中半胱氨酸是由酪氨酸替代、ER（烯醇还原酶）有可能参与噻唑环的氧化；EpoB（158000）是夹在两个聚酮合酶结构域间的肽合酶的模块，包括 C（肽缩合酶）、A（腺苷活化域）、PCP（肽酰基携带蛋白域）；EpoC（193000）、EpoD（765000）、EpoE（405000）、EpoF（257000）均与一般 PKSⅠ型合酶结构域相似，包括 KS（β-酮酰 ACP 合酶）、AT（酰基转移酶）、DH（脱水酶）、KR（酮基还原酶）、ACP（酰基携带蛋白）。只有 EpoD 模块 4 中没有 DH 结构域，可能 C12 位和 C13 位之间的双键是由模块 5 中的 DH 结构域介导而成的。EpoK（47000）编码细胞色素 p450，参与埃波霉素 C、D 与 A、B 的转换，与 C12-C13 位的环氧化有关。模块 4 中的 AT 可以识别丙二酰 CoA 或甲基丙二酰 CoA，而分别形成埃波霉素 A、C 或 B、D。模块 8 中 MT（甲基转移酶）是与 DH/KR 域整合在一起，与 C4 位上两个甲基的形成有关。

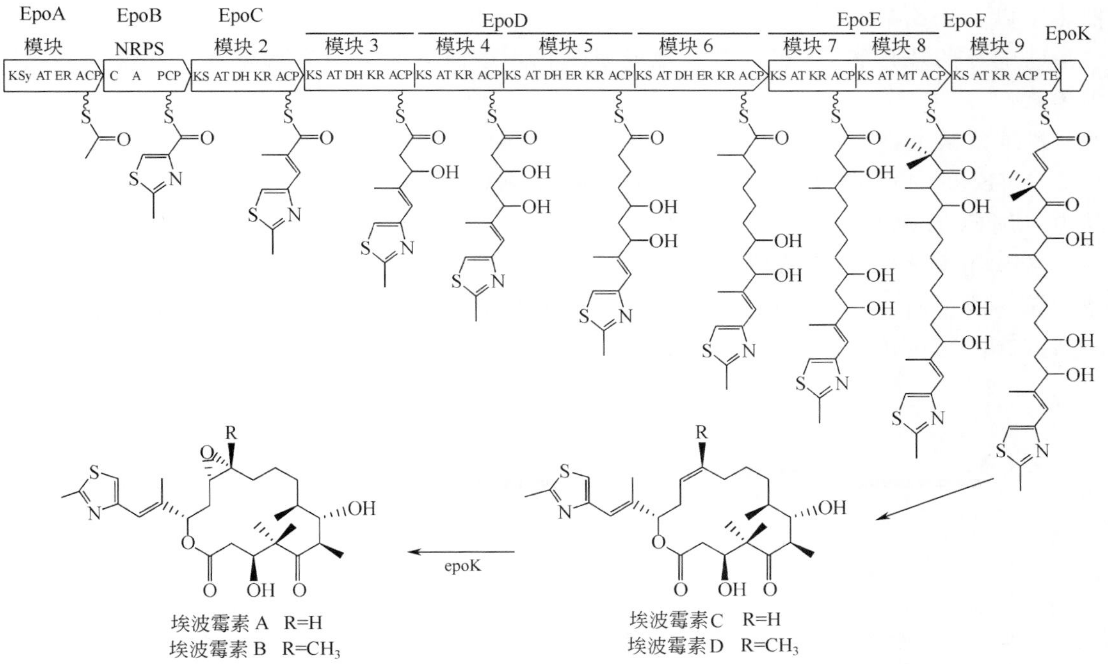

图 5-64　埃波霉素生物合成基因簇结构

（3）阿维菌素　链霉菌 *S. avermitilis* 产生的阿维菌素在农业上有重要的用途，对线虫具有选择性活性，是一种强杀虫剂。阿维菌素是一个多组分抗生素，其结构中含有聚酮体组成的大环内酯并附加上两个甲基化的齐墩果糖，分为 A 和 B 组分，A

组分的 C5 位为甲基，B 组分 C5 位为羟基。在 A、B 组分中又分为系列 1 和 2。系列 1 中 C22-23 为双键，系列 2 中 C23 位为饱和羟基。阿维菌素 a 组分的 C25-28 为 2-甲基丁酰基，b 组分的 C25-27 为异丁酰基。依维菌素为阿维菌素 B1 中 C22-23 位氢化衍生物。

		R₁	R₂	X

阿维菌素结构式

		R_1	R_2	X
阿维菌素	A1a	CH_3	C_2H_5	$CH=CH$
	A1b	CH_3	CH_3	$CH=CH$
	A2a	CH_3	C_2H_5	CH_2-CHOH
	A2b	CH_3	CH_3	CH_2-CHOH
	B1a	H	C_2H_5	$CH=CH$
	B1b	H	CH_3	$CH=CH$
	B2a	H	C_2H_5	CH_2-CHOH
	B2b	H	CH_3	CH_2-CHOH
依维菌素	B1a	H	C_2H_5	CH_2-CH_2
	B1b	H	CH_3	CH_2-CH_2

阿维菌素 a 组分的生物合成的起始单位是异亮氨酸，b 组分是缬氨酸，经 PKS 合酶催化，以 7 个乙酸和 5 个丙酸单位逐步延伸、环化形成配糖体，再对配糖体进行修饰，包括呋喃环的环化和 C5 位酮基还原或甲基化，进而由配糖体进行糖基化，最后形成阿维菌素。

阿维菌素生物合成基因簇为 95kb，包含 PKS I 型基因（大小为 65kb）编码多酶复合体 AVES1（414000）、AVES2（666000）、AVES3（575000）和 AVES4（510000）。其中，编码 AVES1、2 和 AVES3、4 基因的转录方向相反。*aveC* 和 *aveE* 基因编码 p450 羟基化酶，参与呋喃环的合成，与 PKS 基因相连的右侧主要编码齐墩果糖合成及糖基转移酶基因，PKS 基因左侧为 C5 甲基转移酶和酮基还原酶基因。阿维菌素生物合成基因簇的结构排列如图 5-65 所示。

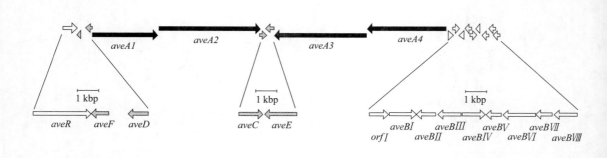

图 5-65　阿维菌素生物合成基因簇的结构

阿维菌素 PKS I 型基因包括 12 个模块，AVES1 基因包含编码荷载域和 1、2 单元活性域，AVES2 包含 3、4、5、6 单元，AVES3 包含 7、8、9 单元，AVES4 包含 10、11 和 12

单元。阿维菌素生物合成基因簇中除 PKS 以外的其他基因的功能见表 5-21。

表 5-21　阿维菌素生物合成基因的功能（PKS 除外）

基因	氨基酸数	功能
aveR	949	正调节蛋白
aveF	302	C5-酮基转移酶
aveD	283	C5-甲基转移酶
aveC	347	—
aveE	456	p450
orf1	238	还原酶
aveBⅠ	412	糖基转移酶
aveBⅡ	355	dTDP-葡萄糖-4,6-脱水酶
aveBⅢ	299	α-D-葡萄糖-TTP 转移酶
aveBⅣ	343	dTDP-4-酮-6-脱氧-L-己糖-4-还原酶
aveBⅤ	225	dTDP-4-酮-6-脱氧己糖-3,5-异构酶
aveBⅥ	469	dTDP-6-脱氧-L-己糖-2,3-脱水酶
aveBⅦ	257	dTDP-6-脱氧-L-己糖-3-O-甲基转移酶
aveBⅧ	347	dTDP-4-酮-6-脱氧-L-己糖-2,3-还原酶

（4）烯二炔类抗生素　烯二炔类抗生素为分子结构中含有烯二炔环核心基团。烯二炔环是由两个乙炔基团和一个双键组成的。在这类抗生素中，已完全阐明结构的有 9 元环和 10 元环，前者通常有蛋白辅基与发色团以共价键相连，10 元环烯二炔通常无蛋白部分。此类抗生素直接作用于 DNA，使其断裂，因此具有非常高的细胞毒活性。虽然由于其高毒性可能限制了其直接在临床上的应用，但作为单克隆抗体偶联"弹头"药物，有可能展示了良好的应用前景。目前对这类抗生素生物合成的研究，主要集中于烯二炔环的生物合成。同位素标记实验表明，9 元环或 10 元环烯二炔均来源于乙酸单位，是由乙酸按头尾相连的方式聚合而成的。分子生物学研究表明，参与烯二炔聚合的聚酮合酶属于 PKS Ⅰ型，包含 5 个活性域：KS 缩合酶、AT 酰基转移酶、KR 酮基还原酶、脱水酶和只有烯二炔类化合物所特有的在羧基末端的结构域。在 AT 和 KR 域之间，可能含有酰基携带蛋白 ACP 域。9 元环或 10 元环烯二炔类抗生素聚酮合酶基因之间有高度保守性，如图 5-66 所示，其一致性在 50% 左右。PKS Ⅰ型酶的各个活性域在乙酸单位的缩合中被反复利用，形成聚酮体链，再由其他修饰酶和环化酶催化，形成不饱和键及烯二炔的环化。形成 9 元或 10 元烯二炔环的区别在于这些修饰酶基因的差异，而对其确切的机制，目前尚未得到阐明。

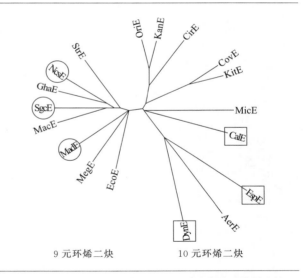

图 5-66　聚酮合酶在不同产烯二炔类抗生素的进化树比较
NcsE—新制癌菌素；SgcE—力达霉素；MadE—马杜拉肽；
CalE—卡利霉素；EspE—依斯帕霉素；DynE—迪尼霉素

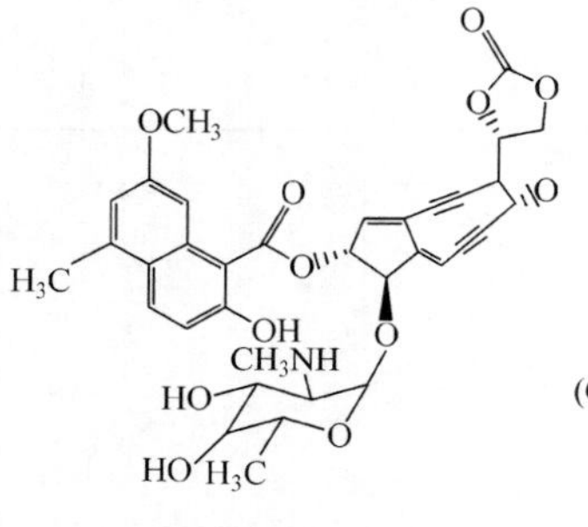

新制癌菌素

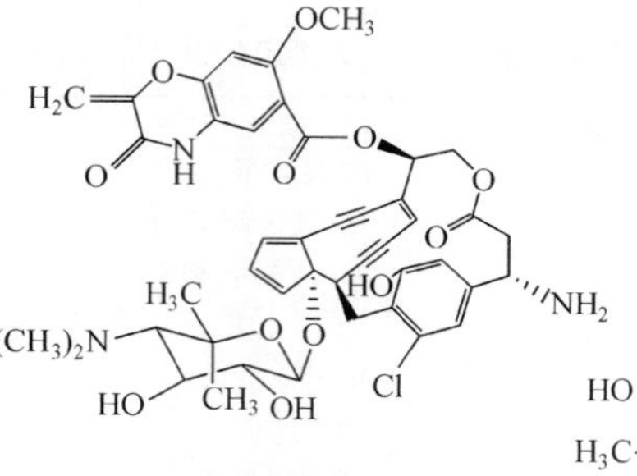

力达霉素

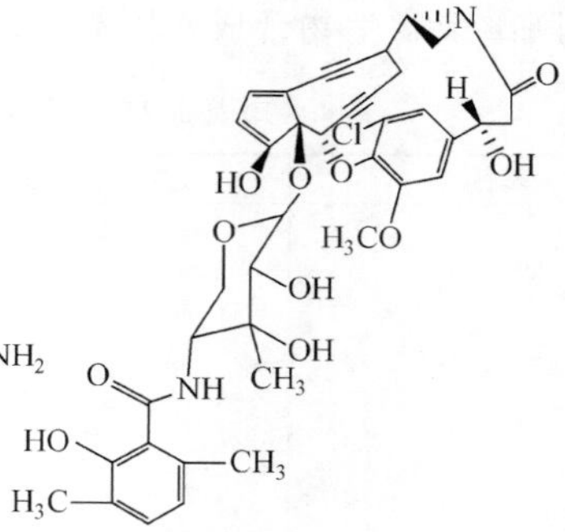

马杜拉肽

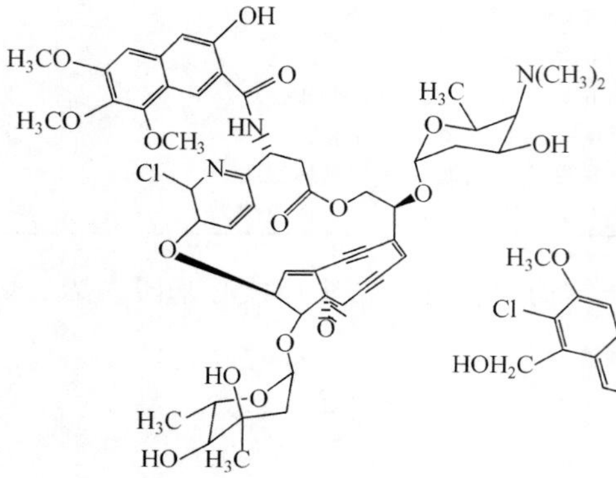

可达菌素

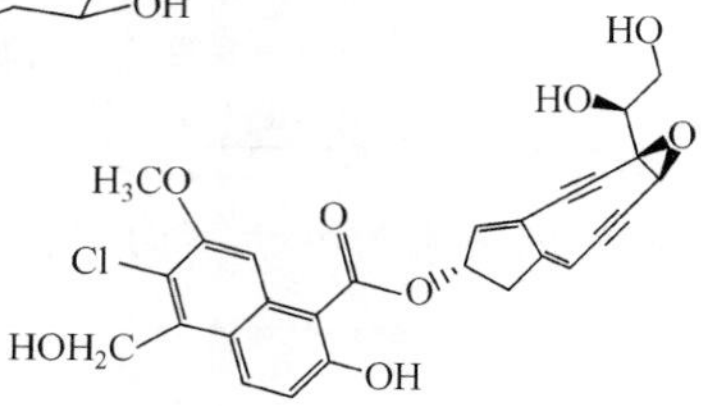

N1999A

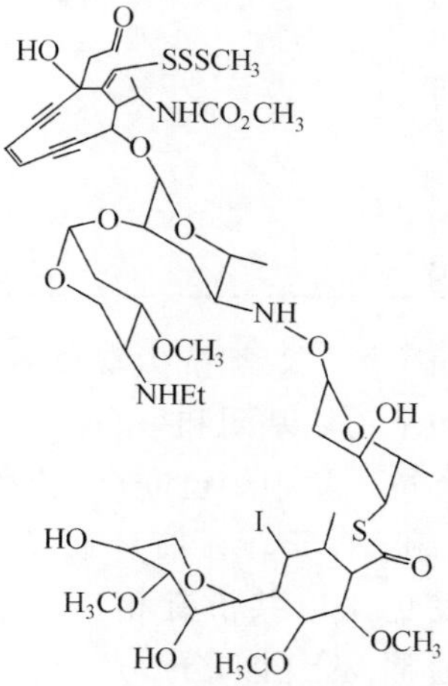

卡利霉素

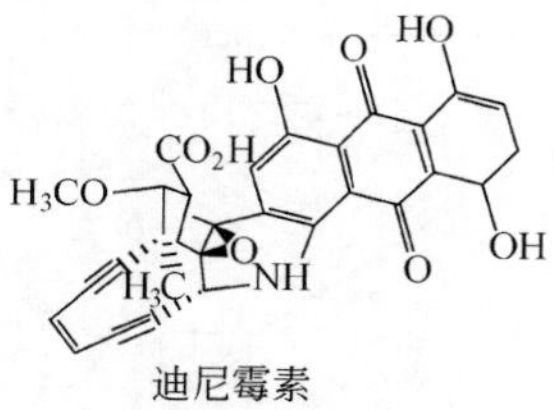

迪尼霉素

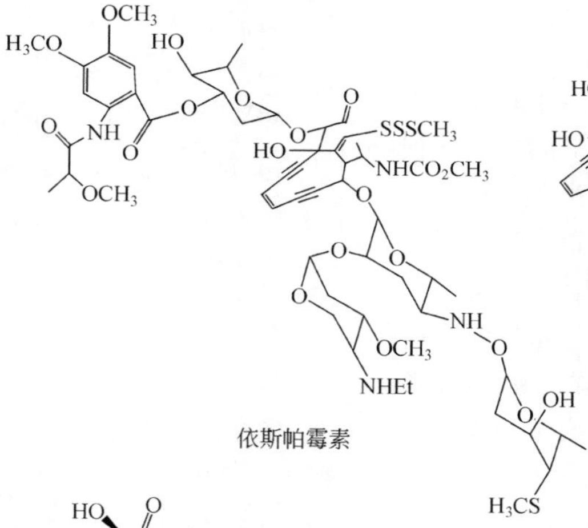

依斯帕霉素

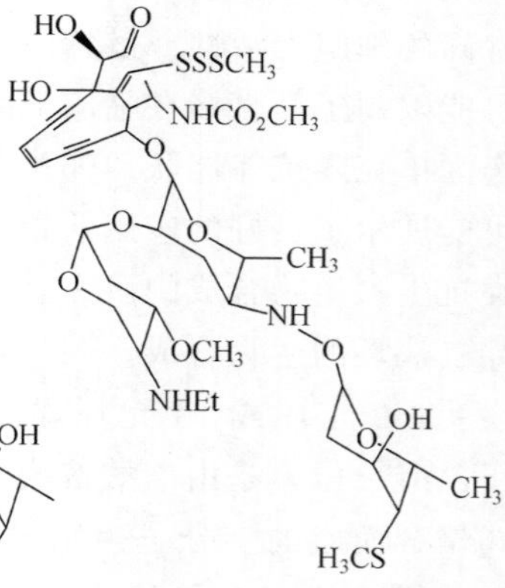

那门菌素

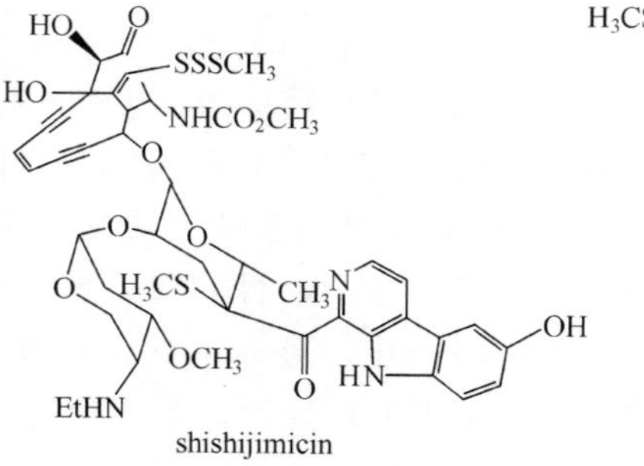

shishijimicin

a. 力达霉素。力达霉素（C-1027）由链霉菌 S. globispora C1027 产生，其结构由非肽发色团和辅基蛋白组成。发色团的生物合成是由苯并噁唑、脱氧氨基己糖、β-氨基酸等部分组成，并以 9 元烯二炔环作为其核心部分。力达霉素生物合成基因簇 85kb DNA 片段（包括 67 个可读框）已得到克隆，经功能鉴定证明，其生物合成相关基因有 56 个（B1～R3）（图 5-67）。

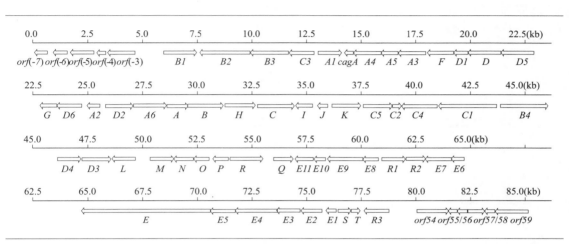

图 5-67　力达霉素生物合成基因簇结构

E 基因（E，E1～E11 和 F）编码烯二炔核心基团；A 基因（A，A1～A6）编码脱氧氨基糖；
C 基因（C～C5）编码 β-氨基酸和 D 基因（D～D6）编码苯并噁唑等生物合成酶

尽管前体标记实验证明，力达霉素的烯二炔部分来源于乙酸单位的聚合，然而从基因同源性分析，参与烯二炔合成的酶基因与迄今已知细菌来源的聚酮合酶基因均不相似，只有 E 基因编码聚酮合酶与 PKS Ⅰ 型相似，包含 5 个活性域：KS 缩合酶、AT 酰基转移酶、KR 酮基还原酶、脱水酶和只有烯二炔类化合物所特有的在羧基末端的结构域。在 AT 和 KR 域之间，可能含有酰基携带蛋白 ACP 域。除了 E 基因以外，E6、E7 和 E9 与编码氧化还原酶基因相似，E10 与硫酯酶基因有高度相似性，而 E1、E2、E3、E4、E5、E8 和 E11 基因与任何已知基因均无相似性，F 基因编码环氧水解酶，E 族基因和 F 基因共同参与烯二炔部分的合成。6 个与脱氧氨基糖生物合成相关的基因有：编码 TDP-葡萄糖合成酶（A1）、TDP-葡萄糖 4,6-脱水酶（A）、TDP-4-酮-6-脱氧葡萄糖异构酶（A2）、C-甲基转移酶（A3）、氨基转移酶（A4）、N-甲基转移酶（A5）。6 个与 β-氨基酸生物合成相关的基因有：编码苯酚羟基化酶（C）、非核糖体肽合酶（C1）、腺苷化酶（C2）、肽基携带蛋白（C3）、卤化酶（C4）和非核糖体肽缩合酶（C5）。6 个与苯并噁唑生物合成相关的基因有：编码邻氨基苯甲酸合酶 Ⅰ 和 Ⅱ（D 和 D1）、单氧化酶（D2）、p450 羟基化酶（D3）、O-甲基转移酶（D4）和辅酶 A 连接酶（D5）。最后，由糖苷转移酶（A6）、氨基变位酶（C5）、酰基转移酶（D6）等基因参与合成力达霉素发色团部分。编码力达霉素辅基蛋白基因、cagA 与发色团生物合成基因簇连锁，并位于与脱氧氨基糖合成相关的基因簇中。

b. 卡利霉素。卡利霉素是由小单孢菌 Micromonospora echinospora sp. calichensis 产生的，其结构中含有芳基四糖部分及 10 元环烯二炔部分。该菌中 90kb DNA 片段包含 74 个可读框，其产物卡利霉素生物合成相关基因已被克隆（图 5-68），含有两个 PKS Ⅰ 型蛋白

（O 族和 E 族）。O 族（O1～O6）基因与苔色酸类化合物生物合成基因相似，与芳基四糖部分生物合成相关；E 族（E1～E10）基因与烯二炔部分相关，14 个基因（S1～S14）与 4 个糖苷的合成相关；G1～G4 编码 4 个糖苷转移酶基因；R1～R9 为 9 个调节基因；7 个与膜转运蛋白相关（T1～T7）。O 族基因和 E 族基因分别编码两个 PKS Ⅰ型蛋白。其中，cal E8 基因含有的活性域（KS、AT、KR、DH 及 COOH 末端域）与力达霉素 sgc E 十分相似，编码烯二炔结构部分，说明烯二炔类 PKS 之间具有高度保守性。其基因簇见图 5-68。

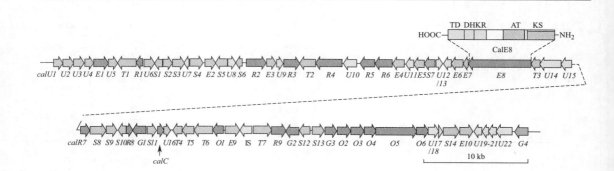

图 5-68　卡利霉素生物合成基因簇结构

O1～O6—芳香环生物合成基因；E1～E10—烯二炔生物合成基因；G1～G4—糖苷转移酶基因；

S1～S14—糖苷合成基因；R1～R9—调节基因；T1～T7—膜转运相关基因；calC—抗性基因；

U1～U22—未知基因

c. 新制癌菌素。新制癌菌素（NCS）是由 *Streptomyces carzinostaticus* 产生的，它是以 dNDP-D-甘露糖为分子结构中脱氧氨基糖部分的前体，再由萘甲酸和烯二炔部分组成。新制癌菌素生物合成基因簇已得到克隆，其长度约为 130kb，已鉴定 68 个与其生物合成相关的可读框，其结构排列见图 5-69。

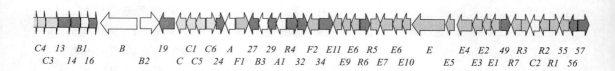

图 5-69　新制癌菌素生物合成基因结构排列

参与萘甲酸和烯二炔部分生物合成的聚酮合酶为 PKS Ⅰ型。而参与萘甲酸合成的 PKS Ⅰ型合酶（NcsB）是被重复利用的，这是芳香类结构使用 PKS Ⅰ型酶的新的特点。图 5-70 列出 NcsB 合酶的活性域。NcsB 合酶由 KB、AT、DH、KR 和 ACP 活性域组成，萘甲酸是以一个乙酸单位为起始，在 5 个丙二酰 CoA 延伸过程中 NcsB 合酶被反复使用，并先后在 C5 和 C9 位进行酮基还原形成六酮体，再经过分子内醛缩反应进行环化，继而在 C7 位羟基化和 O-甲基化，最终形成萘甲酸。图 5-71 显示萘甲酸的生物合成过程。

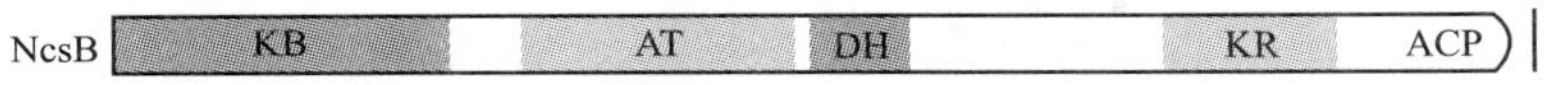

图 5-70　新制癌菌素 NcsB 基因结构

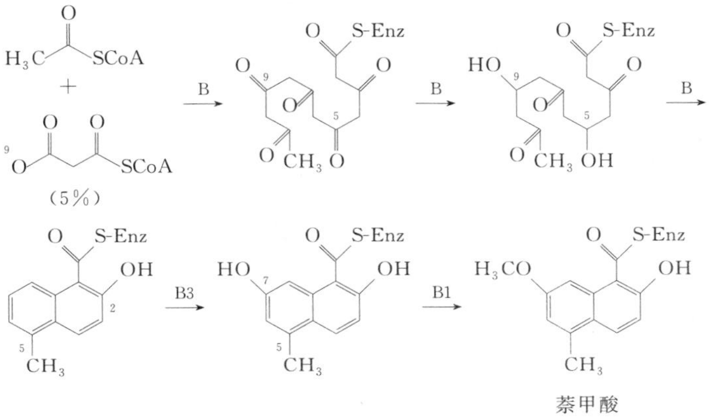

图 5-71　新制癌菌素中萘甲酸的生物合成过程

B—NcsB 合酶；B3—p450 羟基化酶；B1—甲基化酶

　　烯二炔环的合成由 $ncsE \sim E11$、$F1$ 和 $F2$ 等 14 个基因参与。NcsE 为 PKS I 型合酶，含有 KS、AT、KR、DH 等结构域，它以乙酸单位为起始、7 个丙二酰 CoA 为延伸单位，在合成烯二炔核心基团中被反复利用，并有 E1～E11 和环氧水解酶 NcsF1 和 F2 的参与。NcsE1～E11 在烯二炔合成中的功能还不清楚。NcsE 结构域在 9 元环和 10 元环烯二炔类化合物生物合成基因中具有较高的相似性。图 5-72 表示 NCS 烯二炔核心基团和 NCS 生物合成过程。*Streptomyces carzinostaticus* 中新制癌菌素生物合成基因簇各基因的功能归纳于表 5-22。其中，B 系列基因与萘甲酸合成相关，C 系列基因与糖基的合成有关，E 系列基因与烯二炔核心基团合成相关，R 系列为调节基因。

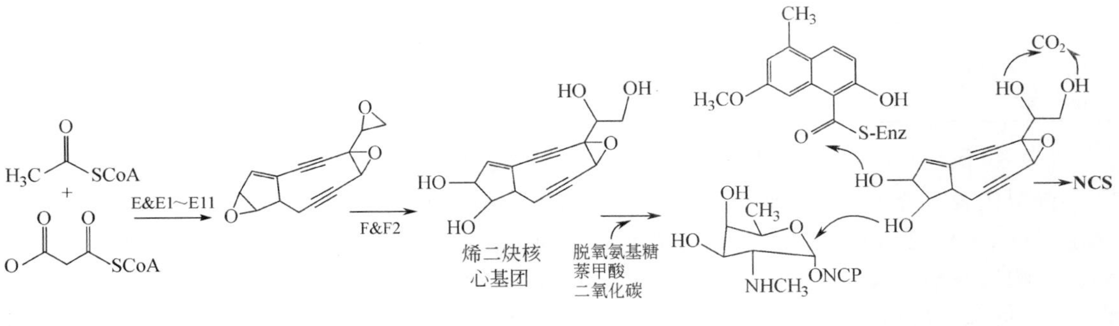

图 5-72　新制癌菌素烯二炔及其生物合成过程

表 5-22　新制癌菌素的生物合成基因功能

基因	氨基酸数	功　能
B	1753	PKS,参与萘甲酸部分的合成
B1	332	*O*-甲基转移酶
B2	558	CoA 连接酶
B3	410	p450 羟基化酶
C	234	dNDP-甘露糖合酶
C1	331	dNDP-己糖-4,6-脱水酶
C2	326	dNDP-己糖脱水酶
C3	526	氨基水解/转移酶
C4	265	dNDP-己糖-4-酮基还原酶
C5	239	N-甲基转移酶
C6	402	糖基转移酶
E	1977	PKS 合酶,参与烯二炔基团合成
E1	147	转录调节蛋白
E2/3/4/5/8/11	326/328/636/364/199/267	未知
E6	182	氧化还原
E7	450	p450 羟基化酶
E9	552	氧化还原酶
E10	153	硫酯酶
R1	317	γ-丁酰内酯合成酶
R2/3	208/206	γ-丁酰内酯受体蛋白
R4/5/6/7	205/264/354/392	转录调节蛋白
A	147	脱辅基蛋白
A1	497	输出蛋白
F1	385	环氧水解
F2	387	环氧水解
13/14/16/55	226/347/144/264	未知
19	720	膜蛋白
24	297	糖苷酶
27	256	酯/水解酶
29	123	水解酶
32	458	氧化还原酶
34	441	加氧/水解酶
49	400	转座酶
57	167	分泌蛋白

（5）拉伐他汀　真菌代谢物生物活性的多样性引起人们极大的关注，拉伐他汀就是其中一个典型代表。分子生物学研究证明，真菌 *Aspergillus terrus* 产生的拉伐他汀通过抑制甲羟戊二酰 CoA（HMG-CoA）可以降低胆固醇的合成。介导拉伐他汀生物合成的两个聚酮合酶，九酮体合酶 LovB（335000）和二酮体合酶 LovF（277000），也具有 PKS Ⅰ 型的特点。LovB 与另一个烯醇还原酶 LovC 催化合成二羟基莫那可林 L，继而被 p450 氧化产生莫那可林 J；LovF 含有酮酰合酶（KS）、酰基转移酶（AT/MT）、甲基化酶（MeT）、酮基还原酶

（KR）、脱水酶（DH）和烯醇式还原酶（ER）结构域，利用乙酰 CoA、丙二酰 CoA、NADPH 和 SAM 形成 α-甲基丁酰-S-LovF，最后经过酰基转移酶 LovD，催化莫那可林酸 J 的 C8 位羟基 α-甲基丁酰基化，从而形成拉伐他汀（图 5-73）。

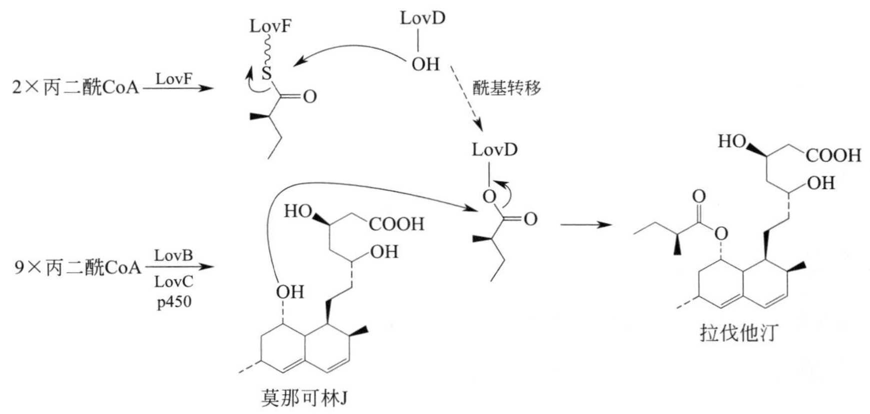

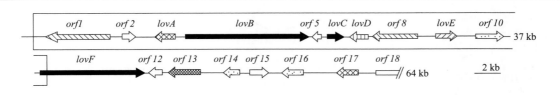

图 5-73　拉伐他汀生物合成过程示意

一个重要特点是，LovB 和 LovF 含有与非核糖体介导的肽类生物合成相似的甲基转移域（MeT），并取代了硫酯酶 TE 域，说明甲基化分别伴随着两个聚酮体的合成。拉伐他汀两个聚酮部分的合成均来源于乙酸。九酮体 C6 位的甲基来源于 S-腺苷甲硫氨酸，在形成聚酮体过程即进行甲基化，然后经分子内缩合反应形成六氢萘环，并经过还原和脱水等反应，相继形成中间体二氢莫那可林 L（dihydromonacolin L）和莫那可林（monacolin）。二酮体还原前即进行甲基化。在 LovB 中的 ER，没有这一结构域所固有的典型的基序。在环化过程中，至少还需要 LovC 的参与。LovF 与拉伐他汀（*2R*）-2-甲基丁酰侧链的合成相关。整个拉伐他汀合成基因簇大小有 64kb，含有 18 个基因，中间有内含子相间隔（图 5-74），其功能见表 5-23。

图 5-74　拉伐他汀生物合成基因簇结构

表 5-23　拉伐他汀生物合成基因功能

基因	氨基酸数	功　能
lovA	528	p450 单氧化酶
lovB	3038	九酮合酶
lovC	363	烯醇化酶

基因	氨基酸数	功　　能
lovD	413	转酯酶
lovE	503	调节蛋白
lovF	2532	二酮体合酶
orf1	1529	酯酶
orf8	1068	HMG-CoA 还原酶
orf13	742	调节蛋白
orf10	542	输出蛋白
orf14	301	输出蛋白
orf16	487	输出蛋白
orf2/5/12/15/18	328/256/249/490/481	未知

（二）PKSⅡ型合酶主导的聚酮类抗生素的生物合成

以 PKSⅡ型合酶主导的聚酮类抗生素生物合成均以乙酸或丙酸为起始单位。PKSⅡ型合酶一般由 3～7 个单功能或双功能蛋白组成。PKSⅡ型合酶的最小组成单位，是由两个 β-酮酰合酶亚基（KSα、β，或称 ORF1、2）和一个酰基携带蛋白 ACP 组成的可以将底物催化形成中间体的最小单位。两个 β-酮酰合酶亚基相互作用，决定聚酮碳链的长度。在还原酶参与下进行碳链的折转，并在芳香环酶和环化酶参与下形成多个芳香环，经羟基化酶、甲基化酶、糖基化酶等的修饰，形成不同的分子结构。糖基化酶对 PKSⅡ型主导的聚酮体的修饰，在使这类化合物成为具生物活性方面起着重要作用。

1. 蒽环类抗生素

这是一类含蒽环酮（anthracyclinone）发色团的抗生素，大部分具有抗肿瘤作用，但是毒性较强，主要有道诺霉素、阿克拉霉素、紫红霉素、诺加霉素（nogalamycin）、斯堡霉素组等。阿克拉霉素组结构中含有不同的糖苷，阿克拉霉素 A 中含有紫红糖胺、脱氧岩藻糖和 cinerulose 三个糖苷；诺加霉素组结构中含有 C1 位和 C2 位相连的二甲基氨基糖；斯堡霉素组中 C2 位和 C8 位为 O-甲基。蒽环类抗生素具有类似的生物合成过程。

道诺霉素　　　　　　　　　阿克拉菌素　　　　　　　　　紫红霉素

诺加霉素　　　　　　　　　　　　　斯堡霉素

以道诺霉素作为范例，阐述蒽环类抗生素的生物合成途径。道诺霉素类抗生素均以乙酸或丙酸作为起始单位，在 PKS 最小单位催化下进行碳链的缩合，经 PKS 中的还原酶（KR）进行羟基化并使碳链在一定位置折转，再由芳香化酶（ARO）形成第一个芳香环，在单加氧酶（OXY）作用下，形成第一个稳定的中间物（阿克拉菌酸，aklanonic acid），甲基化酶（MET）使羧基甲基化后，由环化酶（CYC）介导，完成蒽环体最后的环化。在合成途径 1、2、3 过程，中间产物（Ⅰ、Ⅱ、Ⅲ）是不稳定的，只有经过第 4 步反应后才能获得稳定的产物。除阿克拉菌酸（ⅣA）外，同时还生成产物ⅣB 和ⅣC，甲基化后形成阿克拉菌酸甲酯（ⅤA）和产物ⅤB 与ⅤC，阿克拉菌酸甲酯环化后，形成四个芳香环的阿克拉维酮（Ⅵ），也可被羟基化酶催化，形成三个芳香环的二氢阿克拉维酮（ⅤD），阿克拉维酮经还原酶作用，可以形成蒽环类抗生素的配糖体紫红霉酮（Ⅶ）（图 5-75）。

配糖体的糖基化在形成有生物活性的蒽环类抗生素中起关键作用，没有糖基化的配糖体大多数是没有生物活性的。同时，糖基化酶的存在也是产生菌具有抗性机制的原因之一。约50％的聚酮类抗生素产生菌具有胞内糖基化酶，这些酶使与聚酮体相连的某个糖基的羟基糖基化，成为无活性的中间体，这样可以避免合成产物对自身的伤害。这种对产物实施保护作用的糖基化酶，可视为第二种类型的糖基化酶。当产物合成完毕输出胞外时，该类糖基化酶可将保护性的糖基分子裂解，恢复产物的活性。第二种类型的糖基化酶编码基因通常位于抗生素生物合成基因簇之外。

糖苷生物合成的途径比较复杂，至今尚未完全研究清楚。下面仅以紫红霉素的糖基化为例加以说明。糖苷的合成来源于 TDP-葡萄糖，后者由葡萄糖-1-磷酸在 TDP 存在下，经TDP-葡萄糖胸苷转移酶（DnmL）介导，形成 TDP-D-葡萄糖，再经 TDP-4,6-脱水酶和TDP-4-酮-6-脱氧葡萄糖-3,5-异构酶（DnmU）介导，转化为 TDP-4-酮-鼠李糖，后者经脱水，形成 TDP-2,6-脱氧-3,4-己酮糖，再被氨基化，形成 TDP-2,6-脱氧-3-氨基-4-己酮糖，然后被还原酶（DnmV）作用，形成 TDP-道诺糖胺，在糖基转移酶（DnmS）作用下形成紫红霉素 D（图 5-76）。

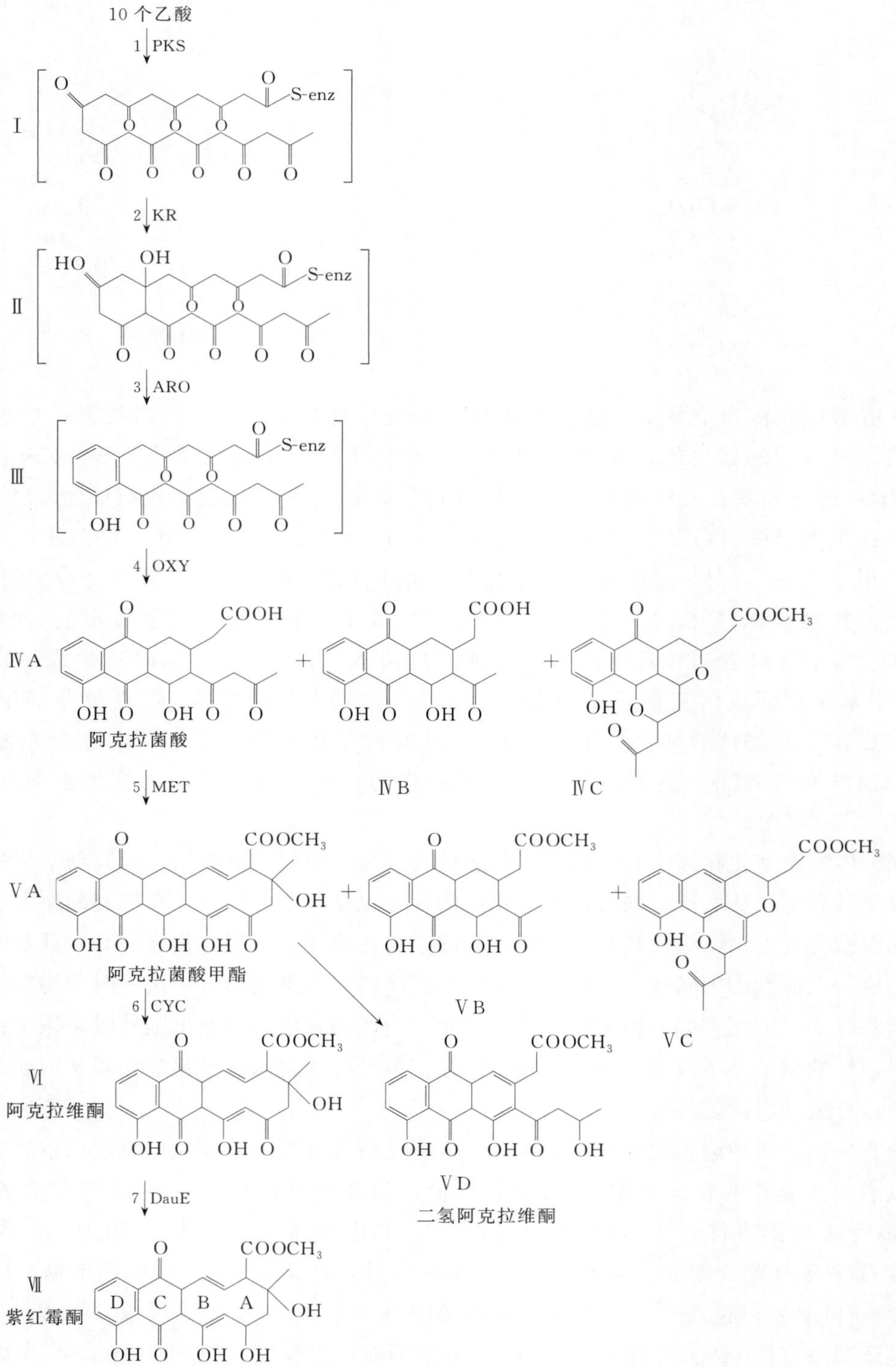

图 5-75　蒽环类抗生素的生物合成途径

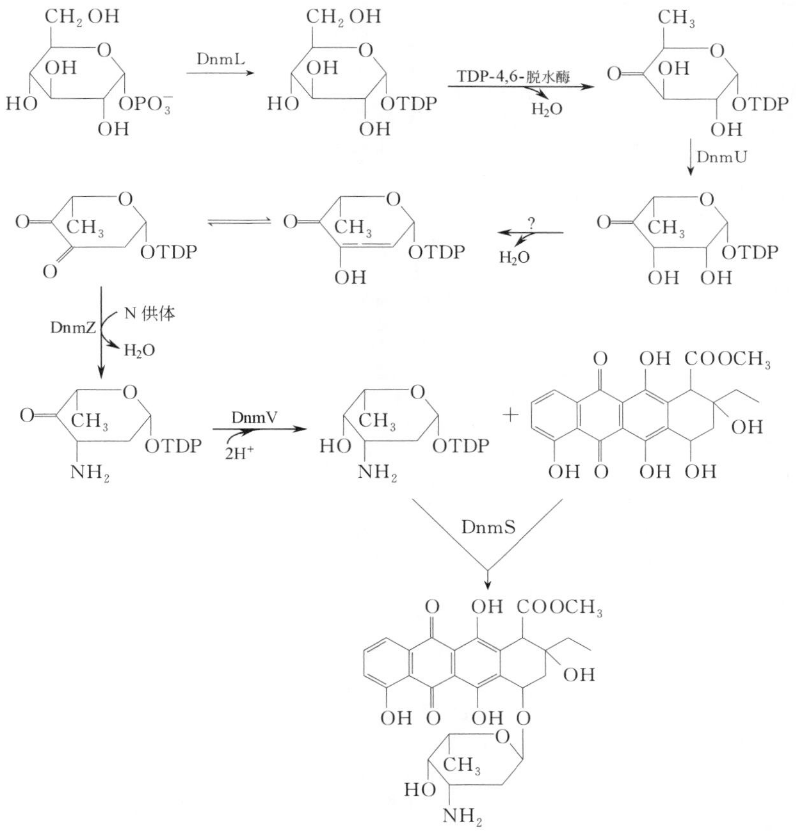

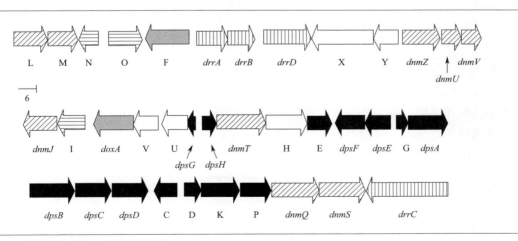

图 5-76　紫红霉素 D 的生物合成途径

道诺霉素生物合成基因簇结构如图 5-77 所示，其生物合成基因功能归纳于表 5-24 内。

图 5-77　道诺霉素生物合成基因簇结构

▆ 配糖体合成相关；▨ 糖苷合成相关；▤ 抗性相关；▥ 调节相关

表 5-24 道诺霉素生物合成基因功能

基因	氨基酸数	功 能
L(dnmL)	351	TDP-葡萄糖胸苷转移酶,与合成 dTDP-葡萄糖相关
M(dnmM)	不完整	TDP-葡萄糖-4,6-脱水酶,在 S. peucetius 中不表现功能
N(dnrN/dauN)	202	转录激活因子
O(dnrO/dauO)	340	转录抑制因子,可能调节抗性基因
F(dnrF/dauF)	489	阿克拉菌酮 11-羟基化酶
drrA	330	ATP 结合蛋白,可能与抗生素运输相关
drrB	283	跨膜蛋白,可能与抗生素运输相关
drrD	145	抗性
X(dnrX/dauX)		未知功能
Y(dnrY/dauY)	272	PKS 环化酶
dnmZ	342	与 TDP-道诺霉胺合成相关
dnmU	208	TDP-4-酮-6-脱氧葡萄糖-3,5-异构酶
dnmV	307	TDP-4-酮-6-脱氧己酮糖还原酶
dnmJ	370	与 TDP-己酮糖合成相关
I(dnrI/dauI)	272	结构基因的转录激活因子
doxA	415	羟基化酶
V(dnrV/dauV)		未知功能
U(dnrU/dauU)		未知功能
dpsG	84	聚酮合酶(PKS)中酰基携带蛋白
dpsH	194	未知功能,可能与聚酮链组装相关
dnmT	505	可能与 TDP-道诺霉胺合成相关
H(dnrH/dauH)	443	糖苷转移酶
E(dnrE/dauE)	261	阿克拉维酮还原酶
dpsF	315	聚酮环化酶参与阿克拉菌酸合成
dpsE	261	聚酮还原酶
G(dnrG/dauG)	129	12-脱氧阿克拉菌酸氧化酶
dpsA	419	聚酮缩合酶 KS-α 亚基
dpsB	425	聚酮缩合酶 KS-β 亚基
dpsC	353	与 KASⅢ 同源,可能参与丙酸 CoA 起始单位的选择
dpsD	337	酰基辅酶 A;ACP 酰基转移酶,可能参与丙酸 CoA 起始单位的选择
C(dnrC/dauC)	286	阿克拉菌酸甲基转移酶
D(dnrD/dauD)	145	阿克拉菌酸甲酯环化酶
K(dnrK/dauK)	356	蒽环 4-O-甲基转移酶
P(dnrP/dauP)	198	紫红霉素 D 16 位甲酯酶
dnmQ	438	参与 TDP-道诺霉胺合成
dnmS	431	TDP-道诺霉胺;ε-紫红霉胺糖苷转移酶
drrC	764	抗性

2. 放线紫红素

由天蓝色链霉菌（S. coelicolor）产生的放线紫红素，属苯异色满醌类抗生素，其分子为聚酮二聚体结构。由于其具有颜色，便于跟踪和检测，其产生菌是链霉菌分子生物学研究的模式菌株，是第一个被阐明的抗生素生物合成基因簇。该基因簇大小约为 30kb，属于聚酮合酶 PKS Ⅱ 型基因簇（图 5-78）。

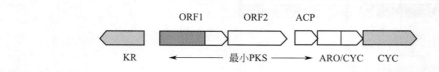

图 5-78 放线紫红素 PKS Ⅱ 生物合成基因簇结构

放线紫红素的生物合成是以乙酰辅酶 A 为起始，以 7 个丙二酰辅酶 A 为延长单位，经 PKS 最小单位 act I-ORF1-KS（424 个氨基酸）、act I-ORF2-CLF（407 个氨基酸）、act I-ORF3-ACP（86 个氨基酸）合成 16 碳链。它可以自发地环化形成产物，但在 KR（act III）作用下，第 9 位碳酮基被还原，并形成 $C_7 \sim C_{12}$ 环，在芳香酶 act VII-ARO/CYC（316 个氨基酸）参与下，形成第一个芳香环。然后由环化酶 act IV-CYC（297 个氨基酸）催化，形成第二个环。聚酮体经后修饰，包括 act VI-羟酰 CoA 脱氢酶（395 个氨基酸）、VA-羟基化酶（533 个氨基酸）等，使聚酮体 C8 位羟基化，并脱水形成醌式结构。最后由 VB-二聚体酶（177 个氨基酸）催化，形成二聚体形式的放线紫红素（图 5-79）。

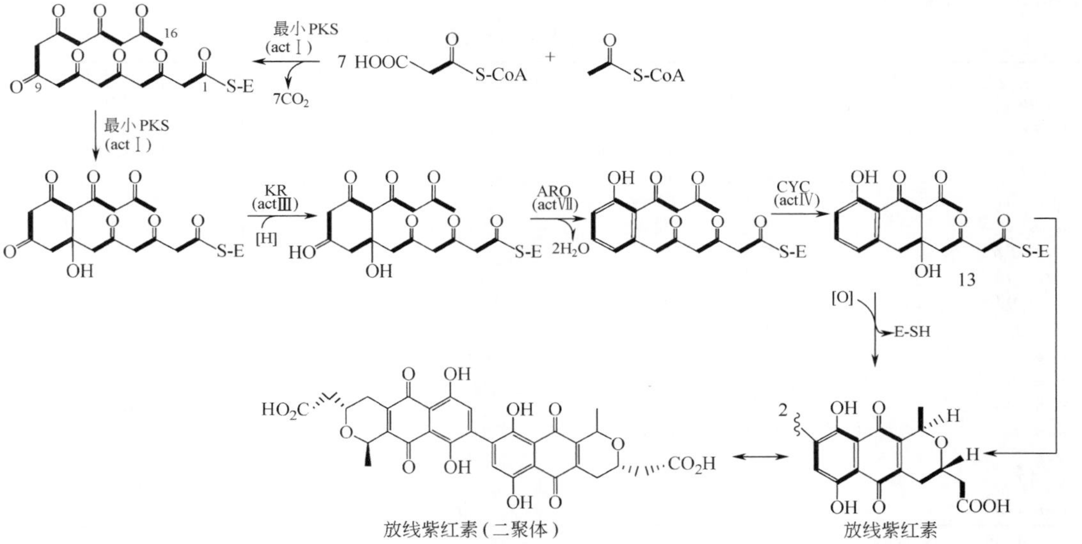

图 5-79　放线紫红素的生物合成途径

3. 色霉酮苷类抗生素

色霉酮苷类抗生素是一类金霉酸族化合物，其结构中均含有色霉酮，2 位和 6 位分别与三个糖苷 [D-碳霉糖、D-橄榄糖、D-奥廖糖（oliose）] 及两个 D-橄榄糖相连。光神霉素属于这一族中具抗肿瘤活性的抗生素，主要用于治疗睾丸癌和恶性高血钙症。

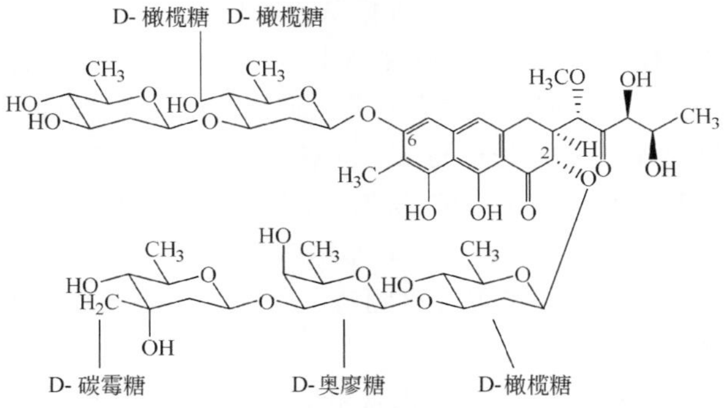

光神霉素

光神霉素结构中聚酮体的生物合成由聚酮合酶Ⅱ型介导，*S. argillaceus* 产生菌中光神霉素生物合成基因簇已被克隆（图 5-80），其功能见表 5-25。

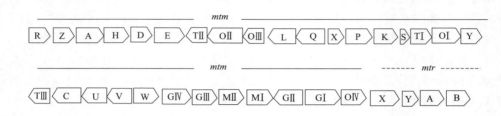

图 5-80　光神霉素生物合成基因簇结构

表 5-25　光神霉素生物合成基因的功能

基因	氨基酸数	功　能	基因	氨基酸数	功　能
mtm R	276	调控基因	*mtmY*	257	环化酶
mtm Z	210	硫酯酶	*mtmT Ⅲ*	247	酮基还原酶
mtm A	460	S-腺苷甲硫氨酸合成酶	*mtm C*	421	甲基转移酶/酮基还原酶
mtm H	482	参与甲基活化	*mtmU*	328	4-酮基还原酶
mtm D	355	TDP-葡萄糖合成酶	*mtmV*	486	2,3-脱水酶
mtm E	331	葡萄糖-4,6-脱水酶	*mtmW*	326	2,3-还原酶
mtm T Ⅱ	253	酮基还原酶	*mtmG Ⅳ*	407	糖苷转移酶
mtm OⅡ	531	羟基化酶	*mtmG Ⅲ*	396	糖苷转移酶
mtmOⅢ	99	单加氧酶	*mtm M Ⅱ*	326	甲基转移酶
mtm L	514	酰基辅酶 A 连接酶	*mtm M Ⅰ*	345	甲基转移酶
mtm Q	315	芳香化酶	*mtm G Ⅱ*	379	糖苷转移酶
mtm X	150	环化酶	*mtm G Ⅰ*	393	糖苷转移酶
mtm P	422	聚酮缩合酶	*mtmO Ⅳ*	533	氧化酶
mtm K	408	聚酮链延长因子	*mtrX*	828	DNA 修复相关蛋白
mtm S	85	酰基携带蛋白	*mtrY*	219	转录调节蛋白
mtmT Ⅰ	254	酮基还原酶	*mtrA*	320	ATP-结合蛋白
mtm OⅠ	436	氧化酶	*mtrB*	233	膜蛋白

光神霉素生物合成途径如图 5-81 所示。10 个乙酸分子是光神霉素的前体，*mtmL* 基因编码乙酰辅酶 A 荷载域；*mtmP*、*K*、*S* 编码光神霉素色霉酮合成的Ⅱ型聚酮合酶最小单位，使 10 个乙酸单位缩合成聚酮体；*mtmQ* 编码的芳香化酶，*mtmX*、*Y* 编码的环化酶，*mtmT Ⅰ*、*T Ⅱ*、*T Ⅲ* 酮基还原酶均与色霉酮合成相关；*mtmO Ⅰ*、*O Ⅱ*、*O Ⅲ*、*O Ⅳ* 及 *mtmM Ⅰ*、*M Ⅱ* 编码与聚酮体后修饰相关酶系。在这些酶系的参与下，首先形成前光神霉酮，然后由 *mtmG Ⅳ* 糖基化酶介导，进行 C2 位 D-橄榄糖基化，生成前光神霉素 A1，再进行 C-甲基化（MtmM Ⅱ 酶介导）和 MtmG Ⅲ 糖基化酶催化，形成具有 D-橄榄糖-D-奥廖糖二糖的前光神霉素 A2 和具有 -D-橄榄糖-D-奥廖糖-D-碳霉糖三糖的前光神霉素 A3。光神霉素 C6 位双 D-橄榄糖的糖基化是由 MtmG Ⅰ 和 G Ⅱ 共同介导、同步进行的。它可能发生在光神霉素聚酮体第 4 个环裂开前，或是先进行 C6 位双 D-橄榄糖的糖基化，再进行第 4 环的裂开，第 4 环的裂开是由 MtmOⅣ 氧化酶催化的。光神霉素聚酮体第 4 个环裂开后的前体称为前光神霉素 A4。*mtmD*、*E*、*V*、*U*、*C* 编码基因参与光神霉素糖苷的合成（图 5-82）。*mtmW* 编码的还原酶，被认为是参与光神霉素侧链——戊酰基酮基还原为二级醇的反应。

4. 角蒽环类抗生素

角蒽环类抗生素是由 PKSⅡ型酶催化形成的含角型排列的芳香环角聚酮体。这类抗生素如捷达霉素、乌尔达霉素、烯毛环酮、兰得霉素等，具有抗菌、抗肿瘤、抗结核和抗免疫等多种生物活性。

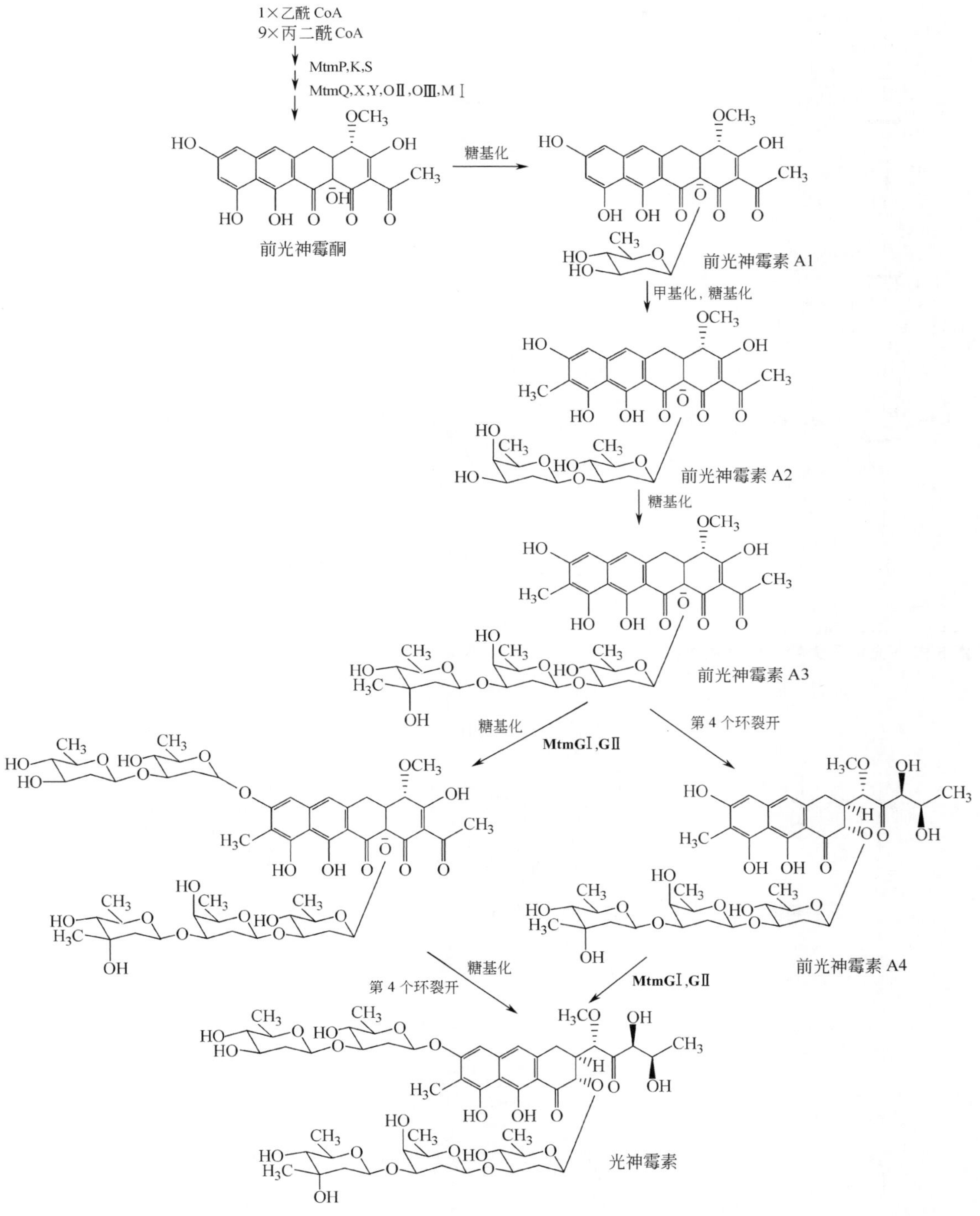

图 5-81　光神霉素的生物合成途径

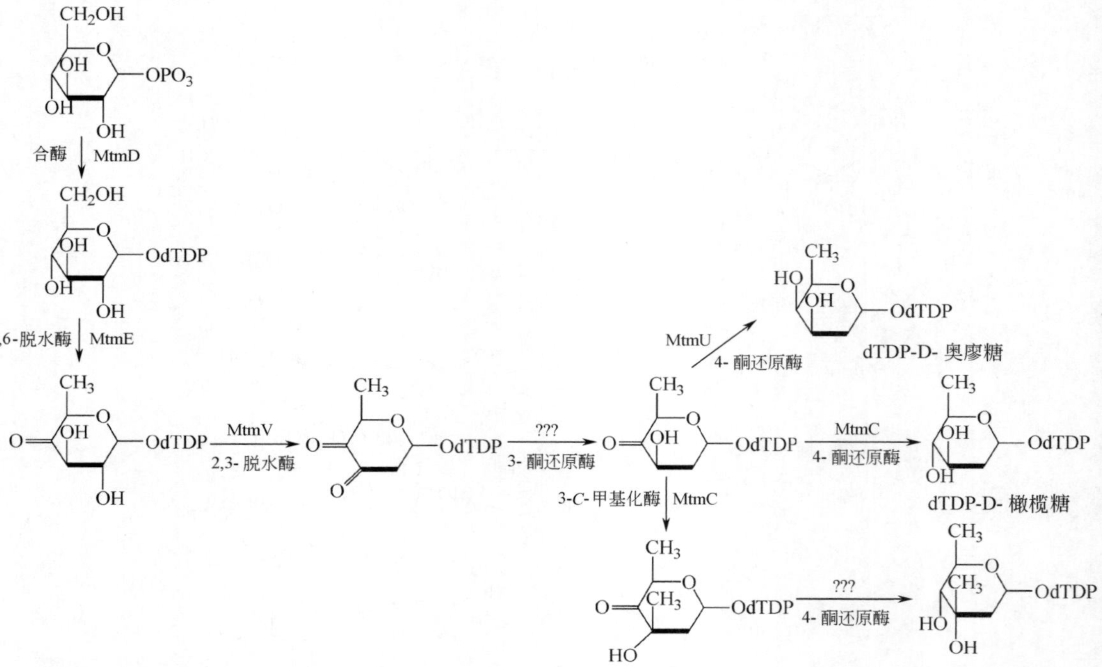

图 5-82　光神霉素糖苷的合成途径

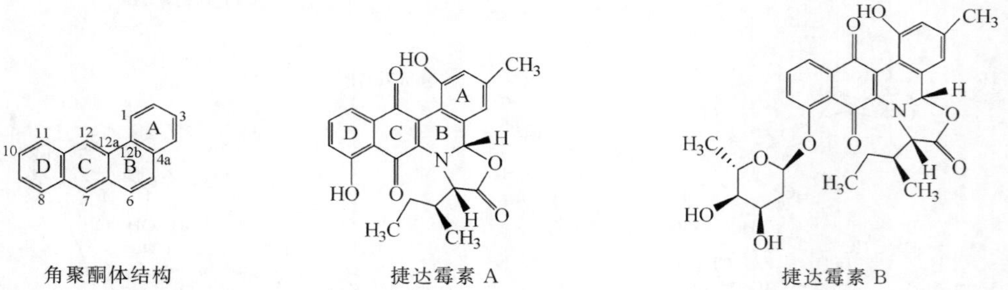

角聚酮体结构　　　　　　捷达霉素 A　　　　　　捷达霉素 B

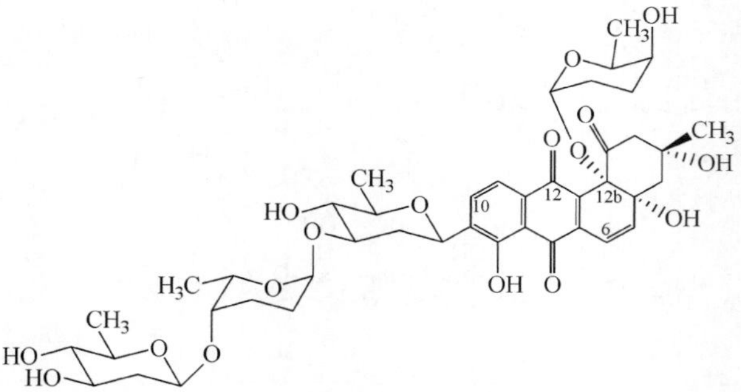

乌尔达霉素 A

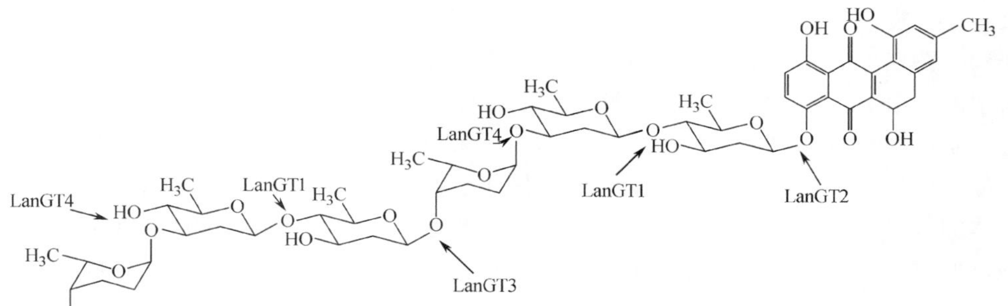

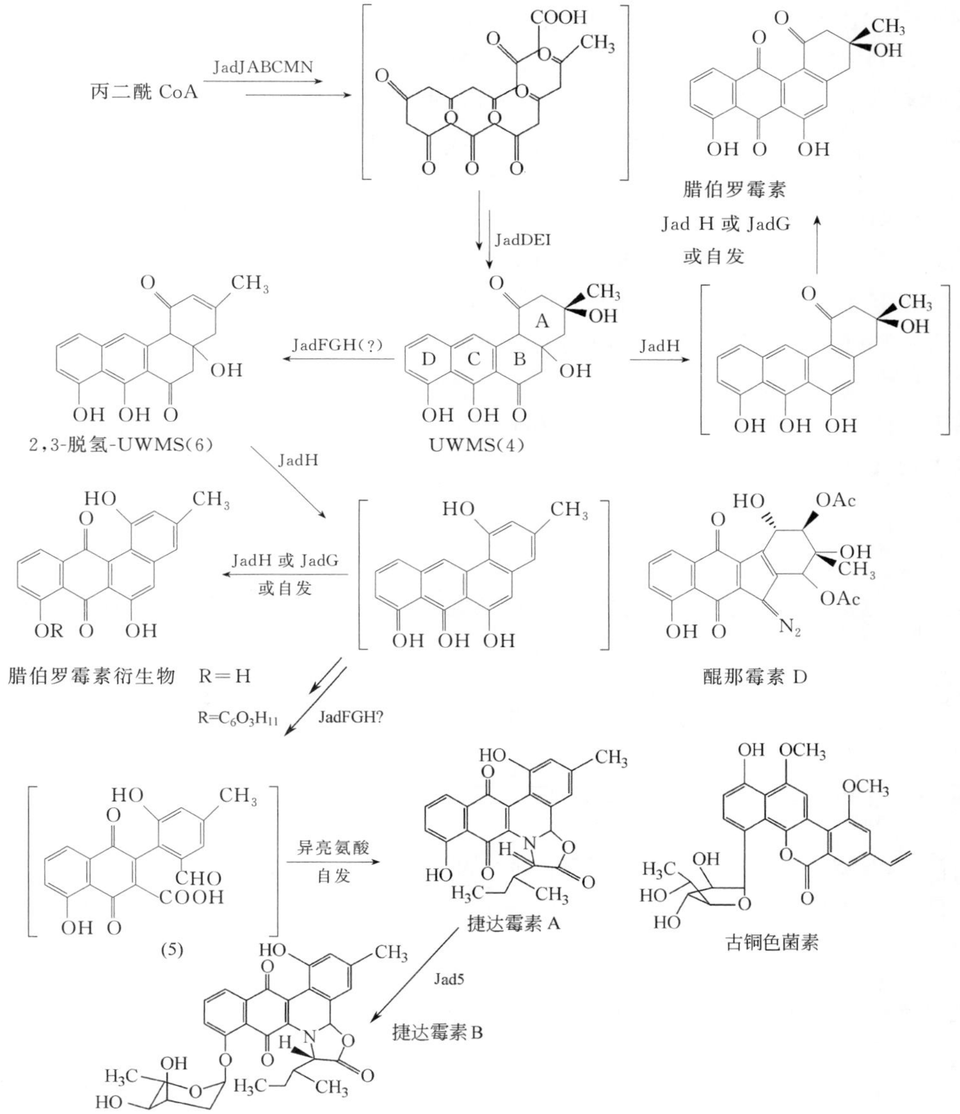

图 5-83　捷达霉素的生物合成过程

（1）捷达霉素　捷达霉素是由 *S. venezuelae* ISP5230 在一定培养条件下产生的。捷达霉素结构的特点除有角聚酮的成环方式以外，还在于它有一个含氮的六元杂环（捷达霉素 A 结构中的 B 环）。这个 B 环被氧化打开后，可以插入不同的氨基酸，重新形成环状结构。捷达霉素是由 10 个乙酸单位组成（1 个乙酸分子和 9 个丙二酰辅酶 A 为延长单位），在 PKS II 型酶最小单位（聚酮缩合、链聚酮链延长因子、酰基携带蛋白 JadA、B、C）参与下，实现聚酮体的合成，再由酮基还原酶（JadE）、双功能环化/脱水酶（JadD）和环化酶（JadI）作用下，形成第一个稳定的化合物 UWM6，即捷达霉素中间体。捷达霉素中间体的后修饰包括 2,3 位脱水、4a,12b-脱水、C12 位氧化、B 环的氧化开环和氨基酸的插入。JadH（双功能氧化/脱水酶）、G（蒽酮单加氧酶）、F（双功能氧化/脱水酶）参与其反应。UWM6 的 4a,12b-脱水和 C12 位氧化，可以产生腊伯罗霉素（rabelomycin）。UWM6 的 4a,12b-脱水形成 2,3-脱氢 UWM6。JadF、G、H 有可能是共同完成 2,3 位脱水反应。JadH 可以催化 4a,12b-脱水反应。C12 位的氧化有可能自发进行，也可能是由 JadH 或 G 参与的。B 的开环可能是 JadF、G、H 共同作用的结果。氨基酸的插入是自发进行的。目前可以确定 2,3 位脱水、4a，12b-脱水反应先于 C12 位氧化，但不能确定前两者的先后次序。B 环的开环与 C12 位氧化的先后次序也仍未确定。图 5-83 展示了当前对捷达霉素生物合成过程的认识。

捷达霉素生物合成基因簇的克隆和测序已完成了约 32kb，包括 30 个可读框，见图 5-84。参与捷达霉素聚酮链合成的基因有 *jadA*、*B*、*C*、*J*、*M*、*N*。前三个为聚酮合酶的基本单位，后三个可能是在聚酮链合成中起到提供底物的作用；*jadD*、*E*、*I*、*F*、*G*、*H* 为聚酮链的后修饰基因；参与糖基合成的基因有 *jadX*、*O*、*P*、*Q*、*T*、*U*、*V*；*jadS* 为糖基转移酶基因；该基因簇中还包含了 *jadR1* 和 *R2* 以及 *jadW1*、*W2* 和 *W3* 等调节基因。参与捷达霉素生物合成基因的功能归纳在表 5-26 中。

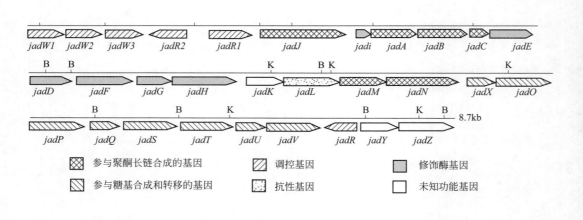

图 5-84　捷达霉素生物合成基因簇结构排列

表 5-26　捷达霉素生物合成基因的功能

基因	氨基酸数	功　　能	基因	氨基酸数	功　　能
JadA	422	酮酰合酶	JadQ	269	NDP-葡萄糖磷酸核苷转移酶
JadB	404	聚酮链延长因子	JadT	332	NDP-己糖-4,6-脱水酶
JadC	89	酰基携带蛋白	JadU	196	NDP-4-酮-6-脱氧己糖-3,5-异构酶
JadJ	584	酰基 CoA 羧化酶	JadV	341	NDP-4-酮-6-脱氧己糖-4-酮还原酶
JadN	526	酰基 CoA 脱羧酶	JadS	395	糖基转移酶
JadM	262	磷酸泛酰巯基转移酶	JadX	172	未知功能
JadI	109	环化酶,与角蒽环形成相关	JadL	459	抗性相关
JadE	264	酮基还原酶	JadW1	309	可能与合成小分子调节因子相关
JadD	349	双功能环化/脱水酶	JadW2	315	转录调节蛋白
JadF	513	双功能单加氧/脱水酶	JadW3	254	转录调节蛋白
JadG	225	蒽酮单加氧酶	JadR1	243	转录激活因子
JadH	541	双功能氧化/脱水酶	JadR2	196	转录抑制调控蛋白
JadO	475	NDP-己糖-2,3-脱水酶	JadR*	204	转录调节蛋白
JadP	376	NDP-己糖-3-酮还原酶	JadK/Y/Z		未知

（2）乌尔达霉素　乌尔达霉素是由 *S. fradiae* Tü2717 产生的，具有抗菌和抗肿瘤作用。它具有角蒽环捷达霉素生物合成过程中产生的腊伯罗霉素的基本结构，并含有 4 个糖苷：两个 D-橄榄糖分别为 C9 位糖苷和三寡糖链的最后一个糖苷，两个 L-紫红糖苷为三寡糖的中间和 C12b 位的糖苷。乌尔达霉素的生物合成途径与捷达霉素相似，均起源于乙酸，由 PKS II 型酶介导，在合成聚酮体并经环化后进行糖基化。*S. fradiae* Tü2717 中乌尔达霉素生物合成基因簇已克隆了约 23kb，其结构排列如图 5-85 所示。聚酮合酶最小单位由 UrdA、B、C 组成，UrdD、E、F、O、L、M 参与角蒽环聚酮体的合成。UrdZ1、G、H、Z3、Q、R、S、T 参与乌尔达霉素中紫红糖苷和橄榄糖苷的合成。乌尔达霉素生物合成基因的功能归纳于表 5-27 中。

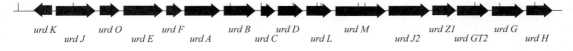

urd K　urd J　urd O　urd E　urd F　urd A　urd B　urd C　urd D　urd L　urd M　urd J2　urd Z1　urd GT2　urd G　urd H

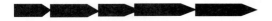

urd Z3　urd Q　urd R　uurd S　urd T

图 5-85　乌尔达霉素生物合成基因簇结构

表 5-27　乌尔达霉素生物合成基因的功能

基因	编码氨基酸数	功　　能	基因	编码氨基酸数	功　　能
urdA	426	酮酰合酶	urdJ2	417	运输蛋白
urdB	408	聚酮链延长因子	urdZ1	202	dNDP-己糖-3,5-异构酶
urdC	89	酰基携带蛋白	urdGT2	365	糖基转移酶,C9 位橄榄糖基化
urdD	261	酮基还原酶	urdG	355	dNDP-D-葡萄糖合酶
urdE	495	黄素型单加氧酶,负责 C12 位的氧化	urdH	328	dNDP-葡萄糖-4,6-脱水酶
urdF	108	环化酶	urdZ3	346	NDP-己糖-4-酮基还原酶
urdK	187	调节蛋白	urdQ	434	NDP-己糖-3,4-脱水酶
urdJ	525	运输蛋白	urdR	247	NDP-己糖-4-酮还原酶
urdO	197	还原酶	urdS	469	NDP-己糖-2,3-脱水酶
urdL	312	芳香化酶	urdT	268	氧化还原酶
urdM	669	氧化还原酶,负责 C12b 位的氧化			

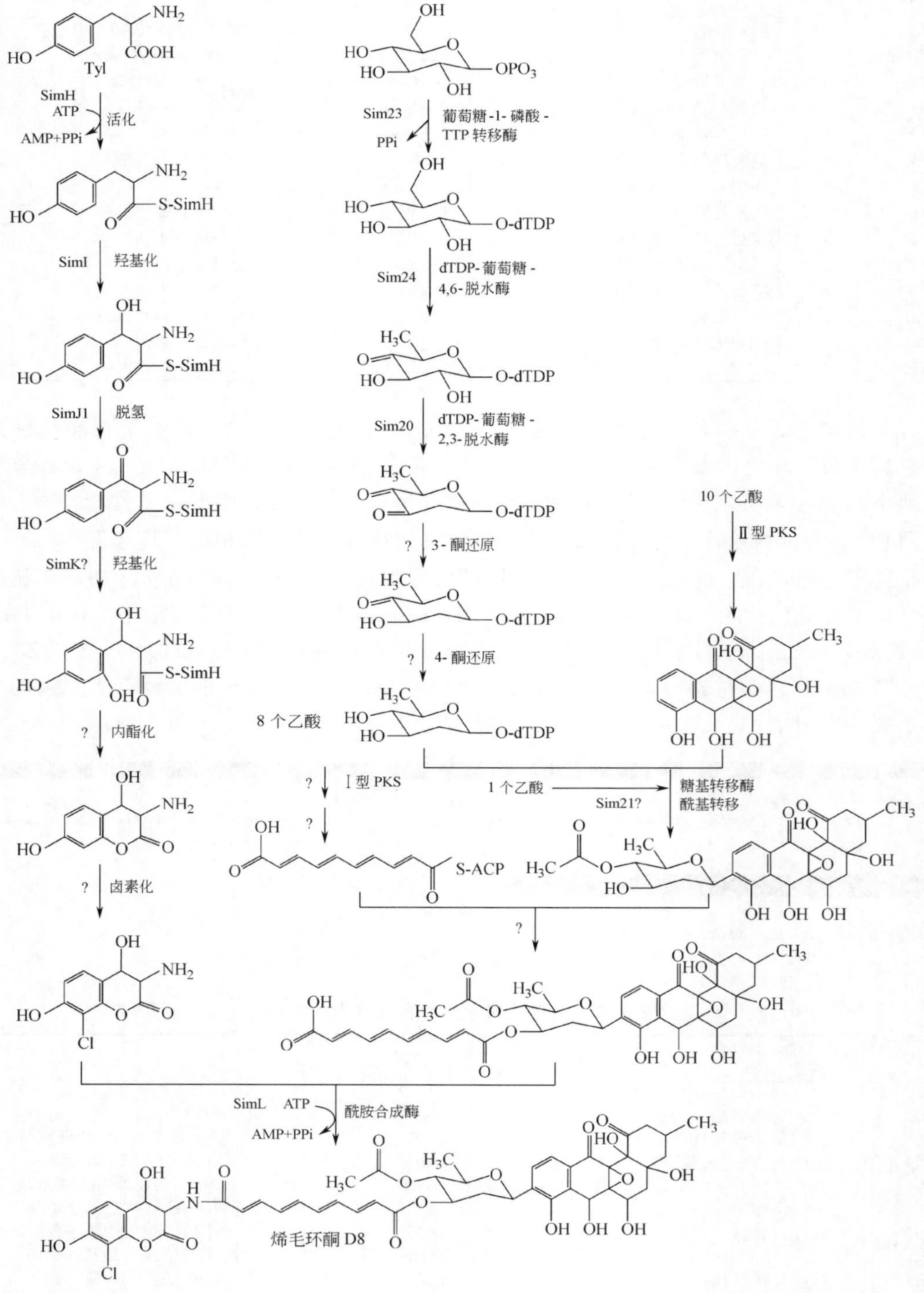

图 5-86　烯毛环酮的生物合成过程

（3）烯毛环酮　烯毛环酮是由 *S. antibioticus* Tü6040 产生的，具有抗菌和抗肿瘤活性。它的分子由两个聚酮分子组成，一个是角聚酮分子，另一个是线性辛四烯二羧酸分子。它们分别与一个脱氧糖和 3-氨基-4,7-二羟基香豆素分子相连。烯毛环酮的生物合成包括由 10 个分子的乙酸经 PKSⅡ型合酶介导合成角蒽环聚酮体；由 5 个分子的乙酸经 PKSⅠ型合酶介导合成辛四烯二羧酸；由酪氨酸活化起始经 β-羟基化合成香豆素；还包括糖基的合成、糖基的酰基化和糖基的转移等过程。烯毛环酮的生物合成过程如图 5-86 所示。*S. antibioticus* Tü 6040 产生菌中克隆了约 40kb 烯毛环酮生物合成基因簇，包括 38 个基因，其结构见图 5-87。所示基因簇起始于 *sim2* 基因，该基因为不完整的可读框，在其上游尚存在编码辛四烯二羧酸生物合成、属于 PKSⅠ型的基因，目前尚未见到相关报道。烯毛环酮生物合成基因的功能归纳于表 5-28 中。从表中可见，第 2～15 个基因均与 PKS 相关，其中 2～4 为编码 PKSⅡ型合酶的最小单位；5～9 和 11 与角蒽环合成相关；10 与聚酮体合成的转移即 4''-磷酸泛酰巯基乙胺转移酶辅助因子至 ACP 携带蛋白相关；13～15 与辛四烯二羧酸分子相关；K、L、H、I、Y、J1、J2 与香豆素分子的合成相关；19 可能与转移 4''-磷酸泛酰巯基乙胺转移酶辅助因子活化酪氨酸分子相关；20、23 和 24 基因与糖基的合成相关；21 基因编码的酰基转移酶可能与糖分子 4-OH 的酰基化有关。

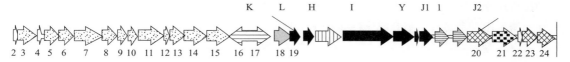

图 5-87　烯毛环酮生物合成基因簇结构

表 5-28　烯毛环酮生物合成基因的功能

基因	氨基酸数	功能	基因	氨基酸数	功能
sim2	不完整	酮酰合酶	*sim18*	293	未知
sim3	404	聚酮链延长因子	*sim19*	220	4''-磷酸泛酰基转移酶
sim4	88	酰基携带蛋白	*simK*	236	还原酶
sim5	261	酮基还原酶	*simL*	519	酰胺合成酶
sim6	315	环化/脱水酶	*simH*	997	酪氨酸激活酶
sim7	494	加氧酶	*simI*	416	p450
sim8	254	氧化还原酶	*simY*	70	MbtH 类
sim9	190	还原酶	*simJ1*	273	3-O-酰基（ACP）还原酶
sim10	228	4''-磷酸泛酰基转移酶	*sim1*	251	调节蛋白
sim11	528	羧基转移/脱羧酶	*simJ2*	246	3-O 酰基（ACP）还原酶
sim12	72	未知	*sim20*	482	dTDP-4-酮-6-脱氧葡萄糖-2,3-脱水酶
sim13	257	硫酯酶	*sim21*	450	酰基转移酶
sim14	456	双加氧酶	*sim22*	92	未知
sim15	446	醛脱氢酶	*sim23*	295	葡萄糖-1-磷酸胸苷转移酶
sim16	261	转录调节	*sim24*	319	dTDP-葡萄糖-4,6-脱水酶
sim17	534	运输蛋白			

5. 四环素类

四环素类是由 *S. rimosus* 或 *S. aureofaciens* 产生的具有四个线型芳香环排列结构、并具广谱抗菌活性的抗生素。天然产生的这类抗生素有四环素、金霉素、土霉素等。

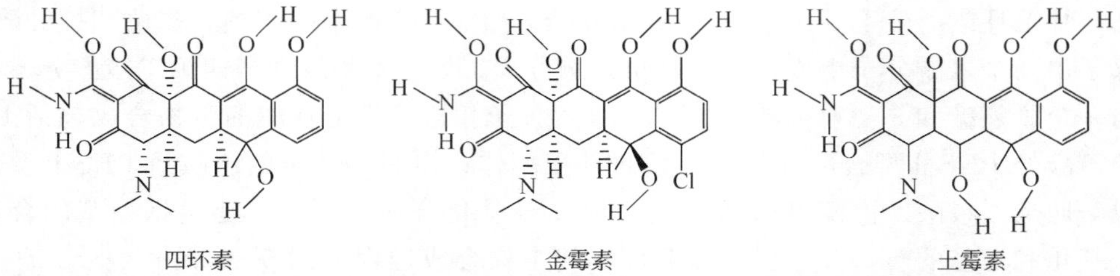

四环素　　　　　　　金霉素　　　　　　　土霉素

　　耐药性的日益发展，推动了对这类抗生素结构改造的研究。从生物合成的角度来看，四环素类结构上较为特殊的是，聚酮体骨架的一端有一个酰胺基单元，该单元起始于丙二酰 CoA，经过酰胺基转移酶形成丙酰胺，作为四环素类聚酮体的起始单位。丙酰胺与其他 9 个丙二酰 CoA 经 PKSⅡ型合酶（OxyA、B、C）催化形成聚酮体链，再由 C9 酮基还原酶参与使碳链在 C9 位折转，经过 OxyK 芳香化酶（包括环化和脱水作用）形成 D 环，OxyN 环化酶使 C5 羰基和 C14 甲烯基经醛缩反应形成 C 环，B 环可能是自发形成的，A 环由 OxyI 环化而成，再经甲基化（OxyF）、加氧反应（OxyL、G），形成 A 环为苯醌结构的 4-酮脱水四环素（4-keto-ATC），在氨基转移酶（OxyQ）和氧化酶（OxyR）作用下，形成 4-氨基脱水四环素（4-amino-ATC），OxyT（N-甲基化酶）使 4 位氨基双甲基化，OxyS 和 E 相继进行氧化，形成 5a、11a 脱羟基土霉素，最后由 TchA 介导进行还原形成土霉素。tchA 基因不在所克隆的生物合成基因簇内，它编码 455 个氨基酸，具有还原酶作用。土霉素生物合成途径如图 5-88 所示。

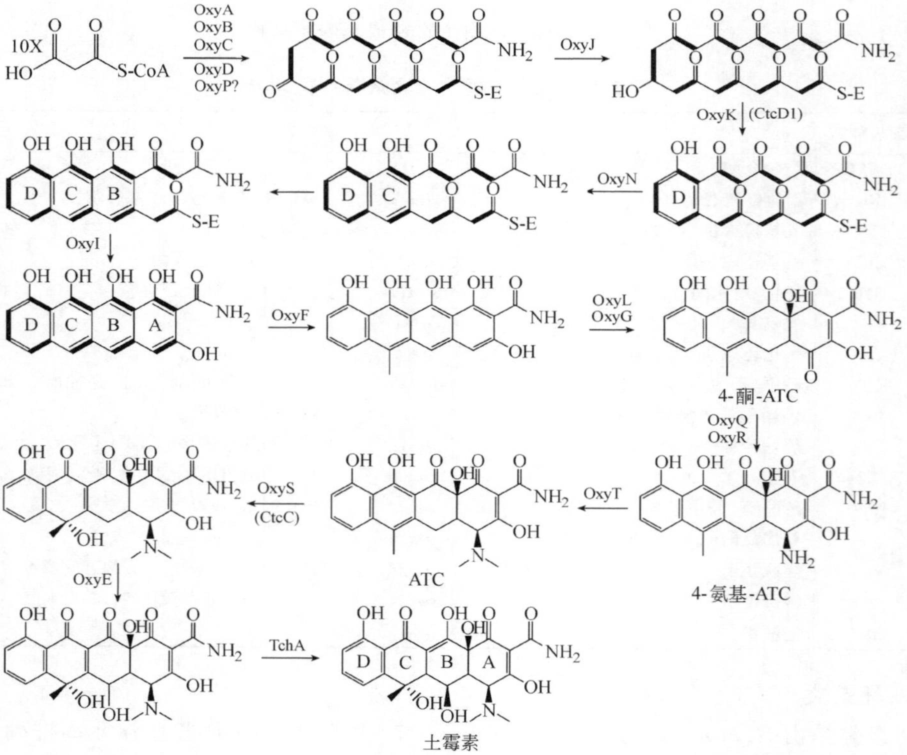

图 5-88　土霉素生物合成途径

S. rimosus 中的土霉素生物合成基因已得到克隆，它位于两个抗性基因（otrA 和 otrB）之中，含有的基因排列如图 5-89 所示，其功能见表 5-29。

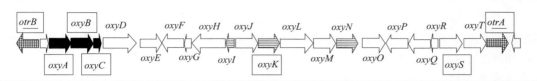

图 5-89　土霉素生物合成基因簇结构

表 5-29　土霉素生物合成基因的功能

基因	氨基酸数	功　能	基因	氨基酸数	功　能
oxyA	425	聚酮合酶	oxyK	953	芳香化酶
oxyB	422	聚酮链延长因子	oxyL	557	加氧酶
oxyC	95	酰基携带蛋白	oxyM	252	酮基还原酶
oxyD	612	酰胺基转移酶	oxyN	257	环化酶
oxyE	418	加氧酶	oxyO	353	未知
oxyF	345	甲基转移酶	oxyP	340	酰基转移酶
oxyG	95	加氧酶	oxyQ	359	氨基转移酶
oxyH	530	酰基 CoA 连接酶	oxyR	142	氧化酶
oxyI	150	环化酶	oxyS	503	加氧酶
oxyJ	263	C9 酮基还原酶	oxyT	344	N-甲基转移酶

三、聚酮与非核糖体多肽复合型合酶共同介导合成的抗生素

由聚酮与非核糖体多肽复合型合酶介导合成的抗生素如由 S. verticillus 产生的博莱霉素、S sp. 产生的雷那霉素、S. virginiae 产生的维基尼霉素 M 和黏球菌 Stigmatella aurantiaca 产生的黏丙酰胺等，具有聚酮体和肽链并存的结构。

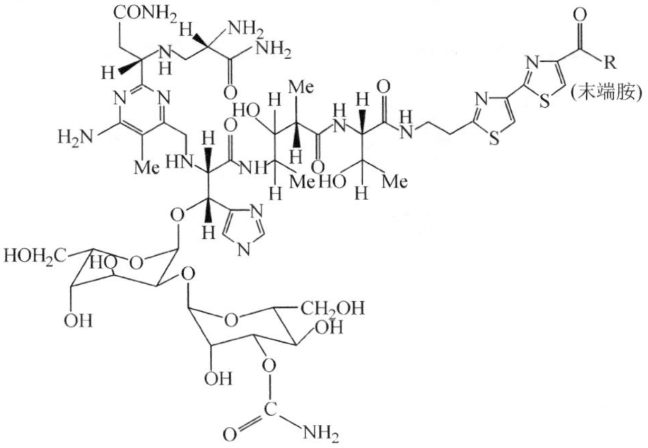

博莱霉素

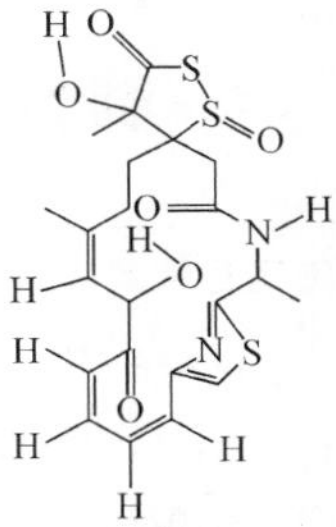

雷那霉素

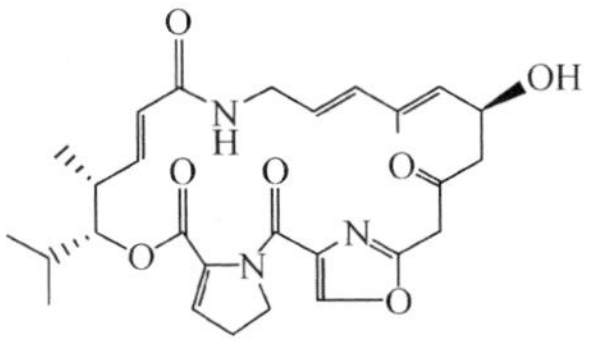

维基尼霉素 M

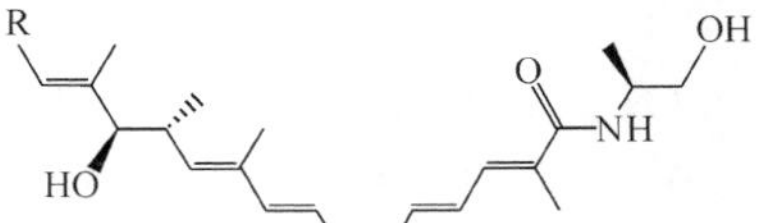

黏丙酰胺 A　R=1-甲基-丙酰
　　　　　B　　　异丙酰
　　　　　C　　　乙基
　　　　　D　　　甲基

如前所述，参与聚酮体合成的 PKS 合酶和参与非核糖体肽类合成的 NRPS 合酶为两组多功能复合酶，它们的组成结构非常相似，系分别将低级脂肪酸或氨基酸聚合成为聚酮链或肽链。在同一生物合成基因簇中存在的复合型 PKS 和 NRPS，有两种情况：一种情况是它们单独并存，分别行使各自的功能；另一种情况是以杂合状态存在。后一种情况下，它们两者之间存在着直接的相互作用。杂合 PKS/NRPS 系统，具有与单独存在的 PKS 或 NRPS 合酶中相同的活性位点。与此同时，杂合 PKS/NRPS 系统中，特异的连接序列在两者相互作用及肽或聚酮链中间体转位中起重要作用。此外，参与聚酮体合成的酰基或参与肽类合成的氨基酰携带蛋白（ACP 或 PCP）中的磷酸泛酰基转移酶，对底物具有较大的宽容性，可以进行聚酮酰或肽酰在两种合酶体中的转位。

1. 维基尼霉素 M

由 *S. virginiae* 产生的维基尼霉素 M（VM）是一类链阳菌素类抗生素。其生物合成是由 PKS/NRPS 复合系统酶系介导的，而维基尼霉素 S（VS）是由该菌产生的多肽类（七肽）抗生素。这两类抗生素对耐药菌的抗菌活性有协同作用，这一特点引起了人们的关注。

维基尼霉素 M 的生物合成是以异丁酰 CoA 起始，与 2 个丙二酰 CoA 缩合后，再与 1 个甘氨酸缩合，继而依次与 4 个丙二酰 CoA 缩合，再与 1 个丝氨酸及 1 个脯氨酸缩合而形成。

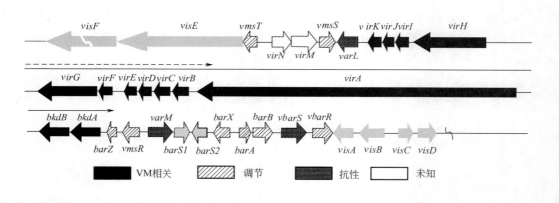

图 5-90　维基尼霉素 M 生物合成基因簇结构

S. virginiae 中与维基尼霉素 M 生物合成相关的基因簇（图 5-90）约 72kb 已被克隆。维基尼霉素 M 基因簇结构域在其生物合成中的作用如图 5-91A 所示。从图 5-90 可见，该基因簇中的 VM 和 VS 生物合成连锁并有交叉。*virA*、*virF*、*virG*、*virH* 编码 PKS 和 PKS/NRPS 多酶系，而 *virB*、*virC*、*virD*、*virE*、*virI*、*virJ*、*virK* 为单基因。*virA* 含 PKS 结构域模块 1、2、4 和 5 以及 NRPS 结构域模块 3。后者使甘氨酸腺苷化，经酰基-S-ACP 转运与 PKS 延长单位缩合。在 *virA* 中未发现启动子序列，提示该基因的转录可能与上游负责异丁酰 CoA 合成的 *bkdAB* 基因共同使用一个操纵子。*virF* 编码不完整的 PKS 模块 6 结构域，其中的 KS 可能与 *virG* 模块 7 中 KR 和 ACP 反式之间进行相互作用，完成 2 个丙二酰 CoA 单位的延长，而在 *virF* 基因 KS 结构域后面的 360 个氨基酸，其功能尚不清楚。NRPS 模块 8 是由

$virG$ 和 $virH$ 两部分编码组成的。模块 8 中腺苷域 A 活化丝氨酸，Cy 结构域催化丝氨酸进入后杂环的形成和肽链的延长。$virH$ 编码杂合 NRPS（部分模块 8）和 PKS（完整的模块 9）。在所克隆的基因簇中，未发现负责脯氨酸掺入的 NRPS 基因簇，有可能其位于所克隆的基因簇之外。

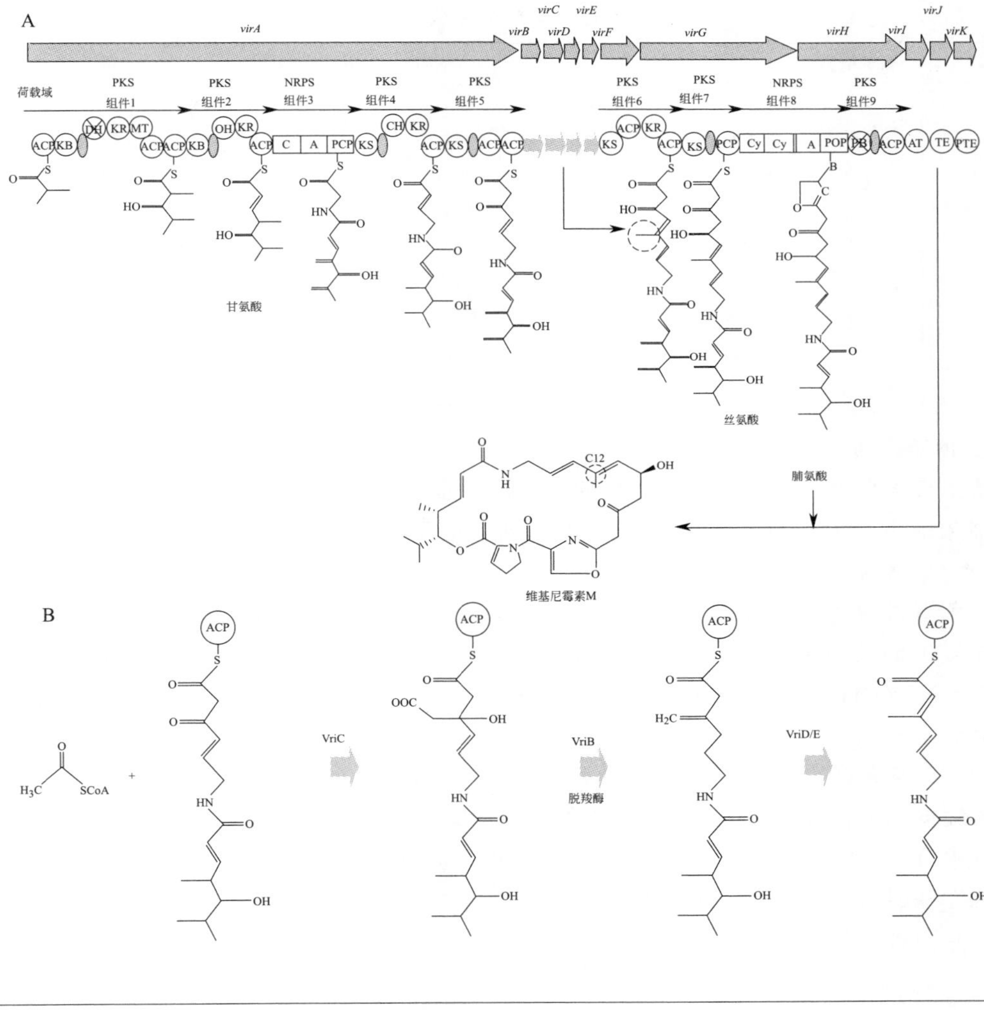

图 5-91　维基尼霉素 M 基因簇结构域在其生物合成中的作用

虚线圆圈代表 C12 位甲基化

此外，在所有的 PKS 结构中，均不含有通常的 AT 结构域。因此，维基尼霉素生物合成基因簇属于一种没有 AT 结构域的 PKS。AT 在聚酮类化合物合成中是一种酰基转移酶，为聚酮链的合成提供延长单位。而在 VM 基因簇中，只有一个位于 PKS 合酶基因外的单拷贝 $virI$ 基因负责酰基的转移。而且 $virI$ 基因的高表达可以提高 VM 的产量 1.5 倍，表明其基因表达在 VM 合成中是一个限制性因素。$bkdA$ 和 $bkdB$ 与 VM 起始单位异丁酰 CoA 的合成相关，异丁酰 CoA 来源于缬氨酸。*virC* 的蛋白与羟甲戊二酰 CoA（HMG-CoA）合酶的相似性较高，可能与 VM C12 位甲基化有关。VM C12 位甲基化可能与 HMG-CoA 合酶参与的反应机制类似（图 5-91B），即由乙酰 CoA 提供前体，经 HMG-CoA 合酶对聚酮体链修饰，形成羟甲基羧酸聚酮体，再经脱羧、脱水和烯醇式 CoA 水合酶作用，生成 C11 不饱和硫酯键。维基尼霉素 M 生物合成基因的功能见表 5-30。

表 5-30　维基尼霉素 M 生物合成基因的功能

基因	氨基酸数	功　　能	基因	氨基酸数	功　　能
virN	406	氧化还原酶，VM 后修饰	*virF*	747	PKS
virM	435	肌氨酸氧化酶，VM 后修饰	*virE*	250	烯醇式 CoA 脱水酶
vmbS	329	调节	*virD*	246	烯醇式 CoA 脱水酶
varL	439	输出蛋白	*virC*	417	HMG-CoA 合酶类似
virK	302	4'-磷酸泛酰巯基乙胺基转移酶	*virB*	446	聚酮体脱羧/脱水
virJ	267	硫酯酶	*virA*	6964	PKS/NRPS
virI	295	酰基转移酶	*bkdB*	570	异丁酰合成相关
virH	2589	NRPS/PKS	*bkdA*	677	异丁酰合成相关
virG	1207	PKS/NRPS			

2. 博莱霉素

博莱霉素是由 *S. verticillus* 产生的一组抗肿瘤抗生素，其差别主要在于末端胺的不同。用于临床的主要组分为博莱霉素 A2。我国研发的平阳霉素为 A5 组分，博安霉素为 A6 组分，博宁霉素为乙酰博莱霉素 A6。

博莱霉素的基本结构是，由 9 个氨基酸组成的二肽中间由乙酸衍生的聚酮体相连，末端可以连接不同的胺分子，其中：$R = NH(CH_2)_3SOMe$ 为 A1；$R = NH(CH_2)_3SOMe_2$ 为 A2；$R = NH(CH_2)_3NH(CH_2)_4NH_2$ 为 A5；$R = NH(CH_2)_3NH(CH_2)_4NH(CH_2)_3NH_2$ 为 A6。

博莱霉素产生菌 *S. verticillus* 中基因组 85kb 片段，包括 30 个基因已被克隆。参与博莱霉素配糖体生物合成基因簇，是由非核糖体肽酶（NRPS）和聚酮合酶（PKS）共同组成的，其中有 10 个基因编码 NRPS，1 个基因单元编码 PKS，另外，还有 5 个糖苷合成酶基因及抗性基因与调节基因。博莱霉素基因簇的结构见图 5-92。表 5-31 中归纳了博莱霉素生物合成基因簇中各基因的功能。

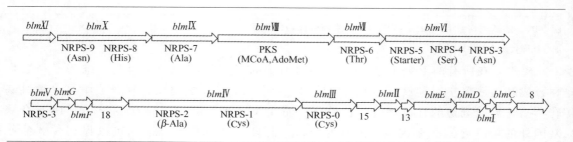

图 5-92　博莱霉素生物合成基因簇的结构

表 5-31　博莱霉素生物合成基因簇中各基因的功能

基因	氨基酸数	功　　能
orf 8	424	氧化酶
blm C	498	NGP-糖苷合成酶
blm I/II/III/IV/V/VI/VII/IX/X/XI	90/462/935/2626/645/2675/ 1218/1066/2140/688	非核糖体肽酶（NRPS）域
blmD	545	氨甲酰基转移酶
blmE	390	糖苷转移酶
orf 13	187	未知
orf 15	339	调节基因
orf 18	638	天冬氨酰合成酶
blm F	494	糖苷转移酶/β-羟基化酶
blmG	325	糖异构酶
blm VIII	1841	聚酮合酶（PKS）

博莱霉素生物合成基因簇中的 NRPS 基因，如 *blm* III、IV、V、VI、VII、IX 和 X 等，与已知肽酶基因结构相似，均由腺苷化域（A）、肽基携带蛋白域（PCP-P）和缩合酶域（C）等组成，各个 NRPS 结构域识别不同的氨基酸。*blm* VI 基因编码 NRPS-5、4、3，其 N 端（NRPS-5 结构域）有一些特殊编码酰基辅酶 A 连接酶和酰基携带蛋白域，NRPS-4 结构域识别活化的丝氨酸（Ser）作为起始，NRPS-3 结构域识别天冬酰胺（Asn），两者缩合经氨基水解，将 Ser-Asn 二肽从合酶中释放，形成 β-氨基丙氨酰胺，继续与第二个 Asn 缩合，继而先进行环化、转氨基及脱饱和，再与组氨酸（His）、丙氨酸（Ala）缩合形成五肽（化合物 1）。该多肽中间体被 *blm* VIII 基因编码的 PKS 蛋白 KS 结构域识别，同时，由 PKS-AT 域识别丙二酰辅酶 A 并与偶联的腺苷化甲基转移酶共同起作用，形成甲基化的聚酮体，经酮基还原酶（KR）作用后形成化合物 2。NRPS-6 结构域识别苏氨酸延长肽链，再由 *blm* IV 和 *blm* III 编码，分别识别 β-丙氨酸和胱氨酸的 NRPS-2、1、0 结构域，完成博莱霉素配糖体的组装。博莱霉素的末端胺也是由 NRPS 型合酶与 C 端活性域结构相似的酶 *blm* II 和 *blm* XI 介导形成的。根据底物的供应情况，可以具有不同末端胺的博莱霉素肽与聚酮体的配糖体。已知可能有 40 个不同氨基酸，可以形成博莱霉素的末端胺，说明该酶的底物宽容性很广。形成末端胺后的配糖体从 NRPS 合酶上释放出来，再通过在合酶体上已经羟基化的 His 与两个糖基［L-古洛糖（gulose）和 3-*O*-氨甲酰-D-甘露糖］相连。两个糖基的合成过程还不是十分清楚，最终形成博莱霉素。博莱霉素的生物合成过程如图 5-93 所示。在博莱霉素生物合成基因簇中，*blm* IX/*blm* VIII/*blm* VII 为 NRPS/PKS/NRPS 杂合结构域。

3. 黏丙酰胺

由黏球菌产生的黏丙酰胺 A、B、C、D 组分，来源于不同的低级脂肪酸，如 A 来源于甲基丁酸、B 来源于异丁酸、C 来源于丙酸、D 来源于乙酸。黏丙酰胺中的碳链是由聚酮合酶（PKS I 型）介导的。而含氨基的分子结构来源于丙氨酸，是由非核糖体肽酶（NRPS）介导的。两者之间为 PKS/NRPS 杂合型的作用。参与黏丙酰胺合成的基因簇长约 50kb，包括 7 个基因介导其生物合成过程（图 5-94）。其中，MxaF、E、D、C、B$_2$、B$_1$ 为 PKS I 型，而 MxaA 为 NRPS 型合酶。MxaF（2368 个氨基酸）包括荷载域，识别不同的起始单位，形成黏丙酰胺的不同组分，同时也包括第一个酰基转移酶（AT）结构域，识别甲基丙二酰CoA作为延长单位，接着由MxaE（1862个氨基酸）、MxaD（1840个氨基酸）、MxaC（3291个氨基酸）等相继参与，进行碳链的延长及碳链的还原或脱水。比较特殊的是，MxaB1（939个氨基酸）只含有缩合（KS）和AT结构域。必不可少的ACP酰基携带蛋白在MxaB2（1233个氨基酸）中，所以MxaB1和MxaB2必须共同作用，才能继续聚酮碳链的延长过程。MxaA（1515个氨基酸）为NRPS型合酶，含有使丙氨酸活化的腺苷结构域（A），而且可以使前面PKS合酶介导形成的聚酮体链与活化的丙氨酰连接。在MxaA中还含有罕见的还原酶结构域（Red），它的作用是使形成的聚酮/肽链从NRPS合酶体，以线型醛的形式释放出来，进而形成黏丙酰胺结构中的氨基丙醇。

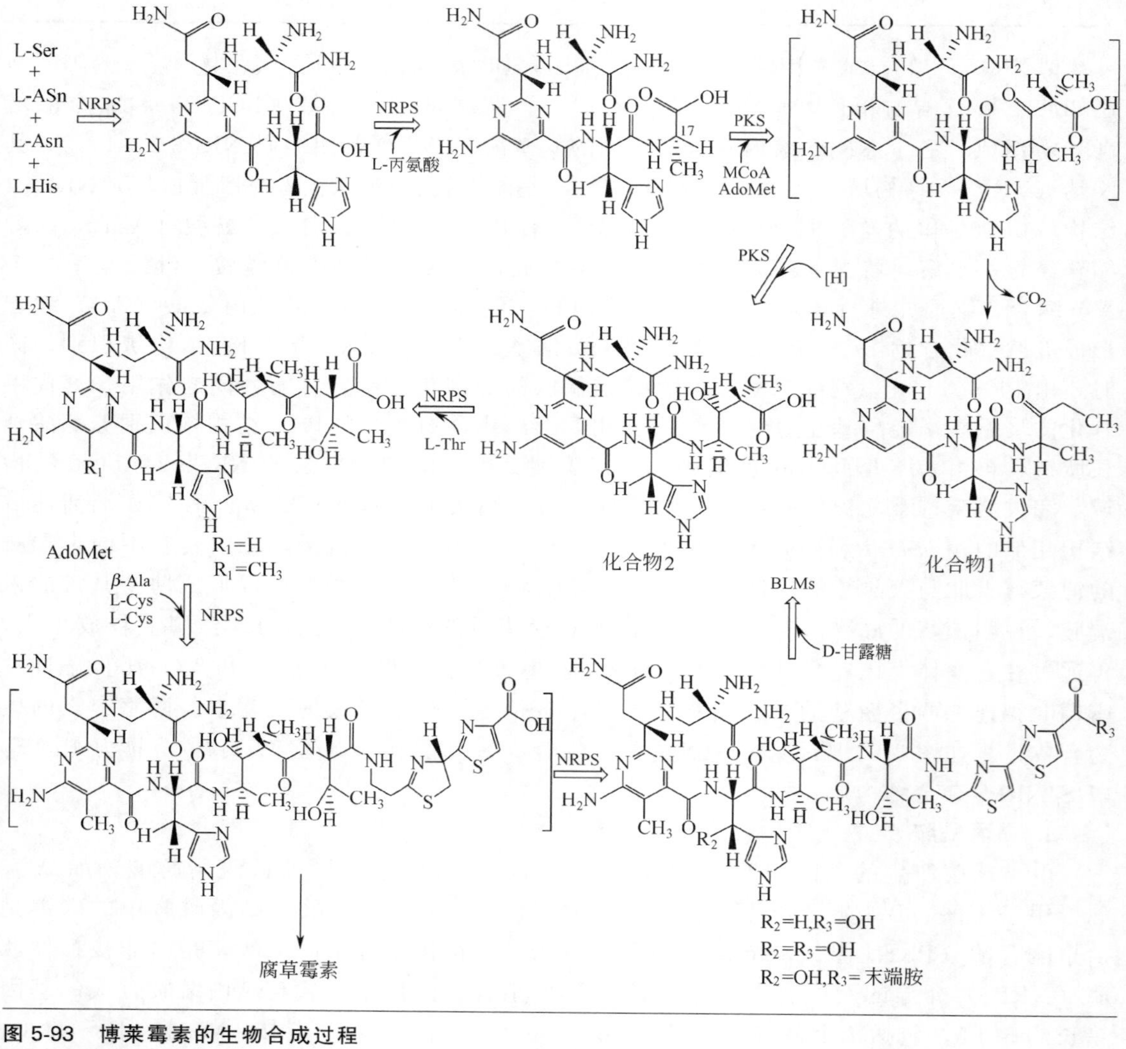

图 5-93　博莱霉素的生物合成过程

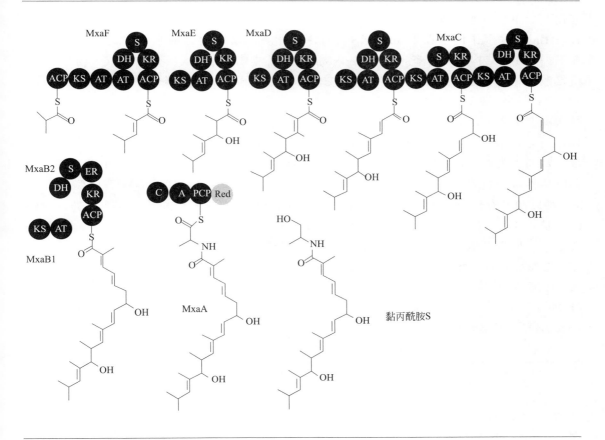

图 5-94　黏丙酰胺生物合成基因簇介导黏丙酰胺生物合成的过程

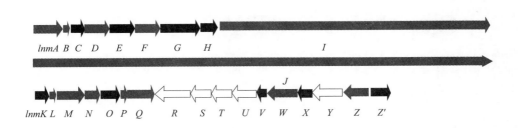

图 5-95　雷那霉素生物合成基因簇结构

4. 雷那霉素

S. atrrolivaceus 产生的雷那霉素是一个由多肽和聚酮合酶Ⅰ型共同介导合成的抗生素，它具有明显的抗肿瘤作用。雷那霉素含有噻唑环，其起始单位尚不清楚，另外，1,3-二氧-1,2-二硫酯的来源也尚未阐明。雷那霉素生物合成基因簇由 27 个可读框组成（图 5-95）。各基因编码蛋白的功能见表 5-32。

LnmQ/P 组成非核糖体肽合成酶的荷载域，LnmI 为 PKS/NRPS 模块 3 和模块 4 中的 KS 杂合酶结构域，其 N 末端具有典型的缩合/环化/氧化（Cy-A-PCP-Ox）结构域，催化起始单位 L-胱氨酸形成雷那霉素中的噻唑环。LnmI C 端的 KS 结构域可能是以反式与 LnmJ 发生作用。在 LnmI PKS-NRPS 杂合酶模块中含有两个串联的 KS 结构域，在第一个 KS 结构域中含有半胱氨酸-丙氨酸-组氨酸残基，通常 KS 结构域中的组氨酸-组氨酸催化中心是与丙二酰-S-ACP 脱羧相关，而胱氨酸残基是催化脱羧后的丙二酰-S-ACP 与另一个酰基-S-KS 缩合形成 C—C 键，因为 LnmI 中第一个 KS 结构域的一个组氨酸突变为丙氨酸，所以一个 KS 结构域的活性不能催化完成整个聚酮碳链的延长过程，因此，第二个 KS 起到辅助作用。LnmJ 包括 PKS 模块 4～8 以及 TE 硫酯酶结构域。雷那霉素产生菌 PKS 基因结构域的最大特点是整个 PKS 的 6 个模块中缺少 AT 转移酶活性域，负责丙二酰 CoA 转移的 AT 是由单个的基因 *lnmG* 编码的蛋白催化，*lnmG* 可以和所有模块中的 ACP 相互作用，使丙二酰 CoA 与各模块中 KS 缩合进行碳链的延长。在 *lnmI* 和 *lnmJ* 基因框架中在每个 KS 结构后面含有保守的 90～110 个氨基酸残基，它们有可能与单独存在的 AT 起到锚定作用。

雷那霉素的生物合成可能起始于 L-丙氨酸和 L-胱氨酸，形成噻唑环，再经 PKS 合酶与丙二酰 CoA 延长单位合成聚酮体经硫酯酶环化，然后由羟基甲基戊二酸单酰辅酶 A（HMG-CoA）介导，在雷那霉素聚酮体环加上 1,3-二氧-1,2-二硫酯，再经 p450 羟基化酶和铁氧化酶进行后修饰形成雷那霉素（图 5-96）。

表 5-32　雷那霉素生物合成基因编码蛋白的功能

基　　因	氨基酸数	功　　能
lnmA	399	p450 羟基化酶
lnmB	78	铁氧化蛋白
lnmC	115	未知
lnmD	438	内酯水解/脱羧酶
lnmE	307	未知
lnmF	265	烯醇 CoA 水合酶
lnmG	795	酰基转移酶/氧化还原酶
lnmH	274	未知
lnmI	4437	NRPS/PKS 杂合酶
lnmJ	7349	PKS 合酶
lnmK	319	未知
lnmL	86	单个 ACP 蛋白
lnmM	416	羟基甲基戊二酸单酰辅酶 A（HMG-CoA）
lnmN	267	硫酯酶
lnmO	227	调节蛋白
lnmP	82	单个 PCP 蛋白
lnmQ	516	单个 NRPS 腺苷结构域
lnmR/S/T/U	575/287/321/513	ABC 运输蛋白
lnmV	120	未知
lnmW	516	4-香豆酸-CoA 连接酶
lnmX	243	未知

续表

基　　因	氨基酸数	功　　能
$lnmY$	474	抗生素输出蛋白
$lnmZ$	400	p450 羟基化酶
$lnmZ'$	134	未知

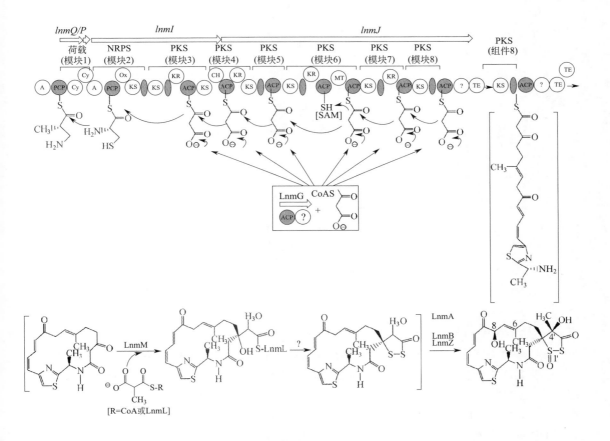

图 5-96 雷那霉素生物合成基因簇与生物合成过程示意

四、寡糖类抗生素及糖基化酶在抗生素生物合成中的作用

糖分子通常参与生物活性物质与细胞靶位之间的相互作用。含糖基化合物的生物活性物质，其糖基在药物吸收、分布和代谢方面起着重要作用。糖基化的位置、糖的性质和糖基的数目，影响着抗生素的生物活性。寡糖类抗生素是一类以糖苷键相连具有多糖分子结构的化合物，如卑霉素、糖胞霉素等。寡糖类抗生素的生物合成包括糖基的合成和糖基的转移与连接。约有 200 个参与次级代谢的糖基转移酶（GT）基因已被克隆和测序。很大部分 GT 基

因参与聚酮体的糖基化。进化树分析显示，参与相似结构产物的糖基化酶之间，一致性较高。本节在阐述寡糖类抗生素的同时，也将涉及糖基化酶在其他类抗生素中作用。寡糖的合成没有特定的模板，糖链的合成是通过糖基转移酶，将糖基由糖基供体转移到受体上。一个基因编码一个糖基转移酶，一个糖基转移酶专一地催化一个糖苷链的合成。因此，寡糖类抗生素的生物合成是由多酶系统参与的。

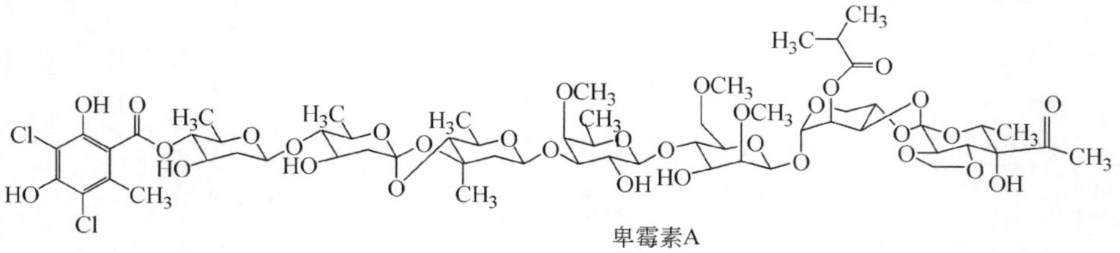

卑霉素A

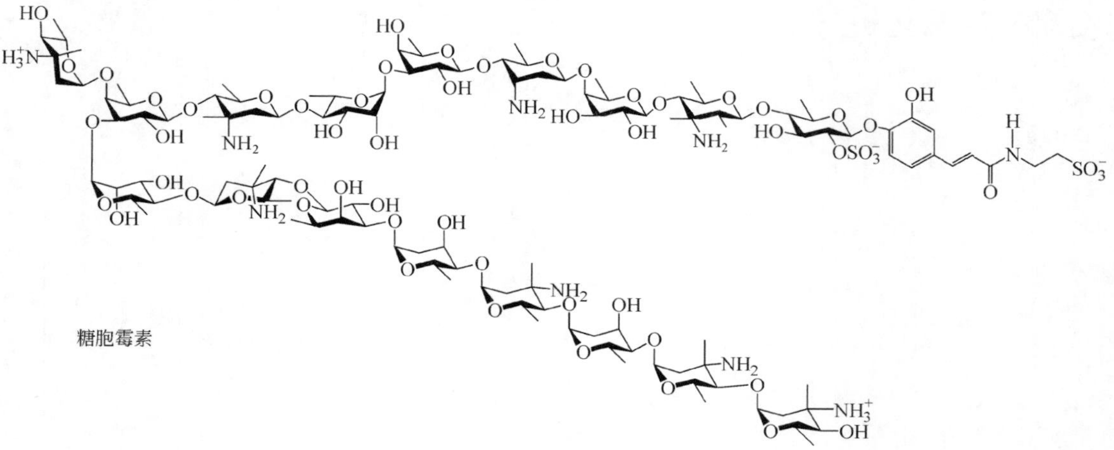

糖胞霉素

（一）糖基的合成

参与寡糖类抗生素生物合成的糖基大都来源于葡萄糖。葡萄糖衍生的 6-脱氧己糖，如 D-橄榄糖、D-奥廖糖（D-oliose）、D-碳霉糖均属于该家族，并存在于大部分抗生素结构中。葡萄糖经己糖激酶从 ATP、GTP 或多聚磷酸基团，形成葡萄糖-6-磷酸，后者再转变为葡萄糖-1-磷酸，在 UDP-葡萄糖合酶介导和无机多磷酸参与下，形成 UDP-葡萄糖。UDP-葡萄糖经 dTDP-D-葡萄糖-4,6-脱水酶参与 6-脱氧己糖的形成，该酶在大多数链霉菌中相当保守。下面举例说明寡糖类抗生素常见糖基的形成及其生物合成的方式。

1. 橄榄糖和紫红糖的合成

下面仅以乌尔达霉素产生菌 S. fradiae 为例，对其中橄榄糖和紫红糖的合成作一阐述。橄榄糖和紫红糖的形成一般以 D-葡萄糖-1-磷酸为起始，经活化形成 NDP-D-葡萄糖，经过 4,6-位和 2,3-位脱水及氧化还原，形成 NDP-4-酮-2,6-双脱氧-D-葡萄糖，然后或经过酮基还原酶形成 NDP-D-橄榄糖，或由吡哆醛介导的脱水酶和 3,5 位异构形成 NDP-L-烬灰红糖，再进行 4-酮基还原形成 NDP-L-紫红糖。由葡萄糖形成 D-橄榄糖和 L-紫红糖的过程如图 5-97 所示。

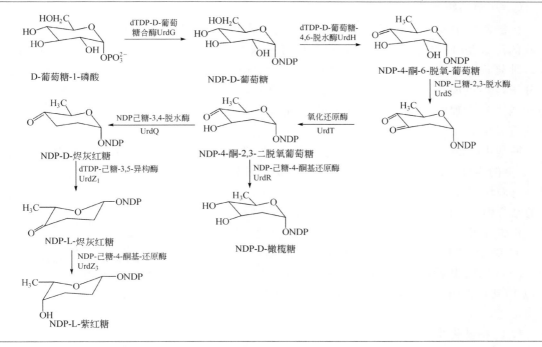

图 5-97　葡萄糖形成 D-橄榄糖和 L-紫红糖的过程

2. 脱氧氨基糖的合成

脱氧氨基糖合成的前面几个步骤也与糖基的合成步骤相似。可以 D-葡萄糖磷酸为起始，也可以 D-甘露糖磷酸为起始，经 dNDP-葡萄糖或甘露糖合酶（C）催化形成 dNDP-己糖，经 dNDP-己糖-4,6-脱水酶（C1）形成 dNDP-4-酮-6-脱氧己糖，再经 dNDP-己糖脱水酶（C2）进行糖 2,3 位脱水形成 α、β-不饱和 4-酮糖，再由氨基水解/转氨基酶（C3）化，形成 dNDP-2-氨基-4-酮-6-脱氧己糖，dNDP-己糖-4-酮基还原酶（C4）将酮基还原为羟基，再由 C5（N-甲基转移酶）在氨基上进行甲基化，最后形成脱氧氨基糖，其生物合成过程如图 5-98 所示。

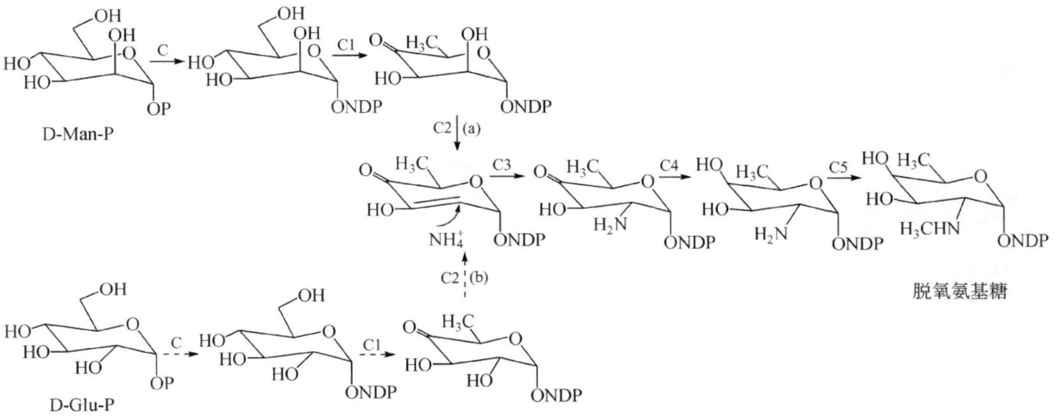

图 5-98　脱氧氨基糖的生物合成过程

(二) 糖基转移酶

在链霉菌中参与次级代谢的糖基转移酶通常以活化的 UDP-己糖作为供体，其中最普遍的形式是 TDP-己糖。D 或 L 构型均可被糖基转移酶识别；同时，己糖上还可以进行多种修饰，如氨基化和甲基化等。同样，配糖体的性质也是多样的，如聚酮体或肽类分子，均可成为糖基化酶的受体。了解糖基转移酶对供体/糖基和受体/配糖体的识别性能，对于理解抗生素生物合成的机理以及利用组合生物技术对其结构进行改造是极其重要的。

糖基化酶在传统概念中常指 O-糖基转移酶，但在许多次级代谢产物中，糖基与配糖体 C—C 键的连接，是由 C-糖基化酶催化的。O-糖基转移酶和 C-糖基化酶序列有一定的保守性，它们均富含甘氨酸基序和脯氨酸残基。然而，在 O-糖基化酶中，天冬氨酸是其酶与底物的结合中心，而 C-糖基化酶中并不存在这一特征。从进化树分析，两者的一级结构存在一定的差别，如图 5-99 所示。但在识别功能上则有一定的相似性，如 Urd GT2 在某种情况下，也能进行 O-糖基化。C- 或 O-糖基化作用可能均经过羟基的作用使糖基与配糖体相连。

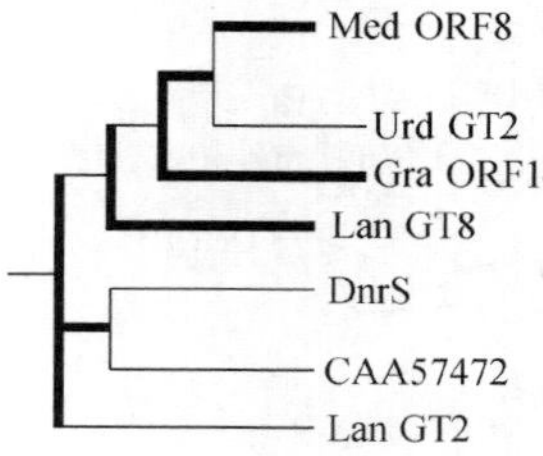

图 5-99　O、C-糖基化酶序列进化树分析

C-糖基化酶：medORF8—曼得霉素；
UrdGT2—乌尔德霉素；GraORF14—榴霉素
O—糖基化酶：LanGT8—兰得霉素；
DnrS—道诺霉素；CAA57472—泰洛霉素；
LanGT2—兰得霉素

1. C-糖基化酶

除了前面提到的乌尔达霉素和烯毛环酮以外，许多苯异色醌类化合物如曼得霉素 (medermycin, *S.* sp. AM-7161 产生)、榴霉素 (granaticin, *S. olivaceus* 产生)、格尔他霉素 (galtamycin) 和沙库也霉素 (saquayamycin, *Micromonospora* sp. 产生)、苯蒽菌素 (benzanthrin, *Amycolatopsus orientalis* subsp. *lurida* 产生)、古铜色菌素 (gilvocarcin, *S. collinus* 产生)、烬灰霉素 (ravidomycin, *S. ravidus* 产生)、多色霉素 (plura-mycin, *S. pluricolorescens* 产生) 等均含有 C-糖基化结构。

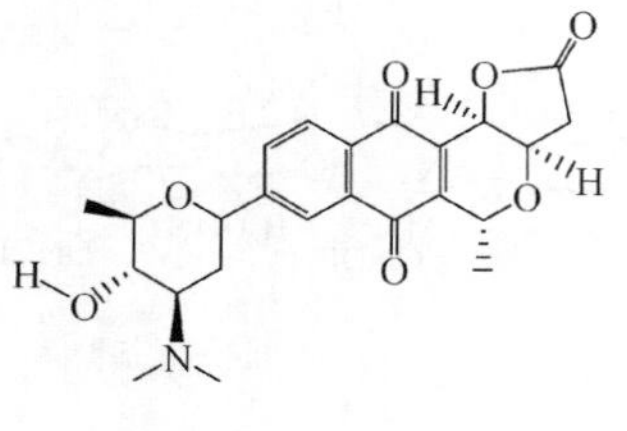

曼得霉素 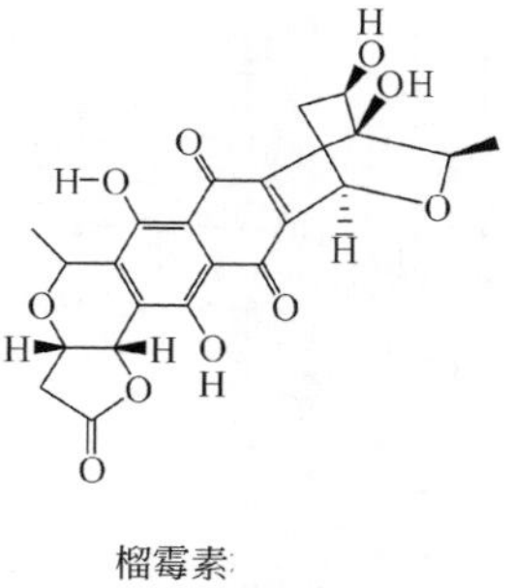　　　　　榴霉素 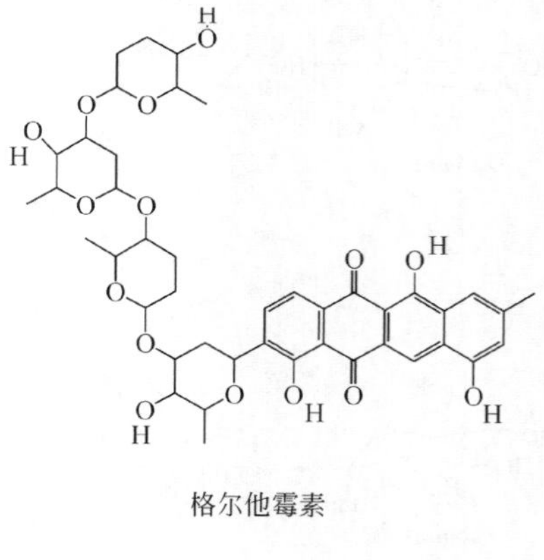　　　　　　格尔他霉素

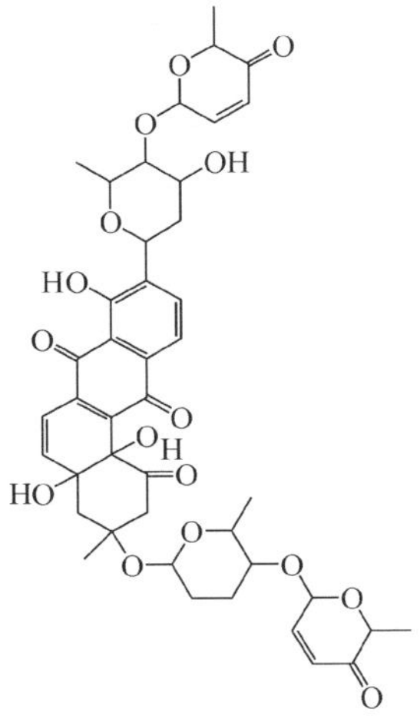

沙库也霉素 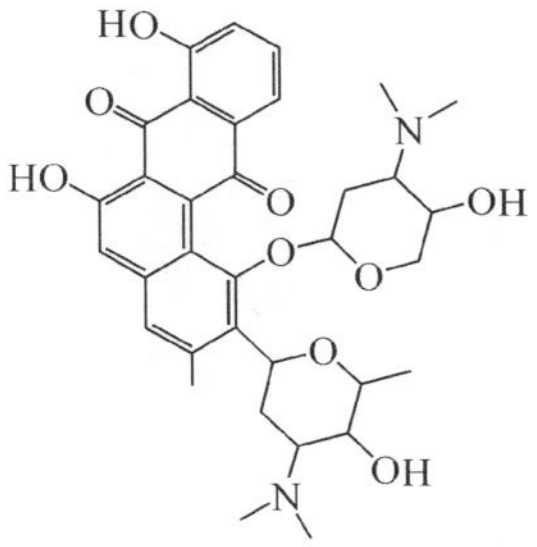　　　　　　　苯蒽菌素 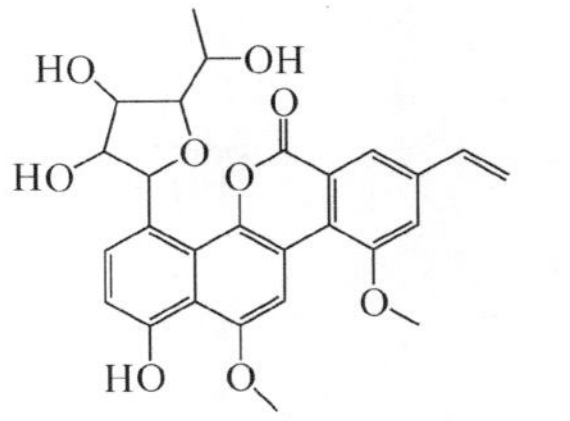　　　　　　　　古铜色菌素

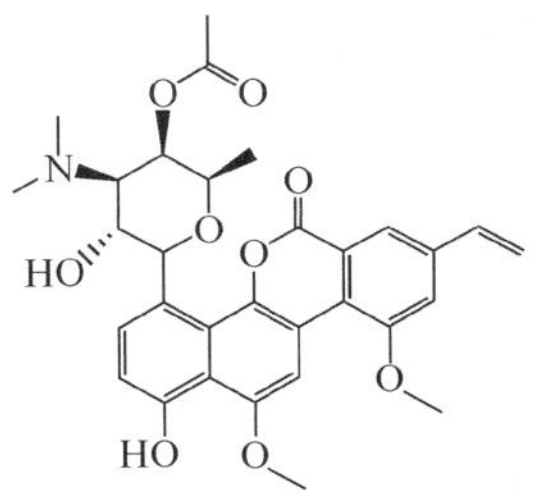

烬灰霉素 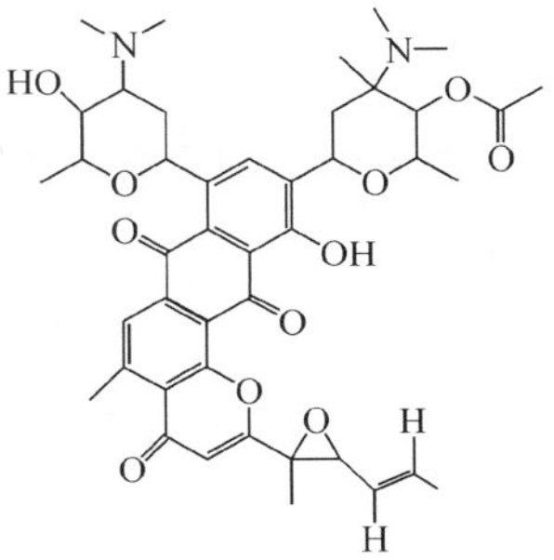　　　　　　　　多色霉素A

　　乌尔达霉素结构中含有四个糖基化酶，其中 Urd GT2 为 *C*-糖基化酶，它对糖基和配糖体均具有较大的宽容性。例如，它能利用 D、L 型紫红糖、D-橄榄糖或 D-阿米西糖基合成不同的乌尔达霉素衍生物。同时，Urd GT2 也能利用下列不同配糖体，进行 *C*-橄榄糖基化或 *O*-糖基化（图 5-100）。古铜色菌素的糖基是 D-岩藻呋喃糖，烬灰霉素的糖基是含有 L-半乳糖构型，而多色菌素中的糖基可以有 4 种组合，如图 5-101 所示，它们均由 *C*-糖基化酶催化。

　　曼得霉素的 *C*-糖基化酶由 Med ORF8 介导氨基糖与配糖体相连。榴霉素的糖基与配糖体经 Gra-ORF14 *C*-糖基化酶介导先形成中间体，然后可能自发进行分子内醛缩反应形成 1,4 位 C—C 键相连的糖分子，如图 5-102 所示。小单孢菌产生的格尔他霉素和沙库也霉素分子结构中含有非寻常的 2,6-双脱氧-D-半乳糖，与配糖体的连接也是由 *C*-糖基化酶介导的。

　　含 *C*-糖基化的抗生素具有较好的生物活性，如上面提到的乌尔达霉素、兰得霉素、格尔他霉素和多色霉素等。由于它们的糖基与配糖体以 C—C 键相连，在体内不易被降解，所以不容易产生耐药性，同时，它们对酸比较稳定，溶水性也较好。因此，对 *C*-糖基化酶的作用机制及其在次级代谢产物中的作用的研究，在新药研发中是值得重视的。

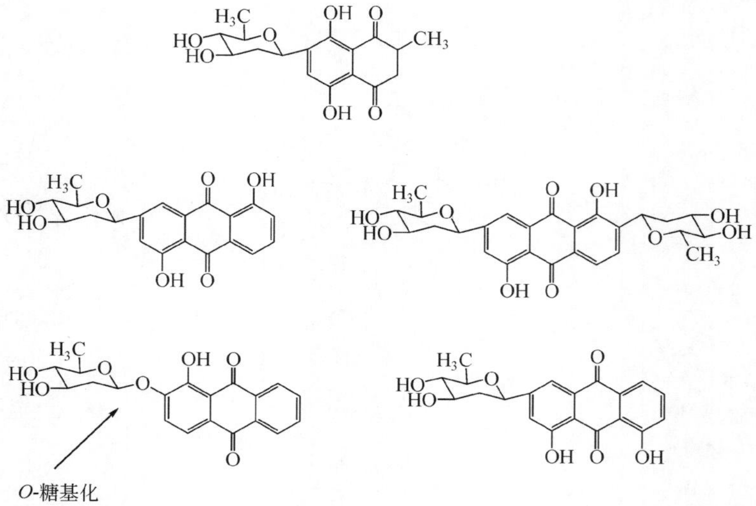
O-糖基化

图 5-100　Urd GT2 糖基化酶对不同糖基和配糖体的识别

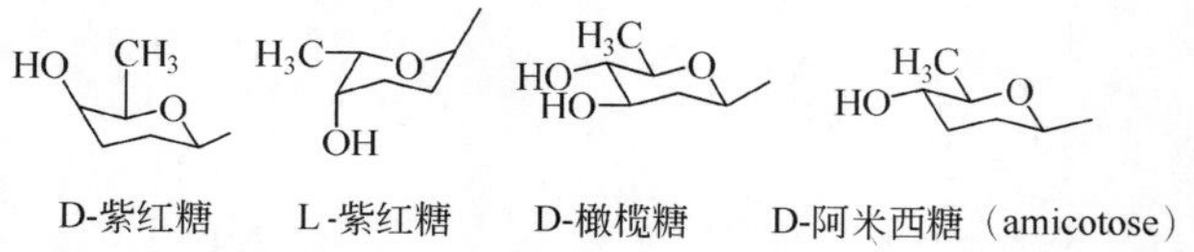
D-紫红糖
L-紫红糖
D-橄榄糖
D-阿米西糖（amicotose）

图 5-101　多色菌素中的糖基的 4 种组合

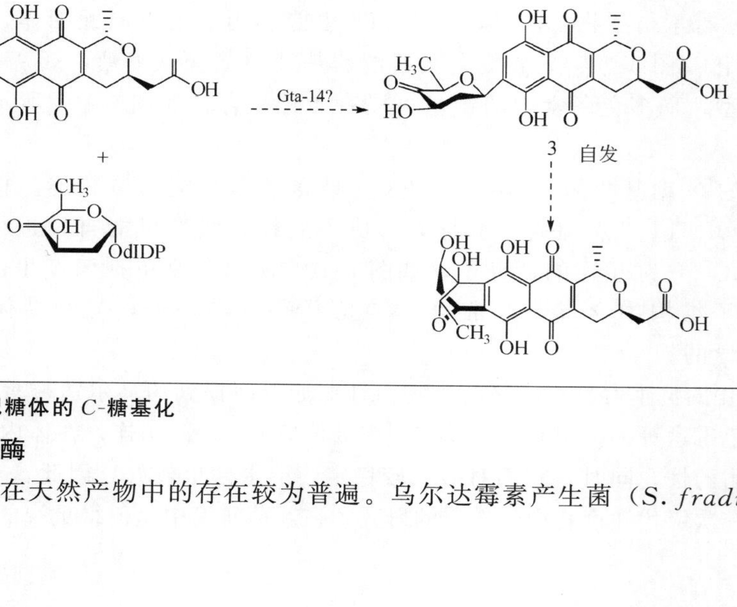
Gta-14?
3 自发
OdIDP

图 5-102　榴霉素配糖体的 *C*-糖基化

2. *O*-糖基化酶

O-糖基化酶在天然产物中的存在较为普遍。乌尔达霉素产生菌（*S. fradiae* TU2717）

中的 Urd GT1a、b、c 均为 *O*-糖基化酶。Urd GT1a 催化 12b-OH 的 L-紫红糖基化；Urd GT1c 催化 C9 位第一个 D-橄榄糖 C′-OH 的 L-紫红糖基化；Urd GT1b 催化最后一个 D-橄榄糖基化形成乌尔达霉素 A，如图 5-103 所示。

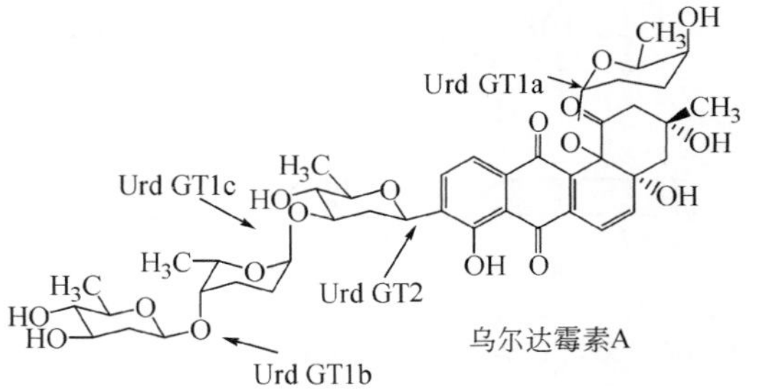

图 5-103　乌尔达霉素 A 合成中 *O*-糖基化酶作用位点

兰得霉素（*S. cyanogenus* 产生菌）分子结构中含有 6 个糖基，其中有 4 个 D-橄榄糖，2 个 L-紫红糖，但它们是由 4 个糖基化酶（Lan GT1～GT4）介导的，Lan GT1 和 Lan GT4 在糖基化过程中被反复利用。Lan GT2 是第一个配糖体 D-橄榄糖基化酶，但它识别的底物不是兰得霉酮，而是 C6 位和 C11 位未被羟基化的聚酮体，说明它的底物宽容性较小。Lan GT1 是兰得霉素生物合成过程的第二个 D-橄榄糖基酶。Lan GT4 与第二个 D-橄榄糖的 3 位 OH 的 L-紫红糖基化相关。Lan GT3 与第四个 D-橄榄糖基化相关。最后 2 个脱氧糖 D-橄榄糖和 L-紫红糖基化，是重复利用 Lan GT1 和 GT4 的结果。

3. 寡糖类抗生素生物合成

下面将以卑霉素（avilamycin）A 为例，阐述寡糖类抗生素生物合成的过程。卑霉素 A 由 *S. viridochromogenes* 产生，对革兰氏阳性菌，尤其是对耐甲氧西林金黄色葡萄球菌（MRSA）和耐青霉素的链球菌（PRS）有较强的活性。卑霉素 A 的结构是由二氯异扁枝衣菌酸形成的配糖体和 7 个单糖的寡糖链组成的。

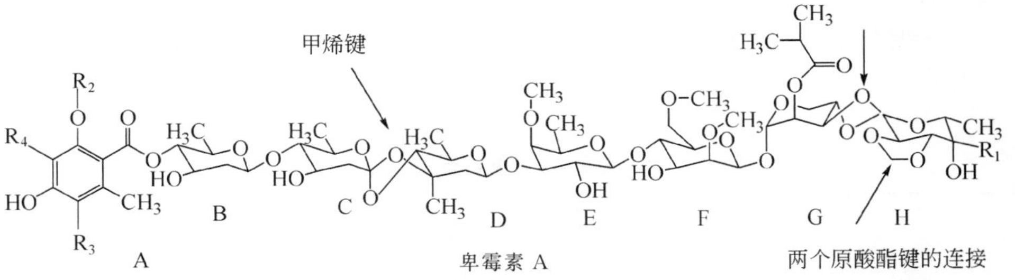

卑霉素 A

A—二氯异扁枝衣菌酸；B，C—D-橄榄糖；D—2-脱氧-D-evalose；E—4-*O*-甲基-D-岩藻糖；
F—2,6-二甲基-D-甘露糖；G—2-*O*-异丁酰-L-来苏糖；H—methyleurekanate
$R_1 = COCH_3$；$R_2 = H$；R_3、$R_4 = Cl$

卑霉素 A 的生物合成是以苔色酸为起始，经甲基化和卤化形成二氯异扁枝衣菌酸的配糖体。糖基的合成以葡萄糖、甘露糖或戊糖为起始，经过不同的 dNDP-4,6-脱水酶形成相应的橄榄糖、甘露糖和来苏糖基。methyleurekanate 系由 2,3-二甲烯-4,5-二氢己酸衍生的，也来源于糖的生物合成途径。原酸酯键 C—O—C 中的氧来自分子氧，并利用 α-酮戊二酸作为辅助底物，经加氧酶催化形成。在卑霉素 A 中，7 个单糖组成的寡糖体经过甲基化修饰，并有 1 个乙酸和 1 个异丁酸分子掺入而形成。*S. viridochromogenes* 中的卑霉素 A 生物合成基因簇已克隆了约 60kb，包括 54 个基因，其基因簇结构见图 5-104。

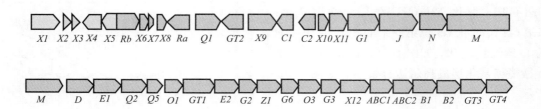

图 5-104　卑霉素 A 生物合成基因簇的结构

卑霉素 A 中配糖体起始单位苔色酸的合成是由 PKSI 型合酶催化的。糖基的合成分别以葡萄糖-1-磷酸、核糖-5-磷酸和 GDP-D-甘露糖为起始。由 *aviD* 基因编码的 NDP-葡萄糖合成酶，*AviE1*、*AviE2*、*AviE3* 编码的 dTDP-葡萄糖-4,6-脱水酶、dNDP-葡萄糖-4,6-脱水酶和 dGDP-甘露糖-4,6-脱水酶，分别参与 D-橄榄糖、2-脱氧-D-evalose 和岩藻糖的早期合成。

aviS 和 *aviT* 编码的 2,3-脱水酶及 3-酮基还原酶、*aviZ3* 编码的 4-酮基还原酶，均参与 4-酮-6-脱氧-D-葡萄糖至 NDP-D-橄榄糖的转换。AviG 参与橄榄糖的 C-甲基化。AviZ1 和 Z2 催化糖基的氧化还原反应。AviQ1、Q2、Q3 负责糖基的异构化。AviP 参与 D-来苏糖的脱磷酸化。卑霉素 A 中的 methyleurekanate 也来源于 GDP-D-甘露糖，通过异构化和脱水，形成 GDP-4-酮-6-脱氧-D-葡萄糖，然后由 AviB1 和 AviB2 参与丙酮酸氧化脱羧，形成乙酸分子参与糖的合成，最终形成 methyleurekanate。卑霉素 A 糖基的生物合成过程见图 5-105。目前从 *S. viridochromogenes* 中鉴定了 4 个糖基化酶，*avi-GT1* 编码葡萄糖苷转移酶，是次级代谢的糖基转移酶，可能直接作用于芳香环。而 Avi-GT2～GT4 与初级代谢产物 O-抗原寡糖合成中的转移酶比较相似。GT2 与链球菌血清 II 型葡萄糖苷转移酶接近。GT3 与肺炎链球菌中鼠李糖苷转移酶接近，而 GT4 与甘露糖苷转移酶相似。卑霉素 A 生物合成基因的功能见表 5-33。

表 5-33　卑霉素 A 生物合成基因的功能

基　　因	氨基酸数	功　　能	基　　因	氨基酸数	功　　能
X1/2/3/4/5	362/93/84/228/181	未知	N	343	苔色酸合成
Rb	267	抗性	M	1293	苔色酸合成
X6/7/8	116/48/113	未知	D	355	dTDP-葡萄糖合酶
Ra	250	抗性	E1	355	dTDP-葡萄糖-4,6-脱水酶
Q1	322	UDP-葡萄糖-4-异构酶	Q2	342	UDP-葡萄糖-4-异构酶
GT2	240	糖基转移酶	G5	199	C-甲基化酶
X9	355	未知	O1	223	C—O—C 的形成
C1	206	调节蛋白（双组分系统）	GT1	430	糖基转移酶
C2	192	调节蛋白（反应蛋白）	E2	337	dNDP-葡萄糖-4,6-脱水酶
X10/11	136/231	未知	G2	240	C-甲基化酶
G1	407	甲基化酶	Z1	330	氧化还原（糖基合成）
J	476	输出蛋白	G6	239	O-甲基化酶

续表

基　因	氨基酸数	功　能	基　因	氨基酸数	功　能
O3	314	C—O—C 的形成	P	212	糖基的脱磷酸化
G3	277	甲基化酶	H	502	卤化酶
X12	未知		G4	376	O-甲基化酶
ABC1	323	输出蛋白	E3	488	dGDP-甘露糖-4,6-脱水酶
ABC2	265	输出蛋白	S	355	2,3-脱水酶
B1	334	脱氢酶	T	253	3-酮基还原酶
B2	320	脱氢酶	Z3	488	4-酮基还原酶
GT3	338	鼠李糖基转移酶	Z2	208	氧化还原酶（糖基合成）
GT4	342	甘露糖基转移酶	X14/15/16	451/469/600	未知
O2	272	C—O—C 的形成			

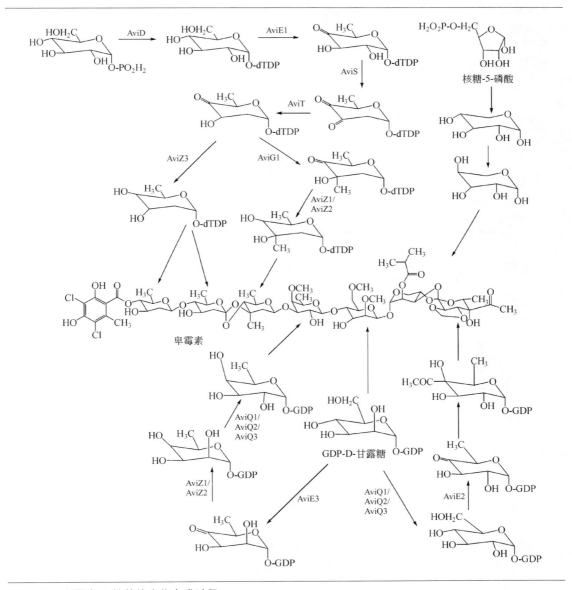

图 5-105　卑霉素 A 糖基的生物合成过程

五、氨基糖苷类抗生素

氨基糖苷类抗生素主要是由氨基糖和独特的氨基环醇配糖体包括 2-脱氧链霉胺 (DOS)、链霉胍 (streptidine) 或放线胺 (actinamine) 等组成的。氨基糖苷类抗生素以链霉素为代表，其他常见的还有庆大霉素、卡那霉素、妥布霉素、丁酰苷菌素、新霉素、阿普霉素、潮霉素、大观霉素、春雷霉素、核糖霉素、布鲁霉素和有效霉素等。其中，大观霉素的结构较为特殊，它的糖基（放线大观糖，actinospectose）是由两个 C4—C5 键与放线胺相连。

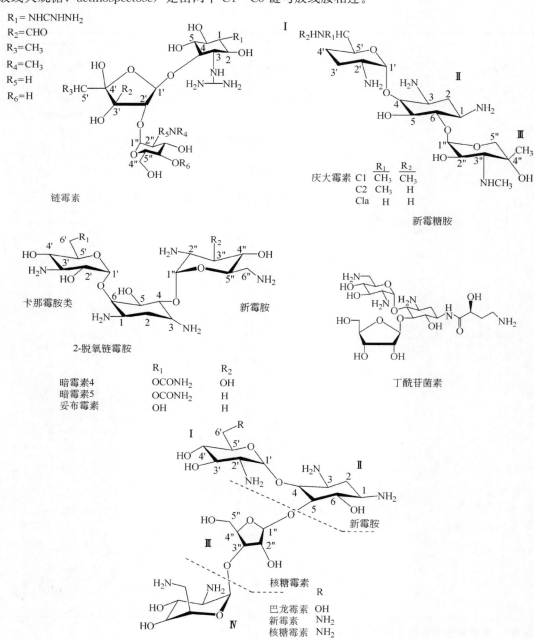

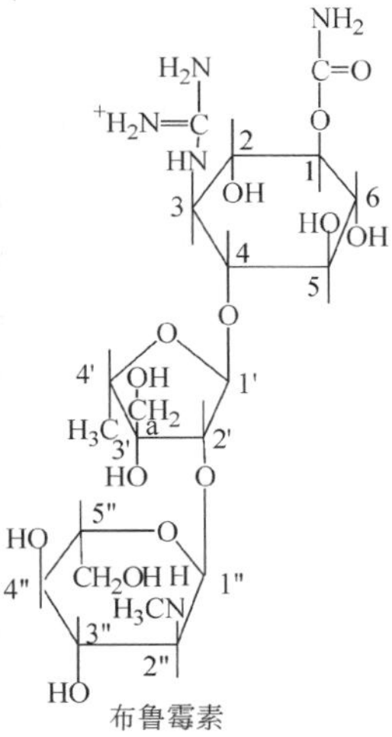

布鲁霉素

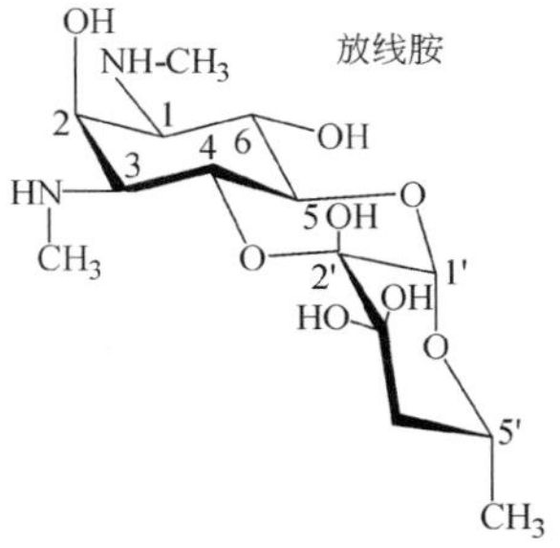

大观霉素

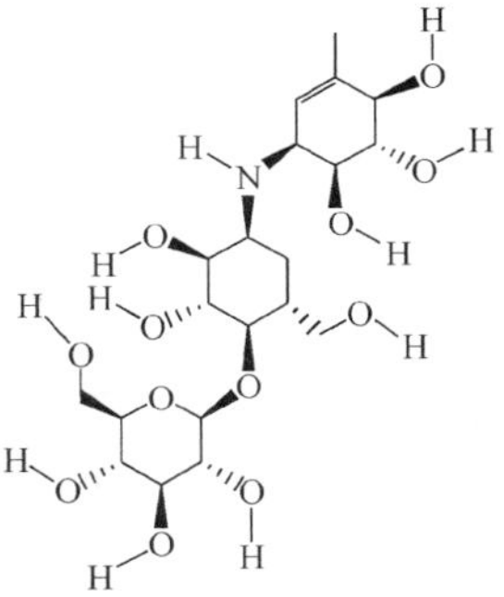

有效霉素

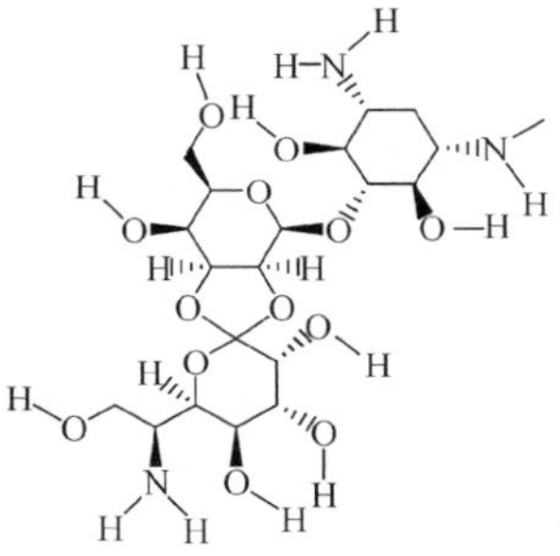

N^3-甲基-2-脱氧链霉胺

氨基糖苷类抗生素的氨基环醇有不同的结构，链霉胺是2-羟基庆大霉素结构的组成部分；2-脱氧链霉胺是新霉素、妥布霉素类、丁酰苷菌素和庆大霉素的组成部分；2-表链霉胺和放线胺分别为大观霉素合成的中间体和最终结构的组成部分；N^3-甲基-2-脱氧链霉胺是潮霉素B结构的组成部分；N^1-甲基-2-脱氧链霉胺是越霉素A的组成部分；而1-酮-2-脱氧-3-甲氨基脱氧青蟹肌醇、1-甲氨脱氧-3-脱氧-3-酮青蟹肌醇和1-甲氨基脱氧-2-脱氧-3-胍基脱氧-6-磷酸青蟹肌醇，则是许多氨基糖苷类抗生素氨基环醇部分合成的中间体。

氨基糖苷类抗生素中的氨基糖和氨基环醇均源自葡萄糖或其他单糖。氨基环醇合成的直接前体是肌-肌醇，后者来源于葡萄糖-6-磷酸。2-脱氧-青蟹-肌糖（DOI）合酶（C），介导葡萄糖-6-磷酸合成形成肌糖或青蟹肌糖，是所有氨基糖苷类抗生素的核心酶。肌糖或青蟹肌糖，再由L-谷氨酰胺：肌醇或氨基环醇转氨酶（D），介导形成氨基-脱氧-青蟹肌醇，后者被磷酸化（E）后经转脒基酶（F）介导，在精氨酸存在下，形成胍基脱氧青蟹肌醇磷酸，后者脱磷酸后可以分成两个分叉途径，在氨甲酰磷酸（CAP）存在下，氨甲酰基转移酶（U）参与形成胍基脱氧氨甲酰肌醇，即形成布鲁霉素的布鲁霉胺。另一条途径是，氨基-脱氧-青蟹肌醇经氧化和转氨基（I），形成氨基胍基脱氧青蟹肌醇，磷酸化（J）后，再进行转脒基反应（K）形成链霉胍。在由肌-肌醇形成氨基环醇的过程中，L-谷氨酰胺：氨基环醇转氨酶是关键酶，它可识别图5-106中不同形式的氨基环醇，形成多样化的氨基糖苷类抗生素。

由肌-肌醇合成氨基环醇的过程如图5-107所示。

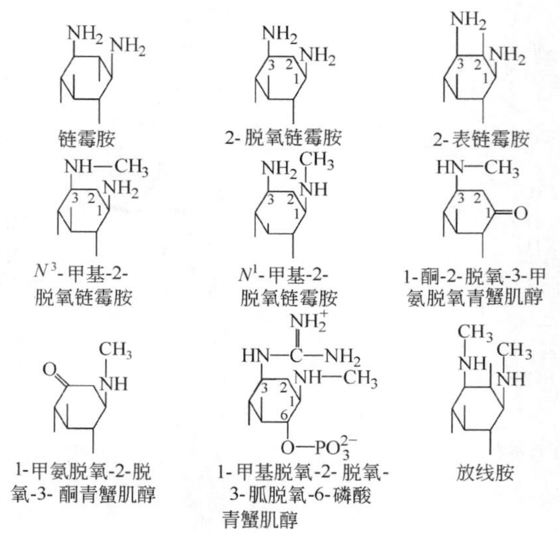

图 5-106　氨基环醇的不同形式

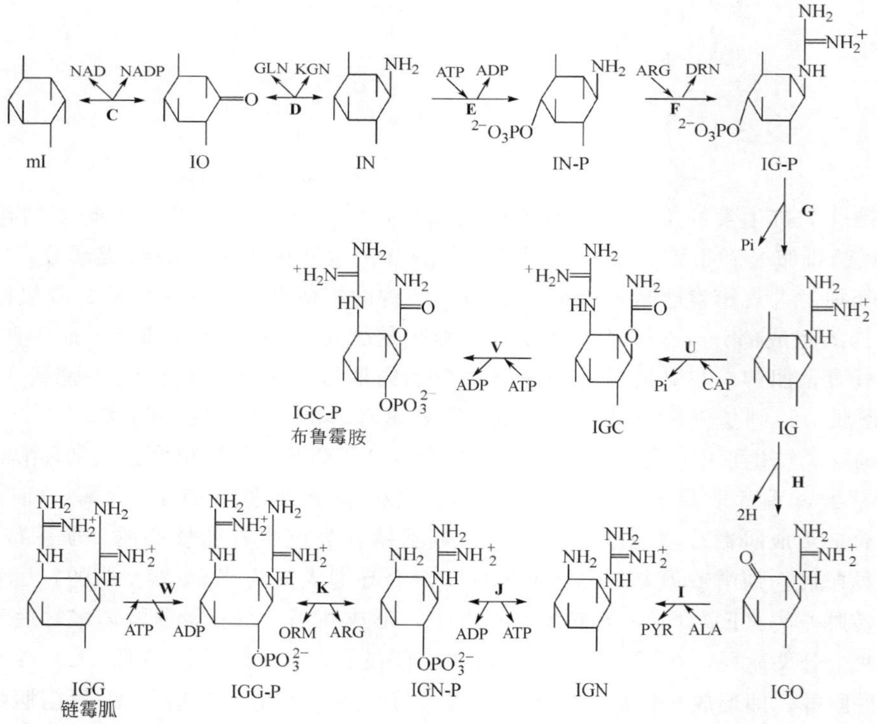

图 5-107　由肌-肌醇合成链霉胍（或其他氨基环醇）的过程

mI—肌-肌醇；IO—肌糖或青蟹肌糖；IN，IN-P—氨基脱氧青蟹肌醇（或其磷酸化）；IG，IG-P—1-胍基-2-脱氧-青蟹肌醇（或其磷酸化）；IGC—氨甲酰化 IG；IGO—3-氧化 IG；IGN，IGN-P—3-氨基 IG（或 IGN 磷酸化）；IGG，IGG-P—1-链霉胍（或其磷酸化）

　　参与氨基糖苷类抗生素生物合成的酶系，主要有核苷转移酶、糖基转移酶和糖基修饰酶。氨基糖苷类抗生素大多数糖基的供体是不同类型的核苷二磷酸激活的单糖。不同的单糖用不同的核苷二磷酸活化。但是，同样是葡萄糖基转移酶，因合成的产物结构不同或部位不同，所用供体上的核苷二磷酸也不同。如在链霉素合成中，是 TDP 核苷转移酶活化葡萄糖-1-磷酸，而丁酰苷菌素合成中，是 UTP 核苷转移酶活化葡萄糖胺-1-磷酸。氨基糖苷类抗生素的糖基转移酶参与糖基的转移，形成假二糖或假三糖，它们与一级代谢中参与脂多糖的糖基转移酶有较大的一致性。氨基糖苷类抗生素的糖基修饰酶包括参与糖基的甲基化、氨基化或脱氢及脱羟基等反应。至今已有多个氨基糖苷类抗生素生物合成基因簇得到克隆，如链霉素、庆大霉素、丁酰苷菌素、新霉素、核糖霉素、妥布霉素、阿普霉素（*Streptoalloteichus hindustanus* 产生菌）等。下面选几个代表性的氨基糖苷类抗生素进行阐述。

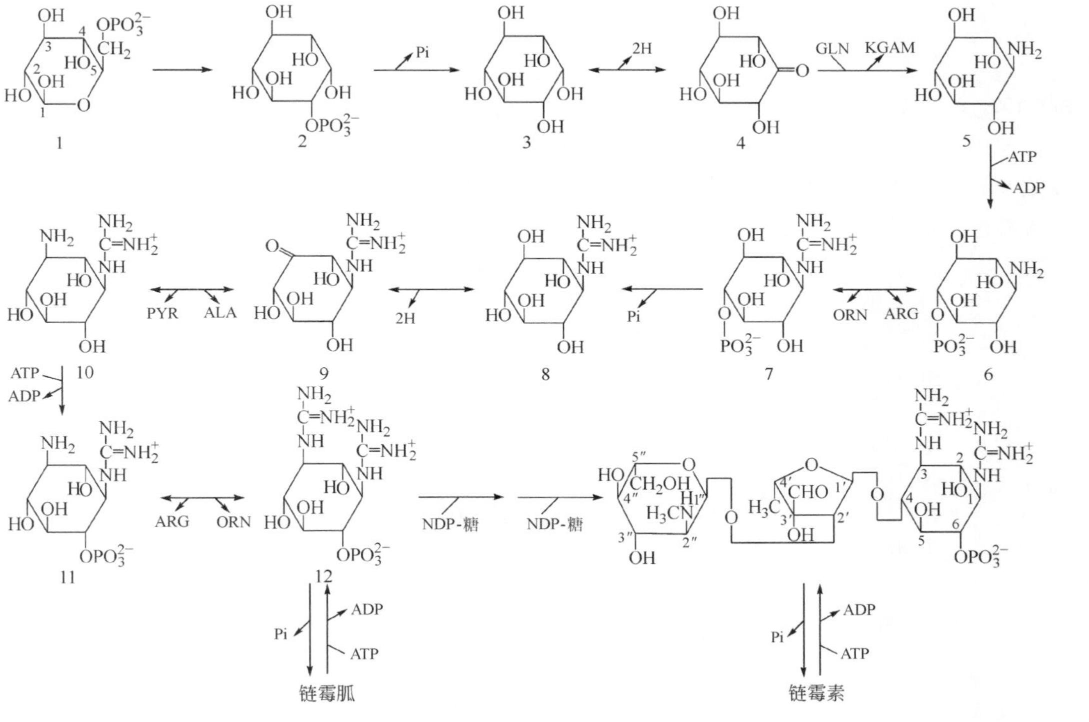

图 5-108　链霉素的生物合成途径

　　1—肌-肌醇；2—青蟹-肌糖；3—青蟹-肌醇胺；4—青蟹-肌醇胺-4-磷酸；5—脒基-青蟹-肌醇胺-4-磷酸；6—脒基-青蟹-肌醇胺；7—脒基-3-酮-青蟹-肌醇胺；8—脒基链霉胺；9—脒基链霉胺-6-磷酸；10—链霉胍-6-磷酸；11—dTDP-L-二氢链霉糖；12—*O*-α-L-二氢链霉糖-链霉胍-6-磷酸；KGAM—α-酮戊二酸；ORN—鸟氨酸；PYR—丙酮酸

1. 链霉素

　　这类抗生素的结构是由氨基环醇（链霉胍）、6-脱氧己糖（二羟基链霉糖）和氨基己糖衍生物（*N*-甲基-L-葡萄糖胺）组成的。这些分子的组成均来源于葡萄糖。链霉素的生物合成途径如图 5-108 所示。由肌-肌醇合成链霉胍（1～10）的途径与上述氨基环醇的途径相似，形成的磷酸化链霉胍与 6-脱氧己糖（dTDP-L-二氢链霉糖），由糖基转移酶介导形成二糖，再与 *N*-甲基-L-葡萄糖胺聚合，形成二羟基-链霉素-6-磷酸，经膜上氧化酶转化为胞外无活性状态的链霉素-6-磷酸，再由胞外磷酸酶介导，使之脱磷酸，转化为有活性的链霉素。

6-脱氧己糖在链霉菌中由 dTDP 活化的葡萄糖形成，D-葡萄糖是底物，由 dTDP-D-葡萄糖合成酶（StrD）和 dTDP-D-葡萄糖-4,6-脱水酶（StrE）催化，形成 4-酮-6-脱氧己糖中间体，D-6-脱氧己糖经异构酶（StrM）转化为 L 型，再经还原（StrL）裂解，形成带支链的 dTDP-L-二羟基链霉糖，然后再形成 6-脱氧己糖——6DOH（图 5-109）。

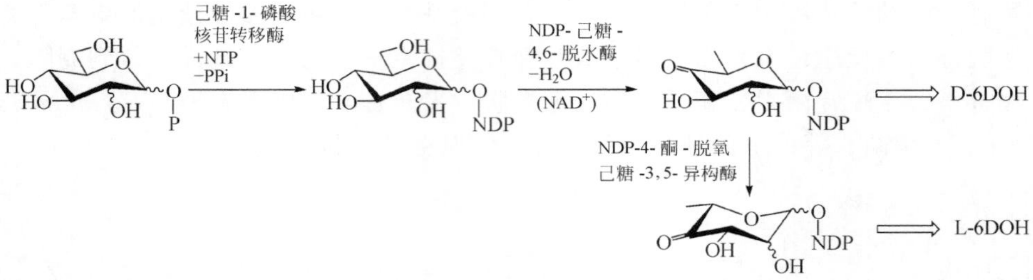

图 5-109　6-脱氧己糖的合成

N-甲基-L-葡萄糖胺的合成途径尚不清楚，其起始物可能是 D-葡萄糖，其被磷酸化后经转氨基，形成 D-葡萄糖胺-6-磷酸，再经差向异构和脱磷酸，形成 L-葡萄糖胺，由 S-腺苷酰甲硫氨酸进行 N-甲基化（图 5-110）。

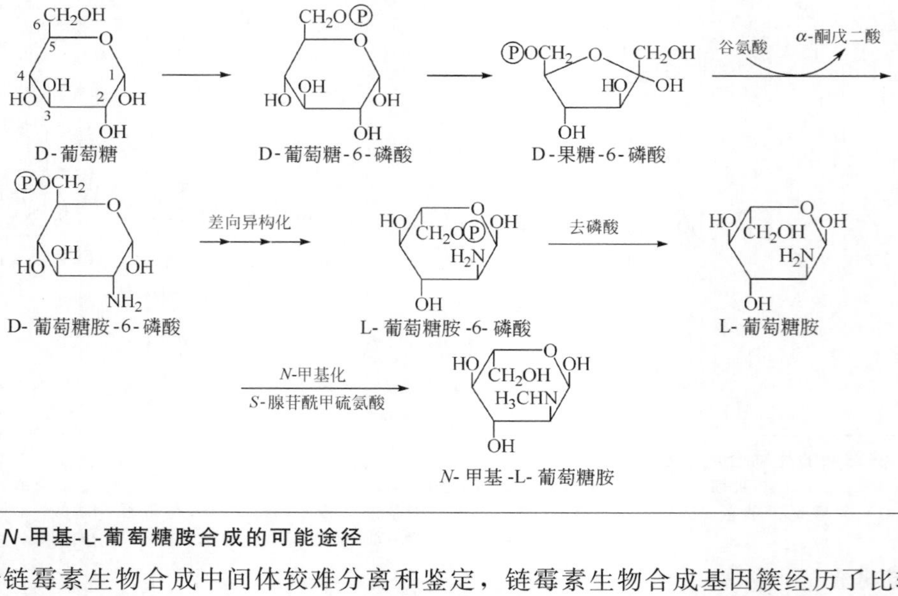

图 5-110　N-甲基-L-葡萄糖胺合成的可能途径

由于链霉素生物合成中间体较难分离和鉴定，链霉素生物合成基因簇经历了比较复杂的生物化学和遗传学研究过程，现在对其生物合成基因簇（图 5-111）已有大致的了解。链霉素的抗性基因与生物合成基因紧密连锁，*strA*（*aphD*）基因编码链霉素-6'-磷酸酶；*strK* 编码链霉素-6-或-3″-磷酸化酶；*strR* 基因是一个组成型正调节基因。参与氨基环醇（链霉胍）的生物合成基因有 *strB1*（青蟹-肌醇胺-4-磷酸脒基转移酶基因）、*strB2*（N-脒基链霉胺-6-磷酸脒基转移酶基因）、*strI*（青蟹-肌糖脱氢酶基因）、*strN*（N-脒基-链霉胺-6-磷酸转移酶基因）、*strO*（D-肌-肌醇-3-磷酸化酶基因）、*stsE*（青蟹-肌醇胺-4-磷酸转移酶基因）、*stsA*（3-酮-*N*-脒基-青蟹-肌醇胺氨基转移酶）、*stsB*（*N*-脒基-青蟹肌醇胺脱氢酶基因）。参与6-脱氧己糖合成的基因有 *strD*（dTDP-D-葡萄糖合酶基因）、*strE*（dTDP-葡萄糖-4,6-脱水酶基因）、*strL*（dTDP-4-酮-L-鼠李糖还原酶基因）、*strM*（dTDP-4-酮-6-脱氧葡萄糖-3,6-差向异构酶基因）。参与 *N*-甲基-L-葡萄糖胺合成的酶基因有 *strG/strF*（NDP-己糖-差向异构酶基因）、*strX*（NDP-己糖-3,5-差向异构酶基因）、*strQ*（CDP-葡萄糖合酶基因）、*strP*（NDP-己糖-4,6-脱氢酶基因）。但是，*strQ* 基因只在产生 $5'$-羟基链霉素的链霉菌（*S. glaucescens* GLA.0）中存在，而在灰色链霉菌（*S. griseus*）中不存在。因此推测，在 *S. glaucescens* GLA.0 中存在另一条与 *S. griseus* 不同的 *N*-甲基-L-葡萄糖胺合成途径。从图 5-111 中也可以看出，不同菌种链霉素生物合成基因簇的基因排列也有所不同。表 5-34 中归纳了现在已知参与链霉素生物合成基因的功能。

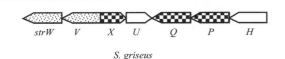

S. griseus

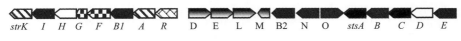

S. glaucescens

图 5-111　链霉素生物合成基因簇

▨ 抗性基因；　■ 链霉胍合成；　▩ 脱氧糖合成相关；

▧ *N*-甲基葡萄糖胺合成相关；　▦ 输出相关；　□ 未知；　◁ 调节基因

表 5-34　链霉素生物合成基因的功能

基　因	氨基酸数	功　　能
strK	449	链霉素-6-磷酸磷酸化
strI	348	青蟹-肌糖脱氢酶
strH	384	链霉胍-6-磷酸二氢链霉糖苷转移酶
strG	199	NDP-己糖-差向异构酶
strF	281	NDP-己糖-差向异构酶
strB1	347	青蟹-肌醇胺-4-磷酸脒基转移酶
strA	307	磷酸化酶，抗性基因
strR	350	调节基因
strD	355	dTDP-葡萄糖合酶
strE	328	dTDP-4,6-脱水酶
strL	304	dTDP-4-酮-L-鼠李糖还原酶
strM	200	dTDP-4-酮-6-脱氧葡萄糖-3,5-差向异构酶
strB2	349	*N*-脒基-链霉胺-6-磷酸脒基转移酶
strN	320	*N*-脒基-链霉胺-6-磷酸转移酶
strO	260	D-肌-肌醇-3-磷酸磷酸酶
stsA	410	3-酮-*N*-脒基-青蟹-肌醇胺-氨基转移酶
stsB	490	*N*-脒基-青蟹-肌醇胺脱氢酶
stsC	424	青蟹-肌糖氨基转移酶
stsD	213	未知

2. 庆大霉素

庆大霉素（gentamicin）由小单孢菌（*Micromonospora echinospora*）产生，是一个具

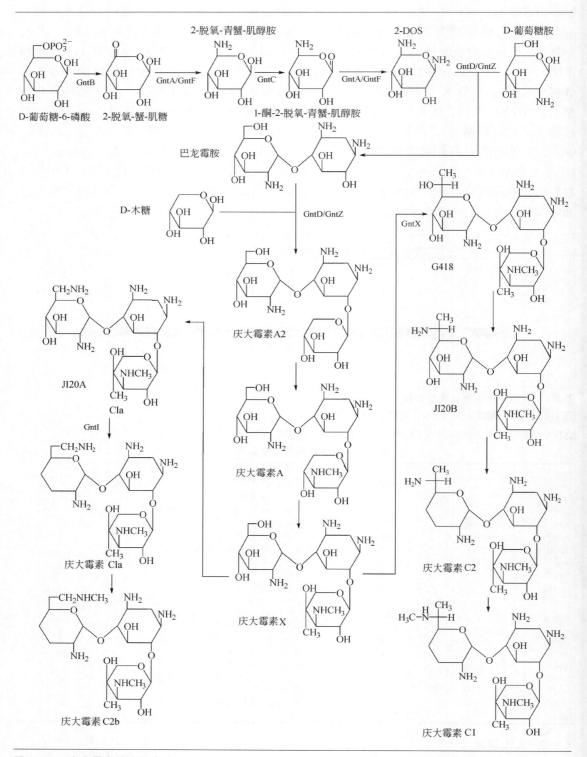

图 5-112　庆大霉素的生物合成途径

广谱抗菌活性的氨基糖苷类抗生素，在临床上得到广泛的应用。庆大霉素主要有三个组分 C1、C2 和 C1a，其主要差别在于 6′ 位甲基化的程度。

庆大霉素 C1a 与核糖体 30S 亚基的亲和力最高。运用生物合成变株之间互补的方法，确定了庆大霉素大致的生物合成途径。后经分子生物学研究，对参与酶的生化过程有了进一步的了解。庆大霉素生物合成是以 D-葡萄糖-6-磷酸起始，在肌糖合酶（GntB）催化下形成 2-脱氧-蟹肌糖，经转氨酶（GntA/GntF）形成 2-脱氧-青蟹-肌醇胺，再经脱氢酶（GntC）在 C3 位形成 1-酮-2-脱氧-青蟹-肌醇胺，再进行第二个氨基化，形成 2-脱氧链霉胺（2-DOS）。然后在 D-葡萄糖胺参与下，经糖基转移酶（GntD/Z）形成假二糖——巴龙霉胺中间体，进一步糖基化形成庆大霉素 A2，后者在木糖 C4 位羟基转化为氨基和 N-甲基化，形成庆大霉素 A。再进行 5 位 C-甲基化异构化，形成庆大霉素 X 的过程尚未研究清楚。由庆大霉素 X 合成 C1、C2 和 C1a 的过程，是由两个分叉途径形成的。一个途径是由 GntK C-甲基化酶介导 D-葡萄糖胺的甲基化，形成 G418（新霉素类似物），再氨基化形成 JI20B，后者经磷酸化酶（GntI）介导，使 D-葡萄糖胺分子 C′3 和 4 位进行双脱羟基，形成庆大霉素 C2，再进行 N-甲基化形成庆大霉素 C1。GntI 是一种氨基糖苷-O-磷酸转移酶 APH(3′)-V 家族，它能介导 ATP 使氨基糖苷分子 3′ 位羟基磷酸化而使之钝化，赋予产生菌具有对自身产生抗生素的抗性机制。在庆大霉素生物合成过程中，GntI 起到先脱羟基，形成 C2 组分的作用。庆大霉素 X 的另一途径是，D-葡萄糖胺进行脱水和氨基化，形成 JI20A，再由 Gnt I 磷酸化酶进行脱羟基化，形成庆大霉素 C1a，再进行 N-甲基化形成庆大霉素 C2b。庆大霉素的生物合成途径如图 5-112 所示。

Micromonospora echinospora ATCC15835 中，生物合成基因簇约 38kb 已得到克隆。该基因簇与 16S 和 23S 核糖体 DNA 紧密相连，并且，其中含有编码 tRNA 合成酶的基因，可能暗示，氨基糖苷类抗生素的生物合成酶基因与微生物一级代谢的酶系更为紧密。

庆大霉素基因簇结构见图 5-113，其功能见表 5-35。*gntA*～*G* 基因参与氨基环醇-2-脱氧链霉胺的合成。

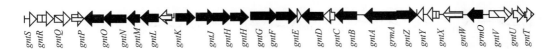

图 5-113　庆大霉素生物合成基因簇

表 5-35　庆大霉素生物合成基因的功能

基　因	氨基酸数	功　　能
gntT	180	未知
gntU	360	色氨酸 tRNA 合成酶
gntV	386	调节
gntO	298	抗性
gntW	418	氨基转移酶
gntX	508	氧化还原/脱氢酶
gntY	270	脱氢酶
gntZ	392	糖基转移酶
grmA	275	抗性
gntA	421	L-谷氨酰胺:2-脱氧-青蟹肌糖氨基转移酶
gntB	398	2-脱氧-青蟹-肌糖合酶
gntC	328	脱氢酶
gntD	391	糖基转移酶
gntE	635	氧化还原/甲基化酶
gntF	391	氨基转移酶

基　　　因	氨基酸数	功　　　能
gntG	124	未知
gntH	446	氨基转移酶
gntI	269	氨基糖苷磷酸转移酶,参与抗性/生物合成
gntJ	451	氨基转移酶
gntK	639	甲基化酶
gntL	415	氨基转移酶
gntM	171	未知
gntN	312	未知
gntO	469	抗性
gntP	341	脱氢酶
gntQ	505	调节(转运蛋白)
gntR	246	调节
gntS	213	未知

3. 妥布霉素

妥布霉素由 *S. tenebrarius* 产生,它与庆大霉素、暗霉素和卡那霉素等结构相似,均含有4,6位 2-脱氧链霉胺,其生物合成途径见图 5-114。编码妥布霉素生物合成酶系的主要基因簇(*S. tenebrarius* ATCC 17920)已得到克隆,全长约 33.9kb,包含有 24 个可读框。TbmA、B、C 和 X 参与 2-脱氧链霉胺的合成,其中 TbmA 为 2-脱氧-青蟹-肌糖(DOI)合酶;TbmB 为 L-谷氨酰胺;DOI 氨基转移酶;TbmC 为脱氢酶。在该菌中发现了 TcmX 基因,它与 TbmB 基因的相似性不高,是氨基糖苷类抗生素产生菌中报道参与 2-脱氧链霉胺合成的第二个氨基转移酶。TacA、B、C 参与新霉胺或 6-O-氨甲酰-卡那霉胺(暗霉素)的合成。其中 TacA 为 6-O-氨甲酰基转移酶;TacB 为脱氢酶;TacC 为氨基转移酶;TbmD 为糖基转移酶,参与新霉胺和/或妥布霉素的合成。妥布霉素生物合成基因簇的结构排列见图 5-115,基因功能见表 5-36。

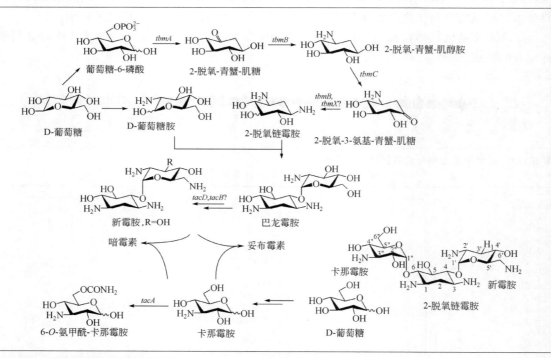

图 5-114　妥布霉素的生物合成途径

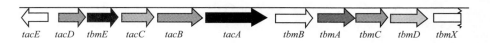

图 5-115 妥布霉素生物合成基因簇结构

表 5-36 妥布霉素生物合成基因的功能

基　因	氨基酸数	功　能
tacE	311	输出蛋白
tacD	339	脱氢酶
tbmE	436	输出蛋白
tacC	395	氨基转移酶
tacB	508	脱氢酶
tacA	570	氨甲酰基转移酶(暗霉素合成)
tbmB	424	L-谷氨酰胺：DOI 氨基转移酶
tbmA	386	DOI 氨基转移酶
tbmC	347	脱氢酶
tbmD	391	糖基转移酶
tbmX	不完整	氨基转移酶

4. 丁酰苷菌素

丁酰苷菌素（butirosin，BR）是由环状芽孢杆菌（*Bacillus circulans*）产生的。因其结构中，在 2-脱氧链霉胺（4,5 位脱氧）的 C1 位，有一个（S）-4-氨基-2-羟丁酰基取代基而对耐药菌有效。丁酰苷菌素分子中也含有 2-脱氧链霉胺。它是以 D-葡萄糖起始，经磷酸化成为 D-葡萄糖-6-磷酸，在 2-脱氧-青蟹-肌糖合酶（BtrC）介导下，形成 2-脱氧-青蟹-肌糖，再经 L-谷氨酰胺：2-脱氧-青蟹-肌糖氨基转移酶（BtrS），形成 D-2-脱氧-青蟹-肌醇胺，后者氧化脱氢，形成氨基二脱氧-青蟹-肌糖并再度氨基化（BtrB），形成 2-脱氧链霉胺。D-葡萄糖的另一代谢途径，D-葡萄糖-1-磷酸或葡萄糖胺-1-磷酸，经 dUTP（dTTP）-葡萄糖胺合酶（BtrD）介导，形成核苷酸化的 D-葡萄糖胺，后者经葡萄糖苷转移酶与 2-脱氧链霉胺，形成假二糖巴龙霉胺和新霉胺，再由糖基转移酶介导，在核糖参与下合成核糖霉素或环洛他星。

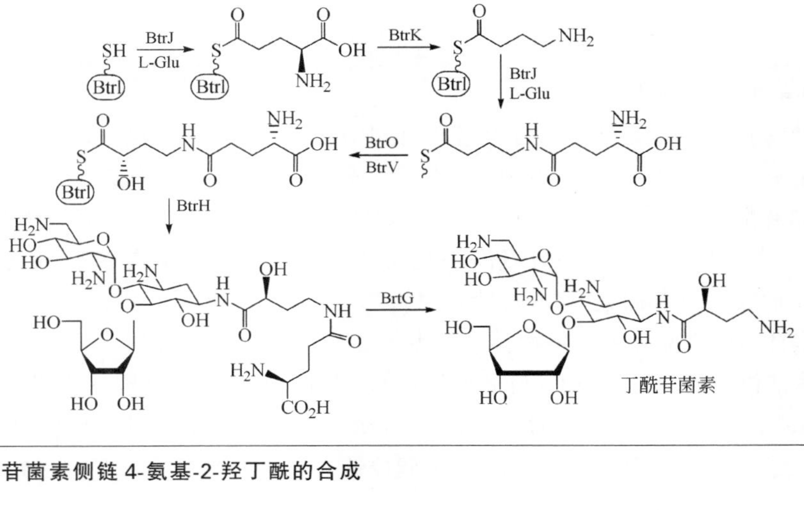

图 5-116 丁酰苷菌素侧链 4-氨基-2-羟丁酰的合成

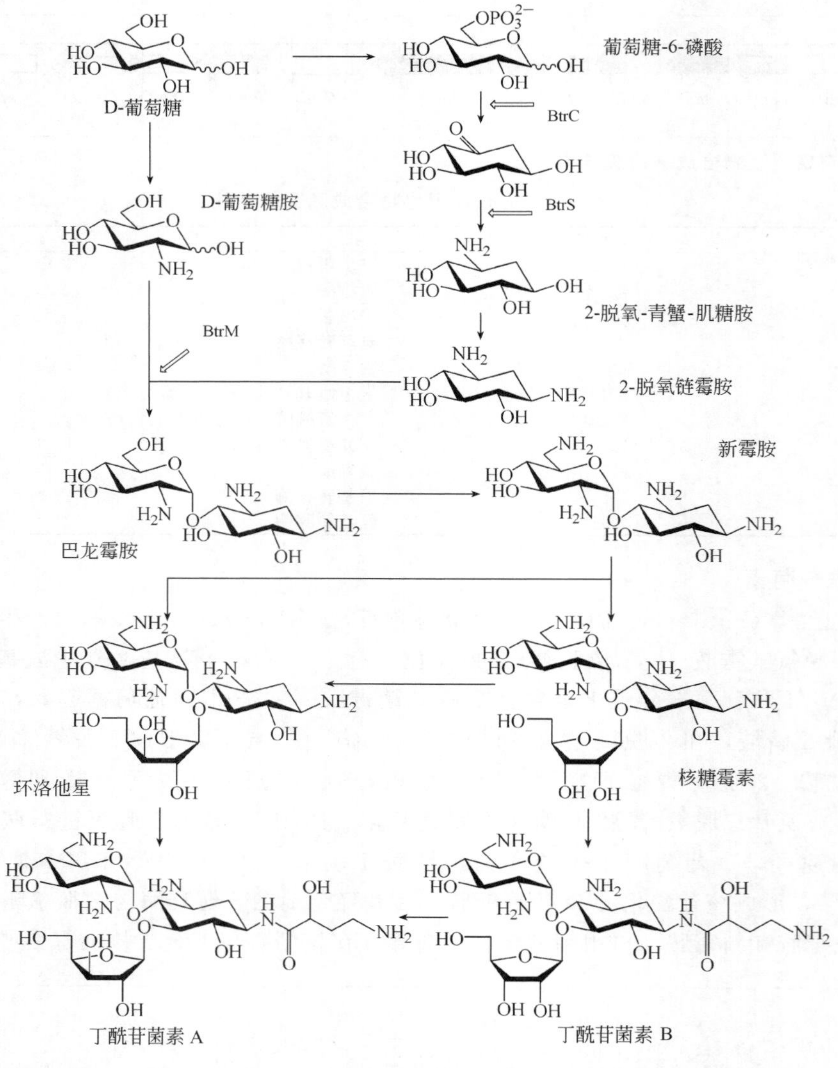

图 5-117　丁酰苷菌素的生物合成途径

丁酰苷菌素侧链，4-氨基-2-羟丁酰基化有 BtrI、J、K、O、V、H、G 7 个酶参与（图 5-116），首先由 BtrI（ACP）、J、K 等介导，合成 ACP：γ-谷氨酰胺二肽作为供体，再经 ACP：氨基糖苷酰基转移酶（BtrH）介导，以核糖霉素作为底物，对 2-脱氧链霉胺的氨基进行非寻常的生化"保护"性 γ-谷氨酰基化反应，然后再由 γ-谷氨酰胺环转移酶（BtrG）裂解酰胺键而形成丁酰苷菌素（BR）（图 5-117）。

环状芽孢杆菌中丁酰苷菌素生物合成基因簇已得到克隆，全长约 23kb。由丁酰苷菌素生物合成基因簇结构组成（图 5-118）可见，除 orf1 以外，其他所有基因可读框的转录均为同一方向，而且基因均紧密连锁，在 btrR1 上游有启动子保守序列，表明丁酰苷菌素生物合成基因，有可能是受一个操纵子控制。btrR2 与负调控信号系统的蛋白有一定的一致性，可能在丁酰苷菌素生物合成过程中，阻遏菌体生长期相关蛋白的活性。在发光杆菌中，与 BtrV 相似的蛋白和 BtrA 同源的蛋白紧密相连，提示两者在丁酰苷菌素生物合成中可能有协同作用。基因同源性分析显示，除了 *btrQ* 编码的脱氢酶与含 2-脱氧链霉胺的氨基糖苷类抗生素脱氢酶比较一致以外，其他基因与肌-肌醇为起始的链霉素类氨基糖苷类抗生素的生物合成基因相差较大，说明它们属于一类新型基因。丁酰苷菌素生物合成基因的功能见表 5-37。

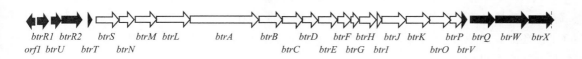

btrR1　btrR2　　btrS　　btrM　btrL　　　　btrA　　　btrB　　btrD　　btrF　btrH　btrJ　btrK　　　btrP　btrQ　btrW　btrX
orf1　btrU　　btrT　　btrN　　　　　　　　　　btrC　　btrE　btrG　btrI　　　btrO　btrV

图 5-118　丁酰苷菌素生物合成基因簇结构

表 5-37　丁酰苷菌素生物合成基因的功能

基　　因	氨基酸数	功　　能
orf1	＞172	未知
btrR1	214	调节基因
btrR2	381	调节基因
btrS	418	氨基转移酶（L-谷氨酰胺:DOI 氨基转移酶）
btrA	1209	抗性
btrB	432	氨基转移酶（参与新霉胺合成）
btrC	368	2-脱氧-青蟹-肌糖合酶
btrD	275	葡萄糖-1-磷酸或葡萄糖胺-1-磷酸核苷酸转移酶
btrE	349	脱氢酶
btrF	232	脱氢酶
btrG	156	未知
btrH	302	ACP:氨基糖苷酰基转移酶
btrI	87	酰基携带蛋白（ACP）
btrJ	419	羧基化酶
btrK	428	脱羧酶
btrL	604	未知
btrM	389	糖基转移酶
btrN	250	甲基化
btrO	341	单氧化酶
btrP	279	果糖-2,6-二磷酸酶
btrQ	457	糖-醇脱氢酶
btrT	77	未知
btrU	192	NADPH 氧化还原酶
btrV	83	未知
btrW	586	输出蛋白
btrX	＞459	输出蛋白

5. 潮霉素 A

潮霉素 A 由（*S. hygroscopicus*）产生。它是一种对细菌核糖体肽基转移酶的抑制剂，具有广谱抗菌活性，还具有杀虫和免疫抑制作用。它的分子结构除了与上述氨基糖苷类抗生素有类似的氨基环醇（2-L-2-氨基-2-脱氧-4,5-O-甲烯-新-肌醇）之外，还有不同之处，即含有 5-脱氢-α-L-岩藻呋喃糖和（*E*）-3-(3,4-二羟基酚)-2-甲基丙烯酸分子部分，其结构如下所示。

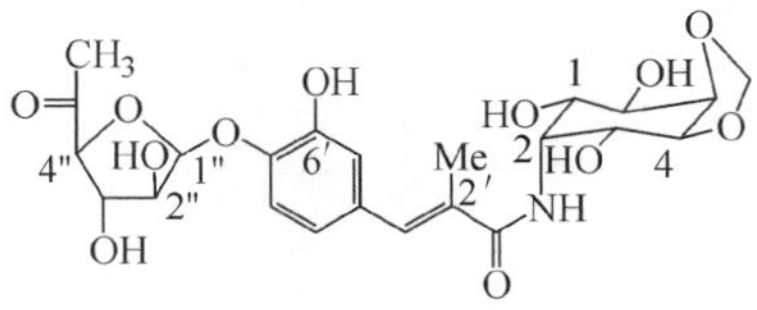

潮霉素 A

　　潮霉素 A 中氨基环醇的生物合成与上述氨基糖苷类抗生素相同，它们均由葡萄糖-6-磷酸起始，经肌-肌醇合酶、磷酸化酶、脱氢酶和转氨酶介导，形成 2-L-2-氨基-2-脱氧-4,5-O-甲烯基-新-肌醇。其不同点是，在氨基环醇分子 C4 和 C5 位的羟基被甲烯基键取代，该甲烯基来源于 S-腺苷甲硫氨酸，氨基环醇的甲烯基可能是经甲氧基形成的，因为从潮霉素产生菌可以分离到甲氧基潮霉素 A，但其确切的形成机制尚未研究清楚。

　　岩藻呋喃糖分子结构的生物合成来源于甘露糖，后者经磷酸化和核苷酸化，经类似于葡萄糖-4,6-脱水酶介导的反应，生成 NDP-4-酮-6-脱氧甘露糖，后者经 C3 和 C5 位异构化以及 C4 位还原，形成 NDP-L-岩藻糖，然后再由吡喃糖的形成转变为呋喃糖形式，转糖基化酶（Hyg20）有可能参与此项反应。

　　3,4-二羟基酚-2-甲基丙烯酸分子部分的合成与 PKS 介导的聚酮类化合物有相似之处，它起始于莽草酸，经 DAHP（脱氧-D-阿拉伯糖-庚酮糖酸-7-磷酸）合酶，形成分支酸，再经分支酸裂解酶、4-羟基苯甲酸羟基化酶，形成 3,4-二羟基苯甲酸，后者经 CoA 连接酶活化形成硫酯的形式。甲基丙烯酸的部分来源于甲基丙二酰 CoA，由 ACP 酰基携带蛋白，经

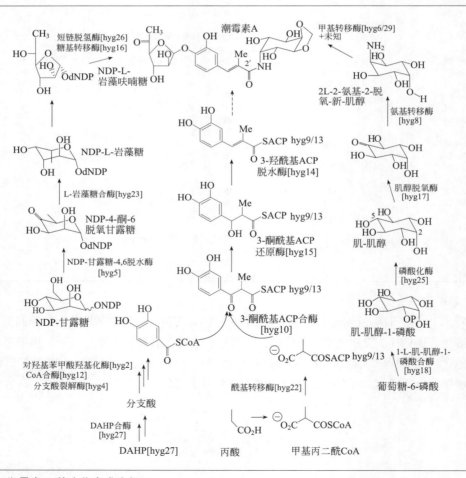

图 5-119　潮霉素 A 的生物合成途径

AT 酰基转移酶与上述的 3,4-二羟基苯甲酰 SCoA 缩合（Hyg10），形成 3,4-二羟基酚-3-羟基-2-甲基丙酰 ACP，再经脱水、还原等反应，形成 3,4-二羟基酚-2-甲基-丙酰基 ACP。岩藻呋喃糖部分经短链醇脱氢酶（Hyg26）和糖基转移酶（Hyg16）介导，将糖基转移至苯甲酸 OH 部分，形成糖基化 4-羟基苯甲酸甲基丙二酰 CoA。后者再与氨基环醇部分连接，形成潮霉素 A，其确切的酶反应机理尚未研究清楚。潮霉素 A 的生物合成途径见图 5-119。

潮霉素产生菌中，其生物合成基因簇已克隆约 31kb，含有 29 个可读框（ORF）。它们的排列方式见图 5-120，基因功能见表 5-38。

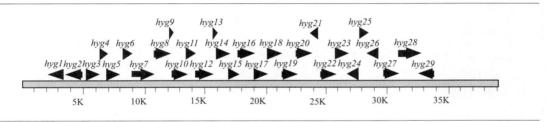

图 5-120　潮霉素 A 生物合成基因簇结构

表 5-38　潮霉素生物合成基因的功能

基　　因	氨基酸数	功　　能	基　　因	氨基酸数	功　　能
$hyg1$	375	调节	$hyg16$	431	葡萄糖苷转移酶
$hyg2$	399	对羟基苯甲酸羟基化酶	$hyg17$	330	肌-肌醇脱水酶
$hyg3$	323	调节	$hyg18$	363	肌-肌醇-1-磷酸合成酶
$hyg4$	173	分支酸裂解酶	$hyg19$	416	输出蛋白
$hyg5$	352	甘露糖脱水酶	$hyg20$	371	转糖基酶
$hyg6$	249	甲基转移酶	$hyg21$	183	磷酸转移酶
$hyg7$	579	未知	$hyg22$	391	酰基转移酶
$hyg8$	411	氨基转移酶	$hyg23$	325	岩藻糖合酶
$hyg9$	83	ACP	$hyg24$	287	未知
$hyg10$	378	β-酮酰基合酶 I	$hyg25$	213	肌-肌醇-1-磷酸
$hyg11$	252	未知	$hyg26$	271	脱氢酶
$hyg12$	451	CoA 连接酶	$hyg27$	401	DAHP 合酶
$hyg13$	96	ACP	$hyg28$	570	输出蛋白
$hyg14$	347	3-羟酰 ACP 脱水酶	$hyg29$	378	甲基化酶
$hyg15$	256	3-酮酰 ACP 还原酶			

6. 有效霉素 A

有效霉素 A 由 S. hygroscopicus var. limoneus jingangensis 5008 产生，对真菌有活性，用于治疗水稻枯萎病和黄瓜真菌病，其对昆虫海藻糖具有分解作用。有效霉素 A 属于含 C_7N 氨基环醇类氨基糖苷类抗生素。有效霉素 A 生物合成起始于戊糖代谢途径的景天庚酮糖-7-磷酸，经脱氢奎尼酸合酶类蛋白 ValA 环化，形成 2-表-5-表-有效醇酮，在 2 位异构化、C5,6 位脱水，形成 5-表有效烯酮，后者经激酶磷酸化、还原成有效酮-磷酸和转氨基，形成有效霉胺-7-磷酸。而磷酸化的有效烯酮，也可以保持其烯式结构，被葡萄糖磷酸异构酶或另外一个磷酸酶（可能是 ValO）介导，形成 1,7-二磷酸有效烯醇，后者经葡萄糖-磷酸-ATP 转移酶催化，形成 NDP-有效烯醇。磷酸化的有效霉胺和有效烯醇，经类似于海藻糖-6-磷酸合酶作用，将两个部分以氨基相连形成有效霉胺，后者经脱磷酸化反应形成有效氧胺 A，在 UDP-葡萄糖参与下，经糖基转移酶介导，最终形成有效霉素 A。有效霉素 A 的生物合成过程如图 5-121 所示。

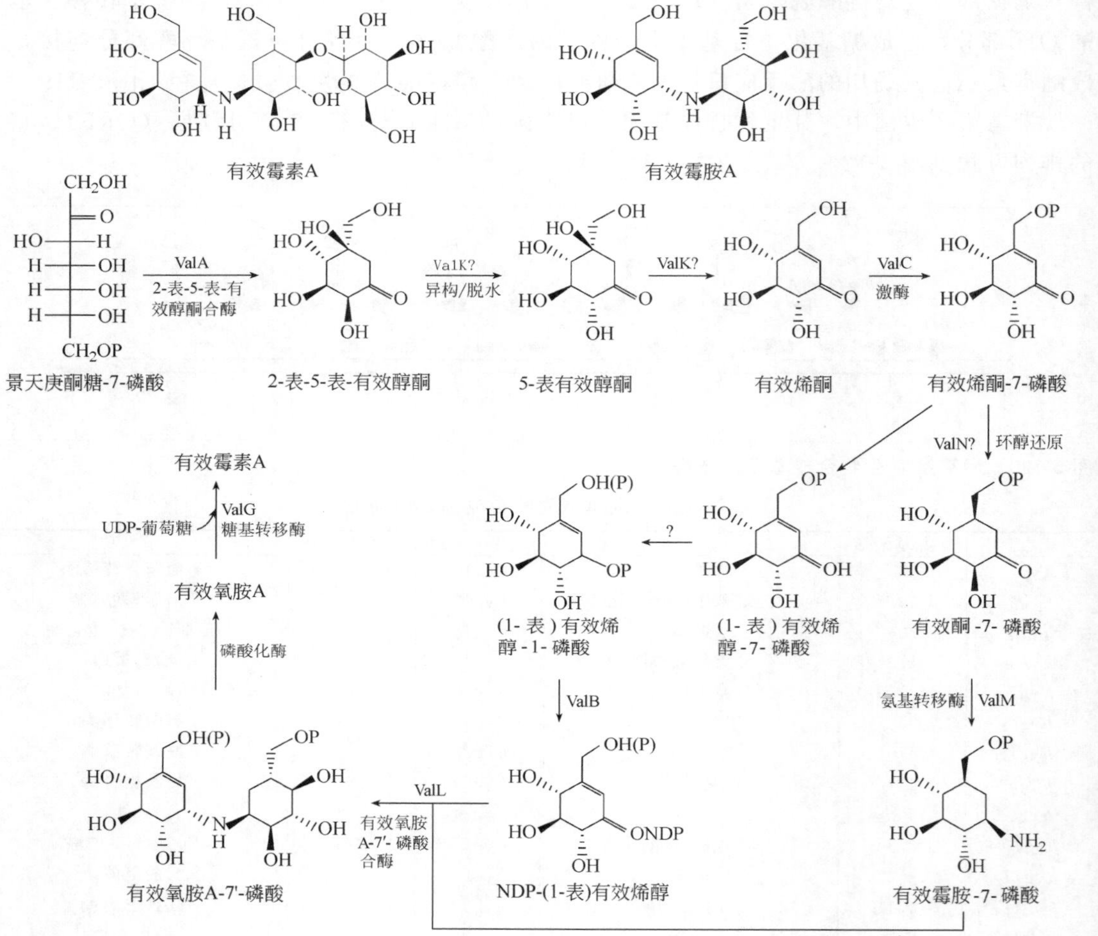

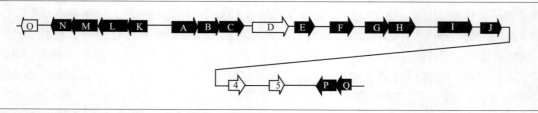

图 5-121　有效霉素 A 的生物合成过程

基因簇已从 *S. hygroscopicus* var. *limonus jinganggensis* 5008 菌株中克隆，总长约 45kb，含有 27 个基因，其中 *valA～J* 转录方向一致，而 *valK～N* 转录为另一方向。有效霉素 A 生物合成基因簇结构如图 5-122 所示，基因功能见表 5-39。

图 5-122　有效霉素 A 生物合成基因簇的结构

黑色部分直接参与有效霉素 A 的生物合成

表 5-39　有效霉素 A 生物合成基因的功能

基　　因	氨基酸数	功　　能
valN	331	环醇还原酶
valM	424	氨基转移酶
valL	492	有效氧胺 A-7′-磷酸合酶
valK	324	异构、脱水酶
valA	414	2-表-5-表有效醇酮合酶
valB	373	葡萄糖-1-磷酸 ATP 转移酶
valC	351	3-表-5-表有效醇酮-7-磷酸激酶
valD	451	醛酮变位酶
valE	331	α-酮戊二酸氧化酶
valF	401	氧化还原酶
valG	422	糖基转移酶
valH	398	输出蛋白
valI	611	糖基水解酶
valJ	395	氧化还原酶
valP	293	调节蛋白
valQ	163	调节蛋白

六、核苷类抗生素

核苷类抗生素通常以一个碱基（配基）与一个糖基组成，有的还含有氨基酸、脂肪酸或其他糖基。组成核苷类抗生素的碱基有嘌呤、嘧啶、吡咯并嘧啶、吲哚、咪唑或三嗪等。参与核苷类抗生素的糖有 D-核糖、D-狭霉糖（angustose）、D-阿洛酮糖（psicose），含有少见的五碳糖（oxetane）、八碳糖、十碳糖或十一碳糖，还有氨基糖。糖苷键与配基以氮原子相连的称为氮-核苷类，如嘌呤霉素、抗生素 A201A、杀稻瘟菌素 S、尼可霉素等；以碳原子相连的称为碳-核苷类抗生素，如同型霉素、焦土霉素、最小霉素、吡唑霉素等。

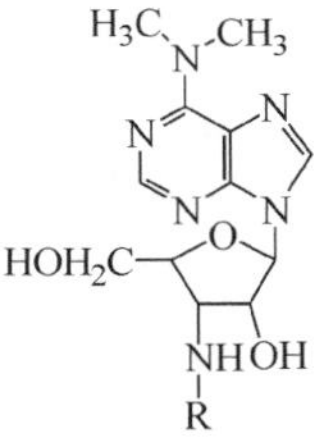

嘌呤霉素 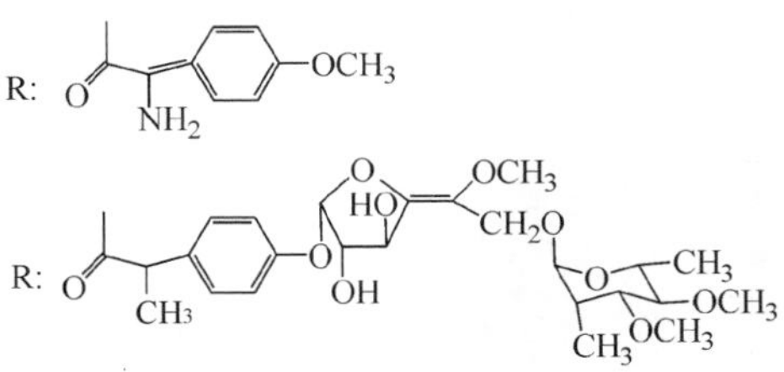　　　　　　A201A 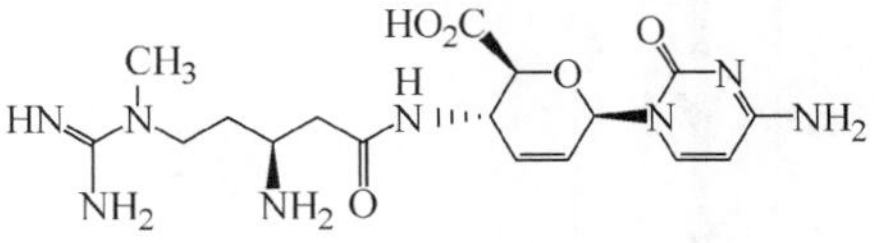　　　　　　　　　杀稻瘟菌素S

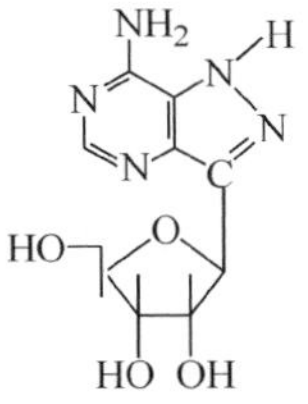

同型霉素 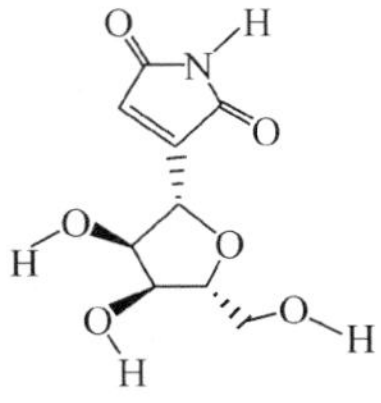　　　焦土霉素 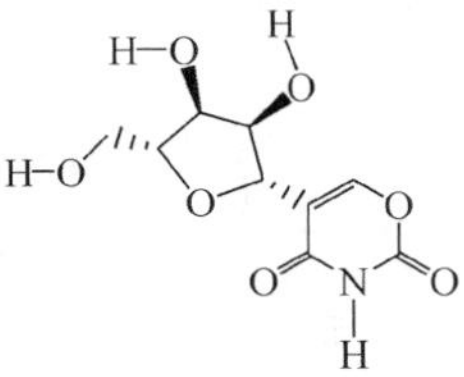　　　　最小霉素 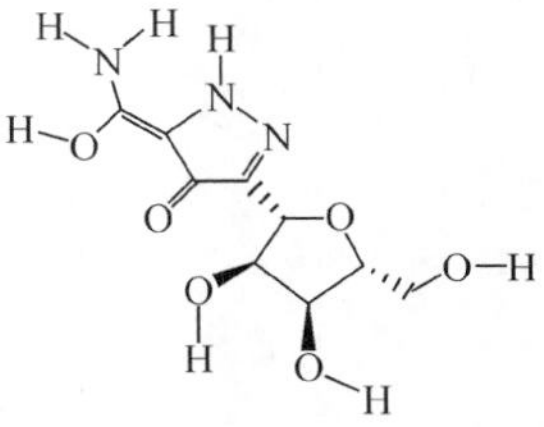　　　　吡唑霉素

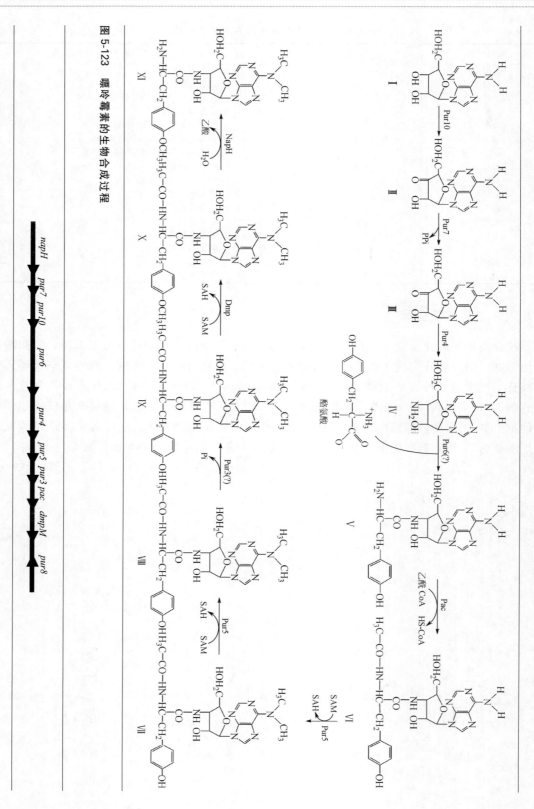

图 5-123　嘌呤霉素的生物合成过程

图 5-124　嘌呤霉素生物合成基因簇的排列及其转录方向

1. 嘌呤霉素

嘌呤霉素由 S. alboniger 产生，具有抗革兰氏阳性菌、抗原虫和抗肿瘤活性。嘌呤霉素是以腺嘌呤作为直接前体，酪氨酸参与其合成。嘌呤霉素生物合成过程及参与的酶系如图 5-123 所示。腺嘌呤经 ATP 活化首先形成化合物 I。在氧化还原酶 Pur10 和 NTP-焦磷酸水解酶参与下，相继形成 $3'$-酮-$3'$-脱氧-ATP 和 $3'$-酮-$3'$-脱氧-AMP 化合物 II、III；再经氨基转移酶 Pur4 介导，形成 $3'$-氨基-$3'$-脱氧 AMP 化合物 IV。然后，酪氨酸可能被酪氨酰 tRNA 合成酶 Pur6 活化，与化合物 IV 形成嘌呤霉素的前身 $5'$ 磷酸化的 N^6，N^6-O-三去甲基嘌呤霉素化合物 V。后者由 N-乙酰转移酶 Pac 介导使酪氨酸 N-乙酰化，形成化合物 VI。再由依赖于 S-腺苷甲硫氨酸（SAM）的 N-甲基转移酶 Pur5 催化，在 N^6 位甲基化形成化合物 VII 和 VIII。Pur3 单磷酸酶使后者脱去磷酸，形成化合物 IX（N-乙酰-O-去甲基嘌呤霉素）。DmpM 甲基化酶使 OH 甲基化，形成化合物 X（N-乙酰嘌呤霉素）。嘌呤霉素生物合成的最后一步是将 N-乙酰嘌呤霉素脱乙酰基化，其间，有 Pur8 高疏水性跨膜蛋白的参与，使之泵出体外。在胞外，化合物 X 经 NapH（N-乙酰嘌呤水解酶）催化，使 N-乙酰嘌呤霉素脱乙酰基，最终形成嘌呤霉素 XI。在形成嘌呤霉素之前的化合物，均为无生物活性化合物，直至将其排出体外时才使其脱保护，形成具有生物活性的物质。这是产生菌对其自身产生具生物活性物质自我保护的一种机制。

S. alboniger 中合成嘌呤霉素生物合成基因簇已得到克隆，总长约 15kb，其 9kb 与嘌呤霉素生物合成相关，其结构和功能见图 5-124 和表 5-40。嘌呤霉素生物合成基因簇中 9 个基因 napH、pur7、pur10、pur6、pur4、pur5、pur3、pac 和 dmpM 的转录方向均一致，而只有与抗性机制相关的 pur8 基因转录方向与之相反。

表 5-40　嘌呤霉素生物合成基因的功能

基　　因	氨基酸数	功　　能
napH	485	N-乙酰嘌呤霉素水解酶
pur7	152	NTP-焦磷酸水解酶
pur10	338	氧化还原酶
pur6	772	合成酶
pur4	429	氨基转移酶
pur5	228	N-甲基转移酶
pur3	273	单磷酸酶
pac	600	N-乙酰转移酶
dmpM	376	甲基化酶
pur8	504	抗性与泵出功能

2. 杀稻瘟菌素 S

这类抗生素生物合成的详细途径目前尚不清楚。杀稻瘟菌素 S 的生源为胞嘧啶、D-葡萄糖、L-精氨酸、L-甲硫氨酸等。杀稻瘟菌素 S 的糖分子由葡萄糖经 UDP 活化，在 UDP-葡萄糖-$4'$-异构酶及 UDP-葡萄糖-6-氧化还原酶参与下，形成 UDP-葡萄糖醛酸，再与胞嘧啶经胞苷葡萄糖醛酸合酶催化，形成胞苷葡萄糖醛酸，进一步被脱氧和转氨基，形成杀稻瘟菌素 S。在转氨基中，杀稻瘟菌素分子中的 β-精氨酸是通过氨基变位酶催化分子间的转移，伴随着氨基在构型上的颠倒和 N-甲基化，其生物合成过程如图 5-125 所示。

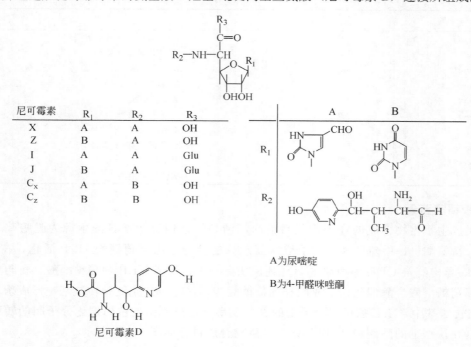

图 5-125　杀稻瘟菌素 S 的生物合成途径

3. 尼可霉素

尼可霉素为几丁质合成酶抑制剂，可以有效地抑制真菌、昆虫、螨虫的生长。尼可霉素的主组分为 X 和 Z，次要组分有 I、J。在尼可霉素 I 和 J 组分中的 R_3 位为谷氨酸。尼可霉素结构系由核苷和肽基两部分组成。它是以氨基己糖醛酸为核心，通过 N-糖苷键与 4-甲酰-4-咪唑-2-酮和尿嘧啶，并通过肽键与非寻常的氨基酸 4-羟基-吡啶同型丝氨酸（尼可霉素 D）连接所组成的。

尼可霉素	R_1	R_2	R_3
X	A	A	OH
Z	B	A	OH
I	A	A	Glu
J	B	A	Glu
C_x	A	A	OH
C_z	B	B	OH

A 为尿嘧啶

B 为 4-甲醛咪唑酮

尼可霉素 D

　　L-赖氨酸、L-组氨酸、尿嘧啶是合成尼可霉素的前体。尼可霉素的生物合成可分为肽酰基和核苷两部分。吡啶基来源于 L-赖氨酸，由 L-赖氨酸-2-氨基转移酶介导 L-赖氨酸转变为相应的酮，再自发环化、脱水形成吡啶-2-羧酸，再经黄素酶介导，形成吡啶甲酸，最后形成尼可霉素 D。L-组氨酸和尿嘧啶组成尼可霉素 X 和 Z 的碱基。氨基己糖醛酸是由核糖或尿嘧啶与烯醇式丙酮酸形成辛糖酸衍生的。尼可霉素的咪唑环来源于 L-组氨酸，由非核糖体合酶和细胞色素 p450 协同作用，生成 β-羟基化组氨酸，进而形成 5′-磷酸呋喃核糖-4-甲酰-4-咪唑-2-酮，后者与尿嘧啶核苷在磷酸烯醇式丙酮酸参与下，形成八呋喃核糖醛酸咪唑酮或八呋喃核糖醛酸尿嘧啶，继而形成尼可霉素 Cx 或 Cz，后者与 4-羟基-吡啶同型丝氨酸经脱水合成尼可霉素 X/Z 或 Lx/Lz。尼可霉素 X 和 Z 中的氨基己糖醛酸的羧基，以肽键与谷氨酸相连则形成尼可霉素 I 和 J。尼可霉素的生物合成途径如图 5-126 所示。

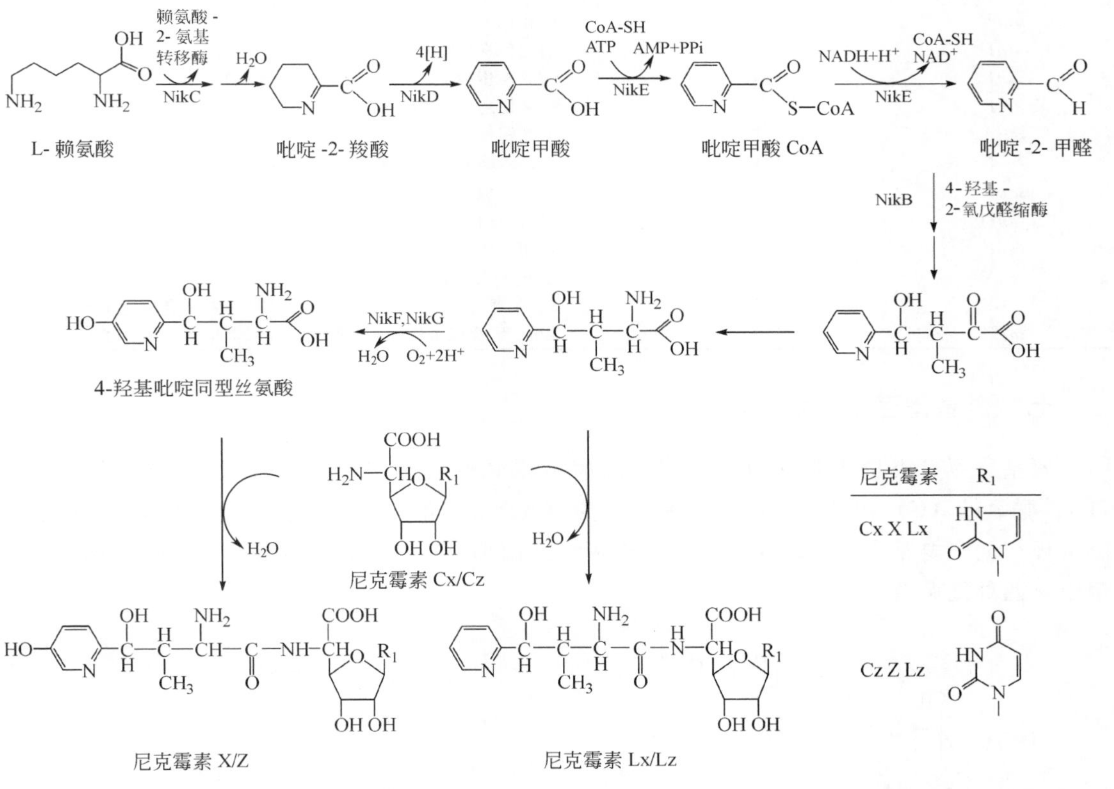

图 5-126　尼可霉素的生物合成途径

　　圈卷产色链霉菌（*S.ansochromogenes*）中尼可霉素生物合成基因簇已被克隆，全长约 35kb，获得 25 个完整的可读框，其结构排列见图 5-127，基因功能见表 5-41。

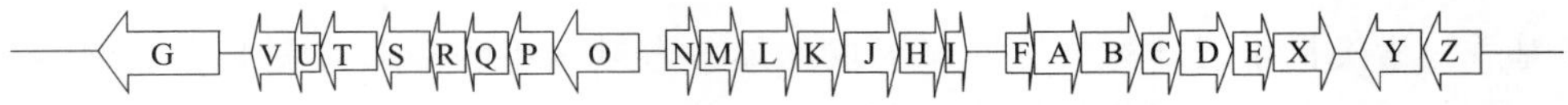

图 5-127　圈卷产色链霉菌中尼可霉素生物合成基因簇结构

表 5-41　尼可霉素生物合成基因的功能

基　因	氨基酸数	功　　　能
sanG	1062	调控蛋白
sanV	423	谷氨酸变位酶
sanU	155	谷氨酸变位酶
sanT	441	组氨醇磷酸氨基转位酶
sanS	424	乙酰/丙酰辅酶 A 羧化酶
sanR	226	尿嘧啶磷酸核糖转移酶
sanQ	396	细胞色素 p450
sanP	273	硫酯酶
sanO	677	非核糖体肽合酶
sanN	296	乙醛脱氢酶
sanM	357	4-羟基-2-氧戊酸醛缩酶
sanL	426	赖氨酸-2-氨基转移酶
sanK	389	肌氨酸单氧化酶
sanJ	561	腺苷化酶
sanH	410	细胞色素 p450
sanI	64	铁氧还蛋白
sanF	218	羟基化酶
sanA	454	甲基转移酶
sanB	575	组氨醇磷酸氨基转移酶
sanC	213	羟基化酶
sanD	322	输出蛋白
sanE	189	未知
sanX	474	UDP-N-乙酰葡萄糖胺烯醇丙酮酸转移酶
sanY	372	RNA 聚合酶 δ 因子(可能与尼可霉素生物合成无关)
sanZ	134	RNA 聚合酶 δ 因子(可能与尼可霉素生物合成无关)

七、氨基香豆素类抗生素

氨基香豆素类抗生素如氯生菌素、新生霉素和香豆霉素 A1，是一组含有氨基香豆素（B）、脱氧糖（C）和异戊二烯-4-羟基苯甲酸（A）分子的抗生素。在氨基香豆素 A1 中含有吡咯环与两个氨基香豆素环相连。它们作用于细菌 DNA 回旋酶，对革兰氏阳性细菌，包括耐甲氧西林细菌有活性。

氨基香豆素类抗生素结构中的 A 环异戊二烯-4-羟基苯甲酸和 B 环氨基香豆素参与的合成起始于酪氨酸。A 环形成的具体途径和参与的酶系目前尚不清楚，可能经由甲基赤藓醇磷酸化途径的二甲基烯丙基转移酶或异戊二烯转移酶参与的反应，也可能经反醛缩反应形成苯醛衍生物，再进一步形成苯甲酸衍生物。氨基香豆素 B 环以酪氨酸为起始，经类似于肽合成酶催化，使其活化与 4′-磷酸泛酰巯基乙胺结合，形成酪氨酸硫酯，再经 p450 酶作用形成 β-羟基酪氨酸，后者经 3-氧酰（ACP）还原酶介导，使之形成 β-酮酪酰衍生物，进一步 2 位羟基化及内酯环化，然后经甲基化或卤化（氯生菌素）形成氨基香豆素分子部分。A 和 B 两部分经酰胺键连接，催化其反应的是新生霉素酸合成酶，其作用机制与酰胺合酶相似，包括使苯甲酰分子腺苷化和氨基转移，然后形成新生霉素酸或氯生菌素酸，在连接之前，需有 ATP 参与活化苯甲酸部分的羧基，然后再进行糖基化（C 环）。氨基香豆素类抗生素的糖基起始于葡萄糖-1-磷酸，经葡萄糖-1-磷酸合酶使其核苷酸化，再通过 dTDP-葡萄糖-4,6-脱水酶和 dTDP-葡萄糖-4-酮-6-脱氧己糖-3,5-异构酶作用，酮基还原和 C-甲基化，形成脱氧己糖分子。

在新生霉素分子中有一个氨甲酰基分子结构（红色）。氨甲酰基来源于二氧化碳，氨甲酰基磷酸化酶参与其形成。C-4″OH 脱氧糖甲基化和 C-3″OH 脱氧糖氨甲酰基化是新生霉素生物合成的最后环节。新生霉素（S. spheroides 产生）的生物合成途径如图 5-128 所示。

香豆霉素 A1 由 S. rishiriensis 产生，它与新生霉素的差别在于，其分子中有两个甲基吡咯-2-羧酸单位与脱氧糖的 3-OH 相连，它们的存在使其与 DNA 回旋酶的结合力增强。这样的结构在氯生菌素中也含有。在香豆霉素分子中有两个酰胺键存在，参与两个氨基香豆素环与 3-甲基吡咯-2,4-二羧酸分子的连接，如图 5-129 所示。

香豆霉素 A1 和氯生菌素（S. roseochromogenes 产生）的脱氧糖基以及氨基香豆素部分生物合成过程与新生霉素基本一致。它们中所含的吡咯环衍生物是以脯氨酸为起始的。后者经酰基腺苷化和肽酰基携带蛋白进行脱氢反应，再自发环化形成吡咯衍生物，然后经甲基化合成吡咯-2-羧酸，再经酰基转移酶将活化的吡咯-2-羧酸转移至脱氧糖分子的 3-OH。在氯生菌素中含有氯离子（图 5-130），而在新生霉素和香豆霉素 A1 中则含有甲基。

氨基香豆素类抗生素新生霉素、氯生菌素和香豆霉素 A1 生物合成基因簇已被克隆。它们的结构和排列方式如图 5-131 所示。新生霉素生物合成基因簇 25.6kb，含有 23 个可读框；香豆霉素 A1 生物合成基因簇 30.8kb，包括 28 个可读框；氯生菌素生物合成基因簇 31kb，包含有 29 个可读框。

由图 5-131 可见，这三者的基因结构和排列有许多相似之处，如 H、I、J、K 均参与氨基香豆素环的合成，其中，H 编码肽合成酶，含有酰基腺苷化结构域和 4′-磷酸泛酰巯基乙胺辅助因子，I 催化酪氨酸 β-羟基化。参与氯生菌素和香豆霉素 A1 合成的酪氨酸腺苷化均要求 MbtB 类蛋白 CloY 和 CouY，而在新生霉素生物合成基因簇中没有编码 MbtH 类蛋白基因，实际上肽合成酶 NovH 和 CloH 的区别仅在于一个氨基酸残基的差别，即 NovH 蛋白活性中心 383 位氨基酸残基为 Met，而 CloH 为 Leu，将 ColH 383-Leu 突变为 Met 后，则其活性也不依赖 MbtH。有可能是 383-Met 和 Leu 的互换影响了其构型的改变，进而影响了其与底物的结合力，说明肽合成酶中腺苷化酶结构的构型对其活性是重要的。S、T、U、V、W 均与脱氧糖合成相关。M 为香豆素分子结构糖基转移酶基因，P 为脱氧糖-4-OH 甲基化酶基因。L 为编码类似于酰胺合成酶性质的基因，参与异戊二烯-4-羟基苯甲酸分子与香豆素环的连接。基因簇结构的不同处与三者化合物结构中的差别有关。如新生霉素结构含有氨甲酰基，在其基因簇中 N 基因（图 5-131 中红色部分，见彩图）编码氨甲酰基转移酶。氯生菌素和香豆霉素 A1

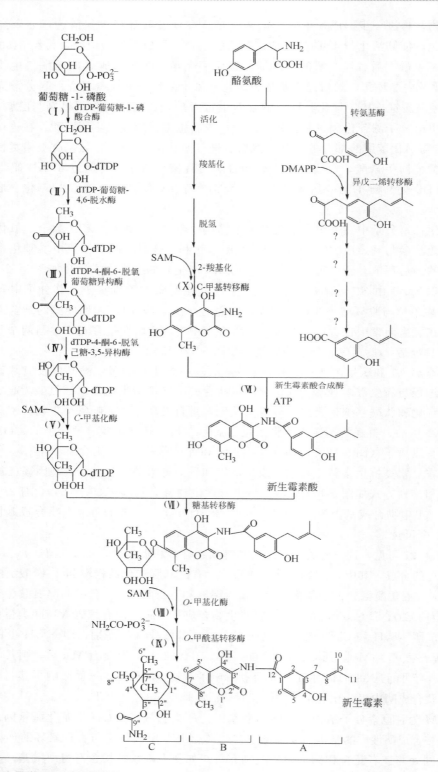

图 5-128　新生霉素的生物合成途径

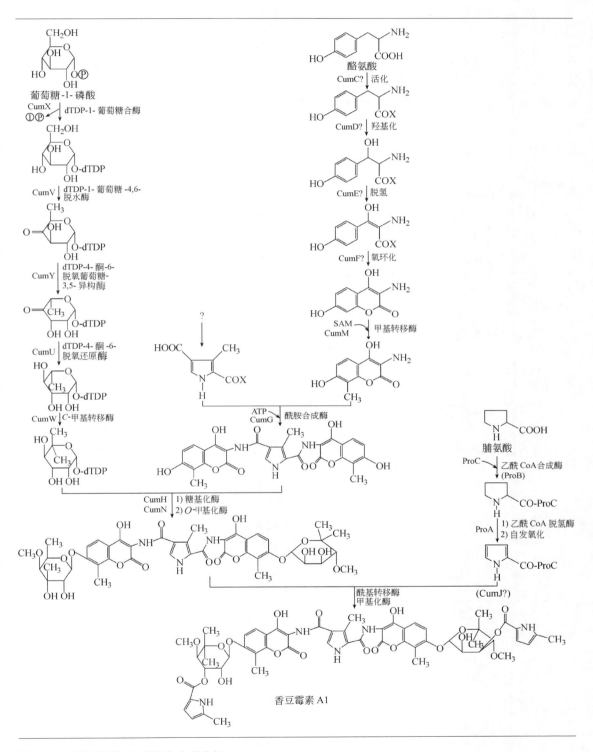

图 5-129　香豆霉素 A1 的生物合成途径

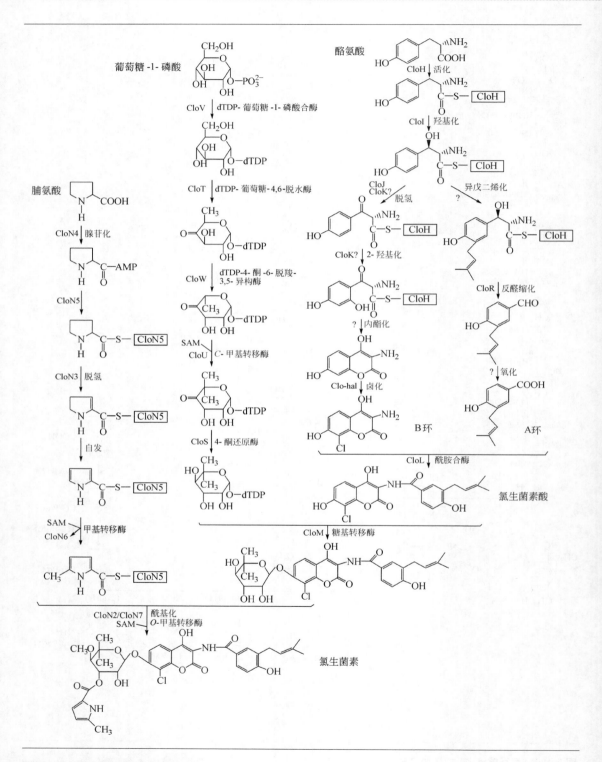

图 5-130　氯生菌素的生物合成途径

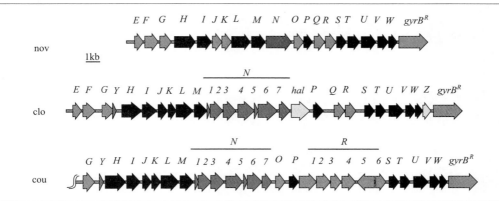

图 5-131　氨基香豆素类抗生素生物合成基因簇（见彩图）

nov—新生霉素；clo—氯生菌素；cou—香豆霉素 A1

黑色部分为参与氨基香豆素环生物合成、负责糖基合成及糖基化的酶基因

绿色部分与香豆霉素 A1 和氯生菌素中含有的吡咯环生物合成相关；

橙色部分可能与新生霉素和氯生霉素中异戊二烯-4-羟基苯甲酸结构合成相关

结构与之相应的部位是吡咯衍生物，它们的基因簇中相应部位为 $N1\sim7$ 基因（在香豆霉素 A1 中即为 $proA\sim C$、$cumK\sim N$ 等）编码由脯氨酸起始，合成吡咯衍生物过程的酶系。脯氨酸经酰基腺苷化和肽酰基携带蛋白进行脱氢，再经自发环化形成吡咯衍生物，后者经甲基化合成吡咯-2-羧酸，再经酰基转移酶，将活化的吡咯-2-羧酸转移至脱氧糖的羟基。新生霉素和氯生菌素生物合成基因簇中的 Q、R 和 F 与 3-二甲基烯丙基-4-羟苯甲酸分子合成相关。而在香豆霉素 A1 中相应部位的 $R1\sim6$ 基因可能编码参与 3-甲基吡咯-2,4-二羧酸单元的合成。氯生菌素分子中含有氯离子，而新生霉素和香豆霉素 A1 相应位置为甲基（O 基因），因此，氯生菌素基因簇中有一个非血红素的卤化酶基因（hal 基因）。$cloZ$ 不参与氯生菌素的合成。表 5-42 展示氨基香豆素类抗生素的生物合成基因的功能。

表 5-42　氨基香豆素类抗生素生物合成基因的功能

新生霉素		氯生菌素		香豆霉素 A1		功　能
基因	氨基酸数	基因	氨基酸数	基因	氨基酸数	
$novE$	217	$cloE$	217			未知
$novF$	362	$cloF$	362			氧化还原
$novG$	318	$cloG$	319	$couG$	319	调节
		$cloY$	71	$couY$	71	MbtH 类蛋白
$novH$	600	$cloH$	600	$couH$	599	肽合成酶
$novI$	407	$cloI$	407	$couI$	407	p450
$novJ$	262	$cloJ$	258	$couJ$	258	3-酮酰（ACP）还原酶
$novK$	244	$cloK$	245	$couK$	245	还原酶
$novL$	527	$cloL$	527	$couL$	519	酰基 CoA 合成酶
$novM$	379	$cloM$	390	$couM$	402	糖基转移酶
		$cloN1$	95	$couN1$	95	酰基转移酶
		$cloN2$	355	$couN2$	355	酰基 ACP 合酶
		$cloN3$	376	$couN3$	373	酰基 CoA 脱氢酶
		$cloN4$	501	$couN4$	501	酰基 CoA 合酶
		$cloN5$	89	$couN5$	89	ACP
		$cloN6$	561	$couN6$	399	未知
		$cloN7$	278	$couN7$	281	酰基转移酶

续表

新生霉素		氯生菌素		香豆霉素 A1		功　能
基因	氨基酸数	基因	氨基酸数	基因	氨基酸数	
novN	677					*O*-氨甲酰基转移酶
		hal	524			卤化酶
novO	230			*couO*	230	香豆素环 *C*-甲基转移酶
novP	262	*cloP*	277	*couP*	276	脱氧糖 *O*-甲基转移酶
				couR1	474	未知
				couR2	377	脱羧酶
				couR3	302	未知
				couR4	389	脱氢酶
				couR5	491	抗性
				couR6	290	调节
novQ	271	*cloQ*	324			未知
novR	270	*cloR*	277			醛缩酶
novS	288	*cloS*	288	*couS*	288	dTDP-4-酮-6-脱氧己糖还原酶
novT	336	*cloT*	336	*couT*	336	dTDP-D-葡萄糖-4,6-脱水酶
novU	420	*cloU*	420	*couU*	420	D-碳霉糖-3-*C*-甲基化酶
novV	297	*cloV*	296	*couV*	296	dTDP-葡萄糖合酶
novW	207	*cloW*	198	*couW*	198	dTDP-4-酮-6-脱氧葡萄糖-3,5-异构酶

八、异戊二烯类抗生素

异戊二烯类抗生素是指含有脂肪族聚异戊二烯长醇（dolichol）、异戊二烯化蛋白和甾醇类的化合物。许多环状单萜、二萜、倍半萜烯如赤霉素、生物碱、梭链孢酸、甾醇和胡萝卜素等具有抗菌、抗病毒、抗原虫、抗肿瘤作用。甲羟戊酸（mevalonic acid，3-甲基-3,5-二羟基戊酸）是异戊二烯类抗生素的构建单位。在自然界已发现有 24000 余种异戊二烯类化合物，它们大多数是由植物或真菌产生的。虽然与聚酮类或非核糖体多肽类相比，放线菌产生异戊二烯类化合物的类群较少，但其结构比较独特，与真核生物产生的不同，如呋醌菌素、萘萜品、萘吡喃二醇霉素、喷他林内酯和 terpentecin 等。

萘萜品（*Streptomyces*）

萘吡喃二醇霉素（*Chainia rubra*）

喷他林内酯（*Streptomyces*）

terpentecin

所有异戊二烯类化合物均由五碳前体异戊烯二磷酸（IPP）产生。IPP 经聚异二烯二磷酸异构酶（IPPiso）形成 DMAPP。该酶介导一种可逆的质子向性反应，将 1,3 异侧亲电子呈烯丙型转移，使质子加至 IPP 的 C3,4 双键，而移去 2 位的质子形成 DMAPP。牻牛儿二磷酸（GPP）合酶、法尼基二磷酸（FPP）合酶（FDP）和牻牛儿牻牛儿二磷酸（GGPP）合酶，催化一个、两个或三个 IPP 与 DMAPP 接合，可以形成 C10、C15 和 C20 的牻牛儿二磷酸、法尼基二磷酸或牻牛儿牻牛儿二磷酸（GGPP）。FPP 合酶将 IPP 与 DMAPP 缩合产生烯丙基二磷酸酯（FPP）的过程与 IPP 异构酶反应类似，但包含 IPP 分子 C4 顺式亲电子烯丙基转移和质子加至 C4 位双键的过程。GPP 和两个 FPP 头-头还原性偶合形成鲨烯，后者是甾醇和三萜的前体，FPP 分子内亲电子环化形成环状的倍半萜烯，再经过羟基化、甲基化和糖基化等后修饰，可以形成多样化的异戊二烯类化合物。

导致异戊二烯类化合物多样化的第一个关键酶是异戊二烯环化酶。根据其作用机制，该酶可分为两种类型：第一种类型参与 C10 单萜类和 C15 倍半萜烯类的合成，起始于聚异戊二烯二磷酸如 GPP、FPP 或 GGPP 的离子化，形成脂肪化碳阳离子，继而进行环化和去质子化形成石蜡。另一类型参与 C30 鲨烯类的合成，起始于聚异戊二烯二磷酸，如 GGPP 和鲨烯（C30）末端双键的质子化，再进行环化。两者均参与 C20 二萜类的合成。前一种类型酶含有 DDXXD 基序，后一种类型含有 DXDD 基序，它们通过与二价离子的螯合与底物结合。两种类型环化酶介导的后续聚合体移位或甲基化，以及碳阳离子化等反应的猝灭方式均为特异性的。

在真核生物和古细菌中，IPP 的生物合成是经甲羟戊酸（MV）途径，在大多数细菌、绿藻和植物的叶绿体中，还有 MEP（2-C-甲基-D-赤藓醇-4-磷酸）途径。大多数链霉菌合成 IPP 是经 MEP 途径，有些菌中是遵循 MV 途径。研究表明，实际上在链霉菌如萜烯特星产生菌中存在两种途径的酶系，MV 酶系只有在生长末期才有表达，而 MEP 途径是在整个生长周期均有表达。但是，萜烯特星的合成有 60% 来源于 MV 途径，40% 来源于 MEV 途径。

MV 和 MEP 途径合成 IPP 的过程见图 5-132。

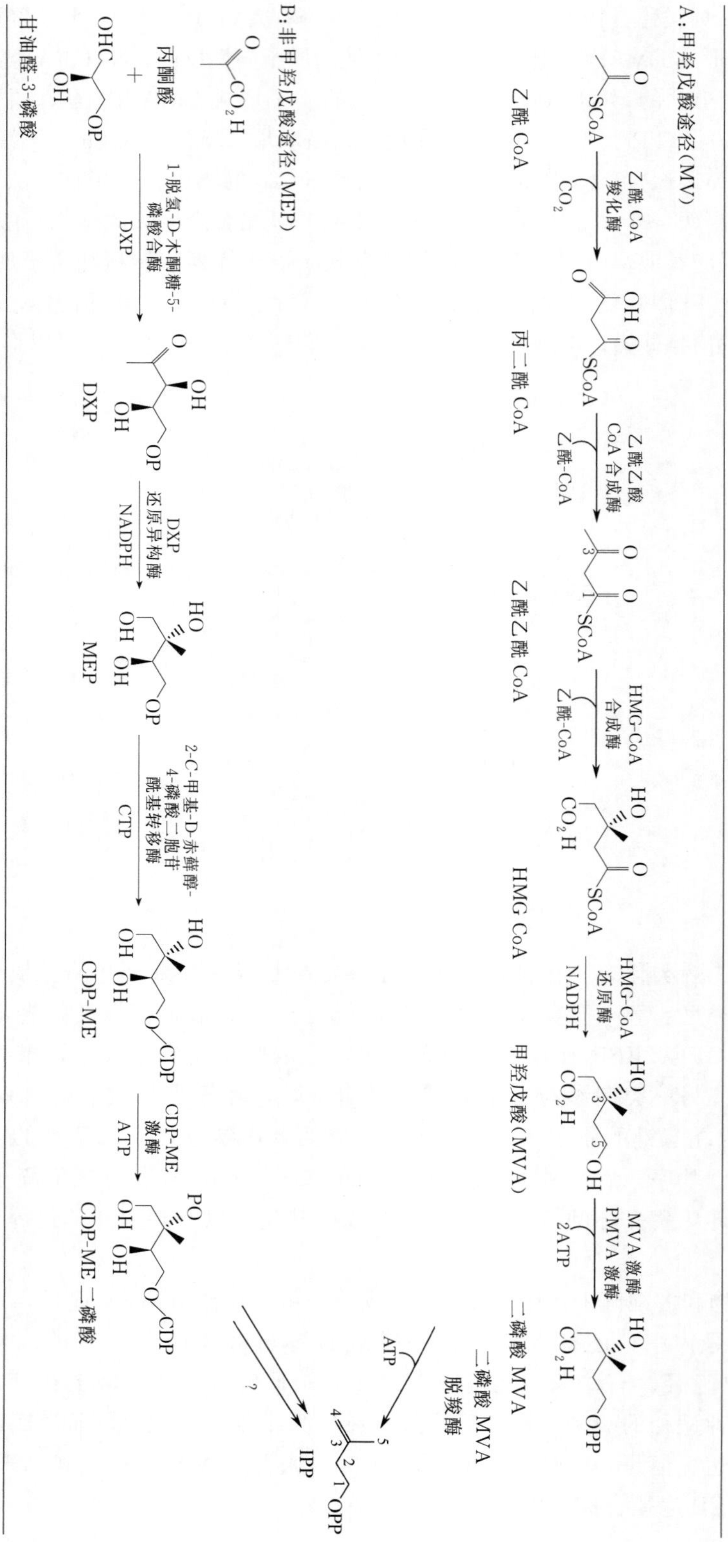

图 5-132　MV 和 MEP 生物合成 IPP 的途径

甲羟戊酸途径起始于乙酰 CoA，经乙酰 CoA 羧化酶在一个分子 CO_2 参与下形成丙二酰 CoA，再由一个乙酰 CoA 参与下，经乙酰乙酰合酶合成乙酰乙酰 CoA，经 HMG-CoA 合酶催化，与一个乙酰 CoA 形成甲羟戊酸，经甲羟戊酸激酶和磷酸 MV 激酶介导，在两个分子 ATP 存在下，合成二磷酸 MV，后者由其脱羧酶催化形成 IPP。

非甲羟戊酸途径（MEP）是以丙酮酸和甘油醛-3-磷酸为起始，经 1-脱氧-D-木酮糖-5-磷酸（DXP）合酶参与，形成 DXP，经还原异构酶作用，形成 2-C-甲基-D-赤藓醇-4-磷酸（MEP），再经胞苷酰基化，形成 4-胞苷-5′-二磷酸-2-C-甲基-D-赤藓醇，再经激酶形成 2-磷酸-4-胞苷-5′-二磷酸-2-C-甲基-D-赤藓醇，最终形成 IPP 的过程尚不清楚。

参与 MV 途径的酶系有 MV 激酶（MK）、MV 二磷酸脱羧酶（MDPD）、磷酸 MV 激酶（PMK）、Ⅱ型 IPP 异构酶（IPPiso）、HMG-CoA 合酶（HMGS）及其还原酶（HMGR）。编码这些酶的基因均以成簇形式存在。下面以呋醌菌素为例，阐明 MV 途径酶系和异戊二烯类生物合成基因簇的结构（图 5-133）及其功能（表 5-43）。

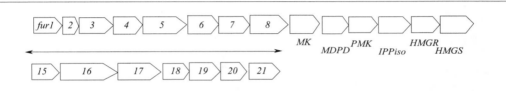

图 5-133　呋醌菌素生物合成基因簇结构

表 5-43　呋醌菌素的 MV 途径和生物合成基因的功能

基　　因	编码氨基酸数	功　　能	基　　因	编码氨基酸数	功　　能
fur1	356	Ⅲ型聚酮合酶	*IPPiso*	363	Ⅱ型 IPP 异构酶
fur2	195	未知	*HMGR*	352	HMG-CoA 还原酶
fur3	308	氨基转移酶	*HMGS*	391	HMG-CoA 合酶
fur4	331	C-甲基化酶	*fur15*	324	3 氧酰（ACP）合酶
fur5	528	脂肪酸 CoA 连接酶	*fur16*	682	未知
fur6	378	O-甲基化酶	*fur17*	484	3-羧-*cis*,*cis*-黏康酸环异构酶
fur7	307	异戊二烯转移酶	*fur18*	209	未知
fur8	434	p450	*fur19*	352	聚异戊二烯二磷酸合酶
MK	335	MV 激酶	*fur20*	282	未知
MDPD	309	MV 二磷酸脱羧酶	*fur21*	398	甲基化酶
PMK	379	磷酸 MV 激酶			

呋醌菌素的生物合成途径如图 5-134 所示。图中可见，呋醌菌素的萘醌环起始于乙酰 CoA，经脂肪酸 CoA 连接酶介导，与另一个乙酰 CoA 连接生成丙二酰 CoA，由 PKS Ⅲ型合酶催化，直接形成四羟基萘。呋醌菌素的异戊二烯部分由与其生物合成基因连锁的 MV 途径酶系介导，在聚异戊二烯二磷酸合酶（Fur9）介导下形成 GPP，再经其转移酶与萘醌

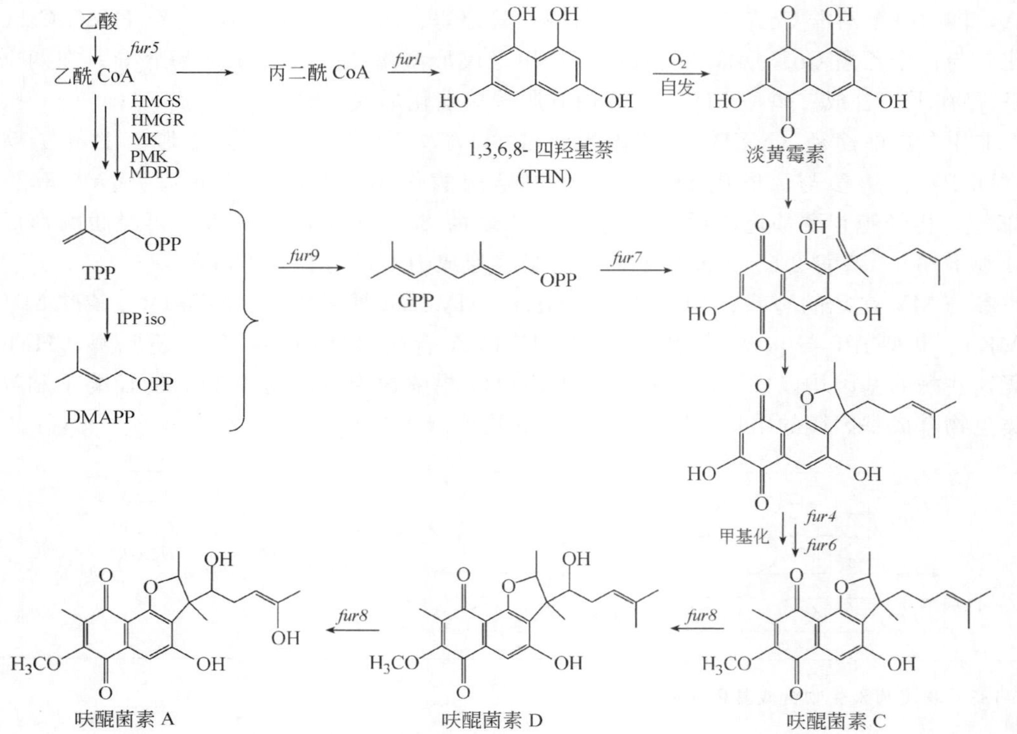

图 5-134 呋醌菌素的生物合成途径

部分连接，然后由 *C* 或 *O*-甲基化酶、p450 进行异戊二烯部分甲基化和羟基化修饰。*fur3*
基因编码的氨基转移酶在其中的作用尚不清楚。

九、林可霉素类抗生素

林可霉素类抗生素是由一种不寻常氨基酸 4-烷基-L-脯氨酸或脯氨酸作为生物合成前体
的一类抗生素，它们包括：林可霉素 A（lincomycin），天青菌素（celesticin），氨茴霉素
（anthramycin），西伯利亚霉素（sibiromycin），茅屋霉素（tomaymycin），霍茅霉素（hor-
maomycin）等。它们均具有良好的抗细菌或抗真菌或抗肿瘤的作用。尤其是林可霉素在临
床上被广泛应用。

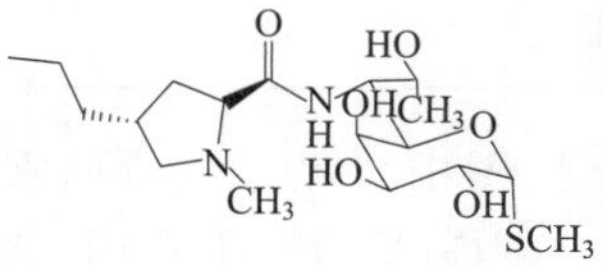

林可霉素A 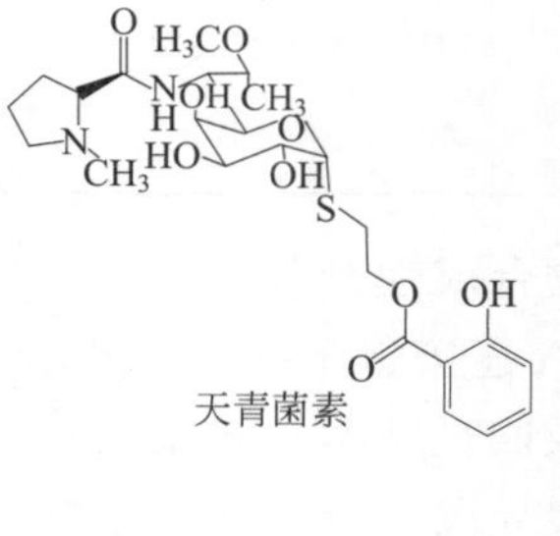   天青菌素

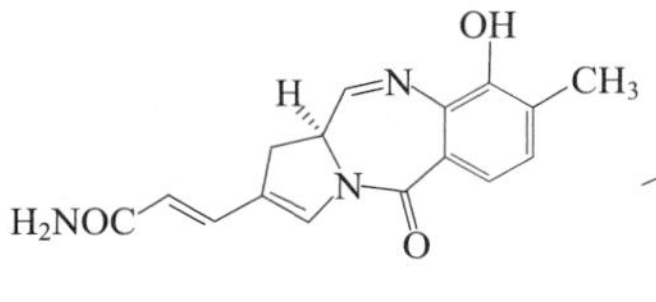

氨茴霉素 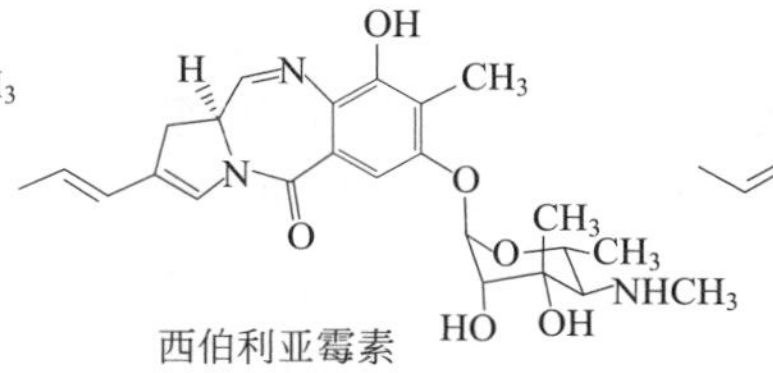　　　　　　西伯利亚霉素 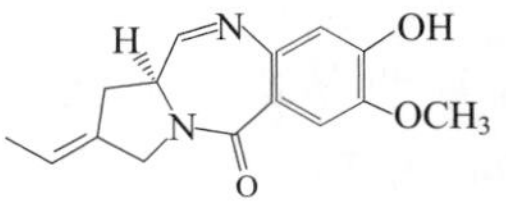　　　　　　茅屋霉素

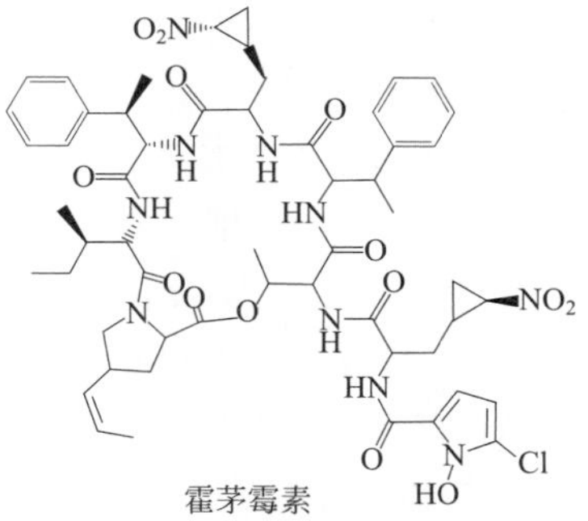

霍茅霉素

林可霉素结构中含有烷基 6-氨基-6，8-二脱氧-1S-D-赤式-α-D-半乳-辛吡喃糖苷分子（简称林可酰胺，lincosamide，LS），通过酰胺键与丙酰-L-脯氨酸相连。

丙酰-L-脯氨酸是以酪氨酸为起始单位，其生物合成过程复杂，至今尚处于推测阶段（见图 5-135），目前认为酪氨酸经 LmbB2、B1 双加氧酶和酪氨酸羟基化酶、甲基化（Lm-bW）和 γ-谷氨酰转移酶（LmbA）介导的脱羧基反应（见图 5-136），再经异构（LmbX）和还原反应（LmbY）形成丙酰-L-脯氨酸。上述的酶系在天青菌素、西伯利亚霉素、氨茴霉素和茅屋霉素生物合成中均存在。

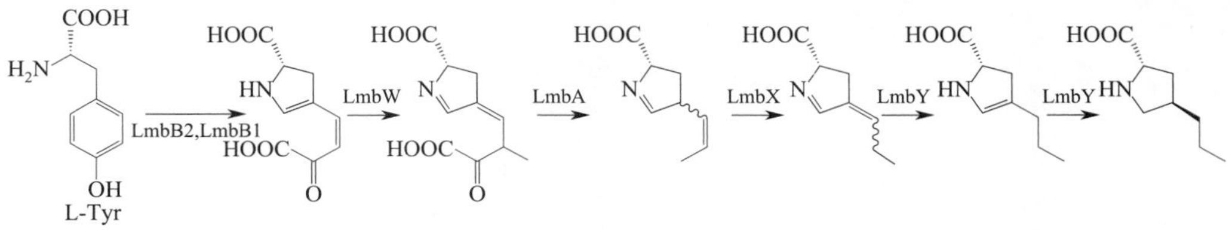

图 5-135　由酪氨酸合成丙酰-L-脯氨酸的途径

LmbB1—L-二羟苯丙氨酸-2,3-双加氧酶；LmbB2—酪氨酸羟基化酶；LmbW—甲基化酶；LmbA—谷氨酰转移酶；LmbX—异构化酶；LmbY—F420 依赖还原酶

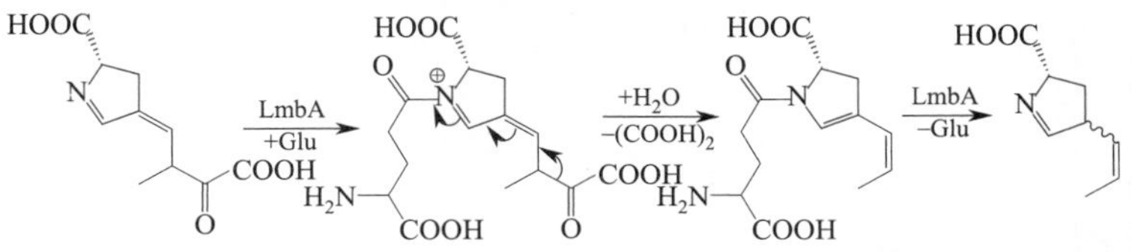

图 5-136　推测的 LmbA 介导的脱羧基反应

林可酰胺糖基是以葡萄糖为起始，经戊糖途径形成 C_8 糖，或以 dTDP 葡萄糖经 6-脱氧己

糖途径形成氨基辛糖。LmbO 鸟苷酰转移酶、LmbN 异构酶、LmbR 转醛醇酶和 LmbK 磷酸酶参与其早期的合成，LmbL 脱氢酶、LmbM 异构酶、LmbZ 氧化还原酶、LmbP 激酶、LmbS 氨基转移酶和 LmbT 糖苷转移酶参与林可酰胺糖基的合成，由甲硫氨酸提供甲基供体，形成甲基硫代林可酰胺分子。这类抗生素的生物合成中，林可酰胺是由林可酰胺合酶（LS）介导由氨基糖和氨基酸所组成的。LS 是一个不寻常的系统，其中包括 LmbC、D、E、F 和 V 等复合物，具有 NRPS 和某些氨基糖合成的功能，与通常 NPRS 不同的是，LS 中识别的不是氨基酸，而是氨基酸被糖苷化的氨基糖，LmbN 及其 N-端序列（LmbN-CP）具有 NRPS 携带蛋白（CP）功能，LmbC 和 LmbN-CP 一起组成一个功能结构域，类似于 NRPS 起始单元活化丙酰-L-脯氨酸，是一个腺苷化酶结构域，特异性地识别脯氨酸类前体，这类抗生素的生物合成中腺苷化结构域对底物有特异性，林可霉素 LmbC 识别丙酰-L-脯氨酸，而天青菌素 CcbC 识别 L-脯氨酸。LmbE 酰胺酶、LmbF 转氨酶、LmbV 异构酶 LmbD 是 NPRS 中的一员，参与丙酰脯氨酸与林可酰胺的缩合，合成 N-去甲基林可霉素，再进行 N-甲基化形成林可霉素（A 组分）。提供其他的供体，如己基供体可以形成其他的林可霉素组分。林可霉素生物合成途径见图 5-137。

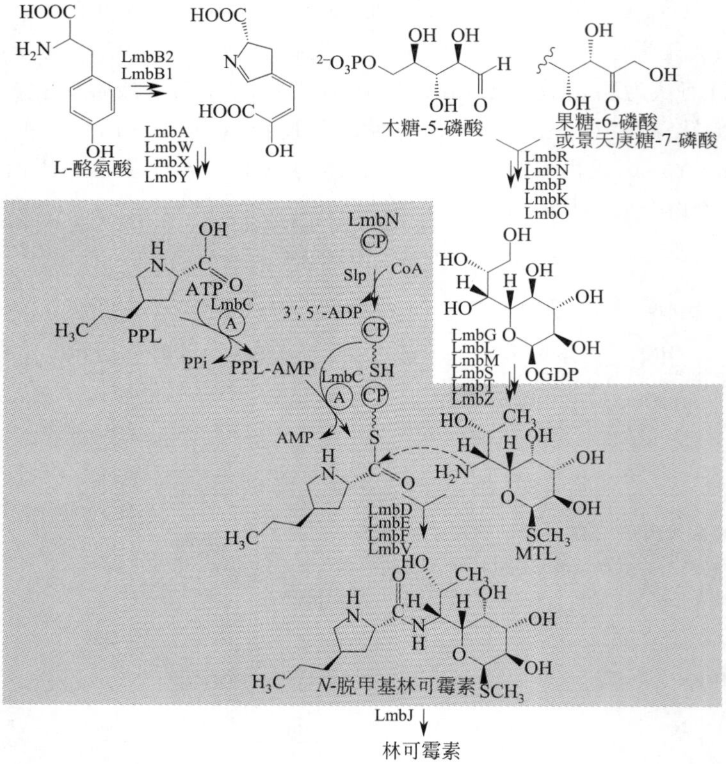

图 5-137　林可霉素的生物合成途径

　　林可霉素产生菌 *S. lincolnensis* 中林可霉素生物合成基因簇（图 5-138），包括两个调节基因 LmbIH 和 LmbQ。*lmbIH* 为同一可读框。

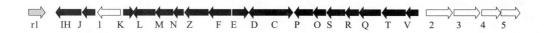

图 5-138　林可霉素生物合成基因簇结构

　　林可霉素生物合成基因功能的研究由于中间体分离鉴定的困难，至今进展缓慢，表 5-44 中所列基因功能大多是依据生物信息学的分析结果。

表 5-44　林可霉素生物合成基因的功能

基因	氨基酸数	功能	生物合成阶段
lmbA	601	γ-谷氨酰转移酶	丙酰-L-脯氨酸
lmbB1	151	L3,4-二羟基苯丙氨酸多元醇 2,3-二氧裂解酶	丙酰-L-脯氨酸
lmbB2	317	L-酪氨酸-3-羟基化酶	丙酰-L-脯氨酸
lmbC	508	氨基酸酰化酶	缩合
lmbD	351	未知	缩合
lmbE	270	未知	缩合
lmbF	426	芳香氨基酸氨基转移酶	缩合
lmbG	266	甲基转移酶	林可酰胺（LS）
lmbH	483	调节蛋白	
lmbI			
lmbJ	250	N 去甲基林可霉素甲基转移酶	最终阶段
lmbK	190	咪唑甘油磷酸脱水酶	
lmbL	436	UDP-葡萄糖脱氢酶	LS
lmbM	324	核苷磷酸差向异构酶	
lmbN	274	磷酸己糖异构酶	LS 和缩合
lmbZ	331	氧化还原酶	LS 和缩合
lmbP	326	激酶	LS
lmbO	224	dTDP-葡萄糖合酶	LS
lmbS	382	鸟苷酰转移酶	LS
lmbR	220	果糖-6-磷酸醛缩酶	LS
lmbQ	367	调节蛋白	
lmbT	411	糖苷转移酶	LS
lmbV	238	异构酶	缩合
lmbW	318	C-甲基转移酶	丙酰-L-脯氨酸
lmbX	296	异构酶	丙酰-L-脯氨酸
lmbY	295	F-420 依赖 dependent 还原酶	丙酰-L-脯氨酸
lmbU	223	调节蛋白	

参　考　文　献

[1]　Bernard J Rawling. Type I polyketide biosynthesis in bacteria（part B）. Nat Prod Rep，2001，18：231-281.

[2]　Florence Pojer，et al. Molecular cloning and sequence analysis of the clorobiocin biosynthetic gene cluster，new insights into the biosynthesis of aminocoumarin antibiotics. Microbiology，2002，148：3901-3911.

[3]　Llewellyn NM，Spencer JB. Biosynthesis of 2-deoxystreptamine-containing aminoglucoside antibiotics. Nat Prod Rep，2006，23（6）：864-874.

[4]　Leo C Vining，Colin Stuttard. Genetics and Biochemustry of Antibiotic production. Butter worth-Heinemann，1995.

[5]　Richard H. Baltz，et al. Natural products to drugs：daptomycin and related lipopetide antibiotics. Nat prod Rep，2005，22：717-741.

[6]　Thibdeaux CJ，et al. Natural products sugar biosynthesis and enzymatic glycodiversification. Angew Chem Int Ed Engl，2008，47（51）：9814-9859.

第六章
抗生素产生菌次级代谢调控及其分子机制

　　链霉菌产生的抗生素是微生物次级代谢产物，通常为一类小分子化合物，也有一些大分子产物，如羊毛硫肽类（lantibiotics），其分子量可达 3000000～4000000。由于这些代谢产物在微生物生命活动中处于一种特殊的地位，其产生的确切机制尚未阐明，但它们至少是微生物对外界环境的适应性反应，是一个有多种高效能酶参与、极其消耗能量并要求广泛底物参与的生化过程。因此，其合成过程受到非常严密的调控，并与环境条件如营养、温度、pH、诱导物有关，而环境因素的改变首先影响到菌体的发育分化，大多数分泌生理活性物质的产生菌具有复杂的形态分化发育过程，伴随着由初级代谢向次级代谢的转换。环境因素和形态变化导致形成一系列不同调控途径的级联反应，并且这些不同途径时而相互交叉或整合，最终影响次级代谢的进程，表明形态分化与抗生素生物合成之间具有紧密的调控关系。

　　参与次级代谢途径的酶基因大部分是成簇存在的。各个酶基因表达的时序均受到严密的调控，正像其他原核生物一样，链霉菌的基因转录与 mRNA 的翻译是严密偶联的，每个酶结构基因的排序与生物合成途径的顺序一致，使得酶与底物反应可以瞬间进行。在许多情况下，参与抗生素次级代谢的酶是以多功能域蛋白（如聚酮类、肽类和聚醚类化合物反应中的聚酮合酶、肽合酶和聚醚合酶）等形式存在的，而这些基因簇的表达又受途径特异的转录调控蛋白的控制。

　　近年来随着链霉菌次级代谢分子生物学的深入研究，使人们有可能从酶学及基因水平认识次级代谢复杂的调控机制。这种调控将包括环境因素引起的生理性调节。除此之外，还存在对不同合成途径所形成的代谢产物的途径特异调控因子；另有一些调节机制因环境压力或细胞生长速度的影响，只对特异途径合成酶起作用；也还有一些呈现多效性调控机制。另一方面，细胞外的一些小分子可能成为分化发育或抗生素合成的"信号"，诱导或激活次级代谢的起始。所有这些因素的调控作用，构成了链霉菌代谢网络多水平、多层次的调控，相互交叉或整合，使得链霉菌的生存发育、代谢及产物合成等复杂的生化过程，能与外界条件的变化紧密地联系在一起。

本章将重点论述次级代谢产物的细胞生理代谢调控。细胞生理代谢主要受酶活性的调节。在涉及"抑制"和"阻遏"的调控概念时，"抑制"是指对酶活性的调控作用，它发生在蛋白合成后对酶活性的激活或失活；"阻遏"是指基因转录水平对酶合成的调控作用。

参与次级代谢的酶受到多种蛋白的调节，通常在结构基因上游有一个DNA序列与调控蛋白结合，如果有小分子诱导物与该蛋白结合，使其不再能与次级代谢酶基因的启动子结合，而RNA聚合酶可以进行转录，意味着该蛋白的存在不利于酶基因的转录，这种调控方式称为负调控。反之，如果该蛋白的存在有利于基因的转录，则这种蛋白的调控方式，称为正调控。因此，参与次级代谢调控的蛋白可以分为负调控蛋白和正调控蛋白。前者的突变可促进次级代谢产物的合成，而后者的突变则阻碍次级代谢产物的合成。目前发现的正调控蛋白多于负调控蛋白。正调控基因中的全局性调控基因，在染色体上可能位于远离所调控的抗生素生物合成基因簇，从整体水平调控细胞的生长发育分化并影响次级代谢产物的合成，即实施"高水平"的调控。正调控基因中的途径特异性调节基因，即通常位于所调控抗生素生物合成基因簇中的基因，根据其调控作用的影响又可分为单效性即"低水平"调控和多性效调控。前者只影响该抗生素的生物合成；而后者对多种次级代谢途径产生影响。值得指出的是，最近在链霉菌中还发现了一种交叉调控网络机制，即抗生素生物合成途径特异性"低水平"调控基因，通过交叉的相互作用，可以对产生菌孢子形成实施"高水平"调控，表明抗生素生物合成基因与孢子色素的产生，可能存在竞争作用或有相互交叉的调控作用。

第一节　抗生素生物合成全局性调控

全局性调控是指在整体水平上对产生菌全方位的调控。全局性调控通常是多效性的，它不仅影响多种次级代谢产物的合成，也影响产生菌形态的发育和分化。一般而言环境因素（如温度、pH、溶氧水平、营养供应）改变会引起微生物生理性改变。为了适应环境因素的改变，微生物将以代谢途径的改变，如从初级代谢改为次级代谢，或采用节省能耗的代谢途径，在微生物的代谢过程中产生多方位的全局性影响。如培养基中的碳源、氮源及磷酸盐，可以对代谢途径的酶系产生影响。碳源的降低，可能伴随着氮源的耗竭而引起微生物的应急反应；除温度的变化外，其他因素也可引起热休克反应等。环境条件的改变，可以起到"信号"（signal）的作用，"激活"（turn on）或"关闭"（turn off）与次级代谢产生的某些酶系的转录或表达，或产生一些小分子化合物，诱导形态发育的分化和次级代谢起始的级联反应。而且，这些多种因素的影响是相互交叉共同起作用的。

参与全局性调控的基因一般位于抗生素生物合成基因簇之外。根据已完成的天蓝色链霉菌 S. coelicolor A3（2）基因组测序制作的基因芯片，检测该菌生长期至抗生素产生期基因表达的变化，发现大约有15％已知的调控基因在这个转换期的表达有变化，如双组分调控系统、激酶和 σ 因子 *glkA*、*whiB*、*afsQ2* 和 *cprB* 表达下降，*abaA*、*afsS*、*absA2*、*sigE*、*bldN*、*whiK/bldM* 和 *ramR* 表达上调。全局性调控往往也可以通过途径特异性调控因子对次级代谢的生物合成产生影响。如天蓝色链霉菌 *S. coelicolor* A3(2) 中的 *bldA* 基因属于全局性调控，它编码一种含有 UAA 反密码子的 tRNA 基因，可以有效地翻译稀有密码子 UUA。在天蓝色链霉菌 *S. coelicolor* A3(2) 的放线紫红素生物合成调节基因 *act* Ⅱ-ORF4 和十一烷基灵红菌素（*red*）生物合成调节基因 *redZ* 的 mRNA 中均含有 UUA 稀有密码子，同时，在与气生菌丝形成有关的 *bldH* 基因的 mRNA 中也含有 UUA 稀有密码子。因此表明，*bldA* 参与天蓝色链霉菌 *S. coelicolor* A3(2) 一系列生物合成和形态发育相关基因的调控。全局性调控基因的启动子与抗生素生物合成基因启动子的结构可能相似，所以它们能与特异性抗生素生物合成基因同时表达，从而起到调控作用。

一、生长速率及多磷酸化核苷酸 ppGpp 的调控

微生物次级代谢产物的合成受生长速率的控制。一般只有当菌体生长受阻、速率减低时，参与次级代谢酶系的基因才启动脱阻遏，次级代谢产物才开始产生，如 *P. urticae* 产生展开青霉素（patulin）是在氮源耗尽时，此时菌体从生长期过渡到合成期，生长速度减慢，与生物合成有关的第一个酶——6-甲基水杨酸合成酶启动脱阻遏。

一般来说，次级代谢产物的产量，在一定范围内与菌体生长速度成反比。最适生长速率的调控可以通过限制培养基中营养成分（如碳源、氮源和磷酸盐）浓度来实现。菌体生长速率，反映其内含的核糖体和蛋白质合成的情况。环境条件影响微生物的生长，同时也改变菌体中具各种细胞功能蛋白质的合成。当某种营养因素供应不足时，微生物将启动调控机制，减少 RNA 的合成，降低蛋白质合成速率，这是一种应急反应（stringent response），这时细胞内 3′-核苷-2-磷酸鸟嘌呤-5′-焦磷酸（ppGpp）水平升高，并启动一系列细胞代谢变化，降低细胞生长速率。ppGpp 受合成酶 Ⅰ 和 Ⅱ 两个酶的控制，前者为 *relA* 基因编码的合成酶，后者为 *spoT*（合成与水解双功能酶）的产物，ppGpp 与 RNA 聚合酶结合，特异性地抑制基因启动子的转录。

菌体生长速率降低，是次级代谢开始的重要信号。通常这一过程伴随着营养物质的耗尽，相应的应急反应中 ppGpp 有明显积累，链霉菌中 ppGpp 的水平是产生抗生素的重要细胞信号。如链霉素的合成与胞内 ppGpp 水平升高有关；*relC* 变株（*relA* 基因发生突变的变株）缺乏应急反应，ppGpp 水平低下，同时也不产生链霉素；放线菌素生物合成也有类似现象，*relC* 变株的 ppGpp 水平比原株低 25%，参与放线菌素合成的酶基因 mRNA 转录水平也降低。但是，这种应急反应与次级代谢起始的关系不是普遍的，如 *S. clavuligerus* 无论是在合成培养基还是复合培养基中均在菌体对数生长期即产生头孢菌素，其生产水平随着菌体量的增加而升高，整个发酵过程中，ppGpp 停留在较低的水平。而 *S. clavuligerus* 中生物合成棒酸和头霉素 C 的过程，则是完全依赖 *relA* 基因的表达，当磷酸盐浓度降低时启动应急反应，ppGpp 浓度升高，头霉素 C 开始合成。因此，ppGpp 不是启动抗生素产生的单一信号。在某些情况下，抗生素合成启动期伴随着 ppGpp 水平的一过性升高。ppGpp 与次级代谢合成的确切关系，即它是否直接参与抗生素生物合成基因转录的调控，目前还不十分清楚。在天蓝色链霉菌 *S. coelicolor* A3(2) 中，当氮源耗

尽时，*relA* 基因的表达对于启动抗生素的合成是必需的，ppGpp 作为一种信号分子，调控参与次级代谢的途径特异性调控因子 ActⅡ-ORF4 的转录活性，有可能以此调节抗生素的生物合成。

营养缺乏也将导致蛋白质组成的改变，某些在菌体对数生长期存在的蛋白将会因此被修饰，因为它们位于细胞膜，可能与对营养敏感的传感蛋白相互作用，在翻译水平抑制生长期蛋白的合成，启动与营养缺陷相关蛋白的合成，如参与孢子形成或次级代谢产物蛋白的合成。

二、σ 因子

σ(sigma) 因子是原核生物 RNA 聚合酶全酶的组成部分，它负责识别特异的启动子，不同的 σ 因子识别不同的启动子，使 RNA 聚合酶实施对特定基因的转录。链霉菌中 RNA 聚合酶的多样性与 σ 因子的多样性相关联。以一种 σ 因子替代另一种 σ 因子，可以使细胞中某些或全部 RNA 聚合酶激活沉默基因的转录。σ 因子在基因全局性调控中起着重要的作用。链霉菌中至少含有 50 种 σ 因子。σ 因子确切的调控机制尚未完全清楚。大多数 σ 因子与一个或多个负调控蛋白共转录，其中包括与一种跨膜蛋白抗 σ 因子的结合，它们很像含有组氨酸激酶传导、DNA 结合反应调节组成双组分调控系统和应答细胞外的信号因子。

抗 σ 因子是一种防止同类 σ 因子与 RNA 聚合酶进行竞争性结合的因子，以确保只有特定的 σ 因子与所调控基因的特定启动子结合，激活其转录。抗 σ 因子通常与 σ 因子结合，可以防止其他同类 σ 因子非特异性地激活基因的转录。抗-抗 σ 因子是一种抑制抗 σ 因子的因子，它可以与抗 σ 因子结合，使 σ 因子释放。通常抗 σ 因子具有激酶活性，使抗-抗 σ 因子磷酸化，并处于钝化状态，当在特定条件下，某些信号因子使抗-抗 σ 因子脱磷酸化，而激活抗-抗 σ 因子，促使 σ 因子启动所调控基因的转录。

根据其功能，σ 因子大致可以分为两类，即初级 σ 因子和次级 σ 因子。初级 σ 因子与参与细胞生命活动的基因转录相关，次级 σ 因子与应答特异的生理和环境基因转录相关。天蓝色链霉菌中的 σ^{hrdB} 是初级 σ 因子，是天蓝色链霉菌生存的必需因子。但是也有研究结果表明，它可以识别天蓝色链霉菌次级代谢途径中与抗生素生物合成相关的 *redD* 和 *act*Ⅱ-*ORF4* 途径特异性调节基因的启动子。然而有的初级 σ 因子并非细胞生长所必需的，如 σ^{hrd}、HrdA、HrdB、HrdC、HrdD 与大肠杆菌中的 σ^{70} 类似，但在天蓝色链霉菌中并非与其生长、分化和抗生素产生相关。而在稻瘟菌素产生菌 *S. kasugaensis* 中的 *rpoZ* 基因编码的 σ^{ω} 因子，却与其抗生素和气生菌丝的形成相关，表明链霉菌中初级 σ 因子的多重性。链霉菌这样含有复杂结构基因组的生物，其基因调控网络错综复杂、互相交叉，次级代谢途径在其生存中同样起着重要的作用。链霉菌 σ 因子的多样性，决定了其 RNA 聚合酶在复杂生理环境中调控启动不同基因的表达，使链霉菌能迅速应答和适应所处的生活条件。次级 σ 因子与链霉菌形态分化及抗生素生物合成相关，如 σ^{whiG}、σ^{F}、σ^{bidN} 等与天蓝色链霉菌气生菌丝发育和孢子形成相关，σ^{E} 与细胞壁合成相关。在天蓝色链霉菌中首次发现了 σ^{R} 因子。σ^{R} 与细胞对外界因素中的氧化应答相关，它受抗 σ 因子 RsrA 的调控，而 RsrA 与 σ^{R} 的结合是通过巯基-二硫键的交换实现的。在正常情况下，生物体内保持还原状态，RsrA 以活性形式与 σ^{R} 结合，使其丧失活性。一旦环境中的氧化压力增大，RsrA 分子内形成一至多个二硫键，使之转变为无活性状态而从 σ^{R} 脱落，使 σ^{R} 恢复活性，激活与生物体还原态相关的硫氧化还原蛋白操纵子的转录和表达。同时，也促进氧化型 RsrA 的还原化，使其恢复与 σ^R 的结合。在天蓝色链霉菌中有 27 个基因启动子受 σ^R 的调控，其中包括与 ppGpp 合成相关的 relA 和 GMP，以及与半胱氨酸和硫氧还蛋白合成相关的基因。硫氧化还蛋白系统在 β-内酰胺抗生素产生菌中，对于确保其生物合成前体物质 ACV（氨基己二酰-半胱氨酰-缬氨酸）三肽处于还原状态有重要作用。因此，可以认为 σ^R/RsrA 系统也参与 β-内酰胺抗生素生物合成的全局性调控。

三、营养代谢的调节

1. 碳源/能源的调节

容易利用的碳源如甘油、葡萄糖等对微生物的生长十分有利，但是往往干扰次级代谢产物的合成。如果环境中较容易利用的碳源如葡萄糖、甘油等的供应十分充足时，利用其他能源或合成产物的途径将受到限制。链霉菌中 cAMP 介导碳源代谢调控的机制尚不清楚，虽然在卡那霉素产生菌中，cAMP 可以解除葡萄糖对 N-乙酰卡那霉素酰胺水解酶的阻遏，但在青霉素生物合成中，cAMP 不能解除葡萄糖的阻遏。在 S. hygroscopicus 产生 16 元环大环内酯图瑞霉素（turimycin）中存在 cAMP 及其结合蛋白，当图瑞霉素合成时 cAMP 降低，同时，cAMP 可缓解磷酸盐对图瑞霉素生物合成的阻遏，所以 cAMP 对次级代谢的影响可能与磷酸盐的调控更密切。链霉菌中葡萄糖激酶参与环境中碳源调控，抑制其他碳源利用，如在放线紫红素产生菌 S. coelicolor 中，葡萄糖的阻遏作用与依赖于葡萄糖激酶的葡萄糖磷酸化有关。葡萄糖对卡那霉素合成中 N-乙酰卡那霉素酰胺水解酶的阻遏有葡萄糖激酶的参与。葡萄糖等容易被利用的碳源，对抗生素等次级代谢合成酶的阻遏作用及可替代碳源的举例如表 6-1 所示。葡萄糖对放线菌素产生菌（S. antibioticus）吩噁嗪酮合成酶（PHS）活性的阻遏发生在转录水平，但是在有些次级代谢产物中的确切机制了解甚少。表 6-1 中所列举的是碳源对参与次级代谢合成酶的直接作用。在有些情况下，这种作用是间接的，比如可能是与初级代谢"争夺"ATP，加入 ATP 可以缓解碳源对次级代谢的抑制作用。采用缓慢利用的碳源如淀粉、糊精、乳糖、玉米粉等可缓解碳源代谢的阻遏。

表 6-1　碳源对次级代谢产物的阻遏作用及靶位

菌　　株	抗　生　素	作　用　靶　位	无阻遏作用的可替代碳源
抗生链霉菌（S. antibioticus）	放线菌素（actinomycin）	吩噁嗪酮合成酶，羟基犬尿氨酸酶，犬尿氨酸甲酰胺酶 II，色氨酸吡咯酶	半乳糖
诺卡菌（Nocardia lactamdurans）	头孢菌素（cephalosporins）	扩环酶，乙酰水解酶	蔗糖
委内瑞拉链霉菌（S. venezuelae）	金霉素（chlortetracycline）		甘油
淡紫灰链霉菌（S. lavendulae）	环丝氨酸（cycloserine）		
小单孢菌（Micromonospora echinospora）	庆大霉素（gentamicin）		
卡那霉素链霉菌（S. kanamyceticus）	卡那霉素（kanamycin）	N-乙酰卡那霉素酰胺水解酶	

续表

菌　株	抗　生　素	作用靶位	无阻遏作用的可替代碳源
抗生链霉菌（S. antibioticus）	竹桃霉素（oleandomycin）		
产黄青霉菌（Pen. chrysogenum）	青霉素（penicillin）	ACV	乳糖
绿僵菌（Metarhizium anisopliae var. anisopliae）	Peptide K-582	精氨酸羟基化酶	
白黑链霉菌（S. alboniger）	嘌呤霉素（puromycin）	O-去甲基嘌呤霉素甲基化酶	果糖
放线菌 C38383	瑞贝卡霉素（rebeccamycin）		
金色链霉菌（S. aureofaciens）	四环素（tetracycline）		
灰色链霉菌（S. griseus）	链霉素（streptomycin）	甘露糖苷链霉素酶	甘露醇
弗氏链霉菌（S. fradiae）	泰洛菌素（tylosin）	甲基丙二酰 CoA 羧基化酶，丙酰 CoA 羧基化酶	
弗氏链霉菌（S. fradiae）	新霉素（neomycin）	磷酸化酶	麦芽糖

2. 氮源调节

容易利用的含氮化合物如铵盐或氨基酸，对于菌体的生长是有利的，然而往往影响次级代谢产物的合成。高浓度铵盐或某些氨基酸，对于分解其他氮源的酶，如亚硝酸还原酶、硝酸还原酶、谷氨酸脱氢酶、精氨酸酶、鸟氨酸转氨酶、胞外蛋白酶、乙酰胺酶、苏氨酸脱水酶、尿囊素酶以及与嘌呤降解、尿素及谷氨酰胺合成相关的酶等往往会有阻遏作用，因而影响次级代谢产物的合成。如缬氨酸经缬氨酸脱氢酶形成 α-酮异戊酸，后者是大环内酯类抗生素内酯环形成中丙酸和正丁酸的前体，过量的氨抑制缬氨酸脱氢酶，影响缬氨酸的代谢，使大环内酯类抗生素内酯前体的供应受阻，从而影响其产量。所以，外源加入前体物乙酸、丙酸和正丁酸等，可以解除氮分解代谢对这类抗生素生物合成的阻遏。某些链霉菌只能在主要氮源耗尽时方能合成抗生素，如链霉素、利福霉素、金霉素、柱晶白霉素、泰洛霉素等。因此，在抗生素发酵培养基中，经常使用如黄豆饼粉、棉籽饼粉等分解缓慢的复合氮源，以避免铵盐或氨基酸的大量积累。铵盐通常主要以两种形式参与微生物代谢：经过丙氨酸脱氢酶（ADH）或谷氨酰胺合成酶（GS）和谷氨酸合成酶（GOGAT），合成丙氨酸或谷氨酰胺。

$$\text{丙酮酸}+\text{NH}_3+\text{ATP}\xrightarrow[\text{NADH}]{\text{ADH}}\text{L-丙氨酸}$$

$$\text{L-谷氨酸}+\text{NH}_3+\text{ATP}\xrightarrow{\text{GS}}\text{L-谷氨酰胺}+\text{ADP}+\text{Pi}$$

$$\text{L-谷氨酰胺}+\alpha\text{-酮戊二酸}\xrightarrow{\text{GOGAT}}\text{L-谷氨酸}$$

在胞内氨离子水平受丙氨酸脱氢酶的调控，过剩的铵盐将使丙氨酸水平升高。如头霉素合成过程中，高浓度的铵盐使丙氨酸水平升高，而胞外头霉素合成的组成单元 L-氨基己二酰-半胱氨酰-缬氨酸三肽［δ-(L-α-aminoadipyl)-L-cysteinyl-D-valine（LLD-AVC）］水平下降；当铵盐耗尽时，GS 活性升高，ADH 活性下降。谷氨酰胺合成酶在氮代谢中是一个重要酶系，在抗生素生物合成中也起着关键作用。近期的研究发现，在链霉菌中有两种形式的 GS：GS I 和 GS II。GS I 基因已从天蓝色链霉菌中得到克隆（glnA），glnA 受 glnR 基因的调控，后者的编码蛋白与 DNA 结合反应调控子 OmpR/PhoB 双组分信号系统比较相似。

关于氮源对抗生素合成的阻遏作用以及可能的作用靶位，如表 6-2 所示，但是很多确切的机制至今尚不清楚。氮源的阻遏作用可以通过采用缓慢利用的复合氮源，或在培养基中加入磷酸镁盐使过量的铵盐沉淀，也可使用铵盐"捕捉"剂如沸石、尿酸盐等，使之缓解。

表 6-2　氮源对次级代谢产物的阻遏作用

产　生　菌	抗　生　素	可能的作用靶位
小链霉菌(S. parvulus)	actinomycin	色氨酸-4-甲基-3-羟基邻氨基苯甲酸
金色链霉菌(S. aureofaciens)	tetracycline	脱水四环素氧化酶
弗氏链霉菌(S. fradiae)	tylosin	苏氨酸脱水酶 天冬氨酸氨基转移酶 缬氨酸脱氢酶
产二素链霉菌(S. ambofaciens)	spiramycin	缬氨酸脱氢酶
轮生链霉菌(Streptoverticillium kitasatoensis)	leucomycin	缬氨酸脱氢酶
灰色链霉菌(S. griseus)	candicidin	D-阿拉伯糖-庚酮糖酸-7-磷酸合成酶 对氨基苯甲酸合成酶
链霉菌(Streptomyces lactamdurans)	cephalosporin	环化酶、去乙酰氧基头孢菌素 C 合成酶、异构酶
点枝顶孢(C. acremonium)	cephalosporin	ACV 合成酶、去乙酰氧基头孢菌素 C 合成酶

3. 磷酸盐的调节

许多次级代谢产物的生物合成对于培养基中无机磷的浓度非常敏感，如麦角碱、放线紫红素、链霉素、四环素、泰洛菌素、万古霉素、庆大霉素、头孢菌素、克拉维酸、丁酰苷菌素、杀念珠菌素，也包括蒽环类抗生素和多烯类抗生素等，尽管它们的生物合成途径相差甚远。通常情况下，培养基的磷酸盐降低至一定浓度时，细胞不能维持正常的生长，而开始积累对其他生物有拮抗作用的物质，或产生相互感应的生化信号，以抵御外界不利环境。表6-3 列举了一些抗生素生物合成时所需无机磷的正常浓度。

表 6-3　一些抗生素生物合成时所需无机磷的正常浓度

产　生　菌	抗生素	无机磷的正常范围 /(mmol/L)	产　生　菌	抗生素	无机磷的正常范围 /(mmol/L)
灰色链霉菌(S. griseus)	链霉素	1.5～15	金霉素链霉菌(S. aureofaciens)	四环素	0.14～0.2
雪白链霉菌(S. niveus)	新生霉素	9～10	卡那霉素链霉菌 (S. kanamyceticus)	卡那霉素	2.2～5.7
金霉素链霉菌(S. aureofaciens)	金霉素	1～5	短小芽孢杆菌(B. pumilus)	短杆菌肽	10～50
龟裂链霉菌(S. rimosus)	土霉素	2～10	结节链霉菌(S. nodosus)	两性霉素	1.5～2.2
东方链霉菌(S. orientulis)	万古霉素	1～7	诺尔斯链霉菌(S. noursei)	制霉菌素	1.6～2.6
地衣芽孢杆菌(B. licheniformis)	杆菌肽	0.1～1	灰色链霉菌(S. griseus)	杀念珠菌素	0.5～5
抗生链霉菌(S. antibioticus)	放线菌素	1.4～17			

磷酸盐对次级代谢的调节包含特异性及普遍性两种形式。普遍性的调节一般来说是指过量磷酸盐抑制次级代谢产物的合成。由于磷酸盐对菌体的生长有利，过量磷酸盐促进初级代谢糖的利用，加快菌体对氧的利用和呼吸速率，使菌体过量生长并促进有机酸的积累；磷酸盐的浓度将调节糖的代谢途径，如过量磷酸盐能抑制糖代谢的单磷酸己糖途径，有利于糖酵解途径。许多抗生素的生物合成与单磷酸己糖途径有关，如单磷酸己糖途径所形成的核糖参与核苷类抗生素的合成。莽草酸是许多芳香族次级代谢产物的前体，而莽草酸是戊糖磷酸途径的产物，过量磷酸盐能使糖代谢途径改变导致某些抗生素前体的供应不足。

磷酸盐的调控作用也有可能是通过调节细胞内 ATP 水平和能量负荷，而影响次级代谢产物的合成。生物体的能量负荷是由 ATP、ADP、AMP 的水平决定的，菌体只有在适当的能量负荷下，才能使参与次级代谢合成的酶脱阻遏，启动次级代谢产物的合成。菌体快速生长期 ATP 水平较高，当磷酸盐耗尽时 ATP 水平很快下降，次级代谢产物开始合成。外源磷量的增加使细胞内 ATP 水平很快上升，ATP 水平本身可能调节微生物的代谢途径。如金霉素产生菌中 ATP 抑制磷酸烯醇丙酮酸-草酰乙酸-丙二酰辅酶 A 途径，影响金霉素合成前体丙二酰辅酶 A 的供应。cAMP 对抗生素生物合成影响的机制比较复杂，虽然曾经观察到，在贫乏培养基上外源加入 cAMP 可以促进泰洛菌素的合成，在链霉素合成前发现 cAMP 降低，在链霉菌中高浓度 cAMP 往往抑制抗生素的合成。在链霉素产生菌 S. griseus 中曾证明外源加入 cAMP 并不影响野生型菌株产生链霉素的能力，而仅对该菌的 A 因子受体蛋白缺陷型菌株有影响。S. griseus 产生链霉素和孢子形成是与 A 因子的存在紧密相关的，而 A 因子受体蛋白缺陷型菌株产生链霉素和孢子的形成不依赖于 A 因子的存在。外源加入高浓度 cAMP 会抑制缺陷型菌株产生链霉素和孢子的形成；相反，低浓度的 cAMP 可以促进二者的形成，同时可以观察到，高浓度 cAMP 抑制 A 因子受体蛋白缺陷型菌株产生 ppGpp 的水平和延迟多种含酪氨酸蛋白磷酸化的时间。由于 ppGpp 水平和抗生素产生起始密切相关，同时丝氨酸/苏氨酸和酪氨酸的磷酸化在起始链霉菌次级代谢中起重要作用。可以认为，cAMP 对 S. griseus 产生链霉素的影响是通过一系列与生理代谢、形态发育和次级代谢产物合成相关的信号转导途径相互作用的综合结果。

磷酸盐对次级代谢产物合成的特异性抑制作用是指磷对次级代谢产物合成酶的专一性影响。如链霉素、丁酰苷菌素等氨基糖苷类抗生素合成过程中间体有许多是磷酸化的，而终产物是非磷酸化的，参与反应的磷酸化酶对磷浓度非常敏感。有些生物合成酶受磷酸盐的抑制作用，如四环素合成中的脱水四环素氧化酶、头孢菌素 C 中的去乙酰氧头孢菌素 C 合成酶、泰洛菌素合成中的 dTDP-葡萄糖-4,6-脱水酶、dTDP-碳霉糖（mycarose）合成酶、大菌素（macrocin）O-甲基化酶、杀念珠菌素合成中的对氨基苯甲酸合成酶（PABA）、麦角碱合成中的甲代烯丙基色氨酸合成酶和裸麦角碱-1-环化酶、头孢菌素合成中的氨基己二酰-半胱酰-缬氨酰（ACV）合成酶、异青霉素合成酶和去乙酰氧头孢菌素 C 合成酶等。磷酸盐对 PABA 的抑制发生在 mRNA 转录水平，在其结构基因上游有受磷酸盐调节的启动子。

磷酸盐对酶的抑制机制尚不清楚，但与蛋白激酶磷酸化及磷蛋白磷酸化酶的脱磷酸化机制间的相关性是肯定的。近年来，在大肠杆菌中的研究证明，对环境中磷酸盐代谢的调节是由双组分信号转导系统介导的。大约有 30 个以上基因组成调节基因 PHO 参与磷的利用、清除和同化过程。PhoR 为信号转导蛋白，PhoP 为反应调节蛋白，在 PHO 调节基因及 PhoP 的启动子序列中均含有 18bp "pho box" 保守序列，是 PhoP 反应调节蛋白 DNA 结合位点。磷酸盐对抗生素生物合成的影响是受信号转导级联反应的调控，在该信号转导级联反应中也综合了环境及营养限制的因素，这些因素主要体现在转录和转录后水平上。在杀念珠菌素产生菌（S. griseus）中磷抑制对氨基苯甲酸（PABA）合成酶基因 pabS 的表达，S. rimosus 中四环素生物合成基因 otcC（编码脱水四环素氧化酶）、otcY（编码四环素聚酮合酶）和 otcX（其功能尚不清楚）只在低浓度磷酸盐时才表达。磷酸盐的调控往往也表现在对整个抗生素生物合成基因簇的表达，如高浓度磷酸盐阻遏整个匹马菌素生物合成基因簇的表达。对于链霉菌中受磷酸盐调控的基因是否存在 "pho box" 序列，目前尚无明确定论。

然而发现，在 *pabS* 基因启动子序列中，有 114bp AT 丰富区，其中有 18bp 与大肠杆菌的 "pho box" 相似的保守序列；*otcC*、*otcX*、*otcY* 的启动子序列中的重复序列，与大肠杆菌 PhoB 的 DNA 结合序列相似。PhoP 是膜蛋白 OmpR 家族成员，与链霉菌中 SARP 类型调控蛋白（如 ActⅡ-ORF4 和 DnrⅠ）相似。同样，在对磷酸盐敏感的 *S. griseus* 中链霉素磷酸化酶基因转录起始位点和翻译起始位点中间以及 *S. lividans* 受磷调节的 *tipA* 基因上游，均发现有 "pho box" 的存在。现已证明，在 *S. lividans* 中的 PhoR-PhoP 双组分系统，与蛋白的碱性磷酸化和磷酸盐的输出有关。在低浓度磷酸盐环境中，降低 PhoR-PhoP 的表达，有利于放线紫红素和十一烷基灵红菌素的产生。多磷酸激酶 PPK 在高磷浓度下促进多磷酸盐的合成，其高表达不利于 *S. lividans* 中放线紫红素（Act）、十一烷基灵红菌素（Red）和钙依赖抗生素（CDA）的合成。在缬氨霉素高产菌株菌体内，高磷酸盐，如多磷酸盐、焦磷酸盐和 ATP 的含量均较低，表明过多的高磷酸盐均不利于抗生素的形成。

四、反馈调节

生物体自身产物对其细胞代谢酶活性的调节称为反馈调节。许多次级代谢产物合成酶受其自身产物的抑制或阻遏，这种反馈调节作用使产物不能大量积累，是微生物自身的一种保护机制。

参与反馈调节的酶是变构酶。蛋白质分子发生构象变化而导致活性改变的酶称为变构酶。变构酶常是由两个以上亚基组成的。在酶分子中与底物结合、起催化作用的活性亚基称为催化亚基，与变构效应剂（通常是小分子化合物）结合起调节作用的称为调节亚基。变构酶催化和调节部位位于同一亚基。变构效应剂通过非共价键与调节亚基结合，引起酶构象改变，不涉及酶共价键的变化，从而影响酶与底物结合，使酶催化活性受到影响。酶构象的改变，可表现为亚基的聚合或解聚等。在反馈调节中，自身代谢产物与受作用的酶结合后使其构象发生变化，致使产物不再合成。但是这种结合是可逆的，随着产物浓度的变化，酶活性可以被激活或失活。表 6-4 中列举了次级代谢终产物的反馈作用及其作用靶位。

表 6-4　次级代谢终产物的反馈调节及其靶位

抗　生　素	作　用　靶　位	作　用　机　制
杆菌肽	杆菌肽合成酶	抑制
氯霉素	芳胺合成酶	阻遏
环己亚胺	未知	未知
麦角碱	二甲代烯丙基色氨酸合成酶和裸麦角碱-1-环化酶	抑制
红霉素	S-腺苷甲硫氨酸:红霉素 C-O-甲基转移酶	抑制
短杆菌肽 S	短杆菌肽 S 合成酶	抑制
吲哚霉素	起始酶	抑制
卡那霉素	乙酰转移酶	阻遏
霉酚酸	O-甲基转移酶	抑制
嘌呤霉素	O-甲基转移酶	抑制
四环素	脱水四环素氧化酶	抑制
泰洛菌素	S-腺苷甲硫氨酸:大菌素-O-甲基转移酶	抑制

前体物质的自身反馈也必然影响次级代谢产物的合成，如缬氨酸反馈抑制乙酰羟酸合成酶的活性，从而影响青霉素的合成。

微生物代谢过程中支路代谢分叉中间体既可用于初级代谢产物，又可用于次级代谢产物的合成，对支路代谢分叉中间体的反馈抑制，也影响次级代谢终产物的合成，如 L-α-氨基己二酸是通往赖氨酸合成和青霉素合成过程的分叉中间体，赖氨酸对同型柠檬酸合成酶的反馈抑制影响青霉素的合成。

五、诱导调节

1. 自主调节因子

自主调节因子（autoregulator）或称为信号分子，是一类微生物产生的在极低浓度（纳克级）下能自身调节产物合成的小分子化合物，它们被认为是激素类物质，最初是在链霉素产生菌 S. griseus 中发现的 A 因子（2-异辛酰-3-R-羟甲基-γ-丁酰内酯）。放线菌中产生与氧己烷酰-高丝氨酰内酯（OHHL）类似的信号分子，主要是 γ-丁酰内酯，除链霉素产生菌 S. griseus 产生的 A 因子以外，迄今还发现其他一些 γ-丁酰内酯类信号分子及其功能（表 6-5 和图 6-1）。

表 6-5　抗生素产生菌中发现的 γ-丁酰内酯类信号分子及其功能

信 号 分 子	产 生 菌	功 能
A 因子	灰色链霉菌（S. griseus）	链霉素生物合成及抗性和孢子形成
VB-A,B,C,D,E	维基尼链霉菌（S. virginiae）	维基尼霉素的生物合成
I 因子	绿色链霉菌（S. viridochromogenes）	蒽环类抗生素的合成及灰色链霉菌孢子形成
IM-2	淡紫色链霉菌（S. lavendulae）	焦土霉素和最小霉素的生物合成
B 因子	地中海拟无枝酸菌（A. mediterranei）	利福霉素的生物合成
N-酰基高丝氨酸内酯	欧文菌（Erwinia carotovora）	碳青霉烯的合成
PI 因子	纳塔尔链霉菌（S. natalensis）	匹马菌素的合成

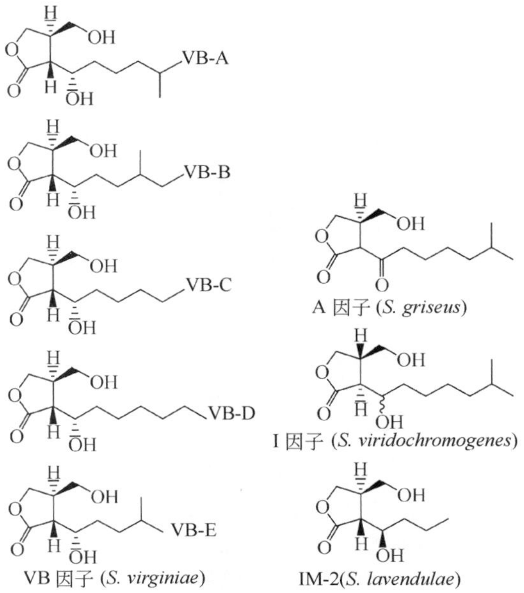

图 6-1

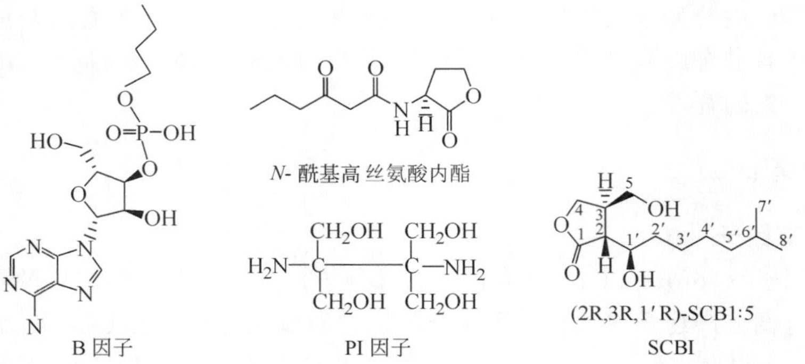

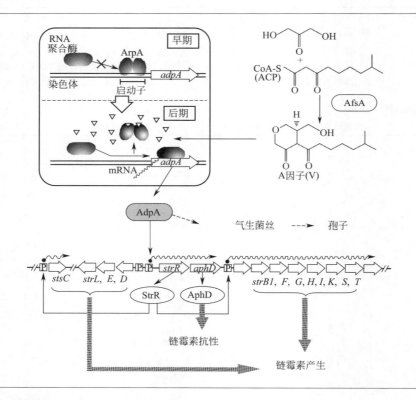

N-酰基高丝氨酸内酯

B 因子　　　　　PI 因子　　　　　SCBI

(2R,3R,1′R)-SCB1:5

图 6-1　一些 γ-丁酰内酯类信号分子的结构

A 因子参与 *S. griseus* 气生菌丝及孢子形成和链霉素的产生，A 因子缺陷菌株为光秃型且不产生链霉素。已知 A 因子由 *afsA* 基因编码蛋白介导其生物合成，但最近发现，它的合成不

图 6-2　A 因子对链霉素产生菌调控的级联反应

stsC—L-谷氨酰胺：青蟹肌糖氨基转移酶基因；*strL*—dTDP 二氢链霉糖合酶基因；
strE—dTDP 葡萄糖脱水酶基因；*strD*—dTDP 葡萄糖合酶基因；*strB1*—脒基转移
酶基因；*strF*，*G*—N-甲基-L-葡萄糖胺合成酶基因；*strH*—链霉胍-6-磷酸和二氢
链霉糖糖基化酶基因；*strI*—甘油醛-3-磷酸脱氢酶基因；*strK*—链霉素-6-磷
酸化酶基因；*strS*—氨基转移酶基因；*strT*—氧化还原酶基因

仅是一种催化反应，还有许多复合的调控因素在起作用，如营养匮乏时受生理环境的影响，并与形态发育分化相关，而不完全与革兰氏阳性菌的群体感应信号（quorum sensors）相同。A因子受体蛋白 ArpA 是负调控蛋白，A 因子与受体蛋白 ArpA 结合，使 ArpA 蛋白脱离所结合的 AdpA（A 因子依赖蛋白）基因启动子序列，激活 AdpA 基因转录，从而激活链霉素生物合成途径特异性调节蛋白 StrR 的转录，并启动一系列与 S. griseus 气生菌丝、孢子形成、链霉素产生及抗性相关基因的表达。A 因子对链霉素抗性的诱导与钝化酶——链霉素-6-磷酸酶有关，后者的形成完全依赖于 A 因子，A 因子也调控链霉素中 N-甲基-L-葡萄糖胺分子的合成。A 因子主要是通过调控 AdpA 蛋白对链霉素产生菌基因的转录进行调控的。

　　AdpA 蛋白属于 AraC 家族转录调节蛋白。AraC 是一种大肠杆菌 L-阿拉伯糖操纵子调节蛋白，与 XylS 假单胞菌烷基安息香酸操纵子调节蛋白相似，是原核生物中的正调控蛋白。它们一般由 300 个氨基酸组成，主要应对碳源代谢、环境压力和病原性产生的调控。它们的结构中，C 端含有 DNA 结合序列，能激活所调控基因启动子的转录，与此同时，它们的结构中有两个螺旋-转角-螺旋基序，可识别所调控启动子的多个位点，所结合的序列涵盖 20bp 左右。在灰色链霉菌中，AdpA 蛋白调控一系列与生长发育和链霉素产生相关基因的转录。AdpA 蛋白 C 端含有 HTH 与 DNA 结合基序，N 端有二聚体结构以柔性连接子与 DNA 结合域连接。AdpA 调节子成员结合序列的保守序列为 5′TGGCSNGWWY 3′（其中，S 为 G 或 C；W 为 A 或 T；Y 为 T 或 C；N 为任意核苷酸）。链霉素产生菌 AdpA 蛋白基因转录调控的级联反应见图 6-2。与此同时，AdpA 也阻遏自身的转录。AdpA 蛋白对自身的阻遏有三个结合区，第一结合区在 −100 核苷酸处，第二个结合区为其启动子元件，第三个结合区在 +80 核苷酸位点。AdpA 蛋白与第一位点结合较强，与第二位点较弱，但是它与第一位点的结合可以增强其与自身启动子的结合，可能是两个分子 AdpA 二聚体组成的环阻碍 RNA 聚合酶与启动子的结合。AdpA 与第三位点的结合对其启动活性的阻遏作用可能是阻止 RNA 链的延长。对第一或第三位点的突变可以使 AdpA 对自身启动子脱阻遏，增强其转录活性并提高链霉素的产量。AdpA 转录调控模式见图 6-3。

　　除 A 因子以外，其他一些 γ-丁内酯类小分子如 VB（virginiae butanolides）、IM2[（2R，3R，1′R）-2-1′-羟丁基-3-羟甲基-γ-丁内酯]、SCB1[（2R，3R，1′R）-2-(1′-羟基-6-甲基庚基)-3-羟甲基丁内酯]等对产生菌的分化发育没有作用，它们也可能是途径特异性调控因子。VB调控维基尼霉素的产生，SCB1 调控 Act 和 Red 的早期合成，IM-2 调控核苷类抗生素焦土霉素和最小霉素的生物合成。利福霉素产生菌中发现的信号因子是 3′-1-丁酰磷酰腺嘌呤，称为 B 因子，调控利福霉素的合成。在革兰氏阴性菌中的 N-酰基-高丝氨酸内酯，在欧文菌中诱导碳青霉烯的产生。匹马菌素产生菌 S. natalensis 中的 PI 因子（2,3-二氨基-2,3-羟甲基-1,4-丁二醇）与 A 因子有相似的功能，同时，外加 A 因子也可恢复 PI 因子缺失变株中匹马菌素合成的能力，说明该菌具有 γ-丁酰内酯类信号系统。

　　在许多链霉菌中均发现有与 ScbA 或 AfsA 相似的蛋白如捷达霉素产生菌 S. venezuelae 中的 JadW1、维基尼霉素产生菌 S. virginiae 中的 BarS1 和 BarX，那他霉素产生菌 S. natalensis 中的 Orf2、新制癌菌素产生菌 S. carzinostaticus ATCC15944 中的 NcsR1、次甲基霉素产生菌 S. coelicolor 中的 MmfL。但是至今未从这些链霉菌培养液中分离到 γ-丁内

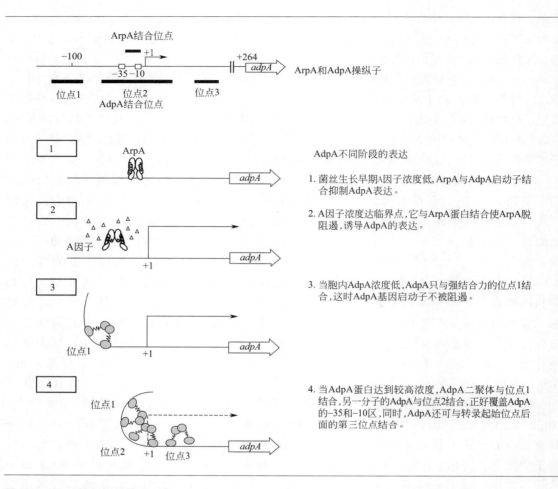

图 6-3　AdpA 转录调控模式示意

酯类小分子。有些 AfsA 相似蛋白并不参与 γ-丁内酯类小分子的合成，如 BarX 并不参与 VB 的合成，它是 VB 受体蛋白 BarA 的辅阻遏物，通过蛋白之间的相互作用，使 BarA 受体蛋白与 DNA 结合得更紧密。维基尼霉素产生菌 *S.virginiae* 中的 BarS1 基因编码蛋白参与丁酰内酯小分子 VB-A 的合成，VB-A 是由甘油和 1,3-二酮异庚烷合成的，BarS1 类似于短链醇脱氢酶，催化 6-脱氢-VB-A 的脱氢反应形成 VB-A。VB-A 的合成过程见图 6-4。

2. 自主调节因子的受体

与自主调控因子小分子结合的酶蛋白称为自主调节因子受体。由于自主调节因子被看作是一种激素类物质，它对宿主的作用很可能是通过一种高分子量的受体在细胞中行使转录或翻译的信息传导。与小分子结合的受体蛋白是一种变构酶。通常在该酶结构域上游有一个编码阻遏蛋白基因序列，当它与小分子结合后使酶的构型发生变化而改变其催化功能。在 *S.griseus* 中有 A 因子受体蛋白 ArpA，其分子量为 26000。它是一个阻遏蛋白，当与 A 因子结合时，它从所结合的 DNA 序列脱落下来，使受之调控的基因阻遏并开始转录。与 ArpA 受体蛋白结合的 DNA 靶序列称为 ARE 序列，它是由两个反向的重复序列 5′GG(T/C)

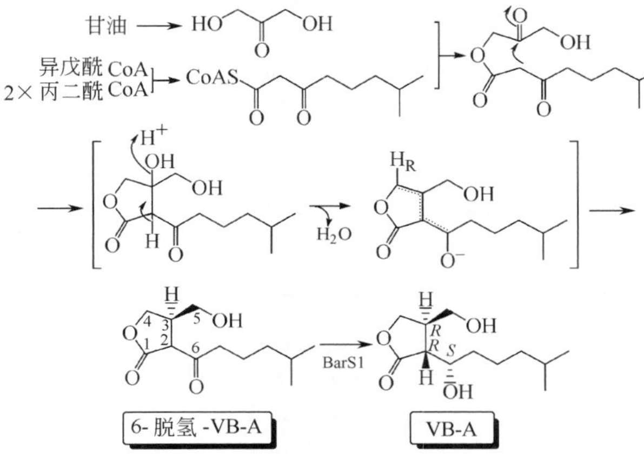

图 6-4　VB-A 的生物合成过程

CGGT（A/T）（T/C）G（T/G）3′ 构成的 22 个核苷酸回文序列，在许多链霉菌抗生素生物合成调节蛋白家族中均存在。

在 S. virginiae 中分离到 26000 蛋白与 VB 因子具有高亲和力，同时从该菌中也克隆到相应的编码蛋白基因 barA，同源性比较发现，它与多种阻遏蛋白有 55%～64% 的相似性，因而 BarA 受体蛋白可以看作是直接与特异性 DNA 序列结合行使阻遏作用，当与小分子诱导物（自主调节因子）结合时，则使相关基因脱阻遏开始转录。同样，在 S. sp FRI-5 中也分离到与 IM-2 特异性结合的蛋白，分子量约 27000，从 S. griseus IFO13350 也分离到类似大小的特异性结合蛋白，故认为，链霉菌中丁内酯受体蛋白大小可能为 26000～27000，但编码基因序列并不具有很好的相似性，表明不同次级代谢产物的自主调节因子受体的特异性很强（表 6-6）。

表 6-6　链霉菌中 γ-丁内酯受体蛋白同源基因

名　称	产生菌	功　能
scbR	天蓝色链霉菌（S. coelicolor）	促进 Act 和 Red 的合成，负调控 kas 基因簇
farA	淡紫色链霉菌（S. lavedulae）	负调控核苷、蓝色素和 D-环丝氨酸的合成
barA	维基尼链霉菌（S. virginiae）	负调控维基尼霉素的合成
barB	维基尼链霉菌（S. virginiae）	负调控维基尼霉素的合成
avaR	阿维链霉菌（S. avermitilis）	未知
tarA	唐德链霉菌（S. tendae）	促进尼可霉素的合成
sabR	圈卷链霉菌（S. ansochromogenes）	促进尼可霉素的合成，阻遏孢子形成，其作用与碳源相关
scaR	克拉维链霉菌（S. clavuligerus）	未知
brp	克拉维链霉菌（S. clavuligerus）	负调控棒酸和头霉素 C 的合成
spbR	始旋链霉菌（S. pristinaespiralis）	正调控原始霉素的合成
sngR	纳塔尔链霉菌（S. natalensis）	负调控游霉素的合成和孢子形成
tylP	弗氏链霉菌（S. fradiae）	负调控泰洛菌素的合成
tylQ	弗氏链霉菌（S. fradiae）	负调控泰洛菌素的合成
ksbA	世田北里孢菌（Kitasatospora setae）	负调控巴菲霉素的合成
ncsR2	制癌链霉菌（S. carzinostaticus）	未知
mmfR	天蓝色链霉菌（S. coelicolor）质粒 SCP1	未知
scbR2	天蓝色链霉菌（S. coelicolor）	参与 kas 基因簇调控

续表

名　　称	产　生　菌	功　　能
crpA	天蓝色链霉菌（*S. coelicolor*）	未确定
crpB	天蓝色链霉菌（*S. coelicolor*）	未确定
arpA	灰色链霉菌（*S. griseus*）	负调控链霉素合成
aur1R	金色链霉菌（*S. aureofaciens*）	未知
alpZ	产二素链霉菌（*S. ambofaciens*）	未知
aplW	产二素链霉菌（*S. ambofaciens*）	未知
seaR	红色糖多孢菌（*Saccharopolyspora erythrea*）	未知
jadR2	委内瑞拉链霉菌（*S. venezuelae*）	负调控捷达霉素 B 的合成

　　A 因子受体蛋白 ArpA 与 A 因子的合成无关，而 VB、IM-2 和 SCB1 等结合蛋白却参与相应因子的合成。*afsA* 和 *arpA* 基因在染色体基因组距离较远，相距约 100kb 以上，而其他因子及其受体蛋白基因均与其调控基因连锁。SCB1 的合成由 *scbA* 基因控制，而受体蛋白 ScbR 的基因与之位置相邻（图 6-5）。ScbR 受体蛋白参与其本身、ScbA 和两个途径特异因子 KasO 的调控。当有小分子诱导物存在时，它们激活受体蛋白 ScbR，使受其调控的基因脱阻遏，ScbR 可能并不直接调控色素抗生素 Act 和 Red 的合成，而是通过其他基因对其进行调控。KasO 可能调控天蓝色链霉菌中未知的 PKS I 型基因簇，通过对后者的调控使之产生聚酮体合成的前体丙二酰 CoA，而最终影响 Act 和 Red 的合成，说明次级代谢的调控网络十分复杂，这种调控可能是由于不同代谢途径相互交叉作用的结果。

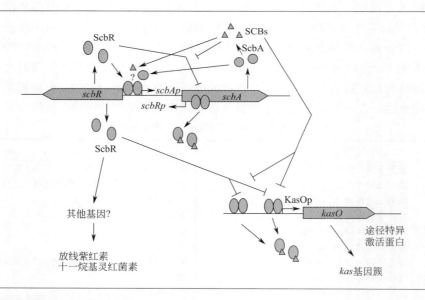

图 6-5　天蓝色链霉菌中 ScbR 调控网络

　　有些链霉菌基因簇含有多个 γ-丁内酯受体蛋白基因，如 *S. virginiae* 中的 BarA 和 BarB。泰洛菌素产生菌 *S. fradiae* 中的 *tylP* 和 *tylQ*，它们与 *tylS*、*tylR* 组成途径特异调控网络（见图 6-6）。*tylP* 和 *tylQ* 编码 γ-丁酰内酯受体结合蛋白。*tylP* 对其自身合成有抑制作用，并在一定程度上促进 *tylQ* 的表达。现在还不清楚 *S. fradiae* 所产生的 γ-丁酰内酯物质，但已确定 *tylT*、S 编码链霉菌抗生素调控蛋白（SARP）。*tylR* 可能是一种调控泰洛

菌素生物合成基因的调节蛋白，$tylP$ 为负调控基因，当外源加入
γ-丁酰内酯小分子时激活 $tylP$，而促进负调控基因 $tylQ$ 脱阻
遏，使 $tylR$ 得到表达。$tylS$ 也部分受 $tylP$ 的抑制，$tylS$ 为正
调控基因，参与 $tylR$ 的表达，并直接参与泰洛菌素生物合成基
因的表达，但是 $tylS$ 和 $tylP$ 均受外界因子的调控。另外还有
$tylT$ 调控基因的存在，然而研究证明，它在泰洛菌素合成中并不
起主要作用。天蓝色链霉菌 $S. coelicolor$ 中除 ScbR 以外，尚有
ScbR2，后者被认为参与 kas 基因簇的调控。另外两个 CrpA 和
CrpB 的功能，不同实验室可能由于所用菌种的差别，研究结果不
尽相同，因此它们在抗生素合成和孢子形成中的作用尚无定论。

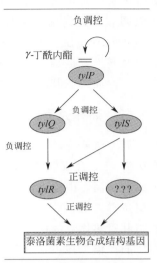

图 6-6　弗氏链霉菌中泰洛
菌素生物合成调控网络

六、腺苷甲硫氨酸（SAM）的调节

腺苷甲硫氨酸（SAM）是甲硫氨酸的活化型，在 ATP 存在
下它由腺苷甲硫氨酸合成酶催化生成，赋予甲硫氨酸具活性的
形式。甲硫氨酸在生物体是许多生命要素，如 DNA、RNA 的
甲基化供体，在许多次级代谢产物合成中也是甲基化酶的供体，
但在许多抗生素产生菌中对细胞分化和生物合成起到调控作用，甲硫氨酸作用并不完全与生
物合成过程中是否要求进行甲基化反应相关，如竹桃霉素和阿维菌素 B1a 生物合成中有甲
基化反应的参与，加入甲硫氨酸可以提高它们的产量 5～6 倍。加入甲基化酶抑制剂可以降
低其产量，但如同时加入甲硫氨酸可以抵消抑制剂的作用。甲硫氨酸的同系物，如 S-腺苷
同型半胱氨酸也可以显示同样的效果。原始霉素Ⅱ和榴菌素的生物合成过程并无甲基化反
应，但微量甲硫氨酸（10μmol/L 和 50μmol/L）能提高其产量 2 倍。将 SAM 合成基因整合
到红霉素产生菌（$Saccharopolyspora\ erythrea$）中，可明显提高红霉素产量 2 倍，同时抑
制其孢子的形成，并发现红霉素 A 组分产量提高 132%，而 B 组分降低 30%。红霉素 A 组
分的产量与胞内 SAM 合成酶活性及依赖于 SAM 的羟基化相关。SAM 含量的提高有利于红
霉素合成中趋向于 A 组分的反应过程，同时也降低了红霉素 B 的积累。在天蓝色链霉菌和
变铅青链霉菌 TK24 中，SAM 是通过诱导 actⅡ-ORF4 转录激活蛋白，促进放线紫红素的
合成，并抑制孢子的产生。在灰色链霉菌中外源加入 SAM 是通过促进依赖于 A 因子蛋白
AdpA 的转录，而提高链霉素的产量。

七、细胞通透性的调节

细胞通透性与分泌合成过剩产物能力有关，也与细胞对所产生的有毒物质的耐受程度以
至维持细胞的存活有关。细胞膜通透性对次级代谢产物的调节是一个重要发现。如在培养基
中加入油酸，可以改变细胞膜的组成，使谷氨酸积累，而谷氨酸可以诱导不产生新霉素的无
活性变株产生新霉素；在金丝菌素发酵中加入油酸，可使金丝菌素合成前体——胱氨酸有一
定的积累，有利于金丝菌素的产生。

八、金属离子的调节

许多金属离子诱导酶的活性，是酶的辅助因子，对次级代谢产物的合成有重要的影响，

如锌离子促进黄曲霉毒素的产生，镁离子增加展开青霉素的产量。在适量的锰离子浓度下，可以调节某些真菌的碳代谢，延长次级代谢产物的合成时间。微生物在铁离子浓度低于 $1\mu mol/L$ 时往往会形成铁载体。fur 基因参与铁离子的调节，可能有 40 个基因参与其合成、分泌及转运。链霉菌（S. pilosus）中，铁离子在转录水平阻遏起始酶——赖氨酸脱羧酶的合成，因而抑制其产物脱铁草胺（desferrioxamine）的合成。

九、热休克反应

温度对某些聚酮体衍生化合物的合成显得十分重要，如耐热链霉菌（S. thermoviolaceus）在中温 45℃ 合成榴菌素的能力最强。高温下菌体生长加速，菌体量显著增加，几乎无产物形成。然而，中温链霉菌（S. venezuelae）在较高温度时，通常处于隐性状态的聚酮类化合物捷达霉素 B 的产量明显增加，温度从 30℃ 到 42℃ 的转换触发抗生素的合成，这一现象可能与其对热休克的反应有关。热休克蛋白在蛋白的加工、折叠或降解中起作用，被认为是蛋白质的伴侣。在正常情况下，其合成是以低水平进行，以保证蛋白质的准确折叠，保护蛋白质的敏感结构，激活受损害的蛋白质及降解无法修复的蛋白质。热休克蛋白的高速合成，是微生物对环境变化的一种应急反应。如碳源缺乏、pH 升高或噬菌体侵袭等，这些不利条件会引起蛋白的构型改变。在研究 15 种链霉菌对温度变化反应过程中，发现了数种与原核生物相似的热休克蛋白，如 Lon、DnaK、GroEL 等。在某些种中，还发现了类似 Hsp18 的热休克蛋白，推测它们在多酶体系尤其是聚酮体多酶体系的组装中发挥作用。

十、抗生素生物合成全局性调控基因

1. 双组分信号蛋白系统的调节

双组分信号蛋白系统如图 6-7 所示，在微生物对环境的适应中起着重要作用。双组分信号蛋白系统对次级代谢的调节可以是途径特异性的，也可能呈多效性效应。双组分调节蛋白由传感蛋白/转导蛋白及反应调节蛋白所组成，前者与细胞膜结合在一起，后者位于胞质中。传感/转导蛋白 N 端有一个传感域，N 端序列通常不保守，以确保它们对各种不同环境因素的敏感性。它们可以直接与环境因子结合，也可以和位于细胞膜表面并与环境因子结合的受体蛋白相互作用，C 端（转导部分）位于细胞质，通过跨（疏水）膜氨基酸序列与传感蛋白

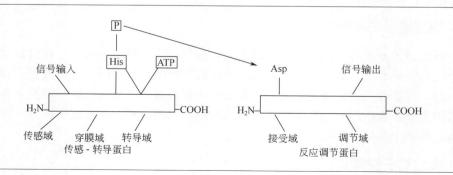

图 6-7　双组分信号蛋白系统示意图

相连。传感-转导蛋白通常为组氨酸蛋白激酶，当接受相应信号时其 C 端转导域磷酸化，磷酸化蛋白在磷酸转移反应过程中成为供体，将磷酸根转移至受体，即细胞质中的反应调节蛋白，后者在其靠近 N 端的天冬氨酸磷酸化，形成高能天冬氨酸-磷酸酯键。组氨酸蛋白激酶家族传感蛋白的大小不同，有的含有 350～850 个氨基酸，其排列方式有一定的保守性，在保守的组氨酸和 N 端含有 2 个疏水氨基酸为跨膜片段，N 端区极性较强的序列组成胞外传感域，它们可以由 3～314 个氨基酸组成。

反应调节蛋白通常含有 200～500 个氨基酸，N 端约 100 个残基氨基酸是保守的，空间结构显示其中心部分有 5 个平行的 β 层。3 个天冬氨酸位于 β 折叠的末端，组成磷酸化接收信号的活性域。双组分信号系统中，转导蛋白将磷酸酰胺中的磷酸转移至反应调节蛋白活性位点的天冬氨酸。反应蛋白 C 端含有与 DNA 特异序列结合的结合蛋白。传感/转导部分的传感域和跨膜域可以存在很多差别，有的甚至可以缺失。反应调节蛋白在信号接收和反应机制方面也可存在差异，然而其转导系统具有许多共同特征，如氨基酸的保守性显示其共同的功能及进化的同源性。

链霉菌细胞中含有多种双组分信号蛋白激酶，它们在抗生素生物合成过程起着重要的调节作用，如已完成测序的天蓝色链霉菌中鉴定出 84 个转导激酶，其中 67 个具有与之配对的应答蛋白。还有 13 个"孤独"的应答蛋白，其中有些已确定参与形态发育或抗生素合成。另有 17 个不成对的传感蛋白目前尚未定性。双组分信号系统可实施全局性调控，有的也可进行多效性或途径特异性调控。双组分信号蛋白可转导各种环境信号，并影响细胞的活性。表 6-7 列举了微生物中部分双组分信号蛋白系统。

表 6-7　链霉菌中与抗生素生物合成相关的双组分信号蛋白系统

传感蛋白	反应蛋白	功　能	宿主菌	调控方式
AfsK	AfsR	放线紫红素、十二烷基灵红菌素、钙依赖抗生素	天蓝色链霉菌	全局性调控
AbsA1	AbsA2	放线紫红素、十二烷基灵红菌素、钙依赖抗生素、次甲基霉素	天蓝色链霉菌	全局性调控 负调控
PhoR	PhoP	磷酸盐代谢，Act 和 Red	变铅青链霉菌	全局性调控
CutR	CutS	铜代谢，Act	变铅青链霉菌	全局性调控
EcrA1	EcrA2	Red，形态发育	天蓝色链霉菌	全局性调控
OsaA	OsaB	渗透压反应，Act，Red，气生菌素	天蓝色链霉菌	全局性调控
ORFR	ORFK	肉桂霉素，通过对 SARP 调节基因 cinR1 的调节	肉桂链霉菌	途径特异调控
NanT5	NanT3	南昌霉素	南昌霉素产生菌	途径特异调控
JadW1	JadR1	捷达霉素	委内瑞拉链霉菌	途径特异调控
ValQ	ValP	有效霉素 A	吸水链霉菌	途径特异调控

(1) AfsK/R/S 系统　天蓝色链霉菌 *S. coelicolor* A3(2) 中的 AfsK/AfsR，能调节 A 因子和放线紫红素（Act）、十二烷基灵红菌素（Red）和钙依赖抗生素（CDA）的产生。AfsK（799 个氨基酸）为传感蛋白，接受环境中的"信号"后被磷酸化激活，然后使反应蛋白 AfsR 中的苏/丝氨酸磷酸化，从而增强了 AfsR 与 DNA 的结合能力。AfsR 基因编码 933 个氨基酸，N 端有 DNA 结合基序，中间有 ATP 结合基序，体外可被 ATP 磷酸化。活化的 AfsR 与其 3′端的 *afs*S 基因上游序列结合激活其转录，后者为含有 63 个氨基

酸的蛋白，它能增强 *S. coelicolor* A3（2）产生上述多种抗生素。除 AfsK 以外，PkaG（一种与清酒酵母的苏/丝氨酸激酶相似性较高的激酶）也能使 AfsR 磷酸化，说明 AfsR 可以与多种环境因素起作用。天蓝色链霉菌 *S. coelicolor* A3（2）中的 AfsK/AfsR，通过调控途径特异转录激活因子 Act Ⅱ-ORF4 和 RedD 的合成，调控抗生素的合成。在天蓝色链霉菌 *afsR* 上游还有一个 *afsS*（即 *afsR2*）基因，它编码 63 个氨基酸。AfsS 的活性依赖于 AfsR。高拷贝 AfsS 可以提高 Act 和 A 因子的产生，促进 Act 生物合成基因和 Act Ⅱ-ORF4 调控基因的转录，因为在结构上，AfsR 与 DNA 结合位点与 *afsS* 启动子序列相重叠，而 *afsS* 转录活性依赖于 ATP 酶。可能由于该酶使 ATP 水解产生的能量导致 AfsR 与 RNA 聚合酶封闭型复合体异构化，形成可进行转录的开放式复合体。ATP 酶活性对于 AfsS 和 AfsR 蛋白与 RNA 结合组成的复合物，在次级代谢调控中起着重要的作用。天蓝色链霉菌 AfsK/AfsR 突变株仍然可以产生孢子，但在灰色链霉菌中，它们似乎只与形态发育相关。

（2）CutR/S 系统　在变铅青链霉菌中发现的 CutR/S 双组分系统，是由 *cutR* 编码（217 个氨基酸）的组氨酸蛋白激酶传导因子。CutS/R 在链霉菌中调节铜运转系统的形成，后者与黑色素形成有关。CutS（414 个氨基酸）编码应答蛋白，对 Act 生物合成具有负调控作用。高拷贝的 CutR/S 抑制 Act 的合成。CutS/R 操纵基因的启动子位于 *cutR* 上游，其转录在生长末期可以被检测到。CutR 的磷酸化在阻遏 Act 生物合成中起作用。磷酸化的 CutR 可能直接阻遏 Act 的合成，也可能通过对途径特异的 Act Ⅱ-ORF4 阻遏影响 Act 的合成，或者通过激活与 Act 生物合成途径相关阻遏蛋白的表达而起作用。因此，尽管 CutR/S 对 Act 的合成是负调控作用，然而 CutR 本身可能是正调控因子或负调控因子。

（3）AfsQ1/Q2 系统　在天蓝色链霉菌中发现的 AfsQ1（225 个氨基酸）组成应答蛋白，而 AfsQ2（535 个氨基酸）组成组氨酸激酶蛋白。高拷贝 AfsQ1/Q2 可以促进变铅青链霉菌中 Act、Red 和 A 因子的合成，但阻断它们的表达，在天蓝色链霉菌中并不影响抗生素合成及孢子形成的明显变化，说明 AfsQ1/Q2 系统并非为天蓝色链霉菌抗生素生物合成和形态分化必需的信号转导系统。但是 AfsQ1 可以抑制 *absA* 突变株的表型缺陷，使其产生 Act，但不能恢复 *absB* 突变株的性能，说明 *afsQ1* 在抗生素生物合成中具调控作用。在 AfsQ1/Q2 系统中，可能还有一个附加基因 *afsQ3*，编码一种脂蛋白，存在于它们的操纵子中。

（4）PhoR/P 系统　在变铅青链霉菌中发现了 PhoR/P 系统，PhoP（314 个氨基酸）属于 OmpR（外膜调节蛋白）家族，是结合在膜上的应答蛋白。PhoR 为传感蛋白（223 个氨基酸）。PhoP 或 PhoP/R 在低磷情况下激活碱性磷酸酶的表达，促进细胞对无机磷的吸收，保证 Act 和 Red 的正常合成。PhoR/P 缺失株中，对磷的吸收明显减少，而 Act 和 Red 产量得到提高，表明 PhoR/P 系统参与磷酸盐次级代谢及其对抗生素生物合成的阻遏调控。

（5）EcrA1/A2 系统　采用基因表达微阵列分析方法，在天蓝色链霉菌中发现了 EcrA1/EcrA2 系统。EcrA1（447 个氨基酸）为传感蛋白，EcrA2（217 个氨基酸）为反应蛋白，它的位点远离 Red 生物合成基因簇，但能正调控 Red 的生物合成，对形态发育有一定影响，对 Act 的形成影响不大。

（6）OsaA/B 系统　OsaA（17 个氨基酸）编码组氨酸激酶传感蛋白，OsaB（187 个氨基酸）为应答蛋白，它们不连锁，之间有 500bp 的间隔，*osaB* 有单独的启动子。阻断*osaB*，会影响天蓝色链霉菌对环境渗透压的敏感性，即在含 10.3％的蔗糖培养基上不产生气生菌丝但产生 Red 和 Act 的量增加 3～5 倍。阻断 *osaA* 并无渗透压反应，说明 OsaA 不能表达环境渗透压信号传感，可能还有其他因子参与其反应。而 OsaB 可能在菌体对渗透盐生理反应中，通过复杂的网络调控影响多种抗生素的生物合成。

现在已经发现，许多双组分系统中还有辅助因子参与相互作用，如前面提到的 AfsS 和 AfsQ3 等，它们可能对双组分的调控起到促进或抑制的作用。

2. 光秃（*bld*）基因

在天蓝色链霉菌中的 *bld* 基因，因其与该菌在一般固体培养基上不形成气生菌丝、成为光秃型菌落有关而得此命名。*bld* 基因包括 A～N，是一组调控基因，它们分布在染色体不同位点，不与抗生素生物合成基因连锁，但是许多 *bld* 基因除了影响菌种的形态发育分化以外，还对抗生素的形成起着调控作用。此外，所有 *bld* 突变株（除 *bldB*）均与葡萄糖阻遏效应相关，即仅在含葡萄糖的基本培养基上为光秃型，暗示它们首先是接受生理性调控信号，再对形态发育和次级代谢的基因调控作出反应。如前所述的 *bldA*（编码 291 个氨基酸）编码一种亮氨酰 tRNA，专门识别 mRNA 中稀有密码子 TTA。这类稀有密码子通常不在抗生素生物合成基因中存在，而在起调控作用的调节基因或抗性基因中存在。已完成的天蓝色链霉菌基因组测序表明，含有 TTA 密码子基因已超过 100 个，说明由 *bldA* 控制的基因已构成庞大的调控元，在链霉菌分化和抗生素生物合成中实施高水平的调控。

BldB（99 个氨基酸）为转录调控蛋白，其显著特征是含有二聚体结构域，可能和其他亚细胞要素结合，参与细胞信号传递和葡萄糖分解代谢的全局性调控，对天蓝色链霉菌产生的多种抗生素生物合成起着重要的调控作用。

BldC 蛋白（68 个氨基酸）是一种 N 端具有与 DNA 结合序列的转录激活因子，它通过调节放线紫红素（Act）途径特异调控因子 ActⅡ-ORF4，调节放线紫红素的合成。BldC 对天蓝色链霉菌合成十一烷基灵红菌素（Red）的影响是发生在菌丝的分化期，对保持分化期 Red 途径特异调控因子 RedD 转录活性起着积极的作用。

BldD（167 个氨基酸）是一个对自身转录呈负调控的基因，而对形态发育和抗生素生物合成以及分解代谢实施全局性的正调控作用。它在 *bld* 基因簇中也处于其他基因上游，所以它也调节其他 *bld* 基因的转录。

BldG（113 个氨基酸）是一种抗-抗 σ 因子。它可能与其下游的 *orf3* 基因（编码一个抗 σ 因子），共同调控一个或多个具全局性影响的 σ 因子，调节与形态和抗生素生物合成相关的基因。它们也可能是分别调控两个 σ 因子，在形态和抗生素生物合成相关基因调控中起作用。

3. AfsB

AfsB（243 个氨基酸）首先在天蓝色链霉菌中被发现，但在引入 A 因子缺陷的变铅青链霉菌中，可以使原来不产生抗生素的变铅青链霉菌产生 A 因子和 Act 以及 Red，表明它是一个正调节基因。与此同时，也在某种程度上正调控 CDA 和次甲基霉素（Mmy）的合成，尽管 Mmy 生物合成基因是在 SCP1 质粒上。*afsB* 位于 A 因子结构基因 *afsA* 附近，在灰色链霉菌中，它们同位于一个大的质粒上。灰色链霉菌链霉素高产菌株中，*afsB* 呈现高表达。在 Afs 蛋白的 N 端与 C 端，含有两个 DNA 结合域，可能是它和参与次级代谢的调节基因结合，启动次级代谢基因的转录。

4. Aba

abaA 含有 5 个可读框，能够促进 Act 产量，尤其是 *orfB* 或许还有 *orfA* 参与抗生素生物合成的正调控，它的位点离 Act 生物合成基因簇较近，因此对 Act 的影响较大，对 Red 和 CDA 的作用小一些，不影响 Mmy 和孢子的形成。

abaB 首先在竹桃霉素产生菌 *S. antibioticus* ATCC11891 中被发现，它含有两个可读框，分别与硫代谢和 LysR 转录调节蛋白相关，后者 N 端含有 HTH 与 DNA 结合基序，其高拷贝启动子在天蓝色链霉菌中正调控 Act 和 Red 的生物合成。

5. NsdA

最近在天蓝色链霉菌中发现了一个 *nsdA* 基因（500 个氨基酸），它位于染色体末端，在气生菌丝起始期高表达，*nsdA* 基因表达的阻断，可以提高放线紫红素（Act）、钙依赖抗生素（CDA）和次甲基霉素（Mmy）产量以及孢子的形成，说明它是一个负调控基因。它在 Act 中通过调节 *Act II -orf4*，在 CDA 中可能通过调节 *redD*，在 Mmy 中可能通过调节 *mmyB* 等调节基因，影响多种抗生素的产生。在其结构域，未发现通常与 DNA 结合的螺旋-转角-螺旋（helix-turn-helix，HTH）的基序，但含有参与蛋白之间相互作用的结构 TRP（tetratricopeptide repeat）基序，表明它有可能通过蛋白与蛋白之间的相互作用，在初级代谢和次级代谢网络之间进行交叉网络的调节。

6. ABC 运输蛋白调节蛋白——GntR 新家族

ABC（ATP-binding cassette）运输蛋白是指一组与 ATP 相关并与之结合的具级联效应蛋白，它们在生物细胞的小分子营养物的运输及代谢中起作用，如在糖、氨基酸、肽以及所产生的小分子药物的泵出中均起到重要作用。在输出过程所需的能量是由 ATP 水解提供的。在 ABC 蛋白中均含有与 ATP 结合的保守序列，它们通常含有两组保守位点 A 和 B，形成 ATP 结合口袋，被称为 Rossman 折叠、Walker、Doolittle 基序等。链霉菌对其合成抗生素的泵出是产生菌的一种抗性作用机制，如道诺霉素产生菌中的 DrrAB 是一种 ABC 运输蛋白，DrrA 参与 ATP 水解，为抗生素泵出提供能量，而 DrrB 组成膜孔，使抗生素泵出。春日霉素产生菌中的 KasKLM，泰洛菌素产生菌中的 TlrC，螺旋霉素产生菌中的 SrmB 以及碳霉素产生菌中的 CarA，均为与抗生素泵出相关的 ABC 运输蛋白。运输蛋白的转录与表达，均参与链霉菌的形态发育和次级代谢产物的生物合成，而其表达往往与培养基中所含碳源的种类有关。如天蓝色链霉菌中的 *bldK* 基因，负责小分子形成素（morphogen）的输出，其表达促进天蓝色链霉菌在丰富培养基上孢子的形成，而在贫乏培养基上不呈现这种效应。灰色链霉菌中的 *dasABC* 基因，对孢子形成的促进作用只在葡萄糖培养基上表现出来。在天蓝色链霉菌中可能有 53 个与碳水化合物运输相关的 ABC 运输系统，这些碳水化合物包括纤维二糖、纤维三糖、海藻糖、木二糖、麦芽糖、麦芽葡聚糖、阿拉伯糖、环葡聚糖、山梨醇、甘露醇等。

ABC 运输蛋白被与之连锁的调节蛋白所控制。GntR 是一类新发现的 ABC 运输蛋白的调节蛋白，包含有 1300 个成员，在许多细菌中存在。它们通过调节 ABC 蛋白，参与生物体对外界环境因素变化的调节，如灰色链霉菌 *dasABC* 基因的调节蛋白 DasR 和天蓝色链霉菌中的 Agl3R 调节蛋白，调控 Agl3E、F、G 等 ABC 运输蛋白。它们大部分是阻遏蛋白，其作用与碳源代谢相关。如 Agl3R 是一个阻遏蛋白，其基因位于 agl3ABC 运输蛋白基因簇，在其 N 端含有与 DNA 结合的螺旋-转角-螺旋（HTH）基序，它调控 Agl3 运输蛋白级联基因启动子及其自身的启动子。这种调控作用被小分子诱导物 α-葡萄糖苷类碳水化合物如海藻糖、蜜二糖等诱导，其诱导作用不会被葡萄糖效应所阻遏。agl3R 基因的突变，影响天蓝色链霉菌孢子的形成，同时也影响 Act 的产生，因此，其调控作用是全局性的。

7. 代谢网络的调控

大多数链霉菌可以产生多种化学结构不同的次级代谢产物，如已测序的天蓝色链霉菌中含有 20 多个次级代谢生物合成基因簇。在其生长、发育分化和产生次级代谢产物过程中，这些基因簇的表达调控发生在多种水平上。位于同一基因簇的基因，可能接受不同基因的调控，也可能被同一基因所调控。位于染色体不同位点的基因簇，也可能被同一基因所调控。如位于一个抗生素生物合成基因簇位点的途径特异性"低水平"调控基因，通过交叉的相互作用，可以对产生菌形态实施"高水平"调控，或对位于另一位点的另一套抗生素生物合成基因簇，通过复杂的调控网络产生影响。抗生素生物合成基因与孢子或气生菌丝的形成，可能存在竞争作用或有相互交叉的调控作用，也可能在不同抗生素生物合成途径中存在相互交叉的调控作用。

第二节　抗生素生物合成的多效性调控

抗生素生物合成多效性调控，是指位于一种抗生素生物合成途径的基因对一种以上代谢途径产生影响的调控。这种基因可以对多种抗生素生物合成途径有调控作用，也可能除了对抗生素生物合成起调控作用外，还对产生菌的形态发育分化起作用。

一、链霉菌形态发育分化和抗生素生物合成的多效性调控

有些位于抗生素生物合成基因簇的调控基因，除了对抗生素的合成进行调控以外，同时还对产生菌的形态起到调控作用。如圈卷产色链霉菌（S. ansochromogenes）产生的尼可霉素是一种核苷类抗生素。尼可霉素生物合成基因簇的 sanG 基因，编码 1061 个氨基酸，N 端含有与 OmpR 类似的 DNA 结合域及中部 Walker A 和 B（与核苷酸结合的序列），它正调控尼克霉素的生物合成和影响孢子的形成，对褐色素形成显示负调控作用。sanG 的转录至少由三个启动子（P1、P2、P3）控制，P1 启动子的转录活性在尼克霉素合成期最高。编码参与尼克霉素合成的乙醛脱氢酶 sanN 基因和非核糖体多肽合酶 sanO 基因的转录受 sanG 的影响，但参与尼可霉素多肽羟基化的 sanF 基因转录可能不受其控制。

二、多种途径抗生素生物合成的多效性调控

天蓝色链霉菌 absA 基因编码一种信号传递系统，AbsA1/A2 双组分系统对天蓝色链霉菌产生的 4 种抗生素放线紫红素（Act）、次甲基霉素（Mmy）、钙依赖抗生素（CDA）、十一烷基灵红菌素（Red）的产生均有调控作用，是一种多效性调节。AbsA1（571 个氨基酸）是一个含组氨酸激酶的信号转导因子，AbsA2（222 个氨基酸）是含有 HTH DNA 结合基

序的反应蛋白。AbsA1 突变株不产生上述 4 种抗生素，该基因突变株中与 Act 生物合成相关的 *actⅠ*、*actⅥ-orf1* 和 *actⅡ-orf4* 调节基因的表达均明显下调，与 Red 合成相关的 *redD* 调节基因也呈现下调，而 AbsA1/A2 缺失变株的抗生素产量有所提高，表明双组分系统对抗生素的合成起负调控作用。*absA1/A2* 基因位于 CDA 生物合成基因簇中，双组分系统对抗生素合成的负调控作用是通过 AbsA2 磷酸化实现的。AbsA2 蛋白与调控基因 *actⅡ-orf4*、*cdaR*、*redZ* 的启动子结合，而在 AbsA2 磷酸化后，它们的结合增强，说明 AbsA2 磷酸化是实施负调控的主要机制，而且它对 CDA 生物合成的影响大于对其他抗生素的影响。

absB 基因编码一种 RNA 酶Ⅲ，后者是一个双链 RNA 的特异性内切酶，它在双链 mRNA 和 rRNA 底物加工中发挥作用。在真核细胞中，RNA 酶Ⅲ类似物可以将双链 RNA 加工为小的调节 RNA。AbsB 通过调控 *actⅡ-orf4* 和 *redD* 的转录，促进 Act 和 Red 的生物合成。它们的调控只发生在生长后期，表明 AbsB 对 *actⅡ-orf4* 和 *redD* 途径特异调节基因的专一性，只发生在所调控抗生素的产生期。AbsB 也激活钙依赖蛋白抗生素 CDA 中 *cdaR* 调节基因的表达，但其激活作用是贯穿在整个生长过程，说明 AbsB 对不同抗生素生物合成途径调控机制是有区别的，而且提示链霉菌中可以通过双链 RNA 的核苷酸加工调节基因的表达。

第三节 抗生素生物合成途径特异性调控

途径特异性调控是指仅对某一种化合物生物合成途径具有特异性调节作用的因子，它们的编码基因均位于所调控途径基因簇，而且大多数都起着转录激活的作用。途径特异调控目前在基因水平上研究得比较多。

一、抗生素生物合成途径特异性调控蛋白

1. 链霉菌抗生素调控蛋白

许多途径特异性调控蛋白属于链霉菌抗生素调控蛋白（SARP，*Streptomyces antibiotics regulatory protein*）。SARP 是一组转录激活蛋白，在其 N 端有螺旋-转角-螺旋基序。某些 SARP 蛋白能识别它们所调控基因启动子区的七聚体重复序列。这些蛋白通常只在放线菌（其中大多数是在链霉菌）中，此外还在一些分枝杆菌和诺卡菌中存在。SARP 蛋白编码基因经常见于芳香聚酮、核糖体和非核糖体多肽、聚酮体Ⅰ型酶介导或 β-内酰胺及氧化偶氮类化合物生物合成基因簇中。例如 *S. clavuligerus* 中的 CcaR 蛋白，它属于 LysR 类型家族蛋白，可特异性地调控克拉维酸的生物合成。

许多 SARP 基因编码区均含有稀有密码子 TTA，用于识别稀有密码子的 tRNA 的欠缺，有可能成为调节基因活性的限制性因素。在这种情况下，提高调节基因的拷贝数，有可能提高所调控生物合成抗生素的产量。在有的产生菌中，TTA 稀有密码子被错译，从而破坏了调节基因的功能。如果将 TTA 密码子改译为同一氨基酸的 CTC 密码子，则可以恢复调节基因的功能。

LysR 族转录调控蛋白是由一组（不少于 50 个）大小相似、自主调节的转录调控子亚基

组成的蛋白，称为 LTTR（ LysR-type transcriptional regulator）蛋白，它在原核生物中广泛存在，属于正调控蛋白。每一个 LTTR 的 N 端（1～65 位氨基酸）含有螺旋-转角-螺旋基序，是与 DNA 结合的中心域，C 端有一个与小分子诱导物结合域。它们可以激活与之相连锁的多个基因的转录，也可以调控与之不连锁基因的功能，如 *S. clavuligerus* 中的 ClaR 属于 LysR 类型家族蛋白，特异性地调控克拉维酸的生物合成。

SARP 蛋白也具有多效性调节功能，如天蓝色链霉菌中的 AfsR 蛋白，其 N 端 993 个氨基酸与 SARP 蛋白氨基酸序列十分相似，其中心域含有 A 型和 B 型 ATP 结合的保守序列，与 A 型 ATP 结合的氨基酸残基主要为碱性氨基酸如 Lys，而与 B 型 ATP 结合的氨基酸残基主要为酸性氨基酸如谷氨酸。AfsR 蛋白能对多种生理和环境信号产生应答反应。已知在天蓝色链霉菌中有许多丝氨酸/苏氨酸或酪氨酸蛋白激酶，在一定的环境因素下，AfsK 能使其自身的苏氨酸和丝氨酸残基磷酸化；磷酸化的结果，增强了其作为蛋白激酶的活性，使 AfsR 中的苏氨酸和丝氨酸残基磷酸化，从而增强了 AfsR 与 DNA 的结合能力。磷酸化的 AsfR，进而激活天蓝色链霉菌中与 Act、Red 和 CDA 生物合成相关调节基因 *afsS* 的转录。除 AfsK 以外，AfsR 蛋白还能被其他蛋白激酶如 PkaG 和 AfsL 磷酸化，表明 AfsR 在天蓝色链霉菌中具有应答多种信号的调控功能。

2. LAL 家族转录调控蛋白

LAL 家族转录调控蛋白是指含有大的 ATP 结合域的 LuxR 家族转录调控因子（large ATP-binding regulators of the LuxR family）。其 N 端有 NTP 结合基序，C 端有 LuxR 家族特有的与 DNA 结合的螺旋-转角-螺旋基序。这类蛋白在 NTP 水解时与 DNA 结合从而激活靶基因的转录。

LuxR 家族是一类转录调控因子，最初在霍氏弧菌（*Vibro fischeri*）中发现。在革兰氏阴性菌中，它与 LuxI 组成群体感应（quorum sensing，QS）系统，是一种细菌细胞与细胞间的通讯系统。当细菌群体密度达到一定程度时，由 LuxI 基因编码蛋白催化合成可扩散的小分子信号分子，进入胞内与 LuxR 类蛋白结合，LuxI/LuxR 复合物激活对 QS 系统敏感基因的启动子，从而引起某些特定基因在细菌群体中的协调表达。革兰氏阴性杆菌中的 QS 基因表达调控系统，至少包括信号分子 *N*-酰基高丝氨酸环内酯类（AHL）小分子化合物、与 AHL 结合后活化的转录因子（LuxR 及其类似物）以及与转录因子相结合的目标基因启动子中的顺式元件。QS 系统调控细菌许多重要的生理功能，包括霍氏弧菌中的生物发光、植物中 Ti 质粒的接合转移、假单胞菌生物膜的形成、抗生素的产生、对寄主的致病性等。由于这些信号分子往往是在极低浓度（纳摩级）细胞即可"感知"并作出"反应"，而在高浓度时则抑制这种反应，所以它们是一种自我诱导物（autoinducer），被称为微生物激素或信号素（pheromone）。在抗生素产生菌中首次发现 LuxI/LuxR 群体感应系统的是碳青霉烯抗生素 carbapenem 产生菌 *Erwinia carotovora*。它产生与霍氏弧菌类似的信号分子 OHHL（*N*-3-oxohexanoyl L-homo-serine），由 LuxI 相似蛋白 CarI 催化合成，CarI/CarR 组成 QS 系统，激活碳青霉烯抗生素生物合成基因的转录。CarI/CarR 正调控碳青霉烯生物合成基因的表达，而 OHHL 信号分子的合成与培养基中碳源及环境生长温度相关。

LuxR 为正调控蛋白，LuxI/LuxR 的复合物启动目的基因的转录。在一些革兰氏阳性菌中，信号分子为寡肽。迄今报道的革兰氏阳性菌的 QS 系统，仅限于核糖体介导的多肽类抗生素，如枯草杆菌（*B. subtilis*）产生的枯草菌素（subtilin）、乳链球菌（*Streptococcus lactis*）产生的羊毛硫抗生素（lantibiotics）——乳链菌肽（nisin）。它们由 32～34 个氨基酸残基组成，分泌在胞外的寡肽（27 个氨基酸）为信号分子。该信号分子调控 NisK/NisR 双组分系统，通过磷酸化，激活乳链菌肽生物合成基因的转录。

近年发现链霉菌中另一类 LuxR 家族转录调控因子，其分子量较大，含有 872～1159 个氨基酸，N 端有与 ATP/GTP 结合的 Walker A 或 B 基序，C 端有保守的螺旋-转角-螺旋（HTH）的 DNA 结合结构域，如 *Streptomyces avermitilis* MA4680 中寡霉素基因簇的 *olmRI*，及阿维菌素基因簇的 *aveR*，*Streptomyces hygroscopicus* ATCC 29253 中雷帕霉素基因簇的 *rapH*，莫能素产生菌 *Streptomyces cinnamonensis* 中的 *monH*，苦霉素产生菌 *Streptomyces venezuelae* 中的 *pikD*，匹马菌素产生菌 *Streptomyces natalensis* 中的 *pimR* 等。对大多数这类基因的调控方式了解不多，对苦霉素产生菌 *Streptomyces venezuelae* 中 *pikD* 调节基因研究表明，*pikD* 为正调控基因，其蛋白在 NTP 水解时与 DNA 结合，从而激活靶基因的转录，证明 NTP 结合基序是其转录调控活性的主要部位。*pikD* 参与苦霉素 PKS 及其糖基化的调控，但是不影响羟基化酶的功能，其调控是发生在聚酮合酶 *pikAⅠ*、Pik 抗性基因 *RⅠ* 和糖基化基因 *desⅠ* 的启动子，而对抗性基因 *RⅡ* 和羟基化酶基因 *pikC* 启动子没有影响，不过尚未从 *Streptomyces venezuelae* 菌中发现信号分子。据近年国外报道，在 *Streptomyces natalensis* 中的 *pimR* 是调控匹马菌素生物合成的正调节基因，它激活合成匹马菌素的相关基因，但不调节自身转录。在制霉菌素（*S. noursei*）生物合成基因簇中，有 3 个 LAL 家族调节蛋白 NysRⅠ、RⅡ 和 RⅢ。在两性霉素（*S. nodosus*）和杀念珠菌素（*S. griseus* IMRU3570）生物合成基因簇中，也有 3 个 LAL 家族调节蛋白，在格尔德霉素产生菌（*S. hygroscopicus* NRRL3602 和 17997）中，均发现含有 2 个 LAL 家族调节蛋白 GdmRⅠ 和 RⅡ。

二、各类抗生素生物合成途径的特异性调控

1. 多肽类抗生素生物合成途径的调节

在 *S. clavuligerus* 中，头霉素 C 和克拉维酸生物合成基因簇连锁，*ccaR* 基因位于其中，其编码蛋白 CcaR 为 LysR 类型调节蛋白，基因中含有 TTA 密码子，在头霉素 C、克拉维酸和克拉霉烷生物合成中起正调控作用，与此同时，它能与自身启动子以及参与异青霉素和去乙酰氧头孢菌素合成酶基因启动子结合，正调控头霉素 C 和克拉维酸生物合成。它同时也影响 *claR* 基因的表达，并影响参与头霉素和克拉维酸生物合成的其他基因。*ccaR* 基因本身的表达又依赖于抗-抗 σ 因子 *bldG* 基因。所以，在 *S. clavuligerus* 中，*bldG* 基因处于调控级联反应的上游，它调控 *ccaR* 基因的表达，后者自身并通过 *claR* 基因对抗生素的产生进行调控。尽管目前还没有从 *S. clavuligerus* 中发现 A 因子类小分子，但已克隆到一个丁酰内酯受体蛋白 Brp，并证明在 *ccaR* 基因上游 26bp 处，有该受体蛋白结合的 ARE 序列，在 Brp 蛋白上游 61bp 处，有另一个 ARE 序列。Brp 为负调控阻遏蛋白，通过与 ARE 序列的结合，调控自身启动子的转录，说明 *ccaR* 受不同蛋白的调控。

claR 基因编码 431 个氨基酸蛋白，它位于克拉维酸生物合成途径中与编码克拉维-9-醛还原酶基因连锁，属于 LysR 家族，含有螺旋-转角-螺旋（HTH）基序，高拷贝 *claR* 可促进克拉维酸的产生。

brpA 是吸水链霉菌 *S.hygroscopicus* 中双丙氨磷霉素（bialaphos）生物合成途径特异调节基因，它至少可以激活双丙氨磷霉素 6 个生物合成基因和抗性基因的表达。*brpA* 基因序列与双组分信号转导系统的应答调控蛋白相似。BrpA 属于 LuxR 家族，其 C 端含有 HTH 结构域，并有 TTA 稀有密码子，其 N 端有 3 个疏水蛋白域，表明可能有穿膜域和疏水蛋白-蛋白相互作用域。*brpA* 基因有 3 个启动子，它们的启动活性与生长周期相关，在菌丝生长期活性低，在稳定期和抗生素合成开始期活性高。

多肽类抗生素产生菌中生物合成调控基因均为 StrR 家族的正调控基因（表 6-8）。

表 6-8　多肽类抗生素生物合成途径特异调节基因

类　群	菌　种	抗　生　素	基　因	作用方式
β-内酰胺类	*S.clavuligerus*	头霉素 C 和克拉维酸	*ccaR*	正调控
		克拉维酸	*claR*	正调控
磷肽类	*S.hygroscopicus*	双丙氨磷霉素	*brpA*	正调控
糖肽类	*Actinomycete nonomuraea*	A40926	*dbv4*	正调控
	Amycolatopsis mediterranei	巴尔喜霉素	*bbr*	正调控
	Actinoplanes teichomyceticus	泰古霉素	*tcp28*	正调控

2. 聚酮类抗生素生物合成途径的调节

天蓝色链霉菌在从生长期转入稳定期时，参与放线紫红素和十一烷基灵红菌素合成的调控基因 *actⅡ-orf4* 和 *redD* 的转录水平明显升高。结构与功能的分析显示，前者作为一种 DNA 结合蛋白，正调控放线紫红素生物合成基因的转录。*redD* 与 *actⅡ-orf4* 同源，它在转录水平调控十一烷基灵红菌素的合成，同时，*redD* 本身的转录水平依赖于另一途径特异性调控基因 *redZ* 的表达。*redZ* 在菌体对数期即开始转录，被认为是一种应答蛋白。*redD* 的表达时间与十一烷基灵红菌素的形成密切相关，它的转录活性在菌丝生长稳定期达到最高，并且只在天蓝色链霉菌的基内菌丝中表达。高拷贝 *redD* 可以成倍地提高 Red 的产量，但是 Act 的产量仅提高 50%，说明 *redD* 对 Red 生物合成途径的调控是特异的。

在道诺霉素（产生菌 *S.peucetius*）生物合成过程中，有三个途径特异调节基因 *dnrN*、*dnrO* 和 *dnrI*。*dnrI* 基因编码特异性 DNA 结合蛋白，调节道诺霉素生物合成基因的转录；*dnrN* 编码蛋白与 *dnrI* 基因启动子区结合，激活后者的转录；DnrO 与四环素抗性基因阻遏蛋白相似，可能调节 *dnrN* 的表达。由此可以认为，这三个基因组成一种级联调节机制 *dnrO-dnrN-dnrI*，即 DnrO 为 DnrN 转录阻遏蛋白，DnrN 为 DnrI 转录激活蛋白，DnrI 为道诺霉素生物合成结构蛋白基因转录的激活蛋白。

在泰洛菌素产生菌（*S.fradiae*）中，TylR 和 TylS 为途径特异正调控蛋白，而 TylQ 为阻遏蛋白。在泰洛菌素合成前，整个基因簇的基因均不表达，而在合成期除 *tylQ* 之外所有基因均表达，如果 *tylQ* 呈组成型的表达，则泰洛菌素不能合成，说明 TylQ 是阻遏蛋白，抑制泰洛菌素的合成。而利用强活性启动子使 *tylR* 和 *tylS* 活性高表达，可以提高泰洛菌素的产量。*tylR* 至少调控一个 PKS（*tylG*Ⅰ）模块的表达，同时还对糖基的合成和转移以及聚酮环的氧化起调控作用。而 *tylS* 除了对 *tylR* 调控以外，还对 PKS 的模块（*tylG*Ⅲ、Ⅳ、Ⅴ）以及参与麦新糖合成的 *tylJ* 基因（糖异构酶基因）起调控作用。

在 S. *noursi* 的制霉菌素生物合成基因簇中含有 6 个调节基因，其中 *nysR*Ⅰ-*R*Ⅳ 对其生物合成起正调控作用，另外两个则与制霉菌素的合成无关。NysRⅠ～RⅢ结构相似，均属于 LAL 家族，它们的 N 端有 NTP 结合位点 WalkerA 和 B。WalkerA 和 B 序列是指 NTP 酶中与 NTP 结合的 α 和 β 亚基保守序列，α 可能参与 NTP 酶活性的调节，β 是催化位点。具有 WalkerA 和 B 保守序列的调节蛋白，其调节活性可能与 NTP 酶活性相关。NysRⅠ～RⅢ蛋白 C 端有 LuxR-HTH 基序，在 NysRⅠ 和 RⅢ 中还含有 TPR 结构域，表明它们有可能与其他蛋白相互作用。NysRⅣ的结构与 NysRⅠ～Ⅲ有很大的区别，它的分子量较小，含有 PAS（与信号转导相关）结构域，可能与细胞对氧和光的反映能量水平有关。NysRⅠ～Ⅳ蛋白结构域见图 6-8。

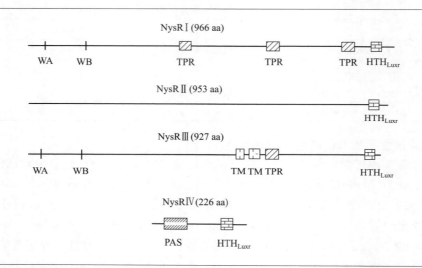

图 6-8　NysR 调节蛋白结构域

WA，WB—与 NTP 酶活性相关氨基酸保守序列；TPR—tetratricopeptide repeat；
HTH—螺旋-转角-螺旋；TM—穿膜；PAS—与信号转导相关的结构域

角聚酮类产生菌（S. *aureofaciens* CCM3239）中的调控蛋白 Aur1P，是一个类似于双组分系统反应蛋白，但缺少类组氨酸激酶传感蛋白组分。它在角聚酮类抗生素生物合成基因簇中具保守性，属于 SARP 类中的 OmpR 亚家族，其 C 端具有若干个 α 螺旋和反平行的 β 折叠，形成 HTH 基序，Aur1P 及类似调控蛋白，均为抗生素生物合成正调控蛋白，其作用点为其生物合成基因簇中第一个加氧酶基因的启动子，通过与之结合激活其转录。与之类似的聚酮抗生素兰得霉素 E（Streptomyces globisporus）产生菌中的 *indI* 调节基因，位于其生物合成基因簇上游，是一种 SARP 调控蛋白，具有与 DNA 结合的 HTH 基序，与一般 SARP 调控蛋白中 HTH 基序位于 N 端不同的是，IndI 蛋白中的 HTH 基序位于其 C 端，通过该基序与自身启动子和与之相近的 *indE* 加氧酶基因启动子结合，激活兰德霉素 E 的生物合成，表明角聚酮类抗生素生物合成的调节，有可能与其他类抗生素有所区别。

*nysR*Ⅰ对制霉菌素生物合成的影响较大，其阻断变株的制霉菌素产量下降明显，仅为原株的 0.5%，而其他变株的产量可为原株的 2%～9%。*nysR*Ⅰ基因调控自身的启动子，也影响 *nysR*Ⅱ和 *R*Ⅲ的表达，可能这三个基因由一个 *nysR*Ⅰ上游的启动子转录。*nysR*Ⅱ和 *R*Ⅲ可以互补 *nysR*Ⅰ的缺陷，但任何 *nysR*Ⅰ～Ⅲ均不能互补 *nysR*Ⅳ的不足。反过来，*nysR*Ⅳ可以互补 *nysR*Ⅰ～Ⅲ的缺陷，而且增加 *nysR*Ⅳ的表达，可以明显促进制霉菌素的产量，说明 *nysR*Ⅳ含有信号传递结构域的功能，在制霉菌素的生物合成中起到关键性作用。

笔者所在实验室对吸水链霉菌 17997 格尔德霉素（GDM）产生菌中的调节基因 *gdmR*Ⅰ和 *gdmR*Ⅱ进行了研究，经可读框分析和同源比较发现，二者与 LuxR 家族调节基因相似。它们的 C 端均含有保守的 HTH DNA 结合域，N 端具有 ATP 结合域，中间含有蛋白-蛋白相互作用的 TPR 结构域。GdmRⅠ和 GdmRⅡ均为 GDM 生物合成的正调控蛋白，其转录活性与 GDM 的生物合成相关，并且只调控与聚酮体生物合成相关酶系，而对其聚酮体后修饰基因氨甲酰基转移酶基因不具有调控作用。

聚酮类抗生素生物合成途径特异性调控基因及其作用方式归纳如表 6-9 所示。

3. 氨基糖苷类抗生素生物合成途径的调节

StrR 是灰色链霉菌合成链霉素途径特异转录激活因子，它受 A 因子的直接控制。*strR* 编码链霉素生物合成相关基因转录起始所必需的 DNA 结合蛋白，具有与 DNA 结合的 HTH 基序，与其结合的 DNA 重复序列具保守性，为 GTTCGActGN11CaGAAc，并位于所调控基因启动子上游。*strR* 是一个正调控基因。

表 6-9 聚酮类抗生素生物合成途径特异性调控基因及其作用方式

类 群	菌 种	抗 生 素	调控基因	作 用 方 式
PKSⅠ型基因簇	弗氏链霉菌（*S. fradiae*）	泰洛菌素	*tylS*	SARP 类型，正调控
			tylT	SARP 类型
			tylQ	小分子诱导物结合蛋白，负调控
			tylP	小分子诱导物结合蛋白，正调控
			tylR	正调控
	产二素链霉菌（*S. ambofaciens*）	螺旋霉素	*srmR*	正调控 PKS 和甲基化酶以及抗性基因
	耐热链霉菌（*S. thermotolerans*）	碳霉素	*acyB2*	激活 4"-异戊酰基转移酶
	委内瑞拉链霉菌（*S. venezulae*）	苦霉素	*pikD*	正调控苦霉素的生物合成
	诺尔斯链霉菌（*S. noursei*）	制霉菌素	*nysR*Ⅰ	正调控，LAL 家族，可以被 RⅡ、Ⅲ互补
			*nysR*Ⅱ	正调控 LAL 家族
			*nysR*Ⅲ	正调控 LAL 家族
			*nysR*Ⅳ	正调控，对制霉菌素的合成起关键性作用

续表

类　群	菌　种	抗　生　素	调控基因	作　用　方　式
PKSⅡ型基因簇	天蓝色链霉菌［S. coelicolor A3 (2)］	放线紫红素	actⅡ-orf4 actⅡ-orf1	正调控 负调控
		十一烷基灵红菌素	redD redZ	正调控 正调控
		次甲基霉素	mmyR	负调控
		钙依赖抗生素	cdaR	正调控
	波赛链霉菌（S. peucetius）	道诺霉素	dnrI dnrO dnrN	正调控 正调控 正调控
	黑胡桃链霉菌（S. nogalater）	诺加霉素	snoA	正调控
	委内瑞拉链霉菌（S. venezuelae）	捷达霉素 B	jadRⅠ jadRⅡ	正调控 负调控
角聚酮类基因簇	金色链霉菌（S. aureofaciens CCM3239）	金菌素（auricin）	aur1P	正调控，SARP 类型
	球孢链霉菌（Streptomyces globisporus）	兰得霉素 E	indI	正调控，SARP 类型
PKS/NRPS杂合型基因簇	维基尼链霉菌（S. virginiae）	维基尼霉素 S	varR vmsR	负调控 正调控
安莎类	吸水链霉菌（S. hygroscopicus）	格尔德霉素	gdmR1 gdmR2	正调控 正调控

　　春日霉素产生菌 S. kasugaensis 中的 kasT 调节基因含有 HTH 基序，与 strR 相似，它主要调控 N-脒基-青蟹-肌醇胺氧化还原酶 kasJ 基因，影响春日霉素的生物合成。表 6-10 列举了以链霉素和春日霉素为代表的氨基糖苷类抗生素生物合成途径特异调节基因及其作用方式。

表 6-10　氨基糖苷类抗生素生物合成途径特异调节基因及其作用方式

菌　　种	抗　生　素	基　因	作　用　方　式
S. griseus	链霉素	strR	正调控
S. kasugaensis	春日霉素	kasT	正调控

4. 香豆素类抗生素生物合成途径的调节

　　新生霉素产生菌 S. spheroides 的 novE 和 novG 基因正调控新生霉素的生物合成，而且在异源表达新生霉素生物合成基因簇时，NovG 蛋白的活性显示基因剂量的依赖关系，即其高拷贝基因，可以提高新生霉素在异源宿主菌中的产量。NovG 调控蛋白的结合位点在所调控基因 novH（编码肽合成酶）起始密码子上游的-165～194bp 处，同时它也能与 cloY（氯生菌素生物合成基因）结构基因上游-160～189bp 处结合，它的靶基因重复序列与链霉素生物合成调控基因 strR 的识别序列类似。表 6-11 列举了香豆素类抗生素生物合成途径特异调节基因及其作用方式。

表 6-11　香豆素类抗生素生物合成途径特异调节基因及其作用方式

菌　　种	抗　生　素	基　因	作用方式	菌种	抗　生　素	基　因	作用方式
S. spheroides	新生霉素	novE	正调控	S. rishiriensis	香豆霉素 A1	couG	正调控
		novG	正调控	S. roseochromogenes	氯生菌素	cloG	正调控

第四节　链霉菌次级代谢基因转录调控

链霉菌在原核生物中是一种具有复杂生活周期和产生多种多样有生物活性代谢产物的生物体，包括抗生素、胞外酶、免疫调节剂、酶抑制剂、离子载体等。因此，在其生长发育分化和产生代谢产物过程中有着十分复杂的调控机制，使之在生态和发育进化中能够得以生存和繁殖。RNA 聚合酶基因的多样性，是链霉菌基因表达调控机制复杂性的重要特点。RNA 全酶是由多个蛋白亚基（$\alpha_2\beta\beta'$核心酶）和 σ 因子组成的。σ 因子通过所识别的启动子，使 RNA 聚合酶与其结合、起始转录。链霉菌 RNA 聚合酶有多种 σ 因子，已知天蓝色链霉菌中至少有 8 种 RNA 聚合酶和 7 个 σ 因子。链霉菌的许多基因被两个不同的 RNA 聚合酶全酶转录，同时许多基因具两个或多个启动子，分别为不同的 RNA 聚合酶所识别。如 *S. coelicolor* 的琼脂酶 *dagA* 基因，有 4 个不同启动子（*dagA* P1，2，3，4），分别被三种不同形式的 RNA 聚合酶（$\sigma^{49,28,35}$）转录（识别 *dagA* P1 启动子的 σ 因子 RNA 聚合酶未获得）。这种多个启动子和 RNA 聚合酶的不同形式，使得链霉菌能在不同的生活阶段，根据环境条件及需要，有选择性地启动某些基因的表达，如 *dagA* 基因的多个 RNA 聚合酶，使天蓝色链霉菌能以琼脂作为唯一碳源加以利用，并能应对琼脂降解产物的诱导以及葡萄糖和其他糖阻遏效应的调节，其中 *dagA* P4 在对数生长期活性高，而 *dagA* P3 在生长稳定期活性高。

一、链霉菌基因转录的特点

链霉菌基因组的最大特点之一是基因转录受多个启动子的调控。约有 1/3 的基因具有多个启动子，如表 6-12 所示。

表 6-12　链霉菌基因的多个启动子

菌　种	基　因	启动子数	结构特征	功　能
酒红链霉菌（*Streptomyces vinaceus*）	*vph*	2	同一转录方向	紫霉素抗性,磷酸化酶
红色糖多孢菌（*Saccharapolyspora erythrea*）	*ermE*	2	不同转录方向	红霉素抗性,23S rRNA N^6-二甲基化酶
弗氏链霉菌（*Streptomyces fradiae*）	*aph*	2(aph P1 和 P2)	同一转录方向	新霉素抗性,磷酸化酶
卡那霉素链霉菌（*S. kanamyceticus*）	*kmR*	2	不同转录方向,P2 有 2～3 个核苷酸与抗性基因转录本重叠	16S rRNA 甲基化酶
天蓝色链霉菌［*S. coelicolor* A3(2)］	*redD*	2	转录方向面对面	Red 生物合成调控基因
天蓝色链霉菌［*S. coelicolor* A3(2)］	*rep*	2	反向转录	φC31 阻遏基因
变铅青链霉菌（*S. lividans*）	*korA/traA*	2	反向转录,有重叠序列	质粒 pIJ101 转移调控基因
淡青链霉菌（*S. glaucescens*）	*sph*	2	反向转录,有重叠序列	链霉素抗性磷酸转移酶
绣赤链霉菌（*S. rubiginosus*）	*xylA/B*	1/2	反向转录,有重叠序列	木质素异构酶/激酶

续表

菌　　种	基　　因	启动子数	结构特征	功　　能
天蓝色链霉菌[S. coelicolor A3(2)]	hrdD/bar	2/2	反向转录,有重叠序列	δ因子/N-乙酰双丙氨磷霉素转移酶
龟裂链霉菌(S. rimosus)	otrA/otrZ	2/1	otrA P1 反向转录,与 otrZ 有重叠序列	土霉素抗性/N-甲基转移酶
天蓝色链霉菌[S. coelicolor A3(2)]	actⅡ(orf1)/actⅡ(orf2,3)	1/1	反向转录,有重叠序列	放线紫红素类似 TetR 调节蛋白/膜相关输出蛋白
天蓝色链霉菌[S. coelicolor A3(2)]	actⅠ/actⅢ	1/1	反向转录,有重叠序列	放线紫红素酰基缩合酶和携带蛋白/酮基还原酶
天蓝色链霉菌[S. coelicolor A3(2)]	mmr	2	反向转录,转录终止序列部分相互重叠	次甲基霉素抗性
远青链霉菌(S. azureus)	tsr	2	同一转录方向	硫链丝菌素抗性,23S rRNA 甲基化酶
变铅青链霉菌(S. lividans)	gal	2	同一转录方向,受不同机制的调控	半乳糖利用
活力链霉菌(S. actuosus)	nshRp	2	同一转录方向,有抗终止转录机制的存在	诺丝七肽抗性 23S rRNA 甲基化酶
灰色链霉菌(S. griseus)	orf1590	2	同一转录方向	通过调控孢子横隔,孢子壁的形成,影响其形态发育
天蓝色链霉菌[S. coelicolor A3(2)]	afsB	2	同一转录方向	多效性调节 A 因子,放线菌素,十一烷基灵红霉素的形成
吸水链霉菌(S. hygroscopicus)	brpA	3	P3 与 P1,2 转录方向相反	双丙氨磷霉素生物合成转录调节基因
圈卷链霉菌(S. ansochromogenes)	sanG	3(sanG P1、P2、P3)	同一转录方向	途径特异调节尼克霉素生物合成和孢子形成

由于抗性基因与抗生素生物合成基因连锁,它们经常受多样化启动子、相互重叠转录本和/或多顺反子转录本的协同调控。这种调控作用,可以是正调控,也可以是负调控;如在红霉素生物合成中,红霉素抗性基因 ermE 编码 23S rRNA N6 位二甲基化酶,而赋予产生菌对红霉素的抗性。该基因有两个启动子 ermE P1 和 ermE P2,它们均调控参与红霉素结构中脱氧糖胺及糖基转移的 eryC1 基因。ermE P1 的转录起始位点是在抗性基因编码区翻译密码子前一个核苷酸,缺少通常基因转录所需的核糖体结合位点。ermE P2 转录起始位点与 P1 一致,然而其转录方向与之相反,表明这两个启动子相互协调对 eryC1 基因实施不同的转录调节。

弗氏链霉菌链霉素生物合成中,其抗性基因 aphD 位于正调控基因 strR 下游,在对数生长期,strR 和 aphD 均被组成型启动子同时转录,该启动子被依赖于链霉素产生菌自主诱导子的结合蛋白激活,而在合成期,aphD 受 strR 基因中另一启动子的调控。aph 的启动子 P1 和 P2 的转录方向相同,aph P1 转录起始位点在编码区起始密码子 ATG 的 A 位点附近,而 aph P2 的转录位点在编码蛋白上游 -315 核苷酸处。在 aph 基因上游没有核糖体结合序列,aph P1 转录的翻译不需要有核糖体的结合位点。aph P1 启动子的 -10 区对 Aph 蛋白的活性十分重要。在 aph P1 和 P2 中间,发现有另外的 PA1~A5 五个转录本,它们的转录方向与 aph P1 和 P2 相反（图 6-9）。PA1~A5 可能与 aph 上游基因,即新霉素生物合成基因的表达相关。PA2~A4 启动子域与 aph P1 有部分重叠序列,改变 aph P1 的序列也会影响其转录活性。因此,新霉素抗性基因的表达与新霉素生物合成基因的表达调控有一定的相关性。

PA5
PA4
PA3
5 个转录本
PA2
PA1
P2
aph-P2
P1
aph-P1
aph

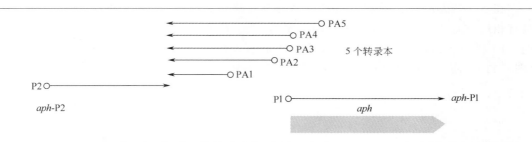

图 6-9 弗氏链霉菌中新霉素磷酸化酶 *aph* 基因启动子的结构

redD 在天蓝色链霉菌中，是十一烷基灵红菌素（Red）生物合成的途径特异调节基因。*redD* 基因启动子 P1 和 P2 转录方向为面对面，同时它们位于与之连锁的 *redE*（*O*-甲基转移酶）基因内。在 *redD* 上游，有 4 个与之转录方向相反的启动子 Pr1～4（图 6-10），这些启动子的转录本有部分是重叠的，表明 *redD* 基因的转录受到十分精密的调控。

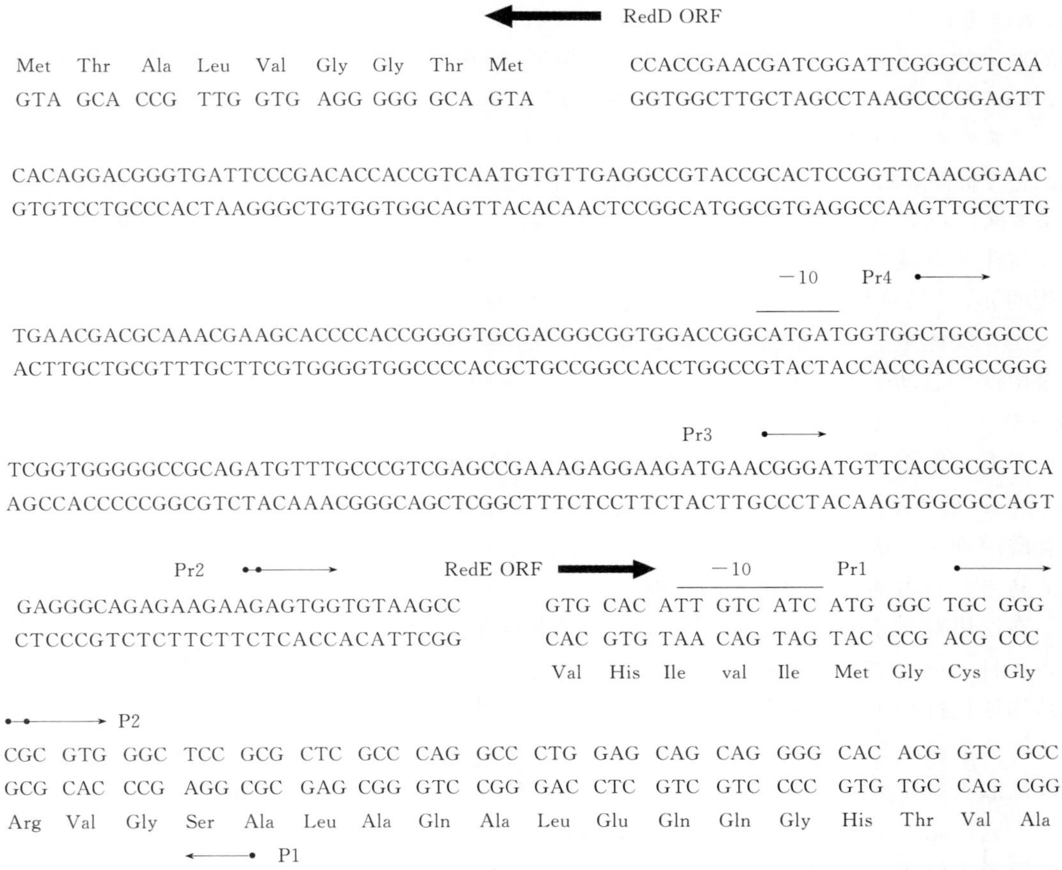

RedD ORF
Met Thr Ala Leu Val Gly Gly Thr Met
GTA GCA CCG TTG GTG AGG GGG GCA GTA
CCACCGAACGATCGGATTCGGGCCTCAA
GGTGGCTTGCTAGCCTAAGCCCGGAGTT
CACAGGACGGGTGATTCCCGACACCACCGTCAATGTGTTGAGGCCGTACCGCACTCCGGTTCAACGGAAC
GTGTCCTGCCCACTAAGGGCTGTGGTGGCAGTTACACAACTCCGGCATGGCGTGAGGCCAAGTTGCCTTG
−10
Pr4
TGAACGACGCAAACGAAGCACCCCACCGGGGTGCGACGGCGGTGGACCGGCATGATGGTGGCTGCGGCCC
ACTTGCTGCGTTTGCTTCGTGGGGTGGCCCCACGCTGCCGGCCACCTGGCCGTACTACCACCGACGCCGGG
Pr3
TCGGTGGGGGCCGCAGATGTTTGCCCGTCGAGCCGAAAGAGGAAGATGAACGGGATGTTCACCGCGGTCA
AGCCACCCCCGGCGTCTACAAACGGGCAGCTCGGCTTTCTCCTTCTACTTGCCCTACAAGTGGCGCCAGT
Pr2
RedE ORF
−10
Pr1
GAGGGCAGAGAAGAAGAGTGGTGTAAGCC
CTCCCGTCTCTTCTTCTCACCACATTCGG
GTG CAC ATT GTC ATC ATG GGC TGC GGG
CAC GTG TAA CAG TAG TAC CCG ACG CCC
Val His Ile val Ile Met Gly Cys Gly
P2
CGC GTG GGC TCC GCG CTC GCC CAG GCC CTG GAG CAG CAG GGG CAC ACG GTC GCC
GCG CAC CCG AGG CGC GAG CGG GTC CGG GAC CTC GTC GTC CCC GTG TGC CAG CGG
Arg Val Gly Ser Ala Leu Ala Gln Ala Leu Glu Gln Gln Gly His Thr Val Ala
P1

图 6-10 *redD* 调节基因启动子域的结构

• 表示转录起始点

在 $S. lividans$ 中，质粒 pIJ101 含有与其转移相关的基因 $korA$ 和 tra，它们相互连锁，具有相反方向转录并且有重叠的启动子序列。tra 基因启动子的－35 区，位于 $korA$ 启动子的－10 和－35 区内，而 $korA$ 启动子的－35 区，位于 tra 基因启动子的－10 和－35 区内（图 6-11）。而 tra 基因的转录活性，受到这两对转录方向相反启动子的调控。

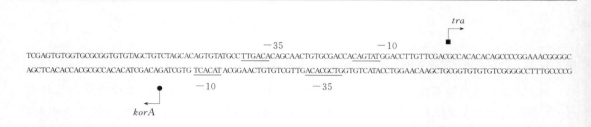

图 6-11　pIJ101 质粒中 *korA* 和 *tra* 基因启动子的相互位置

在天蓝色链霉菌中，$hrdD$（δ 因子）/bar（编码 N-乙酰双丙氨磷霉素转移酶）基因连锁，bar 基因位于 $hrdD$ 基因上游。bar 基因有两个启动子 bar P1 和 P2，与相邻的 $hrdD$ 基因的两个启动子 $hrdD$ P1 和 P2 转录方向相反。bar P2 转录本与 $hrdD$ P1 转录本有重叠序列，bar P1 转录本与 hrd D P1 和 P2 两个转录本有重叠区，但是 $hrdD$ 不影响 bar 的转录。

土霉素产生菌（$S. rimosus$）中，$otcZ$（$oxyT$）基因编码 N-甲基转移酶参与土霉素的生物合成，它与抗性基因 $otrA$ 连锁，$otcZ$ 基因启动子转录本通读 $otrA$ 基因，但 $otrA$ 基因启动子 P1 的转录方向与 $otcZ$ 启动子转录方向相反，表明 $otrA$ 在一定程度上负调控土霉素的生物合成。

抗生素的输出在链霉菌中也受到精密的调控，如天蓝色链霉菌的放线紫红素生物合成基因簇的 act Ⅱ 结构域中，有三个可读框与抗生素的输出相关。act Ⅱ -$orf1$ 基因的启动子为单顺反子，编码阻遏蛋白。act Ⅱ -$orf2$ 和 $orf3$ 的编码蛋白组成抗生素输出复合蛋白，它们的转录由两个启动子形成两个重叠的双顺反子。$orf1$ 阻遏自身和 $orf2$、$orf3$ 的启动子，act Ⅱ -$orf1$ 与 $orf2$ 和 $orf3$ 紧密的结构也相互控制，形成抗生素输出/阻遏的调控关系。

天蓝色链霉菌中参与放线紫红素生物合成的基因 act Ⅰ 与 act Ⅲ 连锁，它们的启动子 act Ⅰ P 和 act Ⅲ P 位于 170 个核苷酸内且转录方向相反，并有部分序列重叠。在 act Ⅰ 启动子区核苷酸序列呈二级结构（见图 6-12），这种结构可能阻止 act Ⅲ 基因的转录，表明这两个基因的转录，有可能受不同机制的调控。

在次甲基霉素生物合成基因簇中，抗性基因 mmr 与生物合成基因 mmy 启动子紧密连锁，而且 mmr 的转录本与 mmy 方向相反，它们的转录终止序列部分重叠。这种紧密的基因结构使抗性与生物合成形成相互影响的调控机制，致使产生菌只有在抗性基因表达的情况下才能合成抗生素。

硫肽类抗生素抗性基因 tsr（硫链丝菌素抗性）和 $nshR$（诺丝七肽抗性）均含有两个启动子。它们均以串联方式存在。在 $S. aureus$ 中，tsr 两个启动子的转录起始位点分别位于编码密码子上游 45 和 173 个核苷酸处，它们的启动子并不完全相同。在 $S. actuosus$ 中，$nshR$ 的一个启动子 P1 转录起始与其可读框的核苷酸相同，它的转录活性较弱，而另一转录活性较强的启动子 P2，可以通读与之相邻的 tsr 中间间隔的发夹式结构核苷酸序列，说明 $nshR$

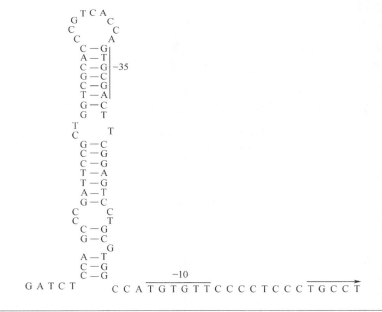

act I P
−35

···GATCTCCAGCCCGATTCCGCTGGTCGCACCCGTCACCAGTGCGACTTCGGAGTCCTGCGTGGC
···CTAGAGGTCGGGCTAAGGCGACCAGCGTGGGCAGTGGTCACGCTGAAGCCTCAGGACGCACCG

act I P
−10　　　　　*act* II

CATGTGTTCCCCTCCCTGCCTCGTGGTCCCTCACGCGCTCAGCTTTGGGCGCCCGGCTCGAGCGGC
GTACACAAGGGGAGGGACGGAGCACCAGGGAGTGCGCGAGTCGAAACCCGCGGGCCGAGCTCGCCG

RBS　　　　　*act* III　　　　　−10
(*act* III)

act III P

GGTCGAAGGGAGATGGGGTGCCGCTGGACGCGCCGCCGGTGGATCC···
CCAGCTTCCCTCTACCCCACGGCGACCTGCGCCGCGGCCACCTAGG···

−35

act III P

图 6-12　*act* I ～ *act* III 启动子排列及可能的二级结构

基因的转录有抗终止调控机制的存在。

　　变铅青链霉菌中的半乳糖操纵子（*galT*、*E*、*K*）的启动子 *gal* P1 和 P2 为同一转录方向，但是它们可以有不同的机制控制其转录。P1 位于操纵子上游，它呈诱导型控制 *galT*、*E*、*K* 的转录。P1 的转录受半乳糖的诱导而被葡萄糖阻遏。P2 位于操纵子内部的 *galE* 上游，呈组成型控制 *galE*、*K* 的转录。

　　尼可霉素生物合成途径特异调节基因 *sanG* 编码 OmpR 类蛋白，它调控参与尼可霉素生物合成的 *sanN*（编码乙酰脱氢酶）和 *sanO*（编码非核糖体合酶）基因，而并不影响 *sanF*

（编码羟基化酶）基因。*sanG* 基因有三个启动子，分别为 *sanG P1*、*P2*、*P3*，它们位于编码蛋白起始密码子上游 1016bp、1064bp 和 1182bp 处，它们的转录方向相同。*sanG P3* 转录活性在其产生菌（*S. ansochromogenes*）整个生长周期均较一致，而 P1 和 P2 在尼可霉素生物合成起始期转录活性最高，然后降低，其中 *sanG P1* 的活性最高，而 P2 的活性相对较弱。

二、链霉菌启动子域的特点

链霉菌次级代谢基因的启动子序列多样化，很少有保守性。表 6-13 中列举了一些已确定的链霉菌基因启动子序列，并与大肠杆菌和枯草杆菌的启动子进行比较。可以看出，链霉菌基因启动子序列与大肠杆菌和枯草杆菌基因启动子序列缺乏保守性。只有很少链霉菌基因的启动子能被大肠杆菌 RNA 聚合酶所识别，如 pIJ101 中与麻点形成相关基因 *KilB* 启动子与质粒转移相关基因 *tra* 启动子，以及放线紫红素生物合成基因簇中与抗生素输出相关基因 *act* II 中的 *orf1*、*orf2*、*orf3*。然而有些大肠杆菌启动子，如头孢菌素 *β*-内酰胺酶 *ampC* 的启动子可以被链霉菌的 RNA 聚合酶所识别。链霉菌基因启动子的序列与链霉菌基因组高 GC 含量的特点不同，为富含 AT 序列，这种比较特殊的序列表明，它们在微生物生命过程中有特殊的重要作用，并表现出受高度严谨的调控。

链霉菌有些启动子序列与大肠杆菌 Eσ^{70} 启动子序列类似（表 6-13），它们当中有些属于持家基因，如编码 16S rRNA 基因 *rrnD*、pIJ101 质粒转移基因 *tra*、*korB*、*kilB* 等。有些被称为链霉菌-大肠杆菌启动子（SEP），是根据它们在大肠杆菌中的活性而命名的，它们在链霉菌中可能不呈现活性。一些启动子 *traP*、*kilBP1*、*xp55P* 等也在大肠杆菌中具有活性。并非所有与大肠杆菌 Eσ^{70} 启动子序列类似的启动子基因如 *ermEP2* 在大肠杆菌中均呈现活性。

表 6-13 链霉菌中与大肠杆菌 Eσ^{70} 相似的启动子序列

菌　　种	基　　因	启动子	−10 区	−35 区
大肠杆菌（*E. coli*）	σ^{70}	$\sigma^{70}P$	TATAAT	TTGACA
	δ^{32}	$\delta^{32}P$	CCCCATtTa	T-tC-CCTTGAA
	β-内酰胺酶 *ampC*	*ampCP*	TACAAT	TTGTCA
枯草杆菌（*Bacillus*）	δ^{A}	$\delta^{A}P$	TACATT	TTGACA
	δ^{E}	$\delta^{E}P$	GGGAATAA	AGTATAA
链霉菌（*Streptomyces*）				
天蓝色链霉菌（*S. coelicolor*）	*redD* 调节基因	*redDP1*	CATCAT	TGGTGT
酒红链霉菌（*S. vinaceus*）	紫霉素抗性基因	*vphP1*	GTTGTT	TGGAAT
天蓝色链霉菌（*S. coelicolor*）	16S rRNA 基因	*rrnDP1*	TAGTGT	GTGCAT
		rrnDP2	TAGATT	TTGACA
变铅青链霉菌（*S. lividans*）	pIJ101 质粒转移基因	*traP*	CAGTAT	TTGACA
天蓝色链霉菌（*S. coelicolor*）	次甲基霉素抗性基因	*mmrP*	TTCAGT	TTGACA
天蓝色链霉菌（*S. coelicolor*）	半乳糖苷酶基因	*galP*	TAGGGT	TTGATT
变铅青链霉菌（*S. lividans*）	pIJ101 质粒转移基因	*korBP*	CAGGAT	TTGCGC
	在 *E. coli* 中表达的链霉	SEP8	CATACT	TTGACG
	菌启动子序列	SEP6	TTATAT	TGGACA
		SEP3	CATCAT	TTGACA
		SEP2	TAAAAT	TTGACG
天蓝色链霉菌（*S. coelicolor*）	甘油利用基因	*gylP1*	GAGACT	TTGACA
委内瑞拉链霉菌（*S. venezuelae*）	*α*-淀粉酶基因	*amlVP*	TACGGT	TTGACC

续表

菌 种	基 因	启动子	−10 区	−35 区
浅紫灰链霉菌（*S. lavendulae*）	链丝菌素乙酰转移酶基因	*parCP*	TAGCGT	TTGCCG
克拉维链霉菌（*S. clavuligerus*）	异构酶基因	*cefDP*	CAGAAT	TTGAAG
小单孢菌（*Micromonospora echinospora*）		*mplcP*	CACACT	TTGACG
龟裂链霉菌（*S. rimosus forma paramomycinus*）	N-乙酰转移酶基因	*aacC7P1*	TACCTT	GTGCCG
可可链霉菌（*S. cacaoi*）	金属蛋白酶基因	*nprP*	TAAAGT	GTGACA
天蓝色链霉菌（*S. coelicolor*）	琼脂糖酶基因	*dagP4*	TAGCAT	TTGTCA
天蓝色链霉菌（*S. coelicolor*）		*whiBP2*	TTGACT	TAAATT
红色糖多孢菌（*Saccaropolyspora erythrea*）	红霉素抗性基因	*ermEP2*	GAGGAT	TTGACG
变铅青链霉菌（*S. lividans*）	pIJ101 质粒转移基因	*kilBP1*	CAGACT	TTGCGC
天蓝色链霉菌（*S. coelicolor*）	调节阻遏蛋白基因	*actⅡ(orf1)P*	TACAAT	TTGGTC
龟裂链霉菌（*S. limosus*）	α-淀粉酶基因	*amlP*	TACGGT	TTGACC
灰色链霉菌（*S. griseus*）	α-淀粉酶基因	*amySGP*	TACGGT	TTGACC
变铅青链霉菌（*S. lividans*）	β-半乳糖苷酶基因	*xp55P*	TGCAAT	TTGACG
白浅灰链霉菌（*S. albogriseolus*）	链霉菌枯草素抑制剂酶基因	*ssiP2*	CAGACT	GTGAGT
链霉菌（*Streptomyces* sp.）	胆固醇氧化酶基因	*choPP*	TACGGT	TTGACA

大部分链霉菌基因启动子序列不具保守性。虽然有些启动子的−10区与大肠杆菌 Eσ^{70} 启动子相似，但在它们的−35区确有明显的不同，在高 GC 的链霉菌基因组中，一些启动子中的 G+C 比例也比较高，如 *nshRP*、*afsBP*、*gylRP*、*orf1P1* 及 *P2*、*sphPP* 等，含有许多连串的核苷酸碱基 G。

链霉菌启动子序列可以归纳为以下 8 组（小写英文字母表示不是保守序列）。

1. −10 区的序列可与大肠杆菌的−10区进行比较

大肠杆菌：**TATAAT**

链霉菌：**TAG**/C G/C/**A** G/T **T**

2. −10 区 CANNAT

3. −35 区与大肠杆菌的−35区有可比性

大肠杆菌：**T**c**TTGACAT**

链霉菌：**GCTTGACNC**

4. −10 区 TNT(N3)A(N3)T

　　　　TNNGNNA(N3)T

　　　　CNGNNA(N3)T

　　　　TGNNA(N3)T

5. −35 区 GNAAC

6. −35 区 GNTTNC

7. −10～−35 区

　　　　TTG(N20/21)T(N4)T

　　　　TGA(N19/20)T(N4)T

　　　　TGA(N20/21)A(N3)T

　　　　GAC(N18/19)T(N4)T

GAC（N19/20）A（N3）T

TNGA（N20/21）A（N3）T

TNGA（N19）T（N4）T

8. －10～－35 区

GNAAC（N19/20）T

其中，N 后面的数字代表－10 区和－35 区中间间隔的核苷酸。

链霉菌基因转录起始位点与编码的距离约为 9～345 个核苷酸，它们往往形成二级结构并与调控蛋白结合，在基因表达调控中发挥重要作用。Shine-Dalgarno（SD）序列，是一段与 16S rRNA 3′端互补的核苷酸序列，富含 G，位于编码序列上游，是 mRNA 与核糖体的结合部位。SD 序列与核糖体结合产生的能量，可提供 mRNA 转录后翻译为蛋白过程的需要。在链霉菌中，SD 序列通常离起始密码子 5～12 个核苷酸，可能的保守序列为 GGAGG。表 6-14 中列出了部分链霉菌 SD 序列及其与核糖体结合的能量，表明链霉菌中 SD 序列变化较大，其结合能量波动也较大，在－2.2～22.2kcal/mol（1kcal＝4.18kJ）之间，与革兰氏阳性菌中能量需求一般较高不同，为－14～－23kcal/mol 之间，而且有些基因的转录起始与翻译起始位点相同，即不含 SD 序列，如 *ermE*、*korB*、*nshR*、*sta*、*pCAT*、*aacC9*、*afsA*、*aacC7*、*aph*、*rph*、*cdh* 等，或者 SD 序列位于编码区内，表明 SD 序列在有些链霉菌基因翻译中并非必需的。

大部分基因启动子－10 和－35 区的六聚核苷酸序列为活性中心，除此以外的其他部分，对基因的转录调控也具有重要作用。它们往往形成二级结构，与调控蛋白结合，接受诱导因子的调控，如 *tipA* 被硫链丝菌素诱导、*pabS* 被磷酸盐诱导，这些基因启动子，仅在有诱导物情况下表达。有些基因受生长条件的调控，只在菌种一定生长阶段才表现活性，如 *S. aureofaciens* 质粒中的启动子 A1-P，只在菌种生长后期才表现活性。启动子－10 和－35 保守区序列，或－10 和－35 区中间间距的核苷酸长度的变化，可以改变启动子识别序列的特异性或活性，如 *ampC* 启动子－10 区 TACAAT 改变为 TATAAT，－35 区 TTGTCA 改变为 TTGACA，可以提高其在大肠杆菌和链霉菌的转录活性。又如，在 *ampC* 启动子－10 区和－35 区间距的 16 个核苷酸中，增加一个核苷酸可以在相应的大肠杆菌和链霉菌中，提高其活性 16～30 倍。有时启动子活性也不一定在－10 区和－35 区，而在－35 区上游的－160 处或－10 区下游的＋20 处。缺失－35 启动子区也不一定影响其活性，如 *ermE*-P1 的－35 区的 TGGACA 改变为 AAAA-CA，对其转录并无影响。

表 6-14 链霉菌中的 SD 序列

菌　　　种	基　　因	SD 序列	距离起始位点核苷酸数	与核糖体结合能量/（kcal/mol）
天蓝色链霉菌（S. coelicolor）	*dag*	AAGaAGGaGA	11	－12.8
链霉菌噬菌体 φC31	*rep*	AAGGgG	8	－8.4
变铅青链霉菌（S. lividans）	*xp55*	GGg GGaGA	6	－12.2
委内瑞拉链霉菌（S. venezuelae）	*amlV*	AGGAGG	6	－16.6
淤泥链霉菌（S. limosus）	*aml*	AGGAGG	8	－16.6
灰色链霉菌（S. griseus）	*amySG*	AGGAGG	8	－16.6
白浅灰链霉菌（S. albogriseolus）	*ssi*	AGG	11	－7.2

续表

菌　种	基　因	SD 序列	距离起始位点核苷酸数	与核糖体结合能量/(kcal/mol)
链霉菌(*Streptomyces* sp.)	*cho*	AGGgcAU	8	−9.0
	ermSF	GAGGUGgUC	11	−16.0
	amy	GAaG	12	−2.2
天蓝色链霉菌(*S. coelicolor*)	*gylR*	GGAGG	12	−14.4
S. scabies	*est*	AGG	10	−7.2
变铅青链霉菌(*S. lividans*)	*korA*	GaAGG	9	−7.2
弗氏链霉菌(*S. fradiae*)	*aphD*	AGG	9	−7.2
天蓝色链霉菌(*S. coelicolor*)	*galE*	GAGGU	12	−11.6
	gyl	AAGGAG	7	−14.0
克拉维链霉菌(*S. clavuligerus*)	*cefD*	GGAGaUG	11	−11.6
	glnA	AGGAGG	8	−16.6
	orfI	AAGGAG	8	−22.2
	bla	AGGAGGU	9	18.8
天蓝色链霉菌(*S. coelicolor*)	*galU*	AGGAG	8	−11.6
	afsR	GGgG	6	−5.0
	orf1590	GgGGUG	8	−9.4
吸水链霉菌(*S. hygroscopicus*)	*hyg*	AuaGAGGU	8	−15.0
天蓝色链霉菌(*S. coelicolor*)	*act*Ⅲ	GGAGGgGA	9	−16.6
	dac	GGAGaaGA	10	−11.6
	sapA	GAGGUG	6	−13.6
	tsr	GGuaG	9	−5.0
	pac	AAGGAGaccuUC	8	−15.0
弗氏链霉菌(*S. fradiae*)	*sph*	GAGGaauUC	10	−11.6
活力链霉菌(*S. actuosus*)	*nshA*	AGGAGG	9	−16.6
变铅青链霉菌(*S. lividans*)	*kilB*	AGGgGGcucaC	7	−12.2
	tra	GA	6	−2.2
龟裂链霉菌(*S. rimosus forma paramomycinus*)	*aacC7*	GA	6	−2.2
波赛链霉菌(*S. peucetius*)	*drrAB*	GGgGG	9	−10.0
	brpA	AGGgGG	5	−12.2
淡青链霉菌(*S. glaucescens*)	*strB*	GGAGG	9	−16.6
天蓝色链霉菌(*S. coelicolor*)	*gal*	AGG	11	−7.2
红色糖多孢菌(*Saccaropolyspora erythrea*)	*erm*	GGA	8	−7.2
可可链霉菌(*S. cacaoi*)	*npr*	AG	7	−2.2
	sta	AGGAGGU	9	−18.8
抗生链霉菌(*S. antibioticus*)	*stg*	GGAGGU	8	−16.6
	kamB	AaGAG	6	−4.4
	tlrC	AGGgG	9	−7.2

注：大写部分为与核糖体 RNA 互补序列。

第五节　调节基因的研究方法

一、小分子诱导物的分离鉴定

丁酰内酯类小分子诱导物在细胞与细胞相互交流、微生物次级代谢以及细胞分化中起着重要作用。有的链霉菌可能产生多种相似结构的小分子诱导物，它们的作用相同，但影响水平各异。来自一个菌种的小分子诱导物可以和其他菌种的类似受体结合，发挥调控作用。然而，它们在链霉菌培养液中的浓度通常很低，有的仅为微摩和纳摩水平，而且它们的结构具有手性中心，用化学合成方法很难制备。同时，它们往往以异构混合物的形式存在，因而用常规方法很难分离获得。现在发展了一种小分子受体蛋白亲和"捕捉"技术，使小分子受体蛋白在大肠杆菌中表达，再用 Ni^{2+} 金属亲和珠吸附其表达产物。链霉菌培养液中小分子化合物先经乙酸乙酯提取进行浓缩，再与吸附在 Ni^{2+} 金属亲和珠受体的蛋白结合，洗去未结合的受体蛋白，再经过 pH 调整和煮沸使蛋白变性，获得的小分子经 ESI-MS-MS 分析，可以较简便地确定其化学结构。其过程如图 6-13 所示。

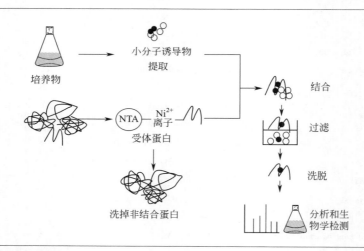

图 6-13　小分子诱导物分离纯化示意

二、启动子区及活性分析

采用启动子探针质粒载体，可以有效地检测链霉菌基因启动子区及其活性。将所研究基因上游片段与启动子探针质粒载体上无启动子报道基因进行融合表达，通过检测报道基因产物活性，即可了解所载片段上启动子的存在，通过报道基因表达产物的定量分析，可以检测该启动子活性大小。这种方法也适用于鸟枪克隆获得高活性的启动子片段。目前在链霉菌中已发展了一些可检测产物的报道基因，如检测酶活性的 β-内酰胺酶（AmpC）和半乳糖苷酶（Lac）、检测绿色荧光蛋白（GFP）和荧光素酶（Lux）、儿茶酚-2,3-加氧酶（XylE）、与黑色素产生相关的酪氨酸酶（MelC）、苹果酸脱氢酶（Mdh），检测抗性基因表达的，如新霉素抗性（Neo）和氯霉素抗性（Cat），以及在天蓝色链霉菌或变铅青链霉菌中专用的调节基因（redD）。报道基因 ampC 来源于大肠杆菌，lac 基因来源于变铅青链霉菌。由于大多数链霉菌均有分泌胞外的半乳糖苷酶，因此在启动子活性实验研究中必须选用半乳糖苷酶缺失菌株作为宿主菌。gfp 基因最初来源于水母（Aequorea victoria），后经人工合成核苷酸改造，现在已有用于链霉菌高 GC 的 gfp 基因，称为 egfp。该表达产物可以在 488nm 激发光下，显示 507nm 可检测的绿色荧光。lux 来源于弧菌 Vibrio harveyi，LUX 荧光素酶在加入反应底物 n-癸醛时可以检测荧光。xylE 来源于假单胞菌，melC 来源于链霉菌（S. glaucescens），mdh 来源于耐热菌（Thermus flavus），neo 来源于大肠杆菌转座子 Tn5，可以用新霉素或卡那霉素抗性进行检测。cat 来源于大肠杆菌转座子 Tn9，redD 来源于天蓝色链霉菌，为该菌产生的红色十一烷基灵红菌素生物合成途径特异性调节基因。该报道基因在天蓝色链霉菌或变铅青链霉菌中的表达水平（即红色的产生量）与启动子活性有良好的相关性。表 6-15 列举了这些启动子探针质粒载体的特性。

表 6-15　链霉菌启动子探针质粒载体的特性

名　称	分子大小/bp	报道基因	复制子	拷贝数	特　点
pIJ486/487	6215		pIJ101	高	两者克隆位点相反
KC310		neo	φC31 噬菌体	整合型	具有噬菌体附着位点 att⁺
KC850					
pMGM11	5300	ampC	pSG5	中等	温敏型
pIJ8630	7700				
pIJ8660	7700	gfp	大肠杆菌复制子	高拷贝	具有接合转移功能的 oriT 位点
pIJ8668	5000				
pDS5000	23000	lac	SLP1.2 和大肠杆菌复制子	中等	
pRS1105	8800		pIJ101	高	
pIJ5971		luxAB			
Tn5361	11100		来源于 Tn4556 转座酶基因	整合	转座子
Tn5353	8100				
pTMA1	25700	mdh	SCP2*	低	
pMT3010	7251		pIJ101	高	
pMT3020		melC	大肠杆菌复制子	整合	含有链霉菌插入元件（IS117）
KC858					
KC859	39530				
KC860	39350		φC31 噬菌体	整合	不含噬菌体附着位点 att⁺
KC861	38000	xylE			
KC862	38600				
pMT3226	8453		大肠杆菌复制子，φC31 噬菌体	整合	甘油诱导，含 oriT 位点
pIJ4083			pIJ101	高	
pXE4			SCP2*	低	

名　称	分子大小/bp	报道基因	复制子	拷贝数	特　点
pIJ2527		redD	大肠杆菌复制子,SCP2*	低	
pIJ2585			大肠杆菌复制子	整合	含 oriT 位点

三、基因表达的时空性

深入研究基因表达在微生物代谢中的时空性，有利于了解基因表达与次级代谢的关系，以便更好地通过基因调控促进或改变微生物次级代谢途径。将所研究的目标基因与易检测的标记基因（报道基因）进行融合表达，经检测报道基因表达产物，可以从时间或空间上检测目标基因的表达情况。例如用绿色荧光蛋白（GFP），可以观察调节基因起始转录、表达的时间，在液体或固体培养基上，可以观察基因表达与菌丝生长周期的关系，并可检测其在基内菌丝、气生菌丝或孢子形成过程中基因表达的时间、部位和表达的强度。由于绿色荧光蛋白基因最初是从水母 *Aequorea victoria* 中获得的，其 AT 碱基含量较高，不易在 GC 碱基含量较高的链霉菌中表达，现在已有增强型的绿色荧光蛋白（EGFP）、蓝色荧光蛋白（ECFP）和黄色荧光蛋白（EYGP）可以从 Clontech 公司购买到。这些基因中的 TTA 密码子已被除去，可以用于链霉菌中进行基因表达的研究，其表达情况可以通过共聚焦激光扫描显微镜观察和定量。

四、基因转录的起始位点

了解基因转录起点，对于确定启动子部位、研究基因转录时间、确定与之结合的调控蛋白以及研究基因表达的调控均有重要意义。

1. Northern 分析

利用标记 DNA 与 RNA 进行杂交的方法，称为 Northern 分析。该方法用于确定基因转录所产生的 mRNA 的长度和含量，也可用于鉴定和区分基因组中不表达的"沉默"基因。

2. S1 核酸酶分析

S1 核酸酶是一种能特异性地降解单链 DNA 或 RNA 的酶。利用 S1 核酸酶鉴定 DNA 和 RNA 或 RNA 和 RNA 杂合体以分析转录起始点和终点的方法，称为 S1 核酸酶分析（S1 maping）。双链 DNA、双链 RNA 及 DNA-RNA 杂合体对该酶相对不敏感。低分辨 S1 核酸酶分析，是在较大范围确定启动子域和转录本大小。标记所研究目的基因可读框上游核苷酸序列片段，基因转录产生的 mRNA 与 DNA 结合形成杂合体，在有 S1 核酸酶存在时，未与 RNA 杂交的 DNA 和 RNA 片段可被降解，RNA-DNA 杂交物经聚丙烯酰胺凝胶分离，X 射线显影，根据分子大小，可以确定转录本大小。同时根据其强度确定启动子转录活性，在低分辨 S1 核酸酶分析中，常常采用 500bp 左右大小片段进行标记。高分辨 S1 核酸酶分析，适用于转录起始的精细分析，因此一般选用较短的目的基因片段（20bp 左右）进行标记，这样可以精确反映转录的起始，尤其是发现基因的多个启动子区。

通过对菌体生长不同阶段 RNA 的 S1 核酸酶的研究分析，可以确定该基因转录起始的时间，了解调控基因与菌体生长和次级代谢产物合成的关系。

3. 引物延伸法分析

以标记寡核苷酸作为引物，mRNA 作为模板，通过反转录酶在 NTP 存在下合成 cDNA 的方法，称为引物延伸法（primer extension）。引物延伸法可用于 mRNA 的定量测定和测定低丰度的 mRNA 的种类。此外，引物延伸法亦可标定转录产物的 5′端，确定转录的精确起始位点。特异的末端标记的引物退火到 RNA 链的互补区域，随后以 RNA 作为模板，用反转录酶延伸引物得到 cDNA，产生的 cDNA 序列与 mRNA 模板互补，将 cDNA 产物进行凝胶测序，并以该引物与 RNA 杂交的产物作为对照，便可精细确定基因转录起始的核苷酸位点。cDNA 的长度为引物标记的核苷酸到 RNA5′末端间的碱基数，所得 cDNA 的量与目的 RNA 的起始量成正比。比较理想的引物是 ssDNA，长度通常为 20～40 个核苷酸。延伸产物小于 150 个核苷酸，往往可以得到最佳分离效果。

五、调节蛋白与 DNA 的相互作用

基因转录的起始或调节，经常通过蛋白与 DNA 的结合得以实现，例如基因转录的起始需要 RNA 聚合酶与启动子的结合，转录激活蛋白通过与特异性 DNA 片段结合实现其正调控作用，转录阻遏蛋白通过与特异性 DNA 片段结合实施其阻遏，而小分子诱导物与阻遏蛋白的结合，可以消除其对基因转录的阻遏。因此，研究蛋白与 DNA 的相互作用，对于了解基因转录与调节具有重要意义。

1. 凝胶滞留实验

利用凝胶电泳观察 DNA 与蛋白结合后泳动滞留的实验，称为凝胶滞留实验（gel mobility shift assay）。该项实验主要用于研究操纵基因与调控蛋白结合的 DNA 序列，也可由此获得与 DNA 结合的蛋白信息。将所研究的目的基因可读框上游的 DNA 片段进行标记，将调控蛋白在大肠杆菌中进行表达和纯化，并将纯化后的蛋白与 DNA 保温后进行凝胶电泳，如果该 DNA 片段与蛋白结合，则在电泳中的移动速度变慢，即形成泳动滞留条带。由此可以分析确定与调控蛋白结合的 DNA 片段大小，对所结合区 DNA 进行测序即可获得确切的 DNA 序列，分离鉴定与 DNA 片段结合的蛋白，则可获得某一基因特异性结合调控蛋白的信息。

2. DNA 酶Ⅰ足迹法

利用 DNA 酶Ⅰ分析 DNA 与蛋白结合的方法，称为 DNA 酶Ⅰ足迹法（foot-printing）。DNA 酶Ⅰ可以将 DNA 片段任意切割，与蛋白结合后将被保护不受 DNA 酶Ⅰ的作用，将所研究的目的基因上游 DNA 片段进行酶切、标记并与蛋白结合后，加入 DNA 酶Ⅰ处理，经聚丙烯酰胺凝胶分离后，X 射线显影。与蛋白结合的 DNA 片段将不显影，形成保护区，由此可以精确分析与调节蛋白结合的 DNA 序列。传统的 DNA 酶Ⅰ足迹法程序繁杂，并且要求目的蛋白经过一定程度的纯化。而固相 DNA 酶Ⅰ足迹法通过结合有模板的磁珠，先富集序列特异的 DNA 结合蛋白，进行 DNA 酶Ⅰ酶切，然后用测序胶分离并分析结果。该方法简便易行，重复性好，并可减少对操作者的放射性损害，尤其适用于研究未经纯化的蛋白粗提物。

抗生素作为微生物次级代谢产物，其合成过程受着十分复杂和多样的调节。微生物合成次级代谢产物的确切机制迄今尚未十分清楚，但是它至少是微生物对外界环境适应性的一种反应。环境条件的变化和相应的生理代谢的适应性，将引起一系列信号系统的反应。次级代谢的起始往往伴随着形态发育分化的改变，后者更使次级代谢的过程复杂化。环境因素和形

态变化，形成一系列的相互交叉与整合效应的调控网络，这些都是本领域今后研究的重点课题。基因组测序、基因生物信息学、基因微阵列、蛋白质组学和基因表达时空分析研究与技术的发展，无疑将会加快人们对微生物次级代谢的认识，从而能够更加有效地利用微生物服务于人类。

参 考 文 献

〔1〕 Mervyn J B. Regulation of secondary metabolism in streptomycetes. Current Opinion in Microbiology，2005，8：208-215.

〔2〕 Yamada Y. Autoregulatory factors and regulation of antibiotic production in streptomeces. //England R，et al. Microbial Signalling and Communication. Cambrige University，Cambridge，UK：Society for General Microbiology，1999：177-196.

〔3〕 Strohl W R. Compilation and analysis of DNA sequences associated with apparent streptomycete promoters. Nucleic Acids Res，1992，20：961-974.

〔4〕 Piepersherg W. Pathway engineering in secondary metablite producing actinomycetes. Crit Rev Biotechnol，1994，14 （3）：251-285.

〔5〕 Martin J F，et al. Cross-talk of global mucritional regulators in the control of primary and secondary metabolism in Strep tomyces. Micob Biotechnot，2011，4（2）：165-174.

〔6〕 Sanchez S，et al. Carbon source regulation of antibiotic production Jantibiotic（Tokyo），2010，63（8）：442-459.

〔7〕 Horinouchi S. A microbial hormone，A-factor，as a master switch for marphological differentiation and secondary metabolism in Streptomyces griseus. Front Biosci，2002，oct 1，7：d2045-2057.

〔8〕 Litas P，et al. Phosphate control sequences involved in transcriptional regulation of antibiotic biosynthesis. Trends Biotecnol，1990，8（7）：184-189.

第七章

抗生素生物合成基因组合创制新抗生素或其先导化合物

　　组合生物合成（combinatorial biosynthesis）或组合生物学（combinatorial biology）是指由两种以上不同来源酶系组合进行生物合成形成产物的过程，是近年发展起来的研制新型化合物的一种技术。这里所指的不同来源可以是不同菌株、不同菌株中的不同酶系或异源基因的组合。组合生物合成是在微生物次级代谢产物生物合成基因和酶学研究基础上形成的。由于微生物次级代谢产物生物合成是由多酶体系参与的，许多参与次级代谢生物合成的多酶体系是由单个分开并具明显的功能区域所组成的，因而，有针对性地对某些基因进行操作如替换、阻断、重组等，均有可能改变酶的特性，使生物合成途径发生变化，从而产生新的代谢旁路（metabolic pathway）或形成新的化合物。近年来基于对一些次级代谢产物生物合成酶系结构与功能的深入研究以及分子生物学技术的快速发展，有可能对这些多酶体系进行重组改造及调控，推动组合生物合成这一创制新化合物的新技术得到了较大的发展。组合生物合成的兴起，不仅从理论上加深了对次级代谢产物生物合成机理的研究，在实践上也开拓了人们利用微生物的多样性及可塑性有效地创制目的产物的可能性。由于微生物和次级代谢产物的多样性，加之人们已有可能从未培养及难培养的天然资源中获得有意义的基因，这些为生物合成基因的组合提供了更大的空间。如设 R 为可利用的基因数，n 为每个基因的不同等位形式（即不同微生物来源的数目），从理论上讲，经过基因组合可以构成 R^n 排列组合，即得到 R^n 个化合物。也就是说，如有 4 种同类但不同结构的化合物，其中有 4 个基因可以操作，则经过基因重组，即可形成 256 个化合物。目前，这一领域已成为世界生物技术公司研究的热点。美国于 1996 年成立了专门旨在应用组合生物合成技术研制新化合物的公司，现已成为上市公司，吸引了日本的投资，并

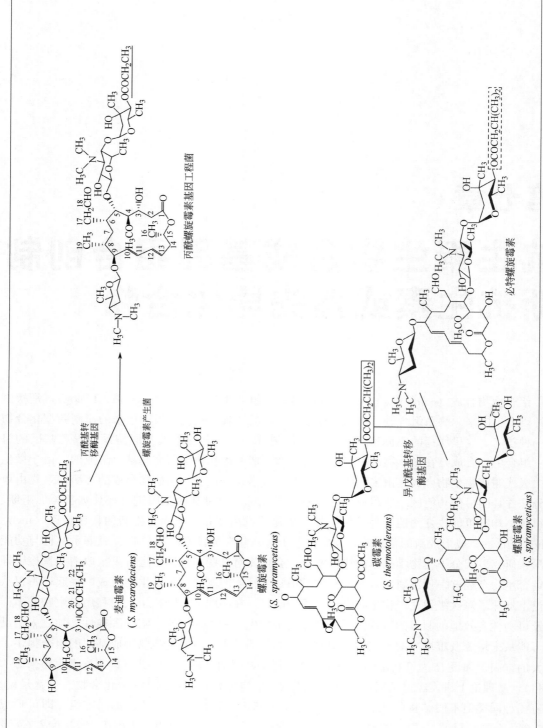

图 7-1 杂合抗生素丙酰螺旋霉素和必特螺旋霉素的形成

集中了世界链霉菌分子生物学著名科学家。我国利用麦迪霉素生物合成中丙酰基转移酶基因及碳霉素生物合成中异戊酰基转移酶基因，在螺旋霉素产生菌中表达，先后研制成功丙酰螺旋霉素和必特螺旋霉素（商品名为可利霉素）（图 7-1）。由于螺旋霉素碳霉糖的 4″-羟基被具有较长脂肪链的丙酰和异戊酰基取代，增加了其脂溶性和亲组织性，两者在体内的抗菌活性均优于临床上已广泛应用的乙酰螺旋霉素，尤其是必特螺旋霉素临床研究表明，其与大环内酯类抗生素阿奇霉素完全具有可比性，而阿奇霉素来源于红霉素，需用化学半合成的方法进行生产，必特螺旋霉素为组合生物合成基因工程菌直接发酵产物，其生产过程无需进行化学半合成加工，可避免化学污染，有利于保护环境。

　　组合生物合成可能用于创制新化合物的设想，最初起源于偶然的发现，例如曼得紫红素（mederrhodin）和二氢榴红菌素（dihydrogranatirhodin），是将放线紫红素基因片段通过质粒转入曼得霉素产生菌（*Streptomyces* sp. AM-7161）或榴菌素产生菌（*S. violaceoruber* TU22）而获得的。将竹桃霉素产生菌 *S. antibioticus* 基因文库随机转入不产生红霉素的变株（*Saccharopolyspora erythraea*），从 288 个转化子中获得了 1 个能产生生物活性物质的菌落，经鉴别，该菌株产生的活性物质为 2-去甲基红霉素。从图 7-2 中可以看出，与曼得霉素相比，在曼得紫红素结构中多了羟基，是由于放线紫红素生物合成中，羟基化酶基因（*act*V）转入其中得到表达所形成的。*S. violaceoruber* TU22 除了产生榴菌素外，还产生二氢榴菌素。而二氢榴红菌素是二氢榴菌素 C3

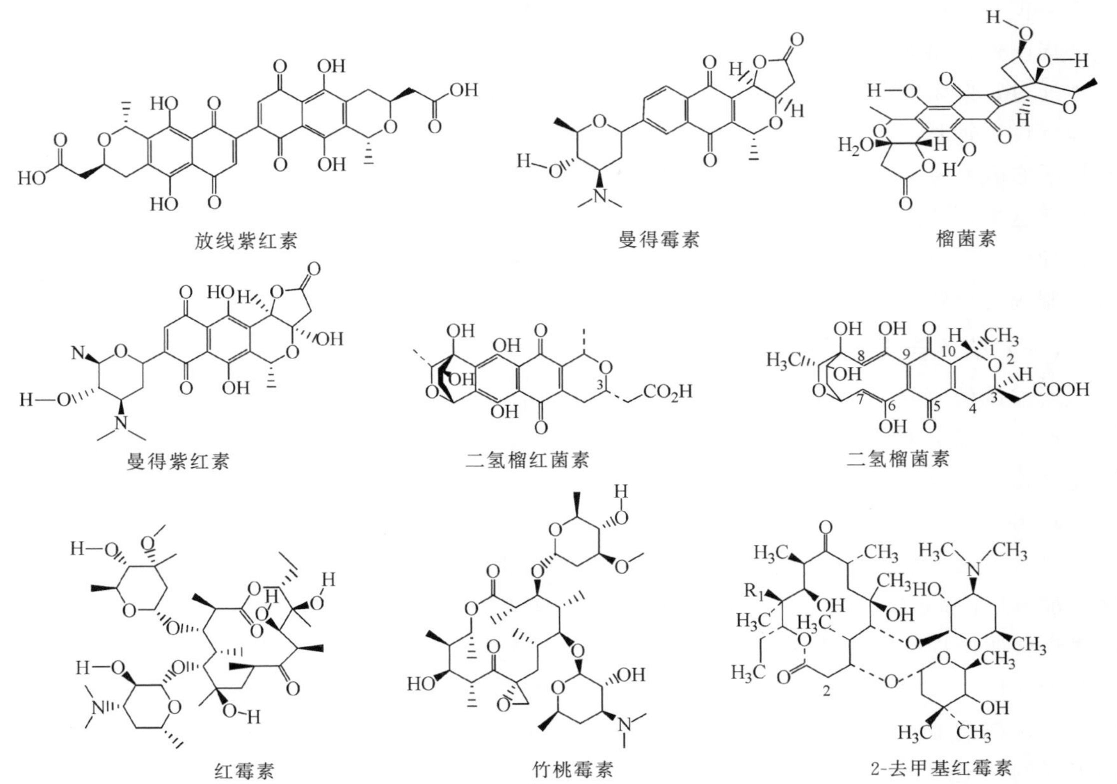

放线紫红素　　　　　　　　曼得霉素　　　　　　　　榴菌素

曼得紫红素　　　　　　　　二氢榴红菌素　　　　　　　二氢榴菌素

红霉素　　　　　　　　　竹桃霉素　　　　　　　　2-去甲基红霉素

图 7-2　杂合抗生素举例

的表异构物，C3 位具有放线紫红素的立体构型，可能是放线紫红素生物合成酶基因在榴菌素生物合成中起作用的结果。2-去甲基红霉素的形成是源于竹桃霉素产生菌中参与其聚酮体生物合成、识别丙二酰 CoA 的酰基转移酶（AT）域基因在红霉素产生菌中起作用，替代了红霉素聚酮合酶中识别甲基丙二酰 CoA 的 AT 结构域，因而导致其结构的不同，说明生物合成途径相似的抗生素生物合成基因之间可以进行重组、组合或互补产生新结构的化合物，即"杂合"抗生素。"杂合"抗生素是指由两个以上菌株生物合成酶基因介导产生的具有生物活性的化合物。这就使产生抗生素的菌种可以不一定从自然界中获得，还可以用人工的方法进行基因重组而获得。

第一节　组合生物合成的分类

一、突变组合生物合成

通过诱变筛选获得阻断在生物合成不同阶段的变株，利用不同微生物变株酶系对底物识别的宽容性和差异性，在不同微生物变株之间进行互补，或外源加入人工合成的化合物，进行转化生物合成产生新型产物的方法，称为突变生物合成。这是一种组合生物合成产生新型衍生物的最原始和易行的方法。应用这种方法，可以创造出有别于母系菌株所产生的新型抗生素。但是，诱变筛选的随机性、外源添加化合物的溶解性、细胞的通透性以及人工化学合成的局限性，将对该方法的应用产生一定的制约。分子生物学的应用，将使人们有可能有目的地通过定向阻断生物合成基因获得变株，同时，可以利用不同变株酶对底物识别的相似性和差异性进行基因组合产生新型化合物，或在变株培养过程中添加化学合成的小分子化合物，形成新的衍生物。这种依赖于涉及分子生物学操作的突变生物合成，称为突变组合生物合成。

在这里所述的突变（组合）生物合成与后面将要涉及的前体导向生物合成的区别在于，前体导向（组合）生物合成，一般不需要使用变株，是将前体直接加入培养基由菌株、细胞或酶制剂进行转化获得新型产物。

（一）前体合成相关的突变生物合成

通过诱变或分子生物学手段阻断与前体生物合成相关的基因，获得因丧失合成前体能力而不产生原抗生素的变株，在培养基中加入人工合成的或利用异源菌所产生的与原前体有别的化合物，可以形成新结构的衍生物。

1. 聚酮类抗生素

（1）雷帕霉素类抗生素　雷帕霉素、FK520 和 FK506 结构中的六氢吡啶羧酸，是一种哌啶酸（L-pipecolic acid）衍生物。哌啶酸在动植物、微生物中广泛存在，它也是多种微生物次级代谢产物的组成部分。哌啶酸结构对一些微生物次级代谢产物的生物学活性具有重要或关键作用，例如雷帕霉素和 FK506 中的哌啶酸结构部分，对其免疫抑制作用是必不可少的。雷帕霉素中的六氢哌啶羧酸来源于 L-赖氨酸，是经赖氨酸环化脱氨基酶（RapL）催化而形成的。阻断 *rapL* 基因所获得的变株，可以识别六氢吡啶的类似物五元环的羟基脯氨酸，形成脯氨酰雷帕霉素。加入 L-4-羟基脯氨酸，可以产生 4-羟基脯氨酰雷帕霉素。但是，由于五元环的羟基脯氨酸掺入后形成的雷帕霉素聚酮体，阻碍了 p450 对 C26 位的羟基化，以及随后进行的甲氧基化反应，同时还产生 4-羟基脯氨酰-26-去甲氧基雷帕霉素（图 7-3）。

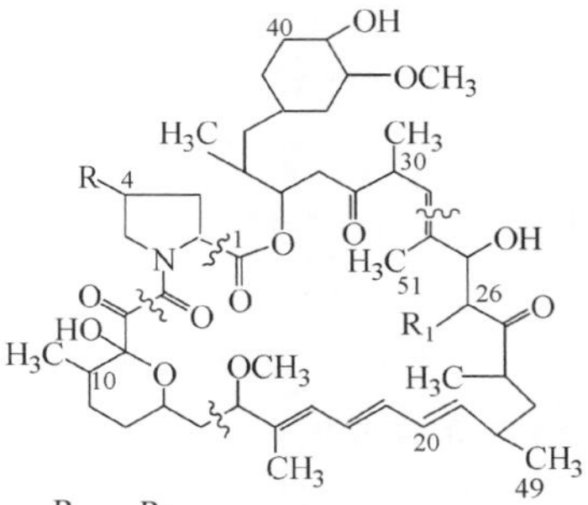

R	R_1	
H	OCH_3	脯氨酰雷帕霉素
OH	OCH_3	4-羟基脯氨酰雷帕霉素
OH	H	4-羟基脯氨酰 -26- 去甲氧基雷帕霉素

图 7-3　雷帕霉素的突变组合生物合成

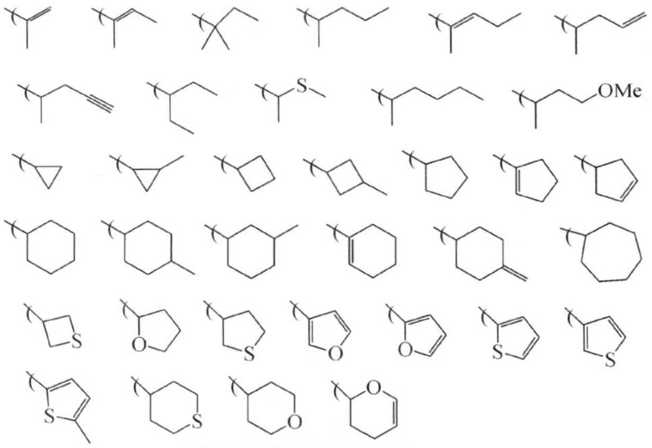

可取代甲基异丁酸的前体

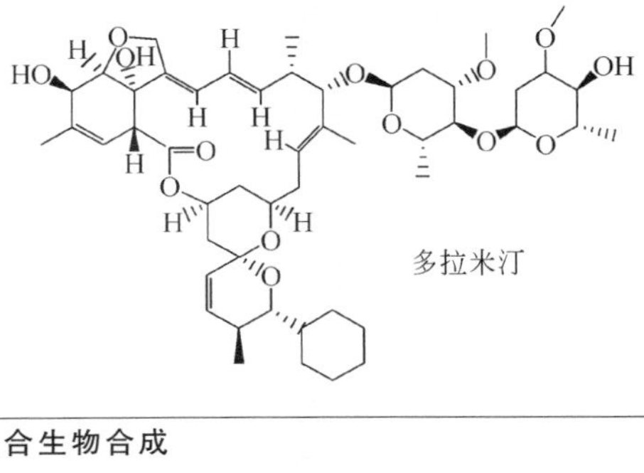

多拉米汀

图 7-4　阿维菌素的突变组合生物合成

　　（2）阿维菌素　阿维菌素的生物合成起始于带侧链的脂肪酸，如 α-甲基丁酸和异丁酸等，而它们是由支链氨基酸异亮氨酸和缬氨酸经转氨基和 α-酮酸脱氢反应形成的。阻断 α-酮酸脱氢酶（BCDH）基因，可以获得不产生阿维菌素的变株，如若外源加入非天然的侧链脂肪酸，则可形成多种阿维菌素衍生物。外源加入环己烷羧酸（CHC），则可产生多拉米汀（doramectin），如将山丘链霉菌 *S. collius* 中的 CHC-CoA 合成基因转入阿维链霉菌的阻断变株，使得突变株能够直接合成环己烷羧酸，并在外源不添加环己烷羧酸的情况下，合成多拉米汀（图 7-4）。

（3）利福霉素　利福霉素属于萘醌型安莎类抗生素，其生物合成的起始单位为 3-氨基-5-羟基苯甲酸（AHBA）。其 AHBA 合酶缺陷型变株，只能接受原型 AHBA 合成利福霉素。如果加入 AHBA 的同系物如 3-羟基苯甲酸或 3,5-二羟基苯甲酸等作为起始单位，由于它们不能形成萘醌式结构，则不能被利福霉素的 PKS 合酶识别并进行聚酮链的延长，故能获得与利福霉素完全不同的新的化合物（见第七章第二节）。

（4）肠菌素和瓦榴波霉素　肠菌素和瓦榴波霉素（wailupemycin）是由海洋链霉菌（*S. maritimus*）产生，经 PKSⅡ型合酶介导合成的。它们所含有的苯甲酸结构源于 L-苯丙氨酸，经苯丙氨酸氨基裂解酶（EncP）介导形成苯甲酰 CoA，后者直接作为 PKSⅡ合酶的前体进入聚酮体的合成。阻断 EncP 表达的变株，可以接受氟代苯甲酸、1-烯环己烷甲酸和噻吩甲酸等前体，形成肠菌素或瓦榴波霉素衍生物（图 7-5）。相对 PKSⅠ型合酶介导的聚酮体而言，PKSⅡ型合酶对外源起始单位的宽容性较小。

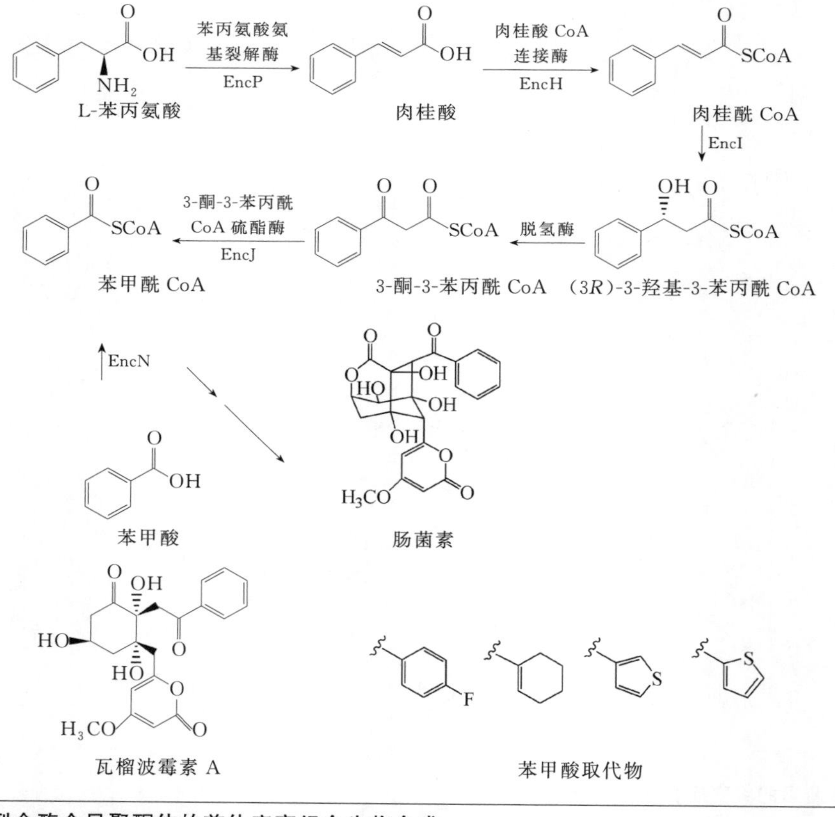

图 7-5　PKSⅡ型合酶介导聚酮体的前体突变组合生物合成

2. 氨基糖苷类抗生素

氨基糖苷类抗生素沙嘎菌素产生菌 *Micromonospora sagamiensis* 的变株，不产生

2-脱氧链霉胺，因此也不产生沙嘎菌素。在培养基中加入链霉胺，则可产生 2-羟基沙嘎菌素。丁酰苷菌素产生菌（*Bacillus circulans*）的变株，在加入 6′-*N*-甲基新霉胺和庆大霉胺 C2 的培养基中，可以产生 6′-*N*-甲基丁酰苷菌素 A 和 B（NMB-A 和 NMB-B）以及 3′,4′-二脱氧-6′-*C*-甲基丁酰苷菌素 A 和 B（DCB-A 和 DCB-B）。新霉素产生菌（*S. fradiae*）变株在加入链霉胺后，可以产生新霉素衍生物（图 7-6）。

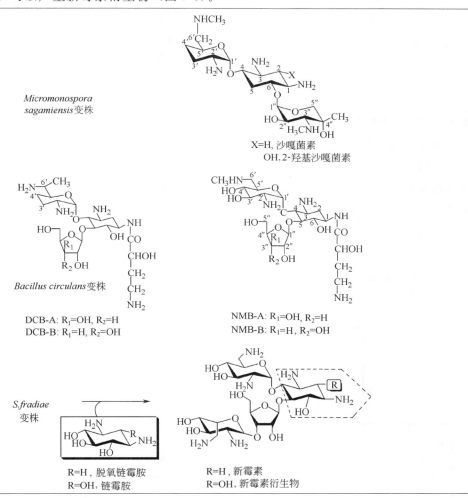

图 7-6　氨基糖苷类抗生素的突变生物合成

3. 肽类抗生素

（1）**钙依赖抗生素（CDA）**　天蓝色链霉菌（*S. coelicolor*）所产生的钙依赖抗生素 CDA，是一个酸性酯肽类抗生素，由多个非蛋白组成氨基酸和一个 2,3-环氧己酰脂肪酸侧链构成。阻断其中非蛋白组成氨基酸 4-羟基苯乙醇酸合成酶基因（*hmaS*）可以获得阻断变株，在培养基中加入氢、氟、氯及甲氧基取代的苯乙醇酸、苯乙醛酸、苯酰甘氨酸类似物，可以获得氢和氟取代的 CDA，而不能获得氯或甲氧基取代的 CDA（图 7-7）。

（2）**巴尔喜霉素**　拟无枝酸菌 *Amycolatopsis balhimycina* 产生的巴尔喜霉素主要由 β-羟基酪氨酸（Hty）、3,5-二羟基苯甘氨酸（3,5-Dpg）和 4-羟基苯甘氨酸（Hpg）组成。阻断参

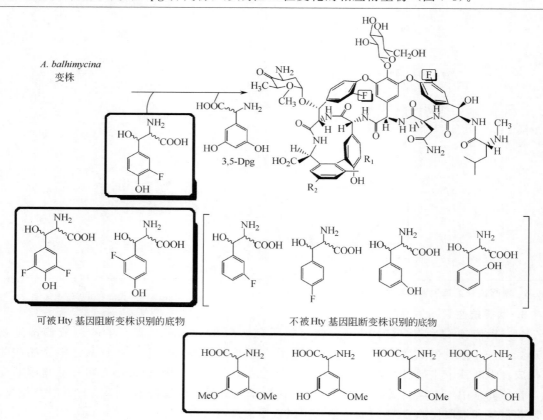

图 7-7　CDA 的突变组合生物合成

与 β-羟基酪氨酸合成的酶基因（过氧化氢酶），获得的 Hty 变株，可以 2-氟或 3,5-二氟-β-羟基酪氨酸合成相应的氟化巴尔喜霉素衍生物，而 D-酪氨酸、L-酪氨酸及缺乏 4-羟基的苯丝氨酸则不能被识别合成产物。阻断 3,5-二羟基苯甘氨酸合成酶基因变株，可以识别单羟基或羟基和甲氧基取代的 Dpg 替代物，形成在 R 位变化的相应衍生物（图 7-8）。

图 7-8　巴尔喜霉素的突变组合生物合成

4. 氨基香豆素类抗生素

氨基香豆素类抗生素如新生霉素、氯生菌素和香豆霉素 A1 等，含有氨基香豆素（B）、脱氧糖（C）和异戊二烯-4-羟基苯甲酸 DMAHB(A) 等分子部分。CloQ（异戊二烯转移酶）与合成异戊二烯-4-羟基苯甲酸的前体相关，阻断其编码基因获得的变株可以接受 3 位取代的 4-羟基苯甲酸，形成新的氨基香豆素类衍生物（图 7-9）。

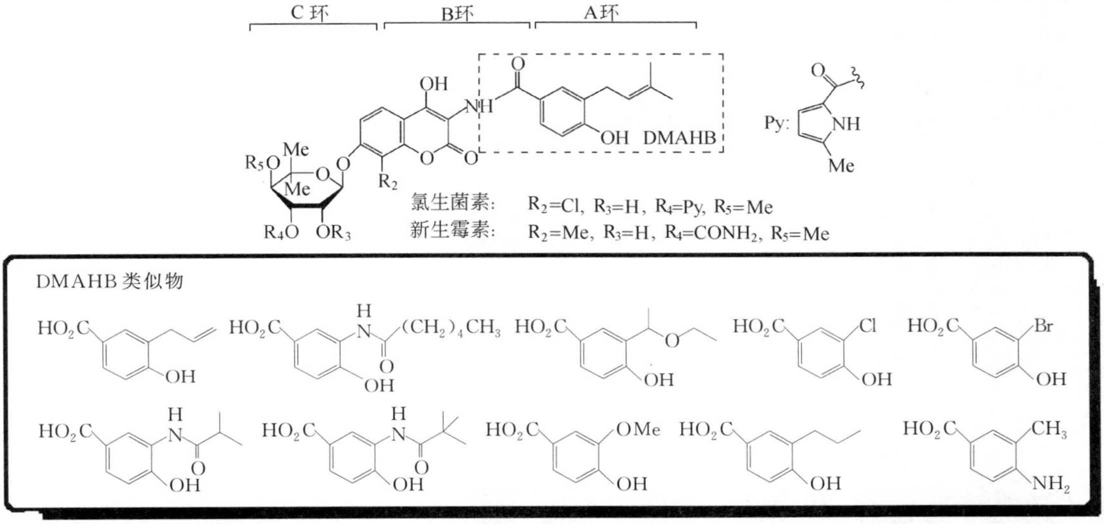

图 7-9　氨基香豆素类抗生素的突变组合生物合成

5. 核苷类抗生素

尼可霉素结构由核苷和肽基两部分组成。它是以氨基己糖醛酸为核心，通过 N-糖苷键与 4-甲酰-4-咪唑-2-酮和尿嘧啶，并通过肽键与非寻常的氨基酸 4-羟基-吡啶同型丝氨酸

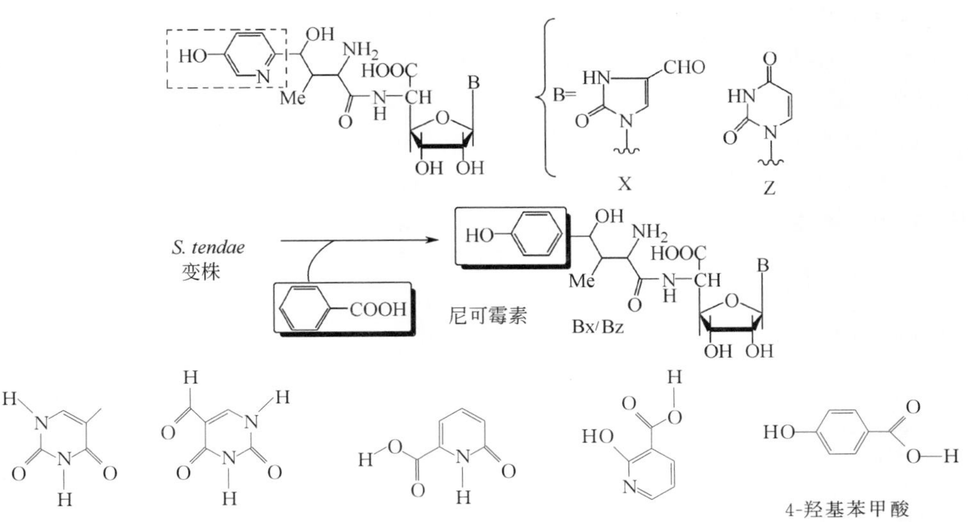

图 7-10　尼可霉素的突变组合生物合成

（尼可霉素 D）连接所组成的。L-赖氨酸、L-组氨酸、尿嘧啶是合成尼可霉素的前体。尿嘧啶和 4-甲酰基-4-咪唑啉-2-酮是尼可霉素 Z 和 X 组分的构成部分。阻断尿嘧啶合成酶基因的尼可霉素产生菌（*S. tendae*）变株，可以利用胸腺嘧啶、4-羟基甲基尿嘧啶和 5-甲酰尿嘧啶合成新的尼可霉素。阻断赖氨酸-2-氨基转移酶基因，即获得尼可霉素吡啶甲酸途径合成阻断变株。该变株可以接受 3-羟基吡啶甲酸、3-羟基甲基吡啶、6-羟基尼古丁酸和4-羟基苯甲酸作为前体合成新衍生物，但是产量极低。只有 4-羟基苯甲酸衍生物尼可霉素Bx 和 Bz 能够获得比较高的产量（图 7-10）。

又如 *S. caelestis* 产生的天青菌素，其 R 基团来源于不同的芳香酸。天青菌素的 R 基团来源于唾液酸，*S. caelestis* 酰基化酶可以识别不同的芳香酸前体，合成不同的天青菌素（图 7-11）。

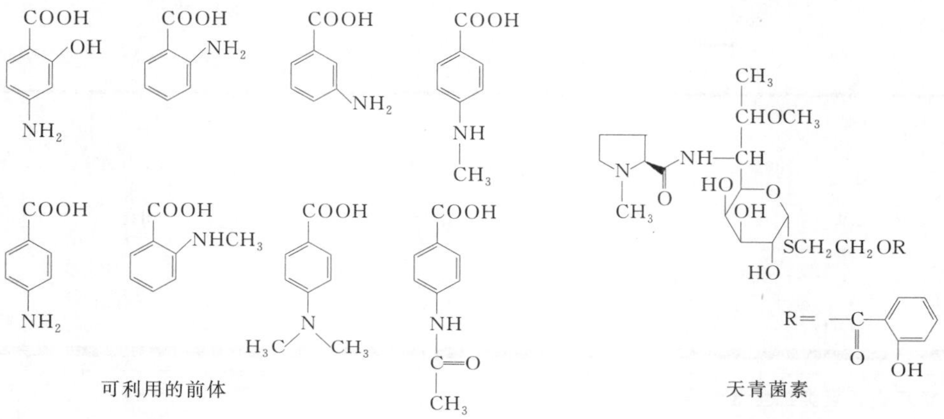

可利用的前体　　　　　　　　　天青菌素

图 7-11　天青菌素的突变组合生物合成

（二）后修饰基因阻断突变生物合成

阻断某些参与抗生素后期生物合成中的酶，如酰基化、甲基化和羟基化酶等的活性，可以获得抗生素合成的中间体，或者同一种抗生素的不同组分。有些中间体或组分本身具有良好的生物活性，或者可以作为先导化合物进行进一步的改造或修饰。

1. 庆大霉素

庆大霉素多组分抗生素中，庆大霉素 C1a 组分的生物活性最好。其重要特征是 D-葡萄糖胺为脱甲基氨基。我国科学家（赵敏教授）采用常规诱变手段，获得了产生 C1a 为主成分的庆大霉素，推断是阻断了催化 C1a 转变为 C2b 的 N-甲基化酶活性（图 7-12）。

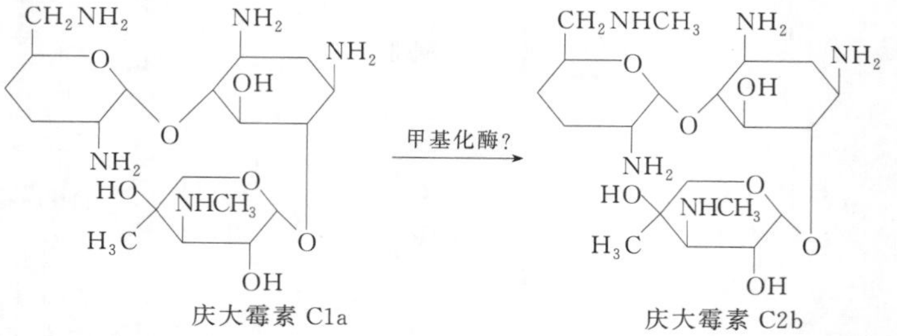

庆大霉素 C1a　　　　　　　　　庆大霉素 C2b

图 7-12　庆大霉素 C1a 的突变生物合成

2. 磷内酯霉素

磷内酯霉素（PLM）具有抗真菌及抗肿瘤活性，其结构比较特殊，含有 α 和 β-非饱和内酯 δ-内酯、氨基、磷脂、共轭二烯和环六烷等结构。磷内酯霉素生物合成是以环己烷羧酸作为起始单位，由 PKS I 合酶介导进行的。磷内酯霉素多种组分（A～F）的区别在于，起始单位环己烷羧酸的 R 修饰基团不同，除了 B 组分以外，它们均为在 C18 位羟基取代的羧酸酯。阻断酰基化酶的活性，产生 PLMG 中间体的变株，加入不同的羧酸前体，可以获得其在 R 位的不同衍生物；同时阻断 PLM C18 位的羟基化酶（PlmS2）活性，可以提高磷内酯霉素 B 组分产量达 9 倍以上（图 7-13）。

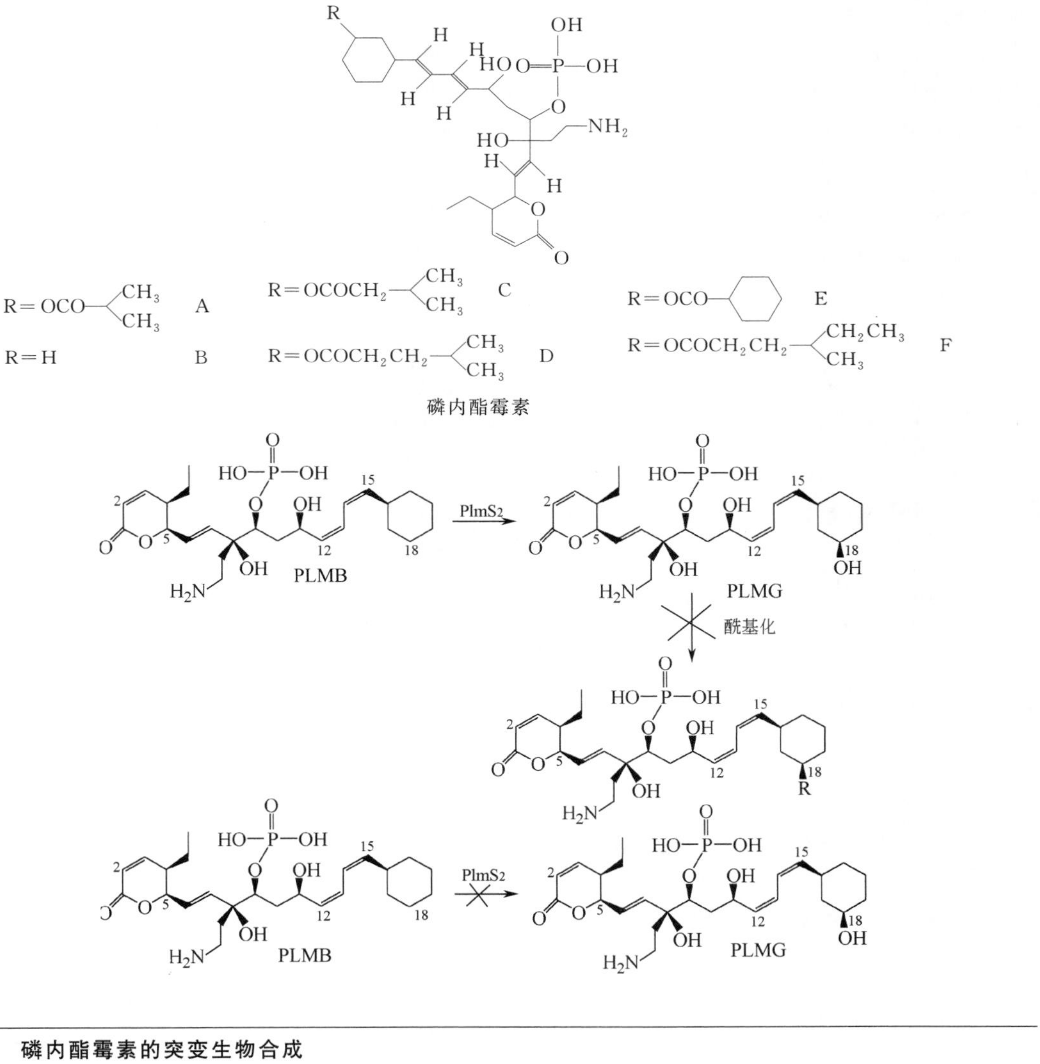

图 7-13　磷内酯霉素的突变生物合成

（三）利用糖苷转移酶进行突变组合生物合成

糖基在微生物产物的生物活性中起着重要作用。糖基化酶在次级代谢生物合成中具有较高的宽容性。因此,利用糖基化酶进行微生物产物新衍生物的改造,可以避免化学合成法糖基化反应中需要进行基团保护的烦琐步骤,因而具有明显的优越性。由于糖基的生物合成和转移涉及诸多的酶系,因此,采用全细胞制剂或微生物转化进行糖基化反应比较简便易行。糖苷转移酶在聚酮类、氨基糖苷类、糖肽类的组合生物合成中广泛应用。例如螺旋霉素和泰洛菌素,由于其聚酮体起始单位的差异,所形成的聚酮体结构有差别,并且,修饰聚酮体的糖基转移酶也不同。然而,由于它们的聚酮体存在相似性,各自的糖基转移酶均能识别有差异的聚酮体。利用不产生聚酮体(普拉特内酯Ⅱ)的螺旋霉素变株,该菌株仍具有福洛糖、碳霉糖、碳霉氨糖转移酶的活性,在其中加入泰洛菌素的聚酮体(原泰洛内酯),可以产生具有泰洛菌素聚酮内酯和螺旋霉素三个糖基化的杂合抗生素池美拉霉素(chimeramycin)。如果使用只产生原泰洛内酯的泰洛菌素产生菌变株,与不产生聚酮体的螺旋霉素产生菌进行共培养,同样也可以产生池美拉霉素。利用一些酶抑制剂阻断生物合成某个途径,也可获得变株用于突变生物合成。如浅蓝菌素是脂肪酸合成的特异性抑制剂,可以阻断参与脂肪酸合成中的 β-酮酰基合成酶,由于聚酮体的合成与脂肪酸类似,在低浓度时同样可以阻断聚酮体的合成。在螺旋霉素培养液中加入一定量的浅蓝菌素,可以抑制普拉特内酯Ⅱ生成,与形成原泰洛内酯的变株共培养也可以形成池美拉霉素。同样的原理,在 14 元环大环内酯类抗生素那波霉素产生菌阻断变株中加入 16 元环普拉托内酯中间体,可以产生 5-O-去红霉糖胺

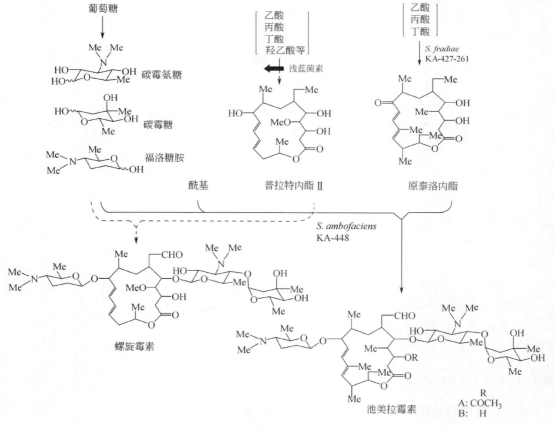

图 7-14

普拉托霉素；将那波内酯加入普拉托霉素产生菌（*S. platensis*），可以产生 5-*O*-红霉糖胺那波内酯；将红霉内酯 A-肟加入竹桃霉素产生菌（*S. antibioticus*），可以产生 5-*O*-竹桃霉糖苷-*O*-去红霉糖胺-红霉内酯 A-肟等；将有效霉胺 A 加入 *Rhodotorula marina* 中，可以被糖基化产生有效霉素 A（图 7-14）。

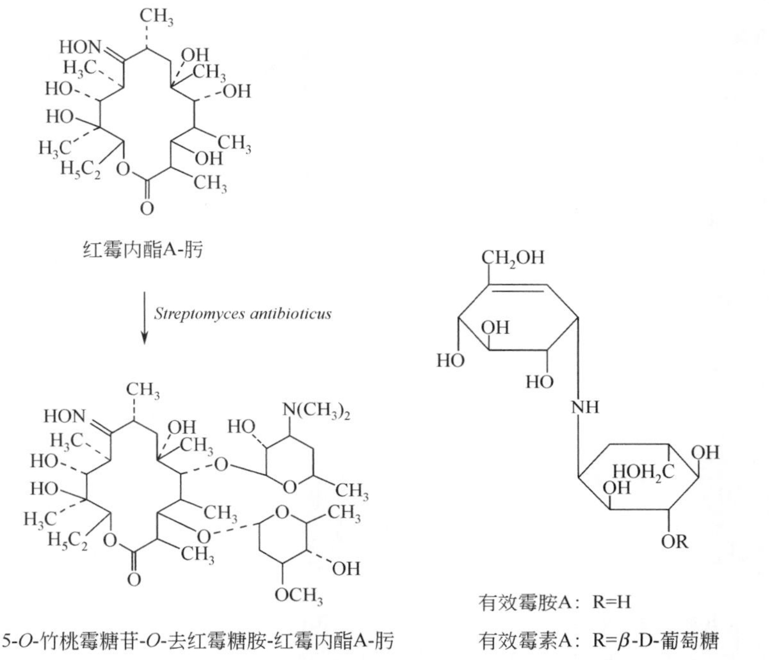

红霉内酯A-肟

Streptomyces antibioticus

5-*O*-竹桃霉糖苷-*O*-去红霉糖胺-红霉内酯A-肟

有效霉胺A：R=H
有效霉素A：R=β-D-葡萄糖

图 7-14（续） 利用糖基化酶进行突变组合生物合成

二、前体导向生物合成

直接在培养基中添加抗生素生物合成前体类似物，通过微生物酶反应进行新抗生素衍生物合成的方法，称为前体导向生物合成。尤其是当前体供应在该抗生素产生菌中是一种限制性因素时，可以取得更加明显的效果。这是一种传统的前体导向生物合成方法。如利用卤化过氧化酶在培养基中加入卤素（溴化物），可以取代原化合物中的氯原子，生成溴化物衍生物如金霉素、氯丝菌素、灰黄霉素、卡尔里霉素、硝吡洛菌素、氯从梗菌素、氯青霉抗生素、瑞贝卡霉素等（图 7-15）。通常由于氟化物或碘化物对微生物具有毒性，很难得到氟化或碘化的衍生物。但是在粗俗霉素产生菌 *S. hygroscopicus* A-5294 培养基中加入正氟苯甲酸、间氟苯甲酸、对氟苯甲酸或 3,4-二氟苯甲酸，可以得到相应的衍生物；在 *S. parvulus* 培养基中加入 5-氟色氨酸，可以获得 7-氟化的放线菌素 D（图 7-16）。也可以通过在培养基中加入甲硫氨酸或乙硫氨酸（后者可以作为乙基的供体，同时也是甲硫氨酸的抑制剂）进行甲基化或乙基化，如林可霉素的甲基化或乙基化和四并菌素 C 的去甲基化或去乙基化（图 7-17）。

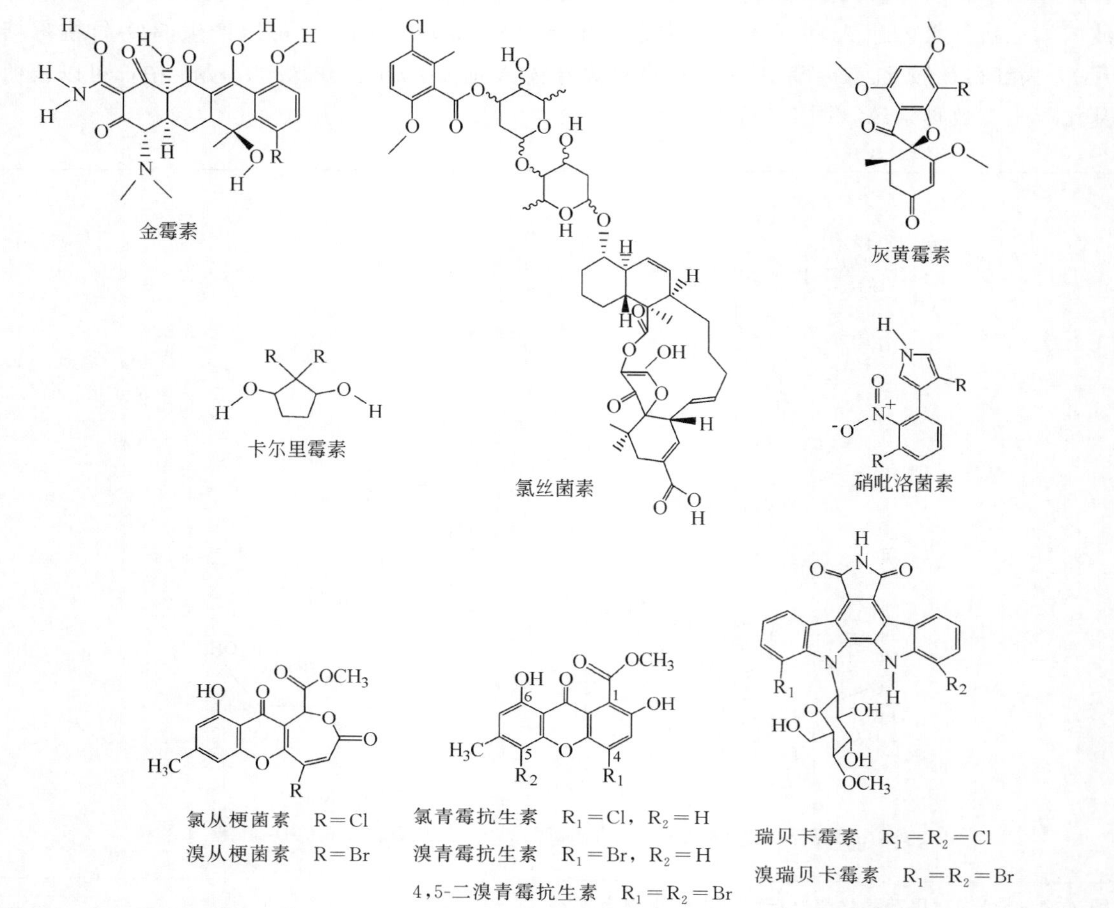

金霉素

卡尔里霉素

氯丝菌素

灰黄霉素

硝吡洛菌素

氯从梗菌素　　R＝Cl
溴从梗菌素　　R＝Br

氯青霉抗生素　　R₁＝Cl，R₂＝H
溴青霉抗生素　　R₁＝Br，R₂＝H
4,5-二溴青霉抗生素　　R₁＝R₂＝Br

瑞贝卡霉素　　R₁＝R₂＝Cl
溴瑞贝卡霉素　　R₁＝R₂＝Br

图 7-15　卤化过氧化酶介导的前体导向生物合成

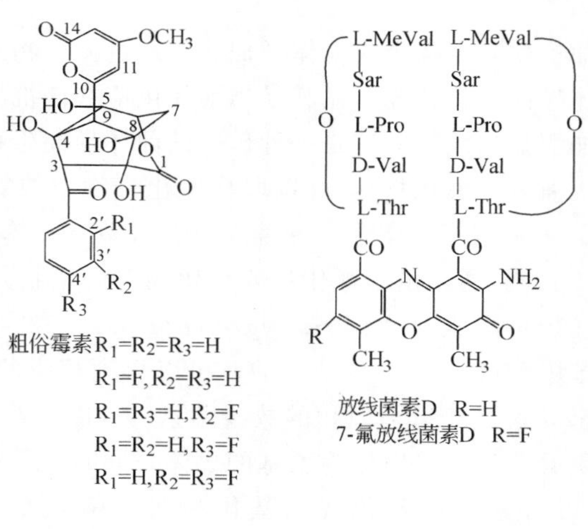

粗俗霉素 R₁＝R₂＝R₃＝H
　　　　R₁＝F，R₂＝R₃＝H
　　　　R₁＝R₃＝H，R₂＝F
　　　　R₁＝R₂＝H，R₃＝F
　　　　R₁＝R₂＝H，R₃＝F
　　　　R₁＝H，R₂＝R₃＝F

放线菌素D　R＝H
7-氟放线菌素D　R＝F

图 7-16　氟化前体导向生物合成

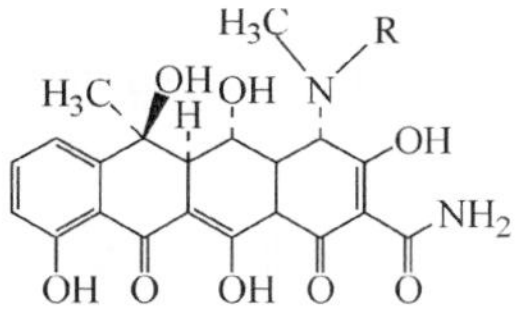

土霉素：R＝CH₃

N-甲基乙基土霉素：R＝CH₂CH₃

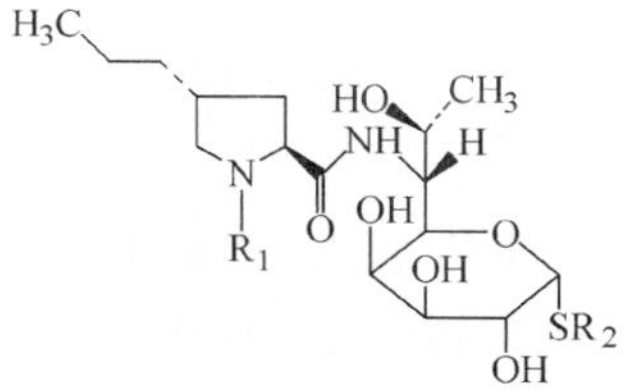

林可霉素：R₁＝R₂＝—CH₃

N,S-去甲基-N,S-二乙基林可霉素：

　　R₁＝R₂＝CH₂CH₃

S-去甲基-S-乙基林可霉素：

　　R₁＝CH₃，R₂＝CH₂CH₃

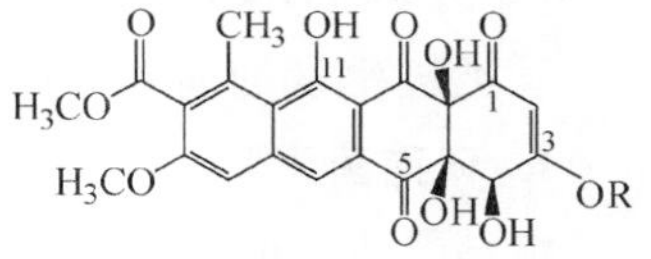

四并菌素 C：R＝CH₃

3-去甲基-3-乙基四并菌素 C：

　　R＝CH₂CH₃

图 7-17　甲基或乙基化前体导向生物合成

为了克服细胞膜对某些前体具有通透障碍的缺陷，可以应用无细胞提取液进行酶的转化，也可以应用酶抑制剂阻断某些菌株中的合成途径，以期获得产生并积累特定前体的菌株，与另一具有相似合成途径的菌株进行共培养，形成新的杂合抗生素。在了解生物合成基因结构与功能的基础上，有可能通过基因操作，获得特定生物合成靶点阻断变株，以实施前体导向组合生物合成。

（一）聚酮类抗生素

聚酮合酶底物的非特异性，主要在于识别起始单位的宽容性和聚酮体形成后修饰酶的非特异性。如 3-氨基-5-羟基苯甲酸 （AHBA）是安莎类抗生素生物合成的前体，当以 15mmol/L 浓度将 AHBA 类似物——3-氨基苯甲酸加入安莎三烯 A 产生菌（S. collinus）培养基中，可以产生 20,23-二脱氧安莎三烯 B （图 7-18）。

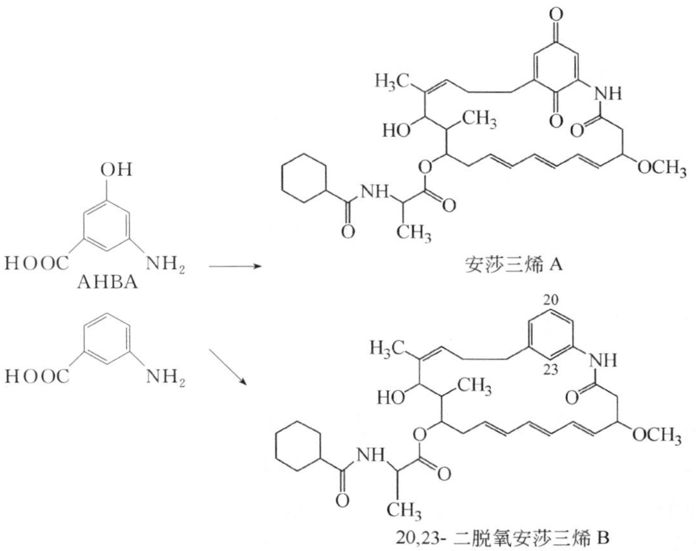

图 7-18　安莎三烯类的前体导向生物合成

（二）肽类抗生素

肽类抗生素的前体导向生物合成，主要集中于肽类抗生素中非蛋白组成氨基酸的改造。

1. 环孢菌素

由真菌 *Tolypocladium inflatum* 产生的环孢菌素是由 11 个氨基酸组成的环肽，至少含有 25 个组分。其中，A 组分目前已在临床上得到广泛的应用。在培养基中加入 DL-α-氨基丁酸，可以提高 A 组分含量。加入不同的氨基酸，如 L-β-环己烷酰丙氨酸（MeCyclohexylala）、烯丙基甘氨酸（allylgly）、D-丝氨酸（D-Ser）、L-苏氨酸（L-Thr）、L-缬氨酸（L-Val）、L-正缬氨酸、3-氟-D-丙氨酸（3-F-D-Ala）等，可以得到在 1、2、5、8、11 位改变的环孢菌素衍生物（图 7-19）。

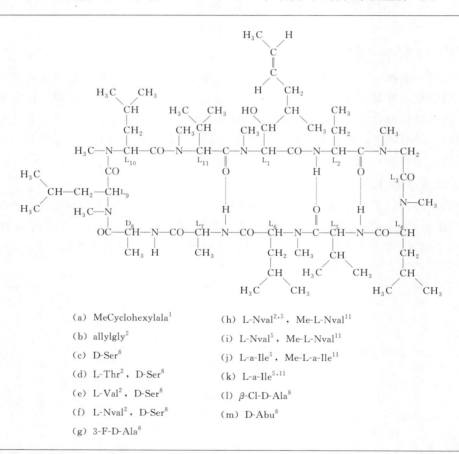

 （a）MeCyclohexylala[1]   （h）L-Nval[2,5]，Me-L-Nval[11]

 （b）allylgly[2]   （i）L-Nval[5]，Me-L-Nval[11]

 （c）D-Ser[8]   （j）L-a-Ile[5]，Me-L-a-Ile[11]

 （d）L-Thr[2]，D-Ser[8]   （k）L-a-Ile[5,11]

 （e）L-Val[2]，D-Ser[8]   （l）β-Cl-D-Ala[8]

 （f）L-Nval[2]，D-Ser[8]   （m）D-Abu[8]

 （g）3-F-D-Ala[8]

图 7-19　环孢菌素的前体导向生物合成

2. 曲利星

Aspergillus alliaceus 产生的曲利星（Ⅰ、Ⅱ、Ⅲ）是以色氨酸、两个氨基苯甲酸和亮氨酸为前体合成的，氨基苯甲酸是由色氨酸代谢而产生的。利用产生菌的洗涤菌丝，在培养基中加入 D/L-5 或 6-氟色氨酸、D/L-7-氮杂色氨酸、D/L-5 或 6-甲基色氨酸、α-D/L-环己基甘氨酸、D/L-3-甲基烯丙基甘氨酸、L-异亮氨酸、L-正亮氨酸、甲硫氨酸、乙硫氨酸、α-L-苯甘氨酸、D/L-烯丙基甘氨酸、D/L-5-三氟亮氨酸、D/L-2-(3-环戊酰甘氨酸) 甘氨酸等，可以形成 20 种曲

利星I衍生物、R_1 和 R_2 改变的曲利星II以及 R_1、R_2 和 R_3 改变的曲利星III衍生物（图 7-20）。

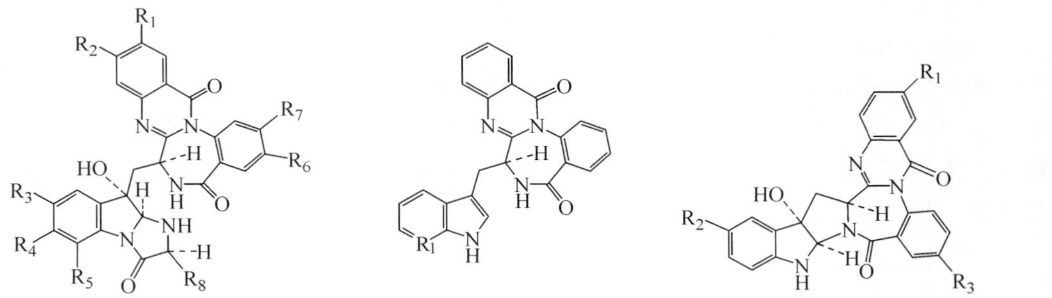

I　R_1：F、CH_3；R_2：F；R_3：F；R_4：F；R_5：CH_3；R_6：F、
CH_3；R_7：F；R_8：$CH_2CH(CH_3)_2$、$CH_2CH(CH_3)CF_3$、
$CH_2C(CH_3)=CH_2$、$CH_2CH_2CH_3$、$CH_2CH=CH_2$、环
戊酰、环己酰、苯酰、$CH_2CH_2SCH_2CH_3$、$CH(CH_3)CH_2CH_3$、
$CH_2CH_2CH_3$、$CH_2CH_2SCH_3$

II　R_1：$C—CH_3$，N

III　R_1：H、F、R_2：F

曲利星　　A I　$R_1 \sim R_7 = H$；$R_8 = CH_2CH(CH_3)_2$
　　　　　C II　$R_1 \sim R_2 = CH$
　　　　　E III　$R_1 \sim R_3 = H$

图 7-20　曲利星的前体导向生物合成

3. 去铁敏

橄榄链霉菌 *Streptomyces olivaceus* 产生的去铁敏，是由 3 个分子的 1-氨基-5-羟基氨基戊烷与三个琥珀酸分子组成的。L-赖氨酸是前者的前体，加入天然产物 L-鸟氨酸、1,4－二氨基丁烷、1,6-二氨基己烷、1,5-二氨基乙醚、N-甘氨酰乙二胺或人工合成的不同前体，进行组合可以产生多种新衍生物（图 7-21）。

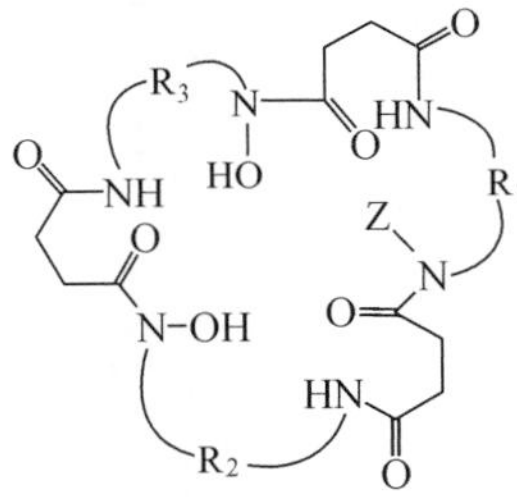

去铁敏　$R_1 \sim R_3 = —(CH_2)_5—$，Z＝OH 天然产物

人工合成：

1. $R_1 = —(CH_2)_5—$；R_2，$R_3 = —(CH_2)_4—$；$R_1 \sim R_3 = —(CH_2)_4—$

2. $R_1 = —(CH_2)_2—S—(CH_2)_2—$；$R_2$，$R_3 = —(CH_2)_5—$；
　R_1，$R_2 = —(CH_2)_2—S—(CH_2)_2—$；$R_1 \sim R_3 = —(CH_2)_2—S—(CH_2)_2—$

3. $R_1 = —(CH_2)_6—$；R_2，$R_3 = —(CH_2)_5—$；R_1，$R_2 = —(CH_2)_6—R_3 = —(CH_2)_5—$

4. $R_1 = —CH_2(C=O)NH—(CH_2)_2—$

S 可以用 O 代替

图 7-21　去铁敏的前体导向生物合成

（三）糖苷类抗生素前体导向生物合成

S. paulus 产生的保洛霉素是一类含二羟基苯醌 *C*-糖苷类抗生素。其不同组分的差别在于糖苷羟基化的酰基不同，可以分为 A、B、C 三种组分。A 组分是利用异亮氨酸或 2-甲基丁酸合成的，B 组分是利用缬氨酸或异丁酸合成的。在加入异亮氨酸的培养基中主要形成 A 组分，在添加缬氨酸的培养基中主要形成 B 组分，而在添加甲硫氨酸的培养基中可以产生 C 组分，后者的形成是由于甲硫氨酸通过 α-酮丁酸代谢途径提供了丙酸的供体所致（图 7-22）。

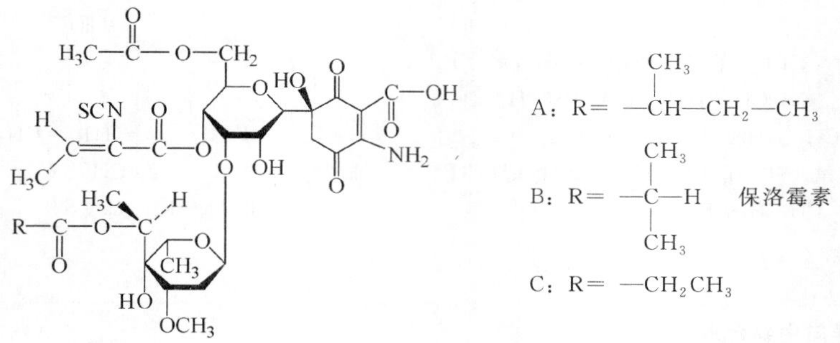

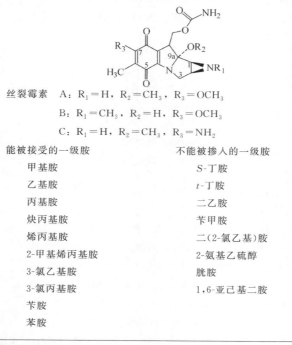

图 7-22　保洛霉素的前体导向生物合成

丝裂霉素　A：$R_1 = H$，$R_2 = CH_3$，$R_3 = OCH_3$
　　　　　B：$R_1 = CH_3$，$R_2 = H$，$R_3 = OCH_3$
　　　　　C：$R_1 = H$，$R_2 = CH_3$，$R_3 = NH_2$

能被接受的一级胺	不能被掺入的一级胺
甲基胺	S-丁胺
乙基胺	t-丁胺
丙基胺	二乙胺
炔丙基胺	苄甲胺
烯丙基胺	二(2-氯乙基)胺
2-甲基烯丙基胺	2-氨基乙硫醇
3-氯乙基胺	胱胺
3-氯丙基胺	1,6-亚己基二胺
苄胺	
苯胺	

图 7-23　丝裂霉素的前体导向生物合成

（四）其他类抗生素前体导向生物合成

1. 丝裂霉素

丝裂霉素的生物合成来源于 3-氨基-5-羟基苯甲酸、D-葡萄糖胺、L-甲硫氨酸和精氨酸或瓜氨酸衍生的氨甲酰磷酸组成。其 C 组分 C7 位的氨基来源于一级胺，在 *S. caespitosus* 培养基中加入一些一级胺可以形成两类丝裂霉素，一类为 C7 位改变的丝裂霉素，另一类除了 C7 位改变以外，并且在 C9a 位为类似 B 组分的羟基和氮丙啶环上的甲基。图 7-23 中归纳了可以被接受或不能被掺入的一级胺。

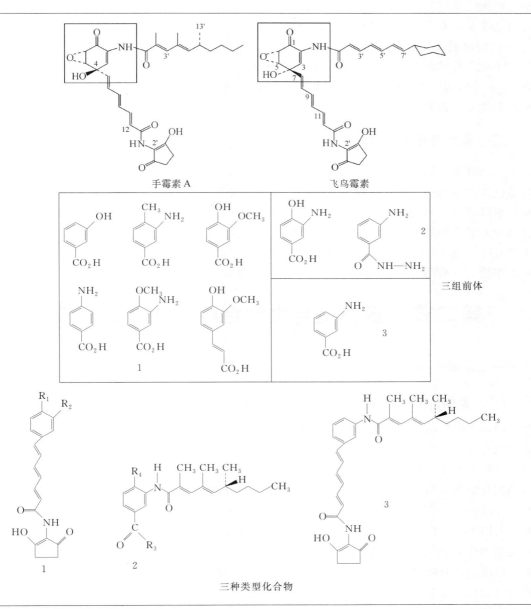

图 7-24　手霉素类的前体导向生物合成

2. 手霉素

手霉素家族类抗生素生物合成起始于 mC_7N 单位，是以 3-氨基-4-羟基苯甲酸（3,4-AH-BA）为前体合成的抗生素。由 PKS 合酶介导进行聚酮链的延长，形成具 C13′手性的侧链，同时，形成的三烯链由酰胺合酶介导与氨基戊酮（C_5N）相连。由于 PKS 合酶与酰胺合酶的宽容性，在其产生菌（*S. parvulus*）中加入较高浓度（20mmol/L 以上）的图 7-24 中所示的三组化合物，可产生三种不同类型的化合物。第一种类型为保持 C_5N 分子部分在聚酮链起始单位的变化；第二种类型改变的前体只与手性的侧链相连；而第三种类型的化合物基本保持原手霉素的结构类型，为其衍生物。

3. 吲哚霉素

吲哚霉素是由色氨酸、精氨酸和甲硫氨酸组成的。在 *S. griseus* 培养基中加入 5-甲氧基或 5-羟基色氨酸，可以形成 5-甲氧基或羟基吲哚霉素（图 7-25）。

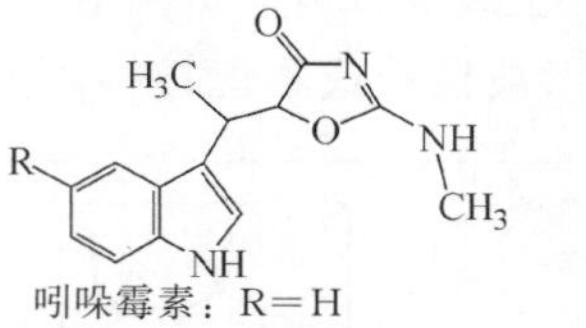

吲哚霉素：R＝H

5-甲氧基吲哚霉素：R＝OCH₃

5-羟基吲哚霉素：R＝OH

图 7-25　吲哚霉素的前体导向生物合成

三、基因组合生物合成

真正意义上的或现代科学所指的组合生物合成，是在基因水平进行组合，改造原产生菌的染色体，以获得新的衍生物或化合物。基因组合生物合成是以天然产物生物合成过程为基础，通过研究各种酶系及其编码基因在不同代谢产物天然合成过程中的作用，将基因重新组合改变酶对底物的识别性，形成新的代谢中间体，进而合成新结构的化合物。这种新组合之所以可行，是基于微生物次级代谢产物的多样性、参与合成酶对底物的宽容性和特异性及其可操作性。本章第二节将分类阐述组合生物合成的原理及其应用。

第二节　基因组合生物合成的原理及其应用

一、聚酮合酶（PKS）Ⅰ型

（一）聚酮合酶（PKS）Ⅰ型的结构与组成

PKSⅠ型酶的分子量为 $100000 \sim 10000000$，是一个大的包含所有活性位点、具有多个蛋白域的多酶体系，与脂肪酸合成酶 FAS 相似。PKSⅠ型多为模块式结构，含有多拷贝的活性位点，每个活性位点在催化过程中只使用一次。这类 PKS 催化大环内酯类、聚醚类、多烯类及安莎类的生物合成。图 7-26 展示了 PKSⅠ型典型代表红霉素生物合成的 PKSⅠ型模块式结构。合成红霉素的 PKS 合酶为一个六聚体复合酶，由三个同型二聚体多结构域的多肽 DEBS1、DEBS2、DEBS3 组成，每个多肽包含两个模块或所谓模块（module）。每个模块至少含有 β-酮酰基硫酯合成酶（KS）、酰基转移酶（AT）和酰基携带蛋白（ACP）域。某些模块中还有特异性组合的酮基还原酶（KR）、脱水酶（DH）、烯醇还原酶（ER）和硫酯酶（TE）。每个模块为一个完整的折叠蛋白，独立行使其功能。6-脱氧红霉内酯（6-dEB）由丙酰辅酶 A 和 6 个甲基丙二酰辅酶 A 延伸单位组成。在模块 1 的 N 端有一个称为荷载域

(loading domain) 的 AT 和 ACP 域，以丙酰辅酶 A 为起始单位，通过 ACP 泛酰基，转移至模块 1 的 KS1 半胱氨酰活化位点。模块 1 AT1 酰基转移酶载有甲基丙二酰辅酶 A，通过 ACP1 硫氢键，KS1 脱羧缩合，将丙酰辅酶 A 与甲基丙二酰辅酶 A 合成为 2-甲基-3-酮-5-碳酰-ACP 硫酯，后者经 KR1 还原形成二酮体酯，再转移至第二模块 KS2。这样的过程重复，将碳链延长至组成 14 碳聚酮体，模块 1、2、5 和 6 中含有 KR 域，模块 4 中含有 KR、DH 和 ER 域。DEBS 3 C 端有 TE 域参与 14 碳链聚酮体的完成及环化，形成 6-脱氧红霉内酯 (6-dEB)。在模块型 PKS 合酶介导的聚酮体合成中，各个模块的 AT 结构域决定构建聚酮体的单位。而在与模块中的 KR、DH 和 ER 结构域的组合中，决定聚酮体酮基的还原化程度和立体构型。PKS I 型酶基因结构还包含在雷帕霉素、阿维菌素、螺旋霉素、泰洛菌素以及利福霉素等产生菌中。此外，从日益增多的海洋资源、稀有微生物资源及无需进行培养的土壤生物资源中，发现多种结构类型的聚酮体合成基因，由于它们的结构相似、功能相似，从而为聚酮体的组合生物合成提供了广阔的平台。

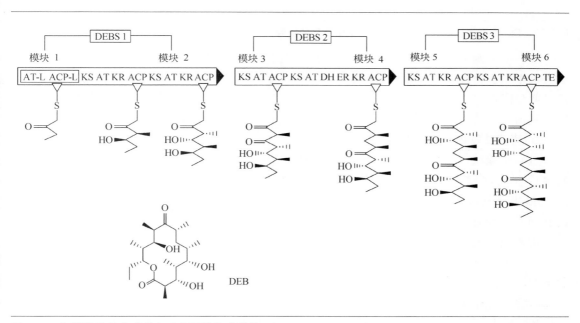

图 7-26 红霉素生物合成的 PKS I 型模块式结构

（二）PKS I 型合酶各结构域的特异性

1. 荷载域

加载参与聚酮体合成的起始单位并启动其合成的酶结构域称为荷载域。PKS I 型合酶参与聚酮体合成的起始，由荷载域中的 AT-ACP 介导，其机理可能有三种情况：①起始脂肪酰以 CoA 酯的形式经 AT 酰基转移酶与 ACP 结合（图 7-27A）；②起始单位是以二羧酸 CoA 形式经 AT 与 ACP 结合，并由与 KS 酮酰基合酶类似但具有谷氨酰胺活性位点的 (KSQ) 结构域进行脱羧反应（图 7-27B）；③在以芳香脂肪酸为起始单位时，是由类似于辅酶 A（CoA）的连接酶（CoL），利用 ATP 使酰基腺苷化并与 ACP 结合（图 7-27C）。由于荷载域中 AT 识别底物的差异，可以产生不同的起始单位，形成不同的聚酮体化合物。

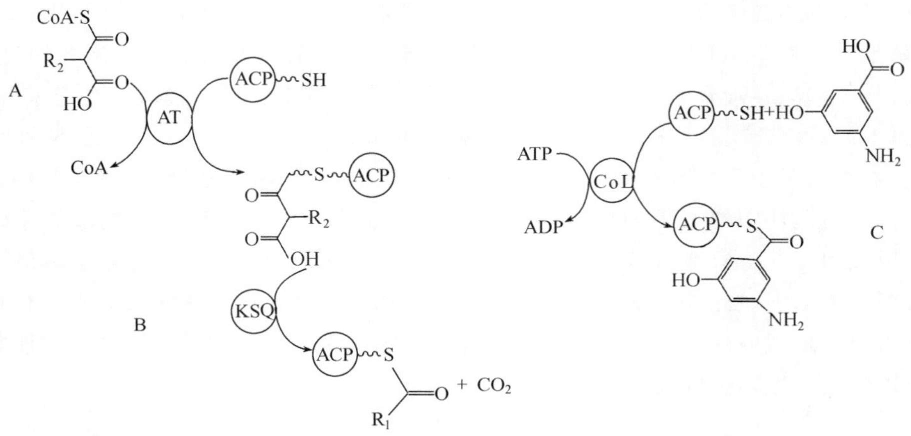

图 7-27　PKSⅠ型中三种荷载域介导起始单位活化的机制

AT-ACP 荷载域的结构，在 PKSⅠ介导的抗生素生物合成中决定其起始单位，但它在这类抗生素生物合成中并非是必需的，如果将红霉素产生菌 AT_L-ACP_L 荷载域缺失，尽管产量明显降低，仍能产生红霉素。说明 KS1 能直接利用外源丙酰辅酶 A 或可催化自身的底物甲基丙二酰辅酶 A 的脱羧反应，产生丙酰 CoA 进行 6-dEB 的合成。

2. 荷载域基因组合生物合成

（1）荷载域的缺失　利用缺失荷载域的红霉素 PKS 合酶中 KS1 仍能直接接受外源起始单位合成红霉内酯衍生物的特点，可以创造新的红霉素的衍生物。近年研究表明，N-乙酰半胱氨酸（NAC）等酰基 CoA 可以取代甲基丙二酰 CoA，能很好地被红霉素产生菌利用。外源加入不同酰基硫酯前体物，可以在 R_1 位形成不同基团取代的红霉内酯，进而合成新型红霉素衍生物（图 7-28）。

然而也有例外，如 3-氨基-5-羟基苯甲酸（AHBA）为地中海拟无枝酸菌产生利福霉素的起始物，若将 AHBA 合成酶失活，该菌仍能利用外源的 AHBA 合成利福霉素，但若加入非正常起始物如 3-羟基苯甲酸或 3,5-二羟基苯甲酸，则只能产生中间体（图 7-29），而不能进一步合成利福霉素，表明利福霉素 PKS 合酶中其他单元对非正常底物的识别有一定的限度。

（2）荷载域的置换　利用荷载域 AT-ACP 域对底物的宽容性，可以改变起始单位以合成不同的衍生物，例如用阿维菌素 AT_L-ACP_L 域替代红霉素的 AT-ACP 域，可以产生以异丁酸为起始物的红霉素衍生物。由于有许多支链羧酸可以成为阿维菌素的前体，因此利用阿维菌素 AT_L-ACP_L 域广泛的底物特异性，可以获得多种红霉素衍生物。

泰洛内酯和普拉特内酯是泰洛菌素和螺旋霉素等 16 元环大环内酯的配糖体。泰洛菌素是以丙酰 CoA 为起始单位，甲基丙二酰 CoA 为延伸单位；螺旋霉素是以乙酰 CoA 为起始单位，丙二酰辅酶 A 为延伸单位。以泰洛菌素 AT_L-ACP_L 域取代螺旋霉素的 AT_L-ACP_L 域，在螺旋霉素产生菌中，能够合成以泰洛菌素荷载域介导和以丙酰 CoA 为起始物的螺旋霉素衍生物（图 7-30），说明泰洛菌素的荷载域在异源中得到表达。

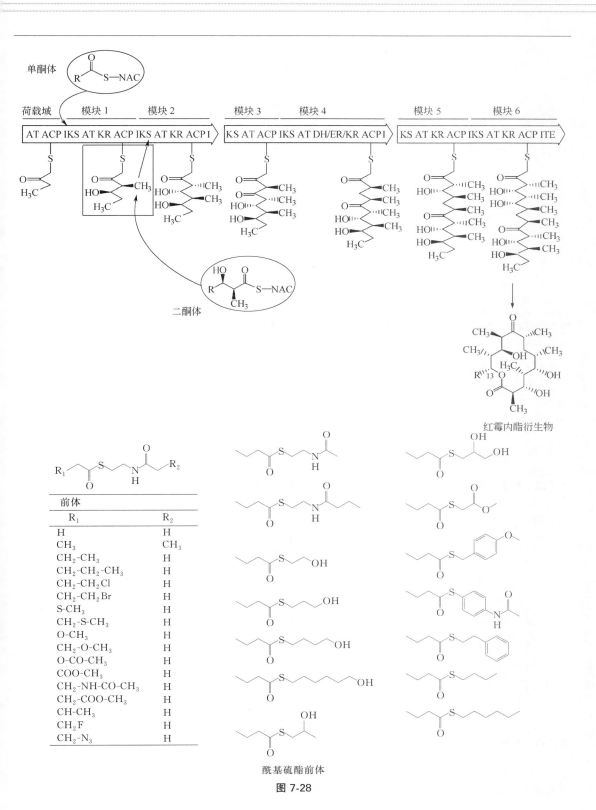

酰基硫酯前体

图 7-28

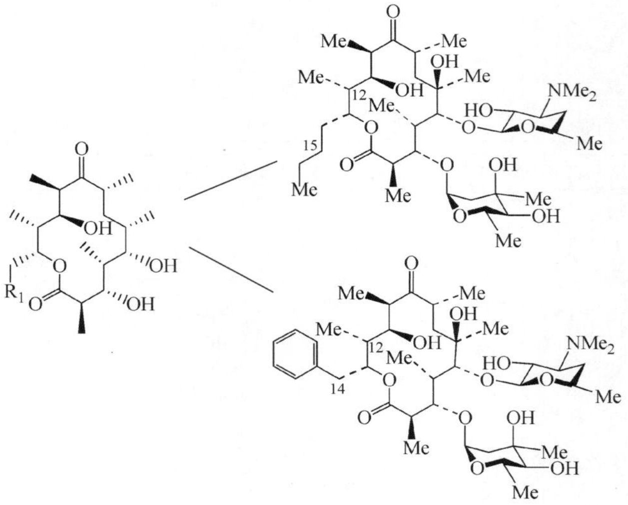

图 7-28（续） 利用荷载域缺失变株形成新型红霉素衍生物

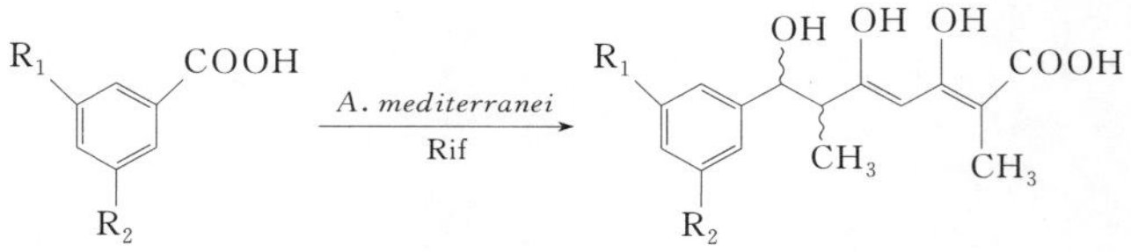

R₁=OH，R₂=H
R₁，R₂=OH

R₁=OH，R₂=H
R₁，R₂=OH

图 7-29 利福霉素产生菌（*A. mediterranei*）对非正常起始物的转化

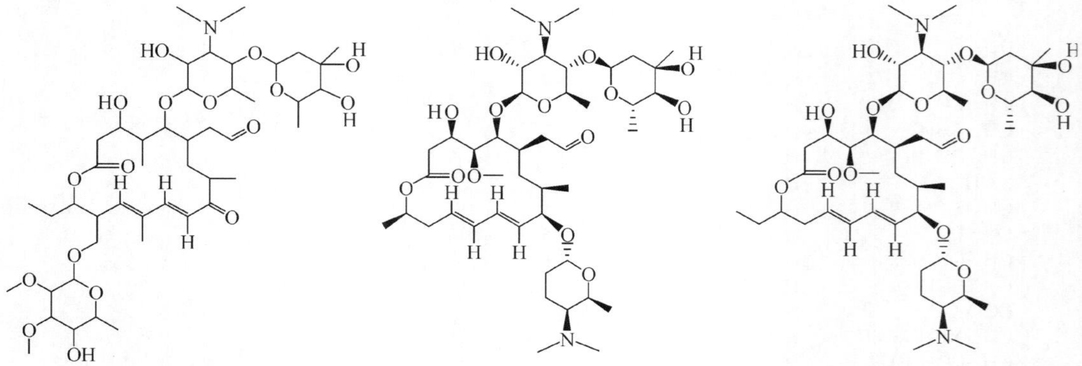

泰洛菌素　　　　　　　螺旋霉素　　　　　　丙酰 CoA 为起始的螺旋霉素

图 7-30 丙酰 CoA 为起始物的螺旋霉素衍生物

（3）荷载域的重组　构建杂合的荷载域可以拓宽 PKS 底物的宽容性，获得更多结构新颖的衍生物，如微生物天然产生的大环内酯类抗生素中，内酯环上很少有带苯基的侧链。若

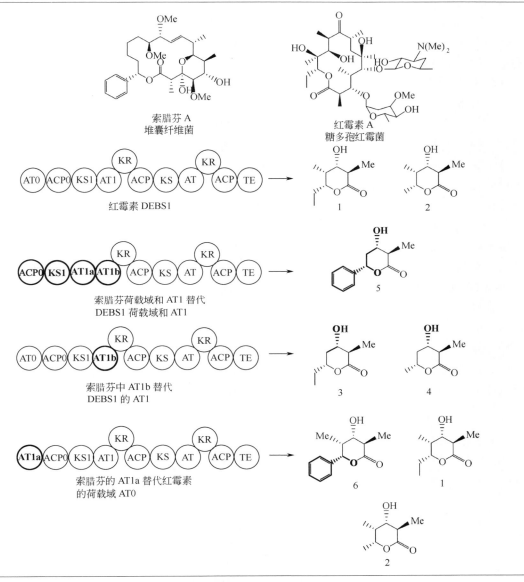

图 7-31 索腊芬和红霉素 PKS 荷载域的替代/重组（加粗部分为索腊芬的 PKS）

将来源于黏杆菌 *Sorangium cellulosum* 产生的索腊芬和糖多孢菌 *Sacchrapolyspora erythrea* 产生的红霉素 PKS 的荷载域重组，有可能获得带苯基侧链的大环内酯。该两者由于其荷载域 AT0 识别底物特异性的差别，造成其生物合成起始单位的不同。如图 7-31 所示，红霉素是以丙酸为起始单位，而索腊芬是以安息香酸为起始单位。与红霉素不同，索腊芬聚酮体合成中 PKS 合酶的荷载域不是单独存在而是与模块 1 紧密相连。模块 1 中的 AT 有两个 N 端的结构域 AT1a 和 AT1b。根据基因同源性分析，AT1a 与识别安息香酸的结构域相似，而 AT1b 与识别丙二酰 CoA 的结构域接近。将索腊芬 PKS 合酶中的 AT1a 和/或 AT1b，分别与红霉素 PKS 合酶中 DEBS1 结构域替代或重组，在红霉素 DEBS 蛋白缺陷菌株中可以得到不同结构的三酮体（如图 7-31 所示）。以索腊芬 PKS 合酶中的荷载域和 AT1 替换红霉素 PKS 的荷载域和 DEBS1 中的 AT1，可以得到 5 位为苯基，4 位为去甲基的三酮体（5）。仅以索腊芬的 AT1b 替换 DEBS1 中的 AT1 结构域，则得到 4 位去甲基三酮体（3，4）。如以索腊芬的 AT1a 替代红霉素 PKS 荷载域的 AT0，则得到 5 位苯基的三酮体（6），同时，还得到较多的红霉素产生菌自身的产物。

3. 结构域

（1）酰基转移酶　酰基转移酶（AT）在聚酮体合成中，负责将低级脂肪酸以 CoA 酯形式，通过酰基携带蛋白 ACP 的辅基（磷酸泛酰巯基乙胺），在酮酰基硫酯合成酶（KS）介导下，与下一个模块中 AT 转移的低级脂酰 CoA 缩合，进行聚酮体碳链的延长。DEBS 蛋白是以二聚体形式存在的，当蛋白水解时，AT 和 KS 系以同型二聚体形式释放。每个二聚体含有两个独立的催化活性中心。与 AT 相互关联的 KS 和 ACP 蛋白立体构型，是以相互对立的亚基组成催化中心，即 KS 和 ACP 的活性中心。在不同的二聚体亚基的不同模块中，同一立体构型 KS 之间可以互补，也可与同一模块中的 ACP 作用（图 7-32）。但是第一模块中的 KS（KS-1）与第二模块的 ACP（ACP-2）之间不能作用。然而，同一二聚体 AT 的两个活性中心均与 KS-1 或 KS-2 共同起作用，说明 AT 可以在任一亚基起作用，在同一二聚体模块中的两个活性中心，AT 蛋白均能与不同活性中心的 ACP 起作用。在 *S. atrrolivaceus* 中，聚酮-非核糖体杂合类抗生素雷那霉素生物合成基因簇中，负责丙二酰 CoA 转移的 AT，是由单个基因 *lnmG* 编码的蛋白催化。LnmG 不位于任何 PKS 的模块中，虽然其编码基因是以独立的可读框存在，但可以通过所有模块中的 ACP 蛋白，使丙二酰 CoA 与各模块中 KS 缩合进行碳链的延长。说明 AT 蛋白能以反式方式在聚酮体合成中发挥作用。

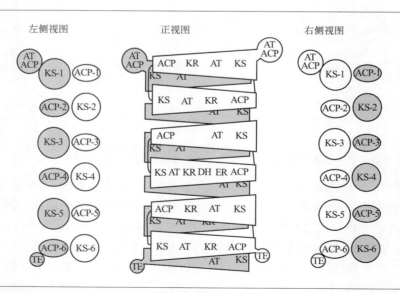

图 7-32　红霉素 PKS 合酶二聚体 KS 和 ACP 结构域示意

在 PKS I 介导的抗生素聚酮体合成过程中，AT 结构域对底物识别的特异性决定碳链延长单位的组成，而 AT 结构域的数量及与之相应的模块决定聚酮体链的长度。与荷载域中的 AT 相比，PKS Ⅰ型合酶各个 AT 域对于底物有相当严格的结构及立体构型的要求。如红霉素的 DEBS 仅识别（2S）-甲基丙二酰 CoA，成为聚酮体合成的"守门员"，控制聚酮链延伸单位的合成，用丙二酰 CoA 或乙基丙二酰 CoA 均不能取代甲基丙二酰 CoA。体外表达的 DEBS 蛋白对丙二酰及丁酰 CoA 的利用率极低。研究表明，PKS Ⅰ型合酶 AT 中，至少有三个区域（58～61、90～95、199～201 位氨基酸）与底物的识别相关，如图 7-33 所示。

将识别不同底物的 AT 域进行替换，可以改变聚酮体的结构形成新的化合物。但是并非所有 AT 结构域均能被替代和发挥作用，如红霉素的 DEBS2 中，AT4 结构域不能轻易地被异源基因所置换，也许该结构域的更改较易改变蛋白的立体构型或折叠。

在 6-脱氧红霉内酯（6-dEB）中的甲基有 D 型和 L 型，它们由各个单元中的 AT 域所决定，C2 位是 D-甲基（由单元 2 中的 AT 决定），C4 位是 L-甲基（由单元 1 中的 AT 决定），说明 AT 域本身不含异构酶活性。

（2）酮酰基合酶　酮酰基合酶 KS 在聚酮链的延长中，起到催化新进入的酰基-ACP 与已延长的聚-β-酮中间体之间的缩合作用，使聚酮链得到进一步的延长。

	63	92	201
丙二酰 CoA			
avr(5)	QTPYAQ	GHSLGE	HAFH
srm(5)	RTEFAQ	GHSVGE	HGFH
nid(5)	RTEYTQ	GHSVGE	HAFH
epo(4)	QTAPTQ	GHSIGE	HAFH
sor(3)	QTAFTQ	GHSIGE	HAFH
520(2)	DTLYAQ	GHSIGE	HAFH
rap(7)	ETGYAQ	GHSVGE	HAFH
pic(1)	ETRYTQ	GHSVGE	HAFH
甲基丙二酰 CoA			
avr(4)	RADVVQ	GHSQGE	YASH
ery(6)	RVDVVQ	GHSQGE	YASH
nid(1)	RVDVVQ	GHSQGE	YASH
epo(4)	RIDVVQ	GHSMGE	YASH
sor(2)	RVDVVQ	GHSQGE	YASH
520(5)	RVEVVQ	GHSQGE	YASH
rap(7)	RVDVVQ	GHSQGE	YASH
pic(5)	RVDVVQ	GHSQGE	YASH
乙基丙二酰 CoA			
srm(1)	RVDVVQ	GHSQGE	TAGH
nid(1)	RVDVVQ	GHSQGE	TAGH
tyl(1)	RVDVVQ	GHSQGE	TAGH
520(1)	RVDVVH	GHSQGE	GPTH

图 7-33　PKS Ⅰ型合酶 AT 结构域中与底物识别相关的氨基酸保守序列

avr—阿维菌素；srm—螺旋霉素；nid—尼达霉素；epo—埃波霉素；sor—索腊芬；520—FK520；rap—雷帕霉素；pic—苦霉素；tyl—泰洛菌素。图中（）内的数字代表 AT 模块在 PKS 合酶中的位置

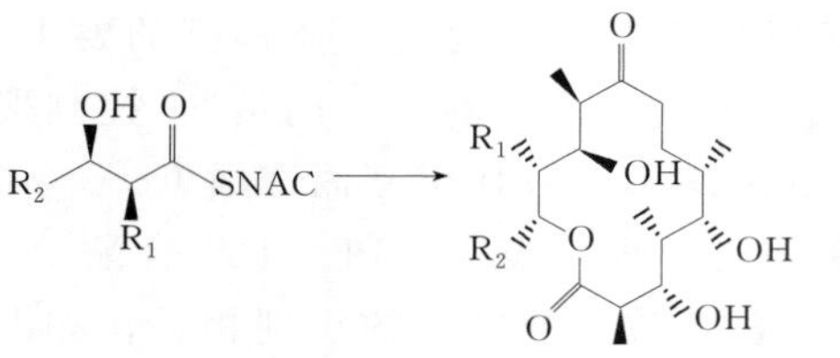

$R_1=CH_3$，CH_2CH_3，OCH_3

$R_2=CH_2CH_3$，$CH_2CH_2CH_3$

$CH_2C_6H_5$，$CH=CH_2$

图 7-34　红霉素 KS2 对底物立体构型的要求

酮酰基缩合酶底物特异性是 PKS 组合生物合成关注的重点。红霉素 DEBS 中，各个结构域的 KS 均有一定的底物宽容性。酮酰基缩合酶对底物特异性的要求，一方面反映在对聚酮体的识别，另一方面也表现在该酶能否对延长的聚酮体进行脱羧性缩合反应。利用 DEBS KS1 和 KS2 对底物的宽容性，可以进行前体定向的生物合成（precursor directed biosynthesis），形成起始单位有改变的新衍生物。KS3 可以接受非饱和聚酮体或脱氧聚酮体，表明模块 2 中的 KR 结构域可以有所变化。KS5 和 KS6 也可以接受某些与天然形成聚酮体中间体结构有部分改变的类似物，如非还原型 β-酮酰基前体，或烯醇酰基-ACP 中间体类似物等，形成红霉内酯衍生物。利用这一特点，有可能对模块 4 或 5 中的某些结构域如 ER4 或 KR5 进行改造。当然，KS 结构域对底物的立体构型是有要求的，如图 7-34 所示的二酮体，其 C2 位（R_1 所在位置）的立体构型非常重要，许多聚酮体中 KS 能够识别顺式 α-甲基-β-羟基底物，如果为异构体，则不能形成产物。原株中识别顺式底物的 KS 结构域，通常可以被识别同类型的 KS 结构域置换，而不能被接受反式底物的 KS 结构域替换。利福霉素中的 KS2 也存在类似情况，在 AHBA-N-乙酰半胱氨酸硫酯 4 种非对映异构体中，只有一种构型可以被识别，合成利福霉素新的衍生物（图 7-35）。

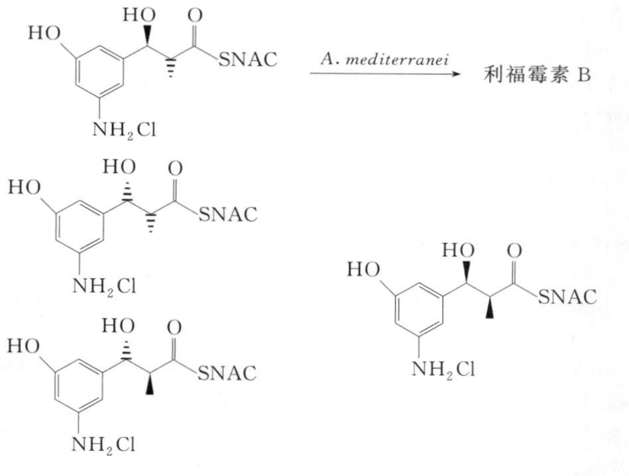

图 7-35　利福霉素 KS2 对底物立体构型的要求

（3）酰基携带蛋白 ACP　ACP 蛋白在聚酮链延伸中起到酰基转移的携带作用，它依赖磷酸泛酰基巯基乙胺（P-pant）-辅基，分别在两个 KS 结构域中起作用。一方面，ACP 与同一单元中的 KS 域结合，与甲基丙二酰 CoA 经脱羧缩合形成 β-酮酰基-ACP，另一方面，将此产物转移到下一单元的 KS 结构域（如图 7-36 所示）。在不同 PKS 单元中进行 ACP 的替代，均未发现对产物的结构有影响，说明 ACP 结构域对底物要求没有特异性。

PKSI型 ACP 蛋白结构已研究得比较清楚，其三维结构由三个螺旋组成，同时，在第二个环形结构中还有一个短螺旋结构。ACP 蛋白非氢原子（重原子）为 1.21Å±0.13Å❶，其主骨架原子平均值为 0.64Å±0.09Å，三个螺旋结构的大小，应由主骨架原子（为 0.48Å±0.1Å）和非氢原子（0.99Å±0.11Å）叠加而成。螺旋Ⅱ为 ACP 蛋白结构域识别中心。

（4）酮基还原酶KR　酮基还原酶 KR 在聚酮体的合成中，参与聚酮链形成过程中酮基的还原，使酮基变为羟基。聚酮链上的羟基有 L 和 D 两种构型，在模块型 PKS 结构域的 KR 酶结构域含有保守的活性中心，它是由丝氨酸、酪氨酸和赖氨酸三联体组成的。同时，介导 D 型羟基化的 KR 结构域含有高度保守的亮氨酸、天冬氨酸-天冬氨酸基序。因此，识别羟基的 D 或 L 型取决于每个 KR 域内在的性质。红霉素产生菌 PKS 合酶 DEBS 模块 1、2、5 和 6 中，其活性的 KR 均利用 4-si（4-proS）型 NADPH 辅酶氢化物作为辅助因子。在红霉内酯聚酮链 C3、C5 和 C11 位羟基为 L 构型，而 C13 位为 D 构型。KR 结构域与聚酮体甲基化的立体构型可能也有关系。

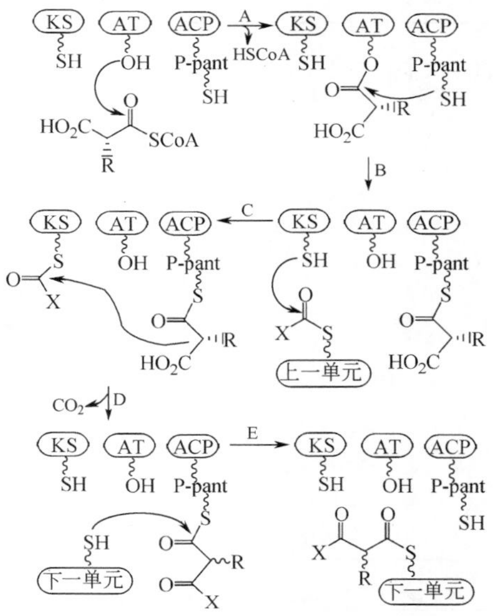

（5）脱水酶及烯醇还原酶　脱水酶 DH 及烯醇还原酶 ER 在 PKSI 型合酶中，参与聚酮体碳链羟基的脱水和烯醇式结构中双键的还原反应，与抗生素产物结构中双键的形成相关。然而，有些产生菌中由于其结构的特殊性，其作用方式也比较特殊，如埃波霉素 PKSI 中 DH 酶结构域在模块 2、5、6 中均存在。埃波霉素 C 和 D 中，C12-C13 的双键是由模块 5 中脱水酶 DH 作用的结果。模块 5 中的 DH 酶结构域在其生物合成过程中被重复利用，第一次是在模块 4（其中没有 DH 结构域）中，当聚酮链与 ACP4 结合时进行脱水，形成顺式的双键，第二次脱水则是在模块 5 中进行的（图 7-37）。

烯醇化酶 ER 在正常的埃波霉素生物合成中起到烯醇的还原作用，使 C10-C11 位形成次甲基。但是，ER 对底物的识别具有一定的特异性，在组合生物合成中改变了的聚酮体链，有可能不被 ER 还原，而是由后者起到异构作用，使 C10-C11 位保持烯醇式结构，如形成 11,12-二脱氢-12,13-二氢-13-氧-埃波霉素 D。

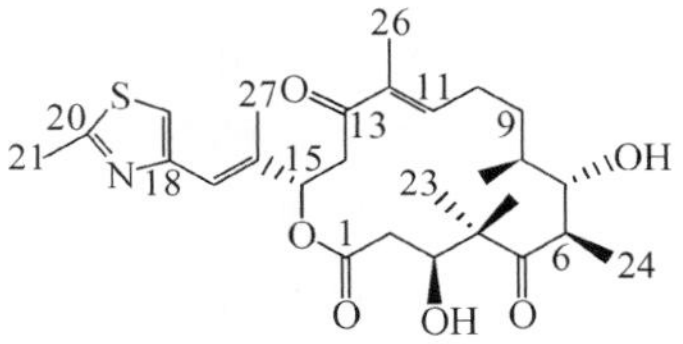

图 7-36　KS 和 ACP 结构域在聚酮体链延长中的作用

A—脂肪酰经 CoA 活化；B—与 ACP 结合；C—上一单元产生的聚酮体与 KS 结合；D—与 ACP 结合的脂酰 CoA 与 KS 上的聚酮体进行脱羧缩合；E—延长的聚酮体转入下一单元，继续进行聚酮体的延长

11,12-二脱氢-12,13-二氢-13-氧-埃波霉素 D

---

❶　1Å=0.1nm，下同。

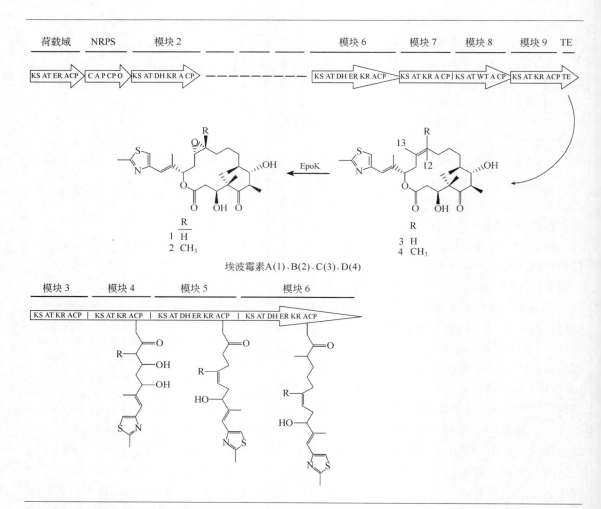

图 7-37　埃波霉素的生物合成

（6）硫酯酶 TE　硫酯酶结构域通常位于 PKS 合酶 C 末端，催化聚酮体碳链末端羟基与酰基-ACP 硫酯的羰基进行亲核性的结合，使聚酮体环化，并将其从酶体中释放。与脂肪酸合酶相似，硫酯酶结构域中含有丝氨酸活性位点。硫酯酶结构域对底物有较好的宽容性，许多 PKS TE 域均含有保守序列。TE 域可以和 DEBS 单元 2、3、5 C 端融合，产生 6 元环、8 元环和 12 元环内酯。理论上讲 TE 可以和任何模块的酰基-ACP 中间体作用使聚酮体环化。如硫酯酶结构域与红霉素 DEBS3 结合，可以将聚酮体底物环化为六元环体，或与 DEBS1 在模块 3 参与下形成八元环体。TE 域可以用于不同 PKS 链延长的中止。但是从酶动力学角度而论，硫酯酶结构域的亲和力与聚酮体底物的长度有关，对较长链聚酮体的亲和力大于短链聚酮体。与此同时，硫酯酶结构域与聚酮合酶蛋白之间相互作用的亲和力，也与它们所处的立体构型相关，两者处于顺式结构的亲和力通常大于反式构型。TE 结构域对与天然相近的 $2S, 3R$ 底物，其亲和力高于 $2R, 3S$ 构型。

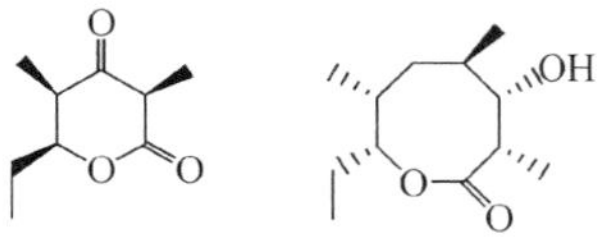

六元环体　　　八元环体

在许多聚酮体和非核糖体合酶基因簇中，存在着单个的Ⅱ型硫酯酶，它们在聚酮体形成过程中，对不正常聚酮体链酰基硫酯呈现水解作用，如果将其失活，则会明显减少正常聚酮体的合成。Ⅱ型硫酯酶在不同聚酮体多酶体系中保守性很强，因而对底物没有选择性，可以任意进行置换。

4. 结构域基因组合生物合成

（1）结构域的缺失　　PKS合酶的模块式结构，提供了通过对基因模块操作获得新化合物的可能性。AT、KS、KR、DH、ER等结构域的缺失，均可构建导致产生新衍生物的基因工程菌。如在红霉素产生菌PKS合酶中，将第5个模块中的酮基还原基因可读框内80个氨基酸缺失，则能获得产生5-酮红霉内酯的变株。红霉素5位酮基衍生物，对红霉素耐药菌株具有较好的抗菌活性；同样，如在模块4的脱水酶基因进行突变，则可以获得产生6,7-脱水红霉内酯的变株（图7-38）。

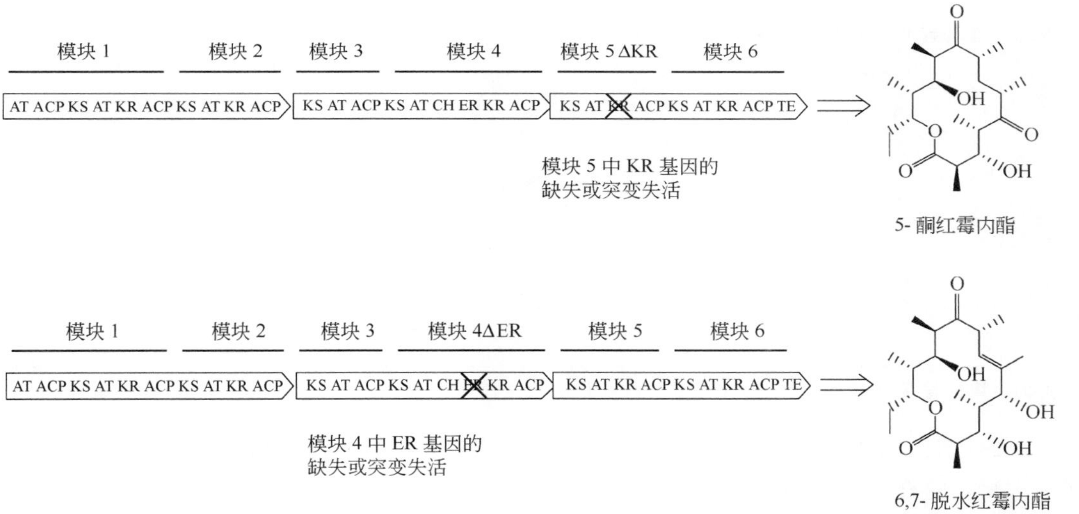

图7-38　KR或DH结构域缺失产生的新型红霉素

参与聚酮体合成起始单位的酮酰基合酶，对底物的选择有一定的宽容性。将红霉素DEBS中酮酰基合酶模块1的KS1结构域缺失，其KS2可以识别某些人工合成的前体，直接作为起始单位，进行前体导向组合生物合成，如图7-39所示。值得注意的是，图7-39C中加入脱水三酮体后，可以形成16元环大环内酯化合物。

用结构域之间的连接子序列置换结构域基因，也是一种使结构域功能丧失获得新衍生物的基因组合生物合成手段。如利用雷帕霉素AT2-ACP之间的连接子序列——18个氨基酸，置换红霉素KR5或KR6结构域，可以获得5位酮基或3位酮基的红霉内酯衍生物（图7-40）。

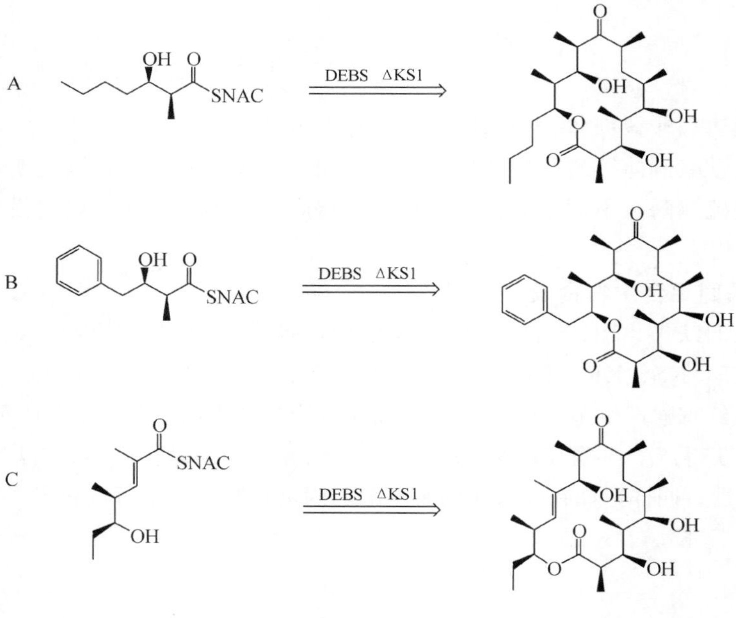

图 7-39　红霉素 KS1 结构域缺失的组合生物合成

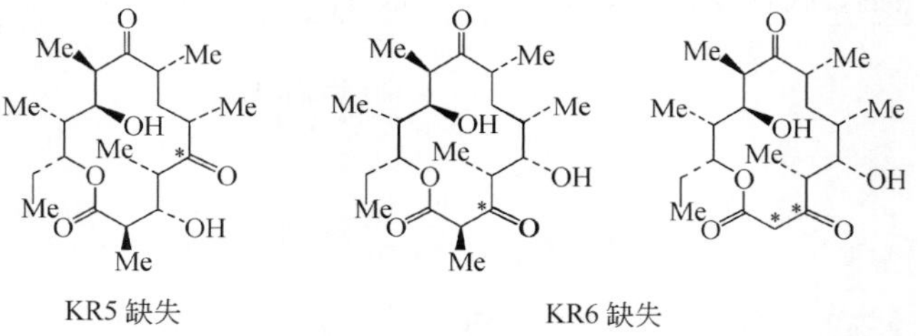

图 7-40　用连接子序列置换使 KR 基因功能缺失的红霉素组合生物合成

（2）结构域的置换重组　结构域的置换可以在一个单元，也可以同时在两个或三个单元中进行，这样就给基因组合产生多样化衍生物提供了空间。

a. 一个单元结构域的基因置换。在模块式结构的 PKS 中，酰基转移酶（AT）结构域是聚酮体碳链延长单位的决定因素。AT 结构域催化丙二酰 CoA、甲基丙二酰 CoA、乙基丙二酰 CoA、丁酰或丙酰 CoA 等酰基，通过磷酸泛酰巯基乙胺辅基与酰基携带蛋白 ACP 结合。置换识别不同酰基转移酶的结构域，可以改变聚酮体碳链的组成单位，创造新的衍生物。如红霉素原基因簇中的 AT 结构域只识别甲基丙二酰 CoA（mmAT），以此为延长单位，分别由模块 5、6、3、4 和 1、2 中的 AT 域催化，形成红霉素聚酮体 C2、4、6、8、10 和 12 位均带有甲基的分子结构。雷帕霉素生物合成的 PKS 由三个多肽 14 个单元组成。雷帕霉素 PKS 中含有对应于丙二酰 CoA 或甲基丙二酰 CoA 的 AT 域。AT 1、3、4、6、7、10 和 13 与 DEBS 中 6 个 AT 甲基丙二酰 CoA 相似，其他的 AT 2、5、8、9、11、12 和 14 具有丙二酰 CoA 转移酶活性。利用丙二酰 CoA 或甲基丙二酰

CoA 基因序列的保守性，可以预测 PKS 基因簇中 AT 域底物的特异性。利用 AT 域对底物的特异性，可以在不同抗生素产生菌的 PKS 中进行互换、替代，产生新的化合物。如将识别甲基丙二酰 CoA 的 mmAT 用识别丙二酰 CoA mAT 替代，则有可能对其聚酮体的分子结构进行改变。根据基因的同源性分析，红霉素 DEBS1 中的 AT 1 域，可以被雷帕霉素产生菌中的 AT 2 或 AT 14 的 mAT 置换，产生 12-去甲基红霉素 A，而红霉素中 AT 2 只能被雷帕霉素的 AT 2 或 AT 14 置换，生成 10-去甲基红霉素 A 或 10-去甲基-12-脱氧红霉素 A。红霉素的其他 AT 结构域（AT 3、AT 5 和 AT 6），均可被雷帕霉素 AT 2 置换，产生在聚酮体有改变的衍生物，但 AT 4 结构域的置换不能形成产物（图 7-41）。

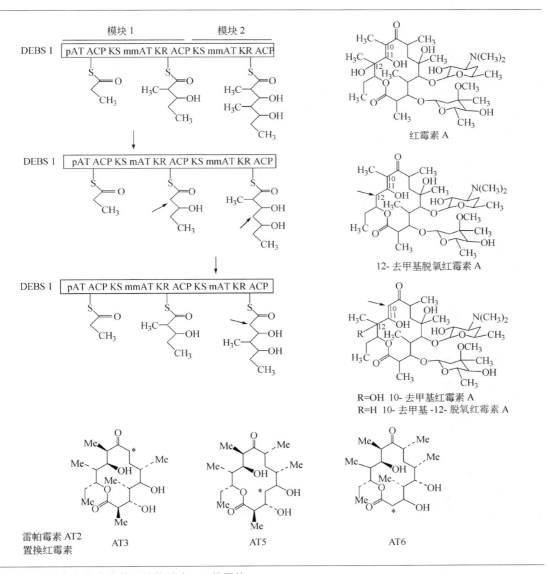

图 7-41　红霉素生物合成基因结构域中 AT 的置换

同样，格尔德霉素（Gdm）生物合成基因簇由 7 个模块组成。每个模块结构域催化一

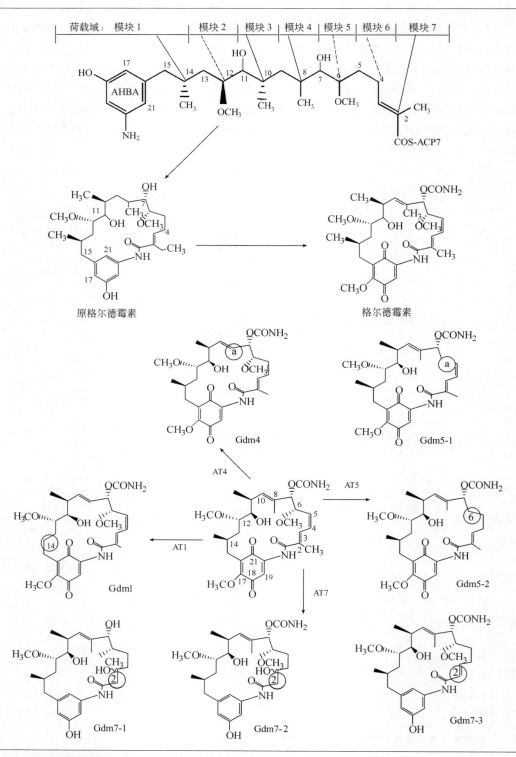

图 7-42　格尔德霉素生物合成基因结构域中 AT 的置换

次碳链的延长，AT1、3、4、7 分别催化甲基丙二酰 CoA，促成 Gdm C14、10、8、2 位的甲基化。AT2 和 5 介导甲氧基丙二酰 CoA，与 Gdm C12 和 C6 位甲氧基化有关。AT6 负责丙二酰 CoA 的添加，与 Gdm C4 位结构相关。以雷帕霉素 AT2 或 AT14 结构域取代格尔德霉素产生菌中的 AT1、4、5 和 7 结构域，分别获得产生 C14、C8、C6 和 C2 位去甲基衍生物 Gdm1、Gdm4、Gdm5-1、Gdm5-2（Gdm5-2 的生成是由氧化酶参与，使 C4-C5 的双键变为饱和键）、Gdm7-1、Gdm7-2 和 Gdm7-3（图 7-42）。而且，后三者均为原格尔德霉素的衍生物，说明原格尔德霉素 C2 的非甲基化，影响了 Gdm 后修饰酶如 C17 甲氧化酶、C21 氧化酶和 C7 位氨甲酰基转移酶的识别。

利用不同酮基还原酶 KR 域对底物立体构型要求的差异性进行基因置换，可以获得基团立体构型有别的抗生素衍生物。如用红霉素产生菌原株 DEBS1 单元 KR2 和 KR5 基因，所得聚酮体的立体构型是一样的，均为 S 构型羟基，但是如用雷帕霉素 KR2 替代 DEBS KR6，则产生与雷帕霉素天然构型相一致的 R 构型羟基聚酮体化合物。

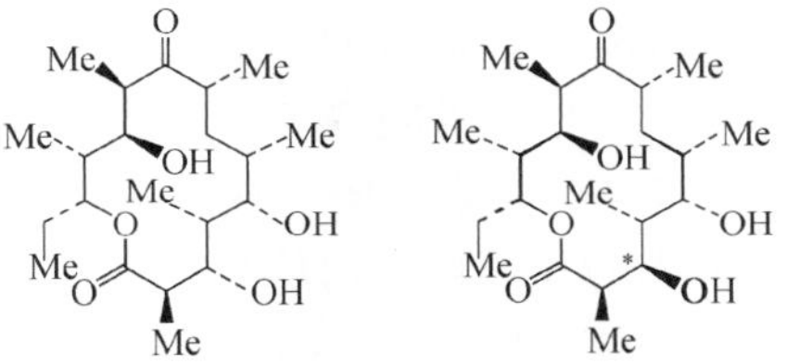

原株　　　　　DEBS KR6 被 Rap KR2 置换

利用具有其他功能结构域基因，通过置换酮基还原酶基因，还可以使产生菌获得新的功能并合成新的衍生物。如将雷帕霉素的 DH4/KR4 分别置换红霉素 KR2、KR5 或 KR6，可以获得 10,11 位、4,5 位或 2,3 位脱水的红霉内酯衍生物。用雷帕霉素的 DH1/ER1/KR1 分别置换红霉素 KR2、KR5 或 KR6，可以获得 11 位、5 位脱氧红霉内酯，或 3 位、5 位酮和 2,3 位脱水的红霉内酯（图 7-43）。

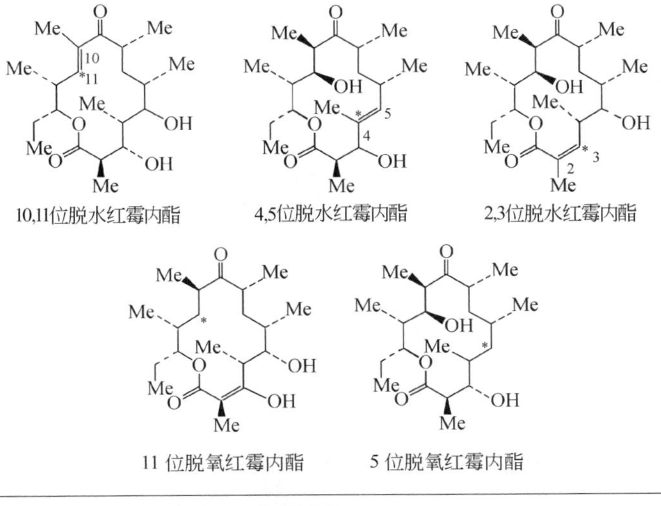

10,11位脱水红霉内酯　　　4,5位脱水红霉内酯　　　2,3位脱水红霉内酯

11 位脱氧红霉内酯　　　5 位脱氧红霉内酯

图 7-43　红霉素生物合成基因簇一个基因结构域的置换

利用苦霉素产生菌（*S. venezuelae*）PKS 模块中 DH4/KR4，置换阿维菌素产生菌

（*S. avermitilis*）PKS 模块 2 中的 DH 和 KR 结构域，可以使其产生少量的依维菌素。后者与阿维菌素在结构上的差别是在 22～23 位。依维菌素的生物活性高于阿维菌素，目前是用化学半合成方法得到的。如能利用现代生物技术获得直接产生依维菌素的基因工程菌种，有望获得重大的经济与社会效益。

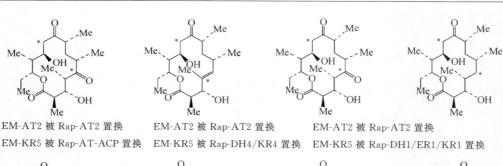

	22～23位
阿维菌素 1 组分	CH=CH
2 组分	CH₂CH(OH)
依维菌素	CH₂CH₂

b. 两个单元结构域的基因置换。在两个不同单元的结构域同时进行基因置换，可以得到在产物结构中两个基团发生变化的新化合物。如利用雷帕霉素（Rap）AT 2 置换红霉素（EM）AT 2，并同时用雷帕霉素 AT-ACP 连接子序列、DH4/KR4 或 DH1/ER1/KR1 分别置换红霉素 KR5；或用雷帕霉素 DH4/KR4、DH1/ER1/KR1 置换红霉素 KR2，同时用雷帕霉素 AT 2、AT-ACP 连接子或 DH1/ER1/KR1 置换红霉素 KR5；或者在雷帕霉素 DH4/KR4 置换红霉素 KR2 时，同时用雷帕霉素 AT 2 置换红霉素 AT 5；或用雷帕霉素 AT-ACP 连接子或 DH1/ER1/KR1 置换红霉素 KR5；或用雷帕霉素 DH1/ER1/KR1 置换红霉素 KR2，同时用前者 AT 2、AT-ACP 连接子序列或 DH4/KR4，置换后者的 KR5 结构域等，均可获得在 5 位和 10 位同时发生改变的红霉内酯衍生物。同样，红霉素第二单元 AT 2、KR2，第六单元 AT 6、KR6 结构域，或者红霉素第五单元 AT 5、KR5 和第六单元 AT 6、KR6，第三单元 AT 3 和第六单元 AT 6，也可被雷帕霉素相应的结构域置换，产生多样化结构的红霉内酯（图 7-44）。

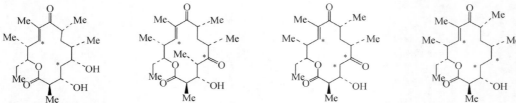

EM-AT2 被 Rap-AT2 置换　　　EM-AT2 被 Rap-AT2 置换　　　EM-AT2 被 Rap-AT2 置换
EM-KR5 被 Rap-AT-ACP 置换　　EM-KR5 被 Rap-DH4/KR4 置换　　EM-KR5 被 Rap-DH1/ER1/KR1 置换

EM-KR2 被 Rap-DH4/KR4 置换　EM-KR2 被 Rap-DH4/KR4 置换　EM-KR2 被 Rap-DH4/KR4 置换　EM-KR2 被 Rap-DH4/KR4 置换
EM-AT5 被 Rap-AT2 置换　　　EM-KR5 被 Rap-AT-ACP 置换　　EM-AT5 被 Rap-AT2 置换　　　EM-AT5 被 Rap-AT2 置换
　　　　　　　　　　　　　　　　　　　　　　　　　EM-KR5 被 Rap-DH1/ER1/KR1 置换　EM-KR5 被 Rap-DH1/ER1/KR1 置换

图 7-44

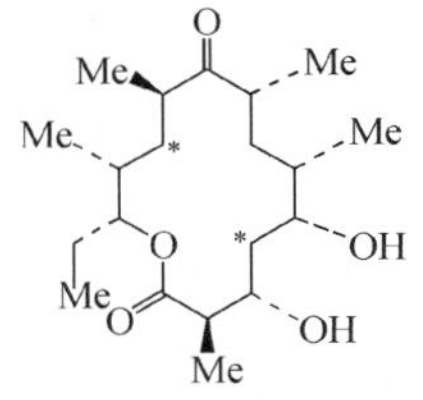

EM-KR2 被 Rap-DH1/ER1/KR1 置换　　EM-KR2 被 Rap-DH1/ER1/KR1 置换　　EM-KR2 被 Rap-DH1/ER1/KR1 置换
EM-AT5 被 Rap-AT2 置换　　　　EM-KR5 被 Rap-AT-ACP 置换　　　EM-KR5 被 Rap-DH4/KR4 置换

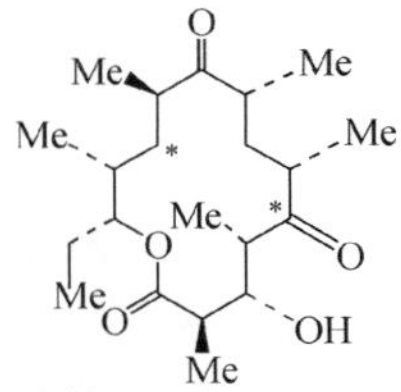

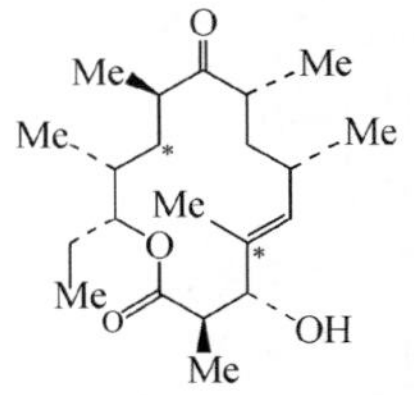

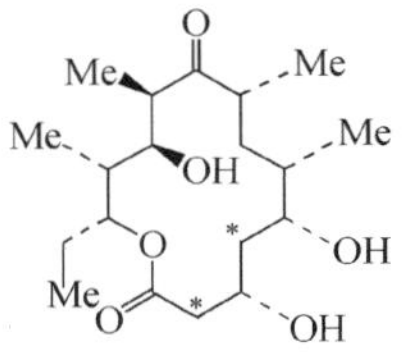

EM-AT5 被 Rap-AT2 置换　　EM-KR5 被 Rap-AT-ACP′置换　　EM-KR 被 Rap-AT-ACP 置换　　EM-KR5 被 Rap-AT-ACP 置换
EM-AT6 被 Rap-AT2 置换　　EM-AT6 被 Rap-AT2 置换　　EM-KR6 被 Rap-KR2 置换　　EM-KR6 被 Rap-AT-ACP 置换

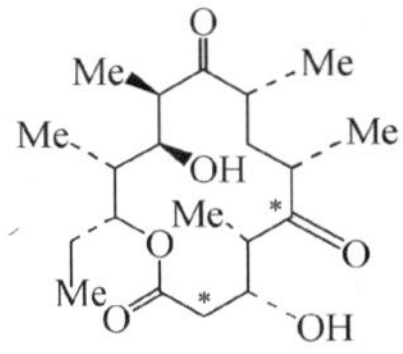

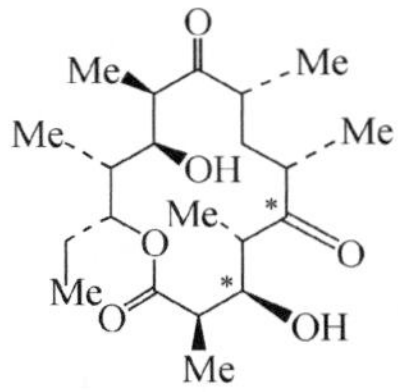

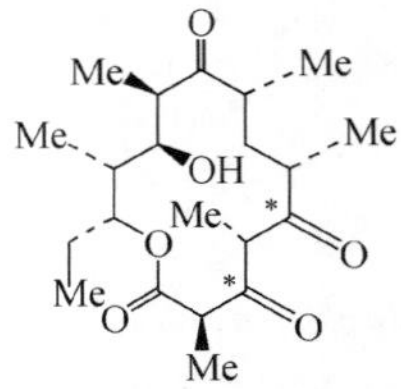

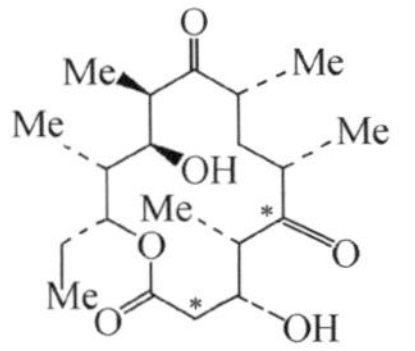

EM-KR5 被 Rap-DH4/KR4 置换　　EM-KR5 被 Rap-DH4/KR 置换　　EM-AT5 被 Rap-AT2 置换　　EM-AT5 被 Rap-AT2 置换
EM-KR6 被 Rap-AT-ACP 置换　　EM-AT6 被 Rap-AT2 置换　　EM-AT6 被 Rap-AT2 置换　　EM-AT6 被 Rap-AT2 置换
　　　　　　　　　　　　　　　　　　　　　　　　　　EM-KR6 被 Rap-KR2 置换　　EM-KR6 被 Rap-AT-ACP 置换

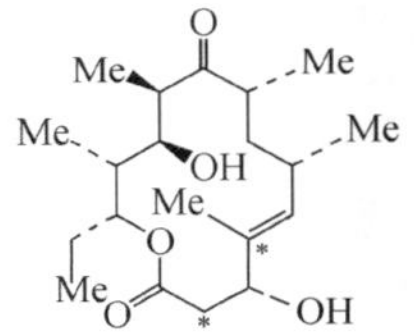

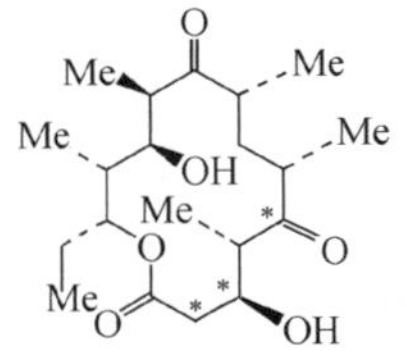

EM-KR5 被 Rap-AT-ACP 置换　　EM-KR5 被 Rap-DH4/KR4 置换　　EM-KR5 被 Rap-DH4/KR4 置换　　EM-AT5 被 Rap-AT2 置换
EM-AT6 被 Rap-AT2 置换　　EM-AT6 被 Rap-AT2 置换　　EM-AT6 被 Rap-AT2 置换　　EM-AT6 被 Rap-AT2 置换
EM-KR6 被 Rap-KR2 置换　　EM-KR6 被 Rap-KR2 置换　　EM-KR6 被 Rap-AT-ACP 置换

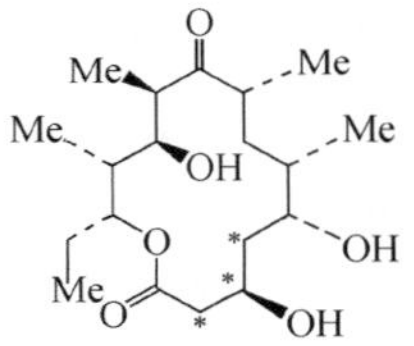

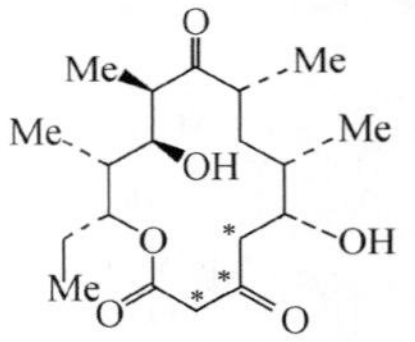

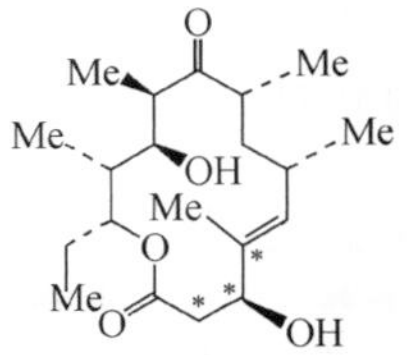

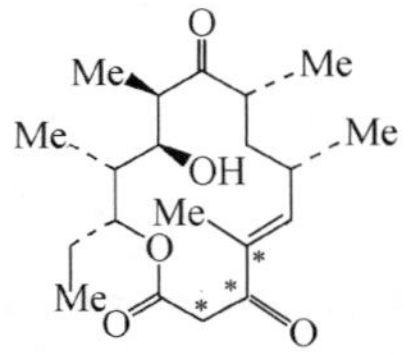

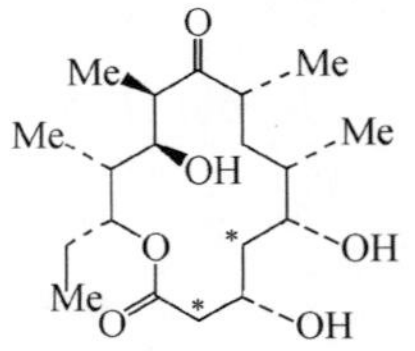

EM-KR5 被 Rap-AT-ACP′置换　　EM-KR 被 Rap-AT-ACP 置换　　EM-KR5 被 Rap-AT-ACP 置换　　EM-KR5 被 Rap-DH4/KR4 置换
EM-AT6 被 Rap-AT2 置换　　EM-KR6 被 Rap-KR2 置换　　EM-KR6 被 Rap-AT-ACP 置换　　EM-KR6 被 Rap-AT-ACP 置换

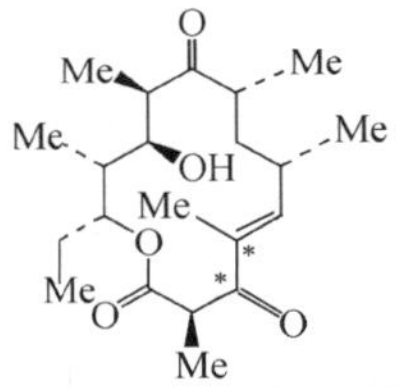

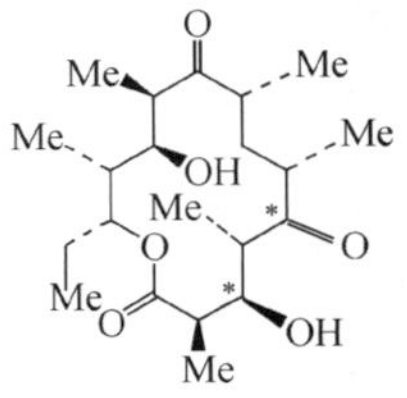

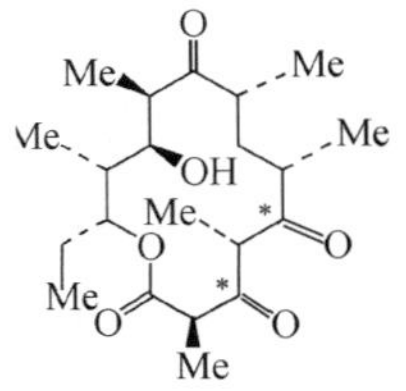

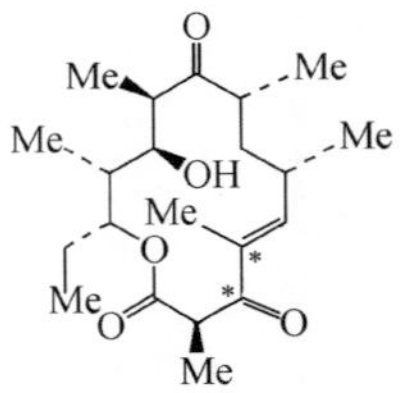

图 7-44（续）

EM-KR5 被 Rap-DH4/KR 置换　EM-AT5 被 Rap-AT2 置换　EM-AT5 被 Rap-AT2 置换　EM-KR5 被 Rap-AT-ACP 置换

EM-AT6 被 Rap-AT2 置换　EM-AT6 被 Rap-AT2 置换　EM-AT6 被 Rap-AT2 置换　EM-AT6 被 Rap-AT2 置换

　　　　　　　　　　　　EM-KR6 被 Rap-KR2 置换　EM-KR6 被 Rap-AT-ACP 置换　EM-KR6 被 Rap-KR2 置换

EM-KR5 被 Rap-DH4/KR4 置换　　EM-KR5 被 Rap-DH4/KR4 置换　　EM-AT3 被 Rap-AT2 置换

EM-AT6 被 Rap-AT2 置换　　　　EM-AT6 被 Rap-AT2 置换　　　　EM-AT6 被 Rap-AT2 置换

EM-KR6 被 Rap-KR2 置换　　　　EM-KR6 被 Rap-AT-ACP 置换

图 7-44（续）　红霉素生物合成基因簇两个基因结构域的置换

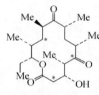

2-去甲基-5,11-二脱氧-5-氧-红霉内酯

c. 三个单元结构域的基因置换。PKS Ⅰ型合酶中三个单元的基因结构域可以同时被置换，其结果是可以获得在三个基团有变化的聚酮体衍生物。如红霉素生物合成基因簇的 KR2、KR5 和 AT6，可以同时被雷帕霉素的 DH1/ER1/KR1、AT-ACP 连接子以及 AT2 置换，获得 2-去甲基-5,11-二脱氧-5-氧-红霉内酯。

（3）结构域基因的改造　基因置换后获得有功能的杂合重组基因并产生新化合物的要点是，经过基因组合所表达的蛋白需要保持正确的折叠，以确保其立体构型能识别新的底物。有些结构域对异源基因的引入非常"敏感"。由于

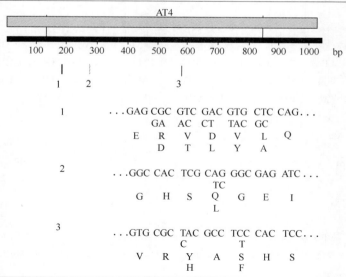

图 7-45　红霉素 DEBS2 AT4 结构域点突变示意图

异源基因的组合很容易改变其折叠方式，或者异源基因组合表达产物所产生的新底物，不能被生物合成过程中处于下游的酶所识别，这种组合合成往往不能产生新的化合物。在了解氨基酸序列与底物识别关联性的基础上，用氨基酸点突变的方法可能较小程度上影响蛋白的构型，使之保留其识别的活性，并改变其对底物识别的选择性。如前所述，红霉素 PKS 合酶中 DEBS2 的 AT4 结构域，不宜采用整个基因结构域的置换方法。如果在其基因不同位点 1、2、3 分别进行点突变（图 7-45），则可改变其对甲基丙二酰 CoA 的识别，将其更改为识别丙二酰 CoA，最终与 DEBS3 协同产生 6 位去甲基红霉内酯。同样的方法也可用于其他 PKSI 型基因的改造。

又如 *Saccharopolyspora spinosa* 产生的斯比诺菌素（spinosyn），是一个很有价值的农用杀虫抗生素，但对其聚酮体进行化学改造比较困难。如果利用红霉素或阿维菌素荷载域对底物识别的差异性，用 PCR 方法扩增相应的氨基酸保守序列（图 7-46），则可与斯比诺菌素 PKS 中的 KS1 构建杂合型起始单元荷载域。这种氨基酸部分序列的突变发生在编码基因可读框内，杂合基因的表达蛋白仍然可以与下游的蛋白相互作用，其结果可以拓宽斯比诺菌素生物合成的起始单位。含杂合基因的斯比诺菌素产生菌，在添加不同前体（表 7-1）条件下进行培养，可以获得在 C21 位改造的斯比诺菌素衍生物，其中有些衍生物具有较好的生物活性。

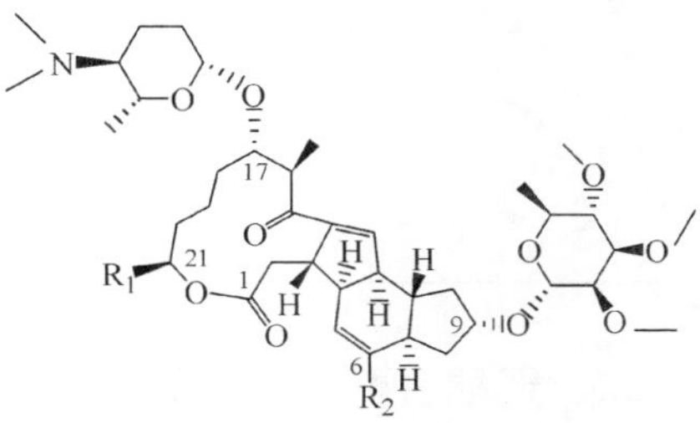

R_1＝Et，R_2＝H，斯比诺菌素 A（1）

R_1＝Et，R_2＝Me，斯比诺菌素 D（2）

R_1＝Me，R_2＝H，斯比诺菌素 E（3）

斯比诺菌素

	荷载域的 ACP	模块 1 的 KS
spnA	tag gcg gac	gag cct atc gcc gtg
SpnA	D A D	E P I A G
aveI	gcg gcg gac	gac ccg atc gcc atc
AveI	A A D	D P I A I
eryAI	gcg ccc ggc	gaa ccg gtc gcg gtc
EryAI	A P G	E P V A V
ave/spn	gcg gcg gac	gac ccg cta gcc gtg
Ave/Spn	A A D	D P L A G
ery/spn	gcg ccc ggc	gaa ccg cta gcc gtg
Ery/Spn	A P G	E P L A G

图 7-46　斯比诺菌素产生菌杂合 PKS 荷载域氨基酸序列的构建

表 7-1　含杂合基因斯比诺菌素产生菌可利用的前体

R_1	R_2	前　体	新衍生物
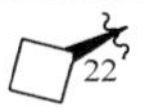 （环丁基）22	H	环丁酸	环丁酰斯比诺菌素
	Me		
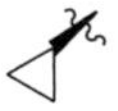 （环丙基）	H	环丙酸	环丙酰斯比诺菌素
	Me		

右上角: 续表

R$_1$	R$_2$	前　体	新衍生物
MeS	H		
	Me	甲基硫乙酸	甲基硫甲基斯比诺菌素
NC	H		
	Me	氰甲基乙酸	氰甲基斯比诺菌素
22	H		
	Me	异丙酸	异丙酰斯比诺菌素
	H		
	Me	异丁酸	异丁酰斯比诺菌素
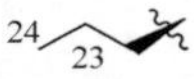 24 23	H	正丙酸	正丙酰斯比诺菌素 A
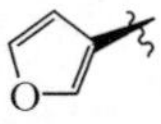 O	H	2-呋喃酸	2-呋喃酰斯比诺菌素 A
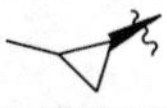	H	2-甲基环丙酸	2-甲基环丙酰斯比诺菌素 A

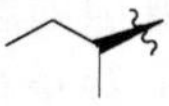

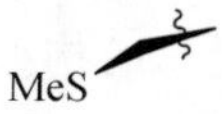

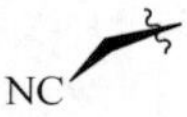

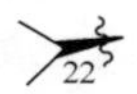

二、聚酮合酶（PKS）Ⅱ型

聚酮合酶Ⅱ型主要介导芳香类聚酮体的合成，后者广泛存在于细菌、真菌和植物中。PKSⅡ型合酶是由单个酶结构域组成的复合酶系，PKS 核心酶构成其最小单位，并由可控制立体构型的后修饰酶如还原酶、芳香化酶、环化酶等组成，有些产物合成中还有甲基化酶的参与。与 PKSⅠ型合酶的最大区别是，聚酮合酶Ⅱ型的各个酶结构域在聚酮体形成中被反复使用。

（一）PKSⅡ型生物合成酶结构与底物的特异性

1. PKS 最小单位

在 PKSⅡ型能催化合成产物最小组成单位的复合酶，称为 PKS 最小单位（minimal PKS），包括 KS（酰基缩合酶）、CLF（链长决定因子）和 ACP（酰基携带蛋白）三个域。KS（酰基缩合酶），又称为 KS$_\alpha$。KS 催化聚酮链与丙二酰单位脱羧缩合，首先是聚酮酰基-ACP 与 KS 的胱氨酸残基形成硫酯，丙二酰-ACP 脱羧形成亲核性的碳与该硫酯相连，以进行聚酮链的延长。在 PKSⅡ型合酶最小单位中，需要 ACP 合成酶和参与丙二酰-ACP 合成的丙二酰 CoA：ACP 转酰基酶。然而，在 PKSⅡ型基因簇中缺少这两种酶，它们是由宿主菌的初级代谢即脂肪酸代谢途径提供的。

放线紫红素（act）的 PKS 最小单位催化 8 碳链的合成。放线紫红素的生物合成是以乙酰辅酶 A 为起始，以 7 个丙二酰辅酶 A 为延长单位，经 PKS 最小单位（actⅠ-ORF1-KS、actⅠ-ORF2-CLF、actⅠ-ORF3-ACP）合成 16 碳链。它可以自发地环化形成产物 SEK4 和 SEK4b，但在酮基还原酶（KR-actⅢ）作用下，第 9 位碳酮基被还原，并形成 C7-12 环，在芳香酶（actⅦ-ARO）参与下形成第一个芳香环，然后由环化酶（actⅣ-CYC）催化形成第二个环，再经后修饰酶羟基化酶、氧化还原酶、二聚化酶（actⅥ、ⅤA、ⅤB）作用，最终形成放线紫红素（图 7-47）。

四并菌素（tcm）C 的 PKS 最小单位催化 20 碳链的合成，是以 10 个乙酸单位起始，其生物合成途径如图 7-48 所示。

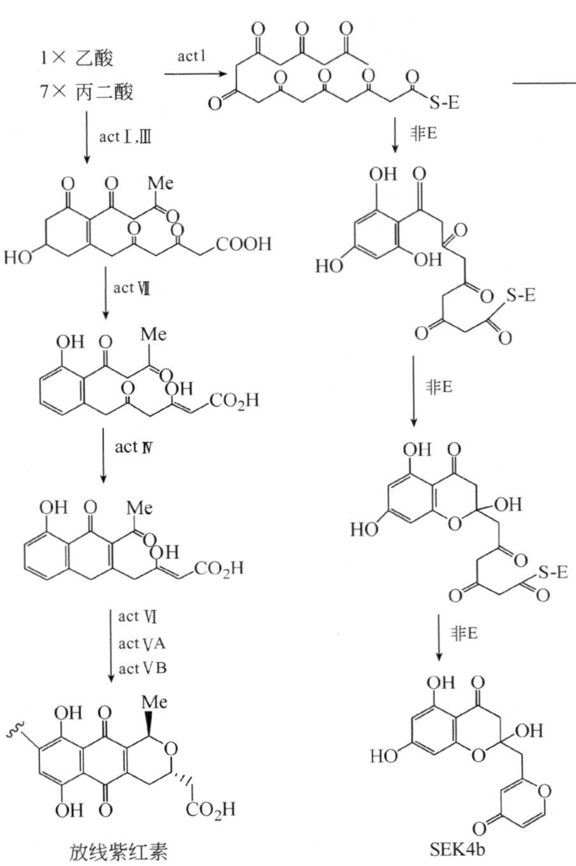

图 7-47　放线紫红素的生物合成

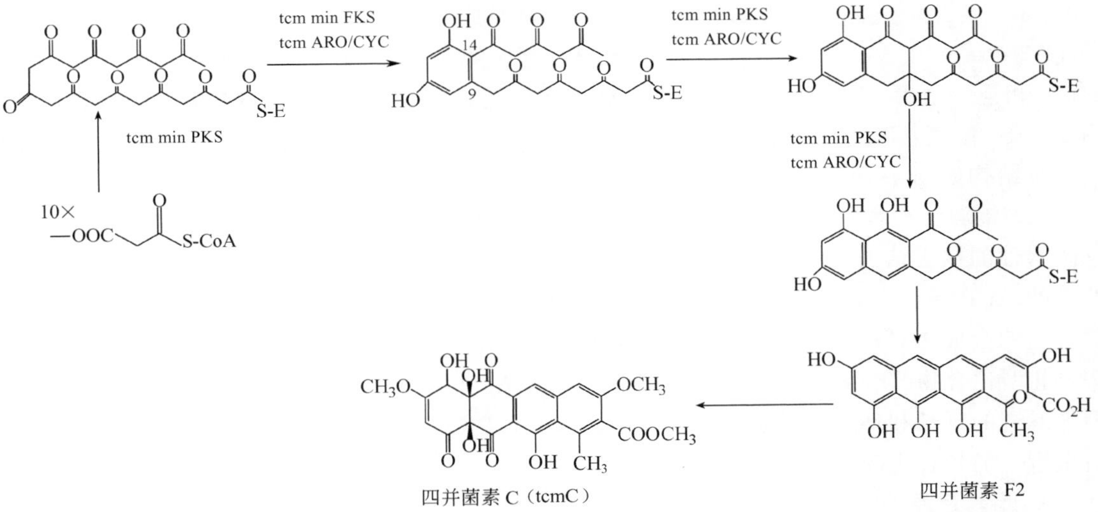

图 7-48　四并菌素的生物合成途径

CLF（链长决定因子），又称为 KS$_\beta$，它与 KS 的相似性极高，但缺少胱氨酸残基活性中心，并与 KS 的翻译呈偶联式。虽然 PKS 最小单位中的 CLF 主要决定碳链长度，如用 act PKS 中的 CLF 置换 tcm PKS 中的 CLF，则在四并菌素产生菌中主要产生八酮体。进一步研究发现，KS 对链长也起作用，如将 tcm KS 中 54 个氨基酸残基插入无功能的 act KS 和 tcm CLF 杂合体中，即能产生十酮体。同样，如将 act KS 中相同的 54 个残基片段插入 tcm KS 与 act CLF 一起表达，即能产生八酮体。说明 KS 中，54 个残基和 CLF 一起决定碳链的长度。因此可以认为，KS 和 CLF 是功能上的二聚体，它们共同特异性地决定聚酮链的长度。一般来讲，异源的 KS 和 CLF 组合是无功能的。

PKS 最小单位除了控制聚酮体碳链长度外，对相关起始单位及碳链折叠形式也有一定的选择性。PKS Ⅱ型的主要起始单位是乙酰 CoA，PKS 最小单位主要识别乙酰 CoA，但在 *S. lividans* 中，异源表达柔红菌素 PKS 在没有丙酰转移酶和起始 KS 结构域时，也能产生以丙酰为起始物的聚酮体；同样，tcm KS 最小单位可催化 C9 酮和 C14 次甲基缩合的聚酮体，而 act PKS 则无此功能。

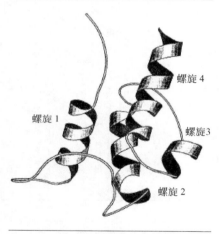

图 7-49 天蓝色链霉菌脱辅基 ACP 蛋白的三维结构

2. ACP

ACP 是 PKS Ⅱ型酶的核心，它参与聚酮体合成的起始单位、延伸单位和聚酮链中间体，在其中，均以 42 位丝氨酸活性中心，通过硫酯共价键的形式，与 ACP 辅基 4′-磷酸泛酰巯基乙胺的巯基相连。这些 ACP 硫酯是 PKS Ⅱ型合酶及其他与之相应的酶如酮基还原酶 KR、芳香化酶 ARO 和环化酶 CYC 的底物，最终形成芳香类聚酮体。

天蓝色链霉菌中的脱辅基 ACP 蛋白的三维结构，是第一个被阐明结构的 ACP 蛋白。它由三个主要螺旋（1、2 和 4）、一个短螺旋（3）和将螺旋 1 与 2 分开的大环结构域组成。其 N 端由 1～4 个氨基酸残基组成，大环结构域由第 18～29 个残基组成，短螺旋（使螺旋 2 和 4 相连）由第 57～61 个残基组成。ACP 蛋白螺旋 1 由 7～16 位氨基酸残基组成，螺旋 2 由 42～53 位氨基酸组成，螺旋 3 由 62～67 位氨基酸组成，螺旋 4 由 72～85 位氨基酸组成。其三维结构如图 7-49 所示。ACP 蛋白骨架原子均值为 1.47Å，重原子（残基 5～86）为 1.84Å，螺旋结构域中的主骨架原子（残基 5～18 和 41～86）为 1.01Å。虽然 ACP 蛋白具有疏水性的核心结构，但是含有亲水性的 72 位精氨酸和 79 位天冬酰胺残基，而且在 PKS Ⅱ型的 ACP 蛋白中非常保守。这一特点与脂肪酸 ACP 蛋白有明显的不同，它在 PKS Ⅱ型化合物的合成中对延长的聚酮体起到稳定作用。不同聚酮体的 ACP 蛋白可以互换，在不同 PKS Ⅱ型化合物的合成中发挥作用。但是，由于 ACP 蛋白是参与聚酮链的延伸，而 PKS Ⅱ型聚酮链的延长和环化又受到严格的控制，因此，PKS Ⅱ型聚酮链与 ACP 蛋白的相互作用，对聚酮链的延长也起到重要作用。

3. 酮基还原酶

在许多细菌产生的芳香族聚酮化合物生物合成 PKS 基因簇中，均含有酮基还原酶 KR

基因。不论碳链长短（C8～C24）如何，酮基还原酶 KR 均能催化聚-β-酮体 C9 位羰基的还原，说明其催化位点具有区域特异性。然而也发现有两个例外，即在八酮体和十一酮体 C7 位，羰基存在被还原的情况。

4. 芳香酶和环化酶

对芳香酶（aromase）和环化酶（cyclase）的作用机制，迄今了解甚少，大部分组合生物合成的芳香类聚酮体系靠内源热动力学进行环化。tcm ARO/CYC 是单结构域的蛋白；而 act ARO/CYC 分散在两个域，是双结构域的蛋白，分别表达单一域通常不能发挥作用，只有共表达才能呈现功效。tcmARO/CYC 只有在无 KR 时才能起作用，tcmARO/CYC 与 PKS 最小单位一起催化合成 C9/C14 环化物；而 act ARO/CYC 仅在有 KR 时才起作用，聚酮体在 KR 催化下，在 C9 位折叠后产生 C7/C12，ARO/CYC 使 C7/C12 缩合环化（这种机制在 C14、C16、C18、C20、C22 和 C24 聚酮体中均存在），然后脱水，形成第一个芳香环，其中有特异性 ARO 的参与，再经 CYC 形成第二个环。长链聚酮体中的 ARO/CYC 可识别短链聚酮体，反之，短链聚酮体中的 ARO/CYC 则不能识别长链聚酮体。

（二）PKSⅡ型聚酮类的组合生物合成

芳香族化合物 PKSⅡ型基因组合生物合成产物的原则，是以 PKS 最小单位与单个基因进行组合，PKSⅡ型基因结构排列情况举例如图 7-50 所示。许多 PKSⅡ型最小单位单独表达，可以合成许多结构各异的化合物，将某种 PKSⅡ型基因 PKS 最小单位与后修饰基因进行异源组合，可以得到更多的衍生物。

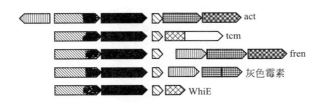

图 7-50　PKSⅡ型基因结构排列情况举例

PKS最小单位 { KS；ACP；KR；ARO；CYC；tcmN；O-甲基转移酶；CLF }

以放线紫红素 act 和四并菌素（tcm）C 为例，由于 act PKS 催化 C7～C12 环化形成第一个六碳环，而 tcm PKS 催化 C9～C12 环化形成第一个芳香环，后者是由 tcm ARO/CYC 催化的，如果将 act PKS 与 tcm ARO/CYC 基因组合表达其产物，则可形成类似 1 的结构；同样，act KR 可使 C9 碳还原并使碳链 C7～C12 折叠，将其和 tcm PKS 组合，可形成类似 2 和 3 的结构；以同样的原则，如果拥有多种 PKSⅡ型基因可以操作，并了解其功能，则可建立数百种乃至数千种基因组合库，以此获得更多的组合生物合成产物库（图 7-51）。

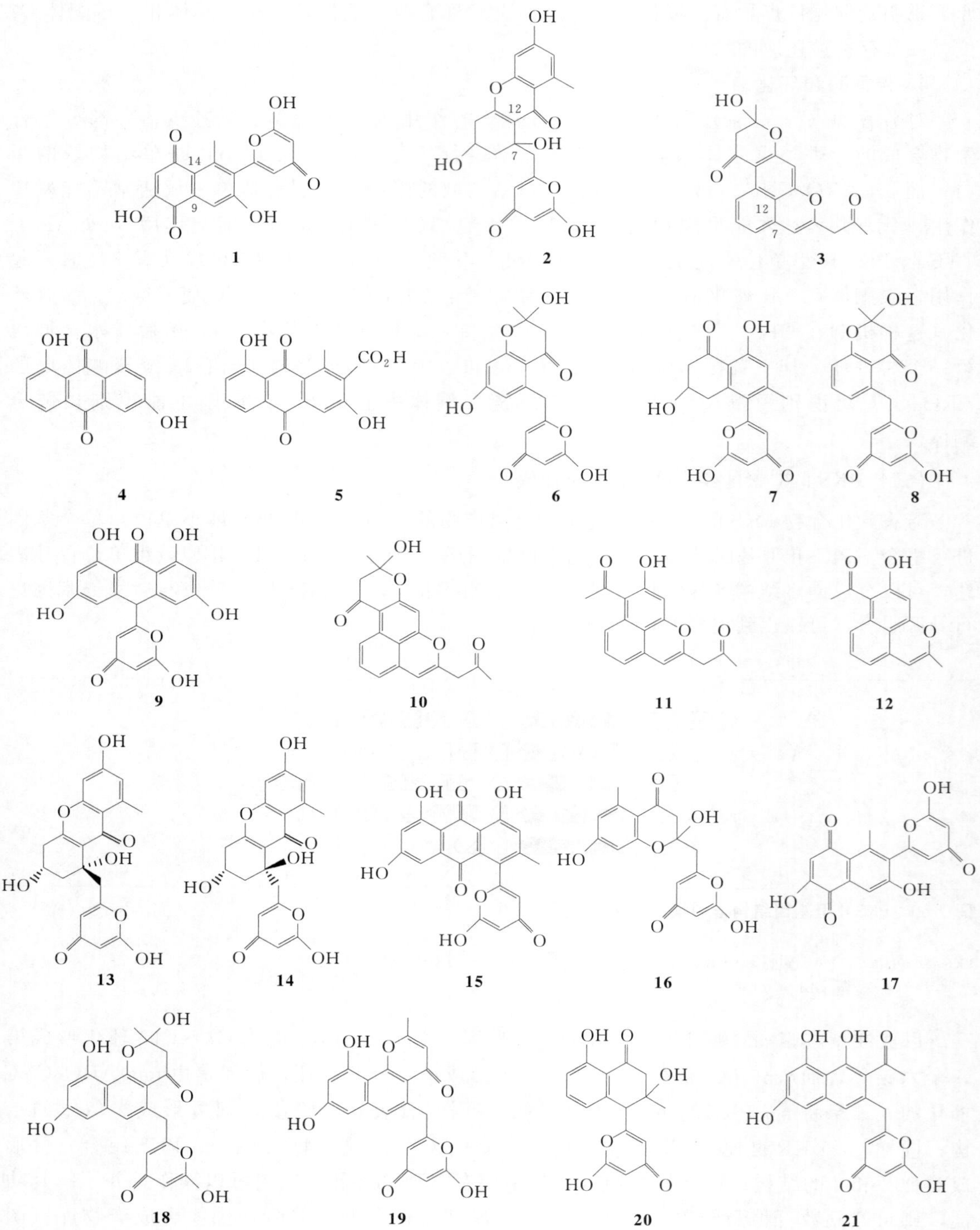

图 7-51

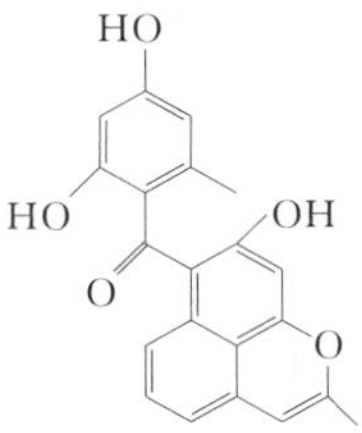

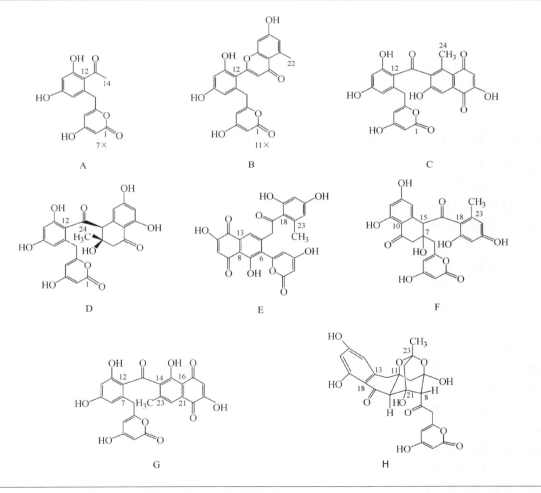

图 7-51（续）　PKS Ⅱ 型基因组合生物合成产物举例

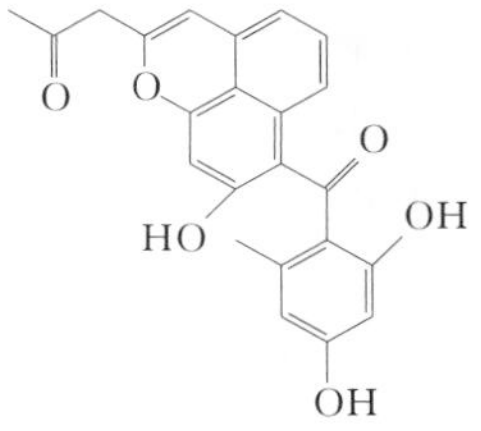

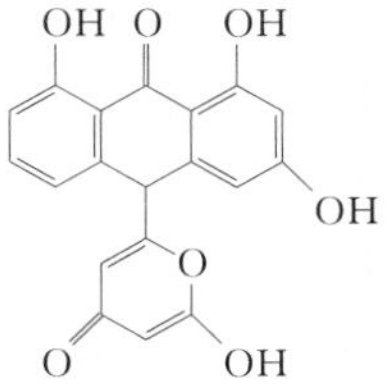

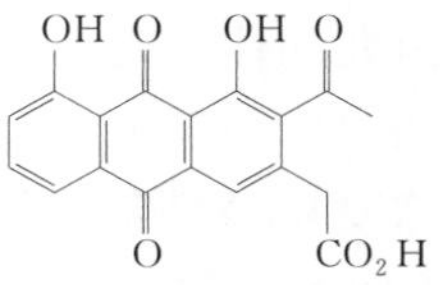

在图 7-51 中，化合物 4、5、6、7、8、12、16、17、20 为八酮体，前 5 个与 act PKS 最小单位有关，加入单个酶 KR、ARO 或 CYC，可以产生多种聚酮体。化合物 12 由 fren（富伦菌素）PKS 最小单位与 act KR 组合产生；化合物 6 和 16 由 fren PKS 最小单位组成，

图 7-52　WhiE PKS 最小单位基因编码酶介导合成的产物

化合物 17 由 act PKS 最小单位与 tcm ARO/CYC 基因组合形成；化合物 20 由 act PKS 最小单位与 WhiE（天蓝色链霉菌中孢子色素合成基因）环化酶基因组合产生。化合物 11 和 25 为九酮体，是由 fren PKS 最小单位与 act KR 基因的组合产物；化合物 9、10、13、14、15、18、19 和 24 为十酮体，是 tcm PKS 最小单位的产物，其中化合物 9 和 15 是其与 act ARO/CYC 基因组合的产物；化合物 10、13、15 是其与 act KR 基因组合的产物，化合物 18 和 19 是其与 WhiE 环化酶组合的产物；化合物 25 为 fren PKS 最小单位与 act KR、fren ARO 和 act CYC 基因的组合表达产物。十一元聚酮体（22）和十二元聚酮体（23）是由天蓝色链霉菌中色素基因 WhiE 最小单位表达的产物。

天蓝色链霉菌中孢子色素的结构尚不清楚，它是一个多芳香环 C24 的聚酮体，其 PKS 最小单位在异源宿主菌（天蓝色链霉菌工程菌株）中可以产生多种聚酮体（图 7-52A、B）。聚酮体结构与底物乙酸的掺入数量有关。在以 12 个乙酸为底物时，可以产生聚酮体（图 7-52 C～H）。WhiE PKS 最小单位与其环化酶基因组合，可以产生的化合物如图 7-53 所示。

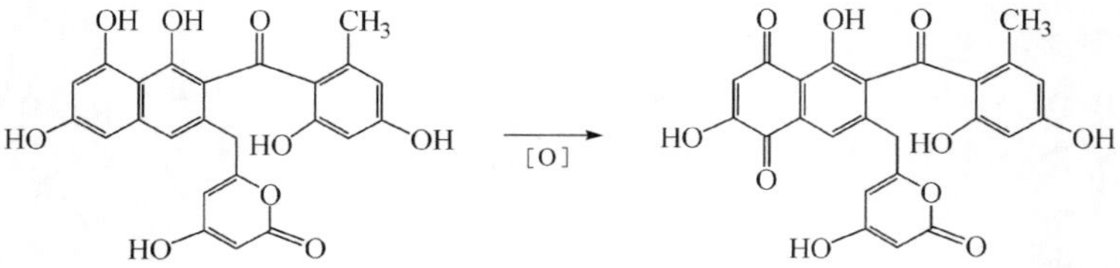

图 7-53　WhiE PKS 最小单位与其环化酶基因组合介导合成的产物

芳香族聚酮体 PKS Ⅱ 基因组合设计可参考以下一些规律。

① PKS 最小单位即 KS-CLF-ACP 的组合，是具有功能的最小单位。单个 PKS 最小单位可以使聚酮链 C14、C16、C18、C20、C22 和 C24 在 C9 位自发折叠，并在 C7/C12 位进行第一个芳香环的环化。

CLF 为碳链长度决定因子，但 KS 必须与其同源方能起作用。KS 与异源 CLF 的组合往往不能发挥作用。如要合成八酮体，需用 *act*、*fren*（富伦菌素）、*gra*（榴菌素）KS/CLF。

② fren KS/CLF 还可合成九酮体；如要合成十酮体，需用 *dps*（道诺红菌素）、*jad*（捷达霉素）、*mtm*（光神霉素）、*otc*（土霉素）、*tcm* 基因；十一和十二碳酮体则用 *cur*（*S. curacoi* 孢子色素基因）、*sch*（*S. halstedii* 孢子色素基因）和 *whiE*（*S. coelicolor* 孢子色素基因）PKS；pms（pradimicin）PKS 最小单位也可用于组合十二碳酮体。KS/CLF 对底物有一定的宽容性，如 fren KS/CLF 孢子色素基因可用于八、九酮体的合成；*whiE* KS/CLF 的表达，可产生十一、十二和较短酮体混合物。其他基因也影响化合物碳链的长度，如以 fren PKS 最小单位与 act KR 组合，则产生 C9 位折叠 C7/C12 环化的变异菌素和 RM18，并能产生 C7 位还原、C5/C10 环化的 RM18b；fren PKS 如与 tcm 的环化酶组合，则能产生 C11 位折叠、C9/C14 环化的 PK8（图 7-54）。

③ ACP 特异性较小，至少在 C16～C24 的聚酮体中可以互换。在体外表达 ACP，可以识别新的起始单元产生新的芳香族聚酮体。

④ 对 PKS Ⅱ 型最小 PKS 单位识别的起始单元研究甚少，一般是以乙酸为起始，但是如

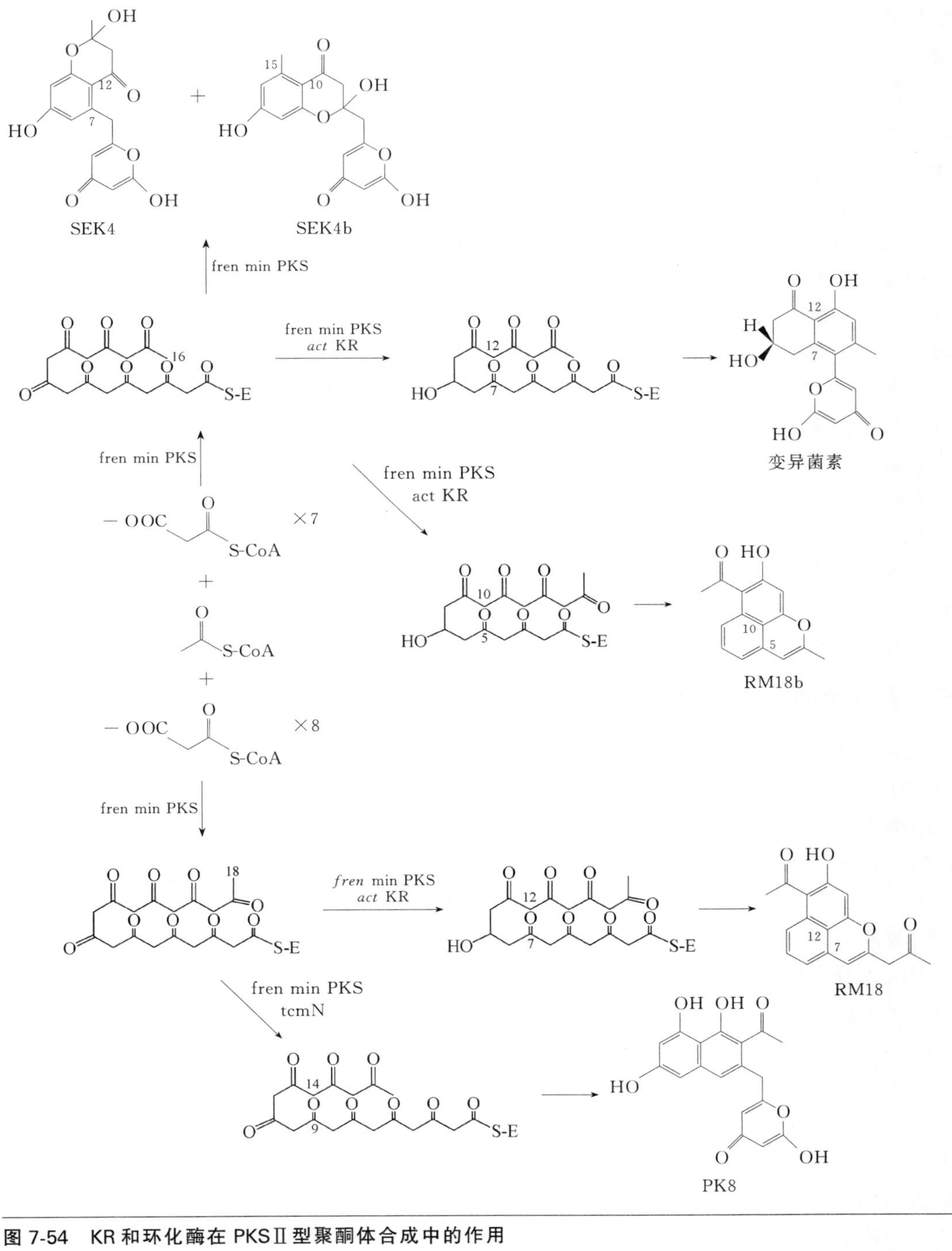

图 7-54　KR 和环化酶在 PKS Ⅱ 型聚酮体合成中的作用

柔红菌素的 PKS 可以识别丙酸，四环素产生菌的 PKS 可以识别与天然状态不同的起始单元——乙酸，产生与四环素不同的十酮体，天然状态是以丙二酰辅酶 A 或甲基丙二酰辅酶 A 为起始单元。

⑤ 酮基还原酶有一定的特异性要求。Act KR、DpsE、JadE 均作用于相同的 C9 位，使之还原并使聚酮体碳链在 C9 位折叠。Act KR 可以在 C16～C24 聚酮体中起作用，DpsE 只在十酮体中起作用，而 JadE 可以在八酮体和十酮体中起作用。个别情况也能在 C7 位形成折叠。酮基还原的位置将影响芳香环环化位置。

⑥ 芳香环第一个环的形成受 PKS 最小单位的控制，KR 基因将决定环化位置。如在 C9 位还原，则形成 C7/C12 环化，在 C7 位还原，则形成 C5/C10 环化。还原型聚酮体（act）第一个环的芳香化需要芳香酶 ARO 基因的参与，而非还原型聚酮体（tcm）的第一个环的芳香化通常是自发进行的。ARO 基因对碳链长度有一定的特异性，如 S. griseus ARO 在 C20、C18、C16 聚酮体中起作用，act ARO 在 C16 聚酮体中起作用，fren ARO 在 C18、C16 聚酮体中起作用。第二个环的形成需要环化酶 CYC 的参与，CYC 基因具有一定的特异性。特异的 CYC 与 PKS 合酶一起，决定聚酮体的折叠和环化。如 PKS 最小单位与 tcm 的 CYC 可以使 C16、C18、C20 非还原型聚酮体在 C11 位折叠，并进行 C9 和 C14 的环化，而对于 C9 位还原和折叠的聚酮体则没有作用。

总的来看，PKS Ⅱ 型基因作用机制研究还欠深入，究竟芳香族化合物聚酮体的碳链如何延长，中间体如何由 ACP 释放均不清楚，而且 PKS Ⅱ 型介导的生物合成过程中许多"自发式"完成的酶反应机制尚待探索。与 PKS Ⅰ 型相比，PKS Ⅱ 型的各单元基因难以操作，起始单位及延伸单位的可选择性较少，PKS Ⅱ 后期的修饰对化合物的多样性影响较大。迄今所报道的诸多化合物，尽管是通过基因异源组合产生的，然而并非总能按照理性设计获得预期结果，还有很多问题期待更多的科学实践进行研究。

三、聚酮合酶（PKS）Ⅲ型

1. 聚酮合酶Ⅲ型特异性

PKS Ⅲ 型合酶是一个较小分子量的同型二聚体。在灰色链霉菌、抗生素链霉菌和变铅青链霉菌中类似于苯基苯乙烯酮合成酶 RppA 以及植物中的 CHS（查耳酮合酶），均属于 PKS Ⅲ 型合酶。最近在万古霉素产生菌中发现的 DpgA（参与二羟苯甘氨酸合成的酶），也与 RppA 有 22% 的一致性。这类 PKS 首先是以半胱氨酸硫醇基活性位点与脂酰 CoA 共价相连，然后脱羧进行碳链的延长。PKS Ⅲ 介导聚酮体的合成有以下几种方式。

① RppA 介导的 1,3,6,8-四羟基萘（THN）的合成，是以丙二酰 CoA 为起始单位，然后进行 4 次延长反应，最后进行 β-酮酸酯缩合并伴随脱羧使聚酮链环化（图 7-55A）。所生成的 THN，经氧化可形成淡黄霉素。

② CHS 介导以对香豆酰 CoA 为起始单位，再与 3 个丙二酰 CoA 缩合，在 PKS 合酶催化下形成四聚酮中间体，然后进行缩合（图 7-55B）。

③ PS（吡喃酮合酶）介导的三乙酸内酯的合成，是以乙酰 CoA 为起始，与 2 个丙二酰 CoA 缩合（图 7-55C）。

以上几种不同 PKS Ⅲ 型合酶催化反应的区别，在于它们识别的底物不同，如 CHS 可以识别脂酰 CoA 和对香豆酰 CoA，而 RppA 可以识别丙二酰 CoA 或 C4-C8 脂酰 CoA。PKS Ⅲ 型合酶活性位点的结构，是区分识别不同底物的关键。如 RppA 的活性位点胱氨酸（138 位）-组氨酸（270 位）-天冬酰胺（303 位）残基组成的三联体，对于丙二酰 CoA 的脱羧和聚酮

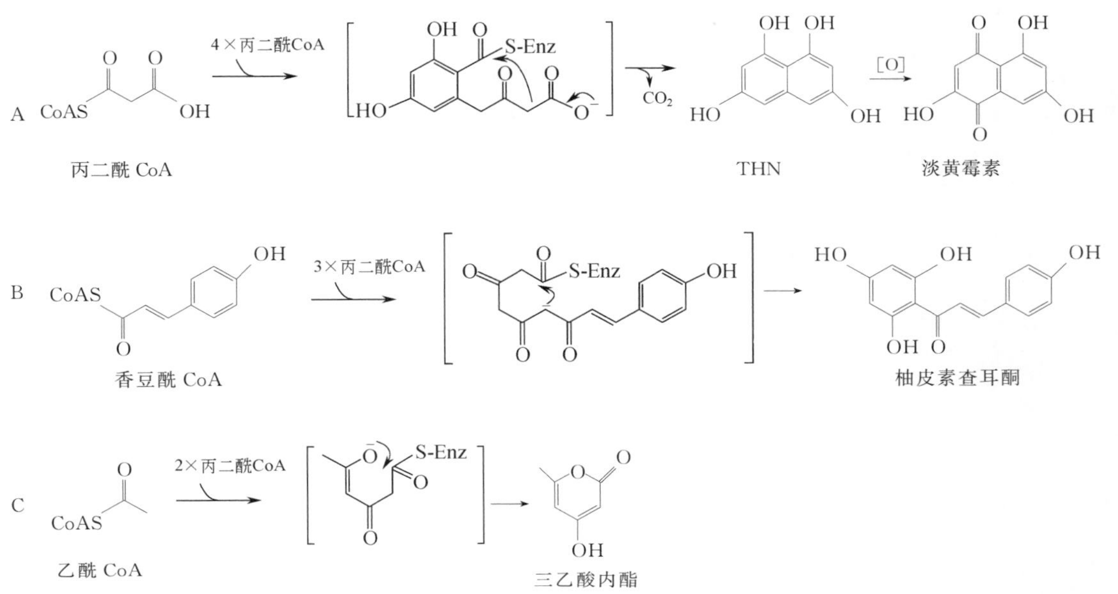

图 7-55　PKSⅢ催化反应的类型

体的合成是必需的，而其中位于 224 位的酪氨酸残基在三联体中处于空穴位置，对于识别丙二酰 CoA 起着决定性作用，305 位的丙氨酸决定延长单位乙酰基的数量。在 CHS 中，胱氨酸（164 位）-苯丙氨酸（215 位）-组氨酸（303 位）-天冬酰胺（336 位）残基，参与脱羧和聚酮体缩合反应的改变。甘氨酸（256 位）决定识别底物的特异性，而丝氨酸（338 位）决定聚酮体的长度。在 PS 中，与其起相似作用的是亮氨酸（261 位）和异亮氨酸（343 位）。改变这些位置上的氨基酸残基，有可能影响 PKSⅢ型合酶对底物的识别，或影响聚酮链的延长，产生新的 PKSⅢ型合酶介导的聚酮体化合物。

2. PKSⅢ型聚酮体的组合生物合成

在链霉菌中，主要是 RppA 型酶参与 PKSⅢ型聚酮体的合成。RppA 以丙二酰 CoA 为起始单位并以此为延长单位进行 4 次缩合，形成 1,3,6,8-4-羟基萘的结构。RppA 识别丙二酰 CoA 为起始单位的活性中心位于酪氨酸（224 位），丙氨酸（305 位）决定参与聚酮体延长的乙酸单位的数目。将酪氨酸（224 位）进行点突变将可改变其识别底物的特异性，如将以乙酰 CoA、乙酰乙酰 CoA 或酚乙酰、己酰 CoA 作为起始单位；或将丙氨酸（305 位）进行突变，将可改变参与聚酮体延长单位的数目，获得新的化合物（图 7-56）。

四、非核糖体肽合酶

大部分由微生物产生具有生物活性的肽类次级代谢产物，是由非核糖体合酶介导合成的。由非核糖体合酶介导合成的肽类产物，其结构多样，生物活性广泛，包括抗菌、抗病毒、抗肿瘤、酶抑制、免疫调节或抑制作用。非核糖体肽合酶是一个多功能合酶，其基本骨架构成上大致相同，首先是构成肽的氨基酸被 ATP 活化，形成相应的腺苷。腺苷化的氨基

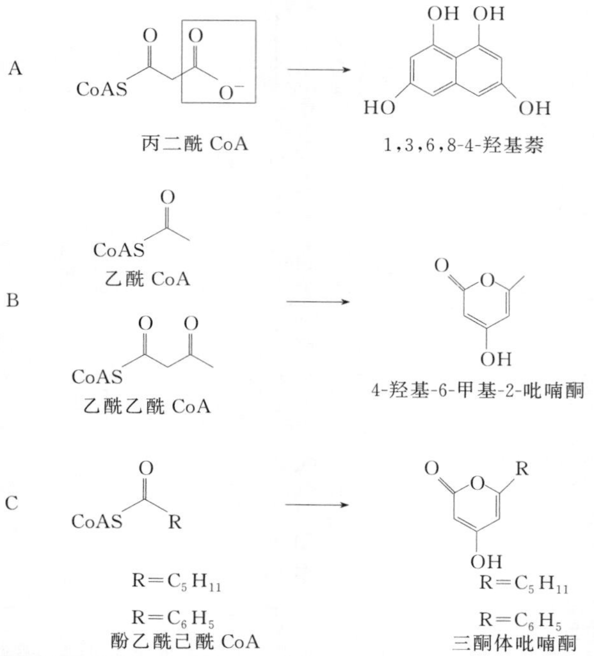

图 7-56　RppA 突变的聚酮体的组合生物合成

A—RppA 原型识别的起始单位；B, C—RppA 突变后识别的起始单位

酸是不稳定的，它将与肽酰基携带蛋白中的 4′ 位磷酸泛酰巯基乙胺辅助因子结合而被硫酯化。在这个阶段，其中间体可被异构化或 N-甲基化。而前一个氨基酸硫酯的 C 端，由肽酰基携带蛋白转移至另一腺苷化和硫酯化氨基酸的 N 端缩合，使肽链得以延长。最后，由硫酯酶使肽链从酶中释放，或介导肽链的环化而终止肽链的延长。所形成的肽可能进行酰基化、糖基化等后修饰，最终获得特定的肽。与聚酮合酶I型基因编码酶逐一催化脂肪酸的连接过程相似，非核糖体合酶编码基因的结构，也属于模块式结构。即一个模块催化一个氨基酸的加工。参与氨基酸腺苷化（A）、巯基化（T）、异构化（E）或甲基化（M）、缩合（C）和硫酯化（TE）的酶单位统称为结构域。这些结构域均独立存在，因此，结构域的替换、缺失或重组，可以产生新的肽类化合物。非核糖体肽合酶编码基因的最小单位是由腺苷化域和巯基化域组成的。

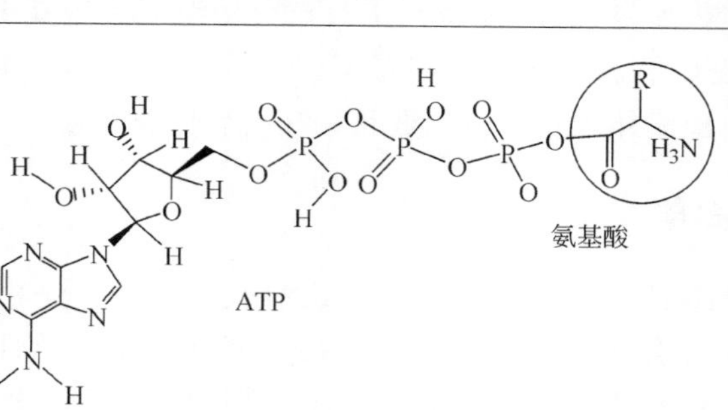

图 7-57　多肽合成中氨基酸的腺苷化

1. 非核糖体肽合酶结构域特异性

（1）腺苷化和巯基化结构域　氨基酸在腺苷化域（A）的活化包括两个过程，第一步是在镁离子存在下，由 A 结构域介导，使氨基酸羧基端与 ATP 磷酸组成氨酰基腺苷酸（图7-57）。第二步是与非核糖体肽合酶结合的 4′-磷酸泛酰巯基乙胺辅基丝氨酰的巯基结合，形成氨基酰硫酯，并使 ATP 转化为 AMP，这第二步反应是由巯基化域（T）介导的。

A 结构域大约由 550 个氨基酸组成，不同氨基酸的腺苷活化域是高度保守的，它们与酰基 CoA 合酶的相似性也比较高。A 结构域具有中等水平的底物宽容性，因此，在培养基中添加不同的氨基酸有可能改变 A 结构域对氨基酸的识别，从而形成不同的肽。改变 A 结构域可以改变对氨基酸的识别特异性，创造出新的多肽衍生物。

参与 A 结构域中与氨基酸结合的 10 个氨基酸残基保守序列决定其特异性，不同结构域的特异性亦不尽相同。如图 7-58 所示，在识别 L-α-酪氨酸的苯丙氨酸 PheA 、烯毛环酮 SimH、新生霉素 NovH、短杆菌酪肽 TycC 和杆菌肽 BacC 的腺苷化域中，保守的天冬氨酸 D 后面的氨基酸残基均为丙氨酸 A 或甘氨酸 G，而识别 β-酪氨酸的力达霉素 SgcC1 和马杜拉肽 MdpC1 腺苷化域中均为脯氨酸。将 SgcC1 中的脯氨酸变为丙氨酸 A，则不能识别所有氨基酸，而对 β-酪氨酸的亲和力也比原株降低 142 倍。

PheA（L-α-Phe）	D	A	W	T	I	A	A	V	C	K
SimH（L-α-Tyr）	D	A	T	V	V	A	A	V	C	K
NovH（L-α-Tyr）	D	A	L	T	T	G	E	V	V	K
TycC（L-α-Tyr）	D	A	S	T	V	A	A	V	C	K
BacC（L-α-Tyr）	D	G	T	L	T	A	E	V	A	K
SgcC1（β-Tyr）	D	P	A	Q	L	M	L	I	A	K
MdpC1（β-Tyr）	D	P	C	Q	V	M	V	I	A	K

图 7-58　NRPS 合酶腺苷化结构域中 10 个保守氨基酸序列比较

巯基化结构域又称为肽酰基蛋白结构域（PCP），约由 100 个氨基酸组成。该结构域与肽合酶整合在一起，通过 4′-磷酸泛酰巯基乙胺（4′-PP）辅基使氨基酸硫酯化（图7-59）。不带（4′-PP）辅基的蛋白称为脱辅基蛋白，4′-PP 转移酶负责 PCP 蛋白的辅基化。不同肽合酶中，肽酰基蛋白 4′-PP 转移酶之间的一致性较小，表明不同肽合酶中 4′-PP 转移酶是特异性的。

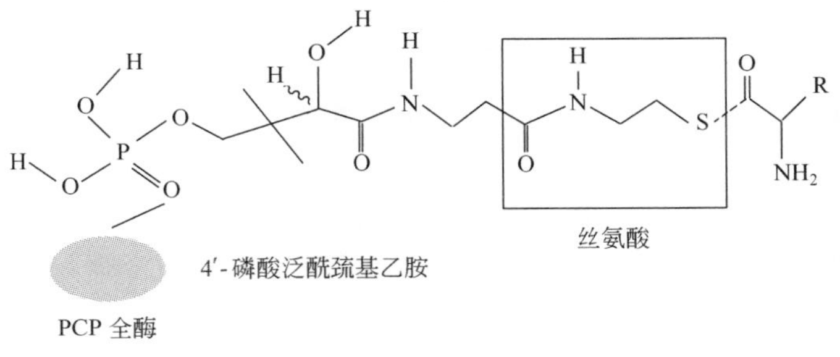

图 7-59　多肽合成中氨基酸的硫酯化

（2）缩合酶结构域 缩合酶（C）结构域参与两个相邻模块中活化氨基酸的缩合，使肽链得以延长。缩合酶结构域通常由 450 个氨基酸组成，含有 7 个高度保守的基序，其中基序 3 更加保守（HHxxxDG）。在缩合过程中，两个活化的氨基酸硫酯，通过 C 结构域上第二个保守的组氨酸残基进行缩合（图 7-60）。但是 C 结构域对于氨基酸是有立体选择性的，识别 D 构型氨基酸的 C 结构域，不能识别 L 型氨基酸。

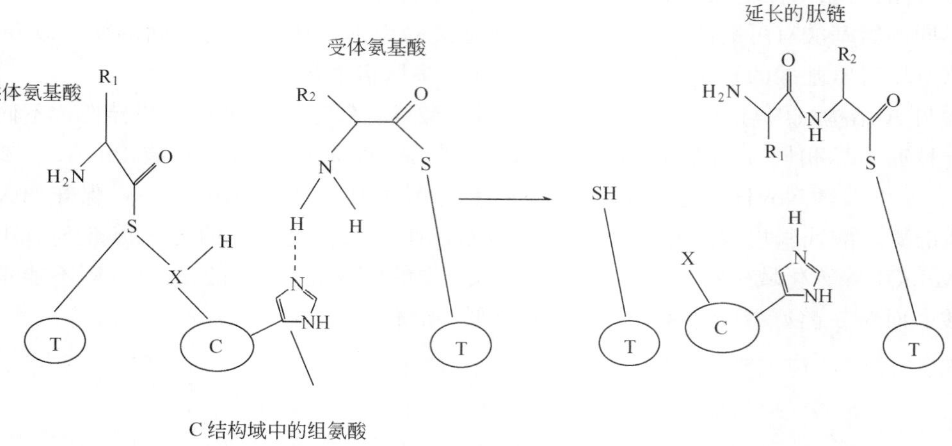

图 7-60 缩合酶结构域缩合氨基酸残基示意

A 和 C 结构域，可以在同一肽合酶上进行分子内氨基的转移。两个活化氨基酸的 A 结构域也可能不在同一肽合酶上。这种情况下，C 结构域往往在接受氨基酸肽合酶的 N 端进行分子间的缩合，而且 C 结构域缺少保守性。C 结构域对前一模块合成的供体氨基酸肽比较宽容，而对所接受氨基酸比较专一。C 结构域的 N 端序列决定对特定氨基酸的识别。

（3）异构酶结构域 多肽组成中异构氨基酸的来源有三种情况：第一种情况是发生在与下一个氨基酸残基缩合之前，即在氨基酸硫酯化阶段，如短杆菌肽 S 合成中，只有 D-苯丙氨酸才能与 L-脯氨酸进行缩合，因此 L-苯丙氨酸必须先进行异构化；第二种情况是发生在肽酰基阶段，如青霉素合成中，L-α-氨基己二酰-L-半胱酰-D-缬氨酸三肽中的缬氨酸异构化是发生在三肽形成之后；第三种情况是基因组中其他基因促成氨基酸的异构化，如环孢菌素 A 中的 D-丙氨酸，其肽合酶直接介导异构的氨基酸进行肽的合成。相应于其作用方式，在肽合酶中异构酶结构域可以位于氨基酰化酶中或 C 端，也可能位于肽酰基酶中或其 C 端。异构酶结构域中，450 个氨基酸含有 7 个保守的基序，其中基序 2（HHxxxDxVSW）更为典型。异构域对氨基酸的识别也有选择性，对不同氨基酸的亲和力是不同的，有可能起到"守门员"的作用。

（4）N-甲基化酶结构域 N-甲基化是多肽合成中的后修饰步骤，赋予多肽丰富的生物活性和结构的多样性。N-甲基化酶结构域一般含有 420 个氨基酸，位于 A 和 T 结构之间，至少包含 3 个基序，其中基序 1［VL(ED)xGxGxG］富含甘氨酸，与 S-腺苷甲硫氨酸依赖的甲基化酶有较高的相似性。

（5）硫酯酶结构域　硫酯酶结构域一般由 220～340 个氨基酸残基组成。它以整合状态成为肽合酶的一部分，具有独立的功能，常位于肽合成中最后一个氨基酸残基模块的 C 末端。它含有与酰基转移酶类似的催化中心（GxSxG），在多肽合成中进行硫酯键的水解，使形成的肽链与 4′PP 辅基分开而脱离肽合酶，或者起到环化的作用，使肽链环化形成大环酰胺或大环内酯。改变硫酯酶结构域活性中心的氨基酸如赖氨酸 K111、精氨酸 R120 和脯氨酸 P26，可以调节其水解和环化的作用。同时，将硫酯酶结构域移动至不同的模块，可以通过控制肽链的水解或环化，改变肽的延长单位，最终改变肽合成的长度。

（6）结构域之间的连接序列　非核糖体合酶结构域中的连接子序列（通常称为 COM）在肽生物合成过程酶蛋白之间的识别和相互作用中起到重要的作用。它们可以在正确的酶蛋白之间进行沟通，并排除非匹配酶蛋白之间的相互作用。NRPS 中的 COM 序列通常由 15～30 个氨基酸组成，它们一般位于上一个结构域的 C 端和与之匹配的结构域的 N 端，常常形成 α 螺旋构型，成为匹配酶蛋白识别的界面。在供体酶和受体酶结构域 C 端及连接子转换位点，有比较保守的 TPSD 和 L（T/S）P（M/L）QEG 氨基酸序列。有些 COM 连接子序列的一致性大于 70%，改变单个氨基酸序列，有可能改变其识别蛋白之间的相互作用。揭示 COM 结构与蛋白相互作用间的关系，可以通过改造连接子序列拓宽异源蛋白相互作用，从而进行基因组合，以形成新的肽类抗生素。

2. 非核糖体肽类抗生素的组合生物合成

（1）腺苷结构域的置换　与 PKS 合酶基因操作类似，根据非核糖体合酶（NRPS）编码基因的模块式结构，基因组合可以采用同源或异源基因模块内，单元之间或模块之间的置

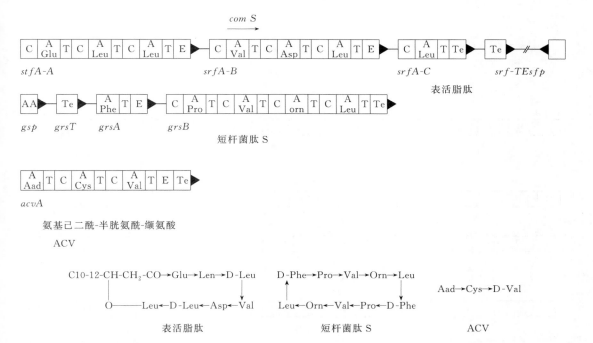

图 7-61　NRPS 基因簇与相应产物举例

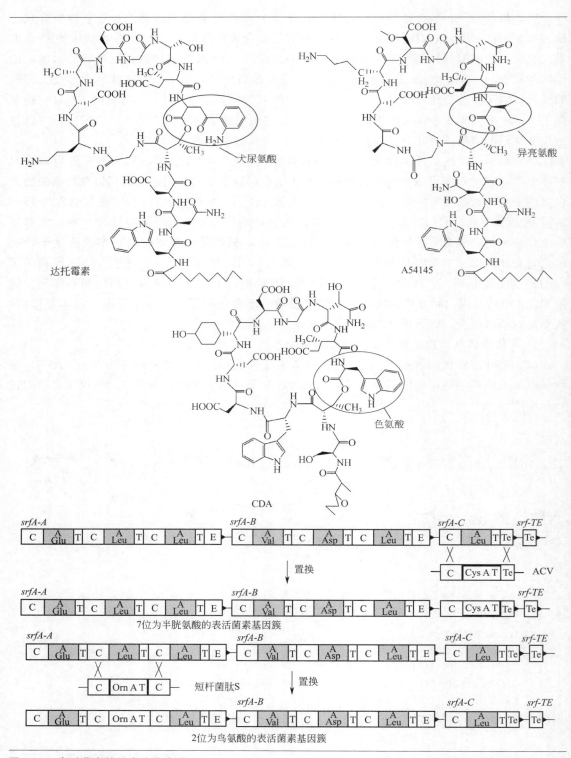

图 7-62　表活菌素的组合生物合成

换，产生非核糖体肽合酶介导的新型肽类抗生素。如图 7-61 中列举表活脂肽（Srf）、短杆菌肽 S、参与青霉素合成的 ACV（氨基己二酰-半胱氨酰-缬氨酸）三肽基因簇腺苷结构域之间，均可进行置换重组。重组基因表达产物，可以使产生菌合成所置换基因编码氨基酸的衍生产物，如将 ACV 中相应的半胱氨酸（Cys）腺苷化域（A-T），置换表活脂肽基因簇 7 位亮氨酸（Leu）腺苷化结构域，可以获得在 7 位为 Cys 的表活菌素；如将短杆菌肽 S 基因簇中鸟氨酸（Orn）腺苷域（A-T），置换表活脂肽基因簇 2 位 Leu，则可获得 2 位为鸟氨酸的表活菌素产生菌（图 7-62）。

　　达托霉素、抗生素 A54145 和钙依赖抗生素 CDA，均为由非核糖体肽合酶介导的酯肽类抗生素，它们的结构类似。由于它们生物合成酶结构域中识别不同氨基酸的腺苷化结构域对底物有一定的宽容性，将抗生素 A54145 生物合成合酶基因簇中与异亮氨酸或缬氨酸合成相关的 LptD 结构域或钙依赖抗生素 CDA 生物合成基因簇中与色氨酸合成相关的 CdaS3 结构域，取代替换达托霉素生物合成基因簇中与犬尿氨酸合成相关的 DptD 结构域，可以获得异亮氨酸、缬氨酸或色氨酸取代的达托霉素衍生物。

　　将达托霉素生物合成基因簇中与 8、11 位氨基酸合成相关的结构域进行替换，或将 CDA 生物合成基因簇中与色氨酸合成相关的结构域，或 A54145 生物合成基因簇中与异亮氨酸合成相关的结构域等进行置换（图 7-63），同时将与达托霉素生物合成甲基化基因 *dpt I* 进行删除，可以获得多种达托霉素组合生物合成衍生物（表 7-2）。以此为例，可以进行不同位点多种氨基酸衍生的达托霉素生物合成改造。通过构效关系的研究，可以了解不同位点氨基酸与达托霉素生物活性的关系，以指导其基因组合深入研究，产生新的、有效的达托霉素。

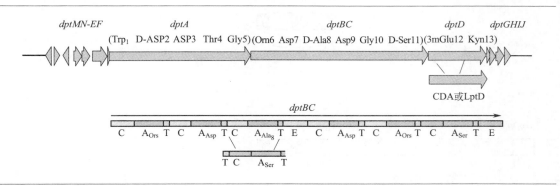

图 7-63　达托霉素组合生物合成的改造

表 7-2　达托霉素组合生物合成衍生物

化合物	结 构 变 化			
	8 位	11 位	12 位	13 位
达托霉素	D-丙氨酸	D-丝氨酸	3-甲基谷氨酸	犬尿氨酸
达托霉素衍生物 1	D-丙氨酸	D-丝氨酸	3-甲基谷氨酸	色氨酸
达托霉素衍生物 2	D-丙氨酸	D-丝氨酸	3-甲基谷氨酸	异亮氨酸
达托霉素衍生物 3	D-丙氨酸	D-丝氨酸	谷氨酸	犬尿氨酸
达托霉素衍生物 4	D-丝氨酸	D-丝氨酸	3-甲基谷氨酸	犬尿氨酸

续表

化 合 物	结 构 变 化			
	8 位	11 位	12 位	13 位
达托霉素衍生物 5	D-天冬氨酸	D-丝氨酸	3-甲基谷氨酸	犬尿氨酸
达托霉素衍生物 6	D-丙氨酸	D-丙氨酸	3-甲基谷氨酸	犬尿氨酸
达托霉素衍生物 7	D-丙氨酸	D-天冬氨酸	3-甲基谷氨酸	犬尿氨酸
达托霉素衍生物 8	D-赖氨酸	D-天冬氨酸	3-甲基谷氨酸	犬尿氨酸
达托霉素衍生物 9	D-丙氨酸	D-天冬氨酸	谷氨酸	犬尿氨酸
达托霉素衍生物 10	D-丙氨酸	D-天冬氨酸	3-甲基谷氨酸	异亮氨酸
达托霉素衍生物 11	D-天冬氨酸	D-丝氨酸	谷氨酸	犬尿氨酸
达托霉素衍生物 12	D-天冬氨酸	D-丝氨酸	3-甲基谷氨酸	异亮氨酸

（2）硫酯酶结构域的位移　将 NRPS 基因簇中决定肽链长度的硫酯酶结构域进行位移，可以缩短肽链氨基酸组成，获得缩短肽的衍生物产生菌。如将表活脂肽七肽基因簇末端的 Te 硫酯酶结构域与模块 *srfA-B* 中的第四个氨基酸（缬氨酸）或第五个氨基酸（天冬氨酸）腺苷化域基因进行融和表达，可以构建四肽或五肽表活脂肽的产生菌（图 7-64）。

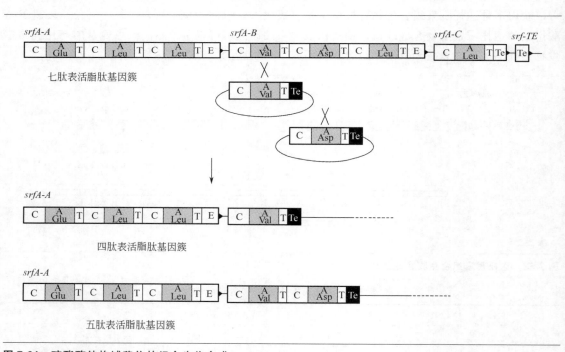

图 7-64　硫酯酶结构域移位的组合生物合成

（3）杂合结构域组合生物合成　不同 NRPS 基因簇中包含缩合酶（C）、腺苷化（A）和硫酯化（T）结构域的单个模块（CAT），它们之间可以重组构建杂合结构域，改变肽氨基酸的组成。如短杆菌酪肽第一模块 CAT（苯丙氨酸）与短杆菌肽 S 第二模块 CAT（脯氨酸），或再与短杆菌酪肽第一或第五模块 CAT（亮氨酸或鸟氨酸）组合，可以形成不同的二肽或三肽（图 7-65）。

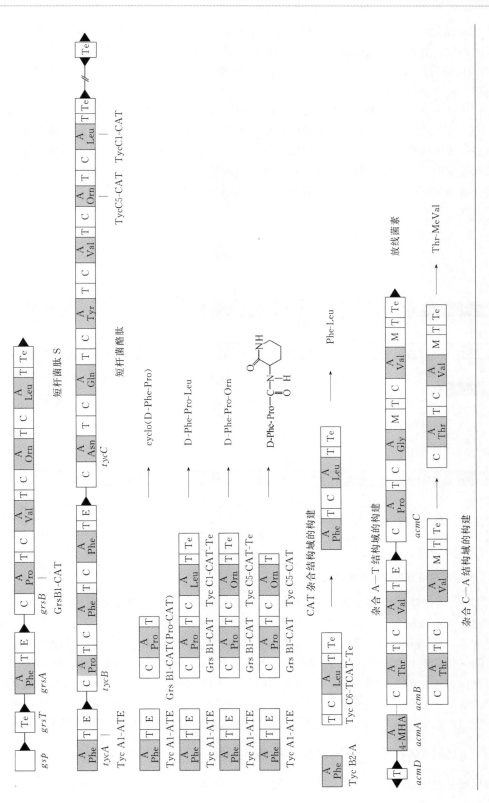

图 7-65 杂合结构域的组合生物合成

　　由于硫酯化结构域（T）对于腺苷化氨基酸没有底物特异性的要求，因此可以进行杂合 A-T 结构域的构建，如短杆菌酪肽第二模块苯丙氨酸腺苷化域与第六模块亮氨酸 T 结构域的组合。C 与 A 结构域进行融合表达，也可以组成新的肽，如放线菌素模块 2 中苏氨酸的 C 结构域与模块 6 甲基化缬氨酸腺苷化域的组合（图 7-65）。

　　（4）模块结构域的置换　由于 NRPS 合酶模块结构域之间序列相当保守，因此可以在不同 NRPS 基因簇中进行整个模块的置换，以改变氨基酸、获得新肽衍生物。如地衣状菌素和表活脂肽氨基酸构成的区别在于，第一位氨基酸分别为谷氨酰胺和谷氨酸，以及第七位氨基酸分别为异亮氨酸和亮氨酸。将地衣状菌素产生菌中负责谷氨酰胺合成的整个模块，替换表活脂肽产生菌与谷氨酸合成相关的模块，即可以得到谷氨酰胺表活脂肽产生菌（图 7-66）。

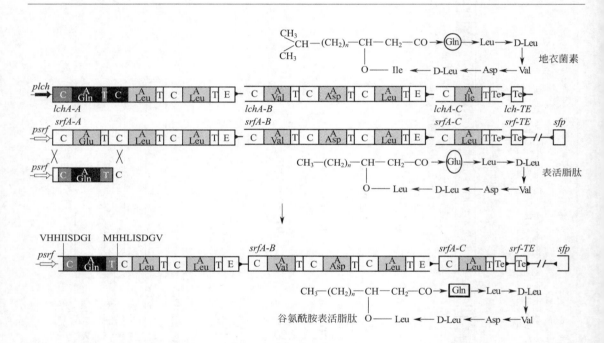

图 7-66　模块结构域置换组合生物合成

　　（5）通用连接子序列组合生物合成　非核糖体肽合酶结构域中的连接子序列（COM），在肽生物合成过程酶蛋白之间的识别和相互作用中起到重要作用，它们可以在正确的酶蛋白之间进行沟通，并排除非匹配酶蛋白之间的相互作用。改变连接子序列，可以使原来不匹配的酶蛋白之间进行相互作用，创造多种类型的肽类化合物。肽起始单位结构域与延伸酶蛋白，以及延伸酶蛋白与终止酶蛋白结构域，系由不同的连接子序列相连，并由此决定肽链中氨基酸延伸的顺序。合成一种广泛型的连接子序列，使之可以任意识别不同的起始单位或延伸单位，形成各种酶蛋白的组合（图 7-67），由此改变肽合成中氨基酸的组成，形成新型肽类抗生素。

五、后修饰酶在组合生物合成中的应用

　　微生物代谢形成的产物其主结构一般只有被引入羟基、羰基、双键等结构，或与脂肪

酸、氨基酸进行酰化后，或进行 O-、N-、C-甲基化、糖基化或卤素化后，才具有生物活性。参与糖基化、羟基化、酰基化、甲基化、卤素化的酶，在生物合成过程中均可称为后修饰酶。利用这些酶可以对微生物产物进行改造，获得活性更好的新化合物。

1. 糖基化酶

糖基化酶或糖苷化酶，是指将糖分子（供体）转移至其他分子（受体）并使之结合的酶。生物体细胞通过糖基化形成糖原，储存能量，合成细胞壁的多糖，或在细胞表面形成寡糖，介导细胞之间的识别。次级代谢产物的糖基化，在天然产物中占有极其重要的地位。糖基化常常改变产物的疏水性、溶解度和立体构型，因而影响其生物活性。次级代谢产物的糖基往往是其生物活性靶标的作用位点，因而，对次级代谢产物进行糖基化，可提高其在体内的活性和生物利用度。次级代谢产物形成糖基化酶，催化糖分子与糖、脂类、蛋白、核酸、聚酮体或非核糖肽结合。糖分子的多样性和糖基化酶的多样性，以及糖基自身还可以被进一步修饰，进行诸如糖的酰基化、甲基化、氨基化等反应，使得本来花样繁多的次级代谢产物更加异构化。所以，糖基化更进一步扩展了次级代谢产物结构的多样性和生物活性的范围，在组合生物合成中占有重要的地位。

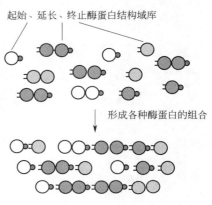

起始、延长、终止酶蛋白结构域库

形成各种酶蛋白的组合

图 7-67　广泛型肽连接子序列的构建

（1）糖基的改造　用于糖基化常见的糖基供体可以是 L 型或 D 型，因糖基化酶而异（图 7-68）。糖基供体通常是以特殊的二磷酸核苷酸形式（NDP）存在。参与微生物次级代谢产物合成的糖基化酶，多数只能识别 UDP 或 TDP-糖的形式。因此，研究不同结构的 UDP 或 TDP-糖合成的酶基因，建立 NDP-糖基库，可以更好地促进次级代谢产物糖基化的组合生物合成。

了解糖基的合成过程及参与酶的底物特异性，可以有目的地改造糖基结构，获得不同的衍生物。UTP 或 TDP-糖是在 UTP 或 TDP 存在下，由 UTP 或 TDP-核苷酸转移酶介导葡萄糖-1-磷酸而形成的（图 7-69）。UTP 或 TDP 转移酶，能够比较宽容地接受糖在 C2 位和 C3 的取代变化，而对 C4 位或 C6 位的变化耐受力较低。

TDP-脱氧糖胺参与许多次级代谢产物的合成。目前由葡萄糖-1-磷酸合成 TDP-脱氧糖胺的途径比较清楚（图 7-70），其中参与合成的多酶体系，包括核苷酸酰基转移酶、4,6-脱水酶、脱氧酶、氧化酶、异构酶、氨基转移酶、酮基还原酶等。其最小单位 7 个酶基因（DesⅠ～DesⅦ），已从苦霉素产生菌（S. venezulae）中得到克隆，并在变铅青链霉菌中得到表达，所表达的脱氧糖胺在糖基化酶 DesⅦ存在下，可以进行 12～14 元环大环内酯的糖基化。TDP-脱氧糖胺合成酶基因的克隆与表达，为利用糖基化酶进行组合生物合成的研究奠定了基础。

将参与脱氧氨基糖合成不同阶段的酶基因分别破坏，可以获得不同的糖基。如破坏 DesⅠ/Ⅱ则形成 6-脱氧葡萄糖，破坏 DesⅤ则形成 4,6-二脱氧己糖，TDP-4-酮-6-脱氧葡萄糖还可以被卡利霉素产生菌 Micromonospora echinospora spp. calichensis 中的 CalH（4-酮己糖氨基转移酶）识别，形成氨基己糖，同时它还能被链霉素产生菌（S. griseus）中的 StrM（6-脱氧-4-己糖-3,5-异构酶）识别，形成不同的糖基。这些例子均说明，参与糖基合成中

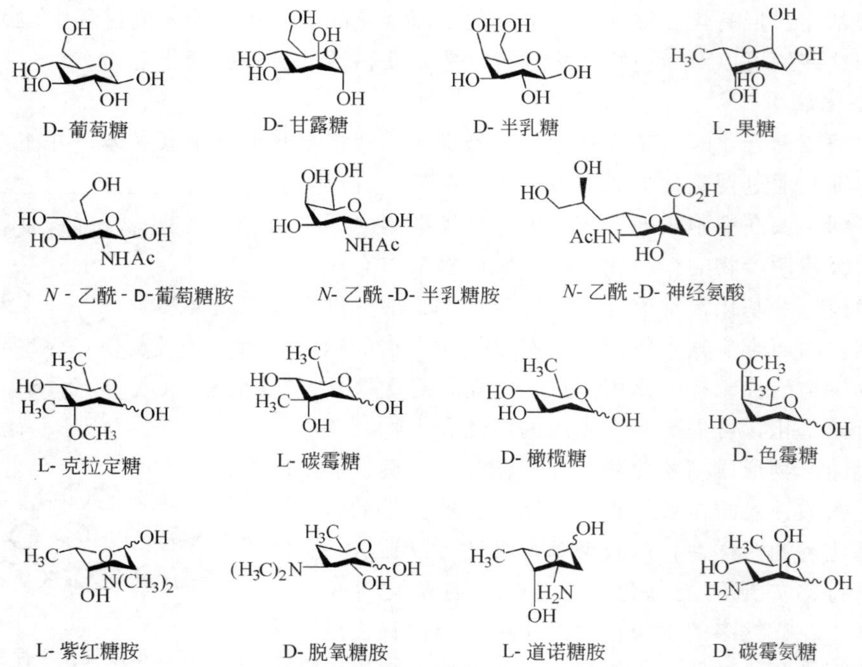

图 7-68　用于糖基化的糖基供体

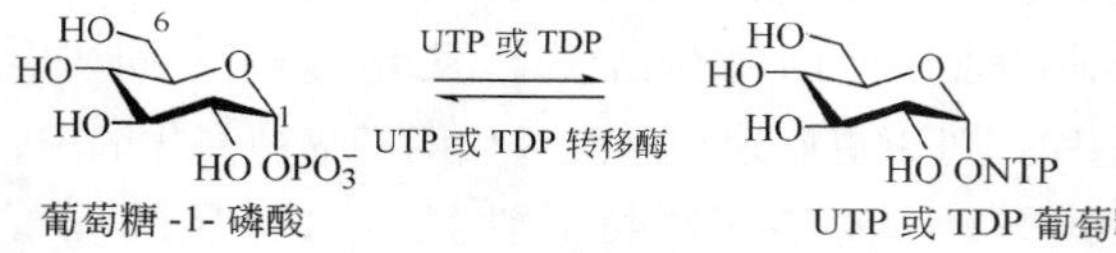

图 7-69　UTP 或 TDP-糖的形成

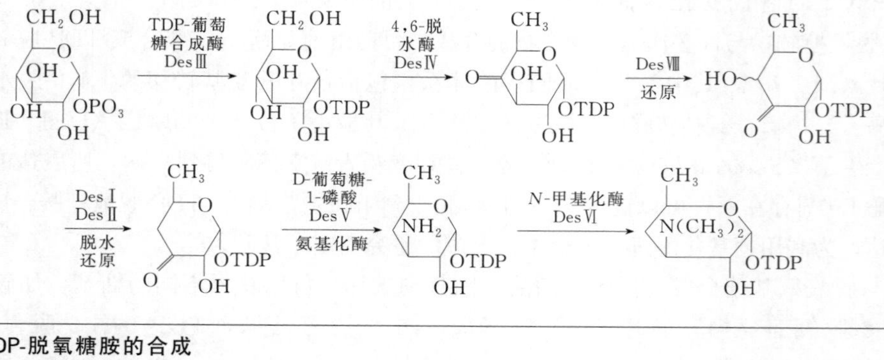

图 7-70　TDP-脱氧糖胺的合成

的许多酶对底物的特异性要求不高。改变糖基，均能被 DesⅦ脱氧氨基糖转移酶识别，形成不同糖基取代的苦霉素（图 7-71）。

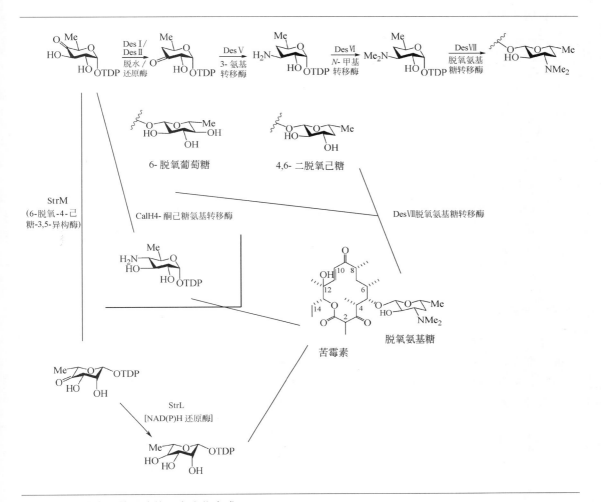

图 7-71　苦霉素糖基改造的组合生物合成

　　在阿维菌素、柔红菌素、红霉素中分别含有 L-竹桃霉糖（oleandrose）、L-柔红糖胺（daunosamine）、L-碳霉糖（mycarose）及 D-红霉糖胺（desosamine）。参与这些糖基合成的编码基因，均可作为组合生物合成设计的对象。将红霉素产生菌碳霉糖（*eryB* Ⅳ）或阿维菌素竹桃霉糖（*avrE*）合成基因，取代柔红菌素产生菌的柔红糖胺基因（*dnm* V），可以得到表柔红菌素（图 7-72），后者与柔红霉素的区别在于 4′位羟基的立体构型不同。表柔红菌素比阿霉素毒性低，因而在临床上得到重视。如采用化学半合成方法，需经复杂的保护与脱保护反应，最后得到的是两种异构体的混合物，还需进行色谱柱的分离。

　　（2）糖基化酶的底物特异性　糖基化酶的功能是负责糖基向配糖体的转运。糖基化酶的一级结构是非常多样的，不同糖基化酶的相似性极低。糖基化酶的底物特异性比较专一，通常是一个糖基化酶负责一个糖基的转移，依据其结构可以分为 A 和 B 两个超家族。糖基化酶超家族 A 为金属离子（通常是 Mn^{2+}）依赖型，以保守的 DXD 基序作为结合位点。其中的两个天冬氨酸（D）残基，是通过与 Mn^{2+} 的结合，成为与核苷酸糖二磷酸结合的酶活性中心。它们的受体多样性较低，且常常是以糖作为受体。参与次级代谢产物合成的糖基化酶，尤其是聚酮类和糖肽类糖基化酶，很多均属于超家族B。它们在三维结构上呈现α/β/α亚结构域，通常含有两个比较保守的结构域：核苷酸识别域（NRD）和与糖结合结构域，其催化位点一般是在这两个结构域的界面。NRD中含有FVHGGxxE（NRDβ1）和ExFGxxxxE（NRDα）基序。识别相似底物的糖基化酶在基因序列上不保守，许多参与次级代谢产物合成的糖基化酶具有一定程度宽容的底物特异性。如竹桃霉素产生菌中，脱氧氨基糖转移酶（OleG1）和碳霉糖转移酶（OleG2），可以应用于红霉内酯的糖基化。上述苦霉素的脱氧氨基糖转移酶DesⅧ不仅能识别源自苦霉素

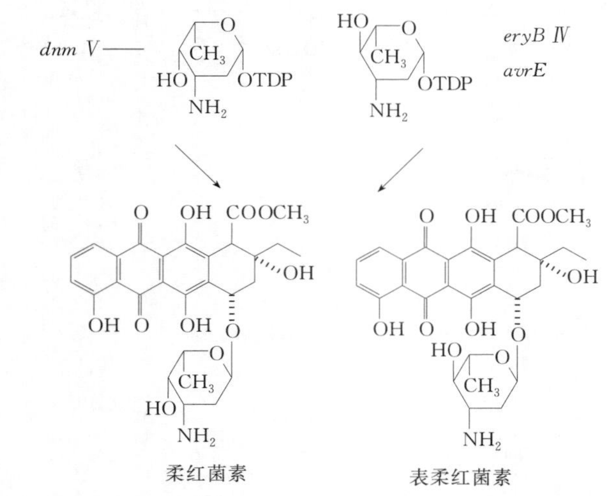

图 7-72　表柔红菌素的组合生物合成

糖基合成中变化的糖基，还可识别异源来自 *Micromonospora echinospora* spp. *calichensis* 参与卡利霉素合成的糖基，以及利用参与链霉素形成的糖基合成酶产物，形成苦霉素衍生物。

维新他汀产生菌 *S. halstedii* 的糖基转移酶 VinC 也有较宽容的底物特异性，可以识别下列多种疏水性配糖体，形成多种新化合物（图 7-73）。

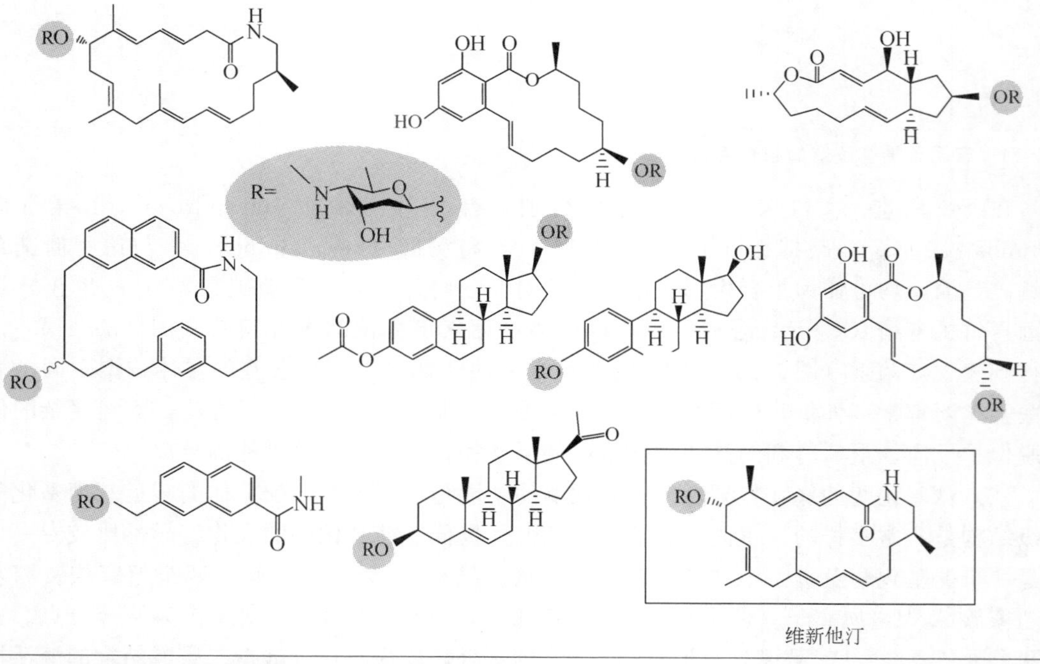

维新他汀

图 7-73　维新他汀 VinC 糖基转移酶识别多种配糖体

（3）糖基化酶基因组合生物合成　四并菌素 C 为不含糖的聚酮体，如将合成四并菌素 C 生物合成基因簇克隆至与四并菌素 C 结构类似但结构中含有 D-olivose 糖基因的乌达霉素产生菌 *S. fradiae*，或将埃娄拉霉素产生菌 *S. olivaceus* 中的糖基化酶基因 *ElmG* 克隆至四并菌素 C 产生菌（*S. glaucescens*），则可产生糖基化的四并菌素 C（图 7-74）。

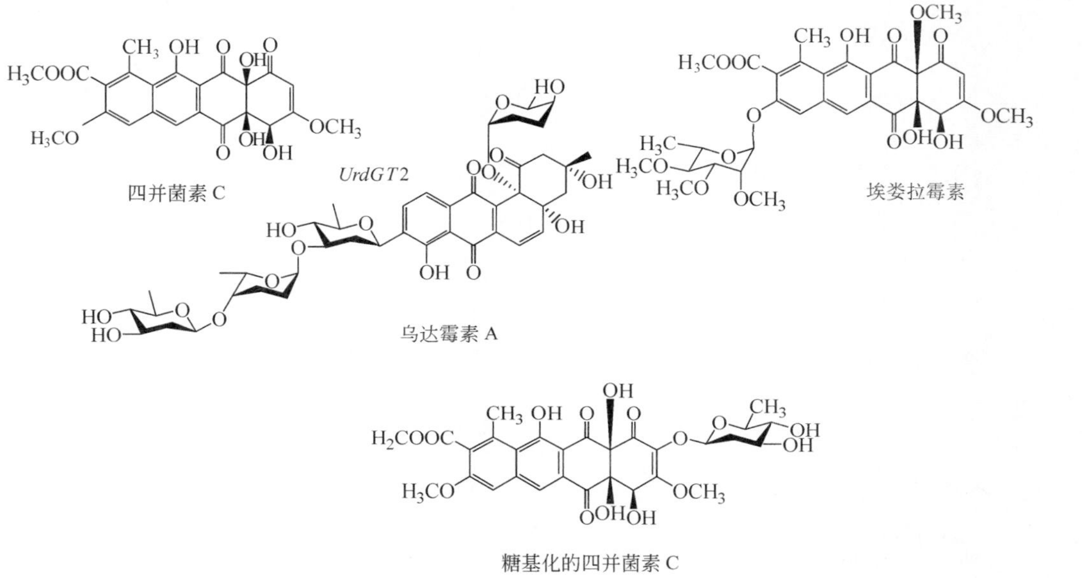

图 7-74　四并菌素 C 糖基化组合生物合成

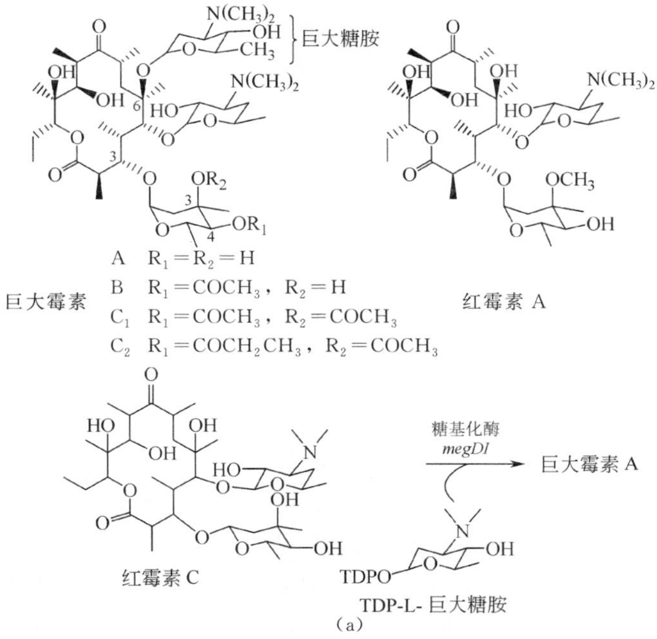

图 7-75

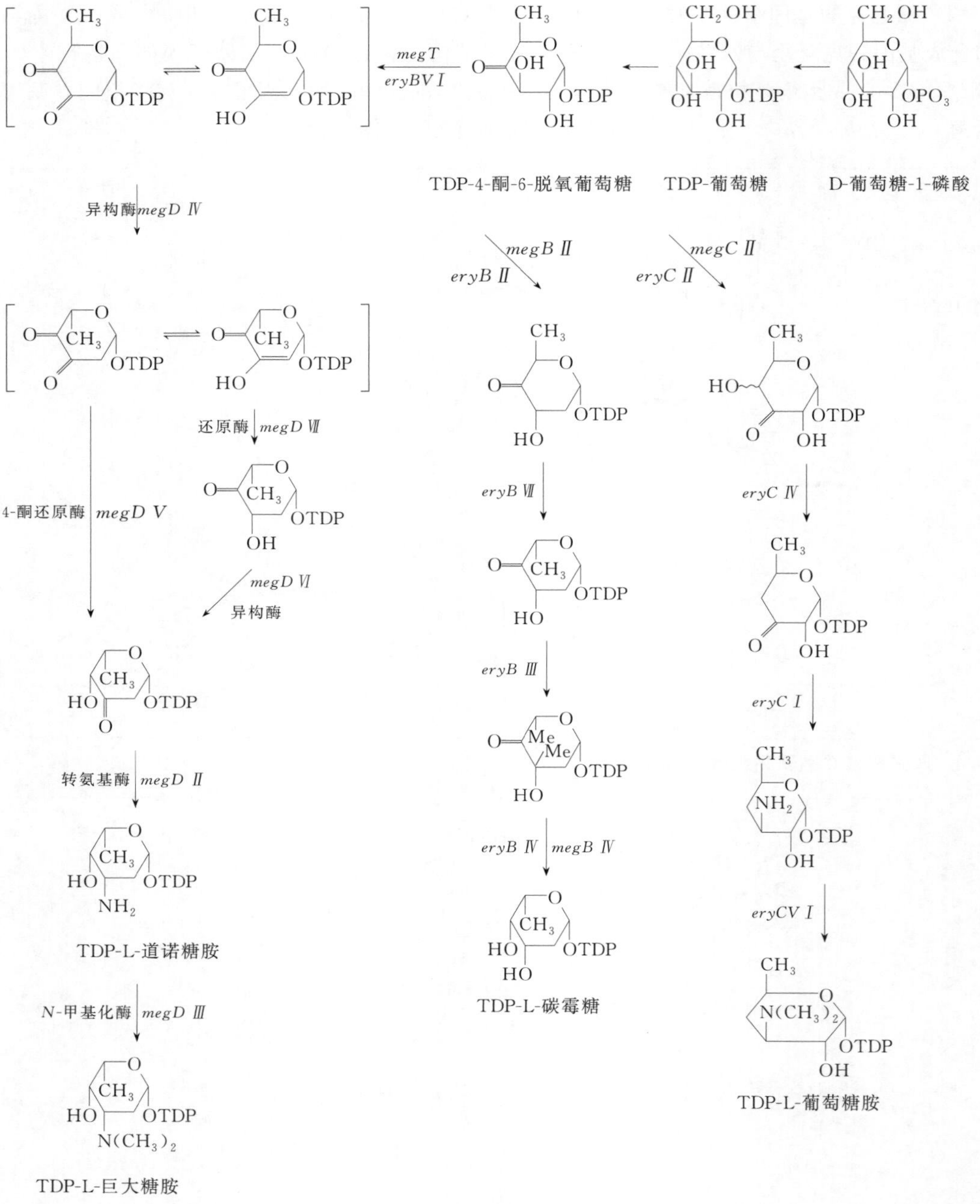

TDP-4-酮-6-脱氧葡萄糖　　TDP-葡萄糖　　D-葡萄糖-1-磷酸

TDP-L-道诺糖胺

TDP-L-碳霉糖

TDP-L-葡萄糖胺

（b）

图 7-75（续）　（a）红霉素的糖基化形成巨大霉素和　（b）巨大霉素和红霉素中糖基的合成途径

小单胞菌产生的巨大霉素与红霉素结构相似，只是在 C6 位有一个脱氧糖胺（巨大糖胺），除了具有抗菌活性以外，它还具有抗寄生虫和抗病毒活性。巨大糖胺的合成起始于葡萄糖-1-磷酸，将巨大糖胺生物合成基因簇（约 12kb，包括 *megD* Ⅳ、*megD* Ⅴ、*megD* Ⅶ、*megD* Ⅵ、*megD* Ⅱ 和 *megD* Ⅲ）克隆至红霉素产生菌，所产生的巨大糖胺经 megDⅠ 糖基化酶即可产生巨大霉素［图7-75（a）］。巨大霉素中TDP-L-巨大糖胺和红霉素中TDP-L-碳霉糖及TDP-L-葡萄糖胺合成途径见图7-75（b）。

当然，不同糖基化酶识别底物的能力还是有一定的限度。如GtfB和GtfC参与氯依瑞霉素（chloroeremomycin）合成的糖基化，GtfD和GtfE与万古霉素及泰古霉素糖基化相关。GtfB和GtfE均能较好地识别TDP和UDP-D-葡萄糖或与之结构类似的TDP或UDP-木糖作为糖基，使糖肽类配糖体糖基化。但是，不能识别TDP-D-乳糖、甘露糖、*N*-乙酰葡萄糖胺或半乳糖醛酸等糖基。GtfE对于识别万古霉素和泰古霉素的配糖体没有很大差别，

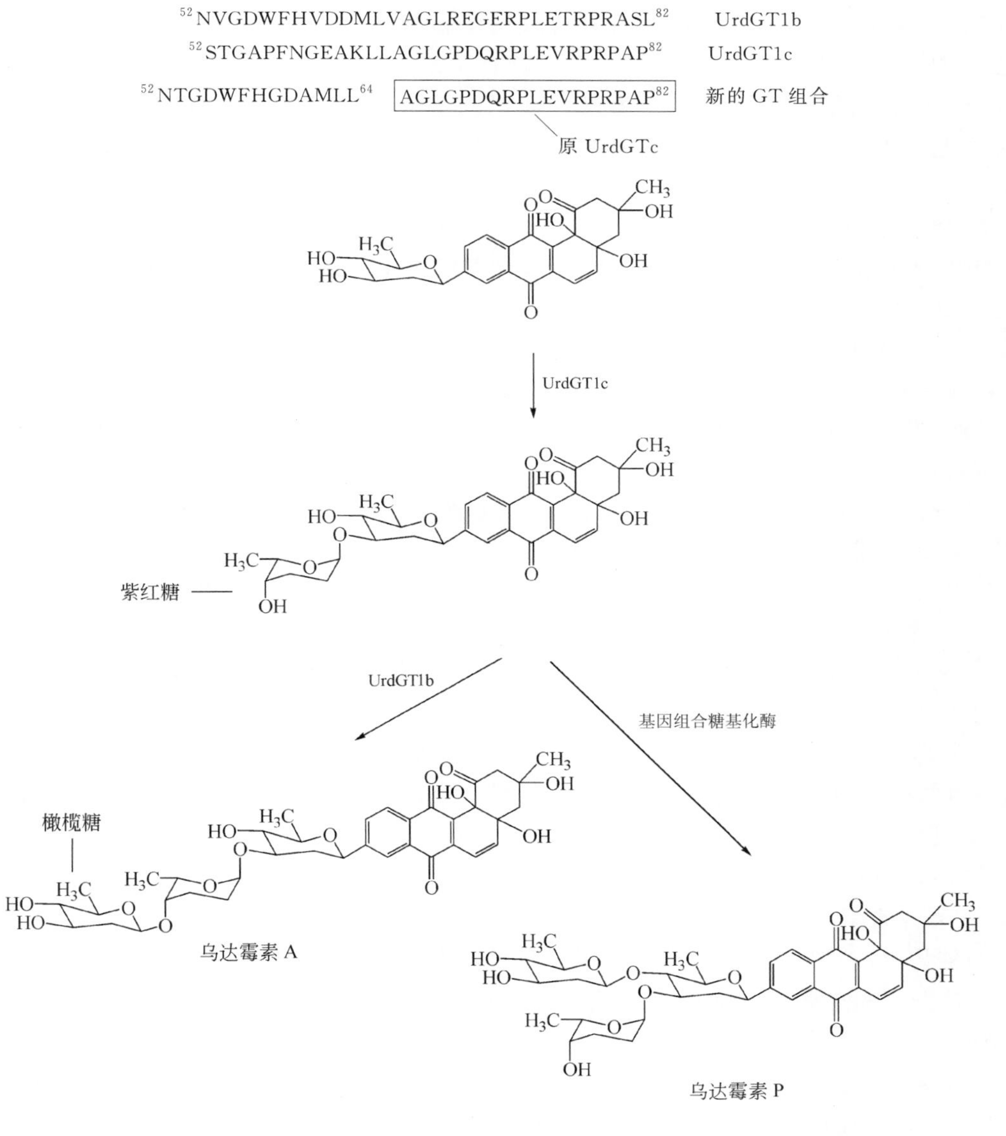

52 NVGDWFHVDDMLVAGLREGERPLETRPRASL 82
UrdGT1b
52 STGAPFNGEAKLLAGLGPDQRPLEVRPRPAP 82
UrdGT1c
52 NTGDWFHGDAMLL 64
AGLGPDQRPLEVRPRPAP 82
新的GT组合
原UrdGTc
UrdGT1c
紫红糖
UrdGT1b
基因组合糖基化酶
橄榄糖
乌达霉素A
乌达霉素P

图7-76　乌达霉素P糖基化酶组合生物合成

而 GtfB 对于泰古霉素配糖体的亲和力明显降低，GtfC 和 GtfD 均能识别 UDP-β-L-4-表万古糖胺形成表万古霉素。只有 GtfD 可以使 UDP-β-L-4-表万古糖胺转化为表泰古霉素，可能是由于糖基化酶受体的结构影响对供体的亲和力。

在糖基化组合生物合成中，采用的糖基化酶基因应与欲引入的糖基相对应。为了扩展糖基化酶底物的专一性，可以利用糖基化酶结构域保守序列，从产生菌中克隆糖基化酶基因，然后改变位于两个保守结构域界面催化中心的氨基酸，有可能改变糖基化酶底物的特异性。根据糖基化酶氨基酸序列的差异，可以进行基因突变，以扩展或改变其对底物的特异性。如乌达霉素产生菌（*S. fradiae*）中糖基化酶 UrdGT1b 和 UrdGT1c，它们分别识别橄榄糖和紫红糖，形成乌达霉素 A 的糖基。它们之间的一致性为 91%，其中 52～82 位氨基酸的差别可能与识别不同的糖基有关。对 52～82 位氨基酸进行点突变可以建立识别不同糖基的糖基化酶库，通过筛选获得新的糖基化酶，可以识别橄榄糖 C3 位和 C4 位羟基进行糖基化，形成乌达霉素 P（图 7-76）。

2. 甲基化酶

甲基化在次级代谢产物生物活性中起着重要作用。链霉菌中产生次级代谢产物的甲基化有 C、O、N、P-甲基化酶，分别催化碳、羟基、氨基和磷的甲基化。从酶学的生化性质考虑，甲基化酶可以分为 S-腺苷甲硫氨酸（SAM）依赖型甲基化酶和维生素 B_{12} 依赖型甲基化酶，前者以 S-腺苷甲硫氨酸作为供体，后者以维生素 B_{12} 作为甲基供体。迄今发现的 C、O、N-甲基化酶均属于 SAM 依赖型，而 P-甲基化酶则属于维生素 B_{12} 依赖型。

大多数 SAM 依赖型甲基化酶具有三个氨基酸保守基序，基序 I 位于 111～120 氨基酸位点，由 9 个氨基酸组成 (V/I/L)(L/V)(D/E)(V/I)G(G/C)G(T/P)G；基序 II 位于 230～240 氨基酸位点，由 8 个氨基酸组成 (L/V)(D/E/H)(A/R)(D/C/T)(A/S)(Y/F)D(V/I/Q)；基序 III 位于 257～270 氨基酸位点，由 9 个氨基酸组成 (I/L/R)(T/I)(D/P)V(Y/H)GG(S/E)(L/V)。基序 I 是与 S-腺苷甲硫氨酸的结合位点，在这个基序 C 末端 171 位氨基酸残基天冬氨酸与甲硫氨酸结合。

（1）*C*-甲基化酶 *C*-甲基化酶基因参与许多糖基的修饰，如氨基香豆素类抗生素中新生糖 C5 位上甲基化形成的亲水性，在这类抗生素与 DNA 解旋酶的结合中起重要作用，因而与其生物活性紧密相关。CloU 在氯生菌素的新生糖合成中使其 C5 位甲基化（图 7-77），与其相类似作用的基因在氨基香豆素化合物中还有 NovU（新生霉素）和 CouU（香豆霉素）。

为催化 C3 位甲基化，类似的 *C*-甲基化酶在泰洛菌素、红霉素和卑霉素产生菌中均存在。泰洛菌素和红霉素中的 *C*-甲基化酶催化碳霉糖 C3 位的甲基化，卑霉素中催化橄榄糖 C3 位的甲基化，由于碳霉糖和橄榄糖只是在 C5 位立体构型上有差别，卑霉素产生菌 *S. viridochromogenes* 中的 *C*-甲基化酶基因也可以参与碳霉糖的 *C*-甲基化，替代 *Sac. erythrea* 中的 *C*-甲基化酶，不过所表达的活性有限，说明 *C*-甲基化酶对糖的立体构型还是有一定的要求。

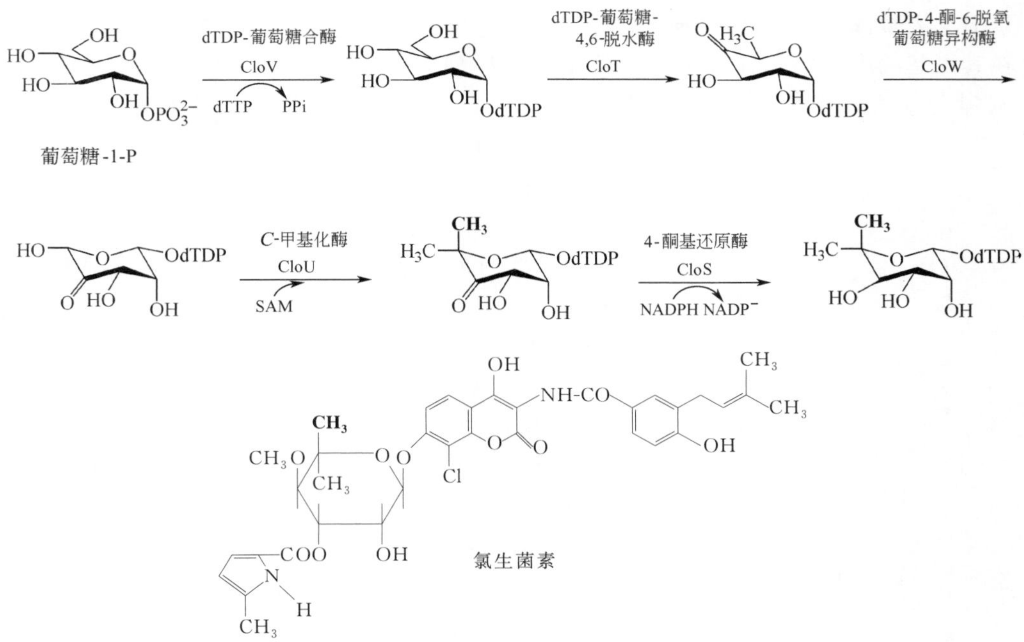

图 7-77　氯生菌素中 *C*-甲基化酶参与新生糖的合成途径

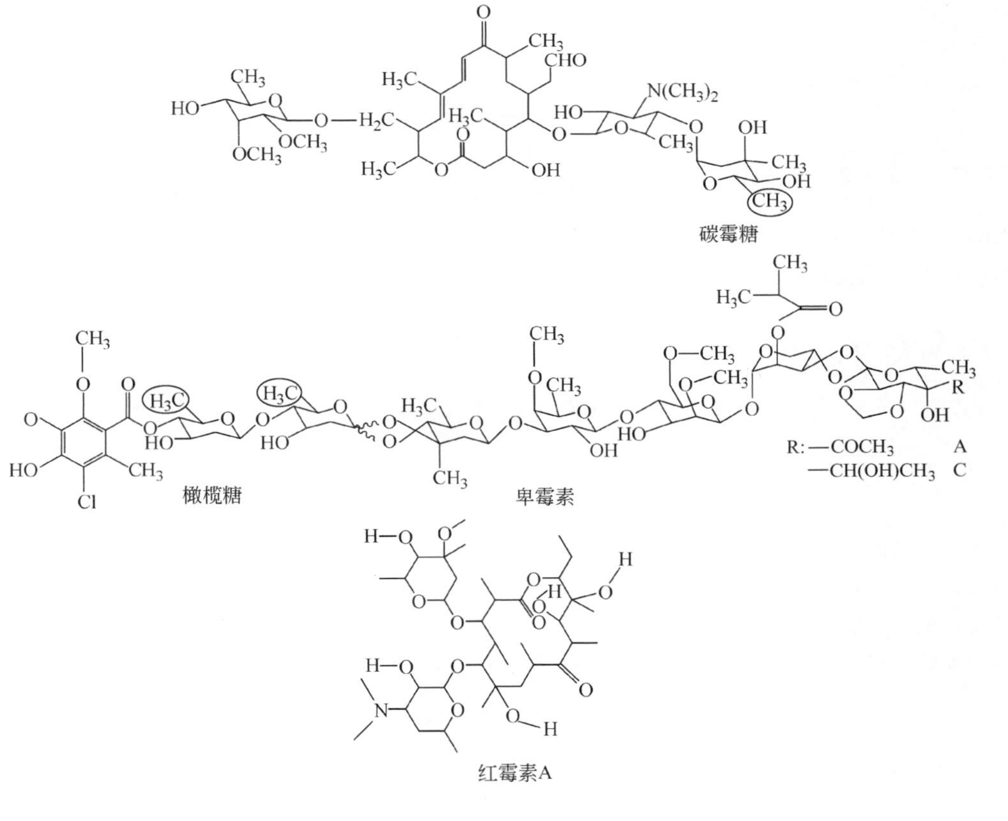

氯生菌素中参与吡咯环的 *C*-甲基化酶（CloN6）不属于 SAM 依赖型甲基化酶，而是与维生素 B_{12} 依赖型甲基化酶的相似性较高。后者为一种含有与钴原子（作为辅基）结合的蛋白，在其氨基酸序列中包含有组氨酸残基保守序列天冬氨酸-X-组氨酸-XX-甘氨酸，同时，Co^{2+} 辅基与组氨酸-天冬氨酸-丝氨酸组成催化中心，调节维生素 B_{12} 在甲硫氨酸合成中的活性。氯生菌素吡咯环的 *C*-甲基化见图 7-78。

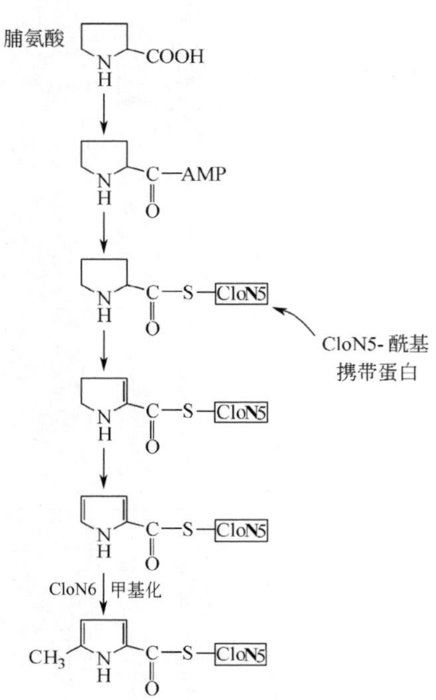

有些 *C*-甲基化酶对底物有严格的立体构型要求。如酯肽类抗生素、达托霉素、抗生素 A54145 和钙依赖抗生素 CDA 结构中，均含有 3-甲基谷氨酸，并在它们的生物活性中起到重要的作用，它们的生物合成系遵循非核糖体肽合成的原则。达托霉素产生菌（*S. roseosporus*）、抗生素 A54145（*S. fradiae*）和钙依赖抗生素 CDA（*S. coelicolor*）中的甲基化酶（DptI、LptI、GlmT），均不以游离谷氨酸或与肽酰基携带蛋白结合的谷氨酸作为底物，而是以 α-酮戊二酸作为底物，在催化过程同时进行甲基的异构化，形成（3*R*）-3-甲基-2-*O*-戊二酸，而后在转氨基过程中形成（2*S*,3*R*）-3-甲基谷氨酸。所以，这些酶只识别 3-甲基-2-*O*-戊二酸或者（2*S*,3*R*）立体构型的 3-甲基戊二酸，而不能识别（2*S*,3*S*）的立体构型。

（2）*O*-甲基化酶　*O*-甲基化酶参与许多次级代谢产物的形成。它们通常是以甲硫氨酸腺苷活化形式为供体，对次级代谢产物合成过程中的中间体进行羟基团的修饰。这种 *O*-甲基化酶对供体和底物的要求均较严格，如泰洛菌素产生菌（*S. fradiae*）的 *O*-甲基化酶（MOMT），催化大菌素的阿洛酮糖 C3-羟基的甲基化生成泰洛菌素。MOMT 只能利用腺苷甲硫氨酸为供体，不能识别甲硫氨酸、甲基硫腺苷、*N*-甲基四氢叶酸、甜菜碱和

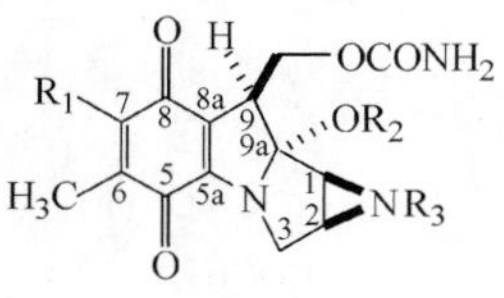

图 7-78　氯生菌素吡咯环的 *C*-甲基化

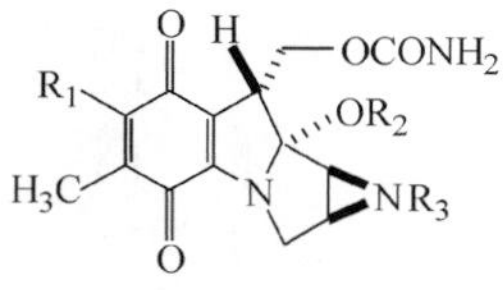

	R₁	R₂	R₃
丝裂霉素 A	OCH₃	CH₃	H
丝裂霉素 F	OCH₃	CH₃	CH₃
丝裂霉素 C	NH₂	CH₃	H

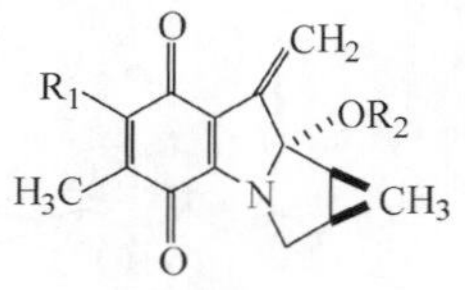

丝裂霉素

	R₁	R₂	R₃
丝裂霉素 B	OCH₃	H	CH₃
丝裂霉素 D	NH₂	H	CH₃
丝裂霉素 E	NH₂	CH₃	CH₃
丝裂霉素 J	OCH₃	CH₃	CH₃
丝裂霉素 L	NHCH₃	H	CH₃

	R₁	R₂
丝裂霉素 G	NH₂	CH₃
丝裂霉素 H	OCH₃	H
丝裂霉素 K	OCH₃	CH₃

胆碱，而对大菌素结构有部分修饰的底物如 C20 去氢、去碳霉糖苷大菌素有一定的亲和力。如果大菌素中阿洛酮糖部分的 C2 去甲基化，则完全不能进行识别，说明该位点的甲基化对 C3 甲基化酶的识别有重要影响。

　　参与埃娄拉霉素中的三个 O-甲基化酶 ElmMI、Ⅱ、Ⅲ分别催化甲基化 L-鼠李糖 $2'$、$3'$、$4'$位羟基（图 7-79）。这三个甲基化酶之间的一致性为 43％。O-甲基化酶基因的同源性因其所识别底物结构的不同而异，所以，可以根据基因的同源性确定其对底物的作用部位。在 $S.\,lavendulae$ 产生的丝裂霉素中包含有以下三种类型：Ⅰ型为 9-β-氨甲酰甲基丝裂霉素类；Ⅱ型为 9-α-氨甲酰甲基丝裂霉素类；Ⅲ型为 9-甲烯基丝裂霉素类。其中，MmcR 与参与苯酚型化合物（如嘌呤霉素）生物合成基因 O-甲基化酶基因的一致性较高，因此可以认为，

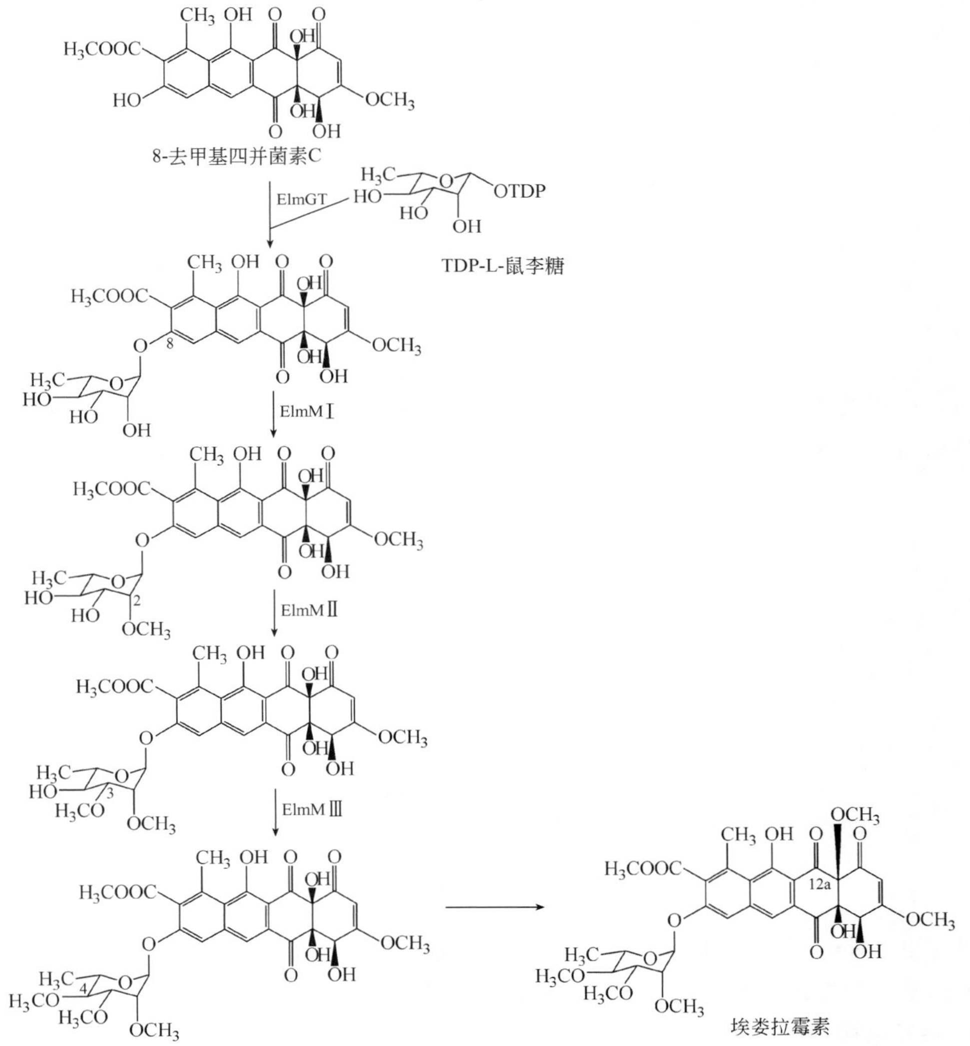

图 7-79　埃娄拉霉素生物合成中三个甲基化反应

它介导催化丝裂霉素 C7 O-甲基化。该酶可以识别 9-α 和 β 两种构型的底物，然而对 9-β 构型的亲和力更高。

（3）N-甲基化酶　迄今为止，在链霉菌中只报道了丝裂霉素中氨丙啶的 N-甲基化酶（MitM 和 MitN）。MitM 介导 9a-去甲基丝裂霉素 A 甲基化，形成 9 位异构的丝裂霉素 B，但不能识别丝裂霉素 C，说明 7 位的取代影响其亲和力；MitN 介导丝裂霉素 A 中氨丙啶的甲基化，形成丝裂霉素 F，以及使 9-异构丝裂霉素 C 氨丙啶甲基化，形成丝裂霉素 E，而不能识别丝裂霉素 C，说明 9 位的构象明显地影响 N-甲基化酶的亲和力。MitM 与 MitN 的一致性为 38%，说明它们的 N-甲基化酶的作用是很特异的。

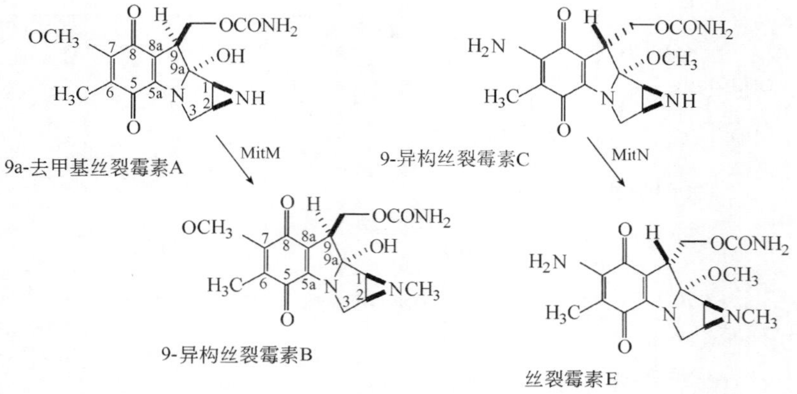

9a-去甲基丝裂霉素A

9-异构丝裂霉素C

9-异构丝裂霉素B

丝裂霉素E

（4）P-甲基化酶　在 S.hygroscopicus 产生的双丙氨磷霉素中，P-甲基化酶可以识别去甲基双丙氨磷霉素和 N-乙酰去甲基双丙氨磷霉素，形成相应的双丙氨磷霉素。

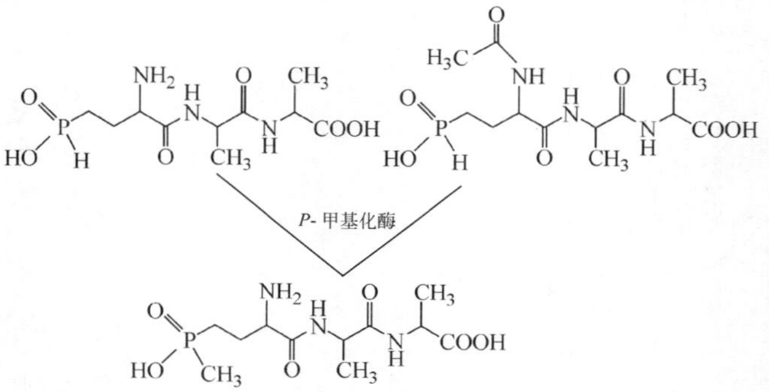

P-甲基化酶

双丙氨磷霉素

研究更多编码甲基化的酶基因，寻找决定识别底物的氨基酸位点，可以通过改变单个氨基酸编码基因获得识别不同底物的甲基化酶，以创造新的衍生物。

3. 羟基化酶

（1）羟基化酶的功能　羟基化酶是一类氧化还原酶。被氧化的底物为氢或电子供体，它系催化氧原子直接参与有机分子的一种加氧酶。依据反应体系中氢供体的数目，可划分为单加氧酶和双加氧酶。由于酶反应结果常伴随着羟基的形成，故又称为羟基化酶。参与次级代谢产物形成的羟基化酶属于细胞色素 p450 家族，而后者是一种多功能氧化还原酶。p450 羟基化酶在原核和真核生物中普遍存在，目前已发现有 2000 余种家族成员。它是一类以铁卟啉（或血红素）作为辅基的电子传递蛋白，通过辅基中 Fe^{2+} 与氧分子结合而形成 $Fe^{2+} \cdot O_2$，再接受电子，引起氧-氧键的裂解，一个氧原子与质子形成水，另一个氧原子被激活而插入到底物的 C—H 键中，催化一些脂溶性底物的羟基化、去饱和及氧合等反应。

　　p450 可以分为 4 个组：Ⅰ组由 p450、铁氧化还原蛋白和含有 FAD 铁氧化还原蛋白还原酶三个部分组成，电子是由 NAD（P）H 通过 FAD 铁氧化还原蛋白还原酶、铁氧化还原蛋白再被 p450 接受（图 7-80）；Ⅱ组含有 FAD 依赖于 NAD（P）H 的还原酶与细胞膜结合，电子从 NAD（P）H 直接经过还原酶转移到 p450；Ⅲ组依赖于 NAD（P）H 还原酶和 p450 位于同一多肽链上；而Ⅳ组则由 p450 与 FAD 铁氧化还原蛋白还原酶和铁氧化还原蛋白组成一体，与血红素辅基融合在一起。在链霉菌中，p450 均属于Ⅰ组类型。

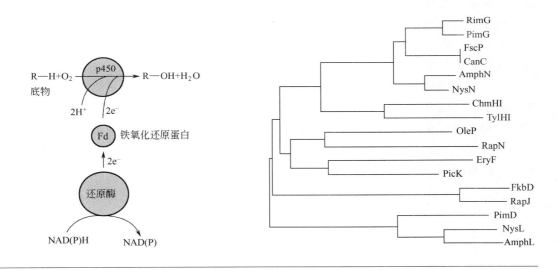

图 7-80　p450 在链霉菌中典型的作用方式

图 7-81　链霉菌中部分 p450 酶进化树分析

RimG—龟裂杀菌素；PimG，D—匹马菌素；FscP，CanC—杀念珠菌素；AmphN，L—两性霉素；NysN，L—制霉菌素；ChmHI—查耳霉素；TylHI—泰洛菌素；OleP—竹桃霉素；RapN，J—雷帕霉素；EryF—红霉素；PicK—苦霉素；FkbD—FK520

　　在天蓝色链霉菌中已发现有 18 个 p450 基因、6 个铁氧化还原蛋白基因和 4 个铁氧化还原化蛋白还原酶基因。铁氧化还原蛋白是一个分子量较小的酸性可溶性含铁-硫的蛋白，Fe-S 是电子传递的活性中心，依据配基中含 Fe 或 S 原子的不同，可以由 2Fe-2S、3Fe-4S 或 4Fe-4S 组成。参与 *S. clavuligerus* 克拉维酸生物合成的 p450 中，铁氧化还原蛋白由 3Fe-4S 组成。铁氧化还原蛋白还原酶是单聚体蛋白，含有非共价键相连的 FAD 配基，同时含有 NAD（P）H 结合域。不同的铁氧化还原蛋白和铁氧化还原蛋白还原酶，协同不同的 p450 酶作用。欲充分了解 p450 酶的作用机制，需要阐明它们三者之间的关系。

p450 作为诱导型酶，其作用底物往往为其诱导物，p450 通常具有较广的底物宽容性。在链霉菌中，p450 酶基因并不一定与其协同作用的铁氧化还原蛋白和铁氧化还原蛋白还原酶基因连锁，表明电子供体系统对不同的 p450 并非呈现专一的特异性。图 7-81 中列举了部分羟基化酶的进化树分析，可以看出，结构相近的抗生素生物合成中，羟基化酶基因有可能互换进行组合。不同类群化合物基因簇的氧化酶特异性不尽相同，深入研究 p450 氧化酶特性，可以拓宽组合生物合成的应用。

羟基化酶（RebP 或 StaP）参与瑞贝卡霉素和星形孢菌素的合成（图 7-82）。StaP 的结构已得到确定，表明它以三价铁状态的单体核心部分是一个类似菱形的折叠，可以分为 α 和 β 两个丰富域，含有 12 个（A～L）螺旋和两个 β 折叠。在 I 螺旋中有一个纽结含有高度保守的苏氨酸 Thr256 和谷氨酸 Glu257，它们在氧的活化中起着重要的作用。在 L 螺旋前有一个环，其中含有与血红素相近的配基半胱氨酸 Cys364。

StaP 的作用机制是使色吡咯酸氧化脱羧，经 C—C 键的连接形成吲哚咔唑。具体可以分为 5 个步骤：第 1 步是色吡咯酸和 StaP 复合物使吲哚环失去一个电子，形成带正电荷的吲哚基团，而羟基化酶的 Fe 处于 $Fe^{4+}=0$ 的状态；第 2 步是吲哚环失去电子成为中性基团；第 3 步是铁-氧血红素再接受一个电子，Fe 处于 Fe^{3+} 状态；第 4 步是吲哚部分脱质子化；第 5 步是两个六元环部分分子内异构，形成吲哚咔唑式结构；也可能有类似于 $3'$ 的途径（图 7-83），即吲哚以中性形式直接形成 C—C 键，再经一个电子氧化和脱质子化形成吲哚咔唑（$4'$）（图 7-83）。形成吲哚咔唑结构之后再进行加氧的脱羧，最终形成 K252c、7-羟基 K252c 和 arcyriaflavin A 等中间体（图 7-82）。

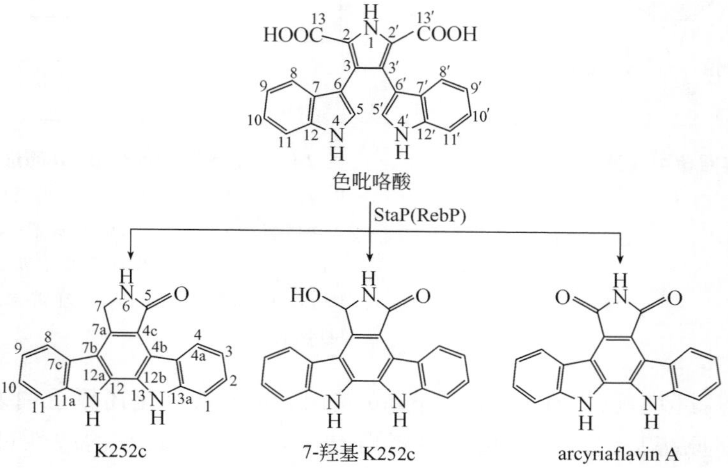

图 7-82　羟基化酶（RebP 或 StaP）参与瑞贝卡霉素和星形孢菌素的合成

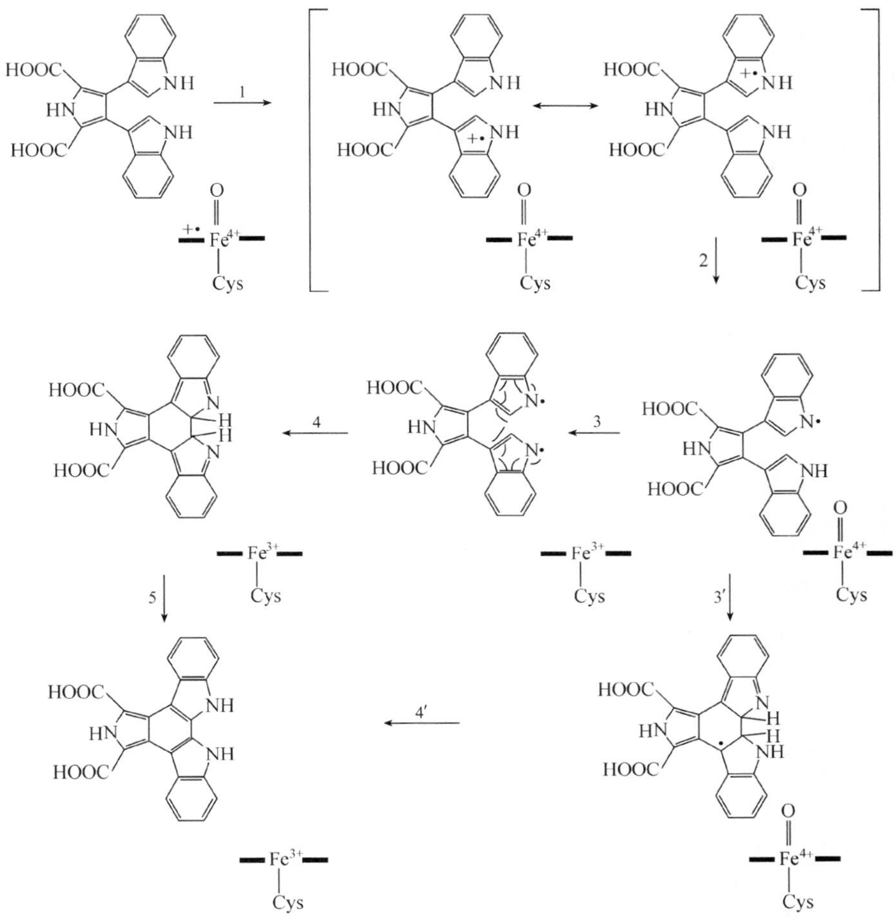

图 7-83　StaP 的作用机制

　　由于参与吲哚类羟基化酶结构的严密性，使得这类酶对底物的特异性要求很高，它们只能识别在吲哚环上不对称的置换，如在色吡咯酸 9 位氯取代的衍生物可以被 StaP 羟基化，而 3、9 位对称氯取代的衍生物则不能被羟基化。

　　（2）羟基化在组合生物合成中的应用　　p450 在抗生素生物合成中大多参与后修饰阶段，经羟基化或环氧化后，赋予结构多样性并使生物活性得到加强。在香豆素类、核苷类或糖肽类抗生素中，也有羟基化反应参与合成的早期阶段。参与大环内酯抗生素红霉素与苦霉素生物合成的羟基化酶 EryK 和 PikC 基因，在进化树分析中处于同一分支。由于 PikC 羟基化酶识别 3 位不带糖苷的聚酮体，比红霉素 EryK 羟基化酶更适合用于酮内酯类（ketolide）的羟基化。PikC 可用于 12 元环大环内酯甲霉素或 14 元环大环内酯那波霉素的改造（图 7-84）。目前研究证明，酮酯类化合物对大环内酯耐药菌比较有效。

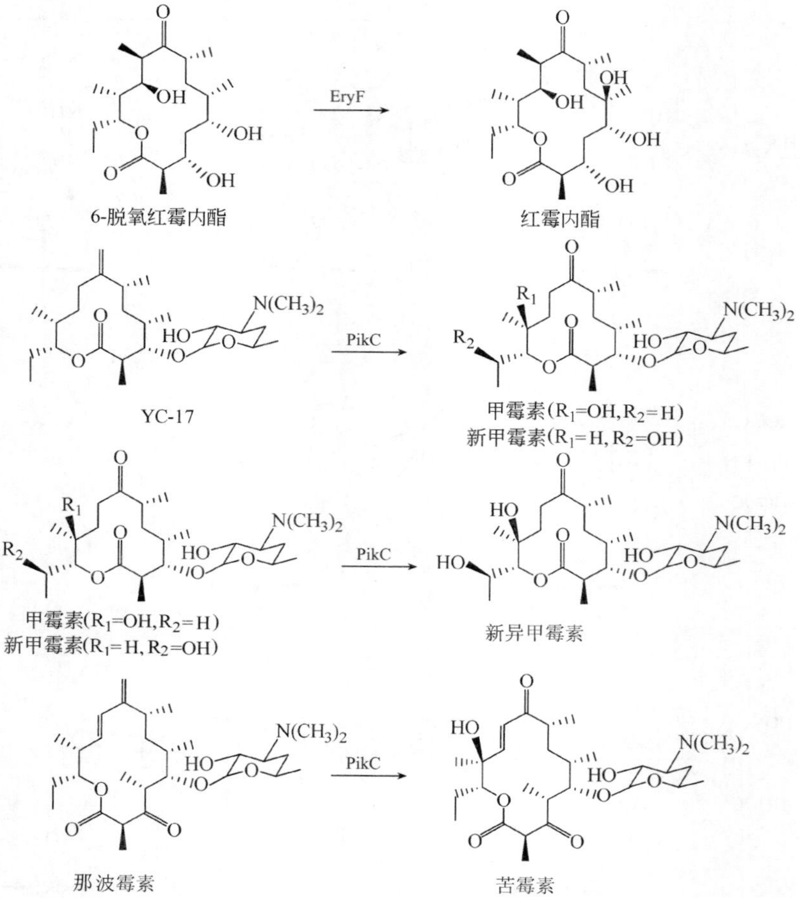

图 7-84　PikC 羟基化酶参与大环内酯的改造

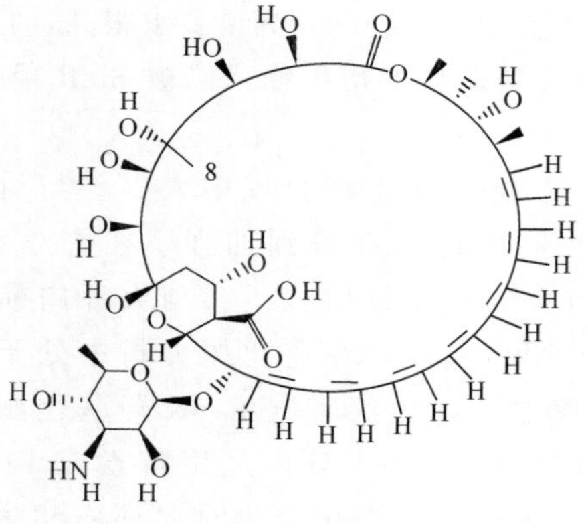

两性霉素

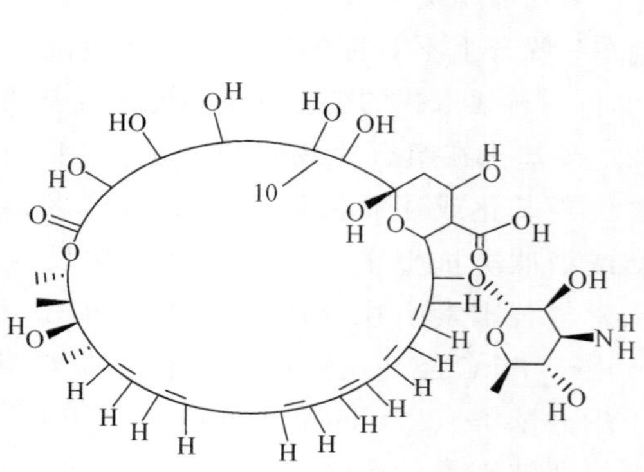

制霉菌素

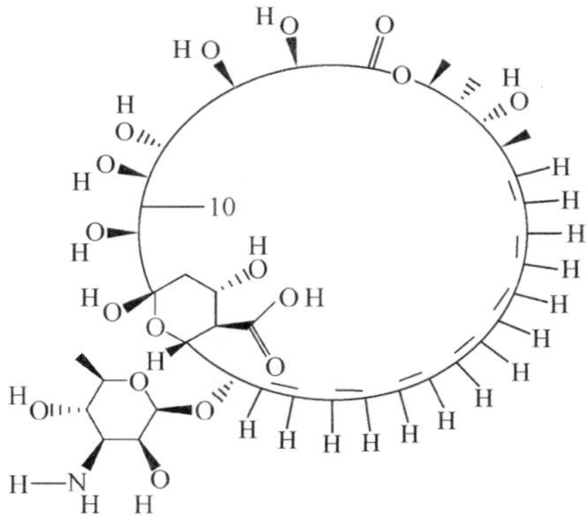

两性霉素 10 位羟基化

制霉菌素与两性霉素分别为四烯和七烯的多烯类抗生素，前者在 C10 位有一个羟基，后者在 C8 位有一个羟基，分别由 NysL 和 AmpHL 酶修饰而成。鉴于 NysL 和 AmpHL 酶比较相似，将 NysL 羟基化酶基因在两性霉素产生菌中表达，可以获得两性霉素 C10 位羟基的改造。对羟基化酶进行点突变的改造或 DNA 分子改组，可以改变其对 C10 位或 C8 位的识别，获得不同位点的羟基化产物。

4. 卤化酶

卤化在赋予化合物生物活性方面具有重要作用，在日益扩展新结构的次级代谢产物中频繁出现，尤其是在海洋微生物产物中，卤化的修饰更为普遍。目前已知，至少在 4000 个不同结构的次级代谢产物中，均含有卤化的修饰基团。下图所列含卤素不同结构产物卡利霉素、烯毛环酮和柄型菌素（抗肿瘤）、巴尔喜霉素和卑霉素（抗耐药细菌）、补体抑素（抗过敏）等，显示出多种生物学活性。

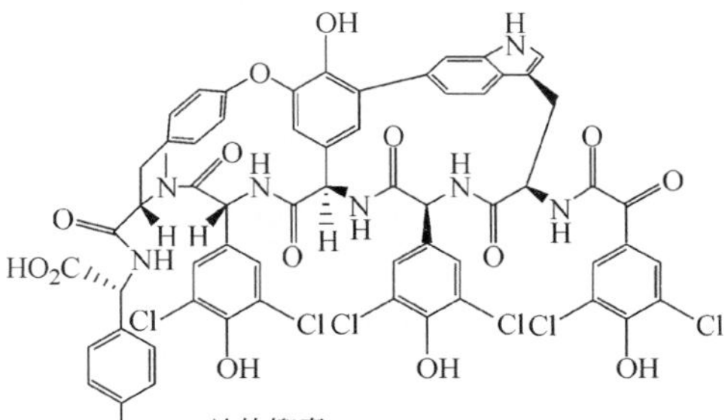

补体抑素

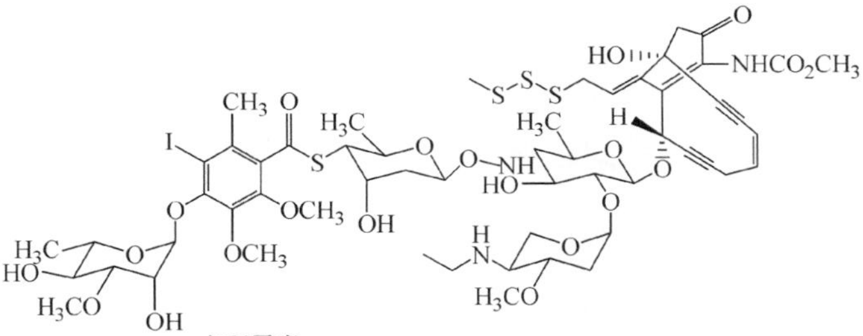

卡利霉素

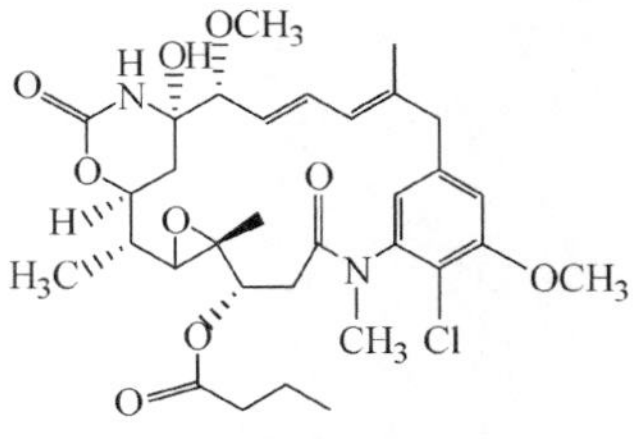

柄型菌素

图 7-85

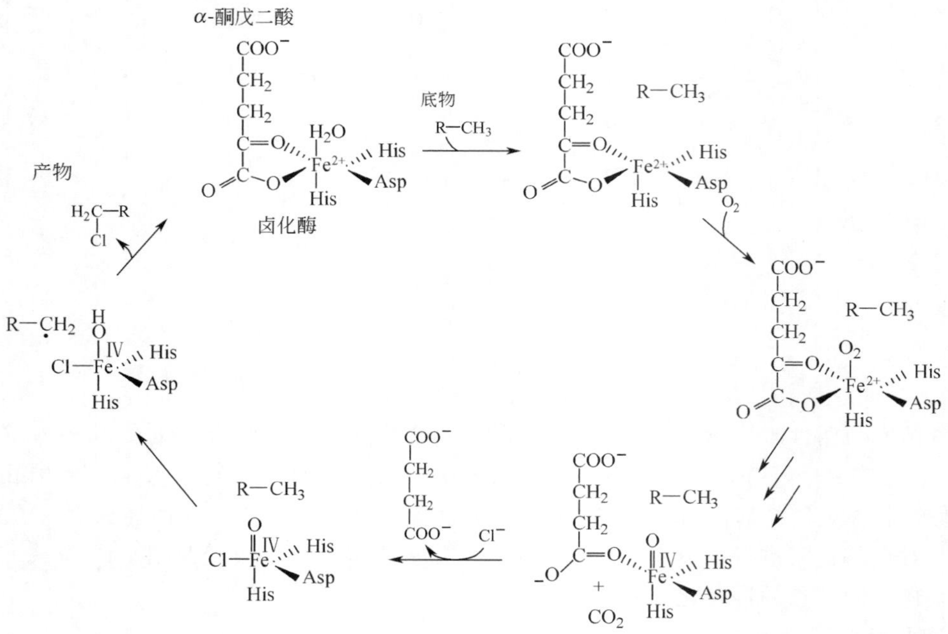

图 7-85(续)　单核非血红素铁离子卤化酶作用方式

（1）卤化酶功能　参与次级代谢产物的卤化酶有两类：单核非血红素铁离子卤化酶和黄素依赖型卤化酶。单核非血红素铁离子卤化酶活性中心含有 Fe^{2+}，以 O_2、氯离子和 α-酮戊二酸作为辅助因子，氯离子在辅助因子存在下与铁离子结合，并在转入受体化合物时形成 C—Cl 结合键。单核非血红素铁离子卤化酶作用方式如图 7-85 所示。在次级代谢产物生物合成途径中，卤化经常发生在对氨基酸的卤化，但不是发生在氨基酸呈自由游离的状态，而是按照非核糖体肽合成模式，首先是对氨基酸进行腺苷化，经腺苷化的氨基酸与肽基携带蛋白结合，然后再进行卤化（图 7-86）。

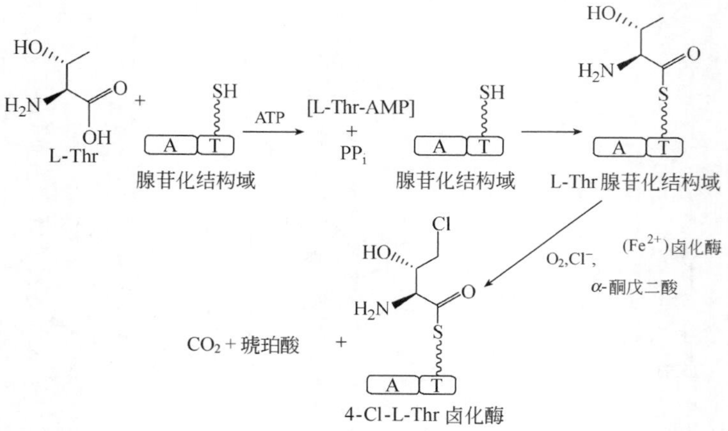

图 7-86　单核非血红素铁离子卤化酶卤化氨基酸的方式

黄素依赖型卤化酶，是以 FAD 黄素蛋白和黄素蛋白还原酶为辅酶。黄素还原酶在 NADH 存在下使 FAD 还原，所形成的 $FADH_2$ 用于卤化反应。所有黄素依赖型卤化酶，均以 $FADH_2$ 作为辅助因子。在含有卤素次级代谢产物生物合成基因中，卤化酶基因与黄素蛋白还原酶基因经常连锁，表明它们的作用也很密切。

卤化酶约由 500 个氨基酸组成，其 N 端均含有 GxGxxG 黄素蛋白结合位点，其中含有两个比较保守的序列 FPRxxIGES 和 GWxWxxPL。黄素依赖型卤化酶底物一般在结构上有双键存在，使之在卤化时能进行亲电子的取代。按照底物氨基酸进行分类，黄素依赖型卤化酶可以分为色氨酸卤化酶和苯酚或吡咯衍生物卤化酶。以氯化色氨酸为例，黄素依赖型卤化酶的作用机制如图 7-87 所示。氯离子与黄素蛋白结合后，在 FAD 还原酶参与下，被形成的黄素过氧化物氧化为次氯酸，而次氯酸与卤化酶结合在一起，能选择性地使色氨酸氯化。如果次氯酸处于游离状态，对底物的选择性则较差。卤化酶对底物的特异性表现在催化部位的差别，如 7-色氨酸卤化酶只能在 7 位使色氨酸氯化，然而 7-色氨酸卤化酶对吲哚或苯吡咯衍生物的卤化位点并不特异。

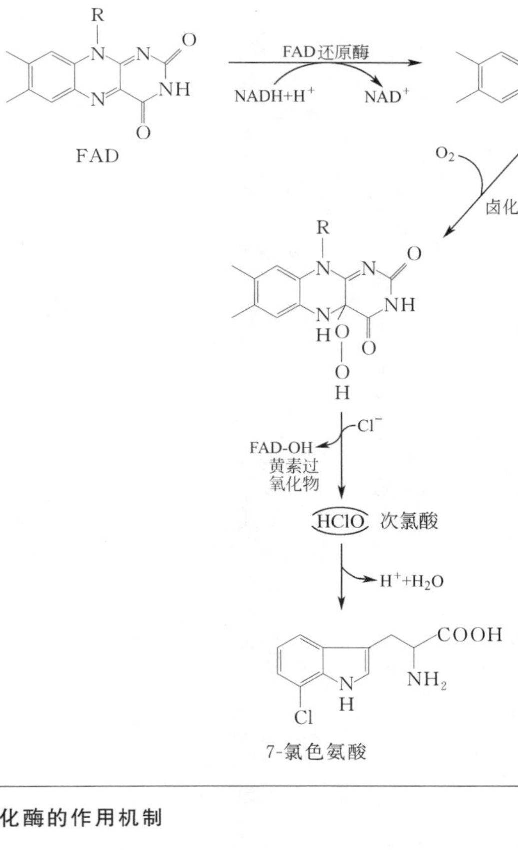

图 7-87 黄素依赖型卤化酶的作用机制

（2）卤化酶在组合生物合成中的应用 卤化酶在组合生物合成中可用于化合物卤化的改造。将底物相似结构卤化酶基因与生物合成基因簇共表达，可以获得相似结构产物的卤化衍生物。如将氯生菌素的卤化酶基因与新生霉素生物合成基因簇在天蓝色链霉菌中共表达，并将甲基化酶 NovO 阻断，可以得到 8 位卤化取代甲基的新生霉素（图 7-88）。吡咯吲哚霉素色氨酸 5 位卤化酶基因与瑞贝卡霉素和星形孢菌素生物合成基因，或者 thienodolin 中色氨酸 6 位卤化酶基因与瑞贝卡霉素生物合成基因在白色链霉菌中共表达，可以获得二吲哚卤化衍生物（图 7-89）。瑞贝卡霉素分子结构中的氯原子来源于 7 位氯化的色氨酸，而引入吡咯吲哚霉素色氨酸 5 位卤化酶基因或 thienodolin 中色氨酸 6 位卤化酶基因后，形成的二吲哚卤化衍生物中氯化的位置有所改变。

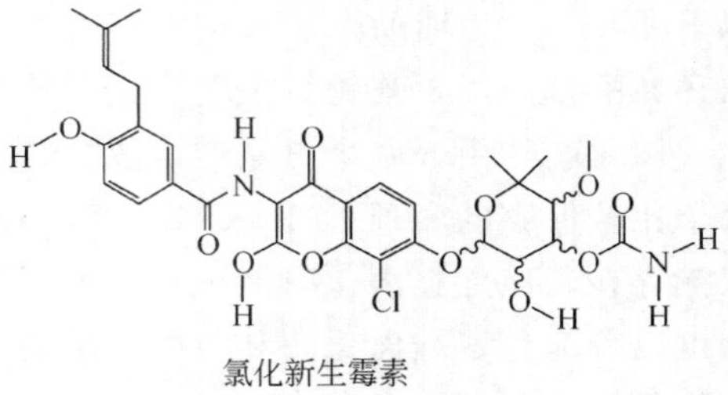

氯化新生霉素

图 7-88　新生霉素的卤化改造

协同卤化酶作用的辅酶黄素蛋白还原酶通常在宿主菌中可以产生，因而，无需特别加以考虑。

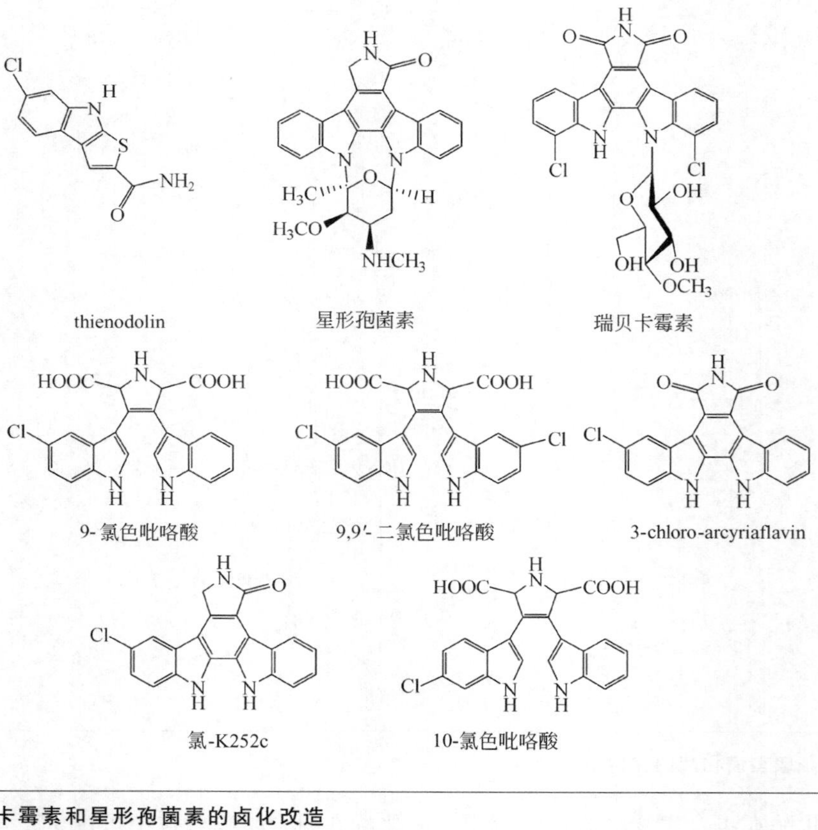

thienodolin　　　星形孢菌素　　　瑞贝卡霉素

9-氯色吡咯酸　　　9,9′-二氯色吡咯酸　　　3-chloro-arcyriaflavin

氯-K252c　　　10-氯色吡咯酸

图 7-89　瑞贝卡霉素和星形孢菌素的卤化改造

5. 酰基化酶

酰基化酶介导的酰基化反应，在次级代谢产物生物合成的后修饰步骤中占有一定地位。酰基化可以改变化合物的亲脂性，因而可能提高其在体内的生物学活性，例如，我国自行研制的丙酰螺旋霉素和必特螺旋霉素（即螺旋霉素碳霉糖 4″-丙酰基化或异戊酰基化的螺旋霉素），在体内的生物利用度与活性，均大于螺旋霉素或乙酰螺旋霉素；3-O-乙酰-4″-异戊酰泰洛菌素对耐药菌株具有较好的活性。酰基化酶对底物的特异性要求较宽容，可以识别结构类似的化合物。如麦迪霉素产生菌（*S. mycarofaciens*）中，识别碳霉糖 4″-羟基的酰基化酶（Mpt）也可识别螺旋霉素碳霉糖 4″-羟基，碳霉素产生菌（*S. thermotolerans*）中，识别 3-羟基和 4″-羟基的酰基化酶（AcyA 和 CarE），可以识别泰洛菌素相应部位的羟基和螺旋霉素 4″-羟基。泰古霉素产生菌（*Actinoplanes teichomyceticus*）的酰基转移酶（Orf11），可以识别 C2～C10 酰基 CoA，并利用万古霉素作为配体进行 UDP-氨基糖或氨基糖氨基的酰基化。参与氨基香豆素合成的酰基化酶 CloN2，介导新生霉素酸上脱氧糖 3-羟基的吡咯-2-羧酸的酰基化（图 7-90）；将 CloN2 基因进行阻断，可以得到氨甲酰基取代的新生霉素，利用吡咯-2-羧酸替代物有可能产生新的新生霉素。

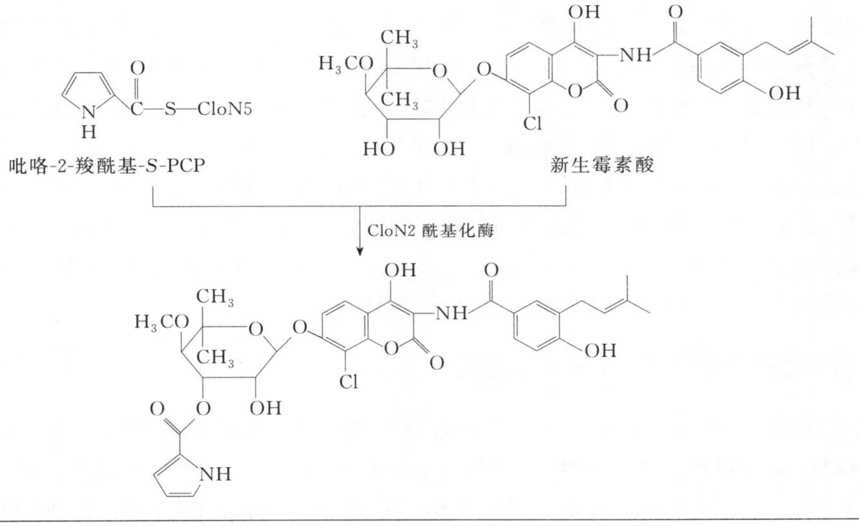

吡咯-2-羧酰基-S-PCP　　　　　新生霉素酸

CloN2 酰基化酶

图 7-90　参与新生霉素合成的酰基化酶

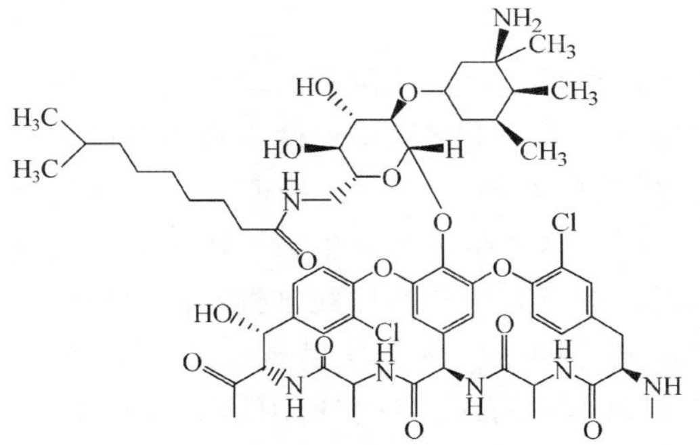

酰基化的万古霉素

利用酰基化酶对底物特异性要求较宽容的特性，可以实施对结构类似化合物的改造。将酰基化酶克隆并与欲改造结构抗生素生物合成基因共表达，可以得到酰基化衍生物。

第三节　异源基因表达组合生物合成

异源基因在宿主菌中进行克隆与表达，并在后者培养形成产物的过程，称为异源基因的表达。异源基因可以来源于与宿主菌不同的同属菌株，如链霉菌属的不同种系，也可以是与宿主菌完全不同属的菌株，如来自链霉菌的基因在大肠杆菌或枯草杆菌宿主菌中的表达，或是真核基因在原核生物中的表达，也包括环境生物体基因在不同宿主菌中的表达。基因的异源表达，为基因资源的开发及利用基因组合技术创制新药开辟了重要途径。微生物产生的次级代谢产物结构复杂，生物活性多样，生物合成基因簇遗传可操作性强，将其生物合成基因进行异源表达，可以使生长缓慢或难以培养的菌种产生有价值的产物且易于进行工业化培养，或者可以提高产物的产量；有些菌种产生的化合物虽有重要的生物活性，但在其中进行遗传操作比较难，如果将其基因簇转移至易于进行遗传操作的宿主菌中，则可通过理性化的基因重组获得新的衍生物。在遗传背景清楚的宿主菌中，进行异源基因的克隆与表达，不仅可以深入探索酶结构域的功能及特征，还将有助于抗生素生物合成生物化学及其机制的研究。基因的异源表达，为开拓新的生物基因资源提供了广阔的空间。微生物是地球上生物量最大的生物类群，也是生物药物最丰富的资源。然而，利用现有技术能从自然界人工培养的微生物极其有限，有人估计仅为1%左右。数量庞大的微生物中，目前人们尚未掌握培养方法的，称之为未培养微生物，另外，有些属于极端环境微生物。如将这些存在于自然界未培养微生物的基因进行异源表达，有可能获得结构全新的、用常规方法不易得到的新型药物。

一、宏基因组在组合生物合成中的应用

宏基因组或称环境 DNA，是指获取环境中的微生物包括未培养微生物及土壤、海洋微生物的基因组 DNA。将宏基因组 DNA 进行克隆，构建基因文库，在异源宿主菌中表达，或者利用其基因组文库与现有已知生物合成基因进行重组，获得新型化合物的过程，称为宏基因组组合生物合成。

1. 未培养微生物

至今人们对于微生物的认识都是针对微生物的培养物，许多微生物分类学的描述以及现代微生物生理学和遗传学研究，无一不是以培养微生物为基础。

近 25 年来，可以说微生物学经历了一个转折期。一些微生物学家开始重新审视思考，究竟应当如何来研究它们。因为越来越多的微生物被实施人工培养并不容易，而微生物新种的发现及其代谢物的多样性，更使人们开始怀疑自身对微生物的认知度。现实情况是未培养的微生物数量上远远超过可培养的微生物。这里所说的"未培养微生物"（uncultured microorganism）指的是，未曾培养过的或在目前所用培养条件下难以培养出来的微生物。这些微生物中，将来经过人们的潜心研究，有许多是有可能实施人工培养的。

pederin

theopederin A

mycalamide A

pattelamide

人们之所以对未培养微生物引起关注，是因为在对海洋、温泉、特殊条件的土壤、动物消化道、人的口腔和肠道微生物进行研究时，用显微镜和培养平板对水环境中的微生物进行计数，发现培养出的微生物数量仅为在显微镜下观察到的 1/4～1/6，同时，发现土壤中的微生物用常规条件只能培养出 0.1%～1.0%。生活在温泉中的微生物，有些菌的生长温度高于培养基中琼脂的熔点，如 *Sulfolobus* 和 *Synchococcus* 菌，后者能够进行光合作用，它们在常规平板培养基上无法培养出来。引起关注的另一种情况是，在食品工业中经过加热、冷冻或干燥后尚存的微生物，如有一类霍乱弧菌（*Vibrio cholerae*）很难培养出来，但仍存活而且当从水环境中分离出来时仍具有毒力。值得一提的另外两大发现更引起人们对未培养微生物的重视，一个发现是用 DNA-DNA 复性技术展现土壤中微生物 DNA，比培养微生物的复杂性要大 100 倍；另一发现是，幽门螺杆菌的致癌作用，一直等到它能人工培养时才得到确定。

自然界中还有一些共生菌如与甲虫、海绵或海鞘共生的微生物，也属于未培养或难以培养的微生物，其中有些能产生结构特异、活性良好的次级代谢产物。如与甲虫共生的假单胞菌产生的 pederin、与海绵共生的假单胞菌产生的 theopederin A 和 mycalamide A 以及与海鞘共生的蓝细菌产生的 pattelamide 等，均对肿瘤细胞具有明显的活性。因此，开展未培养或难培养微生物异源基因的表达研究，将有助于开拓生物资源、发掘新型药物，并有可能使这些活性物质在异源宿主菌中经大规模培养而实现产业化。

2. 宏基因组在组合生物合成中的应用

许多新技术包括宏基因组学（metagenomics）、微生物聚合体基因组分析等，在未培养微生物研究中发挥了巨大的作用。宏基因组学在这里的含义是指，从未经培养的生物体获得相当于群体基因组、环境基因组等基因组的分析。宏基因组的分析（图 7-91）包括直接从环

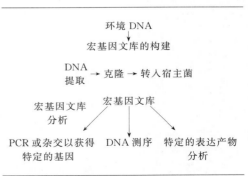

图 7-91　宏基因组文库及分析

境中分离DNA，将其克隆至合适的载体，再转化至宿主菌，构建成宏基因文库，然后根据系统发生标记基因如16S rRNA或*recA*等种属保守基因杂交，可以分析这些生物种群的进化树，了解其在分类学中的地位，或用目标产物特定基因序列设计引物进行PCR，获得目标基因，也可直接在宿主菌中表达克隆基因的功能。利用这种方法有可能获得产生新抗生素的基因，抗生素抗性基因，Na^{+}（Li^{+}）、H^{+}载体生物合成基因，或者新的具高活性的生物催化酶如特殊耐高温的蛋白酶、脂酶、降解酶和水解酶等基因。

有报道称，利用土壤DNA在大肠杆菌中构建的含24546个克隆的文库中，筛选到有3个克隆在大肠杆菌中产生红-橙色素的物质，经分离鉴定，该物质含有三个芳香环，称为turbomycin。

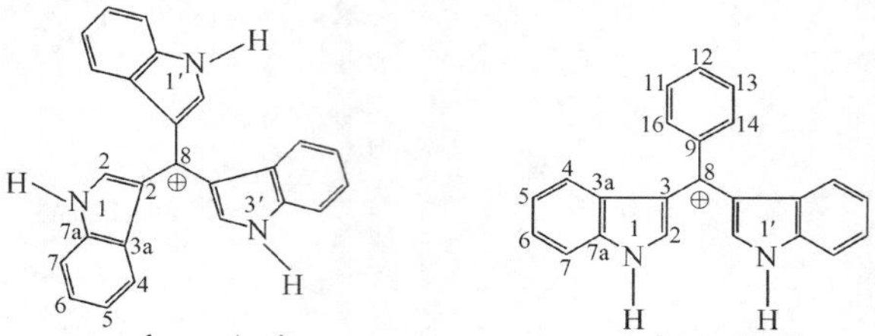

turbomycin A（橙色）　　turbomycin B（红色）

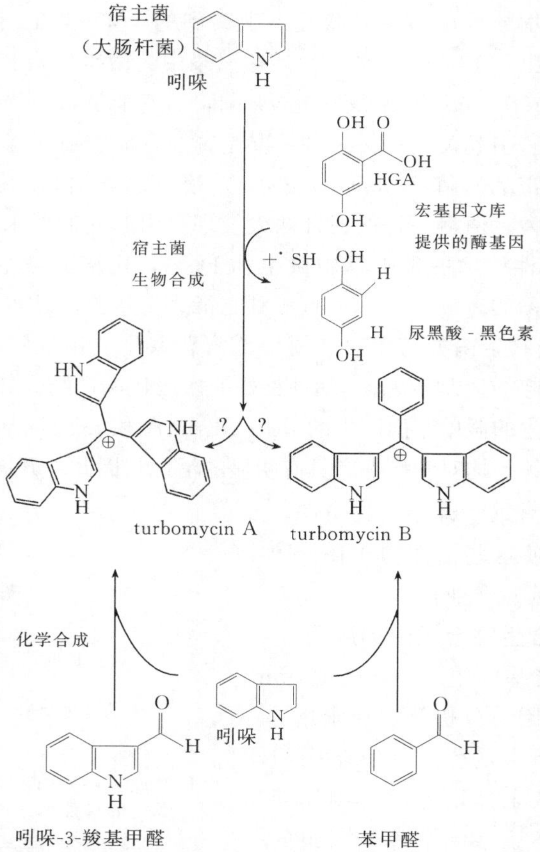

图7-92　宏基因库在大肠杆菌中表达获得turbomycin示意

　　它们对革兰氏阳性和阴性菌均显示活性。进一步分析研究揭示，它是以大肠杆菌产生的吲哚作为前体，从土壤基因组获得了与4-羟基苯丙酮酸二氧化酶有较高一致性的基因，推测该酶催化尿黑酸-黑色素的产生，后者与吲哚一起合成产生 turbomycin。就如用化学合成的方法以吲哚与苯甲醛或吲哚-3-羧基甲醛可合成 turbomycin 的情况类似（图 7-92）。

　　通过宏基因库的筛选，还得到了一些如 terragine、紫色杆菌素、脱氧紫色杆菌素、脂肪酸二烯醇、长链 N-酰氨基酸等抗生素。terragine A 抗生素是由环境 DNA 在变铅青链霉菌中表达得到的，它能抑制分枝杆菌的生长。而有色素的抗生素比较容易检出，如紫色杆菌素（violacein）具有抗辐射能力，并能引起 HL60 白细胞的凋亡，还有潜在的抗病毒活性。紫色杆菌素最初是从亚马逊河的 *Chromobacteria violaceum* 中分离得到的。从宏基因组得到的紫色杆菌素生物合成基因序列与来源于 *Chromobacteria violaceum* 的有明显差异，尽管其组成是类似的。紫色杆菌素是以色氨酸为前体，后者是以赤藓糖-4-磷酸（E4P）为起点。*Chromobacteria violaceum* 具有完整色氨酸的生物合成基因（*trpA*、B、C、D、E、F、G），与大肠杆菌不同的是这些基因不是在一个操纵子中。参与紫色杆菌素生物合成基因 *vioA*、B、C、D 使用一个操纵子。VioA 为色氨酸-2-单加氧酶；VioB 为肽合酶，在紫色杆菌中催化两个色氨酸衍生分子非核糖体肽的合成，VioC 为羟基化酶，VioD 为水解酶。紫色杆菌素的生物合成受信号分子、N-酰高丝氨酸内酯（HHL）和相应 CviI/CviR 双组分信号系统的调控。紫色杆菌素生物合成途径见图 7-93。

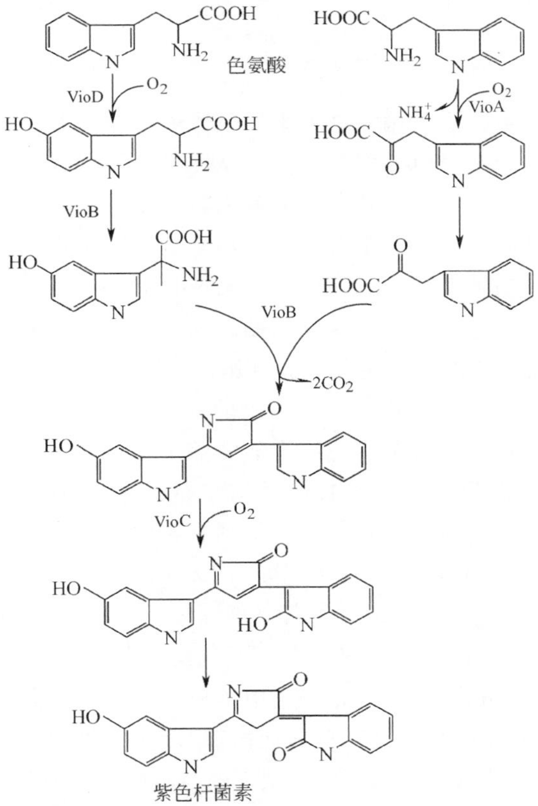

图 7-93　紫色杆菌素的生物合成途径

通过色素检测，从土壤宏基因组库筛选得到了另一抗生素是靛玉红（indirubin）。

靛玉红及靛蓝（indigo）是板蓝根制剂中的有效组分，它有抑制肝糖磷酸酶（GP）和细胞周期中 CDK 的作用，对糖尿病和慢性粒细胞白血病有较好的治疗效果。

从宏基因组获得的其他小分子化合物结构如下图所示。

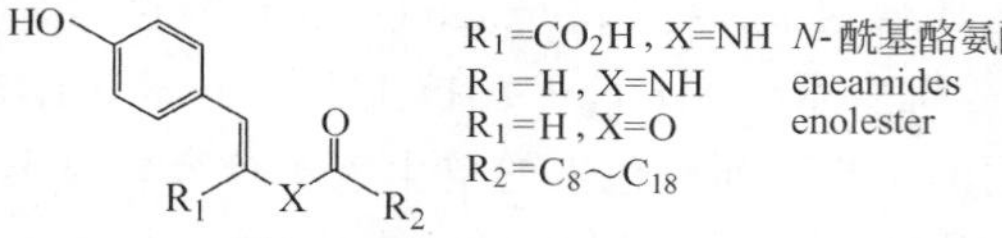

R$_1$=CO$_2$H, X=NH N-酰基酪氨酸
R$_1$=H, X=NH eneamides
R$_1$=H, X=O enolester
R$_2$=C$_8$~C$_{18}$

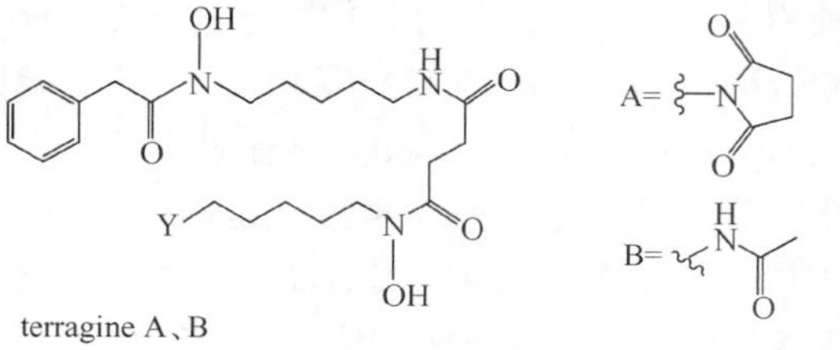

terragine A、B

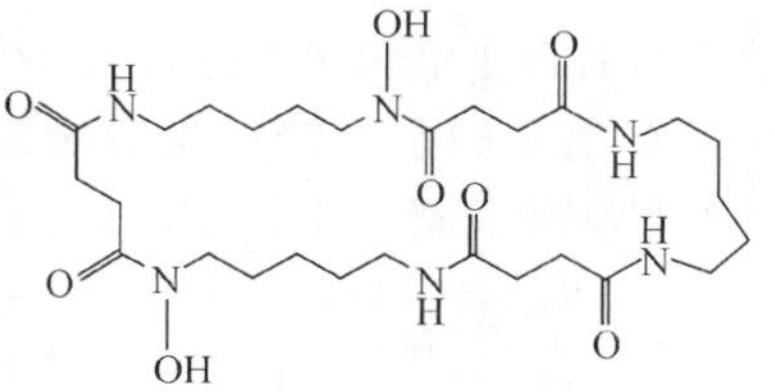

terragine E

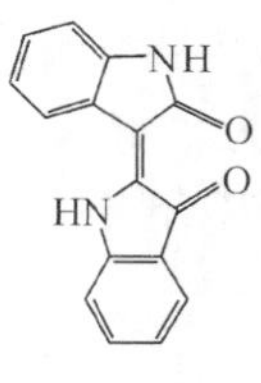

indirubin

当然，克服可培养微生物宿主菌对"外来"基因的限制是有挑战性的。此外，在可培养微生物中表达"外来"基因本身也是对"外来"基因的一种选择，使可表达基因具有一定的局限性。宏基因组库的表达，涉及多物种不同基因转录水平的调控。不同生物种属利用的密码子不同，这些因素对基因表达有着重要影响。虽然抗生素生物合成基因绝大多数是连锁成簇的，但是生物合成所需的辅助因子或前体的合成基因，不一定是在同一连锁的基因簇上。因此，基因库表达的宿主菌中应能提供这些辅助因子或前体，如上面例子中所提到的 turbo-mycin 生物合成中的吲哚，就是由宿主菌大肠杆菌所提供的；宏基因组表达所产生的紫色杆菌素中的色氨酸前体物，也是由大肠杆菌所提供的。此外，灵敏而有效的高通量筛选方法，对宏基因组表达研究非常重要。通常建立一个能覆盖土壤宏基因组 8 倍的文库，需要 200Gb DNA。假设每个克隆中外源片段大小为 10kb，该文库将由 2000 万个克隆组成。这样的文库转入宿主菌进行表达，再经过高通量筛选才能得到有希望的产物。

已有一些成功的例子，如德国科学家从土壤 DNA 文库的 730000 个克隆中，筛到 1 个具降脂酶活性的基因；北美科学家从 25000 个克隆中获得 29 个有溶血作用的克隆。应用一些新的策略，有助于克隆的理性化筛选，如用 Na$^+$/H$^+$ 反向运输基因突变（nha、nhaB 和 chaA）大肠杆菌，使该变株能在 7.5mmol/L LiCl 培养基中生长，应用这种突变株通过互补其缺陷，从 1480000 个克隆获得了 2 个新的 Na$^+$/H$^+$ 反向运输基因；应用生物素缺陷变株，从土壤或马的排泄物中获得了 7 个生物素合成操纵子基因；从人的口腔微生境中获得了四环素抗性基因；从土壤中也获得了 9 个氨基糖苷类抗性基因，其中 6 个是 6′-乙酰基转移酶基因 AAC（6′），对其相邻基因序列分析表明是 1 个新基因簇。这些基因能在大肠杆菌中表达，表明它们不是常见基因，有可能是新基因。这种功能基因的检测，需要克服异源基因表达障碍。另一方面，如果能建立高通量筛选方法，即可提高宏基因组文库的筛选效率，如曾利用四氮唑氯作为指示剂，从农用土壤及河谷土壤中筛到了能降解高分子聚 4-羟基丁酸酯的基因。

总之，在以宏基因文库表达基因功能的基础上，可以获得相当数量有价值的基因，举例见表 7-3。

表 7-3　宏基因文库筛选获得的基因举例

基因的环境来源	克隆数/个	插入片段/kb	总 DNA 大小/Gb	基因功能
土壤	未知	黏粒	—	脂肪酸烯醇酯
土壤	未知	黏粒	—	色素（violacein）
土壤	700000	黏粒	~26	抗菌物质（酰化酪氨酸）
土壤	未知	黏粒	—	脂肪酸烯醇酯
海洋	825000	质粒	~4.0	几丁质酶
粪土	4×(6000~35000)	30~40	~3	生物素
消化道厌氧菌	15000	1~12	0.1	纤维素酶 利用聚 4-羟基丁酸酯
土壤	3×300000	5~8	5.9	脂肪酶 抗细胞孔通透活性
河床土壤	1×80000 2×240000	3~5	2.2	脱水酶
河床土壤	4×100000	3~6	1.8	醇氧化还原酶
土壤	3×(320000~580000)	3~5	6.2	羰基形成
土壤	$1.5×10^7$	37	560	抗菌物质（indirubin）
人口腔	450	质粒	~0.001	抗生素抗性（新的抗四环素抗性）
土壤	4×(58000~650000)	3~4	4.2	抗生素抗性 抗菌物质 新酶
土壤	3648	27	1.2	抗菌物质（terrangine）
土壤	未知	30	—	新催化剂
土壤	未知	未知	—	抗菌物质（turbomycin）
地热沉淀物	37000	5	0.2	色素

除了利用基因表达功能的方法获得有用基因之外，还可以测序为手段进行筛选，称为 sequence-based screening。这种方法是利用已知抗生素生物合成基因保守序列，设计引物，进行基因组 PCR，获得所需基因信息。如有人利用 PKSⅡ型基因筛选土壤基因组，获得一些 PKSⅡ型基因，而这些基因就有可能作为基因组合生物合成的选材。通常只有在大肠杆菌和链霉菌作为宿主菌进行表达时，才能获得两个脂肪二烯醇化合物异构物，其结构式如图 7-94 所示。

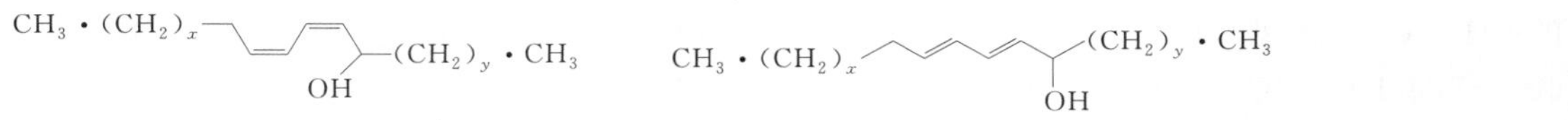

图 7-94　脂肪二烯醇化合物的结构式

采用测序为手段的筛选方法，只能得到已知化合物的衍生物，而不能创造全新化合物。

虽然 DNA 测序仪器和技术日益更新不断完善，然而通过宏基因组 DNA 提取、文库构建、测序发现新的 DNA（新的生理活性物质），需要积累筛选百万级基因的数据和信息，因此需要足够的持续的经济投入，才能在这方面开展有意义的工作。

基于抗生素可能作为信号分子，可以此作为宏基因组表达高通量筛选方法之一。某些抗生素的超低剂量能够在某些菌中诱导群体感应效应，尽管它们的结构与这些菌的天然小分子诱导剂是不同的。研究发现，$1\mu g/mL$ 的利福霉素和 $5\mu g/mL$ 的红霉素，能够激活或抑制伤寒沙门菌或大肠杆菌不同基因启动子的转录。在含基因组库宿主菌细胞内引入一个"传感器"，即 *luxR* 启动子和报告基因绿色荧光素蛋白基因（*gfp*），该宿主菌本身并不具备诱导群体感应的能力。当加入基因组中含有诱导因子时，则能启动依赖于 *luxR* 启动子的 *gfp* 基因表达，而产生荧光，这种产生荧光的菌很易被检出。群体感应系统与微生物的次级代谢相关，通过群体感应系统的检测，有可能发现新的次级代谢产物。

共生菌的存在，有助于加深对微生物人工培养的认识，同时也有助于宏基因组学的研究。许多微生物的共生性是很特异的并且具有很古老的历史，使得它们难以进行人工培养。有的微生物生长在特异的组织结构中，如 *Cenarchaeum symbiosum* 是与海绵共生的；一种假单胞菌样细菌是与 *Paederus* 甲虫共生的；*Buchnera aphidicola* 是与蚜虫共生的；*Actinobacterium tropheryma whipplei* 在慢性肠炎时往往会与肠壁共生；而在深海管状蜗杆 *Riftia pachyptila* 中也会有变形菌（proteobacterium）共生。

以上所述共生态，不失为研究宏基因组的很好材料。对 *Buchnera* 与蚜虫共生系统基因组研究发现，由于它们的关系渊源已久，因此是一种完全互相依赖的共生关系，缺乏任何一方均不能生存。测序结果表明，与原始的 *Buchnera* 基因组相比，与蚜虫共生的 *Buchnera* 基因组缺少 1906 个基因，只有 564 个可读框，所以，其许多生理功能需依靠与之共生的蚜虫。在 2600m 深海处的管虫（*Riftia pachyptila*），在近 400℃和富硫的条件下生存，它没有进食口或消化道，完全依靠与之共生的细菌（γ-变形菌）。该细菌生活在其营养体中，细菌和其营养体占有管虫近一半的体重。细菌通过氧化硫化氢以产生能量，再从 CO_2 中固定碳，形成共生物所需的糖和氨基酸，而共生物则通过硫化氢、氧、CO_2 的收集，提供给细菌中血红蛋白类似的分子。γ-变形菌不能进行纯培养，是进行宏基因组研究的好材料。共生菌基因组研究表明，该共生菌基因组中含有的二磷酸核酮糖羧基化、氧化酶基因与具有固定碳能力的化学自养菌相似；同时，还显示共生菌基因组有类似于沙门菌的鞭毛蛋白。根据这一特征可以推测，内生菌在其生活史中可能存在处于游离态的阶段，而不是在其依赖的宿主菌中母性传递。从基因水平了解微生物的共生机制，将有助于人们有目的地选择基因进行组合、服务于人类需要。

宏基因组研究还有助于从微生物生态群体评估其代谢和生物地理化学的功能。酸性矿的排水是一种微生态极端环境，在有的矿中形成一种粉色生物膜，飘浮在某些矿水表面。矿水的 pH 在 0～1 之间，并富含 Fe、Zn、Cu 和 As（分别达到 317mmol/L、14mmol/L、4mmol/L 和 2mmol/L）金属离子及硫（包括 FeS_2），其水温达到 42℃，除了空气中的碳和氮以外，没有其他碳源和氮源。宏基因组研究揭示，生物膜中的细菌主要为 *Leptospirillum*、*Sulfobacillus*，有时有 *Acidomicrobium*、古菌 *Ferroplasm acidarmanus* 和 *Thermoplasmatales*。基因组中包含固氮基因、与氧有高亲和力的细胞色素和电子传递基因，使得在低氧条件下能够保持能量的供给。基因组中很多是从细胞中排除可能有毒性因子的基因，包括质子泵出系统使细胞中的 pH 能接近中性，金属离子抗性基因使细胞能耐受一定浓度的金属离子。宏基因组分析也显示，有时同一种菌株的基因为杂合的，即在一个基因中经常发生单核苷酸多态性的变化。如果这种基因多态性是一个值得研究的对象，采用宏基因组分析群体基因组学，比研究单个菌株的方法更为有利。

因此可以说，宏基因组学改变了微生物学家的观点，极大地拓宽了微生物界的研究对象，过去人们难以涉足的研究环境，如深海中的热出口、酸性温泉、矿藏、永久冻结带、高温沙漠、真核生物体、植物根围和地衣共生的真菌等，均已成为研究者关注的对象与目标。宏基因组研究在加速新基因的发现与应用的同时，也推动了基因异源表达的研究以及 DNA 测序、高通量筛选模型、新分析方法的建立。也只有加强这些方面的投入，才能使人们更大范围地了解和利用微生物，为创新药物的研制开拓新的局面。

二、异源基因表达宿主系统

一般而言，理想的宿主菌应该符合：遗传背景清楚、重组基因便于引入并能稳定表达和保持、异源蛋白在其中进行正确折叠和翻译后能够进行正确的修饰。与此同时，所采用的宿主菌本身尽可能不产生或减少内源产生的次级代谢产物，以降低对引入基因表达后所产生产物检测的干扰。

1. 链霉菌

目前，微生物产生的有生物活性的次级代谢产物中 70％来源于链霉菌。链霉菌代谢类型繁多，可以提供多样化的底物。参与次级代谢基因表达的启动子或调控基因常可作为异源基因的表达元件，因而是理想的表达异源基因，尤其是抗生素生物合成异源基因的宿主菌。通常用的有天蓝色链霉菌（*S. coelicolor*）及变铅青链霉菌（*S. lividans*），它们的遗传背景研究得比较清楚，天蓝色链霉菌全基因组测序已经完成（http：//www. sanger. ac. uk/projects/S. coelicolor），并已发展了一系列可在其中应用的表达载体，遗传操作系统比较完善。为了消除该菌所产生的聚酮类化合物（如放线紫红素）对背景的干扰，采用基因置换技术构建了放线紫红素生物合成基因簇缺失的菌株 CH999。变铅青链霉菌 *S. lividans* K4-114、K4-155，不含有放线紫红素生物合成基因，也可应用于异源基因的表达。天青链霉菌 *S. glaucescens* 较易进行异源基因的转化，*S. glaucescens* WHM1077 为四并菌素 C 生物合成基因启动子缺失变株，其中大部分四并菌素 C 基因不表达，也可以用作 PKS Ⅱ型合酶介导的异源基因表达的宿主菌。

2. 大肠杆菌

大肠杆菌是应用最广泛的一种宿主菌其成功作为抗生素生物合成基因异源表达宿主菌也有报道。大肠杆菌可以产生许多次级代谢产物的前体如乙酰、丙酰、丙二酰甚至甲基丙二酰 CoA，这些前体的供应，也可以通过克隆表达形成此类产物代谢途径的酶基因来实现。利用含有额外拷贝的编码精氨酸稀有密码子 AGG 和脯氨酸稀有密码子 CCC 的大肠杆菌宿主菌，将有利于放线菌来源的高 G＋C 含量基因在大肠杆菌中的表达。利用调控表达载体，使所欲表达的基因控制在生长后期进行表达，这样可以通过培养基及培养条件的优化和其他诱导条件的调控进行高密度培养菌体，提高单位菌体合成次级代谢产物的产率。

但是，大肠杆菌中参与脂肪酸合成活化酰基携带蛋白 ACP 的辅酶（磷酸泛酰巯基乙胺转移酶）不能识别异源 PKS 和 NRPS 合酶中的 ACP。

3. 丝状真菌和植物

丝状真菌产生的次级代谢产物多种多样，是许多重要抗生素的产生菌，如青霉素、头孢菌素、灰黄霉素、环孢菌素等。它们的大规模工业化生产技术已十分成熟，同时它们具有很强的分泌蛋白的能力，已发展了一些可供遗传操作的载体。真菌有着非常活跃的初级代谢合成途径，因此可以提供异源表达产物的底物。在产黄青霉菌和产黄支顶头孢霉菌中曾有一些异源基因表达的报道，如与氧有亲和力的血红蛋白基因，在产黄青霉菌和产黄支顶头孢霉菌中的表达，可以提高限氧条件下头孢菌素的发酵产量。植物也产生多种次级代谢产物，它们均可成为抗生素异源基因表达的宿主系统。如果抗生素生物合成基因簇能够在植物中表达，即可获得直接抗病虫、抗细菌、抗病毒灾害等的植物株，必将给农业生产和国民经济带来巨大的影响。

4. 黏细菌

黏细菌是一种革兰氏阴性菌，其培养物具有滑动性，亦称为滑动细菌，通常为棒状结构 $[0.8\mu m \times (3 \sim 6)\mu m]$。黏细菌具有复杂的多细胞行为和形态，分类学上具有多样性。黏细菌细胞结构多样，由黏质和黏孢子组成，有的菌则由孢子囊形成细胞鞘组成细胞壁。它们均为严格需氧菌，在最适温度培养条件下，其倍增时间为 $4 \sim 16h$。经过几代转接培养后，它们能形成均匀的分散状细胞培养物，其细胞浓度可以达到 $10 \sim 15g/L$，很有利于进行大规模发酵培养。

迄今为止已分离了 40 余种黏细菌，它们可以产生丰富的次级代谢产物。已被鉴定的这类有生物活性的物质达 360 多种，它们结构多样、新颖，作用机制各异。目前，在黏细菌中发现的次级代谢产物，涵盖聚酮类、杂环类、肽类。由于其代谢途径的复杂性和多样性，黏细菌已成为新颖次级代谢产物的重要资源。但是，有些黏细菌的生长周期长（*Sorangium cellulosum* 的倍增时间达 16h），次级代谢产物产量低，或者不易进行遗传操作。随着近年研究的进展，目前已在黄色黏细菌（*Myxococcus xanthus*）中建立了比较成熟的基因操作体系，它的 PPTase（磷酸泛酰巯基乙胺转移酶）不仅可以用于 PKS 和 NRPS 中 ACP 及 PCP 的修饰，而且内含的丙酰 CoA 羧化酶有利于提供聚酮体合成所需要的前体（甲基丙二酰 CoA）。此外，黄色黏细菌大规模发酵工艺技术也已确定。源自 *Sorangium cellulosum* 的埃波霉素 D 生物合成基因簇，在黄色黏细菌中已获表达，经优化发酵，可获得 25mg/L 的产量。

5. 枯草杆菌

枯草杆菌作为一种革兰氏阳性细菌，具有组成较简单的细胞外壳，能分泌大量蛋白至胞外。枯草杆菌在生长后期可以形成芽孢，因此具有比较复杂的生化发育机制。参与其调控的因子有利于异源基因的表达，同时由于其遗传背景比较清楚并具有遗传可操作性，已经发展了一系列可用于基因克隆的质粒载体，因而被列为异源基因表达的常用宿主菌之一。在芽孢杆菌中表达 NRPS 合酶时，主要应注意解决非核糖体酶介导合成肽的不稳定性和易降解问题。

6. 假单胞菌

假单胞菌具有生长迅速、容易进行高密度发酵及其基因组的 G＋C 组成较高（58％～70％）等特点，因而比较适于表达来自链霉菌或黏细菌的基因。另一方面，由于它自身含有的磷酸泛酰巯基乙胺转移酶 PcpS，可以识别 PKS 或 NRPS 合酶中的 ACP 蛋白，所以作为异源基因表达的宿主菌比大肠杆菌更具优越性。例如黏色胺（myxochromide）在原黏细菌

Stigmatella aurantiaca 产生菌中的发酵周期为 6 天，产量为 8mg/L，而在其异源表达的假单胞菌 *P. putida* 工程菌中，其发酵周期缩短至 2 天，产量可达 40mg/L。近年随着合成生物技术在发现新型化合物中应用的进展，异源表达的宿主系统，在本章第五节底盘细胞中将进行更新和补充。

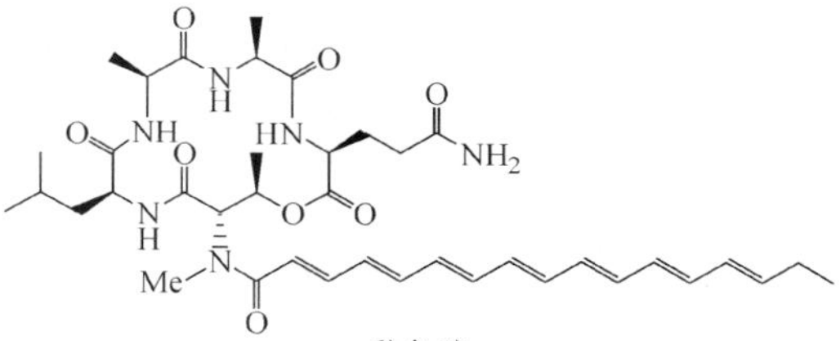

黏色胺

三、异源基因表达载体系统

基因组合生物合成采用的载体系统，通常要求具有能容纳较大的外源 DNA 片段（30kb以上），重组基因能在宿主菌中稳定存在并能高效表达基因组合的编码蛋白，以合成最终产物。现有链霉菌中常用的高拷贝（50～300 拷贝数）质粒，许多是由 pIJ101 衍生的；中等拷贝数的质粒是由 pJV1（150 拷贝）或 pSG5（20～50 拷贝）衍生的；而低拷贝质粒来源于 SCP2*（1～5 拷贝）。低拷贝数质粒 SCP2* 衍生的载体能比较稳定地包容大片段外源 DNA，但是表达效率较低；高拷贝质粒衍生的载体通常不够稳定，并且难以完整地包容大片段 DNA。在链霉菌中现在发展了一系列黏粒（cosmid）、福斯质粒（fosmid）、BAC 等载体，以及具有链霉菌/大肠杆菌双重复制子及在这两种菌中可供选择的标记，便于在大肠杆菌中建立基因文库等操作，并在链霉菌中进行表达。

1. 黏粒载体

黏粒载体又称柯斯质粒（cosmid），是英文 *cos* site-carrying plasmid 的缩写，是由 λ DNA 的 *cos* 区与质粒重新构建的载体，具有质粒相同的结构特点，为双链、环状 DNA（图 7-95）。黏粒带有 λ 噬菌体 λ-DNA 的黏性末端（*cos* 区）。*cos* 区为一个 12 核苷酸的互补单链（GGGCG-GCGACCT，CCCGCCGCTGGA）。由于 λ-DNA 包装时，其包装蛋白只识别黏性末端附近的一小段顺序，约 1.5kb 长，如果将这一小段 DNA 与质粒连在一起，则该重组质粒就可装载更大的外源 DNA 片段，其克隆容量可达 40～50kb。与此同时，它仍可像 λ-DNA 一样，被包装成有感染活性的噬菌体颗粒，并高效感染大肠杆菌。与噬菌体 DNA 不同的是，黏粒不能在体内被包装，更不能裂解细胞，它的制备与质粒相同，进入细胞后，质粒上的复制子进行复制。在黏粒载体中插入能在链霉菌中复制并转移的 DNA 区段（SCP2* 复制子和致育因子）和选择性标记基因，即可构建链霉菌/大肠杆菌穿梭黏粒载体如 pKC505。使用这类载体，可以在大肠杆菌中构建基因组文库，经筛选获得的阳性克隆，可以转入链霉菌中进行表达。

2. 福斯质粒载体

以大肠杆菌 F 因子为复制子，并加入噬菌体 *cos* 位点的质粒载体，可包容外源片段大小为 35～45kb。如图 7-96 所示 pFOS1 载体，含有两个复制子，*ori* 来源于 pUC 质粒，在大肠杆菌中为高拷贝。但是当插入外源 DNA 片段，在体外进行噬菌体包装后（通过 *cos* 位点），转入体内进行基因表达时则依赖于 F 因子的复制点 *oriS*。*repE* 为 F 因子复制起始因

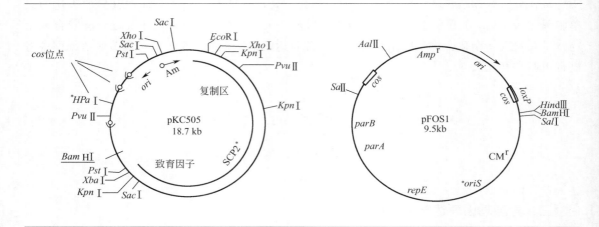

图 7-95　黏粒载体示意

图 7-96　福斯质粒载体示意

子，parA 和 B 为分配基因，参与质粒在细胞中的分布。loxP 为大肠杆菌噬菌体 P1 编码一个位点特异性重组系统，它包含 loxP 位点和一个称为 cre 的基因。该系统负责将噬菌体整合到或脱离宿主菌基因组。其另一个作用是降低基因组内外源基因的拷贝数，保持一个拷贝。在福斯质粒中加入能转移至链霉菌的基因元件 oriT、能在链霉菌基因组整合的链霉菌噬菌体 φC31 整合酶基因（int）和噬菌体附着位点 attP 以及选择性标记阿普霉素（Apra）抗性基因 aac(3)Ⅳ 等，就可获得在链霉菌和大肠杆菌中穿梭的福斯质粒载体。链霉菌 φC31 噬菌体整合酶（φC31-Int）属于位点特异性重组酶的解离酶/转化酶系。该家族催化机制由丝氨酸介导，能识别噬菌体附着位点（attP）和宿主基因组上的细菌附着位点（attB），介导同源序列之间的位点特异性重组。实验证明，φC31-Int 是一种高效的位点特异性整合工具酶，与其他整合策略相比，具有集高效及安全于一体的优点。通过介导位点特异性整合，将外源基因特异地整合到宿主基因组，使目的基因得以持续、高效表达，并且可以容纳大片段 DNA。

3. BAC 载体

BAC（细菌人工染色体）载体含有大肠杆菌中的 F 因子（致育因子），低拷贝（每个细胞 1～2 个拷贝），其复制受着严格的调控，能够稳定遗传。F 因子中编码的分配基因 parA 和 B 具有排除多个 F 因子的功能，可以减少插入片段之间的重组及嵌合现象的发生。通常在 BAC 载体中加入噬菌体 λ cosN 或

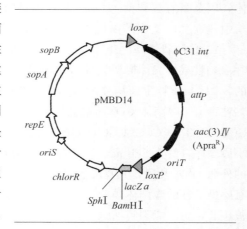

图 7-97　链霉菌/大肠杆菌穿梭 BAC 载体 pMBD14

oriT—大肠杆菌至链霉菌转移因子；φC31int、attP—链霉菌噬菌体整合功能；aac(3)Ⅳ—链霉菌中抗性标记；oriS、repE、sopA 和 B、loxP、lacZa、chlorR 等为大肠杆菌中负责复制起始、质粒分布和遗传标记基因。loxP 位点是在体外进行克隆时，将在链霉菌复制整合的基因元件插入到 BAC 中

噬菌体 P1 重组酶 Cre 识别的 *loxP* 位点（13bp 重复序列），可以保证外源 DNA 片段在噬菌体中的包装，或帮助其他元件的插入。BAC 载体可容纳 100～300kb 外源片段，除了用于基因异源表达，用其构建的文库还常用于基因组测序、基因片段连锁组装、基因物理图谱的绘制以及基因定位。为了研究链霉菌基因的功能，构建了链霉菌/大肠杆菌穿梭载体，如图 7-97 所示。应用 BAC 链霉菌/大肠杆菌穿梭载体构建的外源基因文库，可以直接在链霉菌中表达其功能。

四、抗生素生物合成基因簇的异源基因表达

抗生素生物合成基因簇的异源表达，一般需要解决大片段多功能酶基因的正确组装和表达、翻译后蛋白的修饰以及生物合成所需底物的供应等问题。作为异源基因表达的宿主菌，需要具有提供这些多样化底物的条件，而且还涉及底物库形成自身受到的宿主菌代谢的调控。异源表达中还存在诸如细胞内环境对异源基因表达的影响、分子伴侣在多功能酶的折叠与组装中的作用、跨膜转运蛋白在抗生素合成及胞外分泌中的机制与选择性以及宿主菌对异源表达产物的抗性等因素。

1. 单个克隆载体异源生物合成基因簇的克隆与表达

具较小分子的抗生素生物合成基因簇，可以用单载体将该基因簇克隆在异源宿主菌中进行表达。由 PKS Ⅱ 型合酶介导合成的曼得霉素、灰红菌素、阿罗萨泊那菌素 Ⅱ 和抗生素 BSM1 生物合成基因簇（约 30kb 左右），在链霉菌 *S. coelicolor* 或 *S. lividans* 中得到表达；由 PKS Ⅰ 合酶介导合成的苔色酸、2-羟基-5-甲基-1-萘酸、去氯新卡菌素 A 和今链菌素基因簇，也在上述链霉菌系统得到了异源表达；利用细菌人工染色体载体 BAC 系统，将分子量较大的达托霉素基因簇（约 128kb）在 *S. lividans* 中得到了表达。

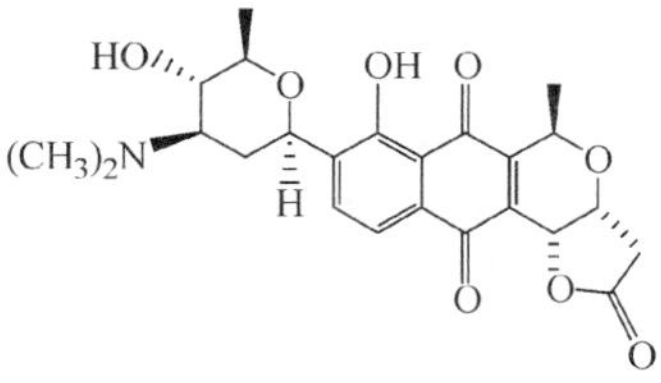

曼得霉素 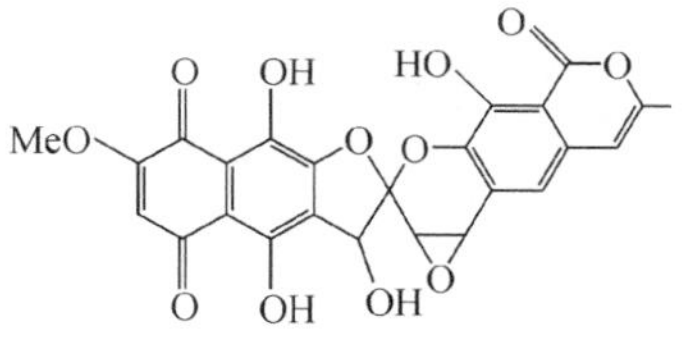　　　灰红菌素 S 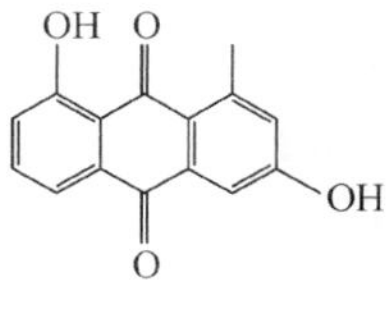　　　阿罗萨泊那菌素 Ⅱ 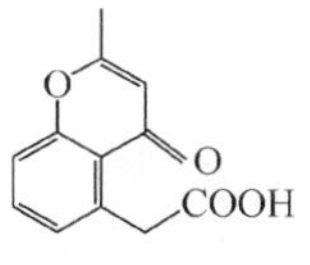　　BSM1

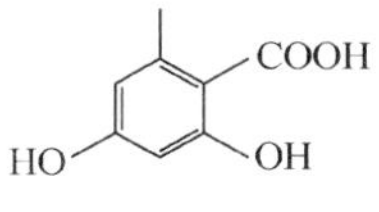

苔色酸 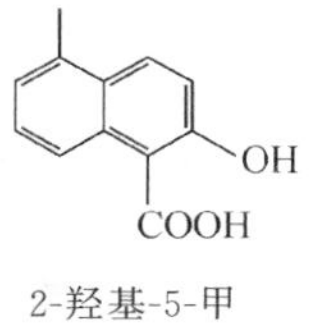　　2-羟基-5-甲基-1-萘酸 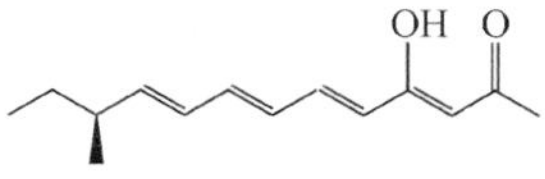　　去氯新卡菌素 A 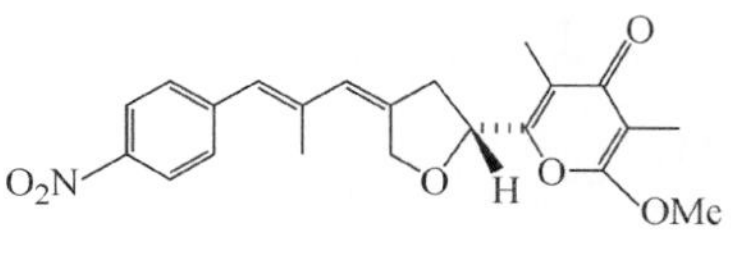　　今链菌素

2. 多个克隆载体异源生物合成基因簇的克隆与表达

许多抗生素生物合成基因簇分子较大，很难用单个克隆载体进行异源表达，或因缺少可操作的酶切位点，给基因组合操作造成一定困难，所以经常是将整个基因簇分部克隆进行表达。如源自纤维堆囊黏细菌 *Sorangium cellulosum* 的埃波霉素，其生物合成基因簇通过两个载体进行克隆：一个是由 SCP2* 衍生的 pRM1 载体，克隆包括荷载域、NRPS 和与 PKS

合酶基因的模块 1～5；另一个是由 pSET152 衍生的载体 pSET-apm，克隆 PKS 模块 6～8、TE 硫酯酶和后修饰基因包括 p450 氧化酶基因（图 7-98）。两个载体克隆在 *S.coelicolor* 中表达，表达埃波霉素的产量为 50～100µg/L。

红霉素生物合成基因已在大肠杆菌中得到表达，获得了能产生红霉素 C 的大肠杆菌工程菌。其异源表达的方法是，分别将红霉素聚酮合酶中的三个蛋白（DEBS1、DEBS2 和 DEBS3）编码基因克隆在两个载体上，分别克隆参与碳霉糖合成的 9 个基因及脱氧糖胺合成的 8 个基因，并单个克隆碳霉糖苷、脱氧糖苷转移酶及羟基化酶基因，同时为了使大肠杆菌能产生红霉素，还需要克隆热休克蛋白 GroEL/GroEB 和红霉素抗性基因，以确保表达蛋白正确折叠和赋予大肠杆菌对红霉素的抗性。这些基因均以 T7 RNA 聚合酶启动子为调控元件，转入大肠杆菌后经诱导表达，并在加入丙酸、谷氨酸和琥珀酸等底物的情况下，红霉素 C 的产生水平达 0.4g/L 培养液（图 7-99）。

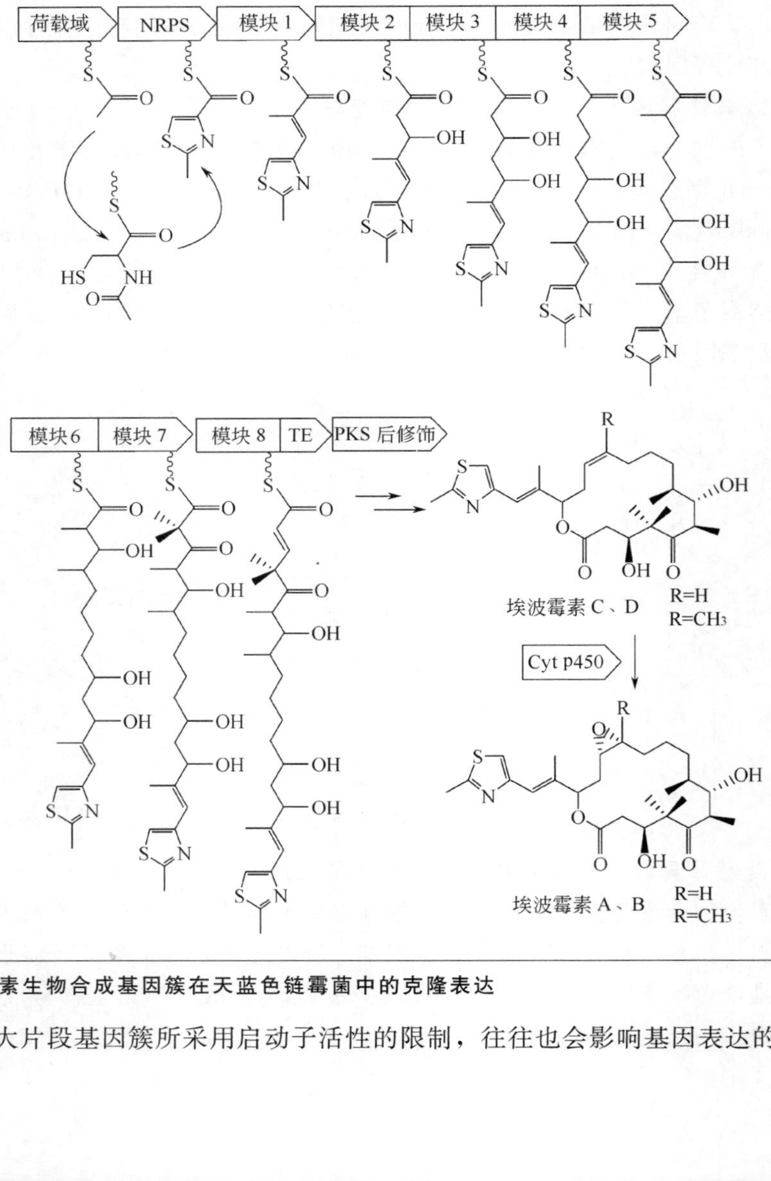

图 7-98　埃波霉素生物合成基因簇在天蓝色链霉菌中的克隆表达

由于表达大片段基因簇所采用启动子活性的限制，往往也会影响基因表达的效率。为了克

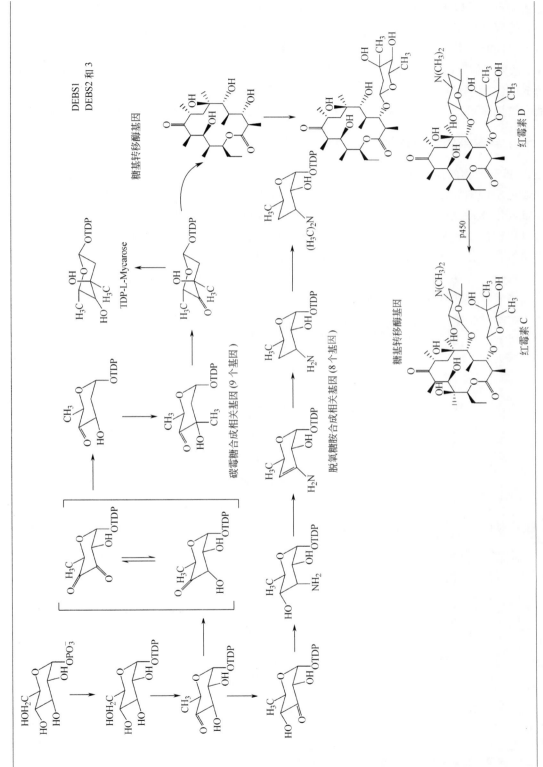

图 7-99 多个克隆载体在大肠杆菌中表达产生红霉素 C

服上述缺点，可以采用双质粒载体系统。为此可利用两个能相容的质粒系统，将整个生物合成基因簇按照结构域分为两个 DNA 片段，分别克隆至两个载体，然后转化至宿主菌。双载体系统也可以同时进行转化，但转化效率会明显降低。如带有 SCP2* 复制子可进行自主复制的 pRM5 系列载体（pKAO）和带有噬菌体附着位点和整合酶的 pSET152 系列载体，在变铅青链霉菌 K114 中，分别克隆表达红霉素的三个 PKS 合酶结构域（*ery* I、II、III），获得 6-脱氧红霉内酯。结果显示，采用双载体系统表达，获得 6-脱氧红霉内酯的产量要高于单载体系统。

五、异源基因表达的组合生物合成

1. 新型产物的组合生物合成

通过基因的异源表达，可以有效地开展组合生物合成创制新型化合物的研究，尤其是一些有重要生物活性的抗生素产生菌，对其中比较难以进行生物合成基因簇的改造。如能在遗传背景比较清楚且易于进行遗传操作的宿主菌中，表达异源生物合成基因簇，将有利于进行基因的组合操作，获得产生多样结构新型化合物的基因工程菌。如由放线菌 *Lechevalieria aeroconigenes* 产生的瑞贝卡霉素为吲哚咔唑类抗生素，具有抗肿瘤活性，它是由两个酪氨酸单位聚合经脱羧环化，并经糖基化和甲基化形成的，其合成途径及基因簇见图 7-100。

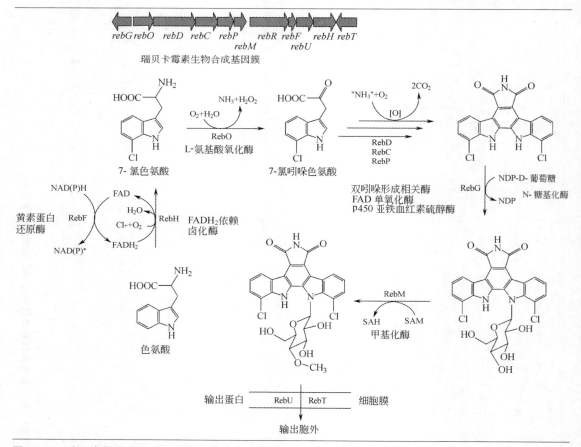

图 7-100　瑞贝卡霉素生物合成的基因簇及合成途径

将 *Lechevalieria aeroconigenes* 中瑞贝卡霉素生物合成基因进行不同类型的组合，并在白色链霉菌（*S. albus*）中表达，可以获得产生 30 种以上吲哚咔唑类化合物的工程菌。将不同吲哚咔唑类抗生素产生菌基因进行异源组合表达也有可能产生新的化合物。星孢菌素（Sta）与瑞贝卡霉素（Reb）结构类似，但在 C7 位有所不同，瑞贝卡霉素为羧基，同时糖基也有所区别。瑞贝卡霉素 C7 位羧基化与其生物合成中的 FAD 单氧化酶有关。将星孢菌素产生菌中 FAD 单氧化酶 StaC 在异源宿主菌中置换 RebC，则可以得到与星孢菌素配糖体结构类似的化合物 Reb-1，后者可以被 RebG（糖基化酶）和 RebM（甲基化酶）识别。将 RebG 和 RebM 进行异源表达，可以获得含星孢菌素配糖体型的化合物 Reb-2 和 Reb-3。同样，异源表达的 Reb 基因与 StaC 重组，可以形成卤化的含 Sta 配糖体的化合物 Reb-4 和 Reb-5。利用与 Reb 卤化酶 RebH 选择性位点有别的卤化酶，如将源自 *S. rugosporus*（产生吲哚霉素）的 PyrH（5-卤化酶）或硫哚菌素产生菌 *S. albogriseolus* 中的 6-卤化酶（Thal）基因异源共表达，可以获得不同位置卤化的化合物（Reb-6 和 Reb-7）（图 7-101）。

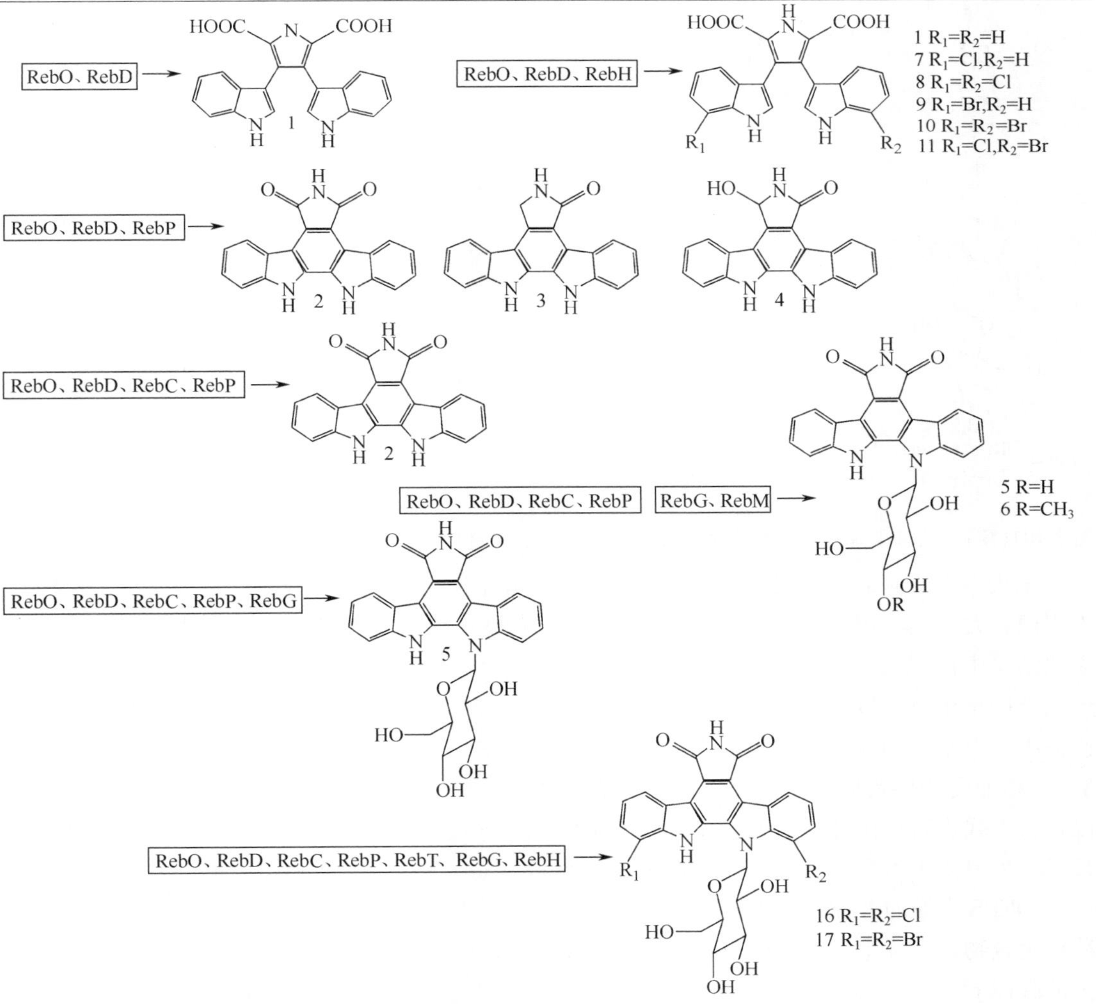

图 7-101

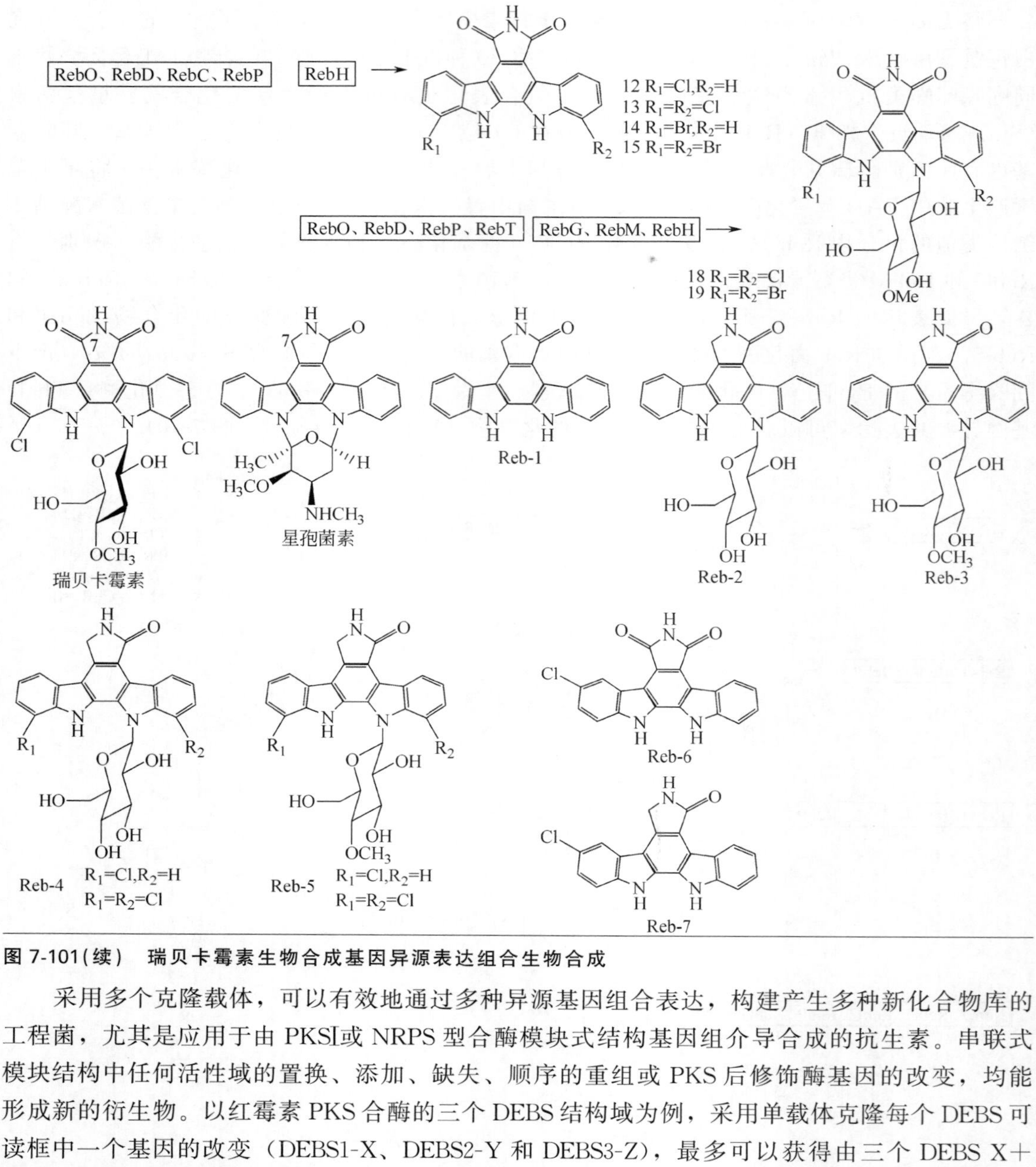

图 7-101（续）　瑞贝卡霉素生物合成基因异源表达组合生物合成

　　采用多个克隆载体，可以有效地通过多种异源基因组合表达，构建产生多种新化合物库的工程菌，尤其是应用于由 PKSI或 NRPS 型合酶模块式结构基因组介导合成的抗生素。串联式模块结构中任何活性域的置换、添加、缺失、顺序的重组或 PKS 后修饰酶基因的改变，均能形成新的衍生物。以红霉素 PKS 合酶的三个 DEBS 结构域为例，采用单载体克隆每个 DEBS 可读框中一个基因的改变（DEBS1-X、DEBS2-Y 和 DEBS3-Z），最多可以获得由三个 DEBS X＋Y＋Z 相加突变导致形成的化合物。如果采用多克隆载体，X-Y-Z 三种基因突变组合的机会系以指数方式进行，由此获得的新化合物也是以指数方式递增。理论上讲，两个 AT 结构域基因是以 4 种方式进行突变。在一个 DEBS 中，可以获得 $8 \times 8 = 64$ 种改变；在单个克隆载体中，三个 DEBS 突变的叠加可以得到 192 个化合物；而采用三载体克隆，则可以得到 $64^3 = 262144$ 种新化合物。实际上采用下列三种载体：两个由 SCP2* 衍生的载体 pRM1 以及由 pSET152 衍生的载体 pSET，克隆 DEBS1 的 2 个突变体、DEBS2 的 4 个突变体和 DEBS3 的 8 个突变体，在 *S. lividans* 中异源表达，获得了新的红霉内酯衍生物（图 7-102）。

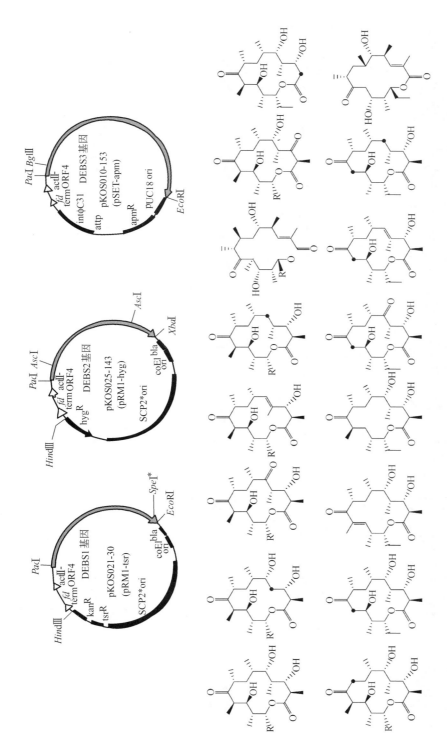

图 7-102

R=乙基或丙基

图 7-102(续)　红霉素 PKS 基因三个克隆载体异源基因组合表达突变生物合成

2. "沉默"基因的活化

"沉默"基因被认为是在通常情况下不表达的基因。所以在抗生素产生菌中，不能观察到由沉默基因簇编码蛋白介导而形成的产物。然而，通过基因簇的异源表达，有可能激活沉默基因并在异源宿主菌中获得产物。如在黏细菌中，至今尚未发现由 PKSⅢ型合酶介导产生的产物。经过测序，从纤维堆囊菌和黄色黏细菌中均发现了 PKSⅢ型基因簇，将纤维堆囊菌中 RppA 类型 PKSⅢ型合酶基因克隆至假单胞菌 KT2440 中，获得了与 PKSⅢ型合酶基因相关的红色产物（flaviolin），产量可达 6mg/L。在大肠杆菌中表达与海鞘类共生的蓝细菌基因，也获得了环肽（patellamide A 和 C）。这种激活机制有可能与异源宿主菌中产生的小分子诱导物有关。它们可能激活某些次级代谢产物生物合成基因的启动子，也有可能是异源宿主菌中的某些离子解除阻遏蛋白对次级代谢产物基因的调控，如假单胞菌中的铁离子通过调控 σ 因子，调节 pyochelin 的产生。

flaviolin　　　　pyochelin　　　　patellamide A　　　　patellamide C

近年来，放线菌全基因组的测序结果，显示这些菌中含有诸多的参与次级代谢产物合成的基因簇，然而至今人们能从其培养物中分离发现的产物甚少。如天蓝色链霉菌（*S. coelicolor*）中有 20 个参与次级代谢产物合成的基因簇，现在只有次甲基霉素、放线紫红素、钙依赖抗生素和十一烷基灵红菌素 4 个抗生素被确定；阿维菌素产生菌（*S. avermitilis*）中检出 30 个次级代谢产物合成基因簇，目前只有阿维菌素和寡霉素被鉴定；红霉素产生菌（*Saccharopolyspora erythraea*）中含有 25 个基因簇与次级代谢产物的合成相关。从基因簇编码蛋白的功能分析，预示这些菌株中不仅潜藏着合成多种聚酮体、肽类化合物的能力，还可能产生诸多不同结构的铁离子载体化合物、类胡萝卜素、萜烯类和鲨烯类结构化合物，因此，基因的异源表达，有可能使这些潜在（沉默）的基因簇得到表达，获得结构多样的新型化合物。近年来，这方面的研究进展，在本章第四节中将予详尽阐述。

3. 异源基因表达在单结构域功能研究中的应用

利用聚酮合酶单个蛋白基因异源表达产生活性的特点，可以对聚酮合酶单个蛋白或多个蛋白组分的异源表达产物，进行酶结构域功能或组合生物合成的研究。如红霉素 DEBS 蛋白在 *S. coelicolor* 细胞中表达，在有丙酰辅酶 A、（2RS）-甲基丙二酰辅酶 A 和 NADPH 参与下，可以合成 6-脱氧红霉内酯。DEBS 可被拆开重组以改变碳链的长度，DEBS1 和 DEBS3 单独表达，均能得到三酮体（triketide）。尽管 TE（硫酯环化酶）并不是聚酮环化产物形成所必需的，但是 TE 的存在能够保证细胞内形成的产物从合成酶中释放出来。DEBS1 单独或一种以 DEBS1 C 端部分 ACP 与 DEBS3 单元 6 部分 ACP6 和 TE 融合构建 DEBS1＋TE，均能在 *S. coelicolor* 中表达产生三酮体（图 7-103A、B）。在 *S. coelicolor* 中可以乙酸为起始单位形成化合物（图 7-103A）。DEBS3 在 *S. coelicolor* 中可以表达化合物（图 7-103C）。DEBS1＋单元 3＋TE 的系统，在 *S. coelicolor* 中可表达形成化合物（图 7-103D、E）。将单元 6 中 ACP6 与单元 5 中 KR5 融合＋TE，去掉单元 6，可形成 12 元环大环内酯（图 7-103F）。

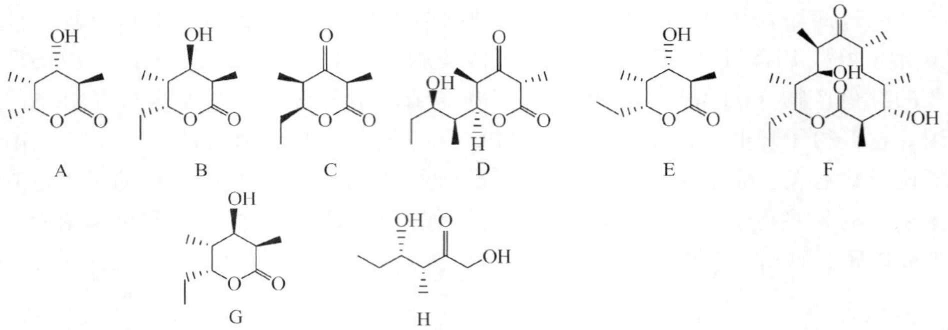

图 7-103　聚酮合酶单结构域组合异源表达的生物合成

酮基还原酶 KR 域对底物的要求有一定的宽容性，它能接受许多非天然底物。在红霉素 DEBS1＋单元 3＋TE 系统中，如将 KR5 替代 KR2，所得三酮体的立体构型是一样的。KR2 和 KR5 均产生 L-羟基的中间体，但是如用雷帕霉素 KR2 替代 DEBS 的 KR2，则产生与雷帕霉素天然构型相一致的 D 型羟基三酮体化合物（图 7-103G）。引入还原域，也可形成产物的多样性。有时，KR 域可决定聚酮体上甲基或羟基手性中心的立体构型。将 DEBS1 中 KS1 与 AT2 融合（去掉 AT1、KR1、ACP1、KS2）＋TE，可以产生 (2*R*,3*S*)-2-甲基-3-羟基戊酸（图 7-103H），其中甲基和羟基构型与天然的均不相同。

将红霉素 PKS 结构域中 AT6 的丝氨酸点突变为丙氨酸，该突变导致红霉素产生菌失去形成红霉内酯的能力。将识别丙二酰 CoA 的天蓝色链霉菌 AT 结构域和 ACP 在大肠杆菌中进行表达，在大肠杆菌中表达的丙二酰 CoA：ACP 能够互补红霉素产生菌中 AT6 结构域的缺陷，产生 2-去甲基红霉内酯，而且其产量与原株所产生的红霉内酯相当。

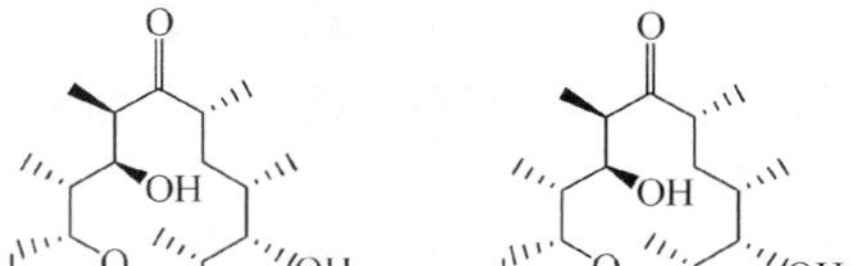

红霉内酯　　　　　　　2-去甲基红霉内酯

双载体系统也可用于研究两个异源结构基因组合的编码蛋白之间相互作用和产生新化合物的可能性。如图 7-104 所示，将 PKS 合酶中的荷载域（LM）及负责第一个脂酰基延长的基因结构域克隆在一个质粒载体，在其末端的 LC 表示 ACP 结构域 C 末端与下一个模块 KS 结构连接子序列，构建重组质粒Ⅰ，重组质粒Ⅱ包含欲研究的 KS 等负责下一个延长单位的模块结构域，其中包含有 LN（表示该模块 KS 结构域 N 端的连接子序列）。分别将两个质粒转入宿主菌。在工程菌的培养过程中加入一定的前体，对产物进行分析检测，可以确定重

组模块之间的相互作用。如在 LN 与 KS 片段的两端设计可操作的酶切位点，如 *Nde* I -
Kpn I，这样可以将异源 KS 基因结构域任意进行置换，并研究不同异源 KS 基因结构域与
前一模块结构域基因组合的相互作用。

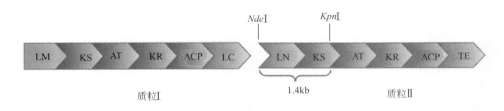

图 7-104　双载体系统研究两个异源结构基因组合相互作用的示意

4. 异源基因表达中应考虑的问题

（1）酰基载体蛋白的活化　酰基载体蛋白（ACP）在聚酮合酶介导的脂肪酸、聚酮类
和非核糖体多肽物质生物合成碳链的延伸中起着重要的作用。根据酰基化反应底物的不同，
载体蛋白可分为三类：酰基载体蛋白（acyl carrier protein，ACP）、肽酰载体蛋白（pepti-
dyl carrier protein，PCP）和芳香酰基载体蛋白（aryl carrier protein，ArCP）。经 PPTase
磷酸泛酰巯基乙胺转移酶的修饰，载体蛋白的辅基 4'-磷酸泛酰基乙胺与 ACP 蛋白第 36 位
丝氨酸残基的羟基相连，使载体蛋白由无活性的脱辅基（apo）形式转变为活性全蛋白
（holo）形式（图 7-105）。载体蛋白经过 PPTase 修饰后，其磷酸泛酰巯基乙胺的巯基可与
脂肪酸合成酶和聚酮合成酶中的酰基辅酶 A 或非核糖体多肽合成酶中的氨酰-AMP 发生酰
基化反应，从而形成链延伸复合物。

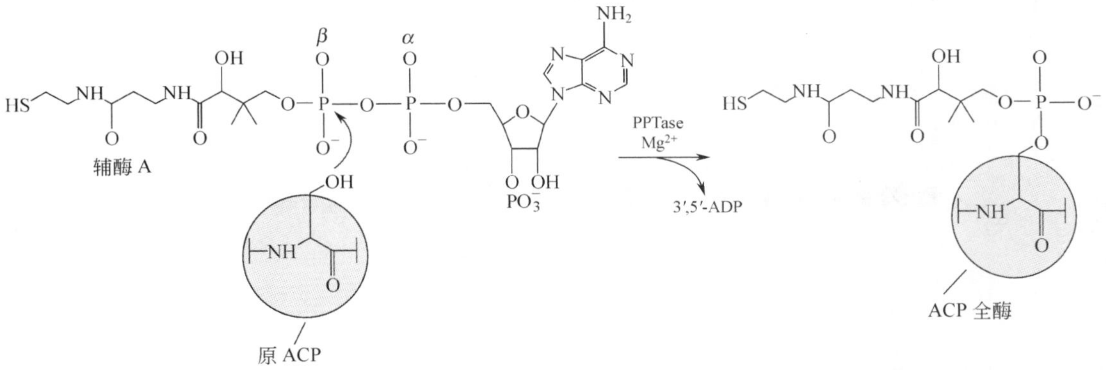

图 7-105　PPTase 活化 ACP 的过程

尽管 PPTase 在各种生物体中均存在，然而，不同种属微生物的 PPTase 构造和底物选
择性均不同。在基因异源表达中选择合适的 PPTase，尤其是在 PKS 或 NRPS 合酶基因的异
源表达中至关重要。微生物一般含有多种 PPTase，如在大肠杆菌中参与初级代谢脂肪酸合
成的 PPTase 称为 AcpS，只能在脂肪酸合成及 PKS II 型合酶中起作用，可能是由于 PCP 和

Ⅰ型 PKS 酶复合体太大不能进入 AcpS 底物结合域所致。有些产肠菌素肽类抗生素的大肠杆菌，其含有 EntD PPTase，不能修饰脂肪酸合酶中的 ACP；而枯草杆菌中的 PPTase（Sfp 类型）虽然比 AcpS 具有较宽容的底物特异性，但其主要是作用于 PKS 和 NRPS 介导次级代谢产物合成中 ACP 的活化，对脂肪酸合酶中 ACP 的亲和力很小；在大肠杆菌异源表达聚酮合酶基因时，需将枯草杆菌的 sfp 基因在大肠杆菌中进行共表达，以使 ACP 具有功能。假单胞菌中的 PPTase（PcpS），其作用与 Sfp 相似，但对脂肪酸合酶的 ACP 也具有较高的亲和力。

（2）调节基因的异源共表达　参与次级代谢的调节基因尤其是途径特异性调节基因，在异源基因的表达与产物的合成中起着重要的作用。有时不与生物合成主要基因簇连锁，异源基因表达的宿主菌不具备该调控元件，因此在异源基因表达中，必须将这类调控基因在宿主菌中进行共表达，方能获得所需产物，如兰得霉素只有在将生物合成基因与远离基因簇的调节基因 $lndI$ 共表达时才能产生。

参与弗氏链霉菌（$S.\ fradiae$）产生磷霉素的生物合成基因簇，包括 21 个可读框，约 23kb。但是，只要将磷霉素生物合成基因最小单位，包括 $fom1$（磷酸烯醇式丙酮酸异构酶）、$fom2$（磷酸烯醇式丙酮酸脱羧酶）、$fom3$（甲基化酶）、$fom4$（环氧化酶）、$fomA$（天冬氨酸、谷氨酸尿苷酰激酶）、$fomB$（钼输入蛋白）、$fomC$（乙醇脱氢酶）、$fomD$（未知功能）和调节蛋白 $fomR$ 基因（图 7-106 中 ▨ 部分）在变铅青链霉菌（$S.\ lividans$）中共表达，就能从后者的培养液中检出磷霉素，表明基因簇其他部分为磷霉素生物合成非必需基因。

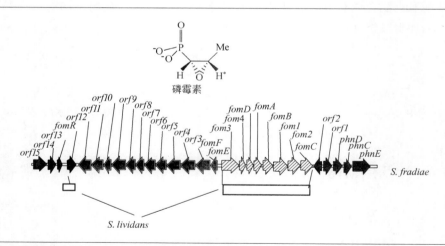

图 7-106　弗氏链霉菌磷霉素生物合成基因簇最小单位与调节基因的异源表达

（3）PKS Ⅰ型合酶模块内或模块之间蛋白的连接　在 PKS 基因结构研究的基础上，利用缺失、替代或添加等手段，曾形成了许多组合生物合成的产物。然而，这种经验式所得组合产物的产率通常较低，其原因可能有：涉及基因重组蛋白的稳定性；基因重组蛋白介导产物的化学构象；上游基因重组产生的中间体是否被下游基因单元继续后加工等，其中应该强调的是不同单元之间的相互作用。影响 PKS 合酶中多肽间的相互作用的因素至少有三种：聚酮体链受体肽中 KS 结构域对底物的选择性；聚酮体链受体肽中 KS 结构域对供体肽中 ACP 的选择性；前一单元多肽 C 端和后一单元多肽 N 端不保守氨基酸残基的组成和长度。

在聚酮合酶中，脂酰基链在蛋白内部或蛋白之间的转移，均有适当数量的氨基酸充当连接子，介导底物在其中的转移。如在蛋白内部，前一个模块中的 ACP 与下一个模块中 KS 的间距约为 20 个氨基酸，而蛋白间的连接，即 DEBS1 与 DEBS2 之间，是由前者 C 端 80～130 个氨基酸的连接子与 DEBS2 N 端 30～50 个氨基酸组成的。异源基因组合过程中，模块内或蛋白间的连接序列，影响异源基因蛋白表达的稳定性和异源蛋白酶的活性及催化效率，最终将影响组合生物合成产物的产量。

模块间连接序列

红霉素 M2：GGATGAEQAAPAATT . . APVD

红霉素 M4：VGDAD . . QAA . VRVVGAA . DES

红霉素 M6：VGAAEAEQA . PALVREVPKDAD

利福霉素 M2：FGSA . A . NR . PAEIGTAAAE

利福霉素 M3：LG . . ER . PAAPAPVTRDVSD

利福霉素 M5：GETVAGAPATPVTTVADAG

雷帕霉素 M3：. ELFTGENPAPVRGPVSAVGQD

雷帕霉素 M4：. ELFTGENPAPVRGPVSVVGQD

雷帕霉素 M7：. ELFTGENPAPVRGPVSA . GQD

    蛋白之间连接序列

红霉素 M3：. . . . . . VTD SE KVAEYLRR . ALDLRAAR QRIRE . . LES

红霉素 M5：MSGDNGM . TE E . KLRRYLKRV TVT . ELDSVT ARLRE . . VEH RAG

利福霉素 M4：. . . . . . MSAPNE QIVDAL . R ASLKE . . . . N VRLQQENSAL AAAAA

利福霉素 M7：VSASYE KVVEAL . R KSLEE . . . . V GTLKKRNRQL ADAAG

利福霉素 M8：V . AD EGQLRDYLKR . AIADARDAR TRLRE . . VEF QAR

利福霉素 M9：MATD E . KLLKYLKR . VTAELEHS . . . LRKQGARH . AD

雷帕霉素 M5：. . . . . . MR . . EDQLLDAL . R KSVKE . . . . N ARLRKANTSL RAAMD

雷帕霉素 M11：. . . . . . M . PEQD KVVEYL . R WATAELHTTR AKL . . . . . EA LAAANT

图 7-107　几个 PKS I 型合酶模块和蛋白之间连接氨基酸序列

P—脯氨酸；E—谷氨酸；K—赖氨酸；R—精氨酸；Q—谷氨酰胺；H—组氨酸；D—天冬氨酸；S—苏氨酸

在比较分析红霉素 DEBS 中 6 个模块之间连接子的氨基酸序列时可以发现，在上一单元 ACP 保守域 C 端和下一单元 KS 域 N 端有一段不同的序列，M2 和 M3、M4 和 M5 模块间为非共价结合，M1 和 M2、M3 和 M4、M5 和 M6 为共价结合。比较一些 PKS I 型酶模块间及蛋白之间的连接序列发现，它们之间缺乏保守性。但是，一般模块间的连接序列较短，均有疏水性较强的脯氨酸（P）保守残基；上游模块 N 端及下游模块 C 端连接序列（蛋白之间连接序列）较长，含有较多的谷氨酸、谷氨酰胺、组氨酸、赖氨酸和精氨酸保守残基，相对亲水性较高，如图 7-107 所示。

在 M2 C 端和 M3 N 端蛋白之间表面的相互作用，是由 E29、R24、T15 和 E34967、R22、V3505、Y10 等 7 个疏水性氨基酸组成的反平行螺旋盘绕方式进行的（图 7-108）。

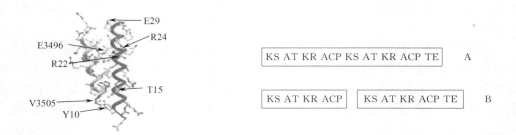

图 7-108　DEBS 模块间蛋白相互作用的模式　　　图 7-109　异源基因结构域重组的方式

因此，在进行模块间组合中，需要注意两个模块间 ACP 与 KS 蛋白的相互作用。基因融合位点，应选择两个模块酶结构域连接子域或两个结构域中保守区边缘。改变连接子序列中的氨基酸，设计高亲和力的连接序列，可以使天然形成的产物中不发生关系的结构域相互作用，并能提高异源基因组合的表达效率。

在 PKS Ⅰ 型合酶基因结构域的重组中，可以将异源基因结构域在同一个酶多肽中进行表达（图 7-109A），也可以将两个异源基因分别表达（图 7-109B）。在后一种情况下，需要注意前一个酶结构域的 C 末端与后一个酶结构域 N 端的匹配性及模块或结构域之间连接子的保守性。某一模块中［KS］［AT］双结构域可以单独表达，用于和另一模块或异源 ACP 组合，进行组合生物合成的研究。但是，为了使双结构功能域在杂合 PKS 中发挥作用，必须在 AT 下游保持 YRVXW 氨基酸基序，在 ACP 结构域上游保持 RLAGL 基序。

在考虑各模块间连接序列对重组模块相互作用具有影响的前提下，根据模块各结构域连接子中氨基酸的保守序列，可以设计酶切位点，进行异源基因的组合操作，如图 7-110 所示，利用各结构域连接子中氨基酸的保守序列设计相应的酶切位点，即能方便地将 PKS 结构域实施基因重组操作。KS 和 AT 结构域边缘的序列比较保守，而 ACP 边缘的结构域不够保守，在设计酶切位点时应尽量保留其保守序列。同时，研究还表明，荷载域与模块 1 之间的多肽连接子序列宽容性较大，所有模块中的 KS 都能与荷载域融合进行聚酮体碳链的延长，但需要合适的 ACP-KS 组合。一般来讲，利用前一模块的 ACP 与后一模块的 KS 结构域融合表达，即可使异源的结构域进行重组表达。此外，红霉素 PKS 的第 6 模块（最后一个模块）中的 ACP 结构域，在天然条件下，没有与之相互作用的 KS 结构域，因而，有可能用于异源 KS 结构域的重组。

（4）非核糖体肽合酶基因表达中的连接序列　非核糖体肽合酶基因表达中的连接序列 Com，在蛋白之间的相互作用中至关重要，在异源基因置换表达中应考虑 Com 连接子的克隆。如枯草杆菌（*B. subtilus*）产生的表活脂肽和 *B. lichenformis* 中产生的杆菌肽，均由 NRPS 合酶介导合成。由于 *B. lichenformis* 不易进行遗传操作，在枯草杆菌中进行表达后即可以对其基因进行操作，达到提高杆菌肽产量或改造其结构的目的。为此，首先需将枯草杆菌中表活脂肽生物合成主要基因簇约 26kb 的 *SrfA*、B、C 删去。然而，在删去基因簇过程中同时将其中 NRPS 结构域间的连接子序列（*comS*）也去除了，而 ComS 序列在蛋白之

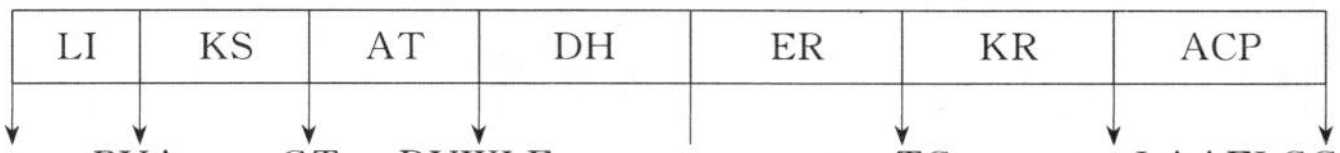

	LI	KS	AT	DH	ER	KR	ACP
eryM1	PVA	GT	RVWLE			TG	LAAELGG
eryM2	PIA	GT	RFWLL			TG	LDAWLGT
eryM5	PIA	GT	RYWLP			TG	YLERLVG
eryM6	PIA	GT	RYWLA			TG	LGQQIDS
sorM6	PIA	GT	RFWLD			TG	LRDSLAH
epoM3	PIA	GT	RYWIE			TG	LLSQALE
epoM7	PIA	GT	RCWIE			TG	LLTDVLK
gelM3	PVA	GT	HYWLT			TG	IRTELGH
lepM10	PIA	GT	RFWLE			TG	IDGELFA
rifM5	PIA	GT	HFWLS			TG	LRDELGG
rapM2	PLA	GT	RYWLE			TG	LGELIFT
rapM3	PLA	GT	RYWLR			TG	L-DELFT
pikM6	PMA	GT	SYWIS			**	ISDELAE

图 7-110　PKS I 型结构域连接子的保守序列

箭头所示位点可以设计不同的酶切位点，星号表示该处没有 TG 序列

间的相互作用中起着重要作用，它参与枯草杆菌中晚期基因 *comK* 的转录调控，所以 *comS* 基因的丧失将影响其遗传可操作性，直接关系到异源基因的表达效率。因此，在进行异源基因表达时，需要将枯草杆菌中 *comS* 基因重新克隆并置于杆菌肽基因启动子之下游，然后将 *B. lichenformis* 中与杆菌肽合成相关的基因簇 *bacT*、*A*、*B*、*C* 以及与抗性相关的基因 *bacRS* 和运输蛋白基因 *bacABC* 共约 49kb，使之整合到枯草杆菌 *B. subtilus* 染色体。所获得的异源基因表达宿主菌，产生杆菌肽的产量提高约 50%，可能是由于所构建的基因得到了高效表达，同时作为异源表达的宿主菌枯草杆菌，比原来杆菌肽产生菌 *B. lichenformis* 的生长能力更加旺盛。

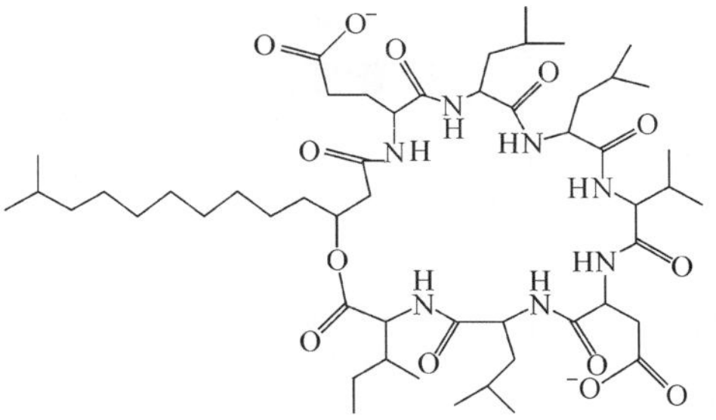

表活脂肽
（*B. subtilus*）

（5）底物的供应　作为异源基因表达的宿主菌，一般应能产生欲表达基因产物的底物。例如聚酮合酶基因异源表达时，催化聚酮体的形成要求广泛的底物，如乙酰、丙酰、异丁酰、异戊酰、丙二酰、甲基丙二酰、乙基丙二酰、丙基丙二酰、羟基丙二酰等起始单位是宿主菌初级代谢的产物，而羧基化底物如丙二酰或甲基丙二酰辅酶 A 等是延长单位，也是由宿主菌羧基化酶来实现的。聚酮合酶中的酰基转移酶（AT）对某些底物如甲基丙二酰辅酶 A 的立体构象要求严格，可以选择相应的 AT 基因进行替换或组合，以识别特定的底物。某

些天然聚酮体的合成中，有杂合的聚酮合酶（PKS）和非核糖体肽合酶（NRPS）参与，它们可以识别对氨基苯甲酸、3-氨基-5-羟基苯甲酸、环乙烯酰羧酸及 α-氨基酸和 β-氨基酸等底物。有些前体如不能在宿主菌表达，需要在克隆表达聚酮合酶基因的同时，表达与前体合成相关的基因。如安莎类抗生素生物合成中是以 3-氨基-5-羟基苯甲酸（AHBA）为前体，在大肠杆菌中不能合成该前体，为此需要克隆表达与合成 AHBA 相关的 7 个基因［氧化还原酶、AHBA 合酶、磷酸酶、激酶、氨基-3,4-双脱氧-4-氨基-D-阿拉伯庚酮糖酸-7-磷酸（DAHP）合酶、氨基-5-脱氧-5-氨基-3-脱氢奎尼酸（DHQ）合酶、氨基 DHQ 脱水酶等基因］，使其在大肠杆菌中表达。

（6）电喷雾离子质谱技术在组合生物合成中的应用　应用电喷雾离子质谱（ESI-FT-MS）技术，可以分析酶对底物的识别性。在异源基因组合生物合成研究中，也可以用来筛选所研究基因结构域对底物的识别性。同时，还可以研究该酶在生物合成途径中进行反应的时间段，进而阐明基因簇中各基因结构域的功能。如图 7-111 所示，首先表达并分离纯化欲研究基因的结构域的酰基携带蛋白全酶，然后在 ATP 存在下与底物库保温，反应混合物经消化和 HPLC 纯化后，进行 ESI-FTMS 分析，根据测得的分子量，可以确定该基因结构域所识别的底物。

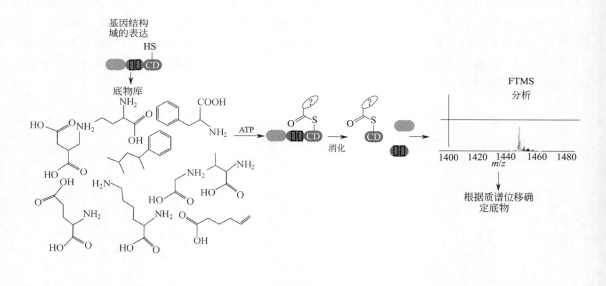

图 7-111　ESI-FTMS 技术在组合生物合成中的应用示意

六、存在的问题及展望

组合生物合成及合成生物技术，可以利用合成代谢途径的改组来产生突变的天然产物类似物，这拓展了细胞天然的代谢能力，展示了诱人的前景。但也存在一些需要解决的问题。

目前通过组合生物合成产生新化合物的效率往往比较低，这阻碍了其进一步的应用。通过结构域或模块交换方法获得的多数嵌合合酶，可溶性表达较差或者功能受损，这是组合生物合成效率低下的一个重要因素。可能是交换组合获得的嵌合体，其不同的功能域间连接体的完整性被破坏，或功能必需的蛋白质-蛋白质相互作用被破坏所致。多酶体中仅了解酶的一级结构是远远不够的，更重要的是要研究了解各酶在多酶系统中的协调作用以及影响这些酶基因表达的因素。对于多模块式结构合酶而言，在一个多肽的最后一个模块，如 ACP 介导反应产生的中间体，必须能准确地转移至另一个多肽功能域，如 KS 并被其误别。实践表明，常常会遇到一种情况，即经组合的前一酶系所产生的中间体，有时不能被下一酶系所接受，从而影响了终产物的形成，有时即便能形成新产物，但其产量亦甚微，我们对蛋白质折叠动力学的理解是不完整的，能量景观模型也难以解释这些情况。需要能够准确预测蛋白质构象以及结构域之间和模块之间相互作用的计算工具。此外，由于微生物的多样性，不同物种间基因组合在特定的宿主菌中表达时，往往受到宿主菌内诸如启动子的应用、密码子应用的偏向性等调控机制的限制，这些问题在进行组合生物合成设计时均应有所考虑。为使基因组合后产物具有生物活性，经常需要对产物进行后修饰如环化、甲基化、糖苷化和氧化等。因此需要综合考虑基因组合改变原酶系对底物特异性和对新产物后修饰酶的可塑性。但要获得活性改善的新活性化合物，需要对这些修饰位点与活性之间的关系更深入的研究。

生物学与化学的有机结合，将有助于组合生物合成的发展。生物合成的前体，包括非通用的氨基酸甚至最简单的甲基丙二酰 CoA，并非能被所有的宿主菌自然合成。化学合成不仅能够弥补该缺陷，它还可以提供有特色的前体物。使之合成"非天然"的天然产物。合成的非天然前体往往会对宿主菌产生毒性，可以通过筛选耐毒性前体的突变株来予以解决。另外，微量、快速、准确的鉴别及分析组合生物合成产物是不可缺少的步骤。

组合生物合成成功的实例，目前主要是在 PKS 类型化合物中进行的，广泛开发拓宽基因资源，无疑是组合生物合成发展的重要途径，包括从植物、海洋等不同生物体物种及未经培养的生物体中获得基因。加强对基因结构与功能的研究，不断采用现代组合突变及 DNA 改组（DNA shuffling）等技术增加基因的多样性，将会在未来组合生物合成创制新的有效药物方面作出应有的贡献

合成生物学的发展将为解决这些问题提供一些新的选择，如可以通过酶工程，工程化改造宿主以及系统代谢工程等方法来解决低产量问题；DNA 合成和快速组装技术进展迅速，组合生物合成不再依赖于传统的克隆技术，获得组合文库的通量和数量将大大增加，成本有望大幅降低；而计算生物学和结构生物学的发展，也有望解决这些文库的快速筛选的问题。底盘技术的发展，将为不同类型代谢物的合成提供不同需求的底盘细胞；新一代测序的最新进展彻底改变了功能基因组学，元件的快速挖掘和表征技术，也将大大丰富可供组合设计的元器件，这些发展有望大幅提升新生物催化剂和生物合成途径的发现，并将丰富生物合成工具箱，提升我们获得新化合物的合成能力。

第四节　微生物沉默基因簇的激活

沉默基因簇（cryptic secondary metabolite biosynthetic gene cluster，CSMG）是指在常

规培养条件下未表达或表达量很低的基因簇。随着 DNA 测序技术突飞猛进的发展，越来越多的微生物全基因组被测出来，利用生物信息学分析这些基因组数据，发现了基因组中存在许多的沉默基因簇。不同放线菌全基因组测序结果表明，放线菌基因组内含大量编码次级代谢产物的生物合成基因簇，从 5 个至 52 个不等，平均每个放线菌含有 27.4 个基因簇，比放线菌所产生的次级代谢产物数量多 10 倍。如根据报道，目前天蓝色链霉菌中发现的次级代谢产物只有 4 个：放线紫红素、钙依赖抗生素（calcium-dependent antibiotic，CDA）、灵菌红素及一种灰色孢子色素；而通过对基因组的分析发现，除了上述已报道的 4 个基因簇以外，还存在 18 个沉默的生物合成基因簇。在对构巢曲霉的基因组分析时发现该菌具有产生27 个聚酮类化合物、14 个非核糖体多肽、1 个萜类化合物以及 2 个吲哚生物碱的潜力，然而在目前的培养条件下，仅发现数个次级代谢产物。这种现象不仅仅出现在放线菌和丝状真菌中，在黏细菌、蓝细菌的基因组研究中也发现很多沉默基因簇的存在。因此，微生物体内存在的沉默生物合成基因簇所编码的次级代谢产物可能远远超过目前已发现的代谢产物的数量。面对如此丰富而神秘的资源，如何让它们高效地表达出相应的代谢产物已经成为当务之急。

在自然条件或实验室条件下，仅有极少部分生物合成基因簇可以表达合成相应的代谢产物。因此，激活处于沉默状态的基因簇是挖掘放线菌产抗生素及其他活性物质潜力至关重要的环节。改变放线菌的培养条件、在培养过程中添加诱导物以及与其他微生物联合培养都可以激活放线菌体内基因簇的表达。在许多情况下，通过将同源或异源的特异的通路激活基因与生物合成基因簇共同表达，可以激活处于沉默状态的次级代谢产物基因簇的表达。Balhi-mycin 的通路特异激活因子 *bbr* 基因与 *Amycolatopsis japonicum* MG417-CF17 中的糖肽瑞斯托霉素 A（glycopeptide ristomycin A）基因共表达，可以激活后者的表达。启动子工程在激活次级代谢产物方面也发挥着重要的作用。天然强启动子或者人工合成的强启动子替代放线菌体内的弱启动子，天然调节因子或结构基因之前插入一个或多个启动子同样也可以激活沉默的基因簇的表达。DNA 剪切技术及 DNA 重组技术的快速发展，极大地方便了研究者对放线菌在基因水平的改造。Brady 等利用 mCRITAR（multiplexed-CRISPR-TAR）技术，在链霉菌 *Streptomyces albus* 之中的 *tam* 基因之前插入多个人工合成的强启动子，并在酵母菌异源表达，有效地激活处于沉默状态的 *tam* 基因，并表达相应的产物。表 7-4 汇总了部分激活放线菌次级代谢产物合成基因簇的表达方法。

表 7-4　链霉菌 CSMG 激活方法的总结

方法	策略	优点	缺点	激活的抗生素
改变发酵条件	改变发酵条件，例如加稀土元素、ARC 等，或者改变 pH 和温度等条件	操作简单	成功率较低；新产物的鉴定烦琐复杂；需要改变的发酵条件难以判定或者激活的 CSMG 难以确定	aspoquinoloneA-D alchivemycin jadomycin
核糖体工程及相关策略	使核糖体或者 RNA 聚合酶突变	操作简单；可以结合代谢产物的筛选，确定靶向核糖体的抗生素	能够引发核糖体或者 RNA 聚合酶突变的抗生素较少；新产物的鉴定烦琐复杂；激活的 CSMG 难以确定	piperidamycins coelimycin *S. lividans* 1326 中的钙依赖抗生素同系物

续表

方法	策略	优点	缺点	激活的抗生素
联合培养	与其他微生物共同培养	操作简单； 多用于真菌 CSMG 的激活	有效的共培养的微生物难筛选； 新产物的鉴定烦琐复杂； 激活的 CSMG 难以确定	alchivemycin A arcyriaflavin E desferrioxamine
异源表达	将目的 CSMG 克隆到其它宿主中表达	靶向性强，成功率高； 操作的可控性强； 产物易鉴定	操作复杂； 不适用较大的 CSMG(>40kb)； 异源宿主是否满足 CSMG 表达所需的物质及目的产物或中间体对宿主的毒性问题限制其应用	山丘酮(collinone) anthracimycin chaxamycin A～D
改造 CSR 基因	过表达 CSMG 中的激活子,阻遏其抑制子	靶向性强，成功率高； 操作的可控性强； 目标产物可预测	操作复杂； 需提前对 CSMG 中的各个基因进行分析； 有效的激活子或抑制子较难确定	stambomycin chattamycins A～B UWM6 和 rabelomycin

一、改造转录调控基因激活沉默基因簇

在微生物次级代谢产物生物合成过程中存在庞大而复杂的调控系统，其中包括途径特异性、多效性以及全局性调控基因在内的多层次严格调控，因此，生物合成基因簇中不仅包括合成基因，还包括必需的调控基因。关键调控基因的过量表达或缺失、阻断，可以显著影响次级代谢产物的生物合成。因此，增加正调控因子的表达或抑制负调控因子的表达都可以有效地激活沉默基因簇的表达，获得新型次级代谢产物。

1. 过量表达正调控基因

Bok 等在构巢曲霉中发现了多效性转录调控因子 lae A，它在曲霉属真菌中主要负责调节次级代谢产物的生物合成。过表达 lae A 能够促使曲霉属真菌体内某些沉默基因簇的表达。利用高效液相色谱（HPLC）比较 lae A 过表达菌株和其他菌株的代谢产物，发现 lae A 过表达菌株产生了一种全新的天然产物 terrequinone A。该物质具有良好的抗肿瘤、抗病毒及抗糖尿病活性。

Laureti 等在产二素链霉菌基因组中发现了一个沉默的 I 型聚酮基因簇，在该基因簇上发现了一个潜在的转录激活子的调节基因 sanm R0484，该基因编码的蛋白与 LAL（large ATP binding of the Lux R）家族相似。通过过表达 sanm R0484，可激活该 I 型聚酮基因簇上相关基因的表达，从而合成相应的代谢产物。在这些代谢产物中，研究人员发现了四种新型糖基化 51 环内酯类化合物 stambomycin A～D。生物活性检测显示，这些化合物对革兰氏阳性菌均有较强的活性，同时对人类某些恶性肿瘤细胞的增殖也具有较好的抑制效果。例如 stambomycins A/B 对 HT29 人结肠癌细胞和 CHO-K1 细胞的 IC_{50} 分别为 1.77mol/L、8.47mol/L。

李善仁等通过全基因组测序和生物信息学分析，从链霉菌 LZ35 菌株中发现了一个新的安莎基因簇 nam，在实验室条件下该基因簇是沉默的。通过组成型过表达基因簇中 Lux R

家族调控因子 Nam1，全面激活了 *nam* 基因簇的表达，得到基因簇的编码产物 neoansamy-cin。生物活性测定显示 neoansamycin A 对 HeLa 和 Hep G-2 细胞的 IC_{50} 均为 10mol/L，具有中等的抗肿瘤活性。

2. 删除或阻断负调控基因

Christophe 等在委内瑞拉链霉菌中发现 *gbn* ABC 操纵子潜在的转录阻遏因子 Gbn R。删除该基因可以激活 *gbn* 基因簇表达。利用高分辨率 LC-MS/MS 分析 *gbn* R 突变株与原始菌株代谢产物的差异，研究人员鉴定出 6 个新型的 γ-氨基丁酸尿素酶家族物质：gaburedins A~F。

变铅青链霉菌与天蓝色链霉菌的亲缘关系很近，但通常只有天蓝色链霉菌产放线紫红素，虽然变铅青链霉菌中也含有该抗生素生物合成的全套基因，但其表达通常是沉默的。*nsd* A 基因是天蓝色链霉菌中抗生素合成的负调控基因。以 *nsd* A 基因片段为探针，通过 Southern 杂交发现，*nsd* A 也存在于变铅青链霉菌中。余贞等在构建的变铅青链霉菌 *nsd* A 基因阻断菌株 WQ2 的代谢产物中发现了放线紫红素，推测可能是由于负调控基因 *nsd* A 的阻断促使沉默的放线紫红素生物合成基因簇表达。为了验证上述推测，研究人员将野生型 *nsd* A 重新引入 *nsd* A 突变菌株 WQ2 中，发现该回复突变菌株失去了产放线紫红素的能力。

Gottelt 等在天蓝色链霉菌基因组中发现了一个编码未知产物的 I 型聚酮基因簇 *cpk*，基因簇中的 *scb* R2 基因编码 γ-丁酸内酯蛋白，它对基因簇的表达具有负调控作用，可以结合 *cpk* 基因簇上途径专一性转录激活因子 Cpk O，从而抑制了 *cpk* 基因簇的表达。敲除负调控基因 *scb* R2 后，基因簇 *cpk* 成功表达，在代谢产物中发现了具有抑菌活性的新型物质 ab CPK 和黄色化合物 y CPK。

转录调控因子的过表达或敲除方法适用于基因簇不表达或者产量极低的情况。该方法仅适用于已建立遗传操作体系的且生物合成基因簇调节基因明确的菌株。

二、引入强启动子激活沉默基因簇

微生物次级代谢产物的生物合成机制十分复杂，各种不同调控因子之间的复杂级联调控都能影响生物合成基因簇表达成功与否。在多数情况下，对于沉默基因簇的表达，并不能仅仅依靠过表达或敲除某个调控基因来实现，这就需要寻找其他更有效的策略来激活这些沉默的基因簇：在沉默的基因簇前面添加或替换组成型启动子，突破各种调控因子的作用，可以激活沉默基因簇的表达。

1. 利用诱导型或组成型启动子激活沉默基因簇

Chiang 等在构巢曲霉中将诱导型乙醇脱氢酶 alc A 启动子置换沉默聚酮基因簇中一个调控因子的启动子，并利用 HPLC 对比分析含原始启动子的菌株与 alc A 启动子置换后菌株的代谢产物，结果发现了结构类似嗜氮酮类化合物的新物质 asperfuranone。

Saleh 等在唐德链霉菌的基因组中发现吩嗪生物合成基因簇，无论是改变培养条件还是通过异源表达，该基因簇均处于沉默状态，未能获得其代谢产物。最终在吩嗪生物合成基因序列上游引入一个组成型启动子 erm E*，并将重构基因簇转入到天蓝色链霉菌 M512 中表达，在代谢产物中分离得到具有较强抗菌活性的吩嗪-1-羧酸（phenazine-1-carboxylic acid，PCA）以及一种新的由天蓝色链霉菌 M512 中的酶催化 PCA 与 L 型谷氨酰胺以酰胺键结合而形成的衍生物 PCA-Gln。PCA 与 L 型谷氨酰胺快速结合形成 PCA-Gln，可以有效减弱 PCA 的毒性作用，这种抗性机制为链霉菌大量合成 PCA 提供了自身防护机制。

李善仁等在链霉菌 LZ35 菌株中发现了一个结构未知的新安莎基因簇（*nam*），推测该基因簇可能编码一个新型的 8 酮萘安莎化合物。在实验室条件下，通过优化培养基成分及培养条件都未能得到相应的表达产物，推测该基因簇是沉默的或其表达量低于检测水平。为了激活 *nam* 基因簇，他们尝试在聚酮合酶基因前引入组成型启动子 erm Ep*，RT-PCR 结果显示，erm Ep* 只激活部分基因簇的表达，在代谢产物中仅分离得到一个 4 酮中间体化合物。

使用诱导型或组成型启动子在多数情况下可以激活或提高基因簇的表达水平，但对于某些极其复杂的基因簇来说，此类方法则具有一定的局限性，有时只能部分激活基因簇的表达，得不到目标基因簇原始的表达产物。

2. 利用"即插即用"操作技术激活沉默基因簇

Huimin Zhao 等利用合成生物学方法将感兴趣的代谢途径从原始复杂的调控机制中分离出来，再通过"即插即用"基因操作技术以及在异源表达宿主里起作用的一系列异源激活元件（启动子等）重构整个沉默的生物合成途径。他们将奥里诺科链霉菌（*Streptomyces orinoci*）中沉默的 spectinabilin 合成途径从原始复杂的调控机制中分离出来并挑选了 9 个组成型强启动子插入到基因簇中，从而在酿酒酵母中重构 spectinabilin 合成基因簇。将重构基因簇转移到异源表达宿主变铅青链霉菌中表达，产物中 spectinabilin 的效价显著提高。

Huimin Zhao 等在灰色链霉菌中发现了沉默的大环内酰胺类（polycyclic tetramate macrolactams，PTM）生物合成基因簇 SGR，利用"即插即用"基因操作技术将 SGR 基因簇中 SGR810-815 基因分离出来后并在 6 个基因上游都插入组成型启动子。各基因片段通过 PCR 扩增并在酵母体内同源重组来重构完整的基因簇 SGR810-815，通过限制性酶切验证正确的重组结构；将这些重构的基因簇整合至异源宿主变铅青链霉菌中表达。利用 HPLC 分析代谢产物并且通过 LC-MS 和 NMR 推测产物结构，得到 3 种新型的 PTM 化合物。PTM 具有抗肿瘤、抗真菌、抗细菌活性、抗原生动物活性和抗氧化作用等多种生物活性。

三、加入小分子物质激活沉默基因簇

研究发现，一些小分子物质能够影响微生物的多种生理过程，其中包括对次级代谢产物生物合成的调控。因此，在微生物培养过程中加入这些小分子物质（抗生素、DNA 甲基化酶和组蛋白去乙酰化酶抑制剂、乙醇、二甲基亚砜及重金属离子等）可以影响微生物的生长代谢，激活某些沉默基因簇的表达，从而产生新的次级代谢产物。通过小分子物质激活或沉默基因簇的方法具备操作简单、投入成本低、可以用于高通量筛选等优点。近年来，该方法已被广泛用在微生物次级代谢产物（特别是新型活性物质）的开发中。

1. 抗生素、溶剂对沉默基因簇的激活作用

Mohammad R 等通过高通量筛选方法筛选出一些可激活沉默基因簇的小分子物质，结果发现许多临床使用的抗生素在低浓度时可以诱导产生新型次级代谢产物。例如，抗生素甲

氧苄氨嘧啶对伯克菌 E264 有很强的抑制作用，但低浓度的甲氧苄氨嘧啶可以作为其次级代谢产物的全局性激活因子，至少可诱导激活 5 条生物合成途径的基因簇（*mal*、*bhc*、*tha*、*hmq* 及一个代谢产物未知的基因簇）。β-内酰胺类、头孢菌素类等抗生素在低浓度时均可以作为沉默基因簇的激活因子。

Jon 等发现将海洋细菌 CNJ-328 与海洋真菌盘多毛孢菌 CNL-365 混合发酵可以获得新的卤化苯甲酮抗生素 pestalone，但在单独培养时，两株菌的代谢产物中均未发现 pestalone，推测该抗生素的生物合成基因簇处于沉默状态。在后续研究中发现在单独培养海洋真菌盘多毛孢菌时加入 1% 的乙醇可以诱导产生少量的 pestalone，生物活性测定结果表明，pestalone 对耐甲氧西林金黄色葡萄球菌、肠球菌属的最小抑菌浓度分别为 37ng/mL、78ng/mL，它对其他肿瘤细胞也具有很强的活性。

2. 表观遗传修饰酶抑制剂对沉默基因簇的激活作用

表观遗传学的改变是指基因的 DNA 序列不发生变化，但基因的功能却发生了可遗传的改变，其中 DNA 甲基化和组蛋白修饰是重要的表观遗传学的现象。利用 DNA 甲基转移酶抑制剂、组蛋白去乙酰化酶抑制剂等表观遗传修饰酶抑制剂类小分子可以激活沉默基因的表达。

Williams 等使用组蛋白去乙酰化酶抑制剂和 DNA 甲基化酶抑制剂处理菌株枝孢样枝孢霉（*Cladosporium cladosporioides*），结果该菌株正常生长并能够显著改变菌株。代谢产物中分离得到 2 个新型化合物 cladochrome F、G 和 7 个 perylenequinone 类化合物，这些 perylenequinone 类化合物也是首次在该菌中发现。

Henrikson 等在黑曲霉培养基中添加组蛋白去乙酰化酶抑制剂——伏立诺他（suberoylanilide hydroxamic acid，SAHA）后发现 14 个生物合成基因簇的表达量有大幅度提高，从而使黑曲霉代谢途径发生改变，最终从发酵液中分离得到 1 个全新的代谢产物 nygerone A，也是在黑曲霉中首次报道产生。

第五节　合成生物技术在链霉菌次级代谢产物研发中的应用

传统的天然产物开发，是通过微生物或植物经大规模发酵培养和分离提取来完成的。这一方式限制了许多天然产物的开发和应用：一些能产生有价值的活性物质的天然菌株有着生长速率慢、培养条件苛刻、不易培养和产量低下等缺点。另外，据统计，目前只有 1% 的微生物在实验室里获得了纯培养，自然界还有 99% 以上的资源没有得到开发利用。随着 DNA 组装技术的快速发展与成熟，在充分认识某些天然产物合成途径的前提下，基于合成生物学的原理，可以通过设计和改造优势微生物菌株成为异源高产的合成生物学底盘细胞，用于生产更多的活性化合物。一方面，可以通过在该底盘细胞中重构目标产物的生物合成途径，来激活潜在的生物合成途径相关基因簇；另一方面，在合成生物学的指导下，对生物元件进行重新设计、集成和装配，在底盘细胞中合成结构新颖的非天然的天然产物。新引入的代谢途径与宿主原有的代谢网络组成全新的代谢网络，为目标产物的合成提供充足的前体供应，以此来实现特定目标产物的异源表达。

与原始产生菌相比，在合成生物学异源宿主中获得的这类化合物具有诸多的优势。作为底盘的异源宿主一般具有背景清晰、遗传操作简便、营养要求简单、生长速度快、容易进行大规模培养和工业发酵培养模式相对较为成熟等特点，在目标化合物的产量提升和质量控制层面，都具有明显的优势。在合成生物学异源宿主中不但能通过人工设计调控元件以及回路来提升原有产物的产量，还可以通过重建代谢网络，使其合成结构新颖的非天然的天然产物。自 1985 年 David Hopwood 利用基因工程技术获得了第一个杂合抗生素以来，研究者们尝试了各种方法对非天然的活性化合物进行开发，比如将来源于不同生物合成途径的基因进行组装、敲除目标代谢途径某个前体供应的相关基因以及为生物合成途径提供非天然的前体等。例如 Young 等在链霉菌底盘 S. coelicolor M1152 中表达了多达 7 个密码子随机化的硫肽类抗生素 GE37468 的前体合成相关基因，通过筛选最终得到了 29 种具有硫肽类抗生素活性的类似物。随着人们对底盘微生物的调控系统和表达系统日趋深入的了解，将底盘细胞打造成工程化的实验平台来合成多种类型的化合物，有利于为研究者们提供一个良好的交流平台，有利于资源共享和技术整合，为新药的开发做出更为持续、长远的贡献。总之，利用底盘微生物对外源基因簇进行异源表达，除了能为研究复杂甚至沉默的基因簇提供便利，提高目标化合物产量，还能创造非天然的合成途径、用来生产结构多样的非天然的活性化合物。

合适底盘的选择依据主要是目标产物的来源和次级代谢的类型。到目前为止，还没有一个通用的底盘能供所有类型的初级或次级代谢产物合成途径的异源表达。应用相对比较广泛的几种异源表达宿主有大肠杆菌（*Escherichia coli*）、链霉菌（*Streptomyces*）、酿酒酵母（*Saccharomyces cerevisiae*）、恶臭假单胞菌（*Pseudomonas putida*）、黄色黏球菌（*Myxococcus xanthus*）和枯草芽孢杆菌（*Bacillus subtilis*）等。许多不同来源、不同类型的初级或次级代谢产物，如聚酮类化合物 PKS、非核糖体多肽类 NRPS、PKS-NRPS 杂合体、萜类、生物碱类、黄酮类等均有在异源宿主内进行生物合成的成功报道。在了解生物合成机理的基础上，合理地选择和利用这些异源宿主是表达次级代谢产物生物合成基因簇的关键所在。

一、底盘细胞的选择

几种常见的模式微生物，如大肠杆菌、酿酒酵母、枯草芽孢杆菌等已经被证明是非常有潜力的异源合成底盘细胞。然而，由于生物元件来源的多样性，在目前的技术条件下，不同来源的基因和宿主还无法"即插即用"地进行整合。外源基因在异源宿主中活性表达往往需要进行表达调控元件替换、密码子优化等操作来消除种属差异。

1. 大肠杆菌

大肠杆菌自身仅能合成少量的天然产物，如能通过内源的 MEP 途径合成萜类家族中的最小成员——异戊二烯，通过一个由三个蛋白（Ent-E、B、F）、六个模块组成的非核糖体多肽类合成酶合成肠菌素（enterobactin）等。其自身所能提供的内源性前体数量较少，利用该系统合成复杂天然产物需要重建某些代谢途径。与真核宿主相比，大肠杆菌缺乏转录后修饰，缺乏内质网及辅助的 p450 还原酶，使其难以功能性表达植物来源的一些蛋白（如细胞色素 p450 酶），而且大肠杆菌对密码子使用的偏好性与真核生物相比有很大不同。尽管如此，大肠杆菌仍然是目前最为广泛使用的天然产物异源合成宿主，这得益于其卓越的表达特性和遗传操作的简便性，良好的可操作性是其作为底盘细胞最大的优势。目前，几乎各大类天然产物，如聚酮类（如红霉素）、非核糖体肽类（如埃博霉素）、萜类化合物（如紫杉二烯）、苯丙烷类（如白藜芦醇）等化合物都在大肠杆菌有异源合成的成功报道。

2. 酵母

酵母属于低等的单细胞真核生物，它既具有原核生物繁殖快、易培养、便于基因工程操作等特点，又具有真核生物所具有的蛋白质加工、翻译后修饰等功能，特别是与大肠杆菌相比更适合用于植物细胞色素 p450 蛋白的功能性表达，因而作为天然产物的异源合成宿主有其独特的优势。用作异源合成宿主的酵母主要有酿酒酵母（*Saccharomyces cerevisia*）、毕赤酵母（*Pichia pastoris*）等。酿酒酵母是最早发展起来的真核表达系统，目前已完成全基因组测序，遗传背景比较清晰，遗传操作也已经系统化标准化，容易进行异源合成的操作。目前，聚酮类化合物和萜类化合物在酵母中的异源合成已有许多成功的例子。

3. 枯草芽孢杆菌

枯草芽孢杆菌（*Bacillus subtilis*，简称枯草杆菌）是一种革兰氏阳性细菌，与大肠杆菌一样也是一种安全的异源合成宿主。它对密码子的使用并没有什么特别的偏好性，这使得它能更好地表达来自于真核生物的基因。枯草杆菌的基因组也已经完全测序；与大肠杆菌一样，已有一套成熟可靠的分子生物学工具来进行遗传及代谢工程改造。枯草杆菌的生长速度较快，从而有利于缩短研究周期和产物合成周期。目前已发现枯草杆菌能产多种天然产物，包括非核糖体多肽类、聚酮类和萜类等化合物，其中属聚酮类的抗生素有 bacillaene 和地非西丁（difficidin）等，而且最近这些聚酮类抗生素的生物合成基因簇也已经得到了鉴定。枯草杆菌也能产生非核糖体多肽类如抗霉菌枯草杆菌素（mycosubtilin）和表面活性素（surfactin）。除了聚酮类和非核糖体多肽类外，枯草杆菌还是某些萜类化合物的天然产生菌。然而，目前并没有发现关于枯草杆菌产生黄酮类化合物的相关报道。

枯草杆菌拥有合成某些类别天然产物关键前体的代谢网络，这是异源合成相应天然产物的基础。比如 *sfp* 磷酸泛酰巯基乙胺（phosphopantetheine）转移酶（在大肠杆菌中该酶用于确保聚酮合酶翻译后修饰的正确性）就天然存在于枯草杆菌中。枯草杆菌作为异源宿主的一大优势是它能将重组蛋白分泌到胞外。虽然一些较大的蛋白分子难以分泌到胞外，但其革兰氏阳性菌细胞壁的特点依然有利于外源天然产物分子的分泌。

然而，枯草杆菌作为异源宿主也有自身的一些缺陷。其中最大的瓶颈是缺乏稳定的质粒载体用于将外源的基因或基因簇导入细胞中。解决该问题的一种方法是将这些合成天然产物的相关基因直接整合到枯草杆菌的染色体上，但由此而得到的基因拷贝数少于多拷贝质粒带来的基因拷贝数，这可能将导致产物合成水平的下降。此外，与大肠杆菌相比，枯草杆菌具有显著的蛋白酶背景，这样的环境可能会造成天然产物合成酶的过快降解。

尽管如此，枯草杆菌作为异源宿主合成天然产物的研究还是取得了一些进展。比如 Eppelman 等构建了一个能产生肽类抗生素杆菌肽（bacitracin）的枯草杆菌宿主。为解决外源基因转化的质粒稳定性以及表达较多的外源基因问题，他们将来自地衣芽孢杆菌（*Bacillus licheniformis*）中合成杆菌肽的整个基因簇（49kb）整合到枯草杆菌的染色体上，取代了原有的 26kb 的表面活性素合成基因簇。

4. 链霉菌底盘细胞

链霉菌具有合成种类繁多、数量庞大的次级代谢产物的能力，链霉菌家族不但具有合成天然化合物所需要的各种前体，还应具备一套完整的抗性机制来保护自身免受活性产物的毒害作用，这些都体现了链霉菌作为异源表达宿主的巨大潜力。开发链霉菌作底盘的优势非常明显：①链霉菌作为抗生素、抗肿瘤活性物质、免疫抑制剂等次级代谢产物的主要来源产生菌，决定了其在异源表达系统中无可替代的地位。其体内丰富的初级代谢途径可以为大多数次级代谢生物合成路径提供充足的前体供应。②由于链霉菌跟大肠杆菌相比有本质的不同，比如高 GC 的基因组 DNA，以及分属革兰氏阳性菌，它们的蛋白、启动子、增强子以及调控元件的兼容性能更突出，如果能开发出生长速度接近大肠杆菌、培养条件和遗传操作都非常简易的链霉菌底盘，这无疑将成为合成生物学领域标志性的成就。③链霉菌有其独特的转录后修饰系统。例如，磷酸泛酰巯基乙胺基转移酶（phosphopantetheinyltransferase，PPTase）可将辅酶 A 上的 4′-磷酸泛酰巯基乙胺转移到酰基-载体蛋白（acylcarrier protein，ACP）保守的丝氨酸残基侧链羟基上，使载体蛋白由无活性的脱辅基（*apo-*）形式转变为活性全蛋白（*holo-*）形式，是 PKS 以及 NRPS 合成酶中非常关键的蛋白修饰。正因为以链霉菌为模式菌株开发的底盘有如此多的优势，世界各国的科学家们从未停止过对链霉菌底盘的开发。

（1）阿维链霉菌　阿维链霉菌能够产生重要的阿维菌素。阿维链霉菌全基因组序列已被测序，其中含有丰富的次级代谢生物合成基因簇。野生型阿维链霉菌以阿维菌素、寡霉素（oligomycins）以及 filipins 作为主要的次级代谢产物。Mamoru Komatsu 等将阿维链霉菌基因组精简化改造成通用的模式底盘（S. avermitilis SUKA17），该基因组精简化的菌株 SUKA17 被用来异源表达多种不同的生物合成基因簇。2013 年，Mamoru Komatsu 等用改造的阿维链霉菌底盘 SUKA17（S. avermitilis SUKA17），对约 20 种不同类型的异源次级代谢生物合成基因簇进行了异源表达。其中包括糖代谢通路相关的活性物质链霉素（streptomycin）、核糖霉素（ribostamycin），PKS 类活性物质土霉素（oxytetracycline）和抗霉素（resistomycin），氨基酸途径相关的活性物质如 NRPS 类化合物全霉素（holomycin）、NRPS-PKS 杂合类化合物乳胞素（lactacystin），还有 MVA 或 MEP 途径相关活性物质戊丙酯菌素（pentalenolactone）类似物，以及莽草酸途径（shikimate pathway）相关活性物蝴蝶霉素（rebeccamycin）和氯霉素（chloramphenicol）等，而且这些途径在野生型阿维链霉菌中并不存在。2014 年，Kwon-Young 等以阿维链霉菌为底盘，成功异源表达了大豆苷元类活性物质Ⅰ型细胞色素 p450。2015 年，Ikeda 等利用阿维链霉菌底盘对放线菌基因组中推定的大量沉默的萜类化合物生物合成基因簇进行异源表达，用来研究这些基因簇对应活性物的生化特征。

（2）天蓝色链霉菌和变铅青链霉菌　天蓝色链霉菌（S. coelicolor）是遗传学研究得最为透彻的放线菌之一，已被全基因组测序并注释。天蓝色链霉菌能产生丰富的次级代谢产物，包括 PKS 类、NRPS 类等，能够为异源代谢路径提供充足的前体以及能量供应。变铅青链霉菌（S. lividans）是一株与天蓝色链霉菌亲缘关系较近的模式菌株，也已被全基因组测序。两者有着相似的次级代谢途径，例如变铅青链霉菌体内有放线紫红素（Act）、十一烷基灵菌红素（Red）和钙依赖性抗生素（Cda）3 个与天蓝色链霉菌完全相同的生物合成基因簇。由于放线紫红素以及十一烷基灵菌红素带有颜色，易于观察，常被用来筛选基因、控制发酵条件等，也被用来在其他放线菌体系中筛选验证未知功能的基因元件。自 1996 年以来，包含 rpsL 基因点突变的链霉素抗性基因突变株 S. lividans TK24，以及在该突变株基础上缺失了放线紫红素和十一烷基灵菌红素生物合成基因簇的变种 S. lividans K4-114 等均得到了广泛的应用。如 2006 年，Penn 等在该宿主中成功异源表达了达托霉素（daptomycin）。S. coelicolor M145 是野生型 S. coelicolor A3（2）中缺失了 SCP1 和 SCP2 两个质粒的变种。S. coelicolor M145 还被用来构建缺失了放线紫红素、灵菌红素、NRPS 衍生类 Cda 以及一个 Type I PKSCpa 的一系列突变株 M1146、M1152 和 M1154。2015 年，Bibb 等在突变株 M1152 的基础上，继续敲除其内源的 3 个 III 型 PKS 基因簇（gcs、srsA、rppA），将其改造成适合 III 型 PKS 基因簇异源表达的理想宿主。这些经过改造后的突变株作为链霉菌底盘，在异源表达生物合成基因簇中均有着广泛的应用。羊毛硫酸铵抗生素（lantibiotics）是一类核糖体肽类抗生素，erythreapeptins 属于 III 型羊毛硫酸铵类抗生素，来源于红色糖多孢菌（Saccharopolyspora erythraea），且产量极低，这导致对其生物合成路径的研究极其困难。为了获得更多产量的 erythreapeptins，以更好的用来研究该类物质的生物理化性质，Völler 等将该生物合成相关基因导入 S. coelicolor M1146 和 S. lividans TK24 两种链霉菌底盘中进行异源表达，结果显示，与野生型菌株相比，该活性物质在 S. lividans TK24 底盘中产量显著提高，为后续对该基因簇的解析以及对该活性物质的研究提供了方便。从海洋微生物中分离得到新的抗生素一直是研究的热点，从海洋放线菌中分离出生物合成基因簇的例子不断被报道。海洋微生物所处的极端环境决定了利用底盘宿主表达此类来源的基因簇的不可替代性。杂萘类抗生素 merochlorins 正是这样的一类活性物质，Kaysser 等将该生物合成基因簇放在天蓝色链霉菌底盘中进行异源表达，以此来研究该抗生素合成过程中稀有的卤代过氧化物酶（haloperoxidases）参与的新颖的酶促反应。

（3）白色链霉菌　白色链霉菌（Streptomyces albus J1074）也是广泛用于异源表达生物活性物质的底盘之一。全基因组测序结果显示，在所有已被测序的链霉菌属中，白色链霉菌的基因组最小（大约 6.8Mbp），且包含 22 个生物合成基因簇，这说明它具有作为异源表达宿主的巨大潜力。在该菌株中成功进行异源表达的例子很多，种类也非常广泛，从海洋小单孢菌属生物合成基因簇到强效抗癌药物基因簇，例如司替霉素（steffimycin）、弗雷德里卡霉菌素（fredericamycin）、12 元环的大环内酯类抗生素 iso-MGS、噻可拉林（thiocoraline）和莫若霉素（moenomycin）等。2014 年，Luzhetskyy 等在 S. albus J1074 基因组中鉴定了一个新的更高效的整合位点 pseB4，这进一步显示了白色链霉菌作为异源表达底盘的优越性能。

（4）委内瑞拉链霉菌　委内瑞拉链霉菌（Streptomyces venezuelae）也已被全基因组测序，能够产生酒霉素（methymycin）、新酒霉素（neomethymycin）、苦霉素（pikromycin）和那波霉素（narbomycin）4 种不同的抗生素。因其生长速度快（细胞分裂周期约为 40min）、遗传操作简单而被人们开发用作异源表达宿主。2004 年，Hong 等将原始菌株内完整的红霉脱氧糖胺（desosamine）生物合成相关基因簇用卡那霉素（kanamycin）抗性基因取代，得到突变株 YJ003，该底盘主要用来表达氨基糖苷类活性物质，如庆大霉素和卡那霉素。2006 年，Jung 等敲除了委内瑞拉链霉菌体内苦霉素（pikromycin）完整的 PKS 基因簇得到突变株 DHS2001，该底盘后续用来异源表达 PKS、NRPS 以及 PKS-NRPS 类化合物，如埃博霉素。委内瑞拉链霉菌体内含有底物宽泛性的糖基转移酶辅助蛋白 DesVII/DesVIII，能识别非天然的脱氧糖以及非天然的糖苷配基作为底物，这一优势使该菌作为合成不同糖基修饰的新型大环内酯类活性物的底盘得到广泛应用。2007 年，Yoon 等敲除了委内瑞拉链霉菌体内苦霉素（pikromycin）完整的 PKS 基因簇以及红霉脱氧糖胺（desosamine）生物合成酶相关基因簇，得到适合糖基化的大环内酯类化合物的异源表达宿主 YJ028，并利用上述优势在该系统中成功异源表达了异鼠李糖以及橄榄糖的糖基化修饰大环内酯类衍生物。又如，2011年，Yoon 等在该底盘内合成泰乐菌素（tylosin）糖基化衍生物和阿霉素（doxorubicin）糖基化衍生物及其中间体。

目前，虽然有很多活性化合物及其衍生物在现有底盘中成功进行了异源表达。但是也有一些令人费解的例子。比如，S. coelicolor 来源的底盘 M1152 和 M1154 相比于 M145 有着更小的基因组，以及更为干净的代谢背景。而 Saleh O 等将来源于环圈链霉菌（Streptomyces anulatus）的吩嗪类抗生素 endophenazine A 的生物合成基因簇分别在这 3 个底盘中表达时，发现目标化合物反而在 M145 中有着更高的产量，虽然他们发现在异源表达过程中，后两种底盘积累了比前者更多的谷氨酰胺加合物 endophenazine E。在随后发表的文章中，Saleh 等认为这可能是天蓝色链霉菌的一种自身防御机制，因为 endophenazine E 并没有抗生素活性。又如，平板霉素来源于平板素产生菌株 Streptomyces platensis MA7327，Smanski 等尝试分别在 S. lividans K4-114、S. coelicolor（CH999、M1146 和 M1154）和 S. albus J1074 五个不同的宿主中对该抗生素基因簇进行异源表达。最终他们只在 S. lividans 中异源表达获得成功，并且是在敲除该途径的特异性调控基因 ptnR1 之后，而导致这一结果的原因尚不清楚。在与放线菌亲缘关系更远的微生物来源的生物合成基因簇的异源表达过程中，这些限制将更加突出。这些例子说明：一方面，人们对现有底盘的自身代谢调控系统以及如何解决底盘适配性问题研究得还不够清楚，有太多内容值得去深入的挖掘。另一方面，现有底盘的生物合成能力毕竟有限，体内所包含的代谢途径不可能满足所有天然产物异源表达的需求，可能会因为缺乏某种特殊的前体物合成途径或激活因子而导致异源表达的失败，因此，开发具有各种专长、性能更为优良的宿主显得尤为紧迫。

目前用于天然产物异源合成的宿主还有其他一些微生物，比如细菌有假单孢菌（Pseudomonas）、纤维堆囊菌（Sorangium cellulosum）、黄色黏球菌（Myxococcus xanthus）等，放线菌有红色糖多孢菌（Saccharopolyspora erythraea）、淡青链霉菌（Streptomyces glaucescens）、新霉素链霉菌（Streptomyces fradiae）等，真菌有黑曲霉（Aspergillus niger）、构巢曲霉菌（Aspergillus nidulans）等。

二、底盘细胞的改造和优化

以上所提及的底盘细胞，一般都需要经过一些改造才能符合所需的要求，合成特定的天然产物。这种改造目前有"从上而下"或"从下而上"两种策略。其中，简化和重构代谢与调控网络，清除 DNA 中的冗余片段，解除未知调控，增加代谢和调控网络的效率，是这种改造的一个重要目标。尽管大片段 DNA 合成技术已经取得了一些突破性的进展，目前已经可以实现人工设计与合成特定的 DNA，但复杂微生物底盘细胞的人工合成还需时日。因此，相比于直接人工设计和全合成遗传背景清楚、无冗余序列的最小基因组宿主，基因组缩减宿主也是目前备受关注的对象。近期日本科学家敲除了阿维链霉菌染色体端粒附近约 1.4Mbp 的负责编码次级代谢的 DNA 区域，并将该宿主用于链霉素、平板霉素以及青蒿酸前体

amorphadiene 的异源合成。结果证明在该宿主中这些化合物都获得了可观的产量，比在原产宿主或者阿维链霉菌模式菌中获得了明显的提高。美国、欧洲和日本在大肠杆菌（*Escherichia coli*）、枯草芽孢杆菌（*Bacillus subtiils*）、酿酒酵母（*Saccharomyces cerevisiae*）、裂殖酵母（*Schizosaccharomyces pombe*）等模式微生物和有工业应用价值的微生物（如谷氨酸棒杆菌 *Corynebacterium glutamicum*）中开展了大规模的基因组改造工程。人们采用的 DNA 敲除技术，从早期的转座子随机整合/缺失、转座子协同 Cre/lox P 切除，到最近发展的 Red 介导/双链断裂促进的重组、无疤痕缺失等。目前最多的已敲除了约 30% 的基因组序列，一些基因组发生大的缺失的工程菌株显示了不同于野生菌株的优良性状。以大肠杆菌基因组改造工程为例，利用 Red 和 Sce I 系统将大肠杆菌 MG1665 中的 K 岛和 24 个转座单元进行了连续敲除，最后得到的突变体 MDS12 基因组被敲除了 8.1%。突变体 MDS12 与野生型在质粒转化效率上是一样的，在基本培养基上两者的生长速率也没有明显的差别。随后在 MDS12 的基础上继续进行基因组的缺失，得到 MDS42 和 MDS43 菌株，它们的基因组相对野生型分别减少了 14.3% 和 15.27%，缺失的基因数量分别为 704 个和 743 个。与 MG1665 相比，突变菌株的生长速率没有改变，但是它们的质粒转化效率提高了两个数量级。

在天然产物异源合成系统的构建过程中，异源途径被导入宿主后，会对原有的生物系统产生一个巨大的扰动，底盘细胞在合成目标化合物时会表现出一些新的表型，如某些毒性中间产物的积累，或前体供应与目标产物合成途径的失衡等。如何优化底盘细胞，平衡前体供应与生物合成途径，实现整个代谢流量的合理分配是底盘细胞优化的关键。系统生物学研究中所采用的建模、仿真与实验方法同样适用于合成生物学研究。

传统的通过关键基因敲除或者利用多拷贝质粒进行强化表达的方法在底盘细胞改造过程中并不能取得良好的效果。在合成生物学中，更强调底盘细胞中不同代谢模块的调试与精细调控。因此，不同表达强度的启动子、经由进化的 RBS 文库等调控元件在这些优化中能起到关键作用。如原始大肠杆菌宿主中的 2-甲基-D-赤藓糖醇-4-磷酸途径（MEP）受到严格的调控，无法提供足够的异戊酰焦磷酸（IPP）和二甲烯丙基焦磷酸（DMAPP）以支持萜类化合物的合成。Martin 等将酵母来源的甲羟戊酸途径引入了大肠杆菌中，并通过对异源甲羟戊酸途径的精确调节构建了能够形成丰富 IPP 和 DMAPP 的前体库的工程菌，为萜类的异源合成提供了一个高效的通用平台。Tsuruta 等报道，用含有青蒿酸前体 amorphadiene 合成酶基因的重组菌进行为期 6 天的高密度发酵后，青蒿酸前体 amorphadiene 的产量超过了 25g/L。Martin 等的研究虽然取得了较好的效果，但从简化的角度考虑，最佳的宿主应该趋向于更简单的设计，而甲羟戊酸途径的引入增加了系统的复杂性，而且途径中的相关代谢产物对菌体会产生一定的毒害作用。为此，Ajikumar 等采用多层次系统搜寻的方法详细地研究了 MEP 途径提供 IPP 和 DMAPP 的能力。结果表明，单拷贝强化 dxs-idi-isp DF 基因的表达比多拷贝表达时获得了更好的效果，最终工程菌经补料分批发酵后能够获得 1g/L 以上的紫杉烯，该结果也预示着更精细地去调控途径中多个基因的协同表达可能会更大地释放 MEP 途径的潜能。近来，Meg 等建立的启动子强度与基因表达强度的模型，然后通过预测实际途径中关键基因所需的表达强度，合理地选择最适强度的启动子并结合启动子敲入（knock-in）技术去调控该基因的表达，从而成功地实现了途径的优化。

随着组学数据的日益丰富和完善，大肠杆菌、酿酒酵母等多个物种的全基因组代谢网络模型得以重建。结合经典的代谢网络通量分析方法，如代谢通量分析（metabolic flux analysis，MFA）、通量平衡分析（flux balance analysis，FBA）、最小代谢调整分析（minimization of metabolic adjustment，MOMA）等，人们可对宿主细胞的代谢表型进行模拟和预测，从而发现一些可能影响目标化合物产量的关键节点；通过对这些节点实施改造可改变细胞代谢流的分布状况，使得更多的碳源底物流向目标产物的合成，从而尽可能地提高目标产物的产量。

三、次级代谢产物生物合成基因簇的克隆与组装

链霉菌的次级代谢产物结构是由其生物合成基因簇所决定的，克隆生物合成基因簇是改造产物结构和提高产量的基础。然而次级代谢产物生物合成基因簇往往较大（一般大于30kb），利用常规分子克隆策略，需要构建和筛选基因组文库，操作复杂且难以得到全长的基因簇。近年来研发的 Red /ET 重组技术和酿酒酵母细胞内同源重组组装技术，是克隆和组装次级代谢产物生物合成基因簇中简单、高效的方法。

1. Red / ET 重组技术克隆生物合成基因簇

Red / ET 重组系统是基于 λ 噬菌体中 redα、redβ、redγ 基因和 Rac 原噬菌体中 recE、recT 基因建立的。λRed 和 RecET 均能介导含有同源臂的线性 DNA 片段和环状 DNA 之间的同源重组（linear plus circular homologous recombination，LCHR）。RecET 还能高效催化线性 DNA 片段之间的同源重组反应（linear plus linear homologous recombination，LLHR）。2012 年，Fu 等把这些基因构建成不同类型的表达载体，通过控制同源重组蛋白的表达，从大片段文库中精准克隆出目标片段。将阿拉伯糖启动子控制的 redα、redβ、redγ 基因整合到大肠杆菌基因组上，得到 GB05-Red 菌株，用鼠李糖控制 recE、recT、redγ、recA 表达，构建出能够实现 LLHR 和 LCHR 两步重组的系统。片段化链霉菌基因组后，与载体片段共转化大肠杆菌，用鼠李糖诱导表达 RecET 系统，实现线性载体和目标片段的 LLHR。将与目标片段一侧具有同源臂的筛选基因 M2 转化到大肠杆菌，用 L-阿拉伯糖诱导表达 Red 系统，实现目标片段和载体的 LCHR，消除假阳性，得到准确的目的片段，如图 7-112 所示。

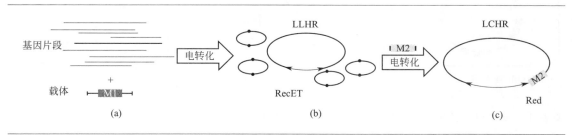

图 7-112　Red/ET 重组技术克隆次级代谢产物生物合成基因簇

（a）线性载体含有筛选基因 M1；（b）鼠李糖诱导 RecET 表达，目标片段与线性载体重组，线性载体自连产生假阳性；（c）L-阿拉伯糖诱 Red 表达，筛选基因 M2 与目标基因片段同源重组，经过抗性筛选，消除线性载体自连的假阳性克隆

Fu 等将含有聚酮和非核糖体多肽类生物合成途径的基因片段与含对应同源臂的线性载体（氨苄青霉素抗性）导入 GB05-Red 重组系统中，直接从发光杆菌（*Photorhabdus luminescens*）基因组中克隆出 7 个未知结构的天然产物生物合成基因簇。2014 年，Su 等用此方

法在大肠杆菌中组装了 48.4kb 的福司曲星（fostriecin）生物合成基因簇。Red/ET 方法可望用于从链霉菌中克隆次级代谢产物生物合成基因簇。

Red/ET 重组系统用于克隆次级代谢产物生物合成基因簇，效率高，操作简单，特异性强。此方法不受酶切位点的限制，只需要较短的同源臂，一般 50～70bp 就可以直接准确地从片段化的基因组文库中克隆出目标片段。

2. 酿酒酵母细胞内同源重组组装

在酿酒酵母（*Saccharomyces cerevisiae*）中，只要 DNA 片段两端有短的同源接头，酿酒酵母细胞就能把它们组装起来。基于酿酒酵母的高效组装能力，2009 年，Shao 等开发出 DNA 组装子（DNA assembler）技术，可用于组装生物合成基因簇。此方法仅需要设计和制备辅助载体片段和生物合成基因簇组装片段，并将其电转到酿酒酵母中，就能实现基因片段的组装。辅助载体片段包括在酿酒酵母中稳定存在的片段、在大肠杆菌稳定复制的片段、在链霉菌中正常表达的片段。生物合成基因簇片段包括含有同源臂的、能覆盖整个生物合成基因簇的多个小片段。将这些片段转入酿酒酵母中实现一步组装，大肠杆菌中复制后，导入目的链霉菌中进行表达，如图 7-113 所示。

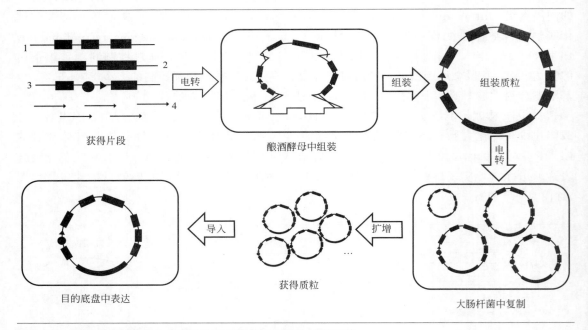

图 7-113 酿酒酵母细胞内一步组装次级代谢产物生物合成基因簇

将金链菌素（aureothin）生物合成基因簇（长 29.1kb）等分为 7 个 4～5kb 的片段，片段之间具有 400～600bp 的同源臂，基因簇片段与辅助片段之间具有 40bp 的同源臂，辅助片段之间具有 80bp 的同源臂。2011 年，Shao 等用此方法组装了金链菌素的生物合成基因簇，并在变铅青链霉菌中成功异源表达。

通过此方法对组装片段进行理性设计，可突变、删减、优化原始基因簇，从而鉴定基因功能和发现新化合物。Shao 等通过设计突变引物，在组装金链菌素合成基因簇过程中定点突变 DH 域，获得新化合物。在组装壮观链霉素生物合成基因簇时，分别缺失 *spn M*、*spn L*＋*spn M*，突变 *spn K*，构建突变基因簇，在阿维链霉菌中均能合成壮观霉素，表明壮观霉素生物合成基因簇中的 *spn M*、*spn L*、*spn K* 这 3 个基因不是合成壮观链菌素的必需基因。针对灰色链霉菌（*Streptomyces griseus*）中功能未知的沉默基因簇，2013 年，Luo 等采用 DNA 组装技术，使用 6 个高活性启动子，组装出含有特定启动子的基因簇，将其整合到变铅青链霉菌基因组上，激活基因簇的表达，发现了 5 种新型聚酮化合物。在组装过程中，通过缺失不同的基因，逐步确定了关键化合物的生物合成途径。2014 年，Yamanaka 等基于组装子技术原理，用 3 个辅助片段，构建了基因簇捕获载体。将此载体与一种海洋链霉菌基因组片段导入酵母细胞，进行同源重组筛选，获得了 67kb 非核糖体多肽抗生素 taromycin 基因簇，并在天蓝色链霉菌中成功表达。

酵母细胞内同源重组组装方法操作简单，所需片段可用 PCR 制备，组装效率高，能实现"即插即用"，在酵母中组装后，可在其他底盘细胞中表达。酵母同源重组组装是目前最快、最经济的组装技术，在次级代谢产物生物合成基因簇的设计和改造中具有广阔的应用前景。

四、利用合成生物学元件开发放线菌产素潜力

提高放线菌的单位产素能力一直是发酵工业关注的焦点，传统的诱变选育可以使野生菌株转化成为工业生产菌株，但这却需要数年甚至是数十年重复的诱变、筛选工作，耗费大量的人力、物力及资源；此外，菌株的筛选工作存在着一定的盲目性，往往向菌株引入有利变异的同时也会产生很多有害的变异，从而影响发酵过程的优化和放大。由于微生物具有复杂的代谢调控网络，传统的基因工程方法主要针对单个代谢途径或基因进行操作，对于菌株产量提高的效果有限。

1. 基因簇扩增元件

放线菌产生次级代谢产物始于营养消耗殆尽或生长速率降低的时候，这往往也是菌体生长进入稳定期的时候，初级代谢的产物往往是次级代谢的前体，如乙酰辅酶 A、氨基酸、核苷等。因此，为了获得尽可能多的次级代谢产物，人们采用了很多方法使初级代谢的中间产物流向次级代谢，这时过表达某些基因或删除前体竞争途径是最为直接有效的方法之一。对于抗生素合成过程中关键步骤的某个基因来说，增加其拷贝数提高表达量并非难事，但涉及动辄数十 kb 甚至上百 kb 的基因簇的操作则十分困难。首先，获得如此之大的基因簇往往需要建立细菌人工染色体文库（bacterial artificial chromosome library）并从中筛选获得；其次，向放线菌中进行转化要比向大肠杆菌困难得多。随着越来越多的工业生产菌株的基因组得到解析，人们发现许多工业生产菌株基因组上都携带多个拷贝的基因簇，例如，在青霉素的高产菌株中，负责青霉素合成的基因（*pcb AB*、*pcb C*、*pcb DE*）所在的 35kb 基因簇的拷贝数扩增至原来的 6～16 倍；一株卡那霉素高产菌株重复的基因簇数目甚至高达 36 个，而且其重复的片段长达 145kb。由此可见，基因簇的多拷贝现象在高产的工业生产菌株中十分常见，只是这种基因簇多拷贝的菌株都是经过不断的诱变筛选获得的。

Takeshi 等揭示了卡那霉素链霉菌中基因扩增的机制，他们发现在卡那霉素链霉菌中的一个假定的移动元件中存在一个具有 DNA 释放酶活性的与穿梭质粒中 *tra A* 同源的基因

zou A，而卡那霉素基因簇的扩增发生在与 ori T 序列相似的重组位点 Rs A 和 Rs B 之间，这说明卡那霉素链霉菌中 DNA 的扩增是由 DNA 释放酶所介导的同源重组引发的。紧接着他们将这套系统导入到天蓝色链霉菌中，成功实现了放线紫红素基因簇的扩增，并且使放线紫红素的产量较原始菌株提高了 20 倍。由此可见，使用合成生物学元件能够人为地再现自然发生或传统诱变方法才能实现的基因簇扩增，以提高次级代谢产物的产量，从而节省了大量的人力、物力及时间。

2. 调控元件

随着越来越多的启动子（promoter）、激活子（activator）、抑制子（repressor）、群体感应（quorum sensing）元件被发现，外源基因簇的激活和可调节将成为现实。目前已知抗生素的合成大多受到转录因子的调控，一些转录调控基因位于抗生素生物合成基因簇之中，如天蓝色链霉菌中放线紫红素基因簇中的 *act* Ⅱ-*ORF4* 及十一烷基灵菌红素合成基因簇中的 *red D*。也有一些转录因子位于基因簇之外，如红糖多孢菌中红霉素的合成受到调控因子 Bld D 的影响：Bld D 可以和红霉素生物合成基因簇中 5 个启动子区结合。很多研究表明，增加调控基因的表达量可以显著地提高抗生素的产量。除了抗生素合成途径特异性的调控因子，一些全局调控因子对抗生素的合成也起着关键的作用，Zhuo 等通过反向生物工程对阿维菌素合成相关基因进行精确定位，通过转录组芯片比较模式菌株与工业生产菌株的转录组差异，发现工业生产菌株中上调表达的阿维菌素合成基因簇中调控基因 *ave R* 及其他与阿维菌素合成相关的基因上游启动子区域包含 $\sigma^{hrd B}$ 所识别的保守区域，这表明 $\sigma^{hrd B}$ 起着全局转录调控的作用，以此为出发点构建了 $\sigma^{hrd B}$ 突变子文库，最终筛选得到了一株产量较出发菌株提高 52% 的高产菌株。

3. 耐药元件

耐药泵（drug resistance efflux pumps）元件是细菌抵抗抗生素及其他药物的自我保护机制之一。由于放线菌产生的抗生素对其自身也有一定的毒性，因此，一些放线菌的抗生素合成基因簇中往往包含与药物转运相关的基因。阿维菌素合成基因簇上游的 *avt AB* 基因编码的 ABC 家族的多药外排泵被认为可以外排阿维菌素，通过采用多拷贝质粒增加其表达，使一种高产菌株阿维菌素的产量提高了 50%，并使阿维菌素在胞内胞外的分布比例从 6∶1 降为 4.5∶1。

以上例子说明合成生物学元件的有效利用可以显著提高放线菌次级代谢产物的产量，相比于传统的诱变-筛选-诱变的方法，合成生物学为从事抗生素产量提高研究的科研工作者提供了更为理性的指导方法和工具。放线菌是次级代谢产物的重要来源，随着越来越多的次级代谢生物合成基因簇被发现，不论其是否是沉默的，合成生物学方法可以帮助人们获得新结构和新活性的抗生素并对之加以改造，这在病原微生物耐药性日趋严重的今天意义十分重大；此外，合成生物学方法可以指导人们更为理性地提高放线菌次级代谢产物的现有水平，这将大大缩短新型抗生素研发及产业化的进程。

五、基于合成生物学的新化合物筛选

利用合成生物学的设计，生物工程师们将潜在的药物靶标集成到具有特定功能的基因回路中，开发了一系列能够响应小分子化合物的人工基因回路。这些基因回路借助于小分子化合物与受体蛋白的特异性结合，从而目的性地开启或关闭报道基因的表达，实现药物的高通量筛选。目前，研究人员已经成功建立了与链阳性菌素（streptogramin）、四环素（tetracycline）和大环内酯类抗生素（macrolide）相关的基因回路，用于调控哺乳动物细胞内的基因表达。这些基因回路都包括一个编码转录激活域和抗生素结合蛋白域的融合基因。该融合蛋白在宿主中组成型表达，特定抗生素与结合蛋白的作用特异性地诱导或者阻遏报道基因的表达，从而表征该基因回路的响应特性。当这些回路中的抗生素蛋白基因被药物作用靶点基因取代后，该基因回路被快速地改造成活性化合物筛选的平台，可以高通量筛选和检测具有抗结核、抗癌及抗微生物感染的化合物（图7-114）。

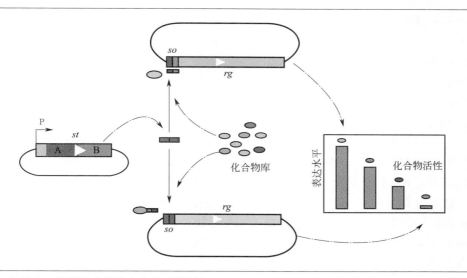

图 7-114　基于人工基因回路的抗生素筛选模型

st：人工转录调节蛋白基因，其中 A 编码抗生素结合蛋白域，B 表示转录阻遏蛋白域；so：人工操纵单元；rg：报道基因。图中所示的人工基因回路是一种负调控模型。目标化合物与转录调节蛋白的结合致使其从人工操纵单元上解离，成功关闭报道基因的表达。报道基因表达的强度与化合物的活性成反比

一个典型的例子是抗结核药物的筛选。如抗结核药物乙硫异烟胺（ethionamide）需要 Eth A 加单氧酶催化的 Baeyer-Villiger 氧化反应才能转化为相应的活性组分，但在耐药型的结核分枝杆菌中，该酶的表达通常因 Eth R 与其特异性的结合位点 Oeth R 的结合而处于被阻遏的状态，因而表现出对该类药物的耐药性。因此，能促使 Eth R 与 Oeth R 解离的化合物应该能逆转结核杆菌的抗药性，增加乙硫异烟胺的抗结核效果。基于这样的原理，Weber 等设计了一个双质粒人工基因回路用于筛选具有抗耐药结核分枝杆菌作用的化合物。首先，他们将 Eth R 和 VP16 转录激活域以融合基因的形式克隆到组成型表达的质粒上。然后，将报道基因 SEAP（人胎盘分泌型碱性磷酸酶）置于由 Eth R-专一性操纵子与果蝇热激蛋白70基因的启动子 5′端序列组成的嵌合启动子的控制下，获得了第二个质粒。当含有该回路的动物细胞暴露在不同的化合物中时，目标活性化合物与 Eth R 结合阻断了 Eth R-VP16 激活因子与嵌合启动子的结合，从而抑制 SEAP 的表达。

Gonzalez-Nicolini 等开发了 CHO-p27Kip1 基因回路来模拟癌症的发生，并将该模型应

用到了抗癌药物的高通量筛选过程中。p27Kip1 是 cyclin（细胞周期调节蛋白）依赖激酶的抑制子，能够诱导哺乳动物细胞周期的停滞。将 p27Kip1 的基因置于 t TA 调节蛋白和其靶标启动子组成的 TETOFF 回路的控制下，该回路就能响应四环素，从而模拟细胞的生理状态。当存在四环素时，细胞处于野生型状态，而当移除四环素后，p27Kip1 开始表达，导致细胞 G_1 生长期停滞。由于 p27Kip1 系统遗传不稳定性引起自发的丢失，导致部分的停滞细胞在不存在四环素的情况下仍再次进入细胞周期，从而精确模拟癌症的发生。用上市的抗癌药物，如 5-氟尿嘧啶、亚德里亚霉素等做进一步的测试实验，证明该 CHO-p27Kip1 基因回路是一个非常有效的抗癌药物筛选模型。

基于动物细胞人工基因回路筛选策略不仅可以实现对抗生素活性的筛选，同时还完成了对化合物细胞毒性、专一性等特性的考察。除此之外，利用特定的底盘细胞作为筛选平台，将不同来源的基因或者基因簇置于合适的表达元件下并导入宿主中进行表达进而检测新化合物的方法，能够更加广泛地筛选一大类相似途径来源的化合物。Banik 等将来自于土壤宏基因组文库中的含硫修饰酶基因的 cosmid 导入到产糖肽抗生素 A47934 的 *S. toyocaensis* 中，成功地筛选到了 4 个新的硫修饰基因，并分离到了相关的化合物。Withers 等利用高产萜类化合物的大肠杆菌工程菌作为筛选平台，将枯草芽孢杆菌基因组文库中的 19000 个克隆导入到该宿主中进行异源表达。当克隆的萜类合成酶活性表达后，能够利用过量的毒性前体 IPP 和 DMAPP 合成相应的萜类化合物，从而解除前体对细胞生长的抑制作用，实现萜类合成酶基因的快速鉴定，获得新的化合物。在天然产物合成过程中，许多修饰酶在对核心骨架进行修饰时往往具有宽泛的底物选择性和多样的反应类型（如甲基化、单加氧、卤化等）。因此，将修饰酶基因文库随机导入到能合成不同化合物的宿主菌种中，通过对原有骨架进行随机的修饰，可以得到一系列新的化合物。这些结果表明，类似 *E. coli* 或 *S. toyocaensis* 这样的能够高产某一大类化合物的人工或天然宿主均可以作为一个高效的筛选平台来快速地筛选自然界潜在的合成元件及相应的化合物。

六、基于合成生物学的天然产物结构改造

由于次级代谢产物通常利用模块化组装的方式进行合成，我们可以参照 Bromley 等提出的合成生物学空间（synthetic biology space），按催化反应的种类，底物、产物的特异性，组装的方式等，对获得的各种天然或经人工改造的抗生素合成元件进行归纳总结，构建一个丰富的功能元件库，以方便我们去理性地设计组合生物合成途径生产非天然的天然化合物。

1. 新抗菌肽（AMPs）的合成

抗菌肽是一大类通过破坏细胞膜和干扰细胞正常功能来发挥抗菌作用的广谱抗生素。氨基酸残基的数量、组成及排布决定了抗菌肽的活性和细胞毒性。因此，通过氨基酸残基的置换或者重排来寻找更有效力的抗菌肽是一种非常简单有效的方法。其中 leu/lys 模型（LK 模型）能够容易地形成螺旋，具有较大的开发价值，而色氨酸残基能够增强肽链与靶标的相互作用。Kang 等将色氨酸掺入到 LK 模式肽的疏水与亲水界面中，获得了活性更好的化合物。他们将一系列具有 L1Km W2 组织形式的模式肽（其中含有 WLLKW 或者 WLKKW 核心序列）经过化学合成后进行了结构与活性的分析，结果发现一些突变体具有非常好的开发为抗菌药物的潜力。Loose 等基于对天然抗菌肽骨架的分析，设计了一套"语法模型"，能将重复

出现的氨基酸模块作为一种语言由单词表示，同时建立了一套语法规则来排布这些不同的氨基酸模块产生新的抗菌肽。根据以上这些合理的设计，研究者又通过化学方法合成了数百种不同的新抗菌肽，并筛选到了部分具有改良活性的突变体。

2. 聚酮类和非核糖体肽类化合物改造

利用组合生物合成改造聚酮类和非核糖体肽类化合物的研究，早期主要集中于简单的模块或者功能域之间的替换、敲除或者插入以及前体补加等。这些方法能够非常有效地对天然骨架进行修饰，但是受限于传统的基于限制性内切酶的克隆技术无法进行快速的遗传操作，Menzella 等对模块的 DNA 序列进行了重新设计，并在两端添加了合适的酶切位点。他们将 14 个分别来于 8 个 PKS 基因簇的模块重新进行组合，最终产生了 154 种双模块组合，其中半数的组合能够在大肠杆菌中指导三单位的聚酮合成。通过设计这种带有类似通用接头（标准化的酶切位点）的"生物砖"（biobrick），研究人员可以随意且高效地进行不同模块之间的组装，充分挖掘组合生物合成的潜力。另外，Caboche 等开发了一个命名为 Norine 的 NRPSs 数据库，该数据库中包含某些单体与 NRPSs 活性之间的关系。这对于指导 NRPs 中氨基酸单体替换，构建活性更好的 NRPs 具有非常大的指导作用。随后他们通过替换其他的酰基载体蛋白（ACP，特异性地选择 NRPs 中的单体）获得了一系列活性更好的 NRPs 结构类似物。

除了以上常见的对骨架单体的改造外，包括糖基化、卤化以及甲基化等后修饰反应，在天然产物的合成过程中扮演着重要的角色。由于后修饰酶单独作用在骨架分子上，没有涉及合成链上负责中间化合物的呈递过程，因此，利用后修饰酶进行组合生物合成更容易实现，而对后修饰酶的催化特性研究也更加容易。糖基的数量和种类对于天然产物的溶解性、活性等具有非常重要的作用，因此，糖基化作用是天然产物合成过程中非常关键的步骤。Erb 等介绍了一个包括 70 种细菌糖基转移酶的基因库，并总结了这些糖基化酶的功能、底物专一性等，对利用糖基转移酶进行组合生物合成具有很好的指导作用。William 等对糖基转移酶 Ole D 中的关键氨基酸位点进行了饱和突变，成功改进了该酶的催化效率和糖基底物的特异性。这些天然的或者经蛋白质工程改造的糖基转移酶可方便地与抗生素母核合成途径整合在一起，在微生物中直接合成新的糖基化产物。近年来，广泛存在于海洋来源天然产物中的卤化反应也是研究的热点。目前已报道的工作主要集中在香豆素基团的吡咯环 2-羧酸结构的修饰上，例如 clorobocin 和 coumermycin A。

七、合成生物学技术创制新化合物研究存在的问题及展望

近年来，随着链霉菌分子生物学基础理论及操作技术的迅速发展，合成生物学研究取得了令人瞩目的成绩，展示了诱人的前景，尤其是涉及红霉素组合生物合成新衍生物的报道已经超过数百种。然而，目前所获得的结果多数是实验性的，真正实现理性化的构思和设计的为数有限。此外，并不是所有基因簇组合生物合成的操作都是成功的，而且有的菌株获得有活性产物的概率极低，如苦霉素产生菌委内瑞拉链霉菌的 4000 个含基因组合的重组菌株中产生的苦霉素衍生物，只有 3 个具有生物活性。再一个现实状况是"非天然"天然产物从活性或毒性两方面来看均很难超越纯天然的产物，其主要原因是生物体合成产物的诸多机理迄今还远未研究清楚。这些都是组合生物合成科学工作者面临

和必须解决的问题。

① 在参与组合生物合成的多酶体系中仅了解酶的一级结构是远远不够的，更重要的是要研究了解各酶在多酶系统中的协调作用以及影响这些酶基因表达的因素。对于多模块式结构合酶而言，在一个多肽的最后一个模块，如 ACP 介导反应产生的中间体，必须能准确地转移至另一个多肽功能域如 KS 并被其识别。实践表明，常常会遇到一种情况，即经组合的前一酶系所产生的中间体，有时不能被下一酶系所接受，从而影响了终产物的形成，有时即便能形成新产物，但其产量亦甚微。所以，研究单元间蛋白的相互作用及酶动力学，可能成为一个具挑战性的课题。

② 由于微生物的多样性，不同物种间基因组合在特定的宿主菌中表达时，往往受到宿主菌内诸如启动子的应用、密码子应用的偏向性等调控机制的限制，这些问题在进行组合生物合成设计时均应有所考虑。

③ 为使基因组合后产物具有生物活性，经常需要对产物进行后修饰如环化、甲基化、糖基化和氧化等。因此需要综合考虑基因组合改变原酶系对底物特异性和对新产物后修饰酶的可塑性。

④ 生物学与化学的有机结合，将有助于合成生物学的发展。生物合成的前体，包括非通用的氨基酸甚至最简单的甲基丙二酰 CoA，并非能被所有的宿主菌自然合成。化学合成不仅能够弥补该缺陷，它还可以提供有特色的前体物，使之合成"非天然"的天然产物。合成的非天然前体往往会对宿主菌产生毒性，可以通过筛选耐毒性前体的突变株来予以解决。另外，微量、快速、准确地鉴别及分析组合生物合成产物是不可缺少的步骤。

⑤ 在链霉菌中进行基因转化系统，迄今还仅局限于较少数菌株如变铅青链霉菌、天蓝色链霉菌等，很多菌株的基因转化系统均有许多技术障碍。研究建立不同类型微生物转化系统对组合生物合成的实用化十分重要。为了绕开宿主菌转化系统的难点，通常需要进行基因的异源表达。尽管在 *E. coli* 中曾表达了一些 PKS 基因，但翻译后加工、修饰、多酶体大分子蛋白的三维结构与折叠均有待于不断深入研究。

⑥ 发展体外蛋白系统是生物化学家的任务。目前已有体外表达组合生物合成体系成功的例子，磷酸泛酰巯基乙胺转移酶基因克隆在 *E. coli* 和酵母中并得到了高表达，使之有可能在体外提供充分有效的多酶体系；某些非通用前体的化学合成是比较简便和低廉的；体外反应所需要的 ATP 可在原位重新合成；PKS 延伸链 CoA 的乙酰半胱氨酰衍生物可以大量制备等，这些均为发展体外蛋白系统提供了可能。

⑦ 合成生物学成功的实例，目前主要是在 PKS 类型化合物中进行的，广泛开发拓宽基因资源，无疑是组合生物合成发展的重要途径，包括从植物、海洋等不同生物体物种及未经培养的生物体中获得基因。加强对基因结构与功能的研究，不断采用现代组合突变及 DNA 改组（DNA shuffling）等技术增加基因的多样性，将会在未来合成生物学创制新的有效药物方面做出应有的贡献。

参 考 文 献

[1] van Pée K H, et al. Flavin-dependent halogenases involved in secondary metabolism in bacteria. Appl Microbiol Bio-

technol，2006，70（6）：631-641.

［2］ Xuemei M H，et al. Formation of unusual sugars：mechanistic studies and biosynthetic applications. Annul Rev Biochem，2002，71：701-754.

［3］ Liou G F，et al. Building-block selectivity of polyketide synthases. Curr Opin Chem Biol，2003，7（2）：279-284.

［4］ Funa N，et al. Properties and substrate specificity of RppA，a chalcone synthase-related polyketide synthase in *Streptomyces griseus*. J Biol Chem，2002，277（7）：4628-4635.

［5］ Reeves C D. The enzymology of combinatorial biosynthesis. Crit Rev biotechnol，2003，23（2）：95-147.

［6］ Blanchard S，et al. Enzymatic tools for engineering natural product glycosylation. Curr Oping Chem Biol，2006，10（3）：263-271.

［7］ Thiericke R，et al. Biological variation of microbial metabolites by precursor-directed biosynthesis. Nat Prod Rep，1993，10（3）：265-289.

［8］ Khosla C，et al. Tolerance and specificity of polyketide synthases. Annu Rev Biochem，1999，68：219-253.

［9］ Moore B S，et al. Biosynthesis and attachment of novel bacterial polyketide synthase starter units. Nat Prod Rep，2002，19（1）：70-99.

［10］ Weist S，et al. Mutational biosynthesis，a tool for the generation of structural diversity in the biosynthesis of antibiotics. Appl Microbiol Biotechnol，2005，68（2）：141-150.

［11］ Hopwood D A. Genetic contributions to understanding polyketide synthases. Chem Rev，1997，97（7）：2465-2498.

［12］ Keller U，et al. Combinatorial biosynthesis of non-ribosomal peptides. Comb Chem High Throughput Screen，2003，6（6）：527-540.

［13］ Christian S Riesenfeld，et al. Metagenomics：Genomic analysis of microbial communities. Ann Rev genet，2004，38：525-552.

附 录

一、放线菌培养常用培养基

（一）合成培养基

1. 查氏琼脂

$NaNO_3$	2g	蔗糖	30g
K_2HPO_4	1g	琼脂	15~20g
$MgSO_4 \cdot 7H_2O$	0.5g	蒸馏水	1L
KCl	0.5g	pH	6.6
$FeSO_4$	0.01g		

2. 葡萄糖-天门冬素琼脂

葡萄糖	10g	琼脂	15~20g
天门冬素（天冬酰胺，asparagines）	0.5g	蒸馏水	1L
K_2HPO_4	0.5g	pH	6.8

3. 甘油琼脂

甘油	10g	琼脂	15~20g
天冬酸钠	1g	蒸馏水	1L
K_2HPO_4	1g	pH	7.0

4. 高氏合成琼脂

KNO_3	1g	NaCl	0.5g
可溶性淀粉	20g	$FeSO_4$	0.01g
K_2HPO_4	0.5g	琼脂	20g
$MgSO_4 \cdot 7H_2O$	0.5g	pH	7.2~7.4

5. 酪氨酸琼脂

葡萄糖	10g	酪氨酸	1g

$(NH_4)_2SO_4$	0.5g	蒸馏水	1L
K_2HPO_4	0.5g	pH	7.0
琼脂	15～20g		

（二）有机培养基

1. 伊氏（Emerson）培养基

牛肉浸膏	4.0g	葡萄糖	10g
蛋白胨	4.0g	琼脂	15～20g
NaCl	2.5g	蒸馏水	1L
酵母浸膏	1.0g		

2. 酵母/麦芽浸膏琼脂

酵母浸膏	4～10g	琼脂	15～20g
麦芽浸膏	10g	蒸馏水	1L
葡萄糖	4g	pH	7.0

3. 土豆浸膏琼脂

土豆浸膏[①]	200mL	自来水	加至1L
葡萄糖	10g	pH	6.8
琼脂	15～20g		

① 土豆浸膏的制备：200g在1L水中煮1h，经纱布过滤，滤液补水至1L。

4. 燕麦琼脂

燕麦粉	20g	琼脂	15～20g
微量元素溶液[①]	1mL		

① 微量元素溶液：

$FeSO_4 \cdot 7H_2O$	0.1g
$MnCl \cdot 4H_2O$	0.1g
$ZnSO_4 \cdot 7H_2O$	0.1g
蒸馏水	100mL

5. 黄豆饼粉琼脂

葡萄糖	5g	$CaCO_3$	1g
糊精	20g	琼脂	15～20g
黄豆饼粉	15g	蒸馏水	1L
酵母浸膏	2.5g	自然pH	

（三）种子培养基基础配方（％）举例

1. SGGP培养基

葡萄糖	1.0	$MgSO_4 \cdot 7H_2O$	0.05
酵母提取液	0.4	K_2HPO_4	0.136
胰蛋白胨	0.4	pH	7.0～7.2
酪蛋白氨基酸（酸水解酪素）	0.4		

2. 配方2

黄豆饼粉	1～2.0	$(NH_4)_2SO_4$	0.5
葡萄糖	2.0	$CaCO_3$	0.3
K_2HPO_4	0.05		

3. 配方3

甘油	2.0	NaCl	0.3

黄豆饼粉		2.0		

4. 配方 4

葡萄糖	1.0	蛋白胨	0.5
淀粉	2.0	CaCO₃	0.4
酵母提取液	0.5		

5. 配方 5

葡萄糖	2.0	酵母粉	0.3
蛋白胨	0.5	CaCO₃	0.3
牛肉膏	0.5		

（四）发酵培养基基础配方（％）设计举例

附表 1

成 分	1#~10#培养基中各成分含量/%									
	1#	2#	3#	4#	5#	6#	7#	8#	9#	10#
黄豆饼粉	1.0	1.5		2.0	3.0	4.0		0.5		4.0
葡萄糖	3.0	1.5	2.0		3.5					
NaCl	1.0		0.5	1.0		0.5	1.0	0.3	0.1	
CaCO₃	0.1	0.1	0.5	0.5	0.3	0.3	0.3	0.5	0.3	
淀粉	0.4	4.0		4.0			4.0			2.0
猪油	0.005									
CoCl₂	0.01	0.002								
玉米浆		1.5	2.0						1.0	
MgSO₄			0.05	0.05		0.05	0.05		0.05	
NH₄Cl				0.5						
KH₂PO₄		0.004		0.1	0.1		0.1		0.05	
K₂HPO₄		0.01			0.1					
豆油				0.3	0.3		0.3		2.0	
鱼粉							2.0			
(NH₄)₂SO₄								0.2		
蔗糖							2.0			
玉米粉					2.0					
酵母膏									1.0	
糊精									2.0	
KNO₃						0.2				
微量元素		1mL/L								1mL/L

附表 2

成分	11#~20#培养基中各成分含量/%									
	11#	12#	13#	14#	15#	16#	17#	18#	19#	20#
棉籽饼粉	2.0	4.0	0.5	0.5	1.0	2.0		0.5	1.0	
葡萄糖	2.5	0.05	5.0		0.5	5.0		0.5	1.0	0.5
NaCl	0.5	0.3					1.0			0.3
CaCO₃	0.1		0.6		0.2		0.3	0.2	0.4	
淀粉		2.0			1.0		6.0			
玉米浆							1.0	1.0		
MgSO₄		0.05								0.05
NH₄NO₃			1.0		0.2		0.6		0.3	0.1

成分	11#~20#培养基中各成分含量/%									
	11#	12#	13#	14#	15#	16#	17#	18#	19#	20#
KH_2PO_4		0.1				1.0	0.3		0.05	0.05
K_2HPO_4						0.7				
饴糖				1.0						
鱼粉						0.7	2.0			
甘油				2.0					2.0	
玉米粉				0.5						
酵母粉				0.5	0.5		0.5	0.5		
糊精			0.2							
蛋白胨		0.1	2.0		0.5					
麦麸				1.0						2.0
微量元素[1]	1mL/L									1mL/L

① 微量元素溶液的配制：$ZnSO_4 \cdot 7H_2O$ 40mg；$FeSO_4 \cdot 7H_2O$ 200mg；$MnCl_2 \cdot 4H_2O$ 10g；$CuCl_2 \cdot 2H_2O$ 10mg；$(NH_4)_6Mo_7O_{24} \cdot 4H_2O$ 10mg；溶于1000mL水中。

二、几种培养基常用有机氮源的成分分析

（一）国产有机氮源成分分析

附表3　一般分析　　　　　　　　　　　　　　　　　　　　　　　　%

成　　分	棉籽饼粉（清华紫光）	玉米浆	豆粕	鱼粉	酵母粉	黄豆饼粉（高脂）	黄豆饼粉（低脂）
固形物	94.09~95.0	50			47.22		
蛋白质	51.32~58.0	24	52.1	58.76		60	60
脂肪	1.89~4.97		<1			14.5	4.0
纤维	5.34~2.18	0.25				2.5	2.5
灰分	7.01~6.44	9~10				5.5	6.0
游离棉酚	0.042~0.0396						
乳酸		5~15					
总氮		2.7~4.5					
氨基氮		1.0~1.8					
还原糖		0.1~11.0					
碳水化合物						28.0	31.5
SO_2		0.009~0.015					

附表4　氨基酸　　　　　　　　　　　　　　　　　　　　　　　mg/100g

氨基酸	棉籽饼粉	玉米浆	豆粕	黄豆粉	鱼粉	酵母粉	黄豆饼粉
赖氨酸	2.34~2.61	0.918	2.24	6.8	2.54	3.08	3.03
组氨酸	1.22~1.60	1.05	0.95	2.9	0.87	1.02	1.25
精氨酸	5.90~6.83	0.23	3.55	7.3	3.73	2.17	1.25
天冬氨酸	4.70~5.07	1.65	5.78	3.7	6.03	4.94	5.41
苏氨酸	1.70~1.82	0.863	1.95	3.9	1.80	1.66	1.89
胱氨酸	0.82~0.99	0.025	0.72	1.9	1.52	0.51	0.32
甲硫氨酸	0.76~0.88	0.6	0.70	1.7	1.09	0.76	0.58
亮氨酸	3.12~3.64	0.065	3.66	8.0	4.59	0.76	3.64

氨基酸	棉籽饼粉	玉米浆	豆粕	黄豆粉	鱼粉	酵母粉	黄豆饼粉
苯丙氨酸	2.66～3.09	0.638	2.68	5.3	2.83	1.92	2.43
谷氨酸	11.40～12.89	4.74	9.68	18.4	7.58	6.18	9.19
丝氨酸	2.20～2.51	1.2	2.59	4.2	3.07	1.89	2.46
脯氨酸	2.16～2.42	3.18	2.16	5.0	4.13	1.97	2.50
甘氨酸	2.20～2.42	1.34	2.08	4.0	4.34	2.05	2.05
丙氨酸	2.04～2.31	1.77	2.00	3.3	3.42	3.34	2.06
缬氨酸	2.13～2.53	1.11	2.55	5.9	3.10	2.12	2.32
异亮氨酸	1.56～1.87	1.92	2.18	6.0	2.46	1.92	2.21
酪氨酸	1.33～1.49	0.092	1.89	4.0	2.37	1.52	1.58
色氨酸	0.48～0.77	—	0.54	1.4	0.32	0.32	

附表 5　矿物质　　　　　　　　　　　　　　　　　%

成　　分	棉籽饼粉	玉米浆	豆粕	鱼粉	酵母粉	黄豆饼粉（高脂）	黄豆饼粉（低脂）
钙	0.22～0.34	0.081	—	2.77	0.12	0.33	0.38
磷	1.18～1.55	1.6～3.0	0.83	1.29	1.41	0.68	0.76
铁	0.011～0.028	0.014	0.038	0.08	0.014	0.009	0.01
镁	0.65～1.04	0.77	0.32	0.36	0.25	0.25	0.28
钾	1.67～1.96	2.74		1.04	2.21	1.64	1.84
钠	0.24	0.036	—	—	—		
铜		0.001				0.001	0.001
锰		0.004					
锌		0.0005～0.005					
硫酸根	1.74～1.79	1.47	0.45	1.13			
可溶性磷	0.31～0.88	—	0.76	0.22	0.93		
可溶性铁	0.0005～0.0028	—	0.0032	0.0045	0.0038		
可溶性镁	0.17～0.55	—	0.31	0.063	0.15		
可溶性硫	0.12～0.23	0.34	0.35	0.24	0.12		

注：空格表示缺乏数据，—表示没有检测出。

附表 6　维生素　　　　　　　　　　　　　　　　mg/100g

维生素	棉籽饼粉	黄豆饼粉(高脂)	黄豆饼粉(低脂)	维生素	棉籽饼粉	黄豆饼粉(高脂)	黄豆饼粉(低脂)
硫胺素	4.2			维生素 B_1		5.37	6.04
核黄素	3.3	1.53	1.36	维生素 B_6	2.1	3.4	3.7
胆碱	1551.0	1171	1308	泛酸		10.5	11.8
生物素	0.073	0.29	0.26	烟酸		10.1	11.3
维生素 A(IU)		204	110	肌醇		1518	1706

（二）常用进口氮源成分分析

1. 美国棉籽饼粉 Pharmamedia 和 PROFLO

附表 7　总的分析　　　　　　　　　　　　　　　　%

成　分	Pharmamedia	PROFLO
固形物	99.00	98.75
总蛋白（N×6.25）	59.20	61.06
氨基氮	4.67	4.19
氨型氮	1.27	1.16
碳水化合物	24.13	23.18
还原糖	2.0	1.17
非还原糖	1.16	1.30
脂肪	4.02	4.10
	（亚油酸,油酸,棕榈酸）	（油酸,游离脂肪酸）
灰分	6.71	6.73
纤维	2.55	3.19
湿度	1.00	1.25
黄色素	0.03	0.031
pH（在水溶液中）	6.2	6.5

附表 8　氨基酸　　　　　　　　　　　　　　　　%

氨基酸	Pharmamedia	PROFLO	氨基酸	Pharmamedia	PROFLO
赖氨酸	4.49	3.30	谷氨酸	21.77	15.99
组氨酸	2.96	1.98	丝氨酸	4.58	3.77
精氨酸	12.28	7.15	脯氨酸	3.94	2.68
天冬氨酸	9.66	8.01	甘氨酸	3.78	2.75
苏氨酸	3.31	2.46	丙氨酸	3.88	4.13
胱氨酸	1.52(1/2)	1.45	缬氨酸	4.57	3.25
甲硫氨酸	1.52	1.40	异亮氨酸	3.29	2.42
亮氨酸	6.11	6.46	酪氨酸	3.42	2.53
苯丙氨酸	5.92	4.17	色氨酸	0.95	0.86

附表 9　可溶性物　　　　　　　　　　　　　　　　%

可溶性物	Pharmamedia	PROFLO	可溶性物	Pharmamedia	PROFLO
总可溶性物	32.56	32.56	可溶性铁	0.00042	0.00036
可溶性氨基氮	1.65	1.65	可溶性镁	0.463	0.467
可溶性磷	0.31	0.346			

附表 10　矿物质　　　　　　　　　　　　　　　　μg/g

金属离子	Pharmamedia	PROFLO	金属离子	Pharmamedia	PROFLO
钙	2530	2530	镁	7360	7480
氯	685	632	钾	17200	17300
磷	13100	13100	钠	31	——
铁	94	109	硫酸根	18000	15600

附表 11　维生素　　　　　　　　　　　　　　　　　　　　　　　　　　　　　μg/g

维生素	Pharmamedia	PROFLO	维生素	Pharmamedia	PROFLO
胡萝卜素	10	0.11	泛酸	12.40	12.51
维生素 E	11.00	14.0	胆碱	3270	33.48
维生素 C	32.00	25.11	维生素 B_6	16.40	0.885
硫胺素	3.99	4.36	生物素	1.52	0.784
核黄素	4.82	5.11	肌醇	10800	3640
烟酸	83.30	83.9	叶酸	1.59	1.50

2. 其他有机氮源成分分析

附表 12　一般成分　　　　　　　　　　　　　　　　　　　　　　　　　　　　　%

成　分	细菌蛋白胨	细菌胰蛋白胨	大豆蛋白水解液	酵母提取液	胰腺消化乳蛋白	酸水解酪素	胰腺消化酪素
蛋白	—		67				
胨	—		45	—	—	—	—
蛋白胨			54				
初级蛋白胨 N	0.06	0.2	—				
次级蛋白胨 N	0.68	1.63	—				
总 N	16.16	13.14	—	10.3	11.9	8.0	11.7
胨 N	15.38	11.29	—				
氨 N	0.04	0	—				
氨基 N	0.49	0.94	1.0	5.5	6.9	6.4	3.5
单氨基 N	9.42	7.61	—				
双氨基 N	4.07	4.51	—				
碳水化合物				16.6	+	0	0
灰分	3.53	9.61	15.28	—			

附表 13　矿物质　　　　　　　　　　　　　　　　　　　　　　　　　　　　　%

成　分	细菌蛋白胨	细菌胰蛋白胨	大豆蛋白水解液	酵母提取液	胰腺消化乳蛋白	酸水解酪素	胰腺消化酪素
有机硫	0.33	0.6	—				
无机硫	0.29	0.04	0.39	—	0.43	−0.066	0.73
磷	0.22	0.47	0.38	1.16	0.34	0.32	0.65
氯	0.27	3.95	—	—	—	—	—
钠	1.08	2.84	—	—	—	—	—
钾	0.22	0.7	3.99	3.4	0.32	0.4	0.24
钙	0.058	0.137	0.05	0.06	0.19	0.05	0.35
镁	0.056	0.118	—	1.16	0.005	0.003	0.03
锰	0	0.0002	0.19				
铁	0.0033	0.0056	0.02		0.056	0.0045	0.03

附表 14　氨基酸　　　　　　　　　　　　　　　　　　　　　　　　　　　　　%

成　分	细菌蛋白胨	细菌胰蛋白胨	大豆蛋白水解液	酵母提取液	胰腺消化乳蛋白	酸水解酪素	胰腺消化酪素
色氨酸	0.29	0.51	1.2	1.0	2.0	0	0.9
酪氨酸	0.98	2.51	3.6	4.0	3.3	3.1	2.3
胱氨酸	0.22	0.56	1.7	1.6	2.1	0.3	0.3
精氨酸			6.6	3.5	3.1	1.4	2.6

续表

成　分	细菌 蛋白胨	细菌胰 蛋白胨	大豆蛋白 水解液	酵母 提取液	胰腺消化 乳蛋白	酸水 解酪素	胰腺消化 酪素
甘氨酸				—	1.7	1.0	1.8
天冬氨酸			—	—	8.2	3.7	5.1
组氨酸			2.6	1.5	1.9	0.7	2.4
异亮氨酸			5.4	4.7	5.4	2.7	5.0
亮氨酸			7.2	6.4	10.9	3.5	7.1
赖氨酸			6.1	6.5	10.0	3.7	5.3
甲硫氨酸			1.5	2.0	2.5	1.7	2.4
苯丙氨酸			4.7	3.5	3.4	0.7	3.8
苏氨酸			3.5	3.3	3.8	2.5	3.5
缬氨酸			4.7	4.8	4.1	4.1	5.6
丝氨酸			3.8		—	—	—
谷氨酸			16.5		10.6	14.2	17.0
丙氨酸			3.0		—	—	—
脯氨酸			4.5	—	6.3	4.0	11.5

附表 15　维生素　　　　　　　　　　　　　　　　　　　　　　　mg/g

成　　分	酵母提取液	胰腺消化乳蛋白	酸水解酪素	胰腺消化酪素
生物素	4	0.0062	0.018	0.083
胆碱	2000	1.15	0	0
维生素 B_{12}	0	0.0039	0.00006	0.45
叶酸	20	0.038	0.0057	0.67
烟酸	400	6.3	0.1	8.0
泛酸	100	4.0	0.26	2.2
维生素 B_6	30	0.7	0.024	0.06
核黄素	50	0.69	0.1	5.75
硫胺素	100	0.44	0.105	＋
对氨基苯甲酸	24	0.08	—	0.21

附表 16　yeast extract 中的微量元素　　　　　　　　　　　　　　　μg/g

元素	铝	钡	镉	钴	铬	铜	铁	镓	镁	锰	钼	镍	铅	锡	锶	钛	钒	锌
含量	31	1.3	1.5	3.5	12.0	71.3	150	0.09	1270	2.3	5.9	18.2	6.8	0.09	1.1	3.0	43.7	74.0

三、链霉菌菌种研究常用技术与方法

（一）链霉菌菌丝超声波的条件

用美国 Cole-Parmer 公司的超声波发生仪，在调幅为 20％条件下，脉冲 8s，间隙 2s，置冰上共脉冲 2～5min，在显微镜下观察菌丝断裂情况。

（二）链霉菌原生质体的制备与再生

链霉菌孢子悬液或斜面培养物挖块接种至 YEME、R2YE 或 SGGP 培养基（50mL/250mL 锥形瓶），培养温度 28～30℃，48h 左右，至完成菌丝生长，以 5％～10％接种量转入含有 0.5％～1.0％甘氨酸的上述新鲜培养基，培养 20h 左右（菌丝生长处于对数生长期），离心（2000r/min，10min）收集菌丝，用

10.3％蔗糖溶液或 P 缓冲液洗菌丝 1～2 次，将菌丝悬浮于 4mL 含 1～2mg/mL 溶菌酶的 P 或 L 缓冲液，30～37℃孵育 15～60min，在相差显微镜下观察原生质体形成情况（最好将原生质体放置于冰浴，以防止溶菌酶的过度作用），加入 5mL P 缓冲液稀释并使原生质体呈分散状，通过棉花过滤原生质体，1000g 离心 7min 沉淀原生质体，弃上清液后，用 P 缓冲液悬浮原生质体（注意轻弹管壁，不要过度用吸管吹吸原生质体），再离心 1～2 次以除去残存的溶菌酶。最后将原生质体悬浮于 P 缓冲液中，取 0.1mL 涂布于高渗的 R2YE 培养基上，也可将原生质体悬液分装成每管 0.1mL，置冰浴后再于 −70℃ 保存（慢冻），使用时应快速融化。为了解原生质体再生情况，可将原生质体用含 0.01％SDS 水溶液稀释原生质体悬液，破坏高渗环境，再涂布于 R2YE 培养基上，30℃培养 3～5 天，根据高渗溶液中原生质体再生菌落数（包括原生质体和未形成原生质体的菌丝）和在含 SDS 水溶液中菌落数（未形成原生质体的菌丝）可以计算出原生质体再生率。

$$原生质体再生率 = \frac{原生质体在 P 缓冲液中形成的菌落数 - 原生质体在含 0.01％SDS 水溶液中形成的菌落数}{原生质体总数（血细胞计数器计数）}$$

P 缓冲液：

蔗糖	10.3％	KH_2PO_4（0.5％）	0.1mL
K_2SO_4	0.025％	$CaCl_2 \cdot 2H_2O$（3.68％）	1mL
$MgCl_2 \cdot 6H_2O$	0.202％	TES 缓冲液（5.73％）pH7.2	1mL
微量元素	0.2mL/100mL		

（三）链霉菌基因电转移方法

取链霉菌孢子或年青生长的菌丝，或将菌丝用超声波处理，使成短小杆状体。也可用萌发的孢子。离心收集孢子，用纯水洗净，置孢子于 50～100mL 酵母提取液/麦芽提取液培养基，先经 50℃、10min 热处理，再在 28～30℃摇床培养 3～5h。离心收集萌发孢子，用 15％甘油洗，再悬浮于 1～5mL 30％ PEG1000-10％甘油-6.5％蔗糖溶液中。分装，每管 50μL，保存在 −70℃ 备用。取出冷冻的孢子室温中融化，置于冰上，加入 10μg～10mg DNA（1～2μL），放入电转移仪的小杯中，不同菌株需通过实验确定电转移的不同电压及电脉冲时间。将电处理过的孢子用 0.75mL 冰过的酵母提取液/麦芽提取液培养基稀释，30℃摇床培养 5h，再加入 1mL 培养液，经适度稀释涂布于加有选择性标记药物的培养基上。同时设立不加 DNA 或不用电处理的对照实验，计算存活率和 DNA 转化率。

（四）营养缺陷型菌株筛选方法

将诱变处理的孢子经适度稀释使每个平板有 100 个左右菌落，菌落涂布应均匀分散，平板培养基应使用完全培养基（包含所有氨基酸）。待菌落长好后，通过影印的方法用绒布将菌落复制至基本培养基（不含氨基酸、核苷、维生素）。对比完全培养基和基本培养基相应菌落的生长情况，挑去只在完全培养基上生长而不在基本培养基上生长的菌落，再一次在两种培养基上进行对比，进行复试，然后将在完全培养基上生长的菌落接种在分别含 9 组氨基酸组合物的基本培养基上，根据在 9 组氨基酸培养基上的生长情况，再将组内氨基酸的单个氨基酸分别加入基本培养基进行测试，最终找出在某个氨基酸上不生长的菌落即为该氨基酸缺陷型菌株。

基本培养基：

L-天冬酰胺	0.05％
K_2HPO_4	0.05％
$MgSO_4 \cdot 7H_2O$	0.02％
$FeSO_4 \cdot 7H_2O$	0.001％
葡萄糖	1％（应配成 50％溶液单独灭菌，再加入灭菌的培养基）

琼脂 　　　　　　　1%（琼脂的质量很重要，必须是不含氨基酸的）

10 磅（相当于 0.07MPa）110℃灭菌 20min。

氨基酸的组别：

1. 精氨酸，胞嘧啶，胸腺嘧啶

2. 丙氨酸，酪氨酸，色氨酸

3. 甲硫氨酸，半胱氨酸，苏氨酸

4. 异亮氨酸，缬氨酸，亮氨酸

5. 丝氨酸，甘氨酸

6. 组氨酸，谷氨酸

7. 脯氨酸，赖氨酸

8. 腺嘌呤，鸟嘌呤，硫胺素

9. 尼克酰胺，邻氨基苯甲酸，吡哆素，核黄素

附表 17　氨基酸配制方法及用量

氨　基　酸	使用浓度/(mmol/L)	储存液浓度/%	灭菌方式	备注
腺嘌呤	5.0	1.35	过滤	0.1mol/L HCl 配制
胞嘧啶	0.1	0.224	高压灭菌	
鸟嘌呤	0.3	0.91	过滤	1mol/L HCl 配制
胸腺嘧啶	0.32	0.81	高压灭菌	
丙氨酸	0.47	0.84	高压灭菌	
酪氨酸	0.1	0.36	过滤	
色氨酸	0.1	0.41	过滤	
甲硫氨酸	0.3	0.9	高压灭菌	
半胱氨酸	0.3	0.73	过滤	
苏氨酸	0.3	0.71	高压灭菌	
异亮氨酸	0.3	0.79	过滤	
缬氨酸	0.3	0.7	高压灭菌	
亮氨酸	0.3	0.79	高压灭菌	
丝氨酸	4.0	8.4	高压灭菌	
甘氨酸	0.13	0.2	高压灭菌	
组氨酸	0.1	0.31	高压灭菌	
谷氨酸	5.0	14.6	高压灭菌	
脯氨酸	2.0	4.6	高压灭菌	
赖氨酸	0.3	1.1	高压灭菌	
硫胺素	0.05	0.337	高压灭菌	
尼克酰胺	0.1	0.25	高压灭菌	
邻氨基苯甲酸	0.3	0.7	高压灭菌	
盐酸吡哆素	0.1	0.41	高压灭菌	
核黄素	0.1	0.5	高压灭菌	

链霉菌分子生物学操作主要可参考 T. Kieser 等编著的 Practical Streptomyces Genetics，由 The John Innes Foundation Norwich 2000 年出版。

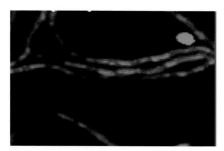

图1-3 早期基内菌丝死亡的情况

红色为死亡细胞，绿色为活细胞

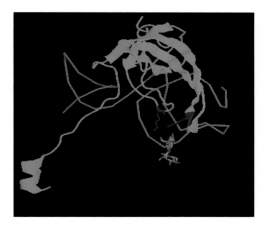

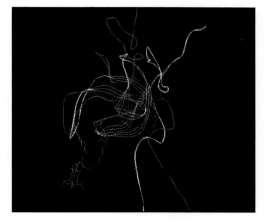

绿色代表核糖体S12，褐红色代表rRNA，蓝色代表与链霉素特异性结合的位点，42位和87位赖氨酸；链霉素以浅蓝色代表，分子中的氧原子以红色代表

当核糖体S12发生突变时，赖氨酸发生变化(橙色代表)，整个S12蛋白构型发生变化，链霉素不再能与之结合(绿色代表链霉素)

图2-4 链霉素与核糖体结合示意图

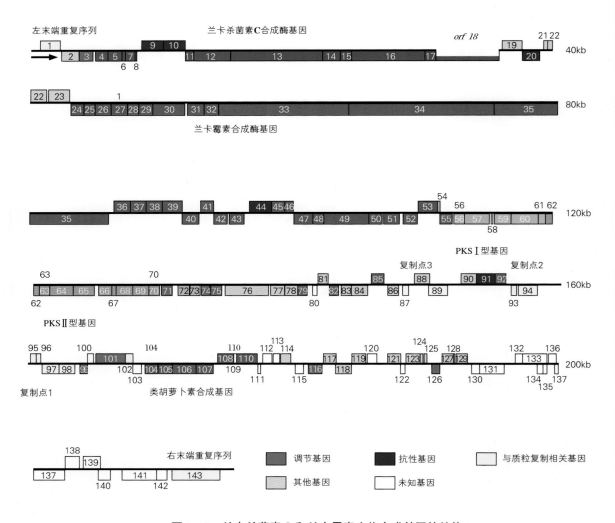

图5-43 兰卡杀菌素C和兰卡霉素生物合成基因簇结构

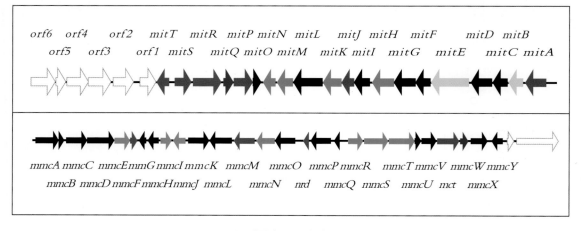

图5-51 丝裂霉素生物合成基因簇结构

白色标记的 *orf* 与丝裂霉素的生物合成不相关

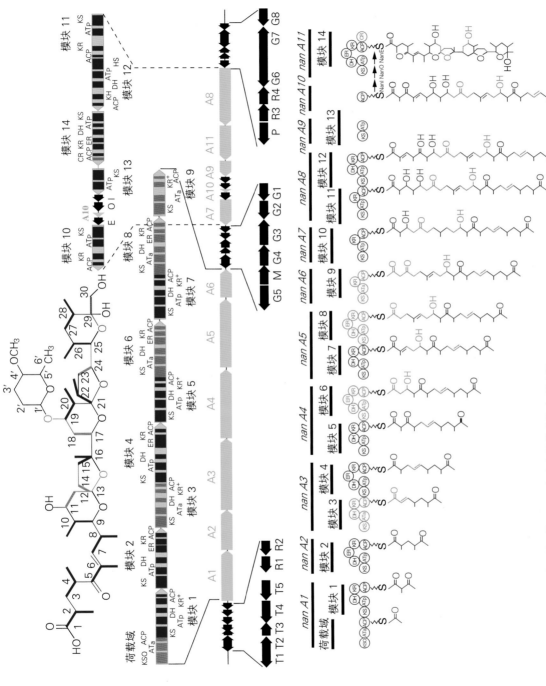

图5-58　南昌霉素生物合成基因簇结构及PKS合酶介导其生物合成过程

黑色部分为非PKS基因

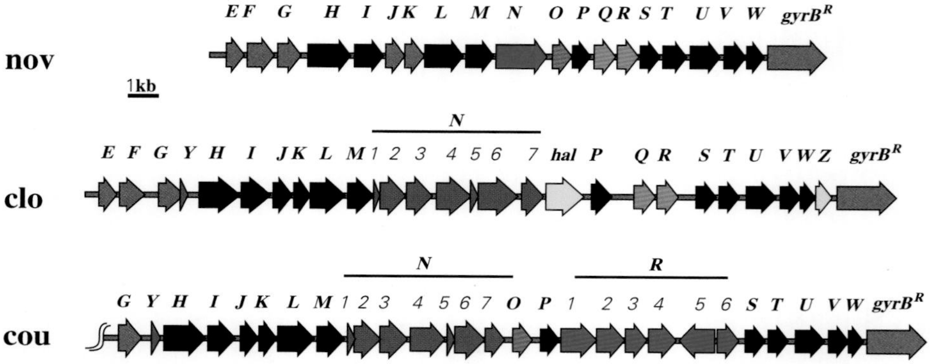

图5-131 氨基香豆素类抗生素生物合成基因簇

nov—新生霉素; clo—氯生菌素; cou—香豆霉素A1

黑色部分为参与氨基香豆素环生物合成、负责糖基合成及糖基化的酶基因;

绿色部分与香豆霉素A1和氯生菌素中含有的吡咯环生物合成相关;

橙色部分可能与新生霉素和氯生霉素中异戊二烯-4-羟基苯甲酸结构合成相关